仲景医学系列教材

仲景药物学

杨小欣　张桂芳　主编

河南科学技术出版社

·郑州·

图书在版编目（CIP）数据

仲景药物学/杨小欣，张桂芳主编. —郑州：河南科学技术出版社，2015.11（2021.7 重印）
仲景医学系列教材
ISBN 978-7-5349-7959-0

Ⅰ.①仲… Ⅱ.①杨… ②张… Ⅲ.①中药学-教材 Ⅳ.①R28

中国版本图书馆 CIP 数据核字（2015）第 242212 号

出版发行：河南科学技术出版社
地址：郑州市郑东新区祥盛街 27 号　　邮编：450016
电话：（0371）65788613　65788629
网址：www.hnstp.cn
策划编辑：李喜婷　胡　静
责任编辑：胡　静
责任校对：任燕利
封面设计：中文天地
版式设计：栾亚平
责任印制：朱　飞
印　　刷：三河市明华印务有限公司
经　　销：北京集文天下文化发展有限公司
幅面尺寸：185 mm×260 mm　　印张：38.25　　字数：858 千字
版　　次：2015 年 11 月第 1 版　　2021 年 7 月第 2 次印刷
定　　价：168.00 元

“仲景医学系列教材”编委会

《仲景药物学》编委会

主　编　杨小欣　张桂芳
副主编　郝芬兰　吴立明　唐成定
编　委　（按姓氏笔画排序）
杨小欣　南阳医学高等专科学校
吴立明　南阳医学高等专科学校
张卫平　南阳医学高等专科学校
张军会　南阳医学高等专科学校
张桂芳　南阳医学高等专科学校
赵增强　南阳医学高等专科学校
郝芬兰　南阳医学高等专科学校
唐成定　南阳医学高等专科学校

编写说明

中医学是伴随中华民族的发展而孕育、产生、发展起来的中国传统医学。张仲景的《伤寒杂病论》集东汉以前中国医学之大成，将理论医学与临床医学紧密地结合起来，熔理、法、方、药于一炉，确立了辨证论治理论体系，影响着从它问世以来1 800多年的中医学方药、理论及临床各个方面。《伤寒杂病论》在传承过程中被分为《伤寒论》和《金匮要略》，一直被奉为中医学经典。历代医家不断地研究与应用《伤寒杂病论》，为之整理、诠释、补充、发挥、验证、修订，并进行现代研究，中西汇通，取得了极为丰富的成果，成为仲景医学的新内容。

从某种角度讲，仲景医学是中医学中最核心、最精髓、最实用，也最有生命力的学问。尽管古今有诸多医家、学者对其进行集注或分编，但仍存在一些不足：一是仍未能全面系统地反映仲景医学的全部，二是仅靠原著或选读不利于现代乃至今后的深入学习和发展。另外，目前中医高等教育并不能很快适应临床，流水线式的培养方法不利于中医人才成长，核心问题都是没有把经典教育作为主线，特别是没有将仲景的学术思想贯穿始终。要学透仲景著作十分不易，要用仲景的理、法、方、药很好地解决临床实际问题更不易，所以我们尽其所能进行探索，组织编写这套“仲景医学系列教材”。本套教材具有仲景学术思想特色，不但可作为我们的校本教材，也可作为继续教育或临床及科研的参考教材。

本套教材共11本，包括《仲景医学发展史》《仲景药物学》《仲景方剂学》《仲景诊病学》《仲景外感病学》《仲景内伤杂病学》《仲景妇科杂病学》《仲景病案学》《仲景养生保健学》《仲景医学现代研究》《仲景文化概论》。本套教材参考现代学科门类划分，并参考现行教育课程自成体系，以仲景学术及指导思想为主线，结合后世研究成果，继承而不泥古，发展而不离宗，全面反映仲景医学的内容，便于教师的启发教学和学生的自主学习，更便于引导实际应用。

特别需要说明的是，“仲景医学系列教材”的编写不拘于《伤寒论》《金匮要略》原文，我们先将两书条文糅到一起，再行组分，甚至用白话形式编写，以便于学习与理解。教材编写的基本原则是突出仲景思想，突出继承与发展，突出实用。

本套教材没有统一的编写体例，每本教材是根据自己的内容和特色来选择适当的表述形式，这种“不甚规范”的编写形式是完全服从于编写内容的。就本套教材而言，有的属于全新的教材，如《仲景文化概论》《仲景医学发展史》《仲景病案学》《仲景养生保健学》《仲景医学现代研究》；有的属于同现行教材有重叠，又有差别的教材，如《仲景药物学》《仲景方剂学》《仲景诊病学》《仲景外感病学》《仲景内伤杂病学》《仲景妇科杂病学》。全新教材相对好处理，只需要高度提炼与精心编排，编写的自由度较大；而有重叠的教材则要处理好仲景学术思想与现行教材的关系。我们的做法是，《仲景药物学》以仲景用药为主线，同时收入后世发现的常用药物，基本涵盖《中药学》的内容。《仲景方剂学》以经方应用为主线，同时收入后世有效的时方，基本涵盖《方剂学》的内容。《仲景诊病学》重点突出仲景的诊病方法，同时包括了《中医诊断学》的内容。《仲景外感病学》则论述临床各种外感病，包括《伤寒论》和《温病学》的内容。《仲景内伤杂病学》全面论述临床常见内科疾病，包括《中医内科学》和《金匮要略》的内容。《仲景妇科杂病学》既论述仲景的“妇人三篇”，又包括《中医妇科学》。

编写本套教材的目的是希望改变我国目前中医高等教育“千人一面”的状况，努力培养德技双馨的仲景传人。尽管我们是在具有深厚中医药文化底蕴的医圣故里，有着多年高等中医药教育的经验教训，但我们深知与兄弟院校之间有很大的差距，更知道改革的艰辛，希望我们的微薄之力能够对当今中医药发展做出一点贡献。

本套教材的编写得到了河南省南阳张仲景基金会、河南省宛西制药股份有限公司、南阳市仲景堂医院大力支持，更有许多兄弟院校学者的加盟。由于学识和编写经验有限，书中可能存在不妥之处，我们恳请广大中医人，特别是研究《伤寒论》《金匮要略》的专家、学者多提宝贵的意见和建议，以便于我们今后工作的改进和教材的修订。

“仲景医学系列教材”编委会

2013 年 10 月

前　言

《仲景药物学》的内容是根据河南中医学院中医学专业培养仲景学术特色目标，按照中医学专业教学计划中对本课程的要求和我校培养仲景学说传承者的特点拟定。本教材的编写是在对中医学专业本科生对能力的要求进行调研，通过课程体系建设与改革中的课程剖析和课程内容调整方案的反馈信息，听取相关课程教师意见，在教研室充分讨论，并广泛征求校内外相关专家意见的基础上制订的。

医圣张仲景的《伤寒论》《金匮要略》合称《伤寒杂病论》，是我国第一部理、法、方药完备的医学典籍，是后世医家尊崇、学习的经典专著。其独特的中医药学理论、丰富的临床经验、系统科学的组方原则、灵活多变的用药特点等特色垂范后世。《仲景药物学》作为仲景医学系列教材中的基础教材，突出仲景用药的特点，并结合后世发展的常用药物，重点介绍仲景常用药物160余种，同时选出后世常用药300余种。

本教材分总论、各论两部分。总论部分系统介绍中药学的发展概况、中药的产地与采集、中药的炮制、中药的性能及中药的应用等中药学的基本理论，并附有中药药名的由来。各论按药物主要功效分为21章介绍，每一味药物，按药物最早出处、药用来源、处方用名（包括仲景所用药物药名、别名）、性味、归经、功效、主治、用法用量、使用注意、现代研究、文献摘要等进行编写。在总论编写中，重点介绍仲景用药与《神农本草经》及仲景用药与《伤寒论》《金匮要略》的经典之处。全面反映仲景的用药特点，介绍不同药物、不同病情，采用不同的剂型、适宜的煎药法和服药法，探讨不同的煎药用水；并详细介绍仲景用药剂量与现代用药剂量的换算。在各论编写中，每一章首先论述仲景常用的重点药物，然后论述后世常用的药物。论述重点放在药物的功效和临床应用上，并以按语的方式，突出仲景处方用药，临证立法、尤其是不同病证配伍用药的特点。使学生了解仲景用药如何体现在药物对病证、对方证的选用之中，体现在娴熟的临床选药、修治、配伍及服用之中，从而掌握各类重点药物的性能特点、功效和临床应用。为学习方剂学和中医临床各科打下良好基础。

本教材总论部分及各论中解表药、驱虫药由杨小欣编写；清热药、泻下药由张桂芳编写；祛风湿药、利水渗湿药、温里药由唐成定编写；消食药、止血药、活血化瘀药由郝芬兰编写；安神药、开窍药、收涩药由吴立明编写；补虚药、涌吐药由张卫平编写；理气药、化痰止咳平喘药由张军会编写；化湿药、平肝息风药、解毒杀虫燥湿止痒药、拔毒化腐生肌药由赵增强编写。

由于编写时间仓促，加之编者水平有限，本教材一定有很多不足之处，望同行在使用中多提宝贵意见，以便我们进一步修订提高。

《仲景药物学》编委会

2014 年 10 月

目　录

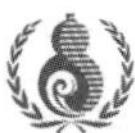

上篇 总论

古人云："读仲圣书而不先辨本草，犹航断港绝潢而望至于海也。夫辨本草者，医学之始基。"（《本草思辨录》）

我国劳动人民应用中药防治疾病已有数千年的历史，积累了丰富的实践经验和理论知识，为保障民众健康和民族繁衍起到了重要作用。中国地大物博，蕴藏着非常丰富的、种类繁多的中药材，如江苏新医学院编写的《中药大辞典》所载药物已达 5 767 种。目前，按照植物、动物及矿物学分类定种法标准统计，中药总数已达 12 800 余种。因此，很有必要对这些宝贵资源加以开发、利用。

中药是在西方医药学传入我国以后，人们对我国传统药物的总称。它是以中医理论为基础认识和使用的天然药及其加工品，有其独特的理论体系和应用形式。换句话说，具有中华民族独特特点的药物就叫中药。但不是说，中药只产于中国而外国没有。

中药的种类很多，遍布在辽阔的祖国大地上，人们根据药物的来源、特征、性状等而将中药分为几大类型，包括植物类、矿物类、动物类、部分加工品、化学制品及外来药。中药以植物类药材为主，故古来相沿把中药称为"本草"，把记载中药的典籍称为本草学。

中药学是专门研究中药基本理论和各种中药的来源、采制、性能、功效、临床应用等知识的一门课程，是祖国医学的一个重要组成部分。

仲景药物学主要是将《伤寒杂病论》中所涉及的每一味药物的来源、采制、性能功效、临床应用、用法用量及用药特点、配伍原则等内容进行归纳，目的在于探索仲景用药之规律，有效指导临床选药用药。

第一章　中药的起源和中药学的发展

中药的发现与应用以及中药学的发展，如同中医学的发展一样，经历了长期的实践过程。

第一节　中药的起源

恩格斯指出："科学的发展一开始就是由生产决定的。"

中药的起源和整个祖国医学体系一样，也是随着生产的逐步发展而产生出来的。医食同源——自从有了人类生活的实践，就有了医疗和药物的应用。

在原始时代，生产力非常低下，我们的祖先在寻找、采集食物的过程中，由于饥不择食，经常误食某些有毒的植物，因而发生呕吐、腹泻、昏迷甚至死亡等情况。但有些毒性反应过后却治好了疾病。于是，经过无数次尝试，长期的实践经验积累，使人们懂得在觅食时有所辨别和选择，并逐渐熟悉了这些自然产物的性能，认识到某些植物对人体有益，某些植物对人体有害，某些植物可以治病，并开始有意识地用来解除某些病症。随着社会的发展，生产工具有了显著的改进，尤其是弓箭的发明和使用，人们由过去的采集野果为食，而改进为狩猎和捕鱼为食，因而人们吃到了较多的动物，也相应地发现一些动物具有治病的作用。如《淮南子·修务训》记载："神农……尝百草之滋味，水泉之甘苦，令民知所避就，当此之时，一日而遇七十毒。"《史记·补三皇本经》也有"神农……始尝百草，始有医药"的记述，这正是医药起源于生产劳动的生动写照。

古人经过无数次有意识的试验、观察，形成了最初的药物知识。随着历史的进程，农业、畜牧业的显著发展，药物来源也由野生药材发展到人工种植和驯养，除去植物类、动物类药外，也扩展到天然矿物类及人工制品。记录、传播、应用这些药物知识的方式，由最初的识识相因、口耳相传、师徒相承，发展到最后的文字记载。

第二节　中药学的发展

中药学的发展过程中，每个时代都有相应的成就和特色。在先秦时期，已有不少关于药物的文字记载，到了西汉时期，中药学已具雏形。

一、先秦时期

公元前221年，先秦时期，医药学有了文字记载。如《诗经》是我国现存文献中

最早记载药物名称的书籍，书中收录了一百多种药用植物和动物名称如葛、苓、芍药、蒿等，其中有些后来作为药物应用。《山海经》是先秦时期记载我国名山名川及物产的一部史地书，书中记载的药物达一百多种，其中包括植物药、动物药、矿物药等，并记述了药物的产地、医疗用途，其中不少沿用至今。《诗经》和《山海经》两部书籍并不是记载药物的专著，但从书中可以反映出当时药物知识已相当丰富，同时，也为后世中药学的发展奠定了基础。

二、秦汉时期

西汉时期已有医学专著出现，如《史记·仓公列传》记载高后八年（公元前 180 年）公乘阳庆传其弟子淳于意《药论》一书。但专门的本草著作未能遗留下来。

我国现存最早的药学专著首推《神农本草经》，简称《本经》，该书成书于东汉末年（公元 2 世纪），全书共三卷，载药 365 种（其中重复 18 种，实则 347 种，植物类 252 种，动物类 67 种，矿物类 46 种）。该书并非出于一时一人之手，而是经历了较长时期的补充和完善过程。《神农本草经》原书早佚，目前的各种版本，均系明清以来学者考订、整理、辑复而成。本书在“序录”部分中，言简意赅地总结了药物的四气五味，有毒无毒，君、臣、佐、使，七情和合、配伍法度、服药方法、剂型选择等用药的基本原则。各论中根据药物的效能和使用目的，把药物分为上、中、下三品，即后世所称的“三品分类法”。其中上品记载 120 种，功能补养强壮，可久服，大都无毒（人参、地黄、大枣）；中品记载 120 种，功能既治病，又能补虚，有毒（黄连、麻黄）或无毒（百合、当归）；下品记载 125 种，能祛邪破积，有毒者多，不可久服、多服（大黄、巴豆、乌头）。这是中国药物学最早的分类法，书中所载药物，许多都朴实有效，如黄连治痢，麻黄平喘，常山截疟等，临床应用，确有疗效。《神农本草经》为中药学的发展奠定了初步基础，是我国最早的珍贵药学文献。

医圣张仲景生活在东汉时期，他总结了汉以前的医学成就，编著了《伤寒杂病论》一书。是后世医家学习的重要经典著作，其独特的中医药学理论、丰富的临床经验、系统科学的组方原则、灵活多变的用药特点等特色垂范后世。书中的药物在临床应用，距今已近 2 000 年。仲景书中载方 200 余首，其方剂组方精当，加减配伍灵活多变，但是却没有专门论述药性。因此，著名中医学专家岳美中教授曾说过：“仲景之书，出方剂而不言药性。”不过，在具体的应用中，处处体现出仲景深厚的药物学功底。仲景学术思想的精华主要就在于“证治”二字，证是脉证，治乃方药。方是药的组合，药是方的基本。所以说，药物学知识是仲景组方用药的基础。《伤寒杂病论》中所用到的药物，大多数是以《神农本草经》中所载药物为蓝本。如清代名医徐大椿在《医学源流》中说：“仲景之治病，其用药悉尊《神农本草经》。”清代名医陈修园在《神农本草经·后续》中，也提出：“仲景用药之意，悉尊《神农本草经》。”《伤寒杂病论》中使用的 166 味药物，绝大多数见于《神农本草经》，从仲景用药情况来看，方药的组成，运用君臣佐使的配伍法度，药物的四气五味、七情和合等药物学理论，均与《神农本草经》所记载的内容相吻合。所以许多学者都认为，仲景用药是以《神农本草经》为依据，是神农学派的传人。

三、两晋南北朝时期

南朝齐梁陶弘景编著的《本草经集注》共七卷，载药730种。该书大约完成于公元492年。作者对《神农本草经》加以整理注释，同时又增加了汉、魏以来名医用药经验，对三百余年间中药学的发展做了全面总结。首先，改进了药物的一般分类法，提出按药物的自然属性分类，分玉石、草木、虫、兽、果、菜、米实、有名未用等七类。首创诸病通用药，分别列举80余种疾病的通用药，如治风通用防风、防己；治黄疸通用茵陈、栀子等。同时对药物的采收、鉴别、炮制、制剂、性味、产地诸方面，都做了详细论述。本书是继《神农本草经》之后的又一本草名著，对后世影响较大，唐代《新修本草》就是在此基础上补充修订而成的。

南朝刘宋时代雷敩编写的《雷公炮制论》，是我国第一部炮制学专著，该书详细地叙述了300种中药的炮制方法，并提出药物通过适当的炮制，可以提高疗效，减轻毒性或烈性，从而发展了中药的加工炮制技术。

四、隋唐时期

隋唐时期尤其是唐代，是我国发展的鼎盛时期。此时我国南北统一，经济文化繁荣，医药技术发展迅速。唐显庆四年（公元659年），政府颁布了由苏敬、李勣等人主持编著的《新修本草》（又称《唐本草》），共54卷，载药844种，比《本草经集注》多114种。该书是我国历史上第一部官修本草，它是由政府出资，组织人力、物力编写完成。也是我国和世界上最早的一部药典，比欧洲《纽伦堡药典》（公元1542年）早800余年。书中收载了民间习用的经验药（水蓼、山楂）和一些外来药（安息香、血竭），增加了药物图谱，并附以文字说明，这种图文对照的方法，开创了世界医药著作的先例，无论形式和内容，都有崭新的特色，不仅对我国而且对世界医药学的发展都产生了很大影响。唐朝政府规定，《新修本草》为医学者必读之书。

唐开元年间（公元713—741年），陈藏器编著的《本草拾遗》，书中增补了大量民间药物，而且辨识品类，非常审慎。同时提出按药物功效分类，将药物分为宣、通、补、泄、轻、重、滑、涩、燥、湿等十类，更切合临床应用。从而提出了著名的“十剂”，为中药临床分类最早的设想，对后世方药分类产生重大影响。

五、宋朝时期

宋代官修本草学著作有《开宝本草》《嘉祐补注本草》《图经本草》（附900多幅药图，是我国现存最早的版刻本草图谱）。

宋嘉祐二至五年（公元1057—1060年），由掌禹锡、林亿、苏颂等人编著《嘉祐补注本草》（简称《嘉祐本草》），共二十一卷，载药1 082种。该书综合了当时广大民众的用药经验和知识，对药物鉴别的知识有进一步提高。

宋元丰五年（公元1082年），唐慎微著《经史证类备急本草》（简称《证类本草》），共三十卷，载药1 500余种（1 558种），收方3 000余首。特点：此书积累了民间和历代本草文献上的大量资料，有论、有图、有药物主治和炮制方法，综合了民间用药经验，方药兼收，是医学家集中劳动群众用药经验、成果的汇集。

六、金元时期

金元时期两代未出现一种代表性的大型综合本草。此时期的本草，多出自医家之手，内容简要，具有明显的临床药物学特征。如寇宗奭的《本草衍义》、王好古的《汤液本草》、张元素的《医学启源》以及《珍珠囊》等。

七、明代

明万历六年（公元 1578 年），伟大的医学家李时珍著《本草纲目》，全书 52 卷，约 200 万字，收药 1 892 种（新增 374 种），附方 11 000 个，附图 1 100 幅。李时珍从小跟随父亲行医，在行医的过程中，他发现过去的医书中记载的药物有许多错误的地方，于是便下决心编写一部本草书籍。李时珍编写《本草纲目》，以《证类本草》为蓝本，历时 27 年，先后参考书籍达 800 多种，为了明确药物的形态、产地等问题，他“遍询土俗，远穷僻壤”，足迹踏遍了大江南北，经过长期的考查、考证，历经辛苦，先后易稿三次，于 1578 年终于完成这部巨著。该书新增药物 374 种，其中收载了一些民间药物，如紫花地丁、半边莲；同时又收载了一些外来药物，如番红花、番木鳖等。该书在汲取历代本草精华的同时，又改正了前代本草著作中的许多错误。例如：南星、虎掌本为一例，过去误分为二；天花粉、瓜蒌本是一种植物的根块和果实两部分，过去却绘成两种不同植物的图形。在分类方法上，振纲分目，纲目分明。按自然属性把药物分为十六部（纲）：水、火、土、金石、草、谷、菜、果、木、服器、虫、鳞、介、禽、兽、人等。每部又分若干类，如草部分为山草、芳草、蔓草等十一类。共计六十类（目）。这种分类方法，眉目清楚，条理分明，便于后世学习和研究，是当时世界上最先进的分类法。

《本草纲目》的内容是非常丰富的，它集 16 世纪以前药学成就之大成，同时还广泛地介绍了植物学、动物学、矿物学、冶金学等多学科知识，是我国科技史上极其光辉的硕果。17 世纪末传到国外，有拉丁文、日文、英文、德文、俄文、法文等多种译本，对世界药物学、生物学等自然科学的发展都有很大影响，被国外称为中国 17 世纪的百科全书。

八、清代

乾隆三十年（公元 1765 年），赵学敏编著《本草纲目拾遗》，共十卷，载药 921 种（新增 716 种）。此书在《本草纲目》刊行 100 余年之后编著，其目的是“拾《本草纲目》之遗”。本书主要对《本草纲目》做了重要的补充和订正，有较大的实用和研究价值。例如，补充了马尾连、金钱草、鸦胆子等大量疗效确切的民间药；太子参、西洋参、冬虫夏草、银柴胡等临床常用药；收载了金鸡纳（奎宁）、香草、臭草等外来药，极大地丰富了本草学的内容，并对错误之处加以订正。

我国中药学自汉代到清代，各个时期都有它的成就和特色，而且历代相承，日渐繁荣。据统计仅现存的古代中药学书籍约 400 种以上，除去有较大代表性的著作外，还有许多短小精悍、便于学习的著作，以及专业性很强的著作。

九、民国时期

自鸦片战争（公元 1840 年）以后，西方医学开始传入我国。辛亥革命以后，随着西方医学在我进一步传播，社会和医药界对我国传统医学逐渐有了“中医”“中药”之称，这一时期我国医学发展的特点是中西医并存，要“改良中医”“创立新中医”等口号风行一时。虽然国民政府对中医药采取了不支持的政策，提出“废除旧医”，但在广大中医药界人士的不懈努力下，中药学以其显著的临床疗效，顽强的科学生命力，依然向前发展，并取得不少成绩。

随着中医或中医药学校的建立，出现了一批适应教学的中药学讲义。如 1920 年由浙江兰溪中医学校张山雷编写的《本草正义》，以及天津国医函授学校张锡纯的《药物讲义》、上海中医专门学校秦伯未的《药物学》、浙江中医专门学校何廉臣的《实验药物学》等，这些讲义对各种药物的功用主治论述清晰、充实。

编纂中药辞书是这一时期中药学发展的重要成就之一，其成就和影响最大的是 1935 年由陈存仁编著的《中国药学大辞典》，本书收录词目 4 300 条，约 200 万字，汇集古籍与新书中有关药物论述和研究成果，并附有标本图册，查阅方便。虽然有不少错讹，但仍然为近代第一部具有重要影响的大型药学辞书。

十、当代本草成就

中华人民共和国成立后，在党和政府的高度重视下，我国中医药事业获得了新生，中药学也有了新的进展。

首先从 1954 年开始，各地出版部门对历代本草学著作进行整理，陆续影印、重刊或校点评注了《神农本草经》、《新修本草》（残卷）、《证类本草》、《滇南本草》、《本草精品汇要》、《本草纲目》等数十种古代重要本草著作。20 世纪 60 年代以来，对亡佚本草书籍的辑复也取得很大成绩，其中有些书籍已正式出版发行，对本草学的研究、发展具有重要意义。

出版了数量众多、种类齐全的中药新书，从各个方面将本草学提高到新的水平。如《中华人民共和国药典·一部》（《中华人民共和国药典》简称《中国药典》），以法典的形式确定了中药在当代医药卫生事业中的地位，也为中药材及中药制剂质量的提高、标准的确定起到了巨大的促进作用。1977 年由江苏新医学院编写的《中药大辞典》，分上、下册和附篇三部分。共收载药物 5 767 种（其中包括植物药 4 773 种，动物药 740 种，矿物药 82 种及传统作为单味药使用的加工制品如升药、神曲等 172 种）。该书收罗广泛，资料丰富，查阅方便，非常实用，是新中国成立以来最全面的中药巨型工具书之一。集中反映了我国中药学的新成就，为中医药工作者必备工具书。1959 年由中国医学科学院药物研究所等编写的《中药志》，分为五册，共收药物 484 种。采用现代科学方法和手段，对中草药质量的真伪优劣进行鉴别比较，从而保证用药的安全性。由中国中医研究院中药研究所、中国医学科学院药物研究所等多家有关单位代表组成编写组，编写的《全国中草药汇编》，分上、下两册，收载药物 3 800 余种。本书比较全面、系统地整理了全国中草药中关于认、采、种、养、制、用等方面的经验以及有关国内外科研技术资料，内容重点突出、便于临床应用。1999 年出版的《中华本草》，载药 8 980 余种，几乎涵盖了当今中药学的全部内容，在深度和广度上，超越了以往的本草书籍，是一部反映 20 世纪中药学发展水平的综合性本草巨著。

全国各地先后多次进行了相当规模的中药资源普查，整理、编写出版了全国性的

中药志和地方药志。许多流传在民间中的有效方药，陆续得到发掘和推广应用。为了解决药源短缺和依靠进口的问题，许多科研单位对一些天然药材进行专门研究，植物药的种植栽培、动物药的家养驯化，中药资源的保护等，都取得显著成效，如三七、天麻、砂仁、鹿茸等都有了广阔药源；沉香、马钱子、安息香等，已经开发利用，并基本能满足国内需求，不再完全依赖进口。这些都标志着中药学的迅猛发展。

第二章　中药的产地与采集

中药多以天然的植物药为主，还包括矿物药、动物药和少量的加工品。不同产地的药材，其药效成分含量有明显差异，直接影响到药材质量。不合理的采收会破坏药材资源，降低药材疗效，所以，中药的产地与采集是否适宜，是影响中药质量的重要因素。

第一节　中药的产地

天然的中药材其分布和种植生产与环境条件密切相关。中国幅员辽阔，地处亚洲东部，大部分处于北温带，同时还有大兴安岭北部的寒温带、秦岭淮河以南的亚热带，以及华南低纬度的热带。加之我国地貌复杂，有江河湖泊、高山丘陵、平原沃野、辽阔海域，这样就形成了复杂的自然地理环境。比如水土、气候、日照及生物分布等生态环境各不相同，南方北方差别很大，因此为多种天然动植物药材的生长提供了有利条件，也使许多优秀药材的生产，无论在品种、产量、质量上都有一定的地域性，逐渐形成了“道地药材”的概念。道地药材是优质纯正药材的专用名词，药材的产地与其产量、质量有密切关系。人们常把产于某地区的某种药材因其历史悠久、产地适宜、品种优良、产量宏丰、炮制考究、疗效突出、带有明显地域特点的药材称为道地药材，也称地道药材。四川的黄连、川芎，东北的人参、细辛，河南的地黄、山药、菊花、牛膝，山东的阿胶、广东的陈皮、云南的茯苓等，都是著名的道地药材。这种品种的优势与当地生物分布、水土、气候、日照等有关。自古以来，历代医家都十分重视道地药材。

因此道地药材的生产和使用，对保证药材质量、提高临床疗效，起着十分重要的作用。但是道地药材的生产和产量有限，往往不能满足临床治疗的需要，因此，进行药材的引种栽培及药用动物的驯养，是解决道地药材不足的重要途径。

第二节　中药的采集

中药材所含的有效成分是药物防治疾病的物质基础，而有效成分的含量与中药材的采集时间和方法，有着十分密切的关系。

合理采收对保证药材质量、疗效及保护药材资源十分重要。药材的采收应该在有效成分含量最多的时候进行。尤其是各种植物在其生长发育的各个时期，根、茎、叶、

花、实各个部分，所含有效成分的各不相同，药性的强弱也有差异。因此，中药的采收应在其最佳时间采收。

一、植物类药材的采集

植物类药，有效成分的含量，不仅随着植物生长发育的不同阶段而变化，还常常受气候、土壤的影响。因此，掌握药材变化规律、采集时间和采集方法，才能获取优质药材。植物类药常依药用部位的不同而有不同采集时间，可归纳为以下几种。

1. 全草类药材　以全草入药者宜在植物充分生长时期，枝叶茂盛或刚开花时采。采集方法有两种，一是从根以上割取地上部分，如益母草、香薷等；二是连根拔起全株，如蒲公英、紫花地丁等。

2. 叶类药材　叶类入药者宜花蕾将开或正盛开时采，此时植物生长茂盛，药力雄厚，适宜采集，如大青叶、艾叶等；有些药材需在特定季节采集，如桑叶须在深秋经霜后采集。

3. 花类药材　以花入药者宜在花开放时采摘，如菊花、旋覆花；有些花则要求在含苞欲放时采摘花蕾，如金银花、辛夷；有的却在刚开放时采摘，如月季花。主要是取其药效最高时采收。

4. 果实、种子类药材　果实入药者通常宜在果实成熟或即将成熟时采，如瓜蒌、栀子、山楂等；少数药材应当采收未成熟的幼果，如青皮、枳实、乌梅等。以种子入药者，通常在种子完全成熟后采集，如菟丝子、莲子等；有些种子成熟时容易脱落，或者果壳易裂开，使种子散失，应该在刚成熟时采集，如小茴香、牵牛子等；有些全草和种子都入药的，可在种子成熟后割取全草，将种子打下后分别晒干使用，如车前子、苏子等。有些容易变质的浆果，最好在将近成熟时于清晨或傍晚时采集。

5. 根、根茎类药材　根或根茎入药者宜在早春晚秋即农历二月、八月时采收，古时认为春初“津液始萌，未充枝叶，势力淳浓”，而“至秋枝叶干枯，津润归流于下”。并指出“春宁宜早，秋宁宜晚”（《本草纲目》）。因为早春及晚秋时植物根及根茎中有效成分含量较高，此时采收产量大、质量好，如苍术、大黄、葛根等。但也有少数例外的，如延胡索、半夏等则需要在夏季采收为佳。

6. 树皮、根皮类药材　树皮或根皮入药者宜在春夏植物旺长时采集，此时植物体内浆液充沛，药效强，疗效好，并且容易剥离，如黄柏、厚朴、杜仲等。另外，也有一些植物根皮则以秋后采收为佳，如地骨皮、牡丹皮等。

二、动物类药材的采集

动物、昆虫类药材因品种不同，生活习性的差异，采集方法各异，具体时间以保证药效及容易捕获为原则。如鹿茸应在清明后45~60天截取，过时则角化；驴皮应在冬至后剥取，此时皮厚质佳；虫类药材全蝎、土鳖虫，大都在夏末秋初时容易捕捉，此时气温高，湿度大，易于生长；斑蝥应在夏秋季清晨露水未干时捕捉为佳；桑螵蛸是刀螂的卵鞘，应在农历三月中旬采收，过时则虫卵已孵化。

矿物类药材全年皆可随时采集。

第三章　中药的炮制

中药一般多经过加工炮制，才可应用于临床。中药炮制是我国历代医家长期实践的制药经验总结，是中药学中的重要组成部分。

炮制在古代称为炮炙、修治、修事等。炮制是指药物在应用前或制成各种剂型之前必要的加工过程，包括对原药材进行一般修治整理和部分药材的特殊处理。

由于中药材大都是生药，所以有些必须经过特定的加工处理，才能符合治疗的需要，充分发挥疗效。药物经过加工炮制后的制成品，叫作饮片，饮片可供各种剂型。

按照不同的药性和治疗要求，而有多种炮制方法，有些药材的炮制还要加用适宜的辅料，并且注意操作技术和讲究火候。正如前人所说："不及则功效难求，太过则性味反失。"炮制是否得当，直接关系到药效，而少数毒性药和烈性药的合理炮制，更是确保用药安全的重要措施。

第一节　炮制的目的

中药在应用前为什么要经过炮制呢？也就是说炮制的目的意义何在？兹从下面五点来说。

一、降低或消除药物的毒副作用，保证用药安全

有些药物生用内服易于中毒，经过加工炮制后，能明显降低或消除其毒性、烈性、副作用。如：甘遂醋煮后，可使毒性降低；半夏姜制后，可降低毒性，不至于刺激咽喉；巴豆泻下峻烈，要去油取霜；常山酒炒可去其催吐的副作用。

二、增强药物的作用，提高临床疗效

在中药的炮制过程中，常常加入一些辅料拌和。添加辅料的目的，主要在于增强药物的作用，提高临床疗效。如：蜜炙百部、紫菀，能增强润肺止咳作用；酒炒川芎、当归，能增强温经活血作用；醋炒延胡索、香附，能增强止痛作用；姜汁炙可加强止呕作用，如姜川连，姜竹茹。不加辅料的其他炮制方法，也能增强药物的作用，如槐花炒制，能增强止血作用。

三、改变药物的性能或功效，使之更能适合病情的需要

某些药物的性味、功效，经过炮制处理，可改变原有的性能和功效，扩大应用范围，以适应不同病情和体质的需要。如生地黄性味苦、甘，寒，具有清热凉血作用，主要用于血热证。经过黄酒蒸制成为熟地黄，其性味、功效完全改变，性味甘，微温，

具有养血益精功效，主要用于血虚证。

四、改变药物的某些性状，便于贮存和制剂

一般药物的切片、切段、切块，矿石、化石、贝壳和某些种子类药物的粉碎或炒用，能使有效成分易于溶出，如代赭石、牡蛎、石决明等；药材晒干、烘炒等干燥处理，可防虫蛀、霉变，便于贮藏，如苏子、车前子等；肉苁蓉盐水浸泡加工为盐苁蓉，可避免腐烂、变质。

五、纯净药材，保证药材品质和用量准确及矫臭矫味，以便于服用

修制和水制中的拣选、洗净、刷毛、去皮、去心等方法，可使药材纯净，用量准确。如一般植物的根茎应洗去泥沙及拣去杂质，柏子仁、白果去壳，桃仁、杏仁去皮尖，远志去木心等。漂洗、醋制、麸炒、酒制等方法，能去掉一些药物的腥臭味，便于服用。如水漂去掉海藻、昆布的咸腥味。

总之，药物的炮制是为了改变药物的性能，增强疗效，降低毒性和副作用，便于贮藏和使用。

根据中医传统理论，炮制的作用又有如下记载：酒制升提而制寒，醋制注肝而收敛，盐制走肾而下行，姜制温散而豁痰，蜜制甘缓而润燥，土制守中而健脾，蒸熟取其味厚，炒黄炒焦取其燥入脾胃，炒炭存性而止血。

第二节　炮制的方法

炮制的方法是历代逐渐发展和充实起来的，参照前人的记载，根据现代炮制经验，炮制的方法，可分为五类：

一、修治

1. 纯净处理

纯净处理是指采用挑、拣、簸、筛、刮、刷等方法，去掉灰屑杂质及非药用部分，使药物清洁纯净。如拣去金银花的枝叶；筛选车前子，除去杂质；刷去枇杷叶背面的绒毛；刮去肉桂的粗皮等。

2. 粉碎处理

粉碎处理是指采用捣、碾、研、磨、锉、镑等方法，使药材粉碎，便于服用和制剂。如酸枣仁、砂仁等用铜药缸捣碎，便于煎煮；羚羊角、水牛角镑成薄片或锉成粉末，便于服用。现在多用粉碎机将药材直接研磨成粉末，以供散剂、汤剂使用，如三七粉、人参粉等。

3. 切制处理

切制处理是指采用切、铡的方法，把药物切制成块、段、片、丝等一定规格，便于干燥、贮藏，同时使药物有效成分容易煎煮出来，并方便进行其他炮制及调剂时称量。如白术切厚片、槟榔切薄片；黄芪切斜片、甘草切圆片；白茅根切段、葛根切块及枇杷叶切丝等。

二、水制

水制是指用水或其他液体辅料处理药物的方法。水制的目的：清洁药材、软化药材、调整药性。常用的包括洗、淋、泡、润、漂、水飞等。

1. 洗 是指将药材放入清水中快速洗涤，除去杂质，随即捞出、晒干、备用。如白茅根、芦根洗去泥土和杂质。

2. 淋 又称喷洒，是指将不宜浸泡的药材，用少量清水浇洒、喷淋，使其清洁和软化。

3. 泡 将质地坚硬的药材，放入清水或液体辅料中浸泡一段时间，使水分或液体辅料渗入，药材变软。或者用于去除药物的毒副作用，如用胆巴水浸泡附子，白矾水浸泡半夏。

4. 润 又称“闷”或“伏”，根据药材质地软硬程度，加工时气候和使用工具，可采用淋润、浸润、洗润、盖润、伏润、露润等多种方法，使清水或液体辅料慢慢渗入药材内部，使质地较硬的药物软化，便于切制饮片，如淋润荆芥、酒洗润当归、伏润槟榔等。

5. 漂 是指将药物置宽水或流水中浸渍或经常换水，去腥臭味和盐分。如紫河车漂去腥臭味，昆布、海藻漂去盐分等。

6. 水飞 是指将药物和水共研，借药物在水中的沉降性质，分取药材极细粉末的方法。首先，将不溶于水的药材粉碎，放入乳钵、碾槽或球磨机内，加水共研，随后再加入大量的水搅拌，粗粉粒即下沉，细粉粒混悬于水中，随水倾出，剩余粗粉再研再飞，如此反复直至全部成为混悬液。倾出的混悬液沉淀后，把水除去，干燥后即成为极细粉末。一般多用于矿物类、贝壳类药物的制粉，如水飞炉甘石、朱砂等。

三、火制

火制是指用火加热处理药物的方法。火制的目的：使药物干燥、松脆、焦黄或炭化；易于粉碎、缓和药性、增强疗效。根据加热的程度、时间、方法的不同，常用的包括炒、炙、煅、烫、煨等。

1. 炒 不加固体辅料炒称为清炒，根据炒的不同程度分为炒黄、炒焦、炒炭。炒黄是用文火将药物炒至表面微黄或能嗅到药物固有的气味为度，如炒决明子、炒牛蒡子等；炒焦是用武火将药物炒至表面焦黄、内部淡黄为度，如焦麦芽、焦山楂等；炒炭是用武火将药物炒至外部枯黑，部分炭化，内部焦黄为度，如生地炭、黄芩炭等。炒黄、炒焦主要使药材干燥，易于粉碎，并且缓和药性；炒炭能增强止血作用。加固体辅料炒，能减少药物的刺激性，增强药物疗效。常用固体辅料有土炒、麸皮炒、米炒，如土炒白术、麸炒枳壳等。

2. 炙 是指用液体辅料拌炒药物，使辅料逐渐渗入药材内部。炙可以改变药性，增强疗效，或减少副作用。常用的液体辅料有蜂蜜、酒、醋、姜汁、盐水、童便等。蜂蜜炙可增强润肺止咳作用，如蜜炙百部、枇杷叶等；酒炙可增强活血之功，如酒炙当归、川芎、大黄等；醋炙可增强止痛功效或降低毒性，如醋炙香附、延胡索增强止痛之功，醋炙甘遂、芫花可降低毒性；姜汁炙可增强止呕作用，如姜竹茹、姜半夏；

盐炙可引药入肾和增强补肾作用，如盐黄柏、盐杜仲等。

3. 煅　是指将药物用猛火直接或间接煅烧，使药物质地松脆，易于粉碎，有效成分易于煎出，充分发挥疗效。比较坚硬的矿石和贝壳类药物可直接选用煅烧，以煅烧至透红为度，如煅龙骨、煅牡蛎；间接煅又称密闭煅，将药材置于密闭容器内煅烧，以煅烧至容器底部红透为度，如煅棕榈炭、煅血余炭等。

4. 烫　是指将药物与固体辅料（如砂石、蛤粉、滑石）同炒的方法。具体操作是，先在锅内加热固体辅料，温度可在150~300℃，常用于烫炒药物，使其受热均匀，膨胀松脆，不能焦枯，烫毕，筛去中间物体，至冷即得。如砂烫穿山甲、蛤粉烫阿胶珠。

5. 煨　是指利用湿面粉或湿纸包裹药物，置热火灰中加热，或用吸油纸与药物隔层分开进行加热的方法。目的：除去药物中的部分挥发性及刺激性成分，以缓和药性，降低药物的烈性和副作用，增强疗效。如煨生姜、煨甘遂、煨肉豆蔻等。

四、水火共制

水火共制是指既用水又用火，同时加入其他辅料的方法。包括煮、蒸、淬、潬。

1. 煮　是指将药物置于清水中或液体辅料中加热煮沸的一种方法。可以降低药物的毒性、烈性和副作用，增强药物的疗效。如醋煮芫花可降低毒性，酒煮黄芩可增强清肺热作用。

2. 蒸　是指利用水蒸气或隔水加热药物的一种方法。分清蒸和加辅料蒸两种，蒸制的目的主要在于改变药物的性能、提高药物的疗效，降低药物的毒性、烈性。如：酒蒸大黄可缓和泻下作用；何首乌经反复蒸晒后，泻下作用全无，而具有补肝肾益精血之功。

3. 淬　是指将药物煅烧红后，迅速投入冷水或液体辅料中，使其松脆的一种方法。淬后容易粉碎，同时可发挥预期疗效。如醋淬鳖甲、黄连煮汁淬炉甘石等。

4. 潬　是指将药物迅速放入沸水中，经短暂加热，立即取出的一种方法。一般多用于种子类药物的去皮和肉质多汁类药物的干燥处理。如潬桃仁、杏仁以去皮，潬马齿苋以便于晒干贮存。

五、其他方法

其他方法包括发芽、制霜、发酵。其目的在于改变药物性能，增加新的疗效，减少毒性或副作用，或使药物更趋效高质纯。如稻、麦的发芽及神曲的发酵能增加新的疗效，巴豆的去油取霜能明显降低毒性。

第四章　中药的性能

中药的性能是指药物的多种性质及由这些性质所产生的相应功能，是对中药性质和功能的高度概括。

祖国医学认为一切疾病的发生、发展变化过程，都意味着人体阴阳邪正的互相消长。疾病实际上是脏腑功能失调后反映出来的阴阳偏盛偏衰的状态。而药物治疗的基本作用就在于恢复或重建脏腑功能的协调、消除阴阳偏盛偏衰的病理现象，使之恢复到阴平阳秘的正常状态下。药物之所以能够针对病情发挥上述作用，是由于各种药物各自具有若干特性和作用——即不同的偏性。用药物的偏性纠正疾病所表现的阴阳偏盛偏衰，即以偏纠偏。

每种药物都具有一定的性能，把药物的性能归经起来，主要包括四气五味（作用性质）、归经（作用部位）、升降浮沉（作用趋向）、毒性等。如不同的味、不同的性、不同的归经等，以及性同味异或味同性异，正是由于这些不同的偏性，才决定了药物的不同功效，因而，才可以用来治疗多种疾病。

中药的性能又称为药性理论，它是我国历代医家在长期的医疗实践中归纳总结出来的，它是以阴阳、脏腑、经络为理论依据，根据药物的多种性质，以及所表现出来的治疗作用，探索出来的用药规律，是中医药理论体系中非常重要的一个组成部分，是我们学习、研究、运用中药而必须掌握的基本理论知识。

第一节　四气（四性）

四气，即药物的寒、热、温、凉四种药性。它是反映药物在影响人体阴阳盛衰寒热变化方面的作用倾向，是说明药物作用性质的重要概念之一。

寒热温凉四性，古时候惯称四气。目前，中医界有这样的习惯：如果是合称，叫它“四气”，如果分别论述，应称寒性、热性……如果与味并提，则或称四气五味或称为性味。

药物的寒、热、温、凉四性，是根据药物作用于人体所产生的寒热效应总结而来的，是与病证的寒热相对而言的。故药性的确定，是以用药反应为依据、病证寒热为准基。

能够减轻或消除热证的药物，大都属于寒性或凉性，如黄连、金银花都能清热、解毒、疗热性病，表明这两种药物具有寒性。反过来说，能够减轻或消除寒证的药物大都属于热性或温性。如附子、干姜，对腹中冷痛、脉沉无力等寒证，有温中散寒作

用，表明这两种药物具有热性。

药物的寒、热、温、凉，可分为相对的阴阳两方面，寒凉与温热是完全相反的两种性质。寒凉属阴，温热属阳。寒与凉、温与热，只是程度上的不同，温次于热，寒甚于凉。有些药物还标于大热、大寒、微温、微寒等做进一步的区别。

一般来说，寒凉药多具有清热、泻火、凉血、解毒等作用，常用于治疗热证或阳证；温热药多具有温里祛寒、补火助阳等作用，常用于治疗寒证或阴证。

药性的寒热与治则密切相连，《神农本草经》中指出："疗寒以热药，疗热以寒药。"《素问至真要大论》中提出："寒者热之，热者寒之。"这是药性寒热与治疗原则的关系。一般来说，阳证、热证，用寒凉药；阴证、寒证，用温热药；寒热错杂证，寒热药并用；真寒假热证，可热药治本，反佐少量凉药；真热假寒证，可寒药治本，反佐少量热药。

此外，还有平性药，指药物寒热之性不甚显著，作用比较和缓的药物，如甘草、山药、党参等。但实际上只是相对而言的，平性，也有偏温、偏凉的不同，仍未超出四性的范围。平性药物作用缓和，所以临床上多用于用温热药怕热、用寒凉药怕凉的病证，尤其是使用的灵活性较大，常随配伍可用于热证、阳证，寒证、阴证等。

第二节　五　味

五味是指药物的辛、甘、酸、苦、咸五种药味，因而具有不同的功能。此外，还有淡味和涩味，但通常以"淡附于甘"记述药味，往往甘淡并提；而涩味又与酸味作用相似，因而不止五种。但五味是最基本的五种滋味，故习惯上仍用五味而概括。

药物的味，最初是由口尝而来，它是药物真实滋味的反映。人们在临床实践中发现不同味道的药物往往有不同的功效；相同味道的药物往往有相似功效。例如，麻黄、桂枝味辛均能发汗解表，而大黄、木通味苦都能通泄。人们将这种现象进行归纳，提出以"辛、甘、酸、苦、咸"五味表示药物五种相应的性能，这就是最初的"滋味说"。但随着用药实践的发展，对药物作用的认识不断丰富，发现有些药物的作用很难用其滋味来解释。于是，人们按照药物在临床上所显示的功能来确定其味，使药物的味与实际口尝的味不完全一致。五味纯粹变成了表示若干性能的标志。如：石膏辛、甘、寒，具有清热泻火、解肌退热功效，治疗高热等病证，但其味根本不具有辛味。因此，五味不仅是药物味道的真实反映，更重要的是对药物作用的高度概括。由此看来，五味既有感觉的概念，又有性能的概念。也就是说，确定药物味的主要依据，一是药物的味，二是药物的作用。五味也具有阴阳的属性，辛甘淡属阳，酸苦咸属阴。

五味是药物作用的标志，不同的味有不同的作用。《素问・藏气法时论》指出："辛散、酸收、甘缓、苦坚、咸软。"这是对五味作用最早的概括。后世医家在此基础上，进一步补充完善。现将五味所代表的作用分述于下。

辛味"能散、能行"，具有发散、行气、行血等作用，多用于表证、气滞血瘀证。如：荆芥味辛，发散表邪，治疗表证；木香味辛，行气止痛，治疗气滞证；川芎味辛，活血化瘀，治疗血瘀证。

甘味"能补、能缓、能和"，具有补益、和中、缓急止痛、调和药性等作用，多用于气血阴阳不足，正气虚弱、脾胃不和、拘急疼痛等病证，并能缓和药物的毒性、烈性和副作用。如：人参味甘，补气，治疗气虚证；鹿茸味甘，补阳，治疗阳虚证；饴糖味甘，缓和拘急疼痛；甘草味甘，调和诸药。另外，某些味甘的药物还具有解药食中毒的作用，如绿豆味甘，具有解毒作用，故有甘能解毒之说。

酸味"能收、能涩"，具有收敛、固涩作用，多用于各种滑脱不禁证，体虚多汗、肺虚久咳、久泻久痢、遗精滑精、遗尿尿频等。如：五味子味酸，涩精敛汗，治疗体虚多汗、遗精滑精等；乌梅味酸，敛肺止咳，治疗肺虚久咳。

另，酸还有生津作用，用于津伤口渴；以及开胃、消食、安蛔等作用。如乌梅还有生津止渴、安蛔作用。

涩味：能收敛固涩，与酸味作用相似。常用于遗精、出血、久泻。如龙骨、牡蛎味涩，收敛涩精，治疗遗精；赤石脂味涩，涩肠止泻，治疗久泻久痢。《神农本草经》："涩为酸之变味，涩味能收，与酸味同"。即涩附于酸之意。

苦味"能燥、能泄"。燥即燥湿，治疗湿证。泄包括通泄、清泄、降泄三种含义。通泄即泻下通便，治疗热结便秘；清泄即清热泻火，治疗热证；降泄即降气（肺气、胃气），治疗气逆证。如：大黄味苦，泄下通便，治热结便秘；栀子味苦，清热泻火，治疗热盛心烦；杏仁味苦，降泄肺气，治疗肺气上逆之咳喘证；枇杷叶味苦，降泄胃气，治疗胃气上逆之呕吐。

此外，前人认为苦有坚阴的作用。如：黄柏、知母用于肾阴虚亏而相火亢盛的痿证，即具有泻火存阴（坚阴）的作用。

咸味"能软、能下"，具有软坚散结、泻下通便等作用，多用于治疗瘰疬、瘿瘤、痰核、痞块及大便燥结等病证。如：海藻、昆布味咸，软坚散结，治疗瘰疬、瘿瘤；芒硝味咸，泻下通便，治疗大便燥结。

淡味"能渗、能利"，具有渗湿、利水作用，多用于治疗水肿、小便不利。如：茯苓、猪苓、薏苡仁等均味淡，利水渗湿，治疗水肿、小便不利。

此外，芳香气味的药物，具有化湿、开窍、辟秽、解暑等功效。如藿香辛香，化湿、止呕、解暑，主要用于暑湿呕吐，脘闷不食等。

性和味是辨识药物功效的重要依据，药性和药味是中药作用的两个方面，但两者关系非常密切，是一个不可分割的整体。每一种药物都具有性和味，性味结合，共同说明药物的性质与作用，性味相同，作用相似，性味不同，作用就有差异。一般来说，同性的药物，由于五味的差异作用因而不同。比如同为温性药，由于五味不同，就有辛温、甘温、酸温、苦温、咸温等不同，作用因而有异。如麻黄辛温，发散风寒；黄芪甘温，补气升阳。同味的药物，由于四性的不同，功能因而有异。比如同为辛味药，由于四性不同，就有辛温、辛凉、辛寒、辛热等不同，功能因而有异。如桂枝辛温，发散风寒；薄荷辛凉，疏散风热。性味相同的药物，其功效相似。若性味完全相同，功效将会大同；若性味部分相同，其功效则会部分相同。如：黄芩、黄连、黄柏苦寒，均有清热燥湿、泻火解毒作用。性味不同的药物，功效不同。若性味完全不同，功效多会相差甚远；若性味部分不同，则功效会有部分差异。如附子辛热补火助阳，栀子

苦寒清热泻火，功效完全不同。另外，各药性和味取舍不尽相同，有的药以性为主，决定其功效；有的药以味为主，决定其功效，如黄芪甘温，偏于味甘补气；鹿茸甘温，偏于温以助阳。有的药有两种以上味，可诸味并取，也可仅取其一。如：桂枝辛甘温，辛温为主，发散风寒，甘温为副，温助阳气。

因此，性和味要综合看待。既理解其个性，又理解其共性，要同中求异，异中求同，才能全面掌握药物的性能。

第三节　升降浮沉

升降浮沉是指药物在人体内作用的四种不同趋向，是针对疾病表现不同的病势趋向而言的。一般可分为升浮和沉降两种。升即上升、升提，降即下降、降逆，浮即向外、发散，沉即泄利、沉泄、收敛。

各种疾病常表现出种种病势趋向，向上者；向下者；向外者；向内者。因此，需要选择适当的药物，从而消除或改善这些病证，扭转病势趋向。所以，就药物的作用趋向同病势的趋向相对应来说，也就具有上升、下降、浮散、沉泄等功能。这就是中药的升降浮沉理论。

升和降，浮和沉是相对的，升浮属阳，沉降属阴。

升浮药物主上行向外，具有升阳、发表、祛风散寒、涌吐、开窍等功效，适用于病势下陷及病位在表在上者。

沉降药物主下行向内，具有降逆止呕、止咳平喘、清热泻下、利水渗湿、重镇安神、潜阳息风、收敛固涩等功效，适用于病势上逆及病位在下在里者。

药物的升降浮沉是临床选药的原则之一。因为人体发生病变的部位有上下表里的不同，病势也有上逆和下陷的差异。应用其理论来指导用药，当辨析病位与病势。病位在上（如目赤肿痛）在表（如外感表证）及病势下陷（如脱肛、崩漏）者宜用升浮而不用沉降。病位在下（如腹水、尿闭）在里（如里实便秘）及病势上逆（如呕吐、喘息）者宜用沉降而不宜升浮。

药物的升降浮沉不同趋向，多以药物性味的不同，质地的轻重，以及炮制、配伍等而转移。

1. 升降浮沉与性味的关系

性味可决定药物升降浮沉之性。凡属辛、甘、温、热一类药物，大都具升浮之性，如：麻黄、桂枝辛温，属升浮药；凡属咸、苦、酸、寒凉一类药大都具沉降之性，如：大黄苦寒、芒硝咸寒，属沉降药。

2. 升降浮沉与药物质地的关系

质地能影响药物升降浮沉之性。凡属花、叶及质轻的药物，大多是升浮的，质轻则升，轻虚者浮而升。如：辛夷、菊花、荷叶、升麻，大都属升浮药；凡属子、实及质重的药物，大多是沉降的，质重则降，重实者沉而降。质重药物多是矿石、贝壳类。如：苏子（种子）、枳实（果实）、代赭石（矿石）、牡蛎（贝壳）的药物，大都属沉降药。

3. 升降浮沉与药物的炮制、配伍的关系

药物的炮制及配伍，是影响升降浮沉的主要因素，许多药物随着炮制与配伍的不同，就能改变原来的升降浮沉之性。

炮制可以改变药物原有的升降浮沉之性。酒炒可升；姜炒可散；盐炒下行；醋炒收敛。李时珍在《本草纲目》中指出："升者，引之以咸寒，则沉而直达下焦，沉者引之以姜酒则浮而止巅顶。""升降在物，也在人。"

配伍能制约药物升降浮沉之性。药物在复方配伍中，升浮药，在同较多较强的沉降药配伍时，其升浮之性可受到一定制约；反之，沉降药在同较多较强的升浮药物配伍时，其沉降之性亦能受到制约。这说明升降浮沉在一定条件下，是可以相互转化而不是一成不变。

有些药物存在着双向性，即有的药物同时具有升浮之性和沉降之性的二向性。如：麻黄既能发汗（升浮），又可平喘（沉降），因此，麻黄具有双向性。

第四节　归　经

归经是药物作用的定位概念，即表示药物作用的部位。"归"是指中药作用的归向（归属），"经"是指人体的脏腑经络。"归经"是指药物对于机体某部分的选择性作用——主要对某经或某几经发生明显作用，而对其他经则作用小，或没有作用。

药物在人体内所起的作用，都有一定的适应范围，在机体产生效应的部位各有侧重。如同是寒性药，均能清热。但是有的偏清肝热（如夏枯草），有的偏清肺热（如黄芩），有的偏清心热（如栀子），有的偏清胃热（如黄连），这是为什么？就是因为归经的不同。因此，为了便于认识和掌握这种作用，根据脏腑经络理论，结合药物功效，采用归经的方法加以归纳，使之系统化，便形成了归经的理论。

归经理论的形成，就是以脏腑经络理论为基础，以所治具体病证为依据而确定的。由于经络能沟通人体内外表里，所以，体表病变可通过经络影响在内的脏腑；脏腑病变亦可反映到体表。通过疾病过程中出现的症候表现以确定病位，推断为某经病变，而能够治疗这些病证的药物，就归入此经。如肺经病变，通过经络常表现咳嗽、气喘，而杏仁止咳平喘，能治疗咳嗽、气喘，因此说杏仁归肺经；心经病变，通过经络常表现心悸、失眠，而朱砂镇静安神，能治疗心悸、失眠，因此说朱砂归心经。这种归经的理论是具体指出药效的所在，是从疗效观察中总结出来的。

归经通常以十二脏腑及相应的十二经脉进行标志。如石膏归肺、胃经；朱砂归心经。也可以称：石膏归手太阴肺经、足阳明胃经，朱砂归手少阴心经。有时也用伤寒六经、卫气营血、三焦，以及气血等来表示。

归经对临床用药的意义就在于，归经不仅可以解释某些药物性味相同功效却存在着差异的原因，更重要的是对临床选药有指导意义。熟悉归经，对各脏腑病证用药能有更好的针对性。其一，在临床上，有助于选择最适宜的药物，如：肺经病变可选择归肺经的药物治疗（杏仁、桔梗），心经病变可选择归心经药物治疗（朱砂、酸枣

仁)，从而提高用药的准确性。其二，根据归经选用相应药物可防止某些脏腑向其他脏腑传变。由于脏腑经络的病变可以相互影响，因此，在临床用药时，并不是单纯使用归某一经的药物。如肝病常可传脾，影响运化，加重病情，治肝的同时，配以参、术等健脾补气药，不仅可以防伤脾，且有助于肝病的恢复。(见肝之病，知肝传脾，当先实脾。)

归经只是药物性能的一个方面。因此，必须与性味、升降浮沉等性能结合起来，不可偏废。如果只掌握归经，而忽视了性味、升降浮沉是不够全面的。一般来说，同入肺经的药物，可以治疗咳嗽、气喘，但由于寒、热、虚、实之不同，功效就不同，治疗也不同。如黄芩苦寒、清肺热，治疗肺热咳嗽；干姜辛热、温肺寒，治疗肺寒咳嗽；百合甘寒，养肺阴，治疗肺阴虚咳嗽。综上所述，中药性味是阐述药物的性质与作用；升降浮沉是指药物作用趋向；归经是指药物作用部位。这三者是说明药物作用规律的依据，因此，三者必须全面综合对待，才能对药物有全面的认识。

第五节　毒　性

古今有关“毒”的含义相差很远。

一、古代毒性的概念

古代所谓的“毒”，在西汉以前，一指药物的总称。如《景岳全书》称：“是凡可辟邪安正者，均可称为毒药。”二指药物治病的偏性（特性）。如《素问・五常政大论》说：“大毒治病，十去其六；常毒治病，十去其七；小毒治病，十去其八；无毒治病，十去其九。”张景岳曰：“药以治病，因毒为能，所毒药是以气味之偏也……”由此可知，古代对于“毒”的概念是广义的。东汉时代，把攻病愈疾的药物称为有毒(用后多有强烈的医疗作用)，把可以久服补虚的药物看作无毒。

二、现代药物毒性的概念

当今所说“毒性”是指一些药物对机体有一定毒副作用，即损害性、毒害性，用得不当，可导致中毒。中药学对于毒性的药物，常根据其毒性强弱的程度标明有毒(天南星)、小毒（吴茱萸)、大毒（巴豆、川乌)、剧毒（斑蝥)、无毒的药物。

中药的副作用有别于毒性作用。它是指在常用剂量时出现与治疗需要无关的不适反应，一般比较轻微，对机体危害不大，停药后可自行消失，如恶心、呕吐、胃痛、腹泻、皮肤瘙痒等。产生副作用的原因主要在于药物自身特性、药物炮制、药物配伍、患者体质等。

三、认识中药毒性的重要意义

(1) 可以确保用药安全。

(2) 可采取恰当的治疗方法。

(3) 可采取急救的方法。

(4) 可采用“以毒攻毒”的方法，治疗一些顽症痼疾，如恶疮、疥癣、毒蛇咬伤等。

四、应用有毒药物时的注意事项

（1）炮制要规范严格。

（2）适当配伍。

（3）剂量要控制。运用毒药必须从小剂量开始，逐渐增加，中病即止，采取极为慎重的态度，严格控制剂量，不可任意加大剂量，尤其是砒霜、马钱子等剧毒药物。

（4）剂型与煎法：不同剂型，人体吸收快慢不同，一般汤剂吸收较快，丸散剂吸收较慢，临床用毒药时，一般少做汤剂，多做丸、散剂用。在煎法上，根据具体药物，采用不同的方法。如附子久煎，可减轻毒性。

总之，毒性是药物的重要性质之一。有毒药物对人体既有治疗作用的一面，又有产生毒副作用的可能。因此，临床运用时，应注意有毒药物的炮制、剂量、配伍、剂型及使用方法，以减弱毒性，充分发挥药效，保证用药安全。

第五章　中药的配伍

配伍是指有目的地按病情需要和药性特点，有选择地将两种或两种以上药物配合使用。

配伍是应用中药的主要形式，也是在中医理论体系指导下运用中药的基本理论之一。

由于人体疾病复杂多变（千变万化，错综复杂），有时数病相兼，或表里同病，或虚实并见，或寒热错杂。人的年龄、体质又有差异，单味药力量有限，且很难全面兼顾，达到治疗目的；有的药物具有毒副作用，单味药应用，有时难以避免不良反应。所以，必须根据病情的需要，药物的性能，选用几种药物配伍应用。

一、药物配伍的意义

（1）照顾病情的复杂性。

（2）增强药物的疗效。具有协同作用的药物配伍使用，可以加强原有的功效；有的药物配伍后产生药性变化，甚至可以产生新的功效，如石膏常与知母配伍，以增强清热泻火作用。

（3）降低毒副作用。配伍相应药物，以降低或完全消除某些药的毒副作用，是应用一些毒药的重要形式。如：附子有毒，常配伍干姜、甘草同用。

总之，配伍的目的在于适应复杂多变的病情，照顾全面，充分发挥药物疗效，降低毒性和副作用，保证用药安全，达到治疗目的。

配伍的形式最早见于《神农本草经》，提出药物的“七情和合”。随着用药经验的不断丰富，人们将药物按一定法度加以组合，并确定一定的分量比例，制成适当剂型，即为方剂。方剂是药物配伍的发展，也是药物配伍应用的较高形式。

二、药物的“七情”

单味药的应用同药与药之间的六种配伍关系称为药物的“七情”，即单行、相须、相使、相畏、相恶、相杀、相反。

《神农本草经·序录》即有“药……有单行者，有相须者，有相使者，有相畏者，有相恶者，有相反者，有相杀者，凡此七情，和合视之”。

药物配合后，由于相互作用的结果，使其原有的性能有所改变，因而产生不同的效果，有些药物互相协同而增进疗效，但有些药物却可能互相对抗而抵消或削弱原有疗效；也有一些药物因为相互对抗而减轻或消除了原有的毒副作用；或反而相互作用，发生了毒害，这就有了配伍关系的问题。七情和合，是药物配伍原则之一。

（一）单行

李时珍：“单行者，不用辅也。”七情中首先提到“单行”。单行就是指单味药治病。

病情比较单纯，选用一味针对性较强的药物即能获得疗效。如清金散，单用一味黄芩治轻度的肺热咳嗽；独参汤用一味人参治气虚欲脱。草药中，马齿苋治痢疾，仙鹤草的冬芽治绦虫等，以及许多行之有效的“单方”。简便廉验，便于使用。

单行与配伍无关，而其他六情则与配伍有关。

（二）相须

李时珍：“相须者，同类不可离也。”

相须是指性能功效相类似的药物配合应用，可以增强原有疗效。

如：石膏、知母清热泻火，配伍增强清热泻火之功；乳香、没药活血破瘀，配伍增强活血破瘀；麻黄、桂枝发汗解表，配伍增强发汗解表之功。这些药物常称为对药，又叫姊妹药。如：三棱与莪术、大黄与芒硝、全蝎与蜈蚣、乳香与没药、龙骨与牡蛎、石膏与知母等。

（三）相使

李时珍：“相使者，我之佐使也。”

相使是指在性能功效方面有某些共性的药物配合应用，而以一药为主，余药为辅，能提高主药的疗效。

如黄芪，功效补气利水，为主药；茯苓，功效健脾利水，为辅药；两药配伍，茯苓能提高黄芪补气利水作用。

（四）相畏

李时珍：“相畏者，受彼之制也。”

相畏是指一种药物的毒性或副作用能被另一种药物减轻或消除。

如：生半夏、生南星毒性能被生姜减轻或消除，故称生半夏畏生姜、生南星畏生姜。

（五）相杀

李时珍：“相杀者，制彼之毒也。”

相杀是指一种药物能够减轻或消除另一种药物的毒性或副作用。

如：生姜能减轻或消除生半夏的毒性和副作用，故称生姜杀半夏。

相畏、相杀二者是同一配伍关系的两种不同提法，当药物同用时，一药的毒性能被另一药减低或消除，在这种情况下，就前者来说，是相畏的关系，就后者来说，是相杀的关系。

如：砒霜中毒，可以用防风来解：防风杀砒霜、砒霜畏防风；巴豆中毒，可用绿豆来解：绿豆杀巴豆、巴豆畏绿豆。

（六）相恶

李时珍：“相恶者，夺我之能也。”

相恶是指两种药物合用，一种药物能使另一种药原有功效降低，甚至丧失。

如：人参恶莱菔子，因莱菔子能削弱人参的补气作用。生姜恶黄芩，黄芩能削弱

生姜的温胃止呕的作用。

有相恶关系的药物，多数为性能相距甚远的药物。

（七）相反

李时珍："相反者，两不相合也。"

相反是指两种药物合用，能产生或增强毒性反应或副作用。

如：甘草与甘遂同用，能产生毒性反应，即甘草反甘遂。

以上七类，除"单行"外，其他六类均说明药物与药物配伍后，会产生相互促进、相互制约、相互对抗等不同作用。相须、相使药物之间产生协同作用，临床选药要充分利用。《神农本草经》："当用相须相使者良。"相畏、相杀关系能减轻毒性、副作用，在使用有毒药物时，应与考虑配伍。《神农本草经》："若有毒宜制，可用相畏、相杀。"相恶的关系，能降低疗效，应加以注意。相反能产生毒性反应或强烈副作用，属配伍禁忌，原则上应避免配伍。

第六章　用药禁忌

用药禁忌包括三个内容：配伍禁忌、妊娠用药禁忌、服药时饮食禁忌。

一、配伍禁忌

配伍禁忌是指药物之间有相反的关系，不能相互配伍，在选药组方时应避免合用的药物。

金元以来，将这些药物概括为“十八反”“十九畏”，并编成歌诀，便于熟记。

（一）十八反

本草明言十八反，
半蒌贝蔹及攻乌，
藻戟遂芫俱战草，
诸参辛芍叛藜芦。

即乌头反半夏、瓜蒌、贝母、白蔹、白及；甘草反海藻、大戟、甘遂、芫花；藜芦反人参、沙参、丹参、玄参、细辛、芍药。

（二）十九畏

硫黄原为火中精，朴硝一见便相争；
水银莫与砒霜见，狼毒最怕密陀僧；
巴豆性烈最为上，偏与牵牛不顺情；
丁香莫与郁金见，牙硝难合京三棱；
川乌草乌不顺犀，人参最怕五灵脂；
官桂善能调冷气，若逢石脂便相欺；
大凡修合看顺逆，炮爁炙煿莫相依。

即硫黄畏朴硝，水银畏砒霜，狼毒畏密陀僧，巴豆畏牵牛子，丁香畏郁金，牙硝畏三棱，川乌草乌畏犀角，人参畏五灵脂，官桂畏赤石脂。

应当提出的是，这里所说的“十九畏”，并不是配伍一节中所谈到的“七情”之一“相畏”关系，而是相当“相反”的关系。

这些配伍关系，是古人在长期的医疗实践中摸索出来的，对于后世医家用药处方是有一定价值的。但其中部分药物同实际应用有出入。如海藻玉壶汤中甘草和海藻同用，甘遂半夏汤以甘草同甘遂同用等，均无害。由于“十八反”“十九畏”的研究还有待进一步做实验和观察，因此，目前应采取慎重态度，未得到肯定的结果以前，或无充分根据和应用经验，仍须避免盲目配合应用。

二、妊娠用药禁忌

妇女怀孕期间，用药应当注意禁忌。因为某些药物具有堕胎的流弊，可造成流产的后果。

根据药物对孕妇、胎儿损害程度的不同，一般可分为禁用药和慎用药两种。

（一）禁用药

禁用药大都是毒性较强或破瘀血、峻泻等药性峻猛之品。

如：三棱、莪术、水蛭、虻虫、巴豆、牵牛、甘遂、斑蝥、商陆、水银、砒霜、轻粉、马钱子。

（二）慎用药

慎用药大都是活血祛瘀、行气破滞及辛热之类药物。

如：桃仁、红花、川芎、牛膝、大黄、芒硝、枳实、番泻叶、附子、肉桂、干姜。

1. 妊娠三大忌

（1）大辛大热大毒——辛热升阳助火，耗伤气阴；大毒损害胎儿。

（2）攻下逐水——硝黄、芫花、巴豆类，沉降之品易损胎元。

（3）通经祛瘀——活血迫瘀、散结，不利胎元。

2. 妊娠禁忌歌

螈斑水蛭及虻虫，乌头附子及天雄；
野葛水银并巴豆，牛膝薏苡与蜈蚣；
三棱芫花代赭麝，大戟蝉蜕黄雌雄；
牙硝芒硝牡丹桂，槐花牵牛皂角同；
半夏南星与通草，瞿麦干姜桃仁通；
硇砂干漆蟹爪甲，地胆茅根与䗪虫。

（三）妊娠禁忌的理由

（1）对母体不利。辛热药物易升阳助火，对孕妇不利。

（2）对胎儿不利。毒性、攻下、祛瘀等药物易损胎元。

（3）对产程不利。怀孕期服药，分娩过程中易出现难产、产程过长。

（4）对小儿不利。怀孕期运用禁忌药，会影响小儿智能发育。

凡禁用的药物，绝对不能使用。

慎用的药物，则根据孕妇患病的情况，酌情使用，并注意辨证准确，掌握好剂量与疗程。

通过炮制、配伍，做到用药有效而安全，但没有特殊必要时，应尽量避免，以防发生事故。

三、服药时的饮食禁忌

服药时的饮食禁忌是指服药期间对某些食物的禁忌，简称食忌，也就是通常说的忌口。

一般而言，服药期间应忌食生冷、辛热、油腻、腥膻、有刺激性、不易消化的食物。

根据病情不同，饮食禁忌有所区别，热性病忌食辛辣、油腻、煎炸类食物；寒性病忌食生冷食物；脾胃虚弱忌食油炸、寒凉固硬、不易消化食物；肝阳上亢，头晕目眩，烦躁易怒忌食胡椒、辣椒、大蒜等辛热助阳之品；水肿患者应少吃或不宜吃盐。

古代文献记载：常山忌葱，薄荷忌鳖肉，茯苓忌醋，蜜反生葱。

以上是用药禁忌的三个方面，我们必须掌握这些禁忌，在临床运用时，要谨慎小心，不可粗心大意，以免造成恶果，给患者带来痛苦。

第七章　中药剂量与用法

第一节　中药的剂量（用量）

清代名医徐大椿说："用药如用兵。"中医治病不但在选药上有讲究，而且在用量上也非常重要。有人说："中医不传之秘在用量上。"可见药物的用量大小，决定着治疗的效果如何。病轻而用重药，直似杀鸡而用牛刀；病重而用轻药，犹如螳臂欲挡驷车。所以，医生在临床上，不但要善于遣药组方，还必须掌握每个药物的准确用量。张仲景在《伤寒杂病论》中，用药有他自己独特的思路，其用药特点体现在，药性猛、药味少、药量重。如麻黄汤中仅用 4 味药，但主要重用了发汗作用最强的麻黄，直指外感风寒表实证。同时配伍严谨，用药得当，随证加减灵活，变化多端，并常根据病情采用不同的剂型。如苓桂术甘汤、苓桂姜甘汤、苓桂枣甘汤三方仅一味药之差，功用各异。再如，仲景于小柴胡汤后或然证加减法：若胸中烦而不呕者，去半夏、人参，加瓜蒌实一枚；若渴者，去半夏，加人参合前成四两半、栝楼根四两，若腹中痛者，去黄芩，加芍药三两；若胁下痞硬者，去大枣，加牡蛎四两；若心下悸、小便不利者，去黄芩，加茯苓四两；若不渴、外有微热者，去人参，加桂枝三两，温服微汗愈；若咳者，去人参、大枣、生姜，加五味子半升、干姜二两。充分体现了仲景用药的灵活性。

一、中药应用剂量的单位

中药的计量单位，古代与现今有很大差异。特别是汉代药物的计量单位与现今相差甚远。明清以来采用 16 进位制：斤、两、钱、分，即 1 斤=16 两。

现今中药计量采用公制：即 1kg=1 000g。

为了处方和配药，特别是古方的配用需要进行换算时的方便，按规定以如下的近似值换算：

一两（16 进位制）= 30g　　一钱=3g

一分=0. 3g　　一厘=0. 03g

二、古今剂量单位与折算

李培生主编的《伤寒论讲义》教材所附古今剂量折算表见表 7-1。

表 7-1　古今剂量折算表

汉代剂量	折合中药秤十六两制剂量	折合米制克剂量
一两	一钱	3g

续表

汉代剂量	折合中药秤十六两制剂量	折合米制克剂量
一升	六钱至一两	18~30g
一方寸匕	二钱至三钱	6~9g
一钱匕	五分至六分	1.5~1.8g

注：关于剂量之标准古今不一。汉时六铢为一分，四分为一两，即二十四铢为一两。处方应用时，一方面根据前人考证的量制折算，更重要的是依据临床实践。除表中所列剂量外，又有云厚朴一尺者，折合30g。云鸡子大，折合45g。凡云若干升者，若作容量计算，以折合60~80mL为宜。余如杏仁、桃仁、大枣、栀子、枳实、附子、水蛭、虻虫等以个数计算者，均结合临床之实际情况，比较他药的配伍，灵活运用。

附　汉代度量衡与现代剂量折算

1石=四钧=29 760g（“石”：读shí，后来读dàn）

1钧=三十斤=7 440g

1斤=16两=248g=液体250mL

1两=24铢=15.625g

1圭=0.5g

1撮=2g

1方寸匙=金石类2.74g=药末约2g=草木类药末约1g

半方寸匙=一刀圭=一钱匙=1.5g

一钱匙=1.5~1.8g

一铢=0.65g

一铢=100个黍米的重量

一分=3.9~4.2g

1斛=10斗=20 000mL

1斗=10升=2 000mL

1升=10合=200mL

1合=2龠=20mL（“龠”：读yuè）

1龠=5撮=10mL

1撮=4圭=2mL

1圭=0.5mL

1引=10丈=2 310cm

1丈=10尺=231cm

1尺=10寸=23.1cm

1寸=10分=2.31cm

1分=0.231cm

梧桐子大=黄豆大

蜀椒一升=50g

葶苈子一升=60g

吴茱萸一升＝50g
五味子一升＝50g
半夏一升＝130g
虻虫一升＝16g
附子大者 1 枚＝20～30g
附子中者 1 枚＝15g
强乌头 1 枚小者＝3g
强乌头 1 枚大者＝5～6g
杏仁大者 10 枚＝4g
栀子 10 枚平均 15g
瓜蒌大小平均 1 枚＝46g
枳实 1 枚约 14.4g
石膏鸡蛋大 1 枚约 40g
厚朴 1 尺约 30g
竹叶一握约 12g

三、中药应用剂量的含义

用药量称剂量，剂量包含三方面的内容：

(1) 单味药物的成人一日量。

如：麻黄用量 3～10g，桂枝 3～10g。

(2) 方剂中各药的相对用量。

如：六一散中的滑石与甘草的份量比是 6∶1。

(3) 制剂中的实际服用量。

如：六一散，每次服 9g，左金丸每次服 1.5～3g。

四、确定用药剂量的原则

药物剂量的大小，对其疗效有直接关系。在确定剂量的时候，要根据药物的性质、病势轻重、剂型种类、处方用药多少等具体情况，全面考虑。

1. 根据药物性能确定剂量

(1) 凡有毒、峻烈的药物，剂量宜小，应严格控制在安全限度内。

(2) 质地轻、较易溶解的花、叶类剂量宜小。如菊花、薄荷、灯心草，质轻，以发挥药效，用量宜轻，3～10g。质地重、难以溶解的药物、矿石、贝壳类，剂量宜重。如：磁石、珍珠母、代赭石等药物用量宜大，一般在 30g 以上。

2. 根据配伍、剂型确定剂量

处方用药多时，其单味药用量宜小；处方用药少时，其单味药用量宜大；主药用量宜大，辅药用量宜小；单味药用量大，复方药用量小；同样药入汤剂用量宜大，入丸散剂用量宜小。

3. 根据季节、地区确定剂量

夏用热药，冬用凉药，用量宜小；夏用凉药，冬用热药，用量宜大；寒冷地区、低洼潮湿地区用温热药，用量宜大；温热地区，用寒凉药用量宜大，用温热药用量宜小。

4. 其他

急病、重症用量宜大；轻病、慢性病剂量宜小；体质壮实剂量宜大，年老体弱、小儿用量宜小。老年人可稍低于成人量3/4；小儿：一岁以下用成人量1/4，1~5岁用成人量1/3，6~15岁用成人量1/2，16岁以上可用成人量。

第二节　中药的用法

中药的应用方法，包括煎药法、服药法。仲景用药煎法讲究，常常根据不同病情采用适宜的煎药法，并注意用水的选择，先煎后下、文火武火、轻渍久煎等，以充分发挥疗效。方药剂型多样灵活，除汤剂外，还有丸、散、膏、丹、酒、栓剂、灌肠等。同时重视药物的服法，根据病情、药物性质、功效决定服药的时间、次数、药量等，以使药物达到最佳临床效果。

一、煎煮方法

汤剂煎煮法正确与否，对临床疗效有着不可忽视的作用。

1. 煎煮器具

以砂锅、砂罐、搪瓷器皿为好。忌用铁、铜、铝等金属器具。因金属元素与药液中的中药成分发生化学反应，可使疗效降低，甚至产生毒副作用。

2. 煎药用水及步骤

用水必须洁净，一般可用泉水、河水、自来水、井水等。

3. 煎药火候

分文火、武火，文火即小火；武火即大火。一般先武后文，解表药、芳香药、清热药应武火急煎，补益药应文火久煎。

4. 煎药过程

适量加水（高出药面2~3cm）—浸泡（15~20min）—煎2~3次—趁热取汁（每次100~150mL并混合）—每日一剂，分2~3次服。

5. 入药方法

一般药物可同时入煎，但部分药物因其性质、性能及临床用途不同，所需煎煮时间不同，另外，有些药物煎法比较特殊。

几种特殊煎法：

(1) 先煎：贝壳、矿石类药物，因其有效成分不易煎出，应打碎先煎，煮沸后10~20min再下其他药。如：磁石、牡蛎等；有毒药物如附子、乌头久煎可降低毒性，故应先煎30~60min，再入它药同煎，以确保用药安全。

(2) 后下：气味芳香的药物，借其挥发油取效的，宜在其他药物全部煎好时方下，煎4~5min即可，以防有效成分走散。如薄荷、木香、砂仁等。

(3) 包煎：对花粉、细小种子及研末的矿石类药物，如旋覆花、辛夷花（药材有毛）、葶苈子（细小种子）、滑石、海金沙等，可用纱布或其他薄布将药包好，再入锅

内煎煮，避免煎后药液混浊及减少对消化道、咽喉的不良刺激。

（4）另炖或另煎：某些贵重药物，如人参、西洋参、鹿茸宜切小片放入加盖盅内，隔水炖2~3h，服时再兑入药液内，以免煎出的有效成分被其他药物吸收，造成浪费。如贵重而又难煎出味的羚羊角，应另煎2h取汁服。

（5）烊化：胶质、黏性大而易溶的药物，如同煎易黏附其他药渣及锅底，煎焦影响疗效。宜另行烊化，再与其他药汁兑服。如阿胶、饴糖。

（6）冲服：散剂、丹剂、小丸、自然汁及其他芳香或贵重药物不需煎煮，宜用煎好的药液或开水冲服。如肉桂末、三七粉、紫雪丹、六神丸等。

（7）泡服：含挥发油、容易出味、用量又小的药物，可用开水半杯，或将煎好的一部分药液趁热浸泡，如西红花、肉桂等。

二、服药方法

（一）服药时间

根据病情和药性而定。一般来说，多数药宜在饭前服；驱虫药、攻下药宜在空腹时服（晨起）；健胃药、对胃刺激的药物宜饭后服；补益药宜在饭前服；镇静安神药宜在睡前服（0.5~1h）；截疟药宜在发作前1~2h服；缓下剂宜睡前服，以便翌日清晨排便；急病则须迅速服用。

（二）服药次数

一般疾病，多采用一日1剂，分2~3次服用；病重病急的，可每隔4h左右服药一次，昼夜不停，使药力持续，利于顿挫病势。

呕吐患者服药宜小量频服。

（三）服药冷热

汤剂宜温服；止呕药宜冷服、频服；发汗药宜热服，服后加被以助药效；祛寒药宜热敷，清热药宜冷服；真寒假热用热药宜冷服；真热假寒用凉药宜热服；丸散剂一般宜用温开水冲服。

仲景煎药用水之法多有独到之处，有些方法对于现在临床应用还具有一定的指导意义。其煎药用水种类主要包括以下几个方面。

1. 取自然饮水煎药

（1）普通凉水：《伤寒杂病论》中常用的255首汤剂中，有220首选用普通凉水煎煮，占汤剂总数的绝大多数。现代研究证明大多数药物的有效成分及药物在加热过程中相互作用而产生的新有效成分均可溶于水中，因此临床常用的煎药用水乃水质纯净的普通凉水。

（2）泉水：《金匮要略》百合知母汤、滑石代赭汤等4方选用泉水煎药，治百合病及误治之证。其中知母、滑石、代赭石均以泉水煎。泉水性寒，宜解热闷烦渴，通利小便。

（3）井花水：井花水乃清晨最先汲取之井泉水，清冽异常且水质极佳，性味甘、凉，甘可助阴，凉能清热，可治热解烦，宜煎补阴药及气血痰火药。《金匮要略》除热瘫痫之风引汤用井花水煎煮。现代研究证明井花水有改善局部血液循环，调节末梢神经，消肿止痛的作用。

（4）东流水：东流水乃顺流水，其水性顺而下流，多达下焦而通利小便。如《金匮要略》治寒饮挟热之泽漆汤中要求泽漆先以东流水煮取，取其顺流之性，提高诸药清热通利小便作用。

2. 巧取自然水或加工用水

（1）潦水：潦水即雨水，其性平味薄，可助诸药解表散邪，清利湿热。《伤寒论》麻黄连轺赤小豆汤用潦水煎煮。其自天而降，在地面流动，内含天地之气，可助宣通表里，使表解里和，瘀热得除。

（2）麻沸汤：《伤寒论》中大黄黄连泻心汤、附子泻心汤及《金匮要略》走马汤均用麻沸汤渍之绞汁。其性温主发散。孙氏言用之意在轻扬宣散，取其性而不取其味，煎药汁太浓反伤胃气。故沸水浸后绞汁取其气扬，则大黄黄连泻心汤和附子泻心汤能清利上部心胸无形之邪热，走马汤通利大便而不致过于峻猛，使邪去而不伤正。

（3）甘澜水：甘澜水即取水二斗，置大盆中，用勺快速扬之，水上有珠子五六千颗相逐，便为甘澜水。现代科学认为，用机械手段将水高速搅动可以得到分子呈自由浮动状态的活化水，活化水有利于生物的生长。《伤寒论》中苓桂草枣汤用甘澜水煎煮，以去其水性，而不助肾邪。

3. 选取酿造之水液

（1）清浆水：清浆水即煮熟的小米，投冷水中浸五六日，味酸生白花。清浆水性凉善走，调中开胃助消化。现代药理研究证明清浆水含有大量的维生素和有机酸，有助于胃肠道对食物的消化和酵解。《伤寒论》中的枳实栀子豉汤和《金匮要略》中矾石汤皆用清浆水煎煮，取其调中开胃，清热除烦，理气宽中。

（2）苦酒：苦酒即米醋，其性温味酸苦，具有消食开胃，敛疮消肿等功效。《伤寒论》中苦酒汤和《金匮要略》中芪芍桂酒汤均取苦酒煎煮，以敛疮消肿，摄营敛阴，泄营中郁热。

（3）酒：仲景用酒煎药包括酒、清酒、美清酒、白酒之别。酒性辛温，活血祛风，寒湿痹痛，通络皆用。如防己地黄汤用酒浸绞汁，取酒性辛热散寒行血，通经祛瘀；当归四逆加吴茱萸生姜汤加清酒煮药，用之可助药温通，以驱在内之久寒；栝楼薤白白酒汤、栝楼薤白半夏汤均加白酒煎煮，治胸痹证，以辛散温通，行气活血，并助薤白行气通阳。

4. 加用动物稠浊之液或代谢之水液

（1）马通汁：马通汁即白马粪绞汁滤过澄清后取其清汁。性微温，善引血下行而止血。《金匮要略》中柏叶汤用之煎煮，散瘀止血。

（2）蜜：蜂蜜味甘性平，具有补中、润燥、解毒、止痛作用。

《伤寒论》中蜜煎方取其润燥导便，猪肤汤治少阴下利后阴虚所致咽痛。《金匮要略》中乌头汤等加蜜煎煮，既制乌头毒性，又缓急止痛，延长药效；大半夏汤取其补中润燥，养血补虚，以治其本。

（3）猪膏（脂）：猪膏（脂）即猪油之别称，具有润燥养血功效。《金匮要略》中的猪膏发煎不用水煎，直接将其他药物加到猪油中溶化服用，主要取其润燥之效，与发灰同用，可滋补脾胃之阴，濡润肠道，使二便通利，湿热走于下，则黄疸自解。

综上所述，张仲景《伤寒杂病论》在汤剂制备的煎药用水选用上有其独到之处，其中包含了丰富的古代临床用药经验，对今天的科学研究和临床应用仍具有一定启发和指导意义。我们应该汲取其精华，促进中医学事业的发展。

附　中药药名的由来

中药品种繁多，名称各异，其命名方法，由来已久，大多与药材的生长习性、地理环境，以及临床应用有关。其中有的以产地命名，有的以功效命名，有的以药用部位命名，有的以药物形态、颜色命名，有的以传说中的人物命名。

（1）以产地命名：如党参因产于山西上党而得名；广陈皮、广藿香因产于广东而命名；四川产的黄连、黄柏，常在药名前冠以“川”，如川黄连、川黄柏；茯苓因产于云南的质量最佳，故又名云苓。

（2）以生长特性命名：如半夏因成熟于夏季的中期（农历五月）而得名；夏枯草、夏天无因夏季枯萎而得名；万年青因四季常青而得名；金银花因初开时洁白如银，数天后变为金黄，黄白相间，故名金银花。

（3）以颜色命名：白术、白芷因其为白色而得名；红花、红枣因其色红而得名；黄连、黄芩、黄柏因其色黄而得名。

（4）以气味命名：如沉香、木香因有芳香气味而得名；苦参因其味苦而得名；甘草以其味甘而得名；细辛因其味辛（辛辣）而得名。

（5）以药用部位命名：动物药中的羚羊角因以羚羊的角入药而得名；植物药中的芦根、白茅根因以根茎入药而得名；桑叶、大青叶因以叶片入药而得名；苏子、牛蒡子因以种子入药而得名；桑枝、桂枝因以嫩枝入药而得名；菊花、款冬花因以花入药而得名。

（6）以形态命名：牛膝因其茎有节且膨大，似牛的膝盖而得名；大腹皮以其形似大腹而得名；人参因其状似人形，功参天地而得名；马兜铃因其形似马脖子下挂的小铃铛而得名。

（7）以功效命名：骨碎补因对骨折有明显作用而得名；益母草能活血调经，为妇科调经要药而得名；决明子能清肝明目，为眼科要药而得名；防风祛风功能强，能防范一切风邪而得名。

（8）以传说中的人名而命名：牵牛子据说是田野人服此药后病愈牵牛酬谢而得名；使君子这味药相传是潘洲郭使君治小儿病专用此药而得名；何首乌相传有位姓何的老人服用此药后，获长寿且须发由白变黑而得名。

下篇 各论

第一章 解表药

凡以发散表邪、解除表证为主要功效的药物，称为解表药（又叫发表药）。

解表药多具辛味，辛散轻扬，主入肺、膀胱经，偏行肌表，能促进肌体发汗，使肌表之邪外散，或从汗而解，从而达到治愈表证，防止疾病传变的目的。即《黄帝内经》所谓“其在皮者，汗而发之”之意。此外，部分解表药兼能利水消肿、止咳平喘、透疹、止痛、消疮等。

主要用治恶寒发热、头身疼痛、无汗或有汗不畅、脉浮之外感表证。部分解表药尚可用于水肿、咳喘、麻疹、风疹、风湿痹痛、疮疡初起等兼有表证者。

由于表证有风寒和风热之不同，因而解表药根据药性寒热的不同、所治病证的不同而分为发散风寒药和疏散风热药两类。有时又称辛温解表药和辛凉解表药。

使用解表药时应针对外感风寒、风热表邪不同，相应选择长于发散风寒或风热的药物。由于冬季多风寒，春季多风热，夏季多挟暑湿，秋季多兼燥邪，故应根据四时气候变化的不同而恰当地配伍祛暑、化湿、润燥药。若虚人外感，正虚邪实，难以祛散表邪者，又应根据体质不同，分别与益气、助阳、养阴、补血药配伍，以扶正祛邪。温病初起，邪在卫分，除选用发散风热药物外，应同时配伍清热解毒药。

使用发汗力较强的解表药时，用量不宜过大，以免发汗太过，耗伤阳气，损及津液，造成“亡阳”“伤阴”的弊端。又汗为津液，血汗同源，故表虚自汗、阴虚盗汗及疮疡日久、淋证、失血患者，虽有表证，也应慎用解表药。同时，使用解表药还应注意因时因地因人而异，如春夏气候温暖，腠理疏松，容易出汗，解表药用量宜轻；冬季气候寒冷，腠理致密，不易汗出，解表药用量宜重；北方严寒地区用药宜重；南方炎热地区用药宜轻。凡老、弱、婴、幼、妊娠妇女或产妇、气虚者，用量宜轻，必要时配合其他滋阴、助阳、益气药。

解表药多为辛散轻扬之品（味辛、芳香），入汤剂不宜久煎，以免有效成分挥发而降低药效。汤药宜热服，盖被以助发汗。

本章中仲景应用解表药共有 12 味药，其中麻黄、桂枝、紫苏叶、防风、细辛、菊花、柴胡、葛根、升麻等均为临床常用药。

现代药理研究证明，解表药一般具有不同程度的发汗、解热、镇痛、抑菌、抗病毒及祛痰、镇咳、平喘、利尿等作用。部分药物还有降压及改善心脑血液循环的作用。

歌诀：

诸药性能，解表优良。

疏解肌表，发汗力强。

恶寒、发热可解，头痛、身痛可康。

风寒宜用辛温，风热宜用辛凉。

汗多者慎用，体弱者减量。

第一节　发散风寒药

本类药物性味辛温，辛以发散，温可祛寒，主入肺、膀胱经，以发散风寒为主要作用。主治风寒表证，症见恶寒发热，无汗或汗出不畅，头身疼痛，鼻塞流涕，口不渴，舌苔薄白，脉浮紧等。部分药物兼有止咳平喘、利水消肿、透疹、止痛、消疮等功效，又可用于治疗咳喘、水肿、风湿痹证、疮疡初起等兼有风寒表证者。本节药物为发汗力较强的药物，应用时，除应遵守解表药的一般禁忌外，虚人当慎用。

麻黄 Mahuang

《神农本草经》

为麻黄科植物草麻黄 *Ephedra sinica* Stapf、中麻黄 *Ephedra intermedia* Schrenk et C. A. Mey. 或木贼麻黄 *Ephedra equisetina* Bge. 的草质茎。主产于河北、山西、内蒙古、甘肃等地。秋季采割绿色的草质茎，晒干，除去木质茎、残根及杂质，切段。生用、蜜炙或捣绒用。

【药材特征】草麻黄：小灌木，常呈草本状。药材呈细长圆柱形，直径 1~2mm。有的带少量棕色木质茎。表面淡绿色至黄绿色，有细纵脊线，触之微有粗糙感。节明显，节间长 2~6cm。节上有膜质鳞叶 2~3 片，锐三角形，先端灰白色，反曲，基部联合呈筒状，红棕色。质轻脆，易折断，折时有粉尘飞出，断面略呈纤维性，周边绿黄色，中央髓部暗红棕色。气微香，味涩、微苦。

中麻黄：多分枝，直径 1.5~3mm，有粗糙感。节间长 2~6cm，膜质鳞叶长 2~3mm，裂片 3（稀 2），先端锐尖，断面髓部呈三角状圆形。

木贼麻黄：较多分枝，直径 1~1.5mm，无粗糙感。节间长 1.5~3cm，膜质鳞叶长 1~2mm，裂片 2（稀 3），上部为短三角形，灰白色，先端多不反曲，基部棕红色至棕黑色。

以茎粗，表面黄绿色，断面有红心者为佳。

【别名】龙沙、麻黄草、卑相、卑盐。

【处方用名】麻黄，净麻黄，炙麻黄，麻黄绒。

【性味】辛、微苦，温。

【归经】肺、膀胱经。

【功效】发汗解表，宣肺平喘，利水消肿。

【主治】

1. 风寒表实证 麻黄辛温，质轻而浮，入肺、膀胱经，能宣肺气、开腠理、透毛窍而发汗解表，为发汗解表第一要药。善治风寒外侵，腠理郁闭之风寒表实证。仲景常以麻黄发汗解表为君药，与桂枝相须为用，治疗太阳病发热恶寒、头痛无汗而喘、脉浮紧等，如《伤寒论》中的麻黄汤。若阳虚外感，发热恶寒、头痛无汗、脉反沉者，常与附子、细辛同用，如麻黄附子细辛汤（《伤寒论》）。

2. 喘咳实证 麻黄辛散苦泄，温通宣畅，入肺经，散肺寒，降肺气，宣肺平喘，为治肺气壅遏咳喘之要药，无论寒、热、痰、饮，有无表证均可应用。尤适风寒外束，肺气壅遏之证。仲景常以麻黄与杏仁相使，宣肺平喘，治疗肺气壅遏之咳喘。若外感风寒，引动内饮之咳喘、痰多清稀，常与细辛、干姜、五味子等同用，如《伤寒论》中的小青龙汤；热邪壅肺，高热喘急，常与石膏、杏仁配伍，如麻黄杏仁石膏甘草汤（《伤寒论》）。

3. 风水水肿 麻黄辛温，上开肺气，发散风寒，下温膀胱，利水消肿，为宣肺利尿之良药。常用于风邪袭表，肺失宣降之水肿，小便不利兼有表证者。仲景用麻黄治水肿，一取其发汗，二取其利小便，治风水证，见水肿、小便不利、脉浮，每与生姜、甘草同用，如《金匮要略》中的甘草麻黄汤、越婢加术汤。

此外，本品能散寒通滞，可用于风寒湿痹，阴疽，痰核等证。

按语：麻黄最早见于《神农本草经》，列为中品。仲景在《伤寒论》和《金匮要略》中用麻黄共计37方次，主治太阳病、阳明病、少阴病、厥阴病、咳嗽上气病、水气病、黄疸病等。本品辛开苦泄，入肺与膀胱经。善宣肺气，开腠理，透毛窍，发汗解表，为辛温发汗解表之峻品；宣肺气，主肃降，止咳平喘，尤适肺气壅遏之咳喘；调水道，温膀胱，利水消肿，用于风水水肿。仲景用麻黄的特点主要体现在配伍应用和剂量的大小上，如配桂枝发汗力强，得杏仁平喘力强，得石膏复辛凉，即可清内热，又可散表寒。在大青龙汤中麻黄用量最大六两，意在外散风寒，开郁闭之表，为发汗峻剂；而在桂枝二越婢一汤中麻黄用量最小十八铢，发汗力量最小，为解表清里之轻剂。

【用法用量】煎服，仲景最大量为六两，最小量为半两，另有两方标为十六铢、十八铢。目前常规用量2~10g。

生麻黄发汗、利水作用较强；蜜炙麻黄发汗力缓，长于平喘；麻黄绒发汗作用缓和；炙麻黄绒作用更缓和。故解表宜生用，止咳平喘宜炙用。小儿、年老体弱者宜用麻黄绒或炙用。《伤寒论》麻黄汤方中去上沫，是为了减少其辛温燥烈之性，恐其"令人烦"；另麻黄去节，陶弘景认为："麻黄用之折除节，节止汗故也。"

【使用注意】本品发汗宣肺力强，故表虚自汗及阴虚盗汗，咳喘由于肾不纳气的虚喘者慎用。

【现代研究】

1. 化学成分 主要成分为麻黄碱，并含少量伪麻黄碱、挥发油等。

2. 药理作用 挥发油有发汗、解热及抑制流感病毒的作用；麻黄碱和伪麻黄碱能缓解支气管平滑肌痉挛而平喘，作用缓和而持久；麻黄碱有兴奋心脏、收缩血管、升高血压、兴奋中枢的作用，可引起兴奋、失眠、不安；伪麻黄碱有较强利尿作用。

【文献摘要】

《神农本草经》："主中风，伤寒头痛，温疟。发表出汗，去邪热气，止咳逆上气，除寒热。"

《本草经疏》："麻黄，轻可去实，故疗伤寒，为解肌第一。专主中风伤寒头痛。"

《本草正义》："麻黄轻清上浮，专疏肺经，宣泄气机，是为治外感第一要药，虽曰解表，实为开肺，虽曰散寒，实为泄邪，风寒故得之而外散。"

桂枝 Guizhi

《神农本草经》

为樟科植物肉桂 *Cinnamomum cassia* Presl 的干燥嫩枝。主产于广东、广西及云南等地。春、夏二季采收，除去叶，晒干或切片晒干。生用。

【药材特征】肉桂，常绿乔木，高 12～17m。树皮灰褐色，芳香，幼枝略呈四棱形或呈长圆柱形，多分枝，有的稍弯曲，粗端直径 0.3～1cm，表面棕色至红棕色，粗枝略显灰棕色，有纵条纹及微突起的叶痕、牙痕或有细枝残迹，皮孔点状椭圆形。质硬而脆，易折断不平坦。皮部红棕色，木部黄白色。髓部略呈方形。有特殊气香，味甜微辛。以色红棕色、有清香气、味甜微辛者为佳。

【别名】玉桂、牡桂、菌桂、筒桂。

【性味】辛、甘，温。

【归经】心、肺、膀胱经。

【功效】发汗解表，温通经脉，助阳化气。

【主治】

1. 外感风寒表证 本品辛甘性温，既能发汗解表，又能助阳。故对于外感风寒，不论表实无汗、表虚有汗及阳虚受寒者，均宜使用。治疗外感风寒、表实无汗者，常与麻黄同用，以开宣肺气，发散风寒，如《伤寒论》中的麻黄汤；若外感风寒、表虚有汗者，当与白芍同用，以调和营卫，发汗解肌，如《伤寒论》中的桂枝汤；若素体阳虚、外感风寒者，每与麻黄、附子、细辛配伍，以发散风寒，温助阳气。

2. 寒凝血滞诸痛证 本品辛散温通，具有温通经脉、散寒止痛之功。常用于寒邪凝滞经脉、血行不畅而致的各种疼痛病证。如胸阳不振，心脉瘀阻，胸闷疼痛不止者，桂枝能温心阳，通心脉，常与枳实、薤白同用，如《金匮要略》中的枳实薤白桂枝汤；若中焦虚寒，脘腹冷痛，桂枝能温中散寒止痛，常与白芍、饴糖等配伍，如《金匮要略》中的小建中汤；若妇女寒凝血滞、经脉受阻、血行不畅而致月经不调、痛经闭经、产后恶露不行，桂枝入心经走血脉，温化寒凝，活血调经止痛，故可用以寒凝经闭腹痛，临床上常配合当归、赤白芍、川芎、吴茱萸等，治疗月经错后或经闭，或行经腹痛，如《金匮要略》中的温经汤，与牡丹皮、桃仁等配伍，以逐瘀消症，如《金匮要略》中的桂枝茯苓丸；若风寒湿痹，肩臂肢节酸痛，可与附子同用，以祛风散寒、通痹止痛，如《伤寒论》中的桂枝附子汤。桂枝有横通肢节的特点，能引诸药横至肩臂、手指，故为上肢病的引经药。

3. 痰饮、蓄水证 本品甘温，既可温扶脾阳以助运水，又可温肾阳、逐寒邪以助膀胱气化，而行水湿痰饮之邪，为治疗痰饮病、蓄水证的常用药。如脾阳不运，水湿内停所致的痰饮病，见眩晕、心悸、咳嗽者，常与茯苓、白术同用，如《金匮要略》中的苓桂术甘汤；若膀胱气化不行，水肿、小便不利者，每与茯苓、猪苓、泽泻等同用，如《伤寒论》中的五苓散。

4. 心悸 本品辛甘性温，能助心阳，通血脉，止悸动。如心阳不振，不能宣通血脉，而见心悸动、脉结代者，每与甘草、人参、麦冬等同用，如《伤寒论》中的炙甘草汤。若阴寒内盛，引动下焦冲气，上凌心胸所致奔豚者，常重用本品，如《伤寒论》中的桂枝加桂汤。临床常用于治疗心功能不全、心绞痛、心肌梗死等。实验证明，桂枝有强心、改善血行、扩张血管、疏通传导组织等作用。

按语：桂枝最早见于《神农本草经》，列为上品。仲景在《伤寒论》和《金匮要略》中用桂枝共计99方次，主治太阳病、少阳病、太阴病、少阴病、厥阴病、中风病、胸痹病、痰饮病、水气病、妇人产后病、妇人杂病等。本品辛、甘，温，入心、肺、膀胱经，具有发汗解表、温通经脉、助阳化气之功。桂枝的发汗作用较麻黄为弱。麻黄是宣发卫气、开腠发汗而散寒邪；桂枝是透达营气而散风邪，故治风寒表证无论有汗、无汗均可应用。桂枝能助阳化气以行水而治痰饮证、蓄水证；能温胸阳、暖营血、化寒凝而治寒凝经闭、少腹作痛及胸痹、胸痛等症。仲景用桂枝主要体现在配伍应用和剂量的大小上，如最简单的方是桂枝甘草汤，仅桂枝、甘草两味药治疗心下悸；用量最大的如桂枝加桂汤，其用量为五两（15g），重用桂枝通心阳而平冲逆，治疗气从少腹上冲心胸、奔豚气；用量最小的如桂枝二越婢一汤，桂枝用量仅十八铢（约2.3g），以量小力轻，外散表寒，治疗表郁轻证。所以，配伍不同，用量不同，作用不一。

【用法用量】煎服，仲景最大量为五两，最小量为二两，另有一方标为十八铢。目前常规用量3~9g。

【使用注意】本品辛温助热，易伤阴动血，凡外感热病、阴虚火旺、血热妄行等证，均当忌用。孕妇及月经过多者慎用。

《伤寒论》桂枝汤方，桂枝下有“去皮”二字，《医宗金鉴》：“桂枝气味辛甘，全在于皮，若去皮是枯木，如何有解肌发汗之攻?”宋以前医家认为桂枝为桂之粗枝，可去表皮，而现代用的桂枝是桂之嫩枝，不应去皮。

【鉴别用药】麻黄、桂枝均性味辛温，发汗解表，常相须为用，治风寒表证。然麻黄辛开苦泄，以宣散为主，发汗力强，以治风寒表实证为主，且可宣肺平喘治咳喘，利水消肿治风水水肿。桂枝辛甘温煦，以温通为用，发汗力弱，以治风寒表虚有汗为主，且温经通阳，治经寒腹痛、闭经及胸痹、心悸、痰饮等。

【现代研究】

1. 化学成分　本品含挥发油，其主要成分为桂皮醛等。另外尚含有酚类、有机酸、多糖、苷类、香豆精及鞣质等。

2. 药理作用　桂枝水煎剂及桂皮醛能刺激汗腺，使皮肤血管扩张，有利于散热和发汗，而有降温、解热作用；桂枝煎剂及乙醇浸液对金黄色葡萄球菌、白色葡萄球菌、伤寒杆菌、常见致病皮肤真菌、痢疾杆菌、肠炎沙门菌、霍乱弧菌、流感病毒等均有抑制作用。桂皮油、桂皮醛对结核杆菌有抑制作用；桂皮油有健胃、缓解胃肠道痉挛及利尿、强心等作用；桂皮醛有镇痛、镇静、抗惊厥作用。

【文献摘要】

《本经疏证》："和营，通阳，利水，下气，行瘀，补中，为桂枝六大功效。"

《医宗金鉴》："桂枝辛温，辛能散邪，温从阳而扶卫。"

《本草备要》："温经通脉，发汗解肌。"

紫苏 Zisu

《名医别录》

为唇形科植物紫苏 *Perilla frutescens*（L.）Britt. 的茎、叶，单用其叶称紫苏叶，单用其茎称紫苏梗。我国南北均产。夏秋季采收。除去杂质，晒干，生用。

【药材特征】二年生或多年生草本，高 1～2m，下部茎木质化，直立，分枝，全株被短绒毛。紫苏叶：多皱缩卷曲，常破碎，完整的叶片呈卵圆形，长 4～13cm，宽 2.5～9cm 或过之，顶端急尖，基部阔楔形，边缘有撕裂状锯齿，叶柄长 2～7cm，两面紫色至紫蓝色或上面紫绿色，疏被灰白色毛，下面可见多数凹陷的腺点。质脆易碎。气辛香，味微辛，以叶片大、色紫、不带枝梗、香气浓郁者为佳。紫苏梗：呈方柱形，角钝圆，长短不一，直径 5～15mm。表面紫棕色或暗紫色，四边均有直沟和直纹，节部稍膨大，有对生的枝和叶痕。体轻，质硬。以茎粗壮、紫棕色者为佳。

【别名】苏叶、赤苏、红苏、红紫苏、皱紫苏、桂荏。

【性味】辛，温。

【归经】肺、脾经。

【功效】解表散寒，行气宽中，解鱼蟹毒。

【主治】

1. 外感风寒表证　本品辛温，芳香。入肺、脾两经，辛散性温，发汗解表散寒之力较为缓和，轻证可以单用，重证须与其他发散风寒药配伍。因其外能解表散寒，内能行气宽中，化湿醒脾，使外寒去表证解，内湿除则胸闷止，且略兼化痰止咳之功，故风寒表证而兼气滞，胸脘满闷、恶心呕逆，或咳喘痰多者，较为适宜，如香苏散（《太平惠民和剂局方》）。

2. 脾胃气滞证　本品味辛行气，芳香化湿，为醒脾宽中、行气止呕良药。寒湿祛则脾阳振，气机畅则呕满除，故可用治中焦脾胃气机郁滞之胸闷不舒、恶心呕吐等。偏寒者，常与砂仁、丁香等温中止呕药同用；偏热者，常与黄连、芦根等清热止呕药同用；并兼有理气安胎之功，若妊娠恶阻，胎气上逆，胸闷呕吐，胎动不安者，常与砂仁、陈皮等理气安胎药配伍。同时具有行气散结之功，常与半夏、厚朴、茯苓等同用，治七情郁结，痰凝气滞之梅核气，如《金匮要略》中治“妇人咽中如有炙脔”之半夏厚朴汤。

3. 鱼蟹中毒 紫苏尚能解鱼蟹之毒，对于进食鱼蟹中毒而致腹痛吐泻者，能和中解毒。可单用本品煎浓汤频服，或配伍生姜、陈皮、藿香等药。

按语：紫苏古时名苏叶，最早见于《名医别录》，仲景仅在《金匮要略》中用紫苏入1方次，主治妇人杂病中的梅核气。本品辛温芳香，入肺、脾经，具有解表散寒、行气宽中之功。既能散在表之风寒，又能行在里之气滞，其发汗力较缓和，故常用于风寒表证，病情较轻及老人、小儿、体弱不任峻汗之患者。尤其外感风寒、内有气滞者最为适宜。本品能行气安胎，为安胎要药，可治胎气上逆，胸闷呕吐，胎动不安，并能解鱼蟹中毒。

【用法用量】煎服，不宜久煎；仲景用量二两，目前常规用量3~10g。

本品叶、茎、种子分别入药，紫苏叶质轻、性浮，偏于发散风寒；紫苏梗走里行气，偏于理气和胃安胎；紫苏子质重下气，偏于降气化痰平喘。故风寒感冒多选用紫苏叶；胸闷呕吐，胎动不安多选用紫苏梗；痰多咳喘多选用紫苏子。

【使用注意】本品辛温行散，对温病或气虚、表虚者忌服。

【现代研究】

1. 化学成分 本品含挥发油，其中主要为紫苏醛、左旋柠檬烯及少量α-蒎烯等。

2. 药理作用 紫苏叶煎剂有缓和的解热作用，能扩张皮肤血管、刺激汗腺而有发汗作用；有促进消化液分泌，增进胃肠蠕动的作用；能减少支气管分泌，缓解支气管痉挛，而可止咳祛痰；水煎剂对大肠杆菌、痢疾杆菌、葡萄球菌等均有抑制作用。

【文献摘要】

《名医别录》：“主下气，除寒中。”

《本草汇言》：“下结气，化痰气，乃治气之神药。”

《本草纲目》：“解肌发表，散风寒，行气宽中，消痰利肺，……安胎。”

附药 紫苏梗

为紫苏的茎。性味辛、甘，微温。归肺、脾、胃经。功能宽胸利膈，顺气安胎。适用于胸腹气滞、痞闷作胀及胎动不安、胸胁胀痛等症。因其理气解郁之性平和，故体虚之人更为合适。本品不宜久煎。

防风 Fangfeng

《神农本草经》

为唇形科植物防风 *Saposhnikovia divaricata*(Turcz.) Schischk. 的根。主产于东北及内蒙古东部。春、秋二季采挖未抽花茎植株的根，除去须根及泥沙，晒干。切片，生用或炒炭用。

【药材特征】为多年生草本，株高30~80cm。根粗壮而较长。干燥的根，呈圆锥形

或纺锤形，稍弯曲，长20~30cm，根头部直径约1cm，中部直径1~1.5cm。表面灰黄色或灰棕色。根头部有密集的细环节，节上有棕色粗毛，顶端有茎的残痕；根部外皮皱缩而粗糙，有不整齐的纵皱及细横纹，除散生污黄色的横长皮孔外，点状突起的须根痕也随处可见。质松而软，易折断，断而不平坦，木部淡黄色，皮部黄棕色有裂隙，射线呈放射状。气微香，味微甘。以条粗壮、皮细而紧、无毛头、断面有棕色环、中心色淡黄者为佳。外皮粗糙、有毛头、带硬苗者质次。

【别名】白毛草、铜芸、回草、百枝、屏风、旁风、黄风。

【性味】辛、甘，微温。

【归经】膀胱、肝、脾经。

【功效】祛风解表，胜湿止痛，解痉。

【主治】

1. 外感表证 本品辛温发散，归膀胱经走表，以辛散祛风解表为主，虽不长于散寒，但善于祛风，又能胜湿、止痛，且甘缓微温不峻烈，故无论外感风寒、风湿、风热表证均可配伍使用。治风寒表证，头痛身痛者，常配以荆芥相须为用，如荆芥败毒散（《摄生众妙方》）；治风寒挟湿，头痛如裹、身重肢痛者，每与羌活、藁本等药配伍，如羌活胜湿汤（《内外伤辨惑论》）；治风热表证，发热恶风、咽痛口渴者，常与薄荷、连翘等辛凉解表药同用。又因其发散作用温和，故对卫气不足，肌表不固，而感风邪者，常与黄芪、白术等益卫固表药同用，如玉屏风散（《丹溪心法》）。仲景在《金匮要略》中用防风主要治疗中风病，如风邪入中的防己地黄汤，防风与桂枝同用，以祛风散邪。

2. 风疹瘙痒 本品辛散微温，祛风止痒，药性平和，能治多种皮肤疾病，尤以风邪所致之瘾疹瘙痒较为常用。治风寒者，常与麻黄、白芷等辛温药物配伍，如消风散（《太平惠民和剂局方》）；治风热者，常与薄荷、蝉蜕等辛凉药同用；治湿热者，常配伍土茯苓、白鲜皮、赤小豆等清热利湿、祛风止痒药；治血虚风燥者，常与当归、地黄等补血凉血药配伍，如消风散（《外科正宗》）。

3. 风湿痹证 本品辛温，功能祛风散寒，胜湿止痛，为治痹证常用药。治风寒湿痹，肢节疼痛、筋脉挛急者，常配伍羌活、独活等祛风湿、止痹痛药，如蠲痹汤（《医学心悟》）；治风寒湿邪郁而化热、关节红肿热痛之热痹者，常与地龙、薏苡仁等清热除痹药同用。仲景在《金匮要略》中治疗风湿历节证的桂枝芍药知母汤中，防风和桂枝、麻黄辛温散寒止痛药配伍。

4. 破伤风证 本品既能辛散走表以祛外风，又能入里息止内风以止痉。治风毒内侵，引动内风而致四肢抽搐、颈项强急、角弓反张的破伤风证，多配伍天麻、白附子、天南星等祛风止痉药，如玉真散（《外科正宗》）。

此外，炒防风以其升清燥湿之性，用于脾虚湿盛、清阳不升所致的泄泻，常配伍人参、黄芪、白术等药补气健脾药。若土虚木乘，肝郁侮脾，腹痛泄泻者，可配伍白芍、白术、陈皮，如痛泻要方（《景岳全书》）。

按语：防风最早见于《神农本草经》，列为上品。仲景在《金匮要略》中用防风共计5方次，主治中风病、虚劳病、历节病及妇人产后病。本品辛甘微温，入膀胱、肝、脾经，性主升浮，善行周身，功专祛风，为治风之通用品，无论内风外风均可应用。入膀胱经走表以祛肌表之风邪而解表，治外感表证；入肝经走筋脉以除肝经风邪而止痉，治破伤风；又有胜湿之功，而治风寒湿痹证。因其性微温而不燥，甘缓而不峻，故被称为“风药中之润剂”。

【用法用量】煎服，生用祛风解表为主，用于风寒、风热表证。炒用祛风胜湿，止痉、止泄力胜，用于风湿痹症，破伤风、泄泻。仲景最大用量为四两，最小用量为一两，目前常规用量 3～9g。

【使用注意】药性辛散，阴血亏虚、热病动风者不宜使用。

【现代研究】

1. 化学成分 本品主含挥发油、β-谷甾醇、酚类、多糖类、甘露醇及有机酸等。

2. 药理作用 本品有解热、镇痛、抗炎、抗惊厥、抗过敏等作用；防风新鲜汁对绿脓杆菌、金黄色葡萄球菌有一定抗菌作用；煎剂对痢疾杆菌、溶血性链球菌、枯草杆菌等有不同程度的抑制作用；有提高机体免疫功能作用。

【文献摘要】

《神农本草经》：“主大风头眩痛，恶风，风邪，目盲无所见，风行周身，骨节疼痹，烦满。”

《本草汇言》：“防风，散风寒湿痹之药也。故主诸风周身不遂，骨节酸痛，四肢挛急。”

《珍珠囊》：“治上焦风邪，泻肺实，散头目中滞气，经络中留湿。”

细辛 Xixin

《神农本草经》

为马兜铃科植物北细辛 *Asarum heterotropoides* Fr. Schmidt var. *mandshuricum* (Maxim.) Kitag、汉城细辛 *Asarum sieboldii* Miq. var. *seoulense* Nakai 或华细辛 *Asarum sieboldii* Miq. 的根及根茎。前两种习称“辽细辛”，主产于东北地区；华细辛主产于陕西、河南、山东、浙江等地。夏季果熟期或初秋采挖，除去泥沙，阴干。切段，生用。

【药材特征】北细辛：多数十棵扎成为一小把，常卷缩成团。根茎横生呈不规则圆柱形，具短分枝，长 1～10cm，直径 0.2～0.4cm；表面灰棕色，粗糙，具环形节，节间长 0.9～0.3cm，分枝顶端有碗状的茎痕。根细长，密生节上，长 10～20cm，直径 1mm，表面灰黄色，平滑或具纵皱纹，质脆易折断，断面黄白色，基生叶 1～3，具长柄，表面光滑，叶片多破碎，完整者心形至肾状心形，长 4～10cm，全缘，先端短尖或钝，基部心形。表面淡绿色。有的可见花果，花多皱缩，钟形，暗紫色，花被裂片反卷与花被筒几全部相贴。果实半球形。气辛香，味辛辣、麻舌。栽培品的根茎多分枝，长 5～15cm，直径 0.2～0.6cm。根长 15～40cm，直径 0.1～0.2cm，叶甚多。

汉城细辛：根茎直径 0.1～0.5cm，节间长 0.1～1cm。基生叶多为 2，叶柄有毛，叶片较厚。花被裂片开展。果实半球形。

华细辛：与北细辛相似，唯根茎长 5～20cm，直径 0.1～0.2cm，节间长 0.2～1cm。

基生叶 1~2，叶片较薄，心形，先端渐尖。花被裂片开展。果实近球形。气味较弱。

均以根灰黄、叶绿、干燥、味辛辣而麻舌者为佳。

【别名】小辛、细草、少辛、独叶草、金盆草。

【性味】辛，温；有小毒。

【归经】肺、肾、心经。

【功效】解表散寒，祛风止痛，通窍，温肺化饮。

【主治】

1. 风寒表证及阳虚外感　本品辛温发散，芳香透达，达表入里，入肺经散在表之风寒，入肾经除在里之阴寒，具有解表散寒，祛风止痛之功，治外感风寒，头身疼痛较甚者，常配伍羌活、白芷等祛风止痛药，如九味羌活汤（《此事难知》）；因其既散风寒，又通鼻窍，尤宜风寒感冒而见鼻塞流涕者，多与白芷、苍耳子等通鼻窍药同用；治阳虚外感，恶寒发热、无汗、脉反沉者，常与麻黄、附子配伍，助麻黄发汗解表，佐附子补肾助阳，如《伤寒论》中麻黄附子细辛汤。

2. 头痛，牙痛，风湿痹证　本品辛香走窜，善于祛风散寒，止痛之力颇强，主治风寒性头痛、牙痛、痹痛等诸痛证，尤宜于少阴头痛。如治足寒气逆，脉象沉细之少阴头痛者，常与独活、川芎等药配伍，如独活细辛汤（《证因脉治》）；治外感风邪，偏正头痛，常配伍川芎、白芷等祛风止痛药，如川芎茶调散（《太平惠民和剂局方》）；治风冷头痛，常与川芎、麻黄、附子等药配伍，如细辛散（《普济方》）。治风冷牙痛，可单用细辛或与白芷煎汤含漱；治胃火牙痛，可与生石膏、黄连、升麻等清胃泻火药同用；治龋齿牙痛，常配伍露蜂房煎汤含漱；治风寒湿痹，腰膝冷痛，细辛常配伍独活、防风、桑寄生等祛风湿、止痹痛药，如独活寄生汤（《备急千金要方》）。

3. 鼻渊　本品辛散温通，芳香透达，散风邪，通鼻窍，为治鼻渊之良药，常用于治疗鼻渊疾病。治鼻塞、流涕、头痛，常配伍白芷、苍耳子、辛夷等散风寒、通鼻窍药。

4. 肺寒咳喘证　本品辛散温通，外能发散风寒，内能温肺化饮，常与散寒宣肺、温化痰饮药同用，以主治风寒咳喘证或寒饮咳喘证。治外感风寒，水饮内停，恶寒发热，无汗，喘咳，痰多清稀者，常与麻黄、桂枝、干姜等同用，如《伤寒论》中小青龙汤；若寒痰停饮射肺，形寒背冷，咳嗽胸满，气逆喘急者，可配伍茯苓、干姜、五味子等药，如《金匮要略》中苓甘五味姜辛汤。

按语：细辛最早见于《神农本草经》，列为上品。仲景在《伤寒论》和《金匮要略》中用细辛共计 22 方次，主治太阳病、少阴病、厥阴病、咳嗽上气病、痰饮病、水气病、中风病等。本品辛散温通，入肺、肾、心经。芳香走窜，通彻表里上下，散寒力胜。能外散风寒而解表邪，内化寒饮而止咳喘，散寒通脉而善止痛，芳香辛散而通诸窍。为治风寒在表，阳虚外感，寒饮咳喘，痹痛，头痛，尤其少阴头痛、牙痛之常用之品。此外，还能通窍开闭治鼻渊、中风口噤等。唯有小毒，用当宜慎。

【用法用量】煎服，仲景最大用量为三两，最小用量为三分。后世有用细辛不过钱之说，其所指多为细辛末。仲景用细辛，入汤剂量大，多用二三两，如小青龙汤；入丸散剂量小，仅一两，如赤丸。目前常规用量 1~3g；散剂每次服 0.5~1g。

【使用注意】阴虚阳亢头痛，肺燥伤阴干咳者忌用。不宜与藜芦同用。

【鉴别用药】细辛、麻黄、桂枝皆为辛温解表、发散风寒常用药，均可用治风寒感冒。然麻黄发汗作用较强，主治风寒感冒重证；桂枝发汗解表作用较为和缓，凡风寒感冒，无论表实无汗、表虚有汗均可用之；细辛辛温走窜，达表入里，发汗之力不如麻黄、桂枝，一般解表方剂中不做主药，但散寒力胜，常与麻黄配伍，用治寒犯少阴之阳虚外感，肺寒痰饮之咳喘。

【现代研究】

1. 化学成分 本品含挥发油，油中主要成分为甲基丁香油酚、黄樟醚、细辛醚等；并另含多种氨基酸及多种无机元素。

2. 药理作用 挥发油、水及醇提取物有解热、抗炎、抑菌、镇痛、抗惊厥及局部麻醉作用；体外试验对溶血性链球菌、痢疾杆菌及黄曲霉素的产生，均有一定抑制作用；大剂量挥发油可使中枢神经系统先兴奋后抑制；消旋去甲乌药碱有强心、扩张血管、松弛平滑肌、增强脂代谢及升高血糖等作用。

3. 不良反应 大剂量细辛挥发油可使中枢神经系统先兴奋后抑制，使随意运动和呼吸减慢，反射消失，最后因呼吸麻痹而死亡。另外，细辛对于心肌有直接抑制作用，过量使用可引起心律失常。中毒时主要表现为头痛、呕吐、烦躁、出汗、颈项强直、口渴、体温及血压升高、瞳孔轻度散大、面色潮红等，如不及时治疗，可迅速转入痉挛状态，牙关紧闭，角弓反张，意识不清，四肢抽搐，尿闭，最后死于呼吸麻痹。细辛中毒的主要原因：一是直接吞服单方的散剂用量过大，二是较大剂量入汤剂煎煮时间过短。所以必须严格按照规定的用法、用量使用，方能保证用药安全。细辛中毒救治的一般疗法：早期催吐、洗胃；有痉挛、狂躁等症状时，可用安定或巴比妥钠；尿闭时导尿或口服双氢克尿噻。

【文献摘要】

《神农本草经》：“主咳逆，头痛脑动，百节拘挛，风湿痹痛，死肌。明目，利九窍。”

《本草别说》：“细辛若单用末，不可过半钱匕，多则气闷塞，不通者死。”

《本草汇言》：“细辛，佐姜、桂能驱脏腑之寒，佐附子能散诸疾之冷，佐独活能除少阴头痛，佐荆、防能散诸经之风，佐芩、连、菊、薄，又能治风火齿痛而散解诸郁热最验也。”

生姜 Shengjiang

《名医别录》

为姜科植物姜 *Zingiber officinale* Rosc. 的新鲜根茎。各地均产。秋、冬二季采挖，除去须根及泥沙，切片，生用。

【药材特征】多年生宿根草本。根茎肉质，肥厚，鲜根茎为扁平不规则的块状，并有枝状分枝，各柱顶端有茎痕或芽，表面黄白色或灰白色，有光泽，具浅棕色环节。

质脆，折断后有汁液渗出；断面浅黄色，有一明显环纹，中间稍现筋脉。气芳香而特殊，味辛辣。以块大、丰满、质嫩者为佳。

【别名】紫姜、黄姜、鲜姜、老姜。

【性味】辛，温。

【归经】肺、脾、胃经。

【功效】发汗解表，温中止呕，温肺止咳。

【主治】

1. 外感风寒表证　本品辛散温通，能发汗解表，祛风散寒，但作用较弱，在发汗解表剂中常不作主药，更多是作为辅助之品，适宜于风寒表证之轻证，可单煎或配红糖、葱白煎服。或与桂枝、羌活等辛温解表药同用，以增强发汗解表之力，如《伤寒论》中治疗风寒表虚证的桂枝汤、治疗表寒里热的大青龙汤。

2. 胃寒呕吐　本品辛散温通，能温中和胃，降逆止呕，其止呕作用强，素有“呕家圣药”之称，随证配伍可治疗多种呕吐。因其温胃止呕，故对胃寒呕吐或痰饮停胃之呕吐最为适宜。胃寒呕吐，常配伍高良姜、白豆蔻等温胃止呕药；若痰饮呕吐，常与半夏相须为用，如《金匮要略》中小半夏汤；若胃热呕吐，可与黄连、竹茹、枇杷叶等清胃止呕药同用。有些止呕药用姜汁炮制过，能增强止呕作用，如姜竹茹、姜半夏等。

3. 肺寒咳嗽　本品辛温发散，能温肺散寒、化痰止咳，对肺寒咳嗽，不论有无外感风寒，或痰多痰少，皆可用之。治风寒客肺，恶寒头痛，咳嗽痰多，多与麻黄、杏仁配伍，如三拗汤（《太平惠民和剂局方》）；治寒饮郁肺，咳嗽上气，常配伍细辛散寒化饮，兼协麻黄发散风寒，如《金匮要略》中的射干麻黄汤。若无表邪而痰多者，常与陈皮、半夏等燥湿化痰药配伍，如二陈汤（《太平惠民和剂局方》）。

4. 解毒　用于鱼蟹中毒、吐泻等证。如进食鱼蟹中毒，呕吐腹泻，可用生姜汁冲服，或煎汤内服。生姜亦可解生半夏、生南星等药物之毒。

按语：生姜最早见于《名医别录》。仲景在《伤寒论》和《金匮要略》中用生姜共计90方次，主治太阳病、阳明病、少阳病、厥阴病、咳嗽上气病、痰饮病、水气病、呕吐病等。本品辛温，入肺、脾、胃经，其发汗解表、祛风散寒作用较弱，多用于风寒表证之轻证。常配合麻黄、桂枝等同用，作为发汗解表辅助药，以增强发汗力量。生姜既能温中，又能降逆，止呕作用强，灵活配伍可治各种呕吐，故素有“呕家圣药”之称。

【用法用量】煎服，或捣汁冲服。仲景最大用量为半斤，最小用量为一两二铢。目前常规用量3~9g。

【使用注意】本品助火伤阴，故热盛及阴虚内热者忌服。

【现代研究】

1. 化学成分　本品含挥发油，油中主要为姜醇、芳香醇、α-姜烯、β-水芹烯、柠檬醛、甲基庚烯酮、α-龙脑等，并含辣味成分姜辣素。

2. 药理作用　能促进消化液分泌，保护胃黏膜，增加食欲而具有抗溃疡作用；有保肝、利胆、抗炎、解热、抗菌、镇痛、镇吐作用；醇提取物能兴奋血管运动中枢、呼吸中枢；能增进血液循环，使血压升高；水浸液对伤寒杆菌、霍乱弧菌、阴道滴虫均有不同程度的抑杀作用，并有防止血吸虫卵孵化及杀灭血吸虫作用。

【文献摘要】

《名医别录》：“主伤寒头痛鼻塞，咳逆上气。”

《珍珠囊》：“益脾胃，散风寒。”

《医学启源》：“温中去湿。制厚朴、半夏毒。”

附药　生姜皮　生姜汁

1. 生姜皮　为生姜根茎切下的外表皮。性味辛、凉。入肺、脾经。功能和中利水消肿，主要用于水肿，小便不利。煎服，3~10g。

2. 生姜汁　用生姜洗净捣汁入药。功同生姜，但偏于化痰止呕，便于临床急用。如遇天南星、半夏中毒的喉舌麻木肿痛，或呕逆不止、难以下食者，可取汁冲服，易于入喉；也可配竹沥，冲服或鼻饲给药，治中风猝然昏厥者。用量3~10滴，冲服。

葱白 Congbai

《神农本草经》

为百合科植物葱 *Allium fistulosum* L. 近根部的鳞茎。我国各地均有种植，随时可采。采挖后，切去须根及叶，剥去外膜，鲜用。

【药材特征】葱白为百合科植物葱的鳞茎。葱为多年生草本，全国各地均有栽植，高可达50cm。通常簇生全体具辛臭，折断后有辛味之黏液。须根丛生，白色。鳞茎圆柱形，先端肥大，鳞叶成层白色，上具纵纹。夏秋季采挖，除去须根、叶及外膜，鲜用。以色白、香气浓者为佳。

【别名】葱茎白、葱白头、火葱。

【性味】辛，温。

【归经】肺、胃经。

【功效】发汗解表，散寒通阳，外用解毒散结。

【主治】

1. 外感风寒表证之轻证　本品辛温不燥烈，发汗不峻猛，药力缓和，常为辅助药。可单用，亦可与淡豆豉配伍，如葱豉汤（《肘备急后方》）。若风寒表证较重，可作为麻黄、桂枝、羌活等解表药的辅助药，以增强发汗解表之功。

2. 阴盛格阳证　本品辛散温通，能宣通阳气，温散寒凝，可使阳气上下顺接、内外通畅。治疗阴盛格阳、厥逆脉微、面赤、下利、腹痛，常与附子、干姜同用，以通阳回厥，如《伤寒论》白通汤。治阴寒腹痛及寒凝气阻、膀胱气化不行的小便不通，可单用生姜捣烂，外敷脐部，再施温熨，取其通阳散寒之功。

3. 乳痈疮毒　本品外敷有散结通络下乳之功，可治乳汁郁滞不下，乳房胀痛；兼有解毒散结之功，治疮痈肿毒。可单用鲜品捣烂，或者加入蜂蜜外敷患处。

按语：葱白最早见于《神农本草经》，列为中品。仲景在《伤寒论》和《金匮要略》中用葱白共计4方次，主治少阴病、五脏病等。葱白辛散温通，能宣通上下，通

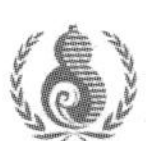

达表里。外可散寒邪以解表，内可通阳气而散结。其发汗之力较弱，温通阳气作用强，故常用于风寒表证之轻证，或作为其他解表药的辅助药；与附子、干姜同用，治阴寒内盛，格阳于上之少阴病下利脉微证的白通汤，即取附、姜散寒以回阳，葱白通阳气而止利。

【用法用量】煎服。仲景最大用量为九茎（约 18g），最小用量为四茎（约 9g）。目前常规用量为 3～9g。外用适量。

【使用注意】表虚有多汗者忌服，《本草纲目》云："服地黄、常山人，忌食葱。"故忌与蜂蜜、常山等同食。

【现代研究】

1. 化学成分 本品含挥发油，油中主要成分为蒜素，还含有维生素 B_1、维生素 B_2、维生素 C、维生素 A 类物质，以及二烯丙基硫醚、苹果酸、烟酸、黏液质、草酸钙、铁盐等成分。

2. 药理作用 葱白挥发性成分对痢疾杆菌、结核杆菌、白喉杆菌等细菌及皮肤真菌均有抑制作用；并能刺激汗腺，而有发汗解热作用；能促进消化液分泌，有健胃作用；能轻度刺激支气管分泌，而有祛痰作用。

【文献摘要】

《神农本草经》："主伤寒，寒热，出汗，中风，面目肿。"

《本草经疏》："葱白味辛能发散，能解肌，能通上下阳气，故外来怫郁诸证，悉皆主之。"

《本草纲目》："除风湿，身痛麻痹，虫积心痛，止大人阳脱，阴毒腹痛，小儿盘肠内钓，妇人妊娠溺血，通奶汁，散乳痈。"

荆芥 Jingjie

《神农本草经》

为唇形科植物荆芥 *Schizonepeta tenuifolia* Briq. 的干燥地上部分。主产于江苏、浙江、河南、河北、山东等地。多为栽培。夏、秋二季花开到顶、穗绿时采割，除去杂质，晒干，切段。生用或炒炭用。单用其穗名荆芥穗。

【药材特征】多年生草本，高可达 40～50cm。茎呈方柱形，上部有分枝，长 50～80cm，直径 0.2～0.4cm；表面淡黄绿色或淡紫红色，被短柔毛；体轻，质脆，断面类白色。叶对生，叶柄长约 1.5cm，叶羽状深裂或分裂，有时浅裂至全缘，裂片卵形或卵状披针形，全缘或具疏齿，长 2～3.4cm，宽 1.5～2cm，先端锐尖，基部近截形至心形，上面深绿色，微被柔毛，下面白黄色，被白色短硬毛。3～5 羽状分裂，裂片细长。穗状轮伞花序顶生，长 6～12cm，直径约 0.7cm。花冠多脱落，宿萼钟状，先端 5 齿裂，淡棕色或黄绿色，被短柔毛；小坚果棕黑色。气芳香，味微涩而辛凉。以色绿、穗浓、茎细、香味浓者为佳。

【别名】假苏、炒荆芥、荆芥穗。

【性味】辛，微温。

【归经】肺、肝经。

【功效】祛风解表，透疹止痒，消疮止血。

【主治】

1. 外感表证 本品辛散气香，微温不烈，偏于发表祛风，药性平和，为发散风寒药中药性较为和缓之品。外感表证，无论风寒、风热或寒热不甚明显者，均可配伍选用，常与防风相须为用。治风寒表证，恶寒发热、头痛无汗者，多配伍防风、羌活、独活等发散风寒药，如荆防败毒散（《摄生众妙方》）；治风热表证，发热头痛者，多与金银花、连翘、薄荷等疏散风热药配伍，如银翘散（《温病条辨》）。

2. 麻疹不透、风疹瘙痒 本品轻清透散，祛风止痒，宣散疹毒。麻疹初起、疹出不畅，多与蝉蜕、薄荷、紫草等药配伍，如透疹散；风疹瘙痒，常配伍防风、苦参、白蒺藜等药。

3. 疮疡初起兼有表证 本品能祛风解表、透散邪气、宣通壅结而具消疮之功，故常用于疮疡初起而有表证者。偏于风寒者，多与羌活、川芎等发散风寒药同用，如败毒散（《小儿药证直诀》）；偏于风热者，常与金银花、连翘、柴胡等疏散风热药配伍，如银翘解毒散。

4. 多种出血证 本品炒炭，性味由辛温变苦涩，偏于理血止血，而用于吐血、衄血、便血、崩漏等多种出血证。血热妄行之吐血、衄血，常与生地黄、白茅根、侧柏叶等凉血止血药配伍；便血、痔血，多与地榆、槐花、黄芩炭等药同用；妇女崩漏下血，常配伍棕榈炭、莲房炭等固崩止血药。

按语：荆芥最早见于《神农本草经》，列为中品。本品辛香透散，微温不燥，质轻达表，药性平和，入肺、肝经，善于祛风解表，治表证，无论风寒、风热皆可应用；又善祛风止痒，消散疮疡，多用于麻疹不透、风疹瘙痒、疮疡初起兼有表证者；并可炒炭止血，用于多种出血证。

【用法用量】煎服，5~10g，不宜久煎。发表透疹消疮宜生用；止血宜炒用。荆芥穗偏于祛头面风邪。

【使用注意】无风邪或表虚有汗者，不宜服用。

【鉴别用药】荆芥与防风均味辛性微温，长于祛风解表，偏于祛风，药力缓和，对于外感表证，无论是风寒感冒，恶寒发热、头痛无汗，还是风热感冒，发热、微恶风寒、头痛、咽痛等，两者均为常用之品，且两者都可用于风疹瘙痒。但荆芥质轻透散，善祛在表之风邪而解表透疹，止痒消疮，为疹发不透，皮肤瘙痒、疡疮初起之主药；且炒炭止血。防风质松而润，不仅走表，且可入里，祛风之力较强，善祛筋骨内外一切风邪，称为“风药之润剂”“治风之通用药”，又能胜湿、止痛、止痉，用于风湿痹痛、破伤风、痉挛抽搐等证。

【现代研究】

1. 化学成分 本品含挥发油，其主要成分为右旋薄荷酮、消旋薄荷酮、胡椒酮及少量右旋柠檬烯。另含荆芥醇、荆芥苷、黄酮类化合物等。

2. 药理作用 荆芥水煎剂可增强皮肤血液循环，增加汗腺分泌，而有微弱解热作用；对金黄色葡萄球菌、白喉杆菌有较强的抑菌作用，对伤寒杆菌、绿脓杆菌、痢疾

杆菌和人型结核杆菌均有一定抑制作用。荆芥炭能使出血时间缩短而止血。荆芥甲醇及醋酸乙酯提取物有一定的镇痛和抗炎作用。

【文献摘要】

《神农本草经》："主寒热，鼠瘘，瘰疬生疮，破结聚气，下瘀血，除湿痹。"

《本草纲目》："散风热，清头目，利咽喉，消疮肿，治项强，目中黑花，……吐血、下血、崩中、痔漏。"

《滇南本草》："荆芥穗，上清头目诸风，止头痛，明目，解肺、肝、咽喉热痛，消肿，除诸毒，发散疮痈。治便血，止女子暴崩，消风热，通肺气鼻窍塞闭。"

羌活 Qianghuo

《神农本草经》

为伞形科植物羌活 *Notopterygium incisum* Ting ex H. T. Chang 或宽叶羌活 *Notopterygium forbesii* Boiss. 的干燥根茎及根。羌活主产于四川、云南、青海、甘肃等地；宽叶羌活主产于四川、青海、陕西、河南等地。春、秋二季采挖，除去须根及泥沙，晒干。切片，生用。

【药材特征】羌活：多年生草本，高达 1m 以上。根茎为圆柱状，略弯曲，长 4~13cm，直径 0.6~2.5cm。顶端具茎痕。表面棕褐色至黑褐色，外皮脱落处呈黄色。节间长短不等，节间缩短，呈紧密隆起的环状，形似蚕，习称"蚕羌"；节间延长，形如竹节状，习称"竹节羌"。节上有多数点状或瘤状突起的根痕及棕色破碎鳞片。体轻，质脆，易折断。断面不平整，有多数裂隙，皮部黄棕色至暗棕色，油润，有棕色油点，木部黄白色，射线明显，髓部黄色至黄棕色。气香，味微苦而辛。

宽叶羌活：多年生草本，高 80~180cm，有发达的根茎。根茎类圆柱形，顶端具茎及叶鞘残基，根类圆锥形，有纵皱纹及皮孔；表面棕褐色，近根茎处有较密的环纹，长 8~15cm，直径 1~3cm，习称"条羌"。有的根茎粗大，不规则结节状，顶部具数个茎基，根较细，习称"大头羌"。质松脆，易折断。断面略平坦，皮部浅棕色，木部黄白色。气味较淡。

以条粗、外皮棕褐色、断面朱砂点多、香气浓郁者为佳。

【别名】羌青、胡王使者、羌滑、退风使者、黑药。

【性味】辛、苦，温。

【归经】膀胱、肾经。

【功效】解表散寒，胜湿止痛。

【主治】

1. 风寒表证　本品辛温发散，气味雄烈，善于升散，有较强的解表散寒，祛风胜湿止痛之功，尤适宜风寒挟湿之头痛、身痛者。外感风寒挟湿，恶寒发热、头痛项强、肢体酸痛较重者，常与防风、细辛、川芎等祛风解表止痛药同用，如羌活胜湿汤（《内外伤辨惑论》）。

2. 风寒湿痹　本品辛散祛风、味苦燥湿、性温散寒，有较强的祛风湿、止痹痛作用，为痹证常用药，因其主入足太阳膀胱经，善除头项肩背之痛，故尤适于上半身风寒湿痹、肩背肢节疼痛者，多与防风、姜黄、当归等药同用，如蠲痹汤（《百一选方》）。若风寒、风湿所致的头风痛，可与川芎、白芷、藁本等药配伍，如羌活芎藁汤（《审视瑶函》）。

按语：羌活最早见于《神农本草经》，列为上品。本品辛散苦燥温通，气味雄烈，善于升散发表，散寒胜湿止痛，入足太阳膀胱经走表，以散肌表游风及寒湿之邪，善治风寒挟湿表证之寒热头痛；又祛风寒湿之邪而止痹痛，善治上半身风湿痹痛，为治太阳经头痛之要药。

【用法用量】煎服，3~10g。

【使用注意】本品辛香温燥，易于伤阴动血，故阴血亏虚者慎用。用量过多易致呕吐，脾胃虚弱者不宜服。

【现代研究】

1. 化学成分 本品含挥发油、β-谷甾醇、香豆素类化合物、酚类化合物、胡萝卜苷、欧芹属素乙、有机酸及生物碱等。

2. 药理作用 羌活注射液有镇痛、抗炎及解热作用，并对皮肤真菌、布氏杆菌有抑制作用；羌活水溶部分有抗心律失常作用；挥发油能对抗垂体后叶素引起的心肌缺血和增加心肌营养性血流量。

【文献摘要】

《本草汇言》："羌活功能条达肢体，通畅血脉，功彻邪气，发散风寒风湿。"

《珍珠囊》："太阳经头痛，去诸骨节疼痛。"

《本草品汇精要》："主遍身百节疼痛，肌表八风贼邪，除新旧风湿，排腐肉疽疮。"

白芷 Baizhi

《神农本草经》

为伞形科植物白芷 *Angelica dahurica*（Fisch. ex Hoffm.）Benth. et Hook. f. 或杭白芷 *Angelica dahurica*（Fisch. ex Hoffm.）Benth. et Hook. f. var. *formosana*（Boiss.）Shan et Yuan. 的干燥根。主产于浙江、四川、河南、河北、安徽等地。产于四川者称川白芷，为道地正品；产于杭州者称杭白芷。夏、秋间叶黄时采挖，除去须根及泥沙，晒干或低温干燥。切片，生用。

【药材特征】多年生草本，高1~2m。根直生，下面有数条支根。杭白芷：类圆锥形而具四棱，长10~20cm，直径1.5~2.5cm，表面灰黄色或淡棕色，有较少的纵皱纹；布有多数的皮孔样横向突起（疙瘩丁），质坚硬；饮片断面粉质，白色或类白色，皮部有多数油点，形成层环状棕色，明显；木质部淡棕灰色，约占横断面1/2强，射线紧密，自中心向四周辐射。川白芷：类圆锥形而无明显的棱脊，长7~24cm，直径1.5~2cm，有时附有支根，表面黄色或淡棕色，有众多皱纹，分布少有的皮孔样横向突起，质坚硬而较轻；饮片断面粉质，全部淡棕色，随处密布棕色油点，形成层环状，木质部约占横断面1/3强，射线紧密，自中心向四周辐射。以条粗壮、体重、粉性足、香

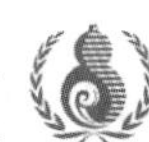

气浓郁者为佳。

【别名】薛芷、芳香、苻蓠、泽芬、香白芷、香棒。

【性味】辛，温。

【归经】肺、胃、大肠经。

【功效】祛风散寒，通窍止痛，燥湿止带，消肿排脓。

【主治】

1. 风寒表证　本品辛散温通，芳香透窍，祛风解表散寒之力较温和，而以止痛、通鼻窍为特长，最适宜于外感风寒、头身疼痛、鼻塞流涕，常与防风、羌活、川芎等祛风散寒止痛药同用，如九味羌活汤（《此事难知》）。

2. 阳明头痛，牙痛，痹痛等证　本品辛散温通，尤善散阳明经风寒湿邪而止痛，为治阳明经头痛、牙龈肿痛要药。治阳明头痛、眉棱骨痛、头风痛等，属外感风寒者，可单用，如都梁丸（《百一选方》）；或与川芎、防风、细辛等祛风止痛药同用，如川芎茶调散（《太平惠民和剂局方》）；属外感风热者，常与薄荷、菊花、蔓荆子等疏散风热药配伍。风冷牙痛，可与细辛、川芎等同用，如一捻金散（《御药院方》）；风热牙痛，多与石膏、荆芥穗等药配伍，如风热散（《仙拈集》）。治风寒湿痹，关节疼痛，屈伸不利者，常配伍苍术、草乌、川芎等药，如神仙飞步丹（《袖珍方》）。

3. 鼻渊　本品辛散温通，芳香通鼻窍，为治鼻渊要药。治鼻渊，鼻塞不通，浊涕不止，前额疼痛，常与苍耳子、辛夷等散风寒、通鼻窍药配伍，如苍耳子散（《重订严氏济生方》）。

4. 带下证　本品芳香燥烈，善除阳明经湿邪而燥湿止带。治寒湿下注、白带过多者，多与鹿角霜、白术、茯苓等温阳散寒、健脾除湿药同用；湿热下注，带下黄赤者，常与车前子、黄柏等清热利湿、燥湿药同用。

5. 疮痈肿毒　本品辛散温通，未溃者能消散，已溃者能排脓，为外科常用药。疮疡初起，红肿热痛者，每与金银花、当归、穿山甲等散结消肿止痛药配伍，如仙方活命饮（《校注妇人大全良方》）；若脓成难溃者，常与人参、黄芪、当归等益气补血药同用，如托里透脓散（《医宗金鉴》）。

此外，本品祛风止痒，外用可治多种皮肤疾病，如瘾疹、湿疹、白癜风、面部色斑、狐臭等。

按语：白芷最早见于《神农本草经》，列为中品。本品辛温，芳香气烈，入肺、胃经。辛能行散，温能祛寒，性燥除湿，芳香走窜上达，既善散阳明经风寒湿邪，又善通鼻窍、止痛，为治风寒表证、头痛、牙痛、鼻塞、鼻渊等常用之品，对邪入阳明经的头痛、牙痛尤为多用。此外，本品亦可消肿排脓、燥湿止带，以治疮疡肿毒、带下过多等证。

【用法用量】煎服，3~9g。外用适量。

【使用注意】本品辛香温燥，阴虚血热者忌服。

【现代研究】

1. 化学成分　白芷主要含挥发油，以及欧前胡素、白当归素等多种香豆素类化合物，另含白芷毒素、花椒毒素、甾醇、硬脂酸等。

2. 药理作用 小量白芷毒素能兴奋中枢神经、升高血压，使呼吸加深，脉搏变慢，引起流涎呕吐；大量能引起强直性痉挛，继以全身麻痹。白芷水煎剂对大肠杆菌、痢疾杆菌、伤寒杆菌、绿脓杆菌、变形杆菌及真菌等有一定抑制作用。所含挥发油有解热、抗炎、镇痛、解痉、抗癌作用。

【文献摘要】

《神农本草经》："主女人漏下赤白，血闭阴肿，寒热，风头侵目泪出，长肌肤，润泽。"

《滇南本草》："祛皮肤游走之风，止胃冷腹痛寒痛，周身寒湿疼痛。"

《本草纲目》："治鼻渊、鼻衄、齿痛、眉棱骨痛，大肠风秘，小便出血，妇人血风眩运，翻胃吐食；解砒毒，蛇伤，刀箭金疮。"

香薷 Xiangru

《名医别录》

为唇形科植物石香薷 *Mosla chinensis* Maxim. 或江香薷 *Mosia chinensis* 'Jiangxiangru' 的干燥地上部分。主产于江西、安徽、河南等地，为栽培品，夏、秋二季茎叶茂盛、果实成熟时采割，除去杂质，晒干。切段，生用。

【药材特征】本品长 30~50cm，基部紫红色，上部黄绿色或淡黄色，全体密被白色茸毛。茎方柱形；直径 1~2mm，节明显，节间长 4~7cm；质脆，易折断。叶对生，多皱缩或脱落，叶片展平后呈长卵形或披针形，暗绿色或黄绿色，边缘有疏锯齿。穗状花序顶生及腋生，苞片宽卵形，脱落或残存；花萼宿存，钟状，淡紫红色或灰绿色，先端 5 裂，密被茸毛。小坚果 4，近圆球形，具网纹，网间隙下凹呈浅凹状。气清香而浓，味微辛而凉。以质嫩、茎淡紫色、叶绿色、花穗多、香气浓烈者为佳。

【别名】香茹、香草。

【性味】辛，微温，芳香。

【归经】肺、胃经。

【功效】发汗解表，化湿和中，利水消肿。

【主治】

1. 暑湿表证 本品辛温发散，入肺经能外散暑邪而发汗解表，气味芳香，入脾胃能内化暑湿而和中，有"夏月麻黄"之称，为暑天解表要药，多用于暑天贪凉饮冷，外感风寒，内伤暑湿，症见恶寒、发热、头痛身重、无汗、脘满纳差、苔腻或呕吐腹泻等，常与厚朴、白扁豆配伍，如香薷散（《太平惠民和剂局方》）。

2. 水肿脚气 本品辛散温通，外能发汗以散肌表之水湿，内能开宣肺气，通畅水道，以利水消肿，多用于水肿而有表证者。治水肿、小便不利及脚气浮肿，可单用或配伍健脾利水的白术，如深师薷术丸（《外台秘要》）。

按语：香薷最早见于《名医别录》。本品辛，微温，其气芳香，入肺、胃经，外能发汗解表，内能化湿和中，兼能利水消肿，为治夏季感冒、暑湿要药，其发汗解表作用强，故前人称"香薷乃夏月解表之药""夏月之用香薷，尤冬月之用麻黄"。

香薷解暑，乃解阴暑，若烈日暴晒，突然晕倒，汗出口渴，脉虚大而散之阳暑，当清暑益气，生津益气，香薷非其所宜，临证应注意区别。

【用法用量】煎服，3~9g。用于发表，量不宜过大，且不宜久煎；用于利水消肿，量宜稍大，且须浓煎。

【使用注意】本品辛温发汗之力较强，表虚有汗及暑热证当忌用。

【现代研究】

1. 化学成分　本品含挥发油，油中主要有香荆芥酚、百里香酚等成分；另含甾醇、黄酮苷等。

2. 药理作用　挥发油有发汗解热作用，还能刺激消化腺分泌及胃肠蠕动，并对金黄色葡萄球菌、伤寒杆菌、脑膜炎双球菌等有较强的抑制作用；香薷水煎剂有一定抗病毒作用；香薷酊剂能刺激肾血管而使肾小球充血，滤过性增大而有利尿作用。

【文献摘要】

《名医别录》："主霍乱腹痛，吐下，散水肿。"

《滇南本草》："解表除邪，治中暑头疼，暑泻肚肠疼痛，暑热咳嗽，发汗，温胃，和中。"

《本草纲目》："世医治暑病，以香薷饮为首药。然暑有乘凉饮冷，致阳气为阴邪所遏，遂病头痛，发热恶寒，烦躁口渴，或吐或泻或霍乱者，宜用此药，以发越阳气，散水和脾，……盖香薷乃夏月解表之药，如冬月之用麻黄。气虚者尤不可多服，而今人不知暑伤元气，不拘有病无病，概用代茶，谓能避暑，真痴人说梦也。"

藁本 Gaoben

《神农本草经》

为伞形科植物藁本 *Ligusticum sinensis* Oliv. 或辽藁本 *Ligusticum jeholense* Nakai et Kitag. 的干燥根茎及根。藁本主产于陕西、甘肃、河南、四川、湖北、湖南等地；辽藁本主产于辽宁、吉林、河北等地。秋季茎叶枯萎或次春出苗时采挖，除去泥沙，晒干或烘干。切片，生用。

【药材特征】根茎呈不规则结节状圆柱形，稍扭曲，有分枝，长3~10cm，直径1~2cm。纤维状。气浓香，味辛、苦、微麻。表面棕褐色或暗棕色，粗糙，有纵皱纹，上侧残留数个凹陷的圆形茎基，下侧有多数点状突起的根痕及残根。体轻，质较硬，易折断，断面黄色或黄白色。以香气浓者为佳。

【别名】藁板、辽藁本、藁茇、鬼卿、山茝。

【性味】辛，温。

【归经】膀胱经。

【功效】发表散寒，祛风胜湿。

【主治】

1. 外感风寒，颠顶疼痛　本品辛温香燥，性味俱升，善达颠顶，长于发散太阳经风寒湿邪，故有较好的止痛作用，多治外感风寒，循经上犯，症见头痛、鼻塞、巅顶痛甚者，常与羌活、川芎等祛风湿、止痛药同用，如神术散（《太平惠民和剂局方》）；治外感风寒夹湿，头身疼痛明显者，常与羌活、独活、防风等祛风散寒、除湿止痛药配伍，如羌活胜湿汤（《内外伤辨惑论》）。

2. 风寒湿痹 本品辛散温通香燥，能祛除风寒湿邪而止痹痛。治风湿相搏，一身尽痛，常与羌活、苍术等祛风湿药同用，如除风湿羌活汤（《内外伤辨惑论》）。

按语：藁本最早见于《神农本草经》，列为中品。本品辛温香燥升散，入膀胱经，善达颠顶，为治外感风寒，颠顶疼痛要药；并善祛除肌肉、经络筋骨间风湿之邪，而治风寒湿痹证。

【用法用量】煎服，3~9g。

【使用注意】本品辛温香燥，凡阴血亏虚、肝阳上亢、火热内盛之头痛者忌服。

【现代研究】

1. 化学成分 本品含挥发油，其中主要成分是3-丁基苯肽、蛇床肽内酯，辽藁本根含挥发油1.5%。另含生物碱、棕榈酸等成分。

2. 药理作用 藁本挥发油有镇静、镇痛、解热及抗炎作用，并能抑制肠和子宫平滑肌收缩，还有降压、扩张冠状动脉、增加冠状动脉血流量、改善心肌缺血作用。藁本煎剂对常见致病性皮肤癣菌有抗菌作用。

【文献摘要】

《神农本草经》："主妇人疝瘕，阴中寒，肿痛，腹中急，除风头痛。"

《医学启源》："治头痛，胸痛，齿痛。"

《本草正义》："藁本味辛气温，上行升散，专主太阳太阴之寒风寒湿，而能疏达厥阴郁滞，功用与细辛、川芎、羌活近似。"

辛夷 Xinyi

《神农本草经》

为木兰科植物望春花 *Magnolia biondii* pamp.、玉兰 *Magnolia denudata* Desr. 或武当玉兰 *Magnolia sprengeri* Pamp. 的干燥花蕾。主产于河南、安徽、湖北、四川、陕西等地。玉兰多为庭园栽培。冬末春初花未开放时采收，除去枝梗，阴干入药用。

【药材特征】望春花：本品呈长卵形，似毛笔头，长1.2~2.5cm，直径0.8~1.5cm。基部常具短梗，长约5mm，梗上有类白色点状皮孔。苞片2~3层，每层2片，两层苞片间有小鳞芽，苞片外表面密被灰白色或灰绿色茸毛，内表面类棕色，无毛。花被片9，类棕色，外轮花被片3，条形，约为内两轮长的1/4，呈萼片状，内两轮花被片6，每轮3，轮状排列。雄蕊和雌蕊多数，螺旋状排列。体轻，质脆。气芳香，味辛凉而稍苦。

玉兰：长1.5~3cm，直径1~1.5cm。基部枝梗较粗壮，皮孔浅棕色。苞片外表面密被灰白色或灰绿色茸毛。花被片9，内外轮同型。

武当玉兰：长2~4cm，直径1~2cm。基部枝梗粗壮，皮孔红棕色。苞片外表面密被淡黄色或淡黄绿色茸毛，有的最外层苞片茸毛已脱落而呈黑褐色。花被片10~12

(15)，内外轮无显著差异。

以花蕾未开、身干、色绿、完整、内瓣紧密、无枝梗、香气浓者为佳。

【别名】木笔花、望春花、侯桃、玉兰、辛夷花。

【性味】辛，温。

【归经】肺、胃经。

【功效】发散风寒，宣通鼻窍。

【主治】

1. 风寒头痛、鼻渊头痛　本品辛散温通，芳香通窍，其性上达，外能祛除风寒邪气，内能升达肺胃清气，善通鼻窍，为治鼻渊头痛、鼻塞流涕之要药。鼻渊偏风寒者，多与白芷、苍耳子等散风寒、通鼻窍药配伍，如苍耳子散（《重订严氏济生方》）；偏风热者，常与薄荷、黄芩等疏风热、清肺热药同用。肺胃郁热发为鼻疮者，可与黄连、连翘、野菊花等清热泻火解毒药配伍。

按语：辛夷最早见于《神农本草经》，列为上品。本品辛温芳香，入肺胃经，其性上达走窜，善于宣通鼻窍，为治鼻渊头痛、鼻塞流涕之要药。

【用法用量】煎服，3~9g；本品有毛，易刺激咽喉，入汤剂宜用纱布包煎。

【使用注意】鼻病阴虚火旺者忌服。

【现代研究】

1. 化学成分　望春花花蕾含挥发油，油中主含望春花素、桉叶素、α-菠烯等，并含木脂素、生物碱；玉兰花蕾亦含挥发油，油中主含丁香油酚、柠檬醛、桉叶素生物碱等；武当玉兰花蕾含挥发油、柳叶木兰碱、武当玉兰碱等成分。

2. 药理作用　本品有收缩鼻黏膜血管的作用，而能保护鼻黏膜，促进黏膜分泌物的吸收，减轻炎症，使鼻腔通畅。挥发油有镇静、镇痛、抗过敏、降血压作用。辛夷浸剂或煎剂对动物有局部麻醉作用。辛夷水煎剂对多种致病菌均有抑制作用。

【文献摘要】

《神农本草经》："主五脏身体寒热风，头脑痛。"

《名医别录》："温中解肌，利九窍，通鼻窍、涕出，治面肿引齿痛，眩冒、身几几如在车船之上者。生须发，去白虫。"

《本草纲目》："鼻渊，鼻鼽，鼻窒，鼻疮及痘后鼻疮。""辛夷之辛温，走气而入肺，能助胃中清阳上行通于天，所以能温中、治头面目鼻之病。"

苍耳子 Cangerzi

《神农本草经》

为菊科植物苍耳 *Xanthium sibiricum* Patr. 的干燥成熟带总苞的果实。产于全国各地，多自产自销。秋季果实成熟时采收，干燥，除去梗、叶等杂质。炒去硬刺用。

【药材特征】一年生草本，高 20~90cm。干燥带总苞的果实呈纺锤形或卵圆形，长 1~1.5cm，直径 0.4~0.7cm。表面黄棕色或黄绿色，全体有钩刺，顶端有 2 枚较粗的刺，分离或相连，基部有果梗痕。质硬而韧，横切面中央有纵隔膜，2 室，各有 1 枚瘦果。瘦果略呈纺锤形，一面较平坦，顶端具一突起的花柱基，果皮薄，灰黑色，具纵纹。种皮膜质，浅灰色，子叶 2，有油性。气微，味微苦。以粒大、饱满、色棕黄色者为佳。

【别名】苍子、苍耳蒺藜、苍刺头、毛苍子、菒耳。

【性味】辛、苦，温。有毒。

【归经】肺经。

【功效】发散风寒，宣通鼻窍，除湿止痛。

【主治】

1. 鼻渊、风寒表证 本品辛温宣散，苦燥湿浊，既能外散风寒，又能宣通鼻窍，为治鼻渊之良药。治外感风寒，恶寒发热、头身疼痛、鼻塞流涕者，可与防风、白芷、羌活等发散风寒药同用；治鼻渊头痛、不闻香臭、时流浊涕者，一药数效，标本兼治，既可内服，又可外用，尤宜于鼻渊而有外感风寒者，常与辛夷、白芷等散风寒、通鼻窍药配伍，如苍耳子散（《重订严氏济生方》）；鼻渊证属风热外袭或湿热内蕴者，又常与薄荷、黄芩等疏散风热、清热药同用。

2. 风湿痹证 本品辛散苦燥，性温散寒，能祛风除湿，通络止痛。治风湿痹证，关节疼痛、四肢拘挛，可单用，或与羌活、威灵仙、木瓜等药同用。

此外，本品尚能止痒，与地肤子、白鲜皮、白蒺藜等药同用，治风疹瘙痒。

按语：苍耳子最早见于《神农本草经》，列为中品。本品辛苦温，有毒，入肺经，辛温宣散，苦燥湿浊，既外散风寒，宣通鼻窍，为治鼻渊之良药；又祛风胜湿，通络止痛，治风湿痹证，关节疼痛、四肢拘挛等。因其有毒，用时注意。

【用法用量】煎服，3~9g。或入丸、散。

【使用注意】血虚头痛不宜服用。过量服用易致中毒。

【现代研究】

1. 化学成分 本品含苍耳子苷、生物碱、苍耳醇、脂肪油、蛋白质、维生素 C 等。

2. 药理作用 所含苍耳子苷有显著的降血糖作用。对金黄色葡萄球菌、乙型链球菌、肺炎双球菌有一定抑制作用，并有抗真菌作用。煎剂有镇咳作用，小剂量有呼吸兴奋作用，大剂量则抑制。煎剂对心脏有抑制作用，可使心率减慢，收缩力减弱。

3. 不良反应 本品具有毒性。中毒主要表现为肾脏损害，引起氮质血症，而使肝脏充血、脂肪变性，肝功能急剧损害，继发脑水肿，引起强直性痉挛，最后死亡。早期表现有头晕头痛，全身不适，恶心、呕吐咖啡色物，轻度腹胀，伴腹泻或便秘；重者烦躁不安，或倦怠萎靡、嗜睡、口渴、尿少、昏迷、全身强直性痉挛、黄疸、肝脾肿大、肝功能障碍，尿中出现蛋白、红细胞、管型，以及呼吸、循环、肾功能衰竭而死亡。苍耳子中毒的主要原因是用量过大（一次超过 30g）和炮制不当。因此要严格控制剂量，入汤剂以 3~9g 为宜，并严格炮制规范，遵循去刺的原则。苍耳子中毒救治的一般疗法是：早期静脉补液解毒；在 12h 内予以 1：2 000 高锰酸钾液洗胃，温盐水高位结肠灌肠，催吐，导泻；防止心衰，在葡萄糖液中加入氢化可的松 100mg，每日 1 次，血压低者可在液体中加去甲肾上腺素；口服或注射维生素 B_1 保肝。

【文献摘要】

《神农本草经》："主风头寒痛，风湿周痹，四肢拘挛痛，恶肉死肌。"

《本草备要》："善发汗，散风湿，上通脑顶，下行足膝，外达皮肤。治头痛，目暗，齿痛，鼻渊，去刺。"

《玉楸药解》："消肿开痹，泄风去湿。治疥疠风瘙瘾疹。"

附药　苍耳草

为苍耳的茎叶。性味苦、辛、微寒；有小毒。功能祛风，清热，解毒。常用治风湿痹痛，四肢拘急等。亦可用于麻风、疔毒、皮肤瘙痒诸证。本品有毒，内服不宜过量，不能持续服用。用量6~15g，水煎或熬膏及入丸、散。外用适量。本品散气耗血，体虚者慎用。

胡荽 Husui

《食疗本草》

为伞形科植物芫荽 *Coriandrum sativum* L. 的全草。我国各地均有种植。八月果实成熟时连根挖起，去净泥土。鲜用或晒干切段生用。

【药材特征】一年生草本，全株无毛。主根细，通常纺锤形，具多数支根。茎直立，中空，高20~60cm，具细条棱。干燥的全草，叶多卷缩脱落，呈草黄色；茎亦枯萎，粗约1mm；根须卷曲，具浓烈的特殊香味。以色绿、完整、香气浓者为佳。

【别名】芫荽、香菜、园荽。

【性味】辛，温。

【归经】肺、胃经。

【功效】发表透疹，开胃消食。

【主治】

1. 麻疹初期、透发不畅　本品辛温香散，能发散风寒，透疹外出，治风寒束表，疹发不畅者，可单用煎汤熏洗，或与荆芥、薄荷等解表透疹药同用。

2. 消食下气　本品气味芳香，能开胃消食，增进食欲，多作调味品。治饮食积滞，胃纳不佳者，常与健脾消食、行气和中药配用。

【用法用量】煎服，3~6g。外用适量。

【使用注意】热毒壅盛而疹出不畅者忌服。

【现代研究】

1. 化学成分　本品含挥发油、维生素C、苹果酸钾、正癸醛、芳樟醇等。

2. 药理作用　胡荽有促进外周血液循环的作用。胡荽子能增进胃肠腺体分泌和胆汁分泌。挥发油有抗真菌作用。

【文献摘要】

《日用本草》："消谷化气，通大小肠结气。治头疼齿病，解鱼肉毒。"

《医林纂要》："升散阴气，辟邪气，发汗，托疹。"

柽柳 Chengliu

《开宝本草》

为柽柳科植物柽柳 *Tamarix chinensis* Lour. 的嫩枝叶。全国各地均有分布，野生或栽培。5~6 月花未开时割取细嫩枝叶，阴干。切段，生用。

【药材特征】为落叶灌木或小乔木。叶互生，披针形，鳞片状，小而密生，呈浅蓝绿色。小枝下垂，纤细如丝，婀娜可爱。总状花序集生于当年枝顶，组成圆锥状复花序；花粉红色，夏秋开花，有时一年开 3 次花。蒴果 10 月成熟，通常不结实。以色绿质嫩、无杂质者为佳。

【别名】西河柳、观音柳、赤柽柳。

【性味】辛，平。

【归经】肺、胃、心经。

【功效】发表透疹，祛风除湿。

【主治】

1. 麻疹不透，或风寒外束，疹毒内陷 本品辛散透发，功专发表透疹，常用治麻疹初起，疹出不畅，或表邪外束，疹毒内陷者，多与牛蒡子、竹叶等透疹药同用，如竹叶柳蒡汤（《先醒斋医学广笔记》）；或煎汤熏洗、擦摩。另外，本品煎汤熏洗可治风疹瘙痒，或配伍防风、荆芥、薄荷等祛风止痒药。

2. 风湿痹证 本品辛散，有祛风除湿作用，治疗风湿痹证，肢节疼痛，常与羌活、秦艽等祛风湿、止痹痛药同用。

【用法用量】煎服，3~10g。外用适量。

【使用注意】麻疹已透者不宜使用。用量过大易致心烦、呕吐。

【现代研究】

1. 化学成分 本品含挥发油、芸香苷、槲皮苷、有机酸、树脂、胡萝卜苷等。

2. 药理作用 柽柳煎剂有明显的止咳作用，并对肺炎球菌、甲型链球菌、白色葡萄球菌及流感杆菌有抑制作用，还有一定的解热、解毒、抗炎及减轻四氯化碳引起肝组织损害作用。

【文献摘要】

《本草备要》："治痧疹不出，喘嗽闷乱。"

《本经逢原》："去风。煎汤浴风疹身痒效。"

第二节 疏散风热药

本类药物性味多辛苦而偏寒凉，辛以发散，凉可祛热，主入肺、肝经，具有疏散风热作用，其发汗解表作用较发散风寒药缓和。主要用于风热感冒以及温病初起邪在卫分，症见发热、微恶风寒、头痛目赤、咽干口渴、舌边尖红、苔薄黄、脉浮数等。部分疏散风热药还兼有清头目、利咽喉、透疹、止痒、止咳的作用，又可用以治疗风

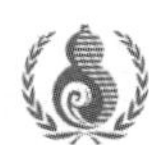

热所致目赤多泪、咽喉肿痛、麻疹不透、风疹瘙痒，以及风热咳嗽等证。

菊花 Juhua

《神农本草经》

为菊科植物菊 *Chrysanthemum morifolium* Ramat. 的干燥头状花序。主产于浙江、安徽、河南，四川、河北、山东等地亦产。多栽培。9~11 月花盛开时分批采收，阴干或焙干，或熏、蒸后晒干。生用。药材按产地和加工方法的不同，分为“亳菊”“滁菊”“贡菊”“杭菊”等，以亳菊和滁菊品质最优。由于花的颜色不同，又有黄菊花和白菊花之分。

【药材特征】多年生草本，高 60~150cm。茎直立，多分枝，具细毛或绒毛。叶互生，卵形至披针形，长约 5cm，宽 3~4cm，略作羽状分裂，边缘有粗锯齿，下面具白色绒毛；有叶柄。

亳菊：呈倒圆锥形或圆筒形，有时稍压扁呈扇形，直径 1.5~3cm，离散。总苞碟状；总苞片 3~4 层，卵形或椭圆形，草质，黄绿色或褐绿色，外面被柔毛，边缘膜质。花托半球形，无托片或托毛。舌状花数层，雌性，位于外围，类白色，劲直，上举，纵向折缩，散生金黄色腺点；管状花多数，两性，位于中央，为舌状花所隐藏，黄色，顶端 5 齿裂。瘦果不发育，无冠毛。体轻，质柔润，干时松脆。气清香，味甘、微苦。

滁菊：呈不规则球形或扁球形，直径 1.5~2.5cm。舌状花尖白色，不规则扭曲，内卷，边缘皱缩，有时可见淡褐色腺点；管状花大多隐藏。

贡菊：呈扁球形或不规则球形，直径 1.5~2.5cm。舌状花白色或类白色，斜升，上部反折，边缘稍内卷而皱缩，通常无腺点；管状花少，外露。

杭菊：呈碟形或扁球形，直径 2.5~4cm，常数个相连成片。舌状花类白色或黄色，平展或微折叠，彼此粘连，通常无腺点；管状花多数，外露。

以花朵完整、颜色鲜艳、气清香、少梗叶者为佳。

【别名】白菊花、黄菊花、滁菊花、杭菊花。

【性味】辛、甘、苦，微寒。

【归经】肺、肝经。

【功效】疏散风热，平肝明目，清热解毒。

【主治】

1. 外感风热，温病初起　本品味辛疏散，质轻达表，气清升浮，微寒清热，具有疏散风热之功，但发散表邪之力较弱。用于外感风热，或温病初起，邪在卫分，发热、头痛、咳嗽等，常与桑叶相须为用，并配伍连翘、薄荷、桔梗等，如桑菊饮（《温病条辨》）。

2. 肝阳上亢，头晕目眩　本品性寒，入肝经，能清肝热、平肝阳，用治肝阳上亢，头痛眩晕，常与石决明、白芍、珍珠母等平肝潜阳药同用。治肝火上攻而眩晕、头痛，肝经热盛、热极动风者，可与羚羊角、钩藤、桑叶等清肝热、息肝风药同用，如羚角钩藤汤（《通俗伤寒论》）。

3. 目赤肿痛 本品辛散苦泄，微寒清热，入肝经，既能疏散肝经风热，又能清泄肝热而明目，为眼科要药，无论肝经风热或肝火上攻所致目赤肿痛，均可应用。治肝经风热，目赤肿痛，常与蝉蜕、木贼、白僵蚕等疏散风热明目药配伍；治肝火上攻，目赤肿痛，多配伍决明子、夏枯草等清肝明目药；治肝肾不足，目失所养，眼目昏花，视物不清，常配伍枸杞子、熟地黄、山茱萸等滋补肝肾、益阴明目药，如杞菊地黄丸（《医级》）。

4. 疮痈肿毒 本品味苦性微寒，能清热解毒，用治疮痈肿毒，常与金银花、甘草配伍，如甘菊汤（《揣摩有得集》）。

按语：菊花最早见于《神农本草经》，列为上品。仲景仅在《金匮要略》中用菊花1方次，主治中风病，如仲景侯氏黑散。本品清香疏泄，质轻升浮，辛甘苦微寒，入肺、肝经；味辛微寒入肺经以散上焦风热；甘寒益阴，苦寒泄热，入肝经可清泄肝热而明目，平抑肝阳而治眩晕，为眼科要药。凡肝经风热所致目疾、头痛、头晕是为主治。此外，又能清热解毒，治外科疔疮肿毒。菊花入药有白菊花、黄菊花、野菊花三种，《日用本草》："花大而香者为甘菊，花小而黄者为黄菊，花小而气恶者为野菊。"

【用法用量】煎服。仲景侯氏黑散中用量为四十分。目前常规用量5~10g。疏散风热宜用黄菊花，平肝、清肝明目宜用白菊花，解疔疮肿毒多用野菊花。

【使用注意】《神农汇言》："气虚胃寒，食少泄泻之病，宜少用之。"脾胃虚寒者慎服。

【现代研究】

1. 化学成分 本品含挥发油，油中为樟脑、龙脑、菊油环酮等，此外，还含有菊苷、黄酮、腺嘌呤、胆碱、水苏碱、维生素A、维生素B_1、维生素E、氨基酸等。

2. 药理作用 菊花水浸剂或煎剂对金黄色葡萄球菌、链球菌、多种致病性杆菌及皮肤真菌均有一定抗菌作用，对流感病毒和钩端螺旋体亦有抑制作用。菊花制剂有扩张冠状动脉、增加冠状动脉血流量、提高心肌耗氧量的作用，并有降压、缩短凝血时间、解热、抗炎、镇静作用。

【文献摘要】

《神农本草经》："主诸风头眩、肿痛，目欲脱，泪出，皮肤死肌，恶风湿痹，利血气。"

《本草便读》："平肝疏肺，清上焦之热邪，治目祛风，益阴滋肾。"

《本草纲目拾遗》："专入阳分。治诸风头眩，解酒毒疔肿。""黄茶菊：明目祛风，搜肝气，治头晕目眩，益血润容，入血分。白茶菊：通肺气，止咳逆，清三焦郁火，疗肌热，入气分。"

柴胡 Chaihu

《神农本草经》

为伞形科植物柴胡 *Bupleurum chinensie* DC. 或狭叶柴胡 *Bupleurum scorzonerifolium* Willd. 的干燥根。按性状不同，分别习称"北柴胡"及"南柴胡"。北柴胡主产于河

北、河南、辽宁、湖北、陕西等地，其根头膨大，少弯曲而质较硬，故又称硬柴胡；南柴胡主产于湖北、四川、安徽、黑龙江、吉林等地，其根较细，多弯曲不直，质地较软，故称软柴胡、细柴胡。春、秋二季采挖，除去茎叶及泥沙，干燥。切段，生用或醋炙用。

【药材特征】多年生草本，高 50~85cm。主根较粗大，棕褐色，质坚硬。北柴胡：根呈圆柱形或长圆锥形，主根顺直或稍弯曲，下部有分枝，根头膨大，呈疙瘩状，长 6~15cm，直径 0.3~0.8cm。表面黑褐色或浅棕色，具纵皱纹、支根痕及皮孔。质硬而韧，不易折断，断面显纤维性，皮部浅棕色，木部黄白色。气微香，味微苦。南柴胡：根较细，圆锥形，顶端有多数细毛状枯叶纤维，下部多不分枝或稍分枝。表面红棕色或黑棕色，靠近根头处多具细密环纹。质稍软，易折断，断面略平坦，不显纤维性。气味同北柴胡。以条粗长、须根少者为佳。

【别名】北柴胡、南柴胡。

【性味】苦、辛，微寒。

【归经】肝、胆经。

【功效】和解退热，疏肝解郁，升举阳气。

【主治】

1. 少阳证，外感发热　本品辛散苦泄，微寒退热，善于解表退热和疏散少阳半表半里之邪，为治少阳证要药。治伤寒邪在少阳，症见寒热往来、胸胁苦满、口苦咽干、目眩等，常与黄芩同用，以清半表半里之邪，而奏和解少阳之功，如《伤寒论》中小柴胡汤。治外感发热，无论风热、风寒表证，皆可应用。风寒表证，恶寒发热，头身疼痛，常与防风、生姜等药配伍，如正柴胡饮（《景岳全书》）。外感风寒，寒邪入里化热，恶寒渐轻，身热增盛者，常配伍葛根、黄芩、石膏等，以解表清里，如柴葛解肌汤（《伤寒六书》）。治疗风热感冒，发热，头痛等症，多与菊花、薄荷、升麻等辛凉解表药配伍。

2. 肝气郁滞，胸胁胀痛、妇女月经不调　本品辛行苦泄，善条达肝气，疏肝解郁，为治疗肝气郁结常用药，《神农本草经》谓其“主心腹肠胃中结气”，治胸胁疼痛，无论内伤肝郁，外伤跌仆，均可应用。肝气郁滞，胸胁或少腹胀痛、情志抑郁、妇女月经失调、痛经等，多与香附、川芎、白芍同用，如柴胡疏肝散（《景岳全书》）。若肝郁血虚，脾失健运，妇女月经不调，乳房胀痛，胁肋作痛，神疲食少，脉弦而虚者，常配伍当归、白芍、茯苓等，如逍遥散（《太平惠民和剂局方》）。

3. 气虚下陷，脱肛、子宫下垂等证　本品能升举脾胃清阳之气，用治中气不足，气虚下陷所致的脘腹重坠作胀，食少倦怠，久泻脱肛，子宫下垂等脏器脱垂，多与人参、黄芪、升麻等配伍，以补气升阳，如补中益气汤（《脾胃论》）。

另外，本品有清胆退热截疟作用。治疟疾，寒热阵作，可与黄芩、常山、草果等配伍以增强疗效。

按语：柴胡最早见于《神农本草经》列为上品。仲景在《伤寒论》和《金匮要略》中入 14 方次，主治少阳病、少阴病、虚劳病、疟病等。柴胡味苦辛，性微寒，轻清升散，宣透疏达，入肝胆经。既长于疏散少阳半表半里之邪，为治少阳证的主药，如小柴胡汤、大柴胡汤、柴胡桂枝汤等，仲景用柴胡均取其和解少阳之功；又善疏泄肝气而解郁结，为治肝气郁结证之要药。可升举清阳之气而举陷，以治气虚下陷、久泻脱肛；还常治疟疾寒热，有清胆退热截疟之效；亦常用于外感发热之证，具良好的疏散退热作用。

【用法用量】煎服。仲景最大用量为半斤，最小量为二两十六株，目前常规用量3~9g。解表退热宜生用，用量宜稍重；疏肝解郁宜醋炙，用量为常规用量；升阳可生用或酒炙，其用量宜稍轻。

【使用注意】柴胡其性升散，古人有“柴胡劫肝阴”之说，阴虚阳亢，肝风内动，阴虚火旺及气机上逆者忌用或慎用。

【现代研究】

1. 化学成分 柴胡根主含柴胡皂苷、α-菠菜甾醇、柴胡醇、挥发油及柴胡多糖等。

2. 药理作用 柴胡皂苷及挥发油有明显的解热、抗炎作用。柴胡皂苷还有镇静、镇痛、解热、镇咳等广泛的中枢抑制作用。柴胡皂苷及其挥发油有降低血浆胆固醇、抗脂肪肝、抗肝损伤、利胆、降转氨酶等作用，还有抑制胃酸分泌、抗溃疡、抑制胰蛋白酶等作用。柴胡煎剂对结核杆菌、流感病毒有抑制作用，并有抗肿瘤、抗辐射及增强免疫功能等作用。

【文献摘要】

《神农本草经》：“主心腹肠胃结气，饮食积聚，寒热邪气，推陈致新。”

《本草备要》：“治阳气下陷，能引清气上行，厥阴之邪热，宣扬气血，散结调经。为足少阳表药，治伤寒邪热，痰热结实，虚劳肌热。”

《本草纲目》：“治阳气下陷，平肝、胆、三焦、包络相火，及头痛、眩晕，目昏、赤痛障翳，耳聋鸣，诸疟，及肥气寒热，妇人热入血室，经水不调，小儿痘疹余热，五疳羸热。”

《珍珠囊》：“去寒热往来，非柴胡不能除。”

升麻 Shengma

《神农本草经》

为毛茛科植物大三叶升麻 *Cimicifuga heracleifolia* Kom.、兴安升麻 *Cimicifuga dahurica*（Turcz.）Maxim. 或升麻 *Cimicifuga foetida* L. 的干燥根茎。主产于辽宁、吉林、黑龙江，河北、山西、陕西、四川、青海等地亦产。秋季采挖，除去泥沙，晒至须根干时，燎去或除去须根，晒干。切片，生用或蜜制用。

【药材特征】多年生草本，高1~2m。根茎粗壮，坚实，为不规则的长形块状，多分枝，呈结节状，长10~20cm，直径2~4cm。表面黑褐色或棕褐色，粗糙不平，有坚硬的细须根残留，上面有数个圆形空洞的茎基痕，洞内壁显网状沟纹，下面凹凸不平，具须根痕。体轻，质坚硬，不易折断，断面不平坦，有裂隙，纤维性，黄绿色或淡黄白色，气味微苦而涩。以体大、质坚、外皮黑褐色、断面黄绿色、无须根者为佳。

【别名】周升麻、绿升麻、周麻。

【性味】辛、微甘，微寒。

【归经】肺、脾、胃、大肠经。

【功效】解表透疹，清热解毒，升阳举陷。

【主治】

1. 外感表证，麻疹不透　本品辛甘微寒，性能升散，有发表退热，宣毒透疹之功。治风热表证，多与桑叶、菊花等辛凉解表药配伍。风寒表证，常与麻黄、紫苏、白芷等辛温解表药同用，如十神汤（《太平惠民和剂局方》）。外感风热夹湿之阳明经头痛，常与苍术、鲜荷叶等药配伍，如清震汤（《症因脉治》）。麻疹初起，疹出不畅，多与葛根相须为用，如升麻葛根汤（《阎氏小儿方论》）；麻疹欲出不出，身热无汗，咳嗽咽痛，烦渴尿赤者，多与葛根、薄荷、荆芥等药配伍，如宣毒发表汤（《痘疹仁端录》）。

2. 阳明热毒所致多种病证　本品甘寒，有清热解毒之功，为清热解毒良药，因其尤善清解阳明热毒，故阳明热毒炽盛所致的多种病证尤为多用。仲景用升麻鳖甲汤治疗“面赤斑斑如锦纹，咽喉痛，唾脓血”之阳毒证。若牙龈肿痛、口舌生疮，常与生石膏、黄连等配伍，如清胃散（《兰室秘藏》）。风热疫毒上攻之大头瘟，头面红肿，咽喉肿痛，常与黄芩、黄连、玄参等药配伍，如普济消毒饮（《东垣试效方》）。治痄腮肿痛，可与黄连、连翘等药配伍，如升麻黄连汤（《外科枢要》）。若温毒发斑，多与生石膏、紫草等药配伍。

3. 中气下陷，脏器脱垂　本品入脾胃经，能引脾胃清阳之气上升，为升阳举陷之要药。治中气不足，气虚下陷所致的食少倦怠，久泻脱肛，子宫下垂、肾下垂等脏器脱垂，常与黄芪、人参、柴胡等配伍，以补气升阳，如补中益气汤（《脾胃论》）；治气虚下陷，月经量多或崩漏不止者，多与人参、黄芪、白术等补中益气药同用，如举元煎（《景岳全书》）。

按语：升麻最早见于《神农本草经》，列为上品。仲景在《伤寒论》和《金匮要略》中用升麻共计3方次，主治厥阴病、阴阳毒病等。本品辛、微甘、微寒，轻浮上行，入脾胃经，能升举清阳之气，为治气虚下陷证要药；又善于解肺胃热毒，而具透疹解毒之功，其升举、透疹作用与葛根相近而力较强。因其清解阳明热毒作用颇强，而治阳明热毒所致多种病证，仲景在《金匮要略》中用升麻鳖甲汤治阳毒证，用升麻鳖甲汤去雄黄蜀椒治阴毒证，均取其清热解毒之功。

【用法用量】煎服，仲景最大用量为二两，最小用量为一两一分，目前常规用量3~9g。发表透疹、清热解毒宜生用，升阳举陷宜炙用。

【使用注意】麻疹已透，阴虚火旺，以及阴虚阳亢者，均当忌用。

【现代研究】

1. 化学成分　本品含升麻碱、水杨酸、阿魏酸、咖啡酸、鞣质等，兴安升麻含升麻苦味素、升麻醇、升麻醇木糖苷、皂苷等。

2. 药理作用　升麻对结核杆菌、金黄色葡萄球菌和卡他球菌有很好抗菌作用。升麻提取物有解热、抗炎、镇痛、抗惊厥、升高白细胞、抑制血小板聚集及释放等作用。

升麻对氯乙酰胆碱、组胺和氯化钡对肠管痉挛和妊娠子宫痉挛等均有一定的抑制作用，并有抑制心脏、减慢心率、降低血压等作用。

【文献摘要】

《神农本草经》："主解百毒，辟温疾、障邪。"

《名医别录》："主中恶腹痛，时气毒疠，头痛寒热，风肿诸毒，喉痛口疮。"

《滇南本草》："表小儿痘疹，解疮毒，咽喉（肿），喘咳音哑，肺热，止齿痛，乳蛾，痄腮。"

葛根 Gegen

《神农本草经》

为豆科植物野葛 *Pueraria lobata*（Willd.）Ohwi 或甘葛藤 *Pueraria thomsonii* Benth. 的干燥根。野葛主产于湖南、河南、广东、浙江、四川等地；甘葛藤多为栽培，主产于广西、广东，四川、云南等地亦产。秋、冬二季采挖，野葛多趁鲜切成厚片或小块，干燥；甘葛藤习称"粉葛"，多除去外皮，用硫黄熏后，稍干，截段或再纵切两半，干燥。生用，或煨用。

【药材特征】多年生藤本，长达 10m，全株被黄褐色粗毛。块根肥厚。野葛：呈纵切的长方形厚片或小方块。外皮淡棕色，有纵皱纹，粗糙。切面黄白色，纹理不明显，质韧，纤维性强。粉葛：呈圆柱形、类纺锤形或半圆柱形，长 12~15cm，直径 4~8cm。表面黄白色或淡棕色，未去外皮的呈灰棕色。横切面可见纤维形成的浅棕色同心性环纹。体重、质硬、富粉性。以块大、质坚实、色白、粉性足、纤维少者为佳。

【别名】干葛、甘葛、粉葛、葛条根。

【性味】甘、辛，凉。

【归经】脾、胃经。

【功效】解肌退热，透疹，生津止渴，升阳止泻。

【主治】

1. 表证发热，项背强痛 本品甘辛性凉，轻扬升散，既发散表邪，又解肌退热。《别录》谓葛根："疗伤寒中风头痛，解肌，发表，出汗，开腠理。"外感表证发热，兼项背强痛，无论风寒风热、有汗无汗，渴与不渴均可选用，为治项背强痛要药。外感表证，邪郁化热，发热重、恶寒轻、头痛无汗、口微渴、苔薄黄等，多与柴胡、黄芩疏散风热、清解热邪等药配伍，如柴葛解肌汤（《伤寒六书》）。如风寒感冒，表实无汗、恶寒、项背强痛，常与麻黄、桂枝等辛温解表药同用，如仲景《伤寒论》中的葛根汤；若表虚汗出，恶风、项背强痛，多与枝枝、白芍等同用，如《伤寒论》中的桂枝加葛根汤。

2. 麻疹初起，透发不畅 本品味辛性凉，有发表散邪，透发麻疹之功，治麻疹初起，表邪外束，疹出不畅，多与升麻、芍药、甘草等配伍，如升麻葛根汤（《阎氏小儿方论》）；若麻疹初起，已见麻疹，而疹出不畅，伴发热咳嗽，或乍冷乍热，可配伍牛蒡子、荆芥、蝉蜕等药，如葛根解肌汤（《麻科活人全书》）。

3. 热病口渴，内热消渴 本品甘凉，既能清热，又能鼓舞脾胃清阳之气上升，而具生津止渴之功。热病津伤口渴，常与芦根、天花粉、知母等生津止渴药配伍。消渴证属阴津不足者，常与天花粉、鲜地黄、麦冬等清热养阴生津药配伍，如天花散（《仁斋直指方》）；内热消渴，口渴多饮，体瘦乏力，气阴不足，多配伍乌梅、天花粉、黄芪等药，如玉泉丸（《沈氏尊生书》）。

4. 热泄热痢，脾虚泄泻 本品味辛升发，能升发清阳，鼓舞脾胃清阳之气上升而有止泻之效，治表证未解，邪热入里，身热，下利臭秽，肛门有灼热感，苔黄脉数，或湿热泻痢，热重于湿者，常与黄芩、黄连、甘草同用，如《伤寒论》中的葛根芩连汤。脾虚泄泻，常与人参、白术、木香等药同用，如七味白术散（《小儿药证直诀》）。

按语：葛根最早见于《神农本草经》，列为中品。仲景在《伤寒论》和《金匮要略》中用葛根共计7方次，主治太阳病、奔豚气病、痉病、妇人产后病等。本品甘辛凉，入脾胃经，轻扬升散。善于发散表邪、解肌退热、透发麻疹，既为治表证发热无汗、头痛、项背强痛之主药，亦为治麻疹不透之常品。且善升发清阳，鼓舞脾胃清阳之气上升而生津止渴、止泻止痢，生用治热病口渴、阴虚消渴，及热泄热痢，煨用治脾虚泄泻。仲景用葛根主要取其解肌发表退热之功，如葛根汤、桂枝加葛根汤、葛根加半夏汤、葛根黄芩黄连汤等方中均选用葛根解肌退热。主治项背强痛、下利而渴。

【用法用量】煎服。仲景最大用量为半斤，最小用量为三两，目前常规用量为9~15g。解肌退热、透疹、生津宜生用，升阳止泻宜煨用。

【使用注意】《景岳全书》云："其性凉，易于动呕，胃寒者所当慎用。"

【鉴别用药】柴胡、升麻、葛根三者皆能发表、升阳，均可用治风热表证、发热、头痛，以及清阳不升等证。其中柴胡与升麻均能升阳以举陷，但升麻之力强于柴胡，两者常配伍用治中气下陷，久泻脱肛、胃下垂、子宫脱垂等脏器脱垂；葛根主升脾胃清阳之气而升阳以止泻、生津止渴，常用于热泄热痢、脾虚泄泻、热病烦渴、阴虚消渴；升麻、葛根两者又能透疹，常用治麻疹初起、透发不畅。然柴胡主入肝胆经，长于疏散少阳半表半里之邪、和解退热，疏肝解郁，为治疗少阳证的要药，常用于伤寒邪在少阳，寒热往来，以及肝郁气滞，胸胁胀痛、月经不调、痛经等。升麻善清热解毒，常用于多种热毒病证。葛根又能解肌退热，对于外感表证，发热恶寒、头痛无汗、项背强痛，无论风寒、风热，均可使用。

【现代研究】

1. 化学成分 本品主含黄酮类物质如大豆苷、大豆苷元、大豆素-4、葛根素、葛根醇、异黄酮苷及大量淀粉。

2. 药理作用 葛根所含总黄酮能扩张冠状动脉和脑血管，增加冠状动脉血流量和脑血流量，降低心肌耗氧量，有明显降压作用。葛根能直接扩张血管，使外周阻力下降，缓解高血压患者的"项紧"症状。葛根素能改善微循环，提高局部微血流量，抑制血小板凝集。葛根还具有明显解热作用，并有轻微降血糖作用。

【文献摘要】

《神农本草经》："主消渴，身大热，呕吐，诸痹，起阴气，解诸毒。"

《名医别录》:“疗伤寒中风头痛，解肌发表，出汗，开腠理，疗金疮，止痛，胁风痛。”

《珍珠囊》:“升阳生津，脾虚作渴者，非此不除。”

附药　葛花

为葛的未开放的花蕾。性味甘，平。功能解酒毒，醒脾和胃。多用于饮酒过度，头痛头昏、呕吐、胸膈饱胀等症。常用量3~15g。

淡豆豉 Dandouchi

《名医别录》

为豆科植物大豆 *Glycine max*（L.）Merr. 的成熟种子发酵加工品。全国各地均产。晒干，生用。

【药材特征】外表黑褐色，把皮剥去后露出黄褐色种仁，肥厚富含油脂，质柔而润，有特殊气味。以质坚、气香、味微甜者为佳。

【别名】香豉、香豆豉、豆豉。

【性味】苦、辛，凉。

【归经】肺、胃经。

【功效】解表，除烦，宣发郁热。

【主治】

1. 外感表证　本品辛散轻浮，能疏散表邪，且发汗解表之力颇为平缓，无论风寒、风热表证，皆可配伍使用。治风热表证，或温病初起，发热、微恶风寒，常与金银花、连翘等辛凉解表药同用，如银翘散（《温病条辨》）；若风寒表证初起，恶寒发热、无汗、头痛、鼻塞等症，多与葱白配伍，如葱豉汤（《肘后方》）。

2. 热病烦闷　本品辛散苦泄性凉，既能透散外邪，又能宣散郁热而除烦，常与清热泻火除烦的栀子同用，治疗外感热病，邪热内郁胸中，心中懊侬，烦热不眠，如仲景《伤寒论》中的栀子豉汤、栀子甘草豉汤等。

按语：淡豆豉古时名香豉、香豆豉，最早见于《名医别录》。仲景在《伤寒论》和《金匮要略》中用香豉共计6方次，主治太阳病、瘥后劳复病、黄疸病等。本品苦、辛，凉，入肺、胃经，具有疏散宣透之性，既能透散外邪，又能宣散郁热，其发汗作用平缓，故为治外感表证之主药。并善宣透除烦，治热病虚烦，心中懊侬。仲景常用香豉与栀子相配，治疗热郁胸膈证，如栀子豉汤、栀子生姜豉汤、栀子甘草豉汤、枳实栀子豉汤等方中，均以香豉配栀子，宣透胸膈郁热而除烦。

【用法用量】煎服。仲景最大用量为一升，最小用量为四合，目前常规用量6~12g。

【使用注意】本品由于加工所用原料的不同而性质亦异。用麻黄、紫苏等发酵的，药性偏于辛温，适用于外感风寒表证；用桑叶、青蒿等发酵的，药性偏于寒凉，适用于外感风热表证或温病初起。

【现代研究】

1. 化学成分　本品含脂肪、蛋白质和酶类等成分。

2. 药理作用　淡豆豉有微弱的发汗作用，并有健胃、助消化作用。

【文献摘要】

《名医别录》："主伤寒头痛，寒热，瘴气恶毒，烦躁满闷，虚劳喘急，两脚疼冷。"

《珍珠囊》："去心中懊侬，伤寒头痛，烦躁。"

《本草从新》："苦泻肺，寒胜热，发汗解肌，调中下气，治伤寒寒热头痛，烦躁满闷，懊侬不眠，发斑呕逆。"

附药　大豆黄卷

仲景书中名豆黄卷。本品系采用大豆浸水湿润发芽，晒干而成。性味甘、淡，平；归脾、胃经。功效解表祛暑，清热利湿。适用于暑湿、湿温初起，湿热内蕴所致发热汗少，恶寒身重，胸闷苔腻等症。仲景仅在《金匮要略》中用 1 方次，主治虚劳病。用量 10~15g。

薄荷 Bohe

《新修本草》

为唇形科植物薄荷 *Mentha haplocalyx* Briq. 的干燥地上部分。主产于江苏的太仓以及浙江、湖南等地。夏、秋二季茎叶茂盛或花开至三轮时，选晴天，分次采割，晒干或阴干。切段，生用。

【药材特征】多年生草本。茎直立，高 30~60cm，下部数节具纤细的须根及水平匍匐根状茎，锐四菱形，具四槽，上部被倒向微柔毛，下部仅沿菱上被柔毛，多分枝。叶片长圆状披针形，长 3~5cm，宽 0.8~3cm，先端锐尖，侧脉 5~6 对。轮伞花序腋生，轮廓球形，花冠淡紫色。花期 6~9 月，果期 10 月。以叶多、色深绿、气味浓者为佳。

【别名】夜息药、仁丹草、见肿消、接骨草。

【性味】辛，凉。

【归经】肺、肝经。

【功效】疏散风热，清利头目，利咽透疹，疏肝解郁。

【主治】

1. 外感风热，温病初起　本品辛以发散，凉以清热，清轻凉散，善解风热之邪，辛散之性较强，而有一定发汗作用。治风热表证或温病初起、邪在卫分，发热、微恶风寒、头痛等，常与金银花、连翘、牛蒡子等辛凉解表药配伍，如银翘散（《温病条辨》）。

2. 头痛目赤，咽喉肿痛　本品味辛性凉，清轻升浮，芳香走窜，善疏散上焦风热，清头目、利咽喉。治风热上攻，头痛眩晕，常与川芎、石膏、白芷等祛风、清热、止痛药配伍，如上清散（《丹溪心法》）。风热上攻，目赤多泪，多与桑叶、菊花等配伍；风热壅盛，咽喉肿痛，常配伍桔梗、生甘草，如六味汤（《喉科秘旨》）。

3. 麻疹不透，风疹瘙痒 本品质轻宣散，能疏散风热，宣毒透疹，祛风止痒。风热束表，疹出不畅，常配伍蝉蜕、牛蒡子等疏风透疹药，如竹叶柳蒡汤（《先醒斋医学广笔记》）。风疹瘙痒，多与荆芥、防风、僵蚕等祛风止痒药配伍。

4. 肝郁气滞，胸闷胁痛 本品味辛能行，入肝经，善疏肝行气，治肝郁气滞，胸胁胀痛，月经不调，多配伍柴胡、白芍、当归等疏肝理气调经药，如逍遥散（《太平惠民和剂局方》）。

此外，本品芳香辟秽，同时兼能化湿和中，常用于夏令感受暑湿秽浊之气，脘腹胀痛，呕吐泄泻，多与藿香、白豆蔻等化湿、解暑药同用，如甘露消毒丹（《温热经纬》）。

按语：薄荷最早见于《新修本草》。本品辛、凉，入肺、肝经。味辛主散，性凉清热，质轻升浮，能疏散在上在表之风热，为辛凉解表药的代表药，发汗力较强，尤适宜风热表证无汗者。入肺经疏肌表之热而透疹，散上焦风热而利咽；入肝经散肝经风热而明目，行肝经气滞而解郁。故为疏散风热的要药，疏肝解郁的佳品。主治风热表证，头痛、目赤、咽喉肿痛、麻疹不透，以及肝郁气滞等证。

【用法用量】煎服，3~6g；宜后下。薄荷叶长于发汗解表，薄荷梗偏于行气和中。

【使用注意】本品芳香辛散，发汗耗气，故体虚多汗者不宜使用。

【现代研究】

1. 化学成分 本品主含挥发油。油中主要成分为薄荷醇、薄荷脑、薄荷酮、异薄荷酮、薄荷酯类等多种成分。另含薄荷糖苷及多种游离氨基酸等。

2. 药理作用 薄荷油能兴奋中枢神经系统，使皮肤毛细血管扩张，促进汗腺分泌，增加散热，而起到发汗解热作用。薄荷油还能抑制胃肠平滑肌收缩，对抗乙酰胆碱而呈现解痉作用。薄荷醇等多种成分有明显的利胆作用。薄荷脑有抗刺激作用，可使气管产生新的分泌物，而使稠厚的黏液易于排出，故有祛痰作用，并有良好的止咳作用。薄荷煎剂对单纯性疱疹病毒、流行性腮腺炎病毒有抑制作用，对金黄色葡萄球菌、白色葡萄球菌、甲型链球菌、乙型链球菌、肠炎球菌、卡他球菌、痢疾杆菌、大肠杆菌、伤寒杆菌、炭疽杆菌、白喉杆菌、绿脓杆菌等有抑菌作用。薄荷油外用，能刺激神经末梢的冷感受器而产生冷感，并反射性地造成深部组织血管的变化而起到消炎、止痛、止痒、局部麻醉和抗刺激作用。

【文献摘要】

《新修本草》："主贼风伤寒，发汗。治恶气腹胀满，霍乱，宿食不消，下气。"

《滇南本草》："上清头目诸风，止头痛、眩晕、发热。去风痰，治伤风咳嗽，脑漏，鼻流臭涕。退虚痨发热。"

《本草纲目》："利咽喉，口齿诸病。治瘰疬，疮疥，风瘙瘾疹。"

牛蒡子 Niubangzi

《名医别录》

为菊科植物牛蒡 *Arctium lappa* L. 的干燥成熟果实。主产于东北及浙江省。此外，

四川、湖北、河北、河南、陕西等省亦产。秋季果实成熟时采收果序，晒干，打下果实，除去杂质，再晒干。生用或炒用，用时捣碎。

【药材特征】二年生草本，高 1~2m。根粗壮，肉质，圆锥形。瘦果长圆形或长圆状倒卵形，略扁，微弯曲，长 5~7mm，宽 2~3mm，表面灰褐色，具纵棱，顶端钝圆，稍宽，顶面有圆形，基部略窄，着生面色较淡。果皮较硬，淡黄白色，富油性。以粒大、饱满、色灰褐色者为佳。

【别名】大力子、恶实、鼠黏子、牛子。

【性味】辛、苦，寒。

【归经】肺、胃经。

【功效】疏散风热，宣肺祛痰，利咽透疹，解毒消肿。

【主治】

1. 外感风热，温病初起　本品辛散苦泄，寒能清热，升散之中兼有清降之性，功能疏散风热，其发散之力较薄荷为弱，但偏于宣肺祛痰，清利咽喉，尤其适用于风热表证而见咽喉红肿疼痛，或咳嗽痰多不利者。风热表证，或温病初起，发热，咽喉肿痛等，多与金银花、连翘、荆芥等辛凉解表药同用，如银翘散（《温病条辨》）；若风热咳嗽，痰多不畅者，常配伍桑叶、桔梗、前胡等药。

2. 麻疹不透，风疹瘙痒　本品清泄透散，既能外散风热，又能内透热毒而促使疹子透发，为透疹之要药。治麻疹不透或透而复隐，多与薄荷、竹叶等配伍，如竹叶柳蒡汤（《先醒斋医学广笔记》）；若风湿浸淫血脉，疮疥瘙痒，常配伍荆芥、蝉蜕等散风止痒药，如消风散（《外科正宗》）。

3. 疮痈肿毒，咽喉肿痛，痄腮喉痹　本品辛苦性寒，于升浮之中又有清降之性，有清热解毒、消肿利咽之效，为利咽之要药。可用治痈肿疮毒，丹毒，痄腮、喉痹等热毒病证。因其性寒滑利，兼能滑肠通便，故最宜适上述病证兼有大便热结不通者。风热外袭，火毒内结，痈肿疮毒，兼有便秘者，多配伍大黄、芒硝、栀子等药；乳痈肿痛，尚未成脓者，常与金银花、连翘、瓜蒌等药配伍，如牛蒡子汤（《外科正宗》）。治温毒发斑、痄腮喉痹等热毒证，常配伍玄参、黄芩、黄连、板蓝根等清热泻火解毒药，如普济消毒饮（《东垣试效方》）。

按语：牛蒡子最早见于《新修本草》。本品辛、苦，寒，入肺胃经。升浮之中又有清降之性，既能外散风热，又能内解热毒，为喉科要药，故风热表证、麻疹初期、喉痹、疮疡等是为主治。因其清降而泻，入足阳明胃经，有通便泄热的作用，故风热外袭，热毒内结之咽喉肿痛、疮痈肿痛，兼有大便秘结者，最为适宜。

【用法用量】煎服，6~10g。入汤剂宜捣碎，炒用可使其苦寒之性稍减。

【使用注意】本品性寒，滑肠通便，气虚便溏者慎用。

【现代研究】

1. 化学成分　本品含牛蒡子苷、脂肪油、维生素 A、维生素 B_1 及生物碱等。

2. 药理作用　牛蒡子煎剂对肺炎双球菌、金黄色葡萄球菌及多种致病性皮肤真菌有一定的抑制作用，还具有解热、利尿、降低血糖、抗肿瘤作用。牛蒡子苷有抗肾病变作用，对实验性肾病大鼠可抑制尿蛋白排泄增加，并能改善血清生化指标。

【文献摘要】

《药性论》："除诸风，利腰脚，又散诸结节筋骨烦热毒。"

《药品化义》："牛蒡子能升能降，力解热毒。味苦能清火，带辛能疏风，主治上部风痰，面目浮肿，咽喉不利，诸毒热壅，马刀瘰疬，颈项痰核，血热痘，时行疹子，皮肤瘾疹。凡肺经风热，悉宜用此。"

《本草正义》："牛蒡之用，能疏散风热，起发痘疹，而善通大便，苟非热盛，或脾气不坚实者，投之辄有泄泻，则辛泄苦降，下行之力为多。"

蝉蜕 Chantui

《名医别录》

为蝉科昆虫黑蚱 *Cryptotympana pustulata* Fabricius 的若虫羽化时脱落的皮壳。主产于山东、河北、河南、江苏等省。全国大部分地区亦产。夏、秋二季采集，除去泥土、杂质，晒干。生用。

【药材特征】本品系蚱蝉脱出的外壳，全形似蝉，质菲薄而中空，泥土易于进入。蜕壳类似革质，淡茶褐色，形如灯笼泡，半透明，质轻柔脆，易碎。以体轻、完整、色黄者为佳。

【别名】蝉衣、蝉退、虫退、金牛儿、唧唧皮、知了皮。

【性味】甘，寒。

【归经】肺、肝经。

【功效】疏散风热，利咽开音，透疹止痒，明目退翳，息风止痉。

【主治】

1. 外感风热，温病初起，咽痛喑哑 本品质轻上浮，性寒清热，善于疏散肺经风热以宣肺利咽，为开音要药。风热表证，温病初起，症见声音嘶哑或咽喉肿痛者，尤为适宜。治外感风热或温病初起，发热恶风，头痛口渴者，多与薄荷、牛蒡子等辛凉解表药配伍。若风热火毒上攻，咽喉红肿疼痛、声音嘶哑，常与胖大海同用，如海蝉散（《中国当代名中医秘验方临证备要》）。

2. 麻疹不透，风疹瘙痒 本品宣散透发，疏散风热，透疹止痒。治风热外束，麻疹初期，透发不畅，可与薄荷、紫草等药同用，如透疹汤（《痘疹定论》）；治风湿浸淫肌肤血脉，风疹湿疹、皮肤瘙痒，常配荆芥、防风等祛风止痒药配伍，如消风散（《外科正宗》）。

3. 风热上攻，目赤翳障 本品质轻性寒入肝经，善疏散肝经风热而有明目退翳之功，治风热上攻或肝火上炎之目赤肿痛，翳膜遮睛，多与菊花、白蒺藜、决明子等清肝明目药同用，如蝉花散（《银海精微》）。

4. 小儿惊风、夜啼，破伤风 本品甘寒，既能疏散肝经风热，又可凉肝息风止痉，为治小儿惊风要药。小儿急惊风，常与天竺黄、栀子、僵蚕等清热化痰、息风止痉药配伍，如天竺黄散（《幼科释迷》）；小儿慢惊风，可与全蝎、天南星等药同用，如蝉蝎散。小儿外感夹惊、夜啼不安，可用本品研末，薄荷、钩藤煎汤送下，如止啼散

（《幼科释迷》）；破伤风，见牙关紧闭，手足抽搐，角弓反张，多与天麻、僵蚕、全蝎等药配伍，如五虎追风散（广州中医学院主编《方剂学》引山西省史全恩家传方）。

按语：蝉蜕最早见于《名医别录》。本品甘寒清热，轻浮宣散，主入肺经，既善开宣肺气而疏散风热、利咽开音、透疹止痒，为治外感风热、咽痛喑哑、麻疹不透、风疹瘙痒等证之常品；又入肝经，善凉散肝经风热而息风止痉，明目退翳，每治小儿惊痫夜啼、破伤风、目赤翳障等证。

【用法用量】煎服，3~10g，或单味研末冲服。一般病证用量宜小；止痉则需大量。

【使用注意】《名医别录》云："主妇人生子不下。"故孕妇当慎用。

【鉴别用药】薄荷、牛蒡子、蝉蜕三药均能疏散风热、透疹、利咽，皆可用于外感风热或温病初起，发热、微恶风寒、头痛；麻疹初起，透发不畅，风疹瘙痒；风热上攻，咽喉肿痛等。但薄荷辛凉芳香，清轻凉散，发汗之力较强，又能清利头目，故外感风热、发热无汗，兼头痛目赤者，薄荷为首选。且可疏肝行气，治疗肝气郁滞证。牛蒡子辛散苦泄，性寒滑利，兼能宣肺祛痰，故外感风热，兼咽痛、咳嗽、咯痰不畅、便秘者，尤为适宜。牛蒡子既能外散风热，又能内解热毒，兼有清热解毒散肿之功，可治疗热毒疮痈、痄腮、喉痹等。蝉蜕甘寒质轻，兼能利咽开音，多用于风热表证兼有咽痛，声音嘶哑者；又长于疏散肝经风热而明目退翳，息风止痉，治疗目赤翳障，小儿惊风夜啼等。

【现代研究】

1. 化学成分　本品含大量甲壳质、蛋白质、氨基酸、有机酸、酚类化合物等成分。

2. 药理作用　蝉蜕提取物具有抗惊厥、镇静、镇痛、解热等作用；有抗过敏作用；体外能选择性抑制癌细胞生长。

【文献摘要】

《药性论》："治小儿浑身壮热惊痫。"

《本草衍义》："治目昏翳。又水煎壳汁，治小儿疮疹出不快。"

《本草纲目》："治头风眩运，皮肤风热，痘疹作痒，破伤风及疔肿毒疮，大人失音，小儿噤风天吊，惊哭夜啼，阴肿。"

桑叶 Sangye

《神农本草经》

为桑科植物桑 *Morus alba* L. 的干燥叶。我国各地大都有野生或栽培。初霜后采收，除去杂质，晒干。生用或蜜炙用。

【药材特征】落叶灌木或小乔木，高 3~15m。叶片卵形或宽卵形，长 5~20cm，宽 4~10cm，先端锐尖或渐尖，基部圆形或近心形，边缘有粗锯齿或圆齿，有时有不规则的分裂，上面无毛，有光泽，黄绿色或浅黄棕色，下面脉上有短毛，腋间有毛，基出脉 3 条与细脉交织成网状，背面较明显。以叶大、完整、色黄绿者为佳。

【别名】白桑叶、霜桑叶、铁扇子、老桑叶、蚕叶。

【性味】甘、苦，寒。

【归经】肺、肝经。

【功效】疏散风热，清肺润燥，平抑肝阳，清肝明目。

【主治】

1. 外感风热、温病初起，头痛咳嗽 本品甘寒质轻，长于轻清宣散，其疏散风热作用较为缓和，但能清肺热、润肺燥而止咳，故常用于风热表证，或温病初起，温邪犯肺，发热、咽痒、咳嗽等，常与菊花相须为用，并配伍连翘、薄荷等辛凉解表药，如桑菊饮（《温病条辨》）。

2. 肺热或燥热咳嗽 本品苦寒清泄肺热，甘寒凉润肺燥，故常用于肺热或燥热伤肺，咳嗽痰少、色黄黏稠，或干咳少痰、咽痒等症。轻者多与杏仁、沙参等药同用，如桑杏汤（《温病条辨》）；重者常与生石膏、麦冬、阿胶等药配伍，如清燥救肺汤（《医门法律》）。

3. 肝阳上亢，头痛眩晕 本品苦寒，兼入肝经，有平降肝阳之功。治肝阳上亢，头痛眩晕，烦躁易怒者，多与菊花、石决明、白芍等平抑肝阳药配伍，如羚羊钩藤汤（《通俗伤寒论》）。

4. 目赤昏花 本品质轻性寒入肝经，既能疏散肝经风热，又能清泄肝经热邪，故无论风热、肝火所致目疾，均可用之。风热上攻、肝火上炎所致的目赤、涩痛、多泪，多与菊花、蝉蜕、夏枯草等疏散风热、清肝明目药同用。

此外，本品尚能凉血止血，可用治血热妄行之咳血、吐血、衄血，多与其他凉血止血药同用。

按语：桑叶最早见于《神农本草经》，列为中品。本品甘、苦，寒，入肺、肝经。甘寒质轻，长于轻清宣散，主入肺经，善清肺热、润肺燥而止咳，故风热表证，发热、咽痒、咳嗽，或肺热咳嗽，痰黄黏稠，肺燥咳嗽，干咳痰少等，均为首选。并入肝经，能清肝明目，平抑肝阳。

【用法用量】煎服，5~9g；或入丸、散。外用煎水洗眼。桑叶蜜制能增强润肺止咳的作用，故肺燥咳嗽多用蜜制桑叶。

【鉴别用药】桑叶与菊花皆能疏散风热，平抑肝阳，清肝明目，同用可治风热感冒或温病初起，发热、微恶风寒、头痛；肝阳上亢，头痛眩晕；风热上攻或肝火上炎所致的目赤肿痛，以及肝肾精血不足，目暗昏花等。但桑叶疏散风热之力较强，又能清肺润燥，凉血止血。菊花平肝、清肝明目之力较强，又能清热解毒。

【现代研究】

1. 化学成分 本品含脱皮固酮、芸香苷、桑苷、槲皮素、异槲皮素、东莨菪素、东莨菪苷等。

2. 药理作用 鲜桑叶煎剂对金黄色葡萄球菌、乙型溶血性链球菌等多种致病菌有抑制作用，并对钩端螺旋体有一定抑制作用。所含脱皮固酮有降低血糖作用。脱皮激素对人体能促进蛋白质合成，排出体内胆固醇，而具降低血脂作用。

【文献摘要】

《神农本草经》："除寒热，出汗。"

《本草纲目》："治劳热咳嗽，明目，长发。"

《本草从新》："滋燥，凉血，止血。"

蔓荆子 Manjingzi

《神农本草经》

为马鞭草科植物单叶蔓荆 *Vitex trifolia* L. var. *simplicifolia* Cham. 或蔓荆 *Vitex trifolia* L. 的干燥成熟果实。单叶蔓荆主产于山东、江西、浙江、福建等地；蔓荆主产于广东、广西等地。秋季果实成熟时采收，除去杂质，晒干。生用或炒用。

【药材特征】蔓荆子落叶灌木，高约 3m。干燥果实呈圆球状，直径 4~6mm。表面灰黑色或黑褐色，被灰白色粉霜状茸毛，有纵向浅沟 4 条，顶端微凹，基部有灰白色宿萼及短果梗。萼长为果实的 1/3~2/3，5 齿裂，其中 2 裂较深，密被茸毛。体轻，质坚韧，不易破碎。横切面可见 4 室，每室有种子 1 枚，气特异而芳香，味淡微辛。以粒大、饱满、有灰白色粉霜、气辛香者为佳。

【别名】荆子、蔓荆实、万荆子、蔓青子、白背草。

【性味】辛、苦，微寒。

【归经】膀胱、肝、胃经。

【功效】疏散风热，清利头目。

【主治】

1. 外感风热，头晕头痛　本品辛能散风，微寒清热，轻浮上行，解表之力较弱，但清利头目、疏散头面风热之邪作用强。风热表证，头昏头痛，多配伍薄荷、菊花等疏散风热、清利头目药。风邪上攻之偏头痛，常与川芎、白芷、细辛等祛风止痛药同用。

2. 风热上扰，目赤目昏　本品辛散苦泄微寒，能疏散风热，清利头目，为治上焦头目要药。风热上攻，目赤肿痛，目昏多泪，多配伍菊花、蝉蜕、白蒺藜等祛风清肝明目药。若中气不足，清阳不升，耳鸣耳聋，取其升发清阳，与黄芪、人参、升麻、葛根等补气升阳药同用，如益气聪明汤（《证治准绳》）。

此外，本品还能祛风止痛，可用于风湿痹痛，常与羌活、独活、川芎、防风等同用，如羌活胜湿汤（《内外伤辨惑论》）。

按语：蔓荆子最早见于《神农本草经》，列为上品。本品辛苦而性微寒，辛寒以散风热，味苦以利湿邪，故风热侵犯上焦头目是为要药。头为诸阳之会，喜清静而恶浊扰，若风热之邪上犯，势必扰动清阳，而头晕头痛、目昏目痛、耳聋耳鸣。蔓荆子疏散风热，清利上焦头目，是以上证皆愈；并取其升发清阳，清利头目之效，在参芪诸药中配入蔓荆子而治气虚头晕头痛、目昏、耳聋。

【用法用量】煎服，6~10g。

【使用注意】《本草经疏》云："头目痛不因风邪，而由于血虚有火者忌之。"故血虚有火之头痛目眩及胃虚者慎服。

【现代研究】

1. 化学成分　本品含挥发油，主要成分为莰烯、蒎烯，并含蔓荆子黄素、脂肪油、生物碱和维生素 A 等。

2. 药理作用 蔓荆子挥发油有一定的镇静、止痛、退热作用。蔓荆子黄素有抗菌、抗病毒作用。

【文献摘要】

《神农本草经》："主筋骨间寒热，湿痹拘挛，明目，坚齿，利九窍，去白虫。"

《名医别录》："去长虫，主风头痛，脑鸣，目泪出。益气，令人光泽脂致。"

《医林纂要》："散热，祛风，兼能燥湿。"

浮萍 Fuping

《神农本草经》

为浮萍科植物紫萍 *Spirodela polyrrhiza*（L.）Schleid. 的干燥全草。全国各地池沼均有产，以湖北、江苏、浙江、福建、四川等省产量大。6~9 月采收，除去杂质，晒干。生用。

【药材特征】多年生细小草本，漂浮水面。根 5~11 条束生，细长，纤维状，长 3~5cm。在根的着生处一侧产生新芽，新芽与母体分离之前由一细弱的柄相连接。叶状体扁平，单生或 2~5 簇生，阔倒卵形，长 4~10mm，宽 4~6mm，先端钝圆，上面稍向内凹，深绿色，下面呈紫色，有不明显的掌状脉 5~11 条。花序生于叶状体边缘的缺刻内；花单性，雌雄同株；佛焰苞翼状，短小，二唇形，内有 2 雄花和 1 雌花，无花被；雄花有雄蕊 2，花药 2 室，花丝纤细；雌花有雌蕊 1，子房无柄，1 室，具直立胚珠 2，花柱短，柱头扁平或环状。果实圆形，边缘有翅。以叶片大、根叶完整者为佳。

【别名】水萍、田萍、水上漂。

【性味】辛，寒。

【归经】肺、膀胱经。

【功效】发汗解表，透疹止痒，利尿消肿。

【主治】

1. 外感风热，发热无汗 本品辛寒，质轻上浮，有宣肺发汗、疏散风热之功。风热表证，发热无汗等，多与薄荷、蝉蜕、连翘等配伍。风寒表证，恶寒无汗，常与麻黄、香薷、羌活等发散风寒药同用。

2. 麻疹不透 本品辛散，能疏散风热，解表透疹。麻疹初起，疹出不畅，可与薄荷、蝉蜕、牛蒡子等配伍。

3. 风疹瘙痒 本品辛散，具有祛风止痒之功，多用于风邪郁闭肌表，风疹瘙痒。偏于风热者，多与蝉蜕、薄荷等辛凉解表、疏风止痒药配伍；偏于风寒者，常配伍麻黄、荆芥等辛温解表、祛风止痒药。

4. 水肿尿少 本品上可开宣肺气而发汗透邪，下可通调水道而利水消肿，故治疗水肿尿少兼风热表证者最为适宜，可单用，或与连翘、冬瓜皮等同用。

按语：浮萍最早见于《神农本草经》，列为中品。本品辛寒，入肺、膀胱经，质轻升浮，具有发汗解表、透疹止痒之功而治风热表证，发热无汗、麻疹不透、风疹瘙痒

等。因其能上开宣肺气而发汗透邪，下可通调水道而利水消肿，故善治周身水肿而见表证者，功效与麻黄相似，但有寒温之别。

【用法用量】煎服，3~9g。外用适量，煎汤浸洗。

【使用注意】表虚自汗者不宜使用。

【现代研究】

1. 化学成分　本品含红草素、牡荆素等黄酮类化合物。并含有胡萝卜素、叶黄素、脂肪酸、醋酸钾、氯化钾、碘、溴等物质。

2. 药理作用　浮萍所含醋酸钾及氯化钾有利尿作用。浮萍水浸膏有强心作用，能收缩血管使血压上升，并有解热及抑菌作用。

【文献摘要】

《神农本草经》："主暴热身痒，下水气，胜酒，长须发，止消渴。"

《本草图经》："治时行热病，亦堪发汗。"

《玉楸药解》："辛凉解表。治瘟疫斑疹，中风㖞斜，瘫痪；医痈疽热肿，瘾疹瘙痒，杨梅，粉刺，汗斑。"

木贼 Muzei

《嘉祐本草》

为木贼科植物木贼 *Equisetum hiemale* L. 的干燥地上部分。主产于黑龙江、吉林、辽宁、河北、内蒙古、新疆、青海、陕西、甘肃、安徽、湖北、四川、贵州、山西等地。夏、秋二季采割，除去杂质，晒干或阴干。切段，生用。

【药材特征】一年或多年生草本蕨类植物。根状茎粗短，横生地下，节生黑褐色的根。茎直立，仅于基部分枝，中空，有节，表面灰绿色或黄绿色。叶退化成鞘状，包于节上，鞘基和鞘齿形成黑色两圈，鞘片中央有一浅沟。孢子囊穗顶生，紧密，长圆形，顶端有尖头，无柄，长1~12mm。端产生孢子叶球，矩形，顶端尖，形如毛笔头。植株高达100cm。以色绿、叶管粗、体轻、质脆者为佳。

【别名】节节草、木贼花、眉垂、笔筒草。

【性味】甘、苦，平。

【归经】肺、肝经。

【功效】疏散风热，明目退翳，止血。

【主治】

1. 风热目赤，迎风流泪，目生翳障　本品功能疏散风热，明目退翳，为眼科要药。一般风热表证较少使用，主要用于风热上攻于目，目赤肿痛、多泪、目生翳障，可与蝉蜕、谷精草、菊花等疏散风热、明目退翳药配伍。若肝热目赤，可与决明子、夏枯草、菊花等清肝明目药配伍。

2. 出血证　本品兼有止血作用，但药力薄弱，一般较少单独使用，宜与其他止血药配伍治疗出血证。治疗肠风下血，可与槐角、荆芥等配伍，如木贼散（《仁斋直指方》）。

按语：木贼最早见于《嘉祐本草》。本品甘苦平，归肺、肝经，具有疏散风热、明目退翳之功，为眼科要药，多用于风热上攻，目赤肿痛，目昏多泪，目生翳障等眼科疾患。

【用法用量】煎服，3~9g。

【使用注意】气虚者慎服。

【现代研究】

1. 化学成分 本品含挥发油、黄酮，以及犬问荆碱、二甲砜、果糖等成分。

2. 药理作用 木贼醇提物有较明显的扩张血管、降压作用，能增加冠状动脉血流量，使心率减慢，并有抑制中枢神经、抗炎、收敛及利尿等作用。

【文献摘要】

《嘉祐本草》："主目疾，退翳膜。又消积块，益肝胆，明目，疗肠风，止痢及妇人月水不断。"

《本草纲目》："解肌，止泪，止血，去风湿，疝痛，大肠肛脱。"

《本经逢原》："专主眼目风热，暴翳，止泪，取发散肝肺风邪也。"

第二章 清热药

凡以清泄里热为主要作用，主治里热证的药物，称为清热药。

本类药物药性寒凉，沉降入里，适用于里热证。但热为火之渐，火为热之极；湿为热之渐，热为湿之极；毒由火邪而化生。由此可见，里热可以化火，可以结而为毒，可迫血妄行，可耗伤津液，又易与湿邪合，故清热药通过清热泻火、燥湿、解毒、凉血及清虚热等不同作用使里热得以清解。属于《黄帝内经》“热者寒之”，《神农本草经》“疗热以寒药”的治则。

清热药主要用于温热病高热烦渴、湿热泻痢、痈肿疮毒、温毒发斑及阴虚发热等里热证。

由于发病原因不一，病变部位及病情发展阶段不同，以及患者体质有异等，故里热证有热在气分、营血分之分，有实热、虚热之别。根据清热药的性效特点及其主治证的差异，可将其分为如下五类：

清热泻火药：以清气分实热为主，主治气分实热证，也可用于各脏腑火热证。仲景常用药物有：石膏、寒水石、知母、栝楼根（天花粉）、苇茎（芦根）、栀子、竹叶。

清热燥湿药：药性苦燥，以清热燥湿为主，兼可泻火解毒，主治湿热证，也可用于热毒证。仲景常用药物有：黄芩、黄连、黄柏、苦参、秦皮。

清热解毒药：长于清热解毒，主治各种热毒炽盛证。仲景常用药物有：连翘、败酱草、乌扇（射干）、白头翁、白蔹、猪胆汁。另外，还有一味狼牙，《医宗金鉴》谓：“狼牙非狼之牙，乃狼牙草也。”但狼牙或狼牙草，究属何物，迄今未详，陈修园提出用狼毒代之，其说可从。

清热凉血药：主入血分，具清营凉血作用，主治营、血分实热证。仲景常用药物有：干地黄（生地黄）、牡丹皮。

清虚热药：功能清虚热、退骨蒸，主治热邪伤阴或阴虚发热之虚热证。仲景常用药物有：白薇。

使用清热药时，应细心辨明热证的虚实以及有无兼证，以便有针对性地选药，并进行恰当的配伍。如实热证有热在气分、热在营血分及气血两燔之别，用药应分别选用清热泻火、清营凉血、气血两清；虚热证又有邪热伤阴之阴虚发热及肝肾阴虚之骨蒸潮热之异，用药则须清热凉血、养阴透热及滋阴清热、凉血除蒸。若里热兼有表证者，当先解表后清里，或配解表药同用，以达表里双解；若里热兼积滞者，则应配泻下药。

本类药物，药性寒凉，易伤脾胃，故脾胃气虚，食少便溏者慎用；热邪易耗伤津液，苦寒药物又易化燥伤阴，故热证伤阴或阴虚患者亦当慎用；阴盛格阳、真寒假热之证，尤当明辨，禁用清热药。

现代药理研究证明，清热药一般具有抗病原微生物和解热的作用，部分药物有促进机体的非特异性或特异性免疫功能、抗炎、抗肿瘤、抗变态反应及镇静、降血压、保肝等作用。

歌诀：

诸药性能，均能清热，
或善泻火，或善凉血，
或善解毒，用各有别。
夏月剂量宜强，冬月剂量宜弱。
脾胃虚寒者慎用，真寒假热者应戒。

第一节　清热泻火药

火为六淫之一，热是火邪引起的阳热亢旺的病理变化。素有“热为火之渐，火为热之极”的说法，热轻而火重，即热与火性质相似，只是程度上的不同而已，故凡能清热的药物，大抵皆能泻火。本类药物性味多甘寒或苦寒，以清泄气分邪热为主，主要用于热病邪入气分而见高热、口渴、汗出、烦躁，甚或神昏谵语、舌红苔黄、脉象洪大有力等气分实热证。此外，因各药归经的不同，还分别适用于肺热、胃热、心火、肝火等引起的脏腑火热证。

使用清热泻火药时，若里热炽盛而正气已虚，应注意扶正祛邪，可配伍补虚药。

石膏 Shigao

《神农本草经》

石膏 Cypsum 为单斜晶系含水硫酸钙的矿石，即含结晶水硫酸钙（$CaSO_4 \cdot 2H_2O$）。全国各地多有分布，主产于湖北、甘肃、四川、安徽等地，以湖北应城产者最佳。随时可采挖。挖出后去净泥土及杂石，研细生用或煅用。

【药材特征】本品为纤维状的集合体，呈长块状、板块状或不规则块状。白色、灰白色或淡黄色，有的半透明。体重，质软，纵断面具绢丝样光泽。无臭，味淡。

【别名】软石膏、白虎、玉大石、冰石、细理石。

【性味】辛、甘，大寒。

【归经】肺、胃经。

【功效】生用：清热泻火，除烦止渴。煅用：收敛生肌。

【主治】

1. 温热病气分实热证　本品味辛甘性大寒而质不燥，清热泻火之力甚强，且辛寒解肌透热，甘寒除烦止渴，清泄里热也兼透散，为清泻肺胃气分实热之要药。最宜于温热病邪在气分，壮热、烦渴、汗出、脉洪大等实热证，常与功善清热润燥之知母相

须为用，如白虎汤（《伤寒论》）。对于表寒里热证，可与麻黄、桂枝等辛温解表药配伍，如大青龙汤（《伤寒论》）。本品善清泻气分实热，若温邪渐入血分，气血两燔而高热发斑疹者，宜与玄参、牡丹皮等清热凉血药同用，如化斑汤（《温病条辨》）。

本品既能清热泻火、除烦止渴，又能祛暑，也可用于暑热烦渴。若热盛而正气偏虚者，可配伍补气养阴之人参、麦冬等，用治暑热初起，耗气伤阴或热病后期，余热未尽，气津两亏者，如白虎加人参汤、竹叶石膏汤（《伤寒论》）。

2. 肺热喘咳证　石膏自身虽无止咳平喘作用，但因其辛寒入肺经，善清肺经实热，故可用治邪热郁肺，气急喘促、咳嗽痰稠、发热口渴诸证，常配麻黄、杏仁等以增强止咳平喘之力，如麻黄杏仁甘草石膏汤（《伤寒论》）。

3. 胃火牙痛、头痛证　本品善清泻胃火，可用治胃火上攻之牙龈肿痛，常与黄连、升麻等配伍，如清胃散（《外科正宗》）；若治胃火头痛，可配川芎同用，如石膏川芎汤（《云岐子保命集论类要》）。

4. 疮疡久溃不敛、创伤久不收口、水火烫伤等　仲景未用此作用，后世多煅制外用。石膏煅后，清热作用大减，性变收敛，有收敛生肌之功，为外科常用之品。用治溃疡不敛，可配红粉研末置患处，如九一散（《中国药典》2010 年版）；若治水火烫伤，可配青黛用，如牡蛎散（《外台秘要》）。

按语：石膏最早见于《神农本草经》，列为中品。仲景在《伤寒论》和《金匮要略》中用石膏共计 16 方次，主治阳明病、太阳病、咳喘、中风病、疟病、伤寒解后余热未清、风水夹热、支饮、产后虚热烦呕、吐后贪饮、上热下寒证、癫痫病等。本品辛甘大寒，入肺、胃经。善清热泻火，除烦止渴。为治温热病气分实热证之主药，治胃火牙痛的最佳选药。仲景用石膏特点主要体现在清热除烦躁，治外感热病效如金丹。取其凉而能散，具有“清解”之性，对阳明经热盛之证，无不用为君药。仲景常与知母配伍，则清热泻火之力更宏，如白虎汤。石膏清热除烦还体现在治“汗出而喘”的麻黄杏仁甘草石膏汤，迄今仍为临证治热喘之良方。方中麻黄、杏仁一宣一降止咳平喘，石膏清泄肺热，并制约麻黄之温，合为清宣肺热、平喘止咳之剂。仲景用石膏的特点还体现在用法用量上，最大剂量为一斤，用于治疗气分热盛，如白虎汤、白虎加人参汤、竹叶石膏汤，以及治温疟的白虎加桂枝汤；最小剂量为二分，用于治产后虚热烦呕，如竹皮大丸。仲景用石膏皆为生品，且注明“碎”“绵裹”。《本草纲目》注释说：“古法惟打碎如豆大，绢包入汤煮之。”而今石膏有生用、煅用之别。

【用法用量】生石膏煎服，仲景最大用量为一斤，最小用量为二分。目前常规用量为 15~60g，宜打碎先煎。煅石膏适量外用，研末撒敷患处。

【使用注意】脾胃虚寒及阴虚内热者忌用。

【现代研究】

1. 化学成分　生石膏的主要成分为含水硫酸钙（$CaSO_4 \cdot 2H_2O$），含量不少于 95%，此外还含有黏土、有机物、硫化物及微量铁、镁等。煅石膏主要为无水硫酸钙。

2. 药理作用　白虎汤有明显的解热作用，并可减轻其口渴状态；石膏浸液对离体蟾蜍心及兔心小剂量时兴奋，大剂量时抑制；石膏有提高肌肉和外周神经兴奋性的作用；对家兔离体小肠和子宫，小剂量石膏使之振幅增大，大剂量则紧张度降低，振幅减小；石膏在 Hands 液中能明显增强兔肺泡巨噬细胞对白色葡萄球菌死菌及胶体金的吞噬能力，并能促进吞噬细胞的成熟；石膏液能使烧伤大鼠降低了的 T 细胞数、淋转百分率、淋转 CPM 值显著恢复；石膏能缩短血凝时间，促进胆汁排泄，并有利尿作用。

【文献摘要】

《神农本草经》："主中风寒热，心下逆气，惊喘，口干舌焦，不能息，腹中坚痛，产乳，金疮。"

《名医别录》："除时气头痛身热，三焦大热，皮肤热，肠胃中膈热，解肌发汗；止消渴烦逆，腹胀暴气喘息，咽热。亦可作汤浴。"

《医学衷中参西录》："石膏，凉而能散，有透表解肌之力。外感有实热者，放胆用之，直胜金丹。……是以愚用生石膏以治外感实热，轻症亦必至两许；若实热炽盛，又恒用至四、五两或七、八两，或单用，或与他药同用，必煎汤三、四杯，徐徐温饮下，热退不必尽剂。"

寒水石 Hanshuishi

《神农本草经》

为硫酸盐类矿物芒硝 Mirabilite 的天然晶体。主产于山西、河北等地，多发现于卤地积盐之下。全年可采，采挖后，除去泥沙、杂石，研细生用，或煅用。

【药材特征】红石膏：呈不规则的扁平块状，大小不一，粉红色，略有光泽，表面凹凸不平，侧面有纵纹理。质硬而脆，易砸碎，断面粉红色，有纵纹理。无臭，味淡。

方解石：多呈规则的块状结晶，常呈斜方柱形，有棱角，无色或黄白色，透明、略透明或不透明，表面平滑，有玻璃样光泽。质坚硬，易砸碎，碎块为方形或长方形。无臭，味淡。

【别名】凝水石、盐精石。

【性味】辛、咸，寒。

【归经】心、胃、肾经。

【功效】清热泻火。

【主治】

1. 热病烦渴，癫狂 本品大寒质重，能清热泻火，并可借其清热作用以除烦止渴，用于温热病邪在气分，壮热烦渴，脉洪大者。常配石膏、滑石同用，如三石汤（《温病条辨》）。取本品清泻心胃实火而可用治伤寒阳明热盛之癫狂，多配黄连、甘草用，如鹊石散（《普济本事方》）；若配天竺黄、冰片等药用，可治痰热躁狂，口干狂言，浑身壮热等，如龙脑甘露丸（《姚僧坦集验方》）。取本品辛咸大寒，清热以泻风化之火，可"除热瘫痫"，如风引汤（《金匮要略》）。

2. 口疮，热毒疮肿，丹毒烫伤 取本品清热降火、缓解赤热疼痛之效。仲景未言此作。若治口疮，可配伍黄柏等份为末，撒敷患处，如蛾黄散（《济生方》）；若治热毒疮肿，可用本品火煅，配伍青黛等份为末，香油调搽（《普济方》）；若治水火烫

伤，可配伍赤石脂等份为末，菜油调敷，破烂有水者，取药末撒患处，如水石散（《古方汇精》）；若治小儿丹毒、皮肤热赤，可用本品研末，水调和猪胆汁涂之（《本草汇言》）。

按语：寒水石最早见于《神农本草经》，列为中品。仲景仅在《金匮要略》风引汤中用寒水石1方次。“治大人风引，少小惊痫瘈疭，日数十发”。主治中风病。本品辛咸大寒，善清热泻火。

【用法用量】煎服，仲景用量为六两。目前常规用量10~15g。外用适量宜研末掺和调敷。

【使用注意】脾胃虚寒者忌用。

【现代研究】

本品《神农本草经》名凝水石，据考证应为芒硝的天然结晶体（主含硫酸钠）。但近代所用之寒水石，北方习用者多为红石膏（主含硫酸钙），南方习用的则多为方解石（主含碳酸钙）。

【文献摘要】

《神农本草经》：“主身热，腹中积聚邪气，皮中如火烧，烦满，水饮之。”

《本草求真》：“敷烫火伤。”

《医学入门》：“治小儿丹毒，烧为末，醋调敷之。”

《本经逢原》：“寒水石，治心肾积热之上药，《神农本草经》治腹中积聚，咸能软坚也；身热皮中如火烧，咸能降火也。《金匮》风引汤，《太平惠民和剂局方》紫雪，皆用以治有余之邪热也。”

知母 Zhimu

《神农本草经》

为百合科多年生草本植物知母 *Anemarrhena asphodeloides* Bge. 的干燥根茎。主产于河北、山西及东北等地。春、秋季均可采挖，以秋季采者较佳。除去须根及泥沙，晒干，习称“毛知母”。若鲜时剥去外皮后晒干，则称“光知母”（或知母肉）。切片入药，生用，或用盐水炙用。

【药材特征】本品呈长条状，略扁，微弯曲，少数有分枝，长3~15cm，直径0.8~1.5cm，一端有浅黄色的茎叶残痕。表面黄棕色至棕色，上面有一凹沟，具紧密排列的环状节，节上密生黄棕色的残存叶基，由两侧向根茎上方生长；下面隆起而略皱缩，并有凹陷或突起的点状根痕。质硬，易折断，断面黄白色。气微，味微甜、略苦，嚼之带黏性。以条粗长、质充实而硬，断面黄白色者为佳。

【别名】蒜辫子草、羊胡子根、地参。

【性味】苦、甘，寒。

【归经】肺、胃、肾经。

【功效】清热泻火，滋阴润燥。

【主治】

1. 热病烦渴 本品味苦甘性寒而质润，苦寒能清热泻火除烦，甘寒质润可生津润燥止渴，善治外感热病，高热烦渴之阳明气分实热证，常与石膏相须为用，如白虎汤（《伤寒论》）。另外，仲景取知母清热泻火以除热、止烦之功，用治阳明气分热盛津伤证，如白虎加人参汤（《伤寒论》）；又治“虚烦不得眠”，如酸枣仁汤（《金匮要略》）。

2. 肺热咳嗽及阴虚燥咳 本品主入肺经而长于泻肺热、润肺燥，用治肺热咳嗽，痰黄黏稠者，常配黄芩、瓜蒌、浙贝母、胆南星等同用；若为阴虚燥咳，干咳少痰者，多与贝母同用，如二母散（《证治准绳》）。

3. 骨蒸潮热 本品兼入肾经可滋肾阴、泻肾火而退骨蒸，用治肾阴虚火旺之骨蒸潮热、盗汗、心烦等，常配黄柏、生地黄等同用，如知柏地黄丸（《医宗金鉴》）。

4. 内热消渴 本品性甘寒而质润，既能泻肺、胃、肾之火，又可滋肺、胃、肾之阴，用治阴虚内热之消渴证，常配天花粉、葛根等药同用，如玉液汤（《医学衷中参西录》）。

5. 肠燥便秘 本品能滋阴润燥，可用治热病津伤肠燥便秘证，常配生地黄、玄参、麦冬等药同用。

按语：知母最早见于《神农本草经》，列为中品。仲景在《伤寒论》和《金匮要略》中用知母共计7方次，主治阳明病、阳明热盛气阴两伤证、厥阴病、温疟、百合病误汗后、虚烦不得眠、风湿历节病等。对应方剂有：白虎汤、白虎加人参汤、麻黄升麻汤、白虎加桂枝汤、百合知母汤、酸枣仁汤、桂枝芍药知母汤。本品苦甘性寒，入肺、胃、肾经。既可清肺、胃、肾三焦之热，又可滋养肺、胃、肾三焦之阴，故有“清补三焦”之称。实则以清泻实火为主，其本身甘润不燥也具滋阴之力，可见知母具有虚实两清之功。仲景用知母特点主要体现在清热泻火以除热、止烦及养阴润燥之功。仲景用知母的特点还体现在用量上，用于清热泻火者量最大；用于虚证者量较小；寒证者用知母量最小。

【用法用量】煎服，仲景最大剂量为六两，最小十八铢，中等量为二～四两。目前常规用量6～12g。清热泻火生用，清下焦虚热宜用盐知母。

【使用注意】本品性寒质润，有滑肠作用，故脾胃虚寒，大便溏泻者不宜用。

【鉴别用药】知母与石膏均能清热泻火，除烦止渴，治温热病气分实热证常相须为用。但石膏清热泻火力强，清降胜于知母，重在清泻肺胃实火，治肺热实喘、胃火牙痛多用石膏；且煅后可收湿敛疮。知母滋阴润燥力强，滋润强于石膏，用于肺热燥咳、骨蒸潮热、阴虚消渴、肠燥便秘等。

【现代研究】

1. 化学成分 本品根茎含多种知母皂苷、知母多糖；此外，尚含芒果苷、异芒果苷、胆碱、烟酰胺、鞣酸、烟酸及多种金属元素、黏液质、还原糖等。

2. 药理作用 知母浸膏动物实验有防止和治疗大肠杆菌所致高热的作用；知母煎剂对痢疾杆菌、伤寒杆菌、副伤寒杆菌、霍乱弧菌、大肠杆菌、变形杆菌、白喉杆菌、葡萄球菌、肺炎双球菌、β-溶血性链球菌、白色念珠菌及某些致病性皮肤癣菌等有不

同程度的抑制作用；其所含知母聚糖 A、B、C、D 有降血糖作用，知母聚糖 B 的活性最强；知母皂苷有抗肿瘤作用。

【文献摘要】

《神农本草经》："主消渴热中，除邪气，肢体浮肿，下水，补不足，益气。"

《用药法象》："泻无根之肾火，疗有汗之骨蒸，止虚劳之热，滋化源之阴。"

《本草纲目》："知母之辛苦寒凉，下则润肾燥而滋阴。上则清肺金而泻火，乃二经气分药也。"

芦根 Lugen

《名医别录》

为禾本科多年生草本植物芦苇 *Phragmites communis* Trin. 的新鲜或干燥根茎。我国各地均有分布，常生长于河流、池沼岸边浅水中。春末夏初或秋季均可采挖，洗净，除去残茎及须根，切段，鲜用或晒干用。

【药材特征】鲜芦根：呈长圆柱形，有的略扁，长短不一，直径 1~2cm。表面黄白色，有光泽，外皮疏松可剥离，节呈环状，有残根及芽痕。体轻，质韧，不易折断。切断面黄白色，中空，壁厚 1~2mm，有小孔排列成环。无臭，味甘。

干芦根：呈扁圆柱形。节处较硬，节间有纵皱纹。

【别名】芦茅根、苇根、芦头、苇子根、甜梗子。

【性味】甘，寒。

【归经】肺、胃经。

【功效】清热生津，除烦止呕，利尿。

【主治】

1. 热病烦渴　本品甘寒，既能清透肺胃气分实热，又能生津止渴、除烦，故可用治热病伤津、烦热口渴证，或温热病烦热口渴、舌燥少津之证，常与麦冬、天花粉等药同用；或用其鲜汁配麦冬汁、梨汁、荸荠汁、藕汁服，如五汁饮（《温病条辨》）。热盛的也可配伍石膏、知母之属。

2. 胃热呕逆　本品能清泄胃热而降逆止呕，善治胃热呕吐。常配竹茹、生姜、枇杷叶等煎服，如芦根饮子（《备急千金要方》）；也可单用煎浓汁频饮以治呕逆（《肘后备急方》）。

3. 肺热咳嗽，肺痈吐脓　本品善清透肺热，用治肺热咳嗽，痰稠口干，常配伍黄芩、浙贝母、瓜蒌等药同用。若治风热咳嗽，可配桑叶、菊花、苦杏仁等药同用，如桑菊饮（《温病条辨》）。芦根也有类似苇茎的清肺排脓之效，若治肺痈咳吐脓痰，则多配薏苡仁、冬瓜仁、鱼腥草等同用，如苇茎汤（《备急千金要方》）。

4. 热淋涩痛　本品还能清热利尿，治热淋尿少，常配白茅根、车前子等同用。

按语：芦根最早见于《名医别录》，芦根为芦苇的根茎，苇茎为芦苇的嫩茎，或名芦茎。二者出自同一种植物，功效相近。但芦根长于生津止渴，苇茎长于清热排脓，以治肺痈见长。因药市中多无苇茎供应，现多以芦根代之。苇茎最早见于《神农本草经》，列为中品。仲景用苇茎仅苇茎汤 1 方。原方量为 2 升，今常用量为 15~30g。

【用法用量】煎服，干品 15~30g；鲜品加倍，或捣汁用。

【使用注意】脾胃虚寒者忌服。

【现代研究】

1. 化学成分 本品所含碳水化合物中有木聚糖等多种具免疫活性的多聚糖类化合物，并含有多聚醇、甜菜碱、薏苡素、游离脯氨基酸、天门冬酰胺及黄酮类化合物苜蓿素等。

2. 药理作用 本品有解热、镇静、镇痛、降血压、降血糖、抗氧化及雌性激素样作用；对 β-溶血链球菌有抑制作用，所含薏苡素对骨骼肌有抑制作用，苜蓿素对肠管有松弛作用。

【文献摘要】

《神农本草经》："主消渴客热。"

《玉楸药解》："清降肺胃，消荡郁烦，生津止渴，除烦下食，治噫膈懊侬 。"

《药性本草》："能解大热，开胃。治噎哕不止。"

天花粉 Tianhuafen

《神农本草经》

为葫芦科植物栝楼 *Trichosanthes kirilowii* Maxim. 双边栝楼 *Trichosanthes rosthornii* Herms 的干燥根。现名天花粉。产于我国南北各地，尤以河南安阳一带产量大且质量较好。秋、冬季采挖，洗净泥土，刮去粗皮，切厚片。鲜用或干燥用。

【药材特征】本品呈不规则圆柱形、纺锤形或瓣块状，长 8~16cm，直径 1.5~5.5cm。表面黄白色或淡棕黄色，有纵皱纹，细根痕及略凹陷的横长皮孔，有的有黄棕色外皮残留。质坚实，断面白色或淡黄色，富粉性，横切面可见黄色木质部，略呈放射状排列，纵切面可见黄色条纹状木质部。无臭，味微苦。

【别名】栝楼根。

【性味】甘、微苦，微寒。

【归经】肺、胃经。

【功效】清热生津，清肺润燥，消肿排脓。

【主治】

1. 热病烦渴，消渴多饮 本品甘寒，善清胃热，又能生津止渴，故常用治热病津伤，口干舌燥，烦渴，可配芦根、麦冬等同用；取本品清肺胃热、生津止渴之功，用于阴虚内热，消渴多饮，常配葛根、山药等同用，如玉液汤（《医学衷中参西录》），再如消渴方（《丹溪心法》）皆是以其为清热生津止渴的主药，尤其鲜者，以水澄出之粉，名"玉器霜"，生津止渴功效尤佳。

2. 肺热燥咳 本品既能清肺热，又能润肺燥，用治燥热伤肺，干咳少痰、痰中带血等肺热燥咳之证，可配天冬、麦冬、生地黄等药同用，如滋燥饮（《杂病源流犀烛》）；若肺热燥咳，痰稠不爽，可配贝母、桔梗、桑白皮、马兜铃等，如射干兜铃汤

（《痧胀玉衡》）。《医学衷中参西录》指出栝楼根“能润肺，化肺中燥痰”。后人皆以其为治热病津伤、肺燥咳喘的要药。仲景用其生津润燥治太阳痉病“身体强，几几然”，如栝楼桂枝汤，取栝楼根生营血、益津液、舒筋脉之效。

3. 疮疡肿毒　本品既能清热泻火而解毒，又能消肿排脓以疗疮，未成脓者可促使消散，已成脓者可溃疮排脓。用于治疮疡初起，热毒炽盛，常配金银花、白芷、穿山甲等同用，如仙方活命饮（《妇人大全良方》）；若疮痈已溃者，可与黄芪、生甘草等并用，更能生肌排脓。

按语：栝楼根最早见于《神农本草经》，列为中品。仲景在《伤寒论》和《金匮要略》中用栝楼根共计5方次，主治少阳病兼水气内结、大病瘥后腰以下有水气、百合病渴不瘥、柔痉、小便不利，下寒上燥证等。对应方剂有：柴胡桂枝干姜汤、牡蛎泽泻散、栝楼牡蛎散、栝楼桂枝汤、栝楼瞿麦丸。本品甘微苦性寒，入肺、胃经。可清热止渴，生津润燥，消肿排脓。尤善清胃热，养胃阴，生津止渴，是治疗消渴症（糖尿病）的常用药。仲景用栝楼根的特点主要体现在清热止渴，如牡蛎泽泻散治“百合病，渴不差者”；栝楼瞿麦丸治“小便不利，有水气，其人若渴”；小青龙汤方后记载：“若渴者，去半夏，加栝楼根三两。”以上三方仲景皆用了栝楼根，正如《本草衍义补遗》所言“神药也”。仲景用栝楼根的特点还体现在用量上，仲景用栝楼根治渴而呕，复见心烦者，则用量较大。治小便不利，有水气，其人若渴的栝楼瞿麦丸用量虽也为二两，但如梧子大之丸，每服只有三丸，其用量最小。

【用法用量】煎服，仲景最大用量为四两，较小用量为二两。目前常规用量10～15g。

【使用注意】不宜于乌头类药材同用。孕妇忌服。

【现代研究】

1. 化学成分　本品含有天花粉蛋白、皂苷、多糖类、氨基酸类、酶类和淀粉等。

2. 药理作用　天花粉蛋白制成注射剂有引产和中止妊娠的作用，对恶性葡萄胎和绒毛膜上皮细胞癌有治疗作用；天花粉蛋白有免疫刺激和免疫抑制两种作用；天花粉蛋白可抑制艾滋病病毒（HIV）在感染的免疫细胞内的复制繁衍，减少免疫细胞中受病毒感染的活细胞数，能抑制HIV的DNA复制和蛋白质合成；天花粉水提物的非渗透部位能降低血糖活性；天花粉煎剂对溶血性链球菌、肺炎双球菌、白喉杆菌有一定的抑制作用。

【文献摘要】

《神农本草经》：“主消渴，身热，烦满大热，补虚，安中，续绝伤。”

《日华子本草》：“通小肠，排脓，消肿毒，生肌长肉，消扑损瘀血。治热狂时疾，乳痈，发背，痔瘘疮疖。”

《本草汇言》：“天花粉，退五脏郁热，如心火盛而舌干口燥，肺火盛而咽肿喉痹，脾火盛而口舌齿肿，痰火盛而咳嗽不宁。若肝火之胁胀走注，肾火之骨蒸烦热，或痈疽已溃未溃，而热毒不散，或五疸身目俱黄，而小水若淋若涩，是皆火热郁结所致。惟此剂能开郁结，降痰火，并能治之。又其性甘寒，善能治渴，从补药而治虚渴，从凉药而治火渴，从气药而治郁渴，从血药而治烦渴，乃治渴之要药也。”

竹叶 Zhuye

《名医别录》

为禾本科常绿乔木或灌木淡竹 *Phyllostachys nigra*（Lodd.）Munro var. *henonis*（Mitf.）Stapf ex Rendle 的叶。其卷而未放的幼叶，称竹叶卷心。主要分布于长江流域各省。随时可采，晒干。用鲜品尤佳，可随用随采。

【药材特征】叶呈狭披针形，长 7.5～16cm，宽 1～2cm，先端渐尖，基部钝形，叶柄长约 5mm，边缘之一侧较平滑，另一侧具小锯齿而粗糙；平行脉，次脉 6～8 对，小横脉甚显著；叶面深绿色，无毛，背面色较淡，基部具微毛；质薄而较脆。气弱，味淡。以色绿、完整、无枝梗者为佳。

【别名】鲜竹叶、竹叶卷心。

【性味】甘、辛、淡，微寒。

【归经】心、胃、小肠经。

【功效】清热除烦，生津，利尿。

【主治】

1. 热病烦渴 本品甘寒入心、胃经，长于清心泻火以除烦，并能清胃热生津以止渴，可用于热病伤津，烦热口渴之证，常配石膏、麦冬、芦根等同用。若治疗热病后期，余热未清，气津两伤之证，常配人参、石膏、麦冬等同用，如竹叶石膏汤（《伤寒论》）。本品轻清，兼可凉散上焦风热之邪，配金银花、连翘、薄荷等，也可治外感风热，烦热口渴，如银翘散（《温病条辨》）。

2. 口疮尿赤 本品能上清心火，下利小便，善于清心利尿。既可治心火上炎之口舌生疮，又可疗心火下移小肠之心烦，小便短赤涩痛，常配木通、生地黄等药同用，如导赤散（《小儿药性直诀》）。

此外，竹叶卷心清心泻火作用更强，多用于治疗温热病热陷心包之神昏谵语，常配伍玄参、莲子心、连翘心等同用，如清宫汤（《温病条辨》）。

按语：竹叶最早见于《名医别录》。仲景在《伤寒论》和《金匮要略》中用竹叶共计 2 方次，主治伤寒解后，余热不清，气液两伤证及产后中风兼阳虚证。对应方剂有：竹叶石膏汤、竹叶汤。可清热除烦，生津利尿。仲景用竹叶的特点主要体现在清热除烦，如竹叶石膏汤和竹叶汤所用竹叶，皆取此功。

【用法用量】煎服，仲景最大用量两把，最小用量一把。目前常规用量 6～15g。鲜品 15～30g。

【使用注意】阴虚火旺，骨蒸潮热者忌用。

【现代研究】

1. 化学成分 本品含有氨基酸、涩味质、酚性成分等。

2. 药理作用 具有抑制金黄色葡萄球菌、绿脓杆菌的作用。

【文献摘要】

《名医别录》：“主胸中痰热，咳逆上气。”

《本草经疏》："阳明客热，则胸中生痰，痰热壅滞，则咳逆上气。竹叶辛寒能解阳明之热结，则痰自消，气自下，而咳逆止矣。仲景治伤寒发热大渴，有竹叶石膏汤，无非假其辛寒散阳明邪热也。"

《药品化义》："竹叶，清香透心，微苦凉热，气味俱清。经曰：治温以清，专清心气，味淡利窍，使心经热血分解。主治暑热消渴，胸中热痰，伤寒虚烦，咳逆喘促，皆为良剂也。"

淡竹叶 Danzhuye

《本草纲目》

为禾本科多年生草本植物淡竹叶 *Lophatherum gracile* Brongn. 的干燥茎叶。主产于长江流域至南部各省。夏季未抽花穗前采割，晒干。切段，生用。

【药材特征】干燥带叶的茎枝，全长 30～60cm。商品常已切断。茎枯黄色，中空，扁压状圆柱形，直径 1～2mm；有节，叶鞘抱茎，沿边缘有长而白色的柔毛。叶片披针形，有的皱缩卷曲，长 5～20cm，宽 1～3. 5cm，表面青绿色或黄绿色，两面无毛或被短柔毛，叶脉平行，有明显的横行小脉，形成长方形的网格状，下表面尤为明显。体轻，质柔韧。气微弱，味淡。以色青绿、叶大、梗少、无根及花穗者为佳。

【别名】竹叶麦冬、竹叶门冬青、迷身草、山鸡米、金竹叶、长竹叶、山冬、地竹、淡竹米。

【性味】甘、淡，寒。

【归经】心、胃、小肠经。

【功效】清热除烦，通利小便。

【主治】

1. 热病烦渴　本品甘寒，归心、胃经，既能清心火以除烦，又可泻胃火以止渴。故可用于热病伤津、心烦口渴之证，常配石膏、芦根等药同用；或配黄芩、知母、麦冬等药同用，如淡竹叶汤（《医学心悟》）。

2. 口舌生疮，尿赤涩痛　淡竹叶为轻清之品，清上彻下，既能清泻心胃实火，甘淡又能渗湿利尿。故可用治心、胃火盛之口舌生疮及心火下移小肠之热淋涩痛，常配滑石、白茅根、灯心草等药同用。

按语：淡竹叶最早见于《本草纲目》。在明代以前方书中的竹叶，应该是竹叶而不是淡竹叶。淡竹叶与竹叶虽非一物，但性效相近，二者均能清热除烦及利尿通淋，其不同点在于，竹叶清心胃除烦热作用较强，而淡竹叶尤长于清热利尿。

【用法用量】煎服，6～15g。

【现代研究】

1. 化学成分　本品含三萜类化合物，其主要成分为芦竹素、白茅素、蒲公英赛醇及甾类物质等，如β-谷甾醇、豆甾醇、菜油甾醇、蒲公英甾醇等。

2. 药理作用　水浸膏有退热作用；粗提物有抗肿瘤作用；水煎剂利尿作用较弱而增加尿中氯化物的排出量则较强，并对多种致病菌如金黄色葡萄球菌、溶血性链球菌等有抑制作用。此外，本品还有升高血糖的作用。

【文献摘要】

《本草纲目》："去烦热，利小便，清心。"

《本草再新》："清心火，利小便，除烦止渴，小儿痘毒，外症恶毒。"

《生草药性备要》："消痰止渴，除上焦火，明眼目，利小便，治白浊，退热，散痔疮毒。"

栀子 Zhizi

《神农本草经》

为茜草科常绿灌木植物栀子 *Gardenia jasminoides* Ellis 的干燥成熟果实。产于我国长江以南各省。9~11 月果实成熟显红黄色时分批采收，除去果柄及杂质，晒干。生用，或炒焦、炒炭用。

【药材特征】本品呈长卵圆形或椭圆形，长 1~4.5cm，粗 1~1.5cm。表面深红色或红黄色，具有 5~8 条纵棱。顶端残存萼片，另一端稍尖，有残留果梗。果皮薄而脆，略有光泽；内表面红黄色，有光泽，具 2~3 条隆起的假隔膜。内有多数种子，黏结成团。种子扁卵圆形，深红色或红黄色，表面密具细小疣状突起。浸入水中，可使水染成鲜黄色。气微，味微酸而苦。以个小、完整、仁饱满、内外色红者为佳。

【别名】黄栀子、山栀。

【性味】苦，寒。

【归经】心、肝、肺、胃、三焦经。

【功效】泻火除烦，清热利湿，凉血解毒，消肿止痛。

【主治】

1. 热病心烦 本品苦寒清降，能清泻三焦火邪，主入心经，尤善泻心火而除烦，最宜于温热病邪热客心，心烦郁闷、躁扰不宁诸症。常与淡豆豉同用，如栀子豉汤（《伤寒论》）；若为火毒炽盛，三焦俱热，症见高热烦躁、神昏谵语者，可配黄芩、黄连、黄柏等，如黄连解毒汤（《外台秘要》）。

2. 湿热黄疸 本品可清利肝胆湿热而退黄疸，为治湿热黄疸之常用药，常配伍茵陈、大黄同用，如茵陈蒿汤（《伤寒论》），亦可与黄柏、甘草同用，如栀子柏皮汤（《金匮要略》）。栀子还可清利下焦湿热，治热淋涩痛，多配伍车前子、滑石、萹蓄等同用，如八正散（《太平惠民和剂局方》）。

3. 血热吐衄 本品功能清热凉血，用于血热妄行之吐血、衄血、尿血等证，常配白茅根、侧柏叶、大黄等药同用，如十灰散（《十药神书》）。若为血淋、尿血，则常配小蓟、白茅根、黄芩等同用，如小蓟饮子（《重订严氏济生方》）。

4. 热毒疮疡，跌打损伤 本品有凉血解毒，消肿止痛之效，治疗热毒疮疡红肿热痛，常与金银花、连翘、蒲公英等同用。生栀子研末外用，有散瘀热消肿止痛之功，用于跌打损伤，瘀热肿痛，尤宜于四肢关节附近的肌肉、肌腱损伤。

按语：栀子最早见于《神农本草经》，列为中品。仲景在《伤寒论》和《金匮要

略》中用栀子共计10方次，主治伤寒热病初愈，过劳而复发、太阳病汗吐下后热扰胸膈、热扰胸膈兼腹满、热扰胸膈兼中寒下利、伤寒身黄发热、阳黄、酒疸、黄疸病热盛里实等。对应方剂有：枳实栀子豉汤、栀子豉汤、栀子甘草豉汤、栀子生姜豉汤、栀子厚朴汤、栀子干姜汤、栀子柏皮汤、茵陈蒿汤、栀子大黄汤、大黄硝石汤。本品苦寒，入心、肝、肺、胃、三焦经。既清气分热，又清血分热，可通泻三焦实火，尤善泻心火而除烦。仲景用栀子的特点主要体现在清透郁热、解郁除烦之功，考仲景之五栀子汤证，皆有“心烦”症状，方中均以栀子为主药。另外，仲景用其治黄疸也是一大特长，如茵陈蒿汤、栀子大黄汤。

【用法用量】煎服，仲景最大用量十五枚，最小用量十四枚。目前常规用量5～10g。外用生品适量，研末调敷。栀子皮（果皮）偏于达表而去肌肤之热；栀子仁（种子）偏于走里而清内热。生用走气分而泻火；炒黑或炒焦则入血分而止血。

【使用注意】本品苦寒伤胃，脾胃虚寒，便溏食少者不宜用。

【现代研究】

1. 化学成分　本品含黄酮类栀子素、三萜类化合物藏红花素和藏红花酸、熊果酸及异栀子苷、去羟栀子苷、栀子酮苷、山栀子苷、京尼平苷酸等。

2. 药理作用　所含环烯醚萜有利胆作用；醇提取物和藏红花苷、藏红花酸及格尼泊素等可使胆汁分泌量增加，并能降低血中胆红素，可促进血液中胆红素迅速排泄；有利胰及降胰酶作用，京尼平苷酸降低胰淀粉酶的作用最显著；煎剂及醇提取物有降压作用，其所含成分藏红花酸有减少动脉硬化发生率的作用；醇提取物有镇静作用；本品对金黄色葡萄球菌、绿脓杆菌、脑膜炎双球菌、卡他球菌等有抑制作用；水浸液在体外对多种皮肤真菌有抑制作用。

【文献摘要】

《神农本草经》：“主五内邪气，胃中热气，面赤酒疱皶鼻，白癞赤癞疮疡。”

《药类法象》：“治心烦懊侬而不得眠，心神颠倒欲绝，血滞而小便不利。”

《本草正》：“栀子，若用佐使，治有不同：加茵陈除湿热黄疸，加豆豉除心火烦躁，加厚朴、枳实可除烦满，加生姜、陈皮可除呕秽，同元胡破热滞瘀血腹痛。”

夏枯草 Xiakucao

《神农本草经》

为唇形科多年生草本植物夏枯草 *Prunella vulgaris* L. 的干燥果穗。我国各地均产，主产于江苏、浙江、安徽、河南等地。夏季当果穗呈棕红色半枯时采收，除去杂质，晒干。生用。

【药材特征】本品呈棒状，略扁，长1.5～8cm，直径0.8～1.5cm，淡棕色至棕红色。全穗由数轮至10数轮宿萼与苞片组成，每轮有对生苞片2片，呈扇形，先端尖尾状，脉纹明显，外表面有白毛。每一苞片内有花3朵，花冠多已脱落，宿萼二唇形，内有小坚果4枚，卵圆形，棕色，尖端有白色突起。体轻。气微，味淡。以色紫褐、穗大者为佳。

【别名】夏枯花、大头花、牛低头、牛顶赞、铁色草、棒柱头花。

【性味】苦、辛，寒。

【归经】肝、胆经。

【功效】清肝火，散郁结。

【主治】

1. 目赤肿痛，头痛眩晕，目珠夜痛 本品苦寒泄热主入肝经，善清肝火以明目，为治肝火目赤肿痛、头痛眩晕之要药，常配伍菊花、决明子等药同用。又肝火得清，则阴血上荣，故本品略兼养肝明目之效，用于肝阴不足，目珠疼痛，至夜尤甚者，常与当归、枸杞子等药同用。若因肝郁者，可配香附、甘草同用，如夏枯草散（《张氏医通》）。

2. 瘰疬，瘿瘤 本品味辛性寒，能清痰火、散郁结，且可舒畅气机，用治肝郁化火，痰火凝结之瘰疬，常配伍浙贝母、香附等药同用，如夏枯草汤（《外科正宗》）；用治瘿瘤，则可配伍昆布、玄参等药同用，如夏枯草膏（《医宗金鉴》）。

此外，取其清肝火、降血压作用，现代常用治疗肝热、阳亢证的高血压病。可单用，或与钩藤、杜仲等配伍同用。

按语：夏枯草最早见于《神农本草经》，列为下品。仲景方中未用夏枯草。本品苦辛性寒，主入肝经，为清肝火的代表药，治目珠夜痛的最佳选药。通常用其花穗入药，全草较少用。但从其化学成分及降压的药理作用观察，全草尚优于花穗。为扩大药源，全草亦可研究入药。

【用法用量】煎服，10~15g。单味用可酌加剂量。或熬膏服。

【使用注意】脾胃虚弱者慎用。

【现代研究】

1. 化学成分 本品全草含三萜皂苷，其苷元是齐墩果酸。尚含游离的齐墩果酸、熊果酸、咖啡酸、芸香苷、金丝桃苷、生物碱、水溶性盐类等；花穗中含飞燕草素、矢车菊素的花色苷、d-樟脑、d-小茴香酮等。

2. 药理作用 煎剂、水浸出液、乙醇-水浸出液及乙醇浸出液均可明显降低实验动物的血压，茎叶、花穗及全草均有降压作用，但穗的作用稍弱，其降压作用是否与所含的钾盐及扩张血管作用有关，认识不一；夏枯草提取物的结晶A（齐墩果酸与熊果酸混合物）及以A为主要苷元的总皂苷，具有降压活性及抗心律失常作用；水煎醇沉液小鼠腹腔注射，有明显的抗炎作用；煎剂在体外对痢疾杆菌、伤寒杆菌、霍乱弧菌、大肠杆菌、变形杆菌、葡萄球菌及人型结核杆菌等均有不同程度的抑制作用；煎剂对艾氏腹水癌及S_{180}肉瘤有抑制作用；煎剂还能兴奋离体家兔子宫及增强肠蠕动。

【文献摘要】

《神农本草经》："主寒热，瘰疬，鼠瘘，头疮，破症，散瘿结气，脚肿湿痹。"

《本草纲目》："夏枯草治目疼，用砂糖水浸一夜用，取其能解内热，缓肝火也。楼全善云，夏枯草治目珠疼至夜则甚者，神效；或用苦寒药点之反甚者，亦神效。盖目珠连目本，肝系也，属厥阴之经。夜甚及点苦寒药反甚者，夜与寒亦阴故也。夏枯禀纯阳之气，补厥阴血脉，故治此如神，以阳治阴也。"

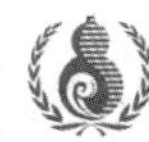

《本草衍义补遗》："补养血脉。"

决明子 Juemingzi

《神农本草经》

为豆科一年生草本植物决明 *Cassia obtusifolia* L. 或小决明 *Cassia tora* L. 的干燥成熟种子。主产于安徽、广西、四川、浙江、广东等地，全国南北各地均有栽培。秋季采收成熟果实，晒干，打下种子，生用，或炒用。

【药材特征】决明：略呈棱方形或短圆柱形，两端平行倾斜，长 3~7mm，宽 2~4mm。表面绿棕色或暗棕色，平滑有光泽。一端较平坦，另端斜尖，背腹面各有 1 条突起的棱线，棱线两侧各有 1 条斜向对称而色较浅的线形凹纹。质坚硬，不易破碎。种皮薄，子叶 2，黄色，呈“S”形折曲并重叠。气微，味微苦。

小决明：呈短圆柱形，较小，长 3~5mm，宽 2~3mm。表面棱线两侧各有 1 片宽广的浅黄棕色带。

【别名】草决明、马蹄决明。

【性味】甘、苦、咸，微寒。

【归经】肝、大肠经。

【功效】清肝明目，润肠通便。

【主治】

1. 目赤肿痛，目暗不明　本品苦寒泄热，甘咸益阴，主入肝经，既清泻肝火，又兼益肾阴，故为明目佳品，虚实目疾均可用之。治肝经实火，目赤肿痛、羞明多泪者，常配木贼、黄芩、赤芍等同用，如决明子散（《银海精微》）；若风热上攻，头痛目赤者，常配菊花、青葙子、茺蔚子等同用，如决明子丸（《证治准绳》）；若肝肾阴亏，视物昏花、目暗不明者，常配山茱萸、枸杞子等同用。

2. 头痛眩晕　本品既能清泻肝火，又兼能平抑肝阳，故可用治肝阳上亢之头痛眩晕，常配菊花、钩藤、夏枯草等药用。

3. 肠燥便秘　本品性质凉润，兼入大肠经而能清热润肠通便，用于内热肠燥，大便秘结，常配火麻仁、瓜蒌仁等同用。

按语：决明子最早见于《神农本草经》，列为上品，认为“久服益精，轻身”。仲景方中未用决明子。决明子与石决明，《新修本草》认为“皆主明目，故并有决明之名”，二者均有清肝明目、平抑肝阳之功，对肝火上扰的目赤肿痛或肝阳上亢的头痛眩晕皆可用。但决明子苦寒，功偏清肝、疏风，多用于肝经实火之目赤肿痛，且有润肠通便作用；石决明咸寒质重，以平抑肝阳为主，兼有滋养肝阴的作用。

【用法用量】煎服，10~15g。用于润肠通便时不宜久煎。

【使用注意】气虚便溏者不宜应用。

【现代研究】

1. 化学成分　本品主含大黄酸、大黄素、芦荟大黄素、决明子素、橙黄决明素、决明素等蒽醌类物质，以及决明苷、决明酮、决明内酯等萘并吡咯酮类物质；此外，尚含甾醇、脂肪酸、糖类、蛋白质等。

2. 药理作用 水浸出液、醇水浸出液及乙醇浸出液都有降低血压作用；本品有降低血浆总胆固醇和三酰甘油的作用；注射液可使小鼠胸腺萎缩，对吞噬细胞吞噬功能有增强作用；所含蒽醌类物质有缓和的泻下作用；其醇浸出液除去醇后，对金黄色葡萄球菌、白色葡萄球菌、橘色葡萄球菌、白喉杆菌、巨大芽孢杆菌、伤寒杆菌、副伤寒杆菌、乙型副伤寒杆菌及大肠杆菌均有抑制作用；其水浸液对皮肤真菌有不同程度的抑制作用。

【文献摘要】

《神农本草经》："治青盲，目淫肤赤白膜，眼赤痛，泪出，久服益精光。"

《药性本草》："治肝热风眼赤泪。"

《本草求真》："决明子，除风散热。凡人目泪不收，眼痛不止，多属风热内淫，以致血不上行，治当即为驱逐；按此苦能泄热，咸能软坚，甘能补血，力薄气浮，又能升散风邪，故为治目收泪止痛要药。并可作枕以治头风。"

谷精草 Gujingcao

《开宝本草》

为谷精草科一年生草本植物谷精草 *Eriocaulon buergerianum* Koern. 的干燥带花茎的头状花序。主产于浙江、江苏、安徽、江西、湖南、广东、广西等地。秋季采收，晒干，切段。生用。

【药材特征】为一年生草本，须根细软稠密，叶基生，长披针状条形。带花茎的头状花序入药。花序呈半球形，直径 4~5mm；底部有鳞片状浅黄色的总苞片，紧密排列呈盘状；小花 30~40 朵，灰白色，排列甚密，表面附有白色的细粉；用手搓碎后，可见多数黑色小粒及灰绿色小形种子。花序下连一细长的花茎，长 15~18cm，淡黄绿色，有光泽，稍扭曲，有棱线数条；质柔，不易折断。臭无，味淡，久嚼则成团。以花序大而紧密、干燥、色灰白，花茎短、黄绿色，无根、叶及杂质者为佳。

【别名】戴星草、流星草、文星草、谷精珠。

【性味】辛、甘，平。

【归经】肝、肺经。

【功效】明目退翳，疏散风热。

【主治】

1. 风热目赤肿痛、羞明多泪、目生翳膜 本品轻浮升散，善疏散肝经风热而明目退翳，用于风热上攻所致目赤肿痛、羞明多泪、眼生翳膜者，常配荆芥、决明子、龙胆草等同用，如谷精草汤（《审视瑶函》）。

2. 风热头痛、风火牙痛、喉痹咽痛 取其疏散头面之风热，常配薄荷、菊花、牛蒡子等同用。

按语：谷精草最早见于《开宝本草》，临床以治目疾见长。

【用法用量】煎服，5~15g。

【使用注意】阴虚血亏目疾者不宜用。

【现代研究】

1. 化学成分　本品含谷精草素。

2. 药理作用　本品水浸剂体外试验对某些皮肤真菌有抑制作用；煎剂对绿脓杆菌、肺炎双球菌、大肠杆菌有抑制作用。

【文献摘要】

《开宝本草》："主疗喉痹，齿风痛及诸疮疥。"

《本草正义》："谷精草，其质轻清，故专行上焦直达巅顶，能疏散头部风热，治目疾头风，并疗风气痹痛者，亦以轻清之性，善于外达也。"

《本草纲目》："谷精草体轻性浮，能上行阳明分野。凡治目中诸病，加而用之，甚良。明目退翳之功，似在菊花之上也。"

密蒙花 Mimenghua

《开宝本草》

为马钱科落叶灌木植物密蒙花 *Buddleja officinalis* Maxim. 的干燥花蕾及其花序。主产于湖北、四川、河南、陕西、广东、广西、云南等地。春季采收，晒干。生用。

【药材特征】本品为多数小花蕾簇生的花序，呈不规则圆锥状，长 1.5~3cm。表面灰黄色或棕黄色，密披茸毛。单个花蕾呈短棒状，上粗下细，长 0.3~1cm，直径 0.1~0.2cm；顶端园而略膨大，花萼钟状，先端 4 齿裂；花冠筒状，裂瓣暗紫色，茸毛极稀疏，全体柔软而易碎，断面中间黑色。气微香，味甘而微苦、辛。以身干花蕾密聚，色灰黄，有茸毛，质柔软者为佳。

【别名】蒙花、蒙花珠。

【性味】甘，微寒。

【归经】肝、胆经。

【功效】清热养肝，明目退翳。

【主治】

1. 目赤肿痛、羞明多泪、目生翳膜　本品甘寒入肝经，清肝热兼可润肝燥、疏风热，并能明目退翳。用治肝热之目赤肿痛，常配菊花、防风、甘草等药同用，如密蒙花散（《圣济总录》）；若治风火上攻之羞明多泪，常配石决明、木贼、菊花等药同用，如密蒙花散（《太平惠民和剂局方》）。治疗目生翳膜，常配蝉蜕、白蒺藜、川芎等同用，如拨云退翳丸（《原机启微》）。

2. 肝虚目暗干涩、视物昏花　本品既能清肝，又能养肝，故可用治肝虚有热所致目暗干涩、视物昏花者，常配菟丝子、山药、枸杞子、肉苁蓉等药同用，如绿风还睛丸（《医宗金鉴》）。

按语：密蒙花最早见于《开宝本草》，临床以治目疾见长，对实证和虚证多种眼病皆可选用。

【用法用量】煎服，5~10g。

【现代研究】

1. 化学成分 本品含蒙花苷，刺槐苷，密蒙皂苷A、B，对甲氧基桂皮酰梓醇，梓苷，梓醇，刺槐素等。

2. 药理作用 本品所含刺槐素与槲皮素相似，有维生素P样作用，可降低血管通透性及脆性；有一定抗炎、解痉及轻度利胆、利尿等作用。

【文献摘要】

《开宝本草》："主青盲肤翳，赤涩多眵泪，消目中赤脉，小儿麸痘及疳气攻眼。"

《汤液本草》："入肝经气血分，润肝燥。"

《本草经疏》："密蒙花为厥阴肝家正药，所主无非肝虚有热所致。盖肝开窍于目，目得血而能视，肝血虚则为青盲肤翳，肝热甚则为赤肿眵泪，及小儿痘疮余毒，疳气攻眼。此药甘以补血，寒以除热，肝血足而诸证无不愈矣。"

青葙子 Qingxiangzi

《神农本草经》

为苋科一年生草本植物青葙 *Celosia argentea* L. 的干燥成熟种子。产于我国中部及南部各省。秋季种子成熟时采收，搓出种子，晒干，生用。

【药材特征】本品呈扁圆形，少数呈圆肾形，中心较边缘厚，直径0.1~0.15cm，厚0.05~0.1cm。表面光滑，色黑或红黑色有光泽，中间微隆起，侧边微凹处有种脐，子外形似鸡冠花子，种皮薄而脆，易破碎，内面白色。气微臭，味微苦。以色黑光亮、饱满者为佳。

【别名】草决明、鸡冠苋。

【性味】苦，微寒。

【归经】肝经。

【功效】清肝明目，退翳。

【主治】

1. 目赤翳障、视物昏花 本品苦寒入肝，功专清泻肝经实火而明目退翳，又略兼养肝血，无论虚实目疾皆可用之。用治肝火上炎所致目赤肿痛、目生翳膜，常配决明子、茺蔚子、羚羊角等药同用，如青葙丸（《证治准绳》）；若治肝肾亏损，目昏干涩，视物昏花，常配菟丝子、肉苁蓉、山药等药同用，如绿风还睛丸（《医宗金鉴》）。

2 肝火眩晕 借其清肝火以平抑肝阳，用治肝阳上亢之头痛眩晕，常配石决明、栀子、夏枯草等药同用。现代用于高血压病属于肝火亢盛者，有一定的疗效。

按语：青葙子最早见于《神农本草经》，列为下品。临床以治目疾见长，对实证和虚证多种眼病皆可选用。青葙子又名草决明，豆科植物决明子亦有草决明之名，二者虽皆能清肝明目，但并非一物，效用亦不完全相同，应注意鉴别。青葙的茎叶及根名为"青葙"，古时多用，味苦微寒，可祛风燥湿，杀虫止痒，治风热疮疹瘙痒、阴痒、风湿痹痛等，效用与明目为主的青葙子不同。

【用法用量】煎服，5~10g。

【使用注意】本品有扩散瞳孔的作用，故青光眼及瞳孔散大者忌用。

【现代研究】

1. 化学成分　本品含对羟基苯甲酸、棕榈酸胆甾烯酯、烟酸、β-谷甾醇、脂肪油、烟酸及丰富的硝酸钾等。

2. 药理作用　本品有降低血压作用；青葙子油脂有扩瞳作用；其水煎液对绿脓杆菌有较强的抑制作用。

【文献摘要】

《本经逢原》："青葙子，治风热目疾，与决明子功同。……其治风瘙身痒，皮肤中热，以能散厥阴经中血脉之风热也。"

《药性论》："治肝脏热毒冲眼，赤障青盲翳肿。"

《本草正义》："青葙，即鸡冠花之同类。其子苦寒滑利，善涤郁热，故目科风热肝火诸症统以治之。"

第二节　清热燥湿药

本类药物的性味多属苦寒，苦能燥湿，寒能清热，有明显的清热燥湿之功，并能泻火解毒。主要用于湿热证。也可用治脏腑火热证及热毒之证。湿热病证的表现较为复杂，除热象外还具有头身重痛、肢体困倦、口渴不欲饮、舌红苔黄腻等湿邪致病的重着、黏滞特点。湿热侵犯的部位不同，而表现有异。如湿热内蕴，侵犯上焦而致湿温或暑温夹湿，可见身热不扬、胸脘痞闷、小便短赤、舌苔黄腻等症状；湿热蕴结脾胃，升降失常，则症见脘腹胀满、恶心呕吐、纳食不佳；湿热壅滞大肠，传导失司，则见泄泻、痢疾、痔瘘肿痛；湿热蕴蒸肝胆，可见黄疸尿赤、胁肋胀痛、耳肿流脓；湿热结于下焦，则为带下色黄，或热淋灼痛；湿热流注关节，则见关节红肿热痛；湿热浸淫肌肤，则成湿疹、湿疮。上述湿热病证，均属本类药物应用范围。

苦寒多能伐胃，性燥伤阴，本类药物苦寒性燥，过服易伐胃伤阴，故用量不宜过大；脾胃虚寒，津伤阴亏者应慎用。必须用时，当配伍健胃药及养阴药物。此外，本类药多兼泻火、解毒作用，用于治疗脏腑火热证及痈疽肿毒时，可配清热泻火药、清热解毒药用。

黄芩 Huangqin

《神农本草经》

为唇形科多年生草本植物黄芩 *Scutellaria baicalensis* Georgi 的干燥根。主产于河北、山西、内蒙古、河南及陕西等地。春、秋二季采挖，除去残茎、须根及泥沙，晒后撞去粗皮，蒸透或开水润透切片，晒干。生用、酒炙或炒炭用。

【药材特征】本品呈圆锥形，扭曲不直，长 8~25cm，直径 1~3cm。表面棕黄色或深黄色，有稀疏的疣状细根痕，中心多枯朽（枯芩）或因中空而呈劈破状，上部较粗糙，有扭曲的纵皱或不规则的网纹，下部有顺纹和细皱。质硬而脆，易折断，断面黄色，中间红棕色。老根中间呈暗棕色或棕黑色，枯朽状或已成空洞。气微，味苦。以条长，质坚实，色黄者佳。

【别名】老根、旧根中空者名枯芩或片芩。幼根、新根内实者名子芩或条芩。

【性味】苦，寒。

【归经】肺、胆、胃、大肠经。

【功效】清热燥湿，泻火解毒，止血，安胎。

【主治】

1. 湿热所致的多种病证，如湿温、暑湿、黄疸、泻痢、热淋等 本品苦寒，能清热燥湿，可清肺胃胆及大肠之湿热，尤善清中上焦湿热。用治湿温、暑湿证，湿热阻遏气机而致胸闷痞闷、恶心呕吐、身热不扬、舌苔黄腻者，常配伍滑石、通草、白豆蔻等药同用，如黄芩滑石汤（《温病条辨》）；若为治湿热中阻，痞满呕吐者，常配伍黄连、干姜、半夏等辛开苦降，如半夏泻心汤（《伤寒论》）；用治湿热黄疸，可为茵陈、栀子等药的辅佐，以增强清肝利胆功效；若为大肠湿热之泄泻、痢疾，常配伍黄连、葛根等药同用，如葛根黄芩黄连汤（《伤寒论》）；用治下焦湿热之热淋，小便短赤涩痛，可配伍木通、白茅根等药同用，如火府丹（《普济本事方》）。

2. 肺热咳嗽，高热烦渴 本品长于清肺热，用治肺热壅遏所致咳嗽痰稠，单用即效，如清金丸（《丹溪心法》）；治肺热咳嗽气喘，可配伍桑白皮、苦杏仁、苏子等药同用，以增强清肺止咳之功，如清肺汤（《万病回春》）。本品苦寒，清热泻火力强，能清气分实热，并有退热功效。用治外感热病，中上焦郁热所致之高热烦渴、面赤唇燥、尿赤便秘、苔黄脉数者，常配伍薄荷、栀子、大黄等药同用，如凉膈散（《太平惠民和剂局方》）。本品的清解热邪作用，配伍柴胡，可用于邪在少阳寒热往来，有解少阳之邪的作用，如小柴胡汤（《伤寒论》）。

3. 咽喉肿痛，痈肿疮毒 本品泻火解毒之力亦佳，常配伍金银花、连翘、牛蒡子、板蓝根等药同用。若治火毒炽盛之疮痈肿毒，常与黄连、黄柏、栀子配伍，如黄连解毒汤（《外台秘要》）。

4. 血热吐衄 本品能清热泻火以凉血止血，可治疗内热亢盛，迫血妄行所致的吐血、衄血、便血、崩漏等证。可单用黄芩炭，或配伍生地、白茅根、三七等药同用。

5. 胎热不安 本品有除热安胎之功，用治怀胎蕴热，胎动不安之证，常配伍白术、当归等药同用，如当归散（《金匮要略》）。

按语：黄芩最早见于《神农本草经》，列为中品。仲景在《伤寒论》和《金匮要略》中用黄芩共计25方次，其中注明用量者20方。主治少阳病、疟疾、寒热相格、寒热错杂、上热下寒、里热挟表邪下痢、中风病、虚劳有干血、干呕下痢、心腹卒中痛、热盛吐衄、肝郁奔豚、水饮内停之咳喘身肿、胎热不安、产后中风、金疮等。本品苦寒，入肺、胆、胃、大肠经。善清热燥湿，泻火解毒，止血，安胎。可治多种湿热证。尤善清上焦肺热，为治肺热咳嗽痰黄之必选之品。且可除热安胎，治胎热不安。仲景用黄芩特点主要体现在泻实火、除湿热。《本经疏证》曰："仲景用黄芩有三耦焉，气分热结者，与柴胡为耦（小柴胡汤、大柴胡汤、柴胡桂枝干姜汤、柴胡桂枝汤）；血

分热结者，与芍药为耦（桂枝柴胡汤、黄芩汤、大柴胡汤、王不留行散、当归散）；湿热阻中者，与黄连为耦（半夏泻心汤、甘草泻心汤、生姜泻心汤、葛根黄芩黄连汤、干姜黄芩黄连人参汤）。以柴胡能开气分之结，不能泄气分之热；芍药能开血分之结，不能清迫血之热；黄连能治湿生之热，不能治热生之湿。……故黄芩协柴胡，能清气分之热；协芍药，能泄迫血之热；协黄连，能解热生之湿也。”此段论述甚为详明。

【用法用量】煎服，仲景最大用量三两，最小用量一两。目前常规用量 3~10g。清热多生用，安胎多炒用，清上焦热可酒炙用，止血可炒炭用。

【使用注意】本品苦寒伤胃，脾胃虚寒者不宜使用。

【现代研究】

1. 化学成分　本品含黄芩苷、黄芩苷元（黄芩素）、汉黄芩苷、汉黄芩素、黄芩新素、苯乙酮、棕榈酸、油酸、脯氨酸、苯甲酸、黄芩酶、β-谷甾醇等。

2. 药理作用　黄芩有广谱抗菌作用，对痢疾杆菌、大肠杆菌、伤寒杆菌、副伤寒杆菌、百日咳杆菌、绿脓杆菌、变形杆菌、金黄色葡萄球菌、溶血性链球菌、肺炎双球菌、脑膜炎球菌、霍乱弧菌，以及钩端螺旋体、多种皮肤致病性真菌、流感病毒等有不同程度的抑制作用；黄芩苷、黄芩苷元对豚鼠离体气管过敏性收缩及整体动物过敏性气喘，有缓解作用，并与麻黄碱有协同作用，可降低小鼠耳毛细血管通透性；有解热、降压、利尿、镇静、保肝、利胆、降低毛细血管通透性、抑制肠管蠕动、降血脂、抗氧化、调节环磷酸腺苷（cAMP）水平、抗肿瘤等功能；黄芩水提物对前列腺素生物合成有抑制作用。

【文献摘要】

《神农本草经》：“主诸热黄疸，肠澼泄痢，逐水，下血闭，恶疮疽蚀火疡。”

《本草正》：“枯者清上焦之火，消痰利气，定喘咳，止失血，退往来寒热，风热湿热，头痛，解瘟疫，清咽，疗肺痿、乳痈发背，尤祛肌表之热，故治斑疹、鼠瘘、疮疡、赤眼；实者凉下焦之热，能除赤痢，热蓄膀胱，五淋涩痛，大肠闭结，便血，漏血。”

《滇南本草》：“上行泻肺火，下行泻膀胱火，男子五淋，女子暴崩，调经清热，胎有火热不安，清胎热，除六经实火实热。”

黄连 Huanglian

《神农本草经》

为毛茛科多年生草本植物黄连 *Coptis chinensis* Franch.、三角叶黄连 *Coptis deltoidea* C. Y. Cheng et Hsiao 或云连 *Coptis teetc* Wall. 的根茎。以上三种分别可称为“味连”“雅连”“云连”。黄连多系栽培，主产于四川，其次为云南、湖北等地。秋季采挖 5~7 年的植株，除去茎叶、须根及泥沙，干燥。生用或清炒、酒炙、姜汁炙、吴茱萸水炙用。

【药材特征】味连（鸡爪连）：多集聚成簇，常弯曲形如鸡爪，单枝根茎长 3~6cm，直径 0.3~0.8cm。表面灰黄色或黄褐色，粗糙，有不规则结节状突起、细硬须根及须根残基，形如连珠，触之刺手。部分节间平滑如茎秆，习称过江枝或过桥。上部有棕褐色鳞叶残基，质坚硬，断面不整齐，皮部橙红色或暗红色，木部鲜黄色或橙黄色，有菊花纹，中间偶有空心。气微，味极苦。

雅连：多为单枝，略呈圆柱形，微弯曲呈蚕状，长4~8cm，直径0.5~1cm。过江枝明显。外表黄棕色，有明显结节状，质坚实，断面不齐，皮部暗棕色，木部深黄色，射线明显，髓部少数有空心，气清味极苦。

云连：弯曲呈钩状，多为单枝，较细小。长1.5~5cm，直径0.3~0.4cm，外皮黄绿色，形如蝎尾。气微，味极苦。

均以条粗壮，质坚实，过桥少，断面红黄色者佳。

【别名】川连、雅连、味连、鸡爪连。

【性味】苦，寒。

【归经】心、肝、胃、大肠经。

【功效】清热燥湿，泻火解毒。

【主治】

1. 肠胃湿热，泻痢呕吐 本品大苦大寒而质燥，清热燥湿之力胜于黄芩，尤长于除脾胃大肠湿热，为治呕吐、治泻痢之要药。用于湿热中阻，气机不畅所致脘腹痞满、恶心呕吐，常配伍黄芩、干姜、半夏等药同用，如半夏泻心汤（《伤寒论》）；用治湿热泻痢，轻者单用即效，若下痢而气滞里急后重者，与木香同用，如香连丸（《兵部手集方》）；若痢疾、泄泻而身热者，常配伍葛根、黄芩等，如葛根芩连汤（《伤寒论》）；若下痢脓血，赤白相兼，可配伍当归、白芍、木香等药同用，如芍药汤（《素问病机气宜保命集》）。

2. 热盛火炽、高热烦躁 本品泻火解毒之中，尤善泻心经实火，用于心经火毒炽盛证。若三焦热盛，高热烦躁，常配伍栀子、黄芩等药同用，如黄连解毒汤（《外台秘要》）；若热邪炽盛，阴液已伤，水亏火炎，心烦失眠，常配伍阿胶、黄芩、白芍等药同用，如黄连阿胶汤（《伤寒论》）；若心火亢盛，迫血妄行，吐血衄血，可配伍大黄、黄芩同用，如泻心汤（《金匮要略》）。

此外，本品还善清胃火，可用于胃热呕吐，常配伍竹茹、橘皮等药同用；胃火牙痛常配伍石膏、升麻等药同用；以及胃火炽盛，消谷善饥之消渴病，常配伍生地黄、天花粉等药同用。本品又兼清肝火，用于肝火犯胃，肝胃不和之呕吐吞酸，可与吴茱萸同用，如左金丸（《丹溪心法》）。

3. 痈肿疮毒，疔毒内攻，皮肤湿疮，耳目肿痛 本品既能清热燥湿，又能泻火解毒，尤善疗疔毒。用治痈肿疔毒，常配伍黄芩、栀子、连翘等药同用，如黄连解毒汤（《外科正宗》）；治皮肤湿疹、湿疮，可用黄连制成软膏外敷；治耳道疖肿，耳道流脓，可用黄连浸汁涂患处，也可配枯矾、冰片研粉外用；治眼目红肿，用黄连煎汁，或用人乳浸汁滴眼。

按语：黄连最早见于《神农本草经》，列为上品。仲景在《伤寒论》和《金匮要略》中用黄连共计14方次。主治湿热泻痢、热毒泻痢、泻痢身热者、寒热格拒、上热下寒之腹痛欲呕吐、心下痞、蛔厥、痰热结胸、水亏火炎之心烦失眠、热盛吐衄等证。本品大苦大寒，入心、肝、胃、大肠经。清热燥湿，泻火解毒之力胜于黄芩。尤善清

心、胃火，除脾胃大肠湿热，为清心除烦，止呕吐，止泻痢要药。仲景用黄连的特点主要体现在：①泻火解毒力强，运用范围广，正如《本草思辨录》所云："黄连之用，见仲圣方者，黄连阿胶汤，治心也；五泻心汤、黄连汤、干姜黄连黄芩人参汤，治胃也；黄连粉，治脾也；乌梅丸，治肝也；白头翁汤、葛根黄芩黄连汤，治肠也。"②清热燥湿之用，首见于仲景治痢诸方，亦用于心火脾湿所致的浸淫疮。仲景用黄连的特点还体现在用法上。如仲景在大黄黄连泻心汤方后指出，用麻沸汤浸渍服，即用滚开的沸水浸泡，少顷，绞汁即饮，以取其气，薄其味，取其轻扬清淡之意，以泻心消痞。

【用法用量】煎服，仲景最大用量四两，最小用量一两。目前常规用量 2~10g。外用适量。炒用能缓解寒凉之性。姜汁炙用清胃止呕，酒炙清上焦火，猪胆汁炒泻肝胆实火。

【使用注意】本品大苦大寒，易损胃气，脾胃虚寒者忌用；苦燥易伤阴津，阴虚津伤者慎用。

【现代研究】

1. 化学成分　本品主含小檗碱（黄连素）。尚含黄连碱、甲基黄连碱、掌叶防己碱、非洲防己碱、吐根碱等多种生物碱；并含黄柏酮、黄柏内酯等。

2. 药理作用　黄连具有广谱抗菌作用，对痢疾杆菌、大肠杆菌、结核杆菌、伤寒杆菌、副伤寒杆菌、白喉杆菌、百日咳杆菌、绿脓杆菌、变形杆菌、鼠疫杆菌、炭疽杆菌、金黄色葡萄球菌、溶血性链球菌、肺炎双球菌、脑膜炎双球菌、霍乱弧菌，以及钩端螺旋体、阿米巴原虫、滴虫、多种皮肤致病性真菌、流感病毒、沙眼衣原体等均有不同程度的抑制作用，其中对痢疾杆菌的抗菌作用最强；能增强白细胞和单核吞噬细胞系统的吞噬能力，又有解热、镇静、镇痛、抗炎、抗利尿、局部麻醉等作用；所含小檗碱能抗心律失常、增加心肌收缩力、抑制血小板聚集；还有降血压、降血糖、利胆、抗溃疡等作用；小檗碱及其一些衍生物有抗癌作用。

【文献摘要】

《神农本草经》："主热气目痛，眦伤泣出，明目，肠澼腹痛下痢，妇人阴中肿痛。"

《珍珠囊》："其用有六：泻心火，一也；去中焦湿热，二也；诸疮必用，三也；去风湿，四也；治赤眼暴发，五也；止中部见血，六也。"

《本草正义》："黄连大苦大寒，苦燥湿，寒胜热，能泄降一切有余之湿火，而心、脾、肝、肾之热，胆、胃、大小肠之火，无不治之。上以清风火之目病，中以平肝、胃之呕吐，下以通腹痛之滞下，皆燥湿清热之效也。又苦先入心，清涤血热，故血家诸证，如吐衄溲血，便血淋浊，痔漏崩带等证，及痈疡斑疹丹毒，并皆仰给于此。"

黄柏 Huangbo

《神农本草经》

为芸香科落叶乔木植物黄皮树（川黄柏）*Phellodendron chinense* Schneid. 或黄檗（关黄柏）*Phellodendron amurense* Rupr. 的干燥树皮。川黄柏主产于四川、贵州、湖北、云南等地；关黄柏主产于辽宁、吉林、河北等地。清明前后剥取树皮，除去粗皮，晒干压平，润透，切片或切丝。生用、盐水炙或炒炭用。

【药材特征】川黄柏：呈板片状或浅槽状，长宽不等，厚3~6mm。外表面黄褐色或黄棕色，平坦或具纵沟纹，有的可见皮孔痕，嫩皮较明显，偶有残存的灰褐色粗皮。内表面暗黄色或淡棕色，具细密的纵棱纹。体轻，质硬，断面纤维性，呈裂片状分层，深黄色。气微，味甚苦，嚼之有黏性，可使唾液染成黄色。

关黄柏：厚2~4mm。外表面黄绿色或淡棕黄色，较平坦，具不规则的纵裂纹，皮孔痕小而少见，偶有灰白色的粗皮残留，粗皮厚，有弹性。内表面黄绿色或黄棕色，质较硬，断面鲜黄色或黄绿色。

均以皮厚，断面黄色者佳。

【别名】黄檗、柏皮。

【性味】苦，寒。

【归经】肾、膀胱、大肠经。

【功效】清热燥湿，泻火解毒，退热除蒸。

【主治】

1. 湿热带下、热淋、泻痢、黄疸及足膝肿痛等 本品清热燥湿与解毒之功类似黄连而次之，常与黄连、黄芩相须为用。但其性苦寒沉降，长于清泻下焦湿热。用治湿热下注，带下黄稠，常配伍山药、芡实、车前子等药同用，如易黄汤（《傅青主女科》）；治湿热蕴结膀胱，小便灼热、淋漓涩痛，常配伍萆薢、茯苓、车前子等药同用，如萆薢分清饮（《医学心悟》）；治湿热泻痢，常配伍白头翁、黄连、秦皮等药同用，如白头翁汤（《伤寒论》）；治湿热黄疸，常配伍栀子、甘草同用，如栀子柏皮汤（《伤寒论》）；治湿热下注，足膝肿痛，痿躄不行，常配伍苍术、牛膝同用，如三妙丸（《医学正传》）。

2. 疮疡肿毒，湿疹湿疮 取本品既能清热燥湿，又能泻火解毒，用治疮疡肿毒，内服外用均可，尤宜于下部湿热疮毒。内服常配伍黄连、栀子等药同用，如黄连解毒汤（《外台秘要》），外用以本品研细末，用猪胆汁或鸡蛋清调涂患处；治湿疹湿疮，阴肿阴痒，常配伍荆芥、苦参、蛇床子等药同用，内服外洗均可。

3. 阴虚发热，骨蒸盗汗及遗精 本品主入肾经而长于泻相火、退虚热，用治阴虚火旺，骨蒸潮热、盗汗遗精、腰酸耳鸣，常与知母相须为用，并配伍熟地黄、山萸肉、龟板等药同用，如知柏地黄丸（《医宗金鉴》）、大补阴丸（《丹溪心法》）。

按语：黄柏最早见于《神农本草经》，列为中品。仲景在《伤寒论》和《金匮要略》中用黄柏共计5方次。主治厥阴热利、久利、蛔厥、黄疸身热、上黄疸病热盛里实等。本品苦寒，入肾、膀胱、大肠经。善清热燥湿，泻火解毒，退虚热。可治下部多种湿热证。尤善泻肾火，退虚热，治肾阴虚火旺证。仲景用黄柏的特点主要体现在治下焦湿热证。如治“热利下重”之白头翁汤；治“伤寒身黄，发热”之栀子柏皮汤；治“黄疸腹满，小便不利”之大黄硝石汤。无不用黄柏清热燥湿，以达止痢退黄之效。

【用法用量】煎服，仲景最大用量四两，最小用量二两。目前常规用量3~10g。外用适量。清热燥湿解毒多生用；泻肾火退虚热多盐水炙用；止血多炒炭用。

【使用注意】本品苦寒，易伤胃气，脾胃虚寒者忌用。

【鉴别用药】黄柏与黄芩、黄连均可清热燥湿，泻火解毒，用治湿热泻痢或热毒疮痈证。但黄芩主上焦，偏清肺火，肺热咳嗽痰黄者为必选，且可凉血止血，除热安胎；黄连主中焦，偏泻心、胃之火，为清心除烦，止泻止痢止呕吐要药；黄柏主下焦，偏泻肾火，除下焦湿热，用于肾阴虚火旺证及下焦湿热证。

【现代研究】

1. 化学成分　本品含有小檗碱、黄柏碱、木兰花碱、掌叶防己碱、药根碱等多种生物碱，此外，还含有黄柏内酯、黄柏酮等。

2. 药理作用　黄柏对痢疾杆菌、伤寒杆菌、结核杆菌、金黄色葡萄球菌、溶血性链球菌等多种致病细菌均有抑制作用；对某些皮肤真菌有较强的抑制作用，并对钩端螺旋体、乙肝表面抗原也有抑制作用；对血小板有保护作用，使其不破碎；外用可促使皮下渗血的吸收；黄柏提取物还有降压、利尿、利胆、解热、降血糖及促进小鼠抗体生成等作用。

【文献摘要】

《神农本草经》："主五脏肠胃中结热，黄疸，肠痔，止泄利，女子漏下赤白，阴伤蚀疮。"

《本草衍义补遗》："得知母滋阴降火，得苍术除湿清热，为治痿要药；得细辛泻膀胱火，治口舌生疮。"

《珍珠囊》："黄柏之用有六：泻膀胱龙火，一也；利小便结，二也；除下焦湿肿，三也；痢疾先见血，四也；脐中痛，五也；补肾不足，壮骨髓，六也。"

龙胆 Longdan

《神农本草经》

为龙胆科多年生草本植物条叶龙胆 *Gentiana manshurica* Kitag.、龙胆 *Gentiana scabra* Bge.、三花龙胆 *Gentiana triflora* Pall. 或坚龙胆 *Gentiana rigescens* Franch. 的干燥根及根茎。前三种习称"龙胆"，后一种习称"坚龙胆"。我国南北各地均有分布。以东北产量最大，故习称"关龙胆"。秋季采挖，晒干。切段，生用。

【药材特征】根茎呈不规则块状，表面灰暗棕色或深棕色，上端有疣状突起的茎痕或残留茎基，周围和下端着生多数不规则马尾状须根，圆柱形，长 10~20cm，直径 0.2~0.5cm，表面淡黄或黄棕色，下部较细，有纵皱纹及支根痕，质脆易折断，断面略平坦，黄白色或淡黄棕色，中心有数个筋脉点（维管束），气微，味极苦。以条粗长、黄色或黄棕色、无碎断者为佳。

【别名】龙胆草、胆草。

【性味】苦，寒。

【归经】肝、胆经。

【功效】清热燥湿，泻肝胆火。

【主治】

1. 阴肿阴痒，带下湿疹，湿热黄疸 本品极苦大寒，清热燥湿，尤善清下焦及肝胆湿热，凡肝胆及其经脉在下部循行部位的湿热证皆可用之。用治湿热下注，阴肿阴痒、女子带下黄稠、男子阴囊肿痛、湿疹瘙痒等，常配伍黄柏、苦参、苍术等药同用。若治湿热黄疸，多配伍茵陈、栀子等药同用。

2. 肝火头痛、目赤耳聋、胁痛口苦 本品苦寒沉降，善泻肝火胆实火。常配伍柴胡、黄芩、栀子等药同用，如龙胆泻肝汤（《兰室秘藏》）。

3. 肝经热盛，热极生风所致之高热惊厥、手足抽搐 本品能泻肝胆实火，常配伍钩藤、牛黄、黄连等药同用，以达清肝息风之效，如凉惊丸（《小儿药性直诀》）。

按语：龙胆草最早见于《神农本草经》，名龙胆，列为上品。仲景在《伤寒论》和《金匮要略》中没有用到龙胆草。本品大苦大寒，主入肝、胆经。可清热燥湿，泻肝胆实火。善清肝胆及下焦湿热，尤以泻肝胆实火为长。为治肝经湿热、实火之要药。《神农本草经》称本品还可"久服益智不忘，轻身耐老"。《名医别录》亦论龙胆草"益肝胆气"，此乃邪去则正安之意，并非谓其能直接补益肝胆之气，正如《本草纲目·卷十三·龙胆》所云："相火寄在肝胆，有泻无补，故龙胆之益肝胆之气，正以其能泻肝胆之邪热也，但大苦大寒，过服恐伤胃中生发之气，反助火邪，亦久服黄连反从火化之义。《别录》久服轻身之说，恐不足信。"

【用法用量】煎服，3~6g，或入丸散。外用适量。

【使用注意】脾胃虚寒者不宜用。阴虚津伤者慎用。

【现代研究】

1. 化学成分 本品含龙胆苦苷、龙胆碱、龙胆黄碱、龙胆三糖等。

2. 药理作用 龙胆煎剂对绿脓杆菌、变形杆菌、伤寒杆菌、脑膜炎双球菌、金黄色葡萄球菌、某些皮肤真菌及钩端螺旋体等均有一定的抑制作用。并有抗炎、保肝、利胆、降低谷丙转氨酶及抗疟原虫作用；龙胆碱有镇静、松弛骨骼肌作用，大剂量龙胆碱有降压作用，并能抑制心脏、减缓心率；此外，本品又有抑制抗体生成及健胃作用。

【文献摘要】

《神农本草经》："主骨间寒热，惊痫邪气，续绝伤，定五脏，杀蛊毒。"

《用药法象》："退肝经邪热，除下焦湿热之肿，泻膀胱火。"

《药品化义》："胆草专泻肝胆之火，主治目痛颈痛，两胁疼痛，惊痫邪气，小儿疳积，凡属肝经热邪为患，用之神妙。其气味厚重而沉下，善清下焦湿热，若囊痈、便毒、下疳，及小便涩滞，男子阳挺肿胀，或光亮出脓，或茎中痒痛，女人因瘙作痛，或发痒生疮，以此入龙胆泻肝汤治之，皆苦寒胜热之力也。"

苦参 Kushen

《神农本草经》

为豆科多年生落叶亚灌木植物苦参 *Sophora flavescens* Ait. 的干燥根。我国各地均

产。春、秋二季采挖，除去芦头及须根，切片，晒干。生用。

【药材特征】本品呈长圆柱形，上粗下细，下部常有分枝，长10~30cm，直径1~2cm。表面灰棕色或黄棕色，纵皱纹明显，栓皮破裂后向外卷曲，易剥落，剥落处显黄色，光滑。质硬，不易折断，断面呈纤维性，黄白色，年轮明显，有菊花状细纹理，粗老者常形成裂隙。气微，味极苦。

【别名】苦骨、地参、牛参。

【性味】苦，寒。

【归经】心、肝、胃、大肠、膀胱经。

【功效】清热燥湿，祛风杀虫，利尿。

【主治】

1. 湿热泻痢、黄疸、带下、阴痒等 本品苦寒，功善清热燥湿，用于下焦湿热所致诸证。治肠胃湿热泄泻、痢疾，可单味煎服，也可以本品制丸服，如《仁存堂经验方》治血痢不止；或配伍木香、甘草同用，如香参丸（《奇方类编》）；治湿热黄疸，常与茵陈、栀子、龙胆草等药同用；治湿热带下黄稠及阴痒（包括阴道滴虫病），常配伍黄柏、蛇床子等药同用，内服外洗均可。

2. 皮肤瘙痒、脓疱疮、疥癣 本品能祛风杀虫，且善止痒。既可煎服，又常外用。治皮肤瘙痒、脓疱疮，常配伍黄柏、明矾、蛇床子等药煎汤洗浴。治疥癣，常配伍枯矾、硫黄制成软膏外涂；或配花椒煎汤外搽，如参椒汤（《外科证治全书》）。

3. 湿热小便不利 本品有显著的清热利尿作用，用治湿热蕴结之小便不利、灼热涩痛，可单用，或配伍蒲公英、车前子、石韦等药同用。若治妊娠小便不利，常配伍当归、贝母，如当归贝母苦参丸（《金匮要略》）。

按语：苦参最早见于《神农本草经》，列为中品。仲景在《金匮要略》中用苦参共计2方次，注明用量者仅1方。主治妊娠血虚热郁的小便不利及狐惑病前阴蚀烂。仲景用苦参的特点主要体现在：①燥湿杀虫止痒，仲景用一味苦参煎汤熏洗由湿热生虫蚀烂下部的狐惑病；②清热利窍，治“妊娠小便难”。

【用法用量】煎服，仲景用量为四两。目前常规用量5~10g。外用适量。

【使用注意】苦寒伤胃，凡脾胃虚寒者忌用。反藜芦。

【现代研究】

1. 化学成分 本品含苦参碱、氧化苦参碱、异苦参碱、槐果碱、异槐果碱、槐胺碱、氧化槐果碱等多种生物碱。另外还含苦醇C、苦醇G、异苦参酮、苦参醇、新苦参醇等黄酮类化合物。

2. 药理作用 苦参、苦参碱、苦参黄酮等均有抗心律失常作用；苦参注射液对乌头碱所致心律失常作用尤佳；苦参水煎液有增加冠状动脉血流量，保护心肌缺血，以及降血脂作用；苦参总碱及氧化苦参碱能防治白细胞降低及抗辐射作用；醇提取物对阴道滴虫、阿米巴原虫有杀死作用；苦参碱对痢疾杆菌、大肠杆菌、结核杆菌、金黄色葡萄球菌均有抑制作用，对多种皮肤真菌也有抑制作用；此外，还有利尿、抗炎、抗过敏、镇静、平喘、祛痰、抗肿瘤等作用。

【文献摘要】

《神农本草经》："主心腹气结，症瘕积聚，黄疸，溺有余沥，逐水，除痈肿。"

《滇南本草》："凉血，解热毒、疥癞、脓窠疮毒。疗皮肤瘙痒，血风癣疮，顽皮白屑，肠风下血，便血。消风，消肿毒、痰毒。"

《本草正义》："苦参，大苦大寒，退热泄降，荡涤湿火，其功效与芩、连、龙胆皆相近，而苦参之苦愈甚，其燥尤烈，故能杀湿热所生之虫，较之芩、连力量益烈。近人乃不敢以入煎剂，盖不特畏其苦味难服，亦嫌其峻厉而避之也。然毒风恶癞，非此不除，今人但以为洗疮之用，恐未免因噎而废食耳。"

秦皮 Qinpi

《神农本草经》

为木犀科落叶乔木植物苦枥白蜡树 *Fraxinus rhynchophylla* Hance、白蜡树 *Fraxinus chinensis* Roxb.、尖叶白蜡树 *Fraxinus szaboana* Lingelsh. 或宿柱白蜡树 *Fraxinus stylosa* Lingelsh. 的茎皮。产于吉林、辽宁及河南等地。春、秋二季剥取，晒干。生用。

【药材特征】呈槽形或单筒状，外表面灰绿色至黑灰色，时有灰白色的地衣斑，平坦或稍粗糙，密布多数细小的皮孔及细斜皱纹，有的具分枝痕。内表面光滑，浅红棕色，质坚韧，断面纤维性，易成层状剥离。入冷水中，浸液在阳光下可见蓝绿色荧光。无臭，味苦。以条长、呈筒状、身干色灰绿、外皮薄而光滑者为佳。

【别名】蜡树皮。

【性味】苦、涩，寒。

【归经】肝、胆、大肠经。

【功效】清热燥湿，解毒，止痢止带，清肝明目。

【主治】

1. 湿热及热毒泻痢，湿热带下　本品性苦寒而收涩，既能清热燥湿解毒，又能收涩止痢、止带。用治热毒泻痢，里急后重，常配伍白头翁、黄连、黄柏同用，如白头翁汤（《伤寒论》）；治湿热带下，常配伍椿皮、黄柏等药同用，或如《本草汇言》以之同丹皮为末，炼蜜为丸服。

2. 肝热目赤肿痛，目生翳膜　本品能清肝火以明目，消肿，退翳，可单用煎水洗眼；或配伍黄连、竹叶等药同用。

按语：秦皮最早见于《神农本草经》，列为中品。仲景在《伤寒论》和《金匮要略》中用秦皮共计2方次。主治厥阴热利及产后热利伤阴，如白头翁汤及白头翁加甘草阿胶汤。仲景用苦参的特点主要体现在清热解毒，苦涩止痢。诸家实践皆证明秦皮能清热解毒，是治疗热毒泻痢之良药。

【用法用量】煎服，仲景用量均为三两。目前常规用量6~12g。外用适量。

【使用注意】脾胃虚寒者忌用。

【现代研究】

1. 化学成分　苦枥白蜡树树皮含七叶苷、七叶素等香豆精类及鞣质；白蜡树树皮

含七叶素、秦皮素。尖叶白蜡树树皮含七叶苷、七叶素、秦皮苷、莨菪亭等。宿柱白蜡树树皮含七叶苷、七叶素、秦皮苷、丁香苷、宿柱白蜡苷。

2. 药理作用　煎剂对金黄色葡萄球菌、痢疾杆菌、大肠杆菌、福氏痢疾杆菌、宋内氏痢疾杆菌均有抑制作用；七叶苷对金黄色葡萄球菌、链球菌、卡他球菌、奈瑟双球菌有抑制作用；秦皮乙素对卡他双球菌、金黄色葡萄球菌、福氏痢疾杆菌、大肠杆菌也有抑制作用；所含秦皮乙素、七叶苷及秦皮苷均有消炎作用；秦皮乙素有镇静、镇咳、祛痰和平喘作用；秦皮苷有利尿及促进尿酸排泄等作用；七叶树苷亦有镇静、祛痰及促进尿酸排泄等作用。

【文献摘要】

《神农本草经》："除热，目中青翳白膜。"

《汤液本草》："主热痢下重。"

《本草纲目》："梣皮，色清气寒，味苦性涩，乃是厥阴肝、少阳胆经药也。故治目病、惊痫，取其平木也；治下痢、崩带，取其收涩也；又能治男子少精、益精有子，皆取其涩而有补也。"

白鲜皮 Baixianpi

《神农本草经》

为芸香科多年生草本植物白鲜 *Dictamnus dasycarpus* Turcz. 的根皮。主产于辽宁、河北、四川、江苏等地。春、秋二季均可采挖，除去须根和外部糙皮，纵向剖开，抽去木心，切片，晒干用。

【药材特征】呈卷筒状，长 5~15cm，直径 1~2cm，厚 0. 2~0. 5cm。外表面黄白色或类白色，略光滑，有的可见纵皱纹及细根痕，常有突起的颗粒状小点。内表面淡黄色，有细纵纹，质松脆，易折断，折断时有白粉飞扬，断面乳白色，略呈层片状，剥去外层，迎光可见白色细小的结晶体。有羊膻气，味微苦。以条肥匀、皮厚、灰白色、无木心者佳。

【别名】白膻。

【性味】苦，寒。

【归经】脾、胃、膀胱经。

【功效】清热燥湿，祛风解毒。

【主治】

1. 湿热疮毒，湿疹，疥癣　本品味苦性寒，有清热燥湿、泻火解毒、祛风止痒之功。用治湿热疮毒，肌肤溃烂，黄水淋漓者，常配伍苍术、苦参、连翘等药同用；治湿疹、风疹、疥癣，皮肤瘙痒，常配伍苦参、防风、地肤子等药同用，煎汤内服外洗均可。

2. 湿热黄疸，湿热痹证　本品既清热燥湿，又可祛风通痹。治湿热蕴蒸之黄疸、尿赤，主要配伍茵陈等药同用，如茵陈汤（《圣济总录》）；治风湿热痹，关节红肿热痛者，常配伍苍术、黄柏、薏苡仁等药同用。

按语：白鲜皮最早见于《神农本草经》，名白鲜，列为中品。仲景在《伤寒论》和《金匮要略》中没有用到白鲜皮。本品以治湿热疮疡见长，如疮多脓水、肌肤湿烂、阴肿阴痒、湿疹、风疹、皮肤瘙痒等症。

【用法用量】煎服，5~10g。外用适量。

【使用注意】虚寒患者慎用。

【现代研究】

1. 化学成分 本品含白鲜碱、白鲜内酯、谷甾醇、胆碱、葫芦巴碱、梣皮酮、黄柏酮、黄柏酮酸、白鲜脑交酯等。

2. 药理作用 水浸剂对多种致病性皮肤真菌如堇色毛癣菌、同心性毛癣菌、许兰黄癣菌、铁锈色小芽孢癣菌、羊毛状小芽孢癣菌、奥杜盎小芽孢癣菌、腹股沟表皮癣菌、星形奴卡菌等，均有不同程度的抑制作用，并有解热作用；白鲜碱对家兔和豚鼠子宫平滑肌有强力的收缩作用，小剂量白鲜碱对离体蛙心有兴奋作用，对离体兔耳血管有明显的收缩作用；本品挥发油在体外有抗癌作用。

【文献摘要】

《神农本草经》：“味苦寒。主头风，黄疸，咳逆，淋沥。女子阴中肿痛，湿痹死肌，不可屈伸起止行步。”

《药性论》：“治一切热毒风，恶风，风疮疥癣赤烂……壮热恶寒，主解热黄、酒黄、急黄、谷黄、劳黄等良。”

《本草纲目》：“白鲜皮，气寒善行，味苦性燥，足太阴、阳明经，去湿热药也。兼入手太阴、阳明，为诸黄风痹要药。世医止施之疮科，浅矣！”

三颗针 Sankezhen

《分类草药性》

为小檗科常绿灌木植物九连小檗 *Berberis julianae* Schneid. 和刺黑珠 *Berberis sargentiana* Schneid. 或川西小檗 *Berberis Wilsonae* Hemsl. 或细叶小檗 *Berberis poiretii* Schneid. 或拟獴猪刺 *Berberis soulieana* Schneid. 以及同属多种植物的全株，以根皮及茎皮为主。产于西北及西南地区。春、秋二季采收，刮去外层粗皮，晒干。生用。

【药材特征】细叶小檗：根圆柱头形，有分枝，稍扭曲，直径 0.3~1.2cm。表面黄棕色，粗糙，有纵皱纹及支根痕，部分外呈鳞片状外卷或剥落。质坚硬，折断面纤维性；横切面皮部窄，黄棕色，木部鲜黄色。气无，味苦。

刺黑珠：根圆柱形，稍扭曲，有分枝，直径 0.3~0.7cm。表面灰棕色，有纵皱纹及支根痕，外皮剥落处露出灰黄色木部。质硬，折断面纤维性；横切面皮部薄，棕色，木部黄色。气无，味苦。

蓝果小檗：根圆柱形，扭曲较明显，有分枝，直径 0.15~0.6cm。表面褐棕色，有明显纵皱纹及支根质硬，折断面纤维性，皮部薄，棕色，木部鲜黄色。气无，味苦。

猫刺小檗、匙叶檗：根圆柱形，稍扭曲，有少数分枝，长 10~15cm，直径 1~3cm。根头粗大，向下渐细。外皮灰棕色，有细皱纹，易剥落。质坚硬，不易折断，断面不

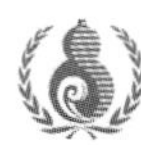

平坦，鲜黄色。切片近圆形或长圆形，稍显放射状纹理髓部棕黄色。气微，味苦。

均以色黄、苦味浓者为佳。

【别名】小檗、刺黄连、土黄连。

【性味】苦，寒。有毒。

【归经】肝、胃、大肠经。

【功效】清热燥湿，泻火解毒。

【主治】

1. 湿热泻痢、黄疸、湿疹　本品苦寒有清热燥湿之功，可用治诸湿热证。用治湿热泻痢（如肠炎、菌痢），单用有效，或配伍马齿苋、秦皮等药同用。治湿热黄疸，常配伍茵陈、金钱草等药同用。治湿疹，可研末外搽，或配伍青黛、滑石等药外用。

2. 痈肿疮毒，咽喉肿痛，目赤肿痛　本品泻火解毒之力亦佳，用治痈肿疮毒、咽喉肿痛，常配伍金银花、野菊花、连翘等药同用，既可内服，亦可煎汤外洗。治目赤肿痛，常配伍龙胆草、车前子、栀子等药同用。

此外，以其根浸酒内服及外搽，可治跌打损伤。

按语：三颗针见于《分类草药性》。其性味、功效均与黄连及黄柏相似，但过去临证使用较少。现知本品有多方面的药理活性，值得研究和推广应用。另外，因产品药源丰富，故亦可为提取小檗碱（黄连素）的重要原料。

【用法用量】煎服，10~15g。外用适量。

【现代研究】

1. 化学成分　本品虽然品种繁多，但所含化学成分颇为相似。主含小檗碱、小檗胺、巴马亭、尖刺碱、药根碱、异汉防己碱、木兰花碱等生物碱。

2. 药理作用　本品有广谱抗菌作用，如对金黄色葡萄球菌、溶血性链球菌、肺炎球菌、痢疾杆菌、大肠杆菌、绿脓杆菌、变形杆菌及钩端螺旋体等均有抑制作用；其所含巴马亭及药根碱还能强烈抑制白色念珠菌；小檗碱有抗肿瘤、升高白细胞、抑制血小板聚集和抗血栓形成、抗实验性心肌缺血与脑缺血及抗心律失常等作用；所含小檗碱、小檗胺、巴马亭、尖刺碱、药根碱及木兰花碱等均有降压作用；所含异汉防己碱具有明显的抗炎作用；药根碱有镇静作用；巴马亭还有兴奋子宫、肌肉松弛作用。

【文献摘要】

《分类草药性》：“治跌打损伤，劳伤吐血。”

《四川中药治》：“清热解毒，消炎抗菌。治目赤，赤痢，吐血劳伤，咽喉肿痛，腹泻，齿痛，耳心痛，跌打损伤红肿。”

马尾连 Maweilian

《本草纲目拾遗》

为毛茛科多年生草本植物多叶唐松草 *Thalictrum foliolosum* DC. 和贝加尔唐松草 *Thalictrum baicalense* Turcz. 或偏翅唐松草 *Thalictrum delavayi* Franch. 的根茎及根。全草亦可药用。全国多地有分布，西北、西南及东北较多。秋、冬二季采挖，洗净，切段，晒干，生用。或鲜用。

【药材特征】干燥根茎上端有多数芦头，每个芦头粗约4mm，其上残留茎苗痕迹，并常包有鳞叶薄片。根茎长形，外表棕褐色；腹面密生成束的须根，形如马尾；须根长13~25cm，粗2~3mm，外表红黄色或金黄色，有光泽，具纵向细纹，老栓皮及皮层往往呈环节状脱落，尚未剥落者，以手搓之即脱。体轻，质脆易断。根茎断面外圈棕褐色，内有黄色的木质心；须根断面深黄色，外表为一薄层金黄色的外皮。气微，味微苦。

以根条均匀、色金黄者为佳。

【别名】马尾黄连。

【性味】苦，寒。

【归经】心、肺、肝、胆、大肠经。

【功效】清热燥湿，泻火解毒。

【主治】

1. 湿热泻痢，湿热黄疸 本品味苦性寒，善于清热燥湿，功似黄连。用治湿热泻痢，常配伍黄芩、葛根、马齿苋等药同用。治湿热黄疸，常配伍茵陈、栀子等药同用。

2. 热病烦躁 本品苦寒入心经，能泻心火以除烦躁，治热病心烦不安，常配伍栀子、竹叶等药同用。

3. 肺热咳嗽 本品入肺经而泻肺火，常配伍黄芩、桑白皮、地骨皮等药同用。

4. 痈肿疮毒，目赤肿痛 《黄帝内经·素问》曰“诸痛痒疮，皆属于心”，本品入心经而泻心火，又入肝经以清肝火，故可用治痈疮肿痛及目赤肿痛，常配伍蒲公英、野菊花等药同用。既可内服，亦可浴洗或外敷。

【用法用量】煎服，6~12g；全草15~30g。

【现代研究】

1. 化学成分 本品含唐松草碱、小檗胺、小檗碱、掌叶防己碱、药根碱等。其地上部分含生物碱、黄酮苷、皂苷、强心苷、维生素C等。

2. 药理作用 本品水煎剂对白喉杆菌、肺炎双球菌、金黄色葡萄球菌、变形杆菌、福氏痢疾杆菌均有抑制作用；其所含非替定碱有降压作用；有乙酰胆碱样作用，有利胆、抗肿瘤、升高白细胞、解热、利尿、镇静等作用。

【文献摘要】

《本草纲目拾遗》：“去皮里膜外及筋络之邪热，小儿伤风及痘科用。”

《西藏常用中草药》：“清热解毒，祛风凉血，消炎止痢。治结膜炎，传染性肝炎，痈肿疮疖，痢疾。叶、花治关节炎。”

第三节　清热解毒药

本类药物性质寒凉，于清热泻火之中更长于解毒的作用，可清解火热毒邪。主要适用于痈肿疔疮、丹毒、温毒发斑、痄腮、咽喉肿痛、热毒下痢、虫蛇咬伤、癌肿、水火烫伤及其他急性热病等。

临床应用本类药物，应根据热毒证候的不同表现及兼证，结合具体药物的特点，有针对性地选择适当药物，还应根据病情需要作适当的配伍。如热毒邪气在血分者，应配伍清热凉血药；火热炽盛者，应配伍清热泻火药；挟有湿邪者，当配伍燥湿、利湿、化湿药；疮痈肿毒、咽喉肿痛者，可配伍活血消肿药或软坚散结药，亦可与外用药配合应用；热毒血痢、里急后重者，可与活血行气药配伍；疮疡属虚者，又当与补气养血托疮药同用。

本类药物易伤脾胃，中病即止，不可过服。

金银花 Jinyinhua

《新修本草》

为忍冬科多年生半常绿缠绕性木质藤本植物忍冬 *Lonicera japonica* Thund.、红腺忍冬 *Lonicera hypoglauca* Miq.、山银花 *Lonicera confusa* DC. 或毛花柱忍冬 *Lonicera dasystyla* Rehd. 的花蕾。我国南北各地均有分布，主产于河南、山东。夏初当花含苞未放时采摘，阴干。生用，炒用或制成露剂使用。

【药材特征】花蕾长，呈棒状，上粗下细，略弯曲，长 2~3cm，上部直径约 3mm，下部直径约 1.5mm。表面黄白色或绿白色，贮久色渐深，密生短柔毛及腺毛。下部有细小的花萼，黄绿色，光滑无毛，萼片 5 裂，裂片有毛。花冠内含雄蕊 5 枚，雌蕊 1 枚。花朵开放者常混入，花冠二唇形，上唇四裂，雌雄蕊呈须状伸出，下唇不裂。气清香，味淡微苦。

【别名】二花、忍冬花、双花、银花。

【性味】甘，寒。

【归经】肺、胃、心经。

【功效】清热解毒，疏散风热。

【主治】

1. 痈肿疔疮　本品甘寒，清热解毒，散痈消肿，为治一切痈肿疔疮阳证之要药。治疗痈疮初起，红肿热痛者，可单用本品煎服，并用渣敷患处，亦可与皂角刺、穿山甲、白芷等药配伍同用，如仙方活命饮（《妇人大全良方》）；用治疔疮肿毒，坚硬根深者，常与紫花地丁、蒲公英、野菊花等药同用，如五味消毒饮（《医宗金鉴》）；用治肠痈腹痛者，常配伍当归、地榆、黄芩等药同用，如清肠饮（《疡医大全》）；用治肺痈咳吐脓血者，常配伍鱼腥草、芦根、桃仁等药同用，以清肺排脓。

2. 外感风热或温病初起　本品能清热解毒，且有轻宣疏散之效，可透热达表，常配伍连翘、薄荷、牛蒡子等药同用，以增强其疏散清热之力，治疗外感风热或温病初起，发热而微恶风寒者，如银翘散（《温病条辨》）；若温病热入气分，壮热、烦渴、脉洪大者，常配伍石膏、知母、连翘等药同用，则泻火解毒作用尤为显著；若热入营血，舌绛而干、斑疹隐隐、神烦少寐者，常配伍丹皮、生地黄等药同用，可共奏清营护阴、凉血解毒之效，如清营汤（《温病条辨》）。

3. 热毒血痢　本品甘寒，有清热解毒，凉血，止痢之效，单用生品浓煎频服即可奏效；重证可配伍黄连、白头翁、黄芩等药同用，以增强止痢效果。

此外，金银花加水蒸馏制成金银花露，有清热解暑作用，可用于暑热烦渴，咽喉肿痛，以及小儿热疮、痱子等。

按语：金银花最早见于《新修本草》，既善清热解毒，为治疮痈阳证之要药，又可透表清里，治温病各期；炒炭还可解毒凉血止痢，治热毒血痢；金银花露又可清热解暑，治暑热烦渴、小儿热疮、痱子等。

【用法用量】煎服，6~15g。疏散风热、清泄里热以生品为佳；炒炭宜用于热毒血痢；露剂多用于暑热烦渴。

【使用注意】脾胃虚寒及气虚疮疡脓清者忌用。

【现代研究】

1. 化学成分　本品含黄酮类（如木犀草素）、忍冬苷、肌醇、皂苷、鞣质等。分离出的绿原酸和异绿原酸是本品抗菌的主要成分。

2. 药理作用　本品有广谱抗菌作用，对金黄色葡萄球菌、溶血性链球菌、肺炎双球菌、百日咳杆菌、伤寒杆菌、副伤寒杆菌、绿脓杆菌、大肠杆菌、痢疾杆菌等致病菌有较强的抑制作用，对钩端螺旋体、流感病毒及致病霉菌等多种病原微生物亦有抑制作用；煎剂能促进白细胞的吞噬作用；有明显的抗炎及解热作用；有一定降低胆固醇作用；金银花的水及酒浸液对 S_{180} 肉瘤及艾氏腹水瘤有明显的细胞毒作用；大量口服对实验性胃溃疡有预防作用；本品对中枢神经有一定的兴奋作用。

【文献摘要】

《本草拾遗》："主热毒、血痢、水痢，浓煎服之。"

《本草纲目》："一切风湿气，及诸肿毒、痈疽、疥癣、杨梅诸恶疮。散热解毒。"

《本经逢原》："金银花，解毒去脓，泻中有补，痈疽溃后之圣药。但气虚脓清，食少便泻者勿用。"

连翘 Lianqiao

《神农本草经》

为木犀科落叶灌木植物连翘 *Forsythia suspensa*（Thunb.）Vahl 的干燥果实。主产于东北、华北、长江流域及云南。秋季果实初熟尚带绿色时采收，除去杂质，蒸熟，晒干，习称"青翘"，质较佳；果实熟透时采收，晒干，除去杂质，习称"老翘"或"黄翘"。青翘采得后即蒸熟晒干，筛取种子作"连翘心"用。生用。

【药材特征】呈长卵形或卵形，稍扁，长 1.5~2cm，直径 0.5~1.3cm，顶端锐尖，表面有规则的纵皱纹及多数突起的小斑点，两面各有一条明显的纵沟。基部偶有果柄。果皮硬脆，断面平坦。青翘多不开裂，果实完整，表面绿褐色，突起的灰白色小斑点较少，质硬，内有多数种子着生，细长，一侧有翅，黄绿色。老翘自尖端开裂或裂成两瓣，表面棕黄色或红棕色，内表面多为淡黄棕色，质脆，种子棕色，多已脱落，气微香，味苦。

青翘以干燥、色黑绿、不裂口者为佳，老翘以色棕黄、瓣大壳厚者为佳。

【别名】连轺、连壳、黄花瓣。

【性味】苦，微寒。

【归经】肺、心、胆经。

【功效】清热解毒，消痈散结，疏散风热。

【主治】

1. 痈肿疮毒，瘰疬痰核　本品苦寒，主入心经，既能清心火，解疮毒，又能消痈散结，故有“疮家圣药”之称。用治痈肿疮毒，常配伍金银花、蒲公英、野菊花等药同用；若疮痈红肿未溃，常配伍穿山甲、皂角刺同用，如加减消毒饮（《外科真诠》）；若疮疡脓出、红肿溃烂，常配伍牡丹皮、天花粉同用，如连翘解毒汤（《疡医大全》）；用治痰火郁结，瘰疬痰核，常配伍夏枯草、浙贝母、玄参、牡蛎等药同用，共奏清肝散结，化痰消肿之效。

2. 风热外感，温病初起　本品苦能泻火，寒能清热，入心、肺、胆经，长于清心火，散上焦风热，常配伍金银花、薄荷、牛蒡子等药同用，治疗风热外感或温病初起，头痛发热、口渴咽痛，如银翘散（《温病条辨》）。若温病热陷心包，高热神昏，常用连翘心配伍麦冬、莲子心等药同用，如清宫汤（《温病条辨》）；本品又有透热转气之功，配伍水牛角、生地黄、金银花等药同用，还可治疗热入营血之舌绛神昏，烦热斑疹，如清营汤（《温病条辨》）。

此外，本品兼有清心利尿之功，用治热淋涩痛，常配伍竹叶、木通、白茅根、车前子等药同用，如如圣散（《杂病源流犀烛》）。

按语：连翘最早见于《神农本草经》，列为下品。仲景在《伤寒论》中用连翘共计1方次。主治阳黄兼表之证，如麻黄连轺赤小豆汤。仲景用的是连轺，连翘根古名连轺，不甚常用，如无根也可以连翘代用。如《本经逢原》所说：“连翘根寒降，去下热气，治湿热发黄。仲景治瘀热在里发黄，麻黄连轺赤小豆汤主之。如无根以实代之。”

【用法用量】煎服，仲景用量为二两。目前常规用量6~15g。

【使用注意】脾胃虚寒及气虚脓清者不宜用。

【鉴别用药】连翘与金银花均可清热解毒，疏散风热，能透表清里，治温病初起、邪在卫分及热毒疮疡常相须为用。但金银花偏散风热，且炒炭又能凉血止痢，治热毒血痢；连翘清心火力佳，并能消痈散结，前人称为“疮家圣药”。

【现代研究】

1. 化学成分　本品含三萜皂苷，果皮含甾醇、连翘酚、生物碱、皂苷、齐墩果酸、香豆精类，还有丰富的维生素P及少量挥发油。

2. 药理作用　本品有广谱抗菌作用，抗菌主要成分为连翘酚及挥发油，对金黄色葡萄球菌、痢疾杆菌有很强的抑制作用，对其他致病菌、流感病毒及钩端螺旋体也均有一定的抑制作用；有抗炎、解热作用；所含齐墩果酸有强心、利尿及降血压作用；所含维生素P可降低血管通透性及脆性，防止溶血；煎剂有镇吐和抗肝损伤作用。

【文献摘要】

《神农本草经》：“主寒热，鼠瘘、瘰疬、痈肿、恶疮、瘿瘤、结热、蛊毒。”

《日华子本草》："治疮疖止痛。"

《珍珠囊》："连翘之用有三：泻心经客热，一也；去上焦诸热，二也，为疮家圣药，三也。"

穿心莲 Chuanxinlian

《岭南采药录》

为爵床科一年生草本植物穿心莲 *Andrographis paniculata*（Burm. F.）Nees 的干燥地上部分。主产于广东、广西、福建，现云南、四川、江西、江苏、浙江、上海、山东、北京等地均有栽培。秋初茎叶茂盛时采收，除去杂质，洗净，切段晒干生用，或鲜用。

【药材特征】茎方形，枝、叶均对生，节明显，全株绿色，茎横断面有白色髓部，叶尖卵形，边有浅齿，正面绿色，叶背灰绿色，柄短或近无柄，质脆易碎，味极苦，苦至喉部经久不减。

以身干无杂质，色深绿，味极苦者佳。

【别名】一见喜、榄核莲、苦胆草。

【性味】苦，寒。

【归经】肺、心、大肠、小肠经。

【功效】清热解毒，燥湿消肿。

【主治】

1. 外感风热，温病初起，肺热咳喘，肺痈吐脓，咽喉肿痛　本品苦寒降泄，清热解毒，善清肺火，故凡肺热肺火引起的病症皆可应用。治外感风热或温病初起，发热头痛，可单用，如穿心莲片（《中国药典》2010 年版）；亦可配伍金银花、连翘、薄荷等药同用。治疗肺热咳嗽气喘，常配伍黄芩、桑白皮、地骨皮合用；治疗肺痈咳吐脓痰，多配伍鱼腥草、桔梗、冬瓜仁等药同用；治咽喉肿痛，常配伍玄参、牛蒡子、板蓝根等药同用。

2. 湿热泻痢，热淋涩痛，湿疹瘙痒　本品苦燥性寒，有清热解毒，燥湿，止痢功效，故凡湿热诸证均可应用。治胃肠湿热，腹痛泄泻，下痢脓血者，可单用，或配伍马齿苋、黄连等药同用；治膀胱湿热，小便淋沥涩痛，常配伍车前子、白茅根、黄柏等药同用；治湿疹瘙痒，可以本品为末，甘油调涂患处。亦可用于湿热黄疸，湿热带下等证。

3. 痈肿疮毒，蛇虫咬伤　本品既能清热解毒，又能凉血消痈，故可用治火热毒邪诸证。用治热毒壅聚，痈肿疮毒者，可单用或配伍金银花、野菊花、蚤休等药同用，并用鲜品捣烂外敷，均有解毒消肿的作用；若治蛇虫咬伤者，可配伍墨旱莲同用。

【用法用量】煎服，6~9g。煎剂易致呕吐，故多作丸、散、片剂。外用适量。

【使用注意】不宜多服久服；脾胃虚寒者不宜用。

【现代研究】

1. 化学成分　本品叶含穿心莲内酯、去氧穿心莲内酯、新穿心莲内酯、穿心莲烷、穿心莲酮、穿心莲甾醇等，根还含多种黄酮类成分。

2. 药理作用　本品煎剂对金黄色葡萄球菌、绿脓杆菌、变形杆菌、肺炎双球菌、溶血性链球菌、痢疾杆菌、伤寒杆菌均有不同程度的抑制作用；能增强人体白细胞对细菌的吞噬能力；有解热、抗炎、抗肿瘤、利胆保肝、抗蛇毒及毒蕈碱样作用；还有终止妊娠的作用。

【文献摘要】

《岭南采药录》："能解蛇毒，又能理内伤咳嗽。"

《泉州本草》："清热解毒，消炎退肿。治咽喉炎症，痢疾，高热。"

大青叶 Daqingye

《名医别录》

为十字花科二年生草本植物菘蓝 *Isatis indigodica* Fort. 的干燥叶片。主产于江苏、安徽、河北、河南、浙江等地。冬季栽培，夏、秋二季分 2~3 次采收，鲜用或晒干生用。

【药材特征】基生叶、叶片极皱缩成不规则的团块，外表暗灰绿色，完整叶片呈圆形或长圆状倒披针形，全缘或微波状，先端钝圆，基部渐狭窄与叶柄合生成翼状，叶脉于背面较明显，叶柄长 5~7cm，腹面略呈槽状，基部略膨大，叶质脆、易碎。气微，味微酸、苦、涩。以身干、叶大、灰绿色者为佳。

【别名】蓝叶。

【性味】苦，寒。

【归经】心、胃经。

【功效】清热解毒，凉血消斑。

【主治】

1. 温病热入营血，温毒发斑　本品苦寒，既善清心胃二经实火热毒，又入血分而能凉血消斑，气血两清，故可用治温热病心胃毒盛，热入营血，气血两燔，高热神昏，发斑发疹，常与水牛角、玄参、栀子等同用，如犀角大青汤（《医学心悟》）。本品功善清热解毒，若与葛根、连翘等药同用，便能表里同治，故可用于风热表证或温病初起，发热头痛，口渴咽痛等，如清瘟解毒丸（《中国药典》2010 年版）。

2. 喉痹口疮，痄腮丹毒　本品苦寒，既能清心胃实火，又善解瘟疫时毒，有解毒利咽，凉血消肿之效。用治心胃火盛，咽喉肿痛，口舌生疮者，常与生地黄、大黄、升麻同用，如大青汤（《圣济总录》）；若温毒上攻，发热头痛，痄腮，喉痹者，可与金银花、大黄、拳参同用；治血热毒盛，丹毒红肿者，可用鲜品捣烂外敷，或与蒲公英、紫花地丁、蚤休等药配伍使用。

按语：大青叶药材品种较为复杂，而以菘蓝应用较多，其次是蓼蓝及马蓝，但效用相似，皆可清热解毒及气血两清，临床尤多用治某些病毒性感染。

【用法用量】煎服，9~15g，鲜品 30~60g。外用适量。

【使用注意】脾胃虚寒者忌用。

【现代研究】

1. 化学成分 菘蓝叶含色氨酸、靛玉红 B、葡萄糖芸苔素、新葡萄糖芸苔素、葡萄糖芸苔素-1-磺酸盐及靛蓝。

2. 药理作用 菘蓝叶对金黄色葡萄球菌、溶血性链球菌均有一定抑制作用；大青叶对乙肝表面抗原及流感病毒亚甲型均有抑制作用；靛玉红有显著的抗白血病作用。

【文献摘要】

《名医别录》："疗时气头痛，大热，口疮。"

《本草正》："治瘟疫热毒发狂，风热斑疹，痈疡肿痛，除烦渴。止鼻衄、吐血……凡以热兼毒者，皆宜蓝叶捣汁用之。"

板蓝根 Banlangen

《新修本草》

为十字花科植物菘蓝 *Isatis indigotica* Fort. 的干燥根。主产于内蒙古、陕西、甘肃、河北、山东、江苏、浙江、安徽、贵州等地。秋季采挖，除去泥沙，晒干。切片，生用。

【药材特征】本品呈圆柱形，稍扭曲，长 10~20cm，直径 0.5~1cm。表面淡灰黄色或淡棕黄色，有纵皱纹及支根痕，皮孔横长。根头略膨大，可见暗绿色或暗棕色轮状排列的叶柄残基和密集的疣状突起。体实，质略软，断面皮部黄白色，木部黄色。气微，味微甜后苦涩。

以根平直粗壮、坚实、粉性大者为佳。

【性味】苦，寒。

【归经】心、胃经。

【功效】清热解毒，凉血，利咽。

【主治】

1. 外感发热，温病初起，咽喉肿痛 本品苦寒，善于清解实热火毒，有类似于大青叶的清热解毒之功，而更以解毒利咽散结见长。用治外感风热或温病初起，发热头痛咽痛，可单味使用，或与金银花、荆芥等疏散风热药同用；若风热上攻，咽喉肿痛，常与玄参、马勃、牛蒡子等同用。

2. 温毒发斑，痄腮，丹毒，痈肿疮毒 本品苦寒，有清热解毒，凉血消肿之功，主治多种瘟疫热毒之证。用治时行温病，温毒发斑，舌绛紫暗者，常与生地黄、紫草、黄芩同用，如神犀丹（《温热经纬》）；若用治丹毒、痄腮、大头瘟疫，头面红肿，咽喉不利者，常配伍玄参、连翘、牛蒡子等，如普济消毒饮（《东垣试效方》）。

按语：板蓝根解毒利咽散结力佳，对大头瘟疫、痄腮咽喉肿痛尤为适宜。

【用法用量】煎服，9~15g。

【使用注意】体虚而无实火热毒者忌服，脾胃虚寒者慎用。

【现代研究】

1. 化学成分 菘蓝根含靛蓝、靛玉红、β-谷甾醇、棕榈酸、尿苷、次黄嘌呤、尿

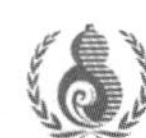

嘧啶、青黛酮和胡萝卜苷等。

2. 药理作用　本品对多种革兰氏阳性菌、革兰氏阴性菌及流感病毒、虫媒病毒、腮腺病毒均有抑制作用；可增强免疫功能；有明显的解热效果；所含靛玉红有显著的抗白血病作用；板蓝根多糖能降低实验动物血清胆固醇和三酰甘油的含量，并降低丙二醛（MDA）含量，从而证明本品有抗氧化作用。

【文献摘要】

《日华子本草》："治天行热毒。"

《分类草药性》："解诸毒恶疮，散毒去火，捣汁或服或涂。"

《本草便读》："板蓝根即靛青根，其功用性味与靛青叶同，能入肝胃血分，不过清热、解毒、辟疫、杀虫四者而已。但叶主散，根主降，此又同中之异耳。"

青黛 Qingdai

《药性论》

为爵床科植物马蓝 *Baphicacanthus cusia*（Nees）Bremek.、蓼科植物蓼蓝 *Polygonum tinctorium* Ait. 或十字花科植物菘蓝 *Isatis indigotica* Fort. 的叶或茎叶经加工制得的干燥粉末或团块。主产于福建、云南、江苏、安徽、河北等地。福建所产品质最优，称"建青黛"。秋季采收以上植物的落叶，加水浸泡，至叶腐烂，叶落脱皮时，捞去落叶，加适量石灰乳，充分搅拌至浸液由乌绿色转为深红色时，捞取液面泡沫，晒干而成。研细用。

【药材特征】本品为深蓝色的粉末，体轻，易飞扬；或呈不规则多孔性的团块，用手搓捻即成细末。微有草腥气，味淡。

【别名】靛花、靛沫花。

【性味】咸，寒。

【归经】肝、肺经。

【功效】清热解毒，凉血消斑，清肝泻火，定惊。

【主治】

1. 温毒发斑，血热吐衄　本品寒能清热，咸以入血凉血，故有清热解毒，凉血，止血，消斑之效。善治温毒发斑，常与生地黄、生石膏、栀子等药同用，如青黛石膏汤（《通俗伤寒论》）；若治血热妄行的吐血、衄血，常与生地黄、牡丹皮、白茅根等药同用。

2. 咽痛口疮，火毒疮疡　本品有清热解毒，凉血消肿之效。用治热毒炽盛，咽喉肿痛，喉痹者，常与板蓝根、甘草同用；若口舌生疮，多与冰片同用，撒敷患处；用治火毒疮疡，痄腮肿痛，可与寒水石共研为末，外敷患处，如青金散（《普济方》）。

3. 咳嗽胸痛，痰中带血　本品咸寒，既清肝火，又泄肺热，且能凉血止血。故主治肝火犯肺，咳嗽胸痛，痰中带血，常与海蛤粉同用，如黛蛤散（《卫生鸿宝》）。若肺热咳嗽，痰黄而稠者，可与海浮石、瓜蒌仁、川贝母等同用，如青黛海石丸（《症因脉治》）。

4. 暑热惊痫，惊风抽搐 本品能清肝火、定惊痫。用治暑热惊痫，常与甘草、滑石同用，如碧玉散（《宣明论方》）；用治小儿惊风抽搐，多与钩藤、牛黄等同用，如凉惊丸（《小儿药证直诀》）。

按语：青黛重在清肝凉血散肿，对咳嗽、小儿惊风尤宜。外用治口腔咽喉肿烂及皮肤疮疡等。

【用法用量】内服 1.5～3g。本品难溶于水，一般作散剂冲服，或入丸剂服用。外用适量。

【使用注意】胃寒者慎用。

【鉴别用药】青黛与大青叶、板蓝根同出一源，均可清热解毒，凉血消斑。然大青叶为菘蓝叶，凉血解毒消斑力强，治热毒发斑，咽喉肿痛常用；板蓝根为菘蓝或马蓝的根，解毒利咽散结力强，对大头瘟、痄腮之咽喉肿痛尤佳；青黛为马蓝、蓼蓝或菘蓝的茎叶经加工制得的粉末，重在清肝凉血散肿，对咳嗽咯血，小儿惊风尤宜，且可外用治口腔、咽喉肿烂及皮肤瘙痒等证。

【现代研究】

1. 化学成分 本品含靛蓝、靛玉红、靛棕、靛黄、鞣酸、β-谷甾醇、蛋白质和大量无机盐。

2. 药理作用 本品具有抗癌作用，其有效成分靛玉红，对动物移植性肿瘤有中等强度的抑制作用；对金黄色葡萄球菌、炭疽杆菌、志贺痢疾杆菌、霍乱弧菌均有抗菌作用；靛蓝有一定的保肝作用。

【文献摘要】

《开宝本草》：“主解诸药毒，小儿诸热，惊痫发热，天行头痛寒热，煎水研服之。亦摩敷热疮恶肿，金疮下血，蛇犬等毒。”

《本经逢原》：“青黛，泻肝胆，散郁火，治温毒发斑及产后热痢下重……”

贯众 Guanzhong

《神农本草经》

为鳞毛蕨科多年生草本植物粗茎鳞毛蕨 *Duyopteris crassirhizoma* Nakai 的带叶柄基部的干燥根茎。主产于黑龙江、吉林、辽宁三省山区，习称“东北贯众”或“绵马贯众”。多在秋季采挖，洗净，除去叶柄及须根，晒干。切片生用或炒炭用。

【药材特征】呈长圆锥形，上端钝圆或截形，下端较尖，略弯曲；长 10～20cm，直径 5～8cm。表面黄棕色至黑棕色，密被排列整齐的叶柄残基及鳞叶，并有弯曲线状的细根。叶柄残基呈扁圆柱形，稍弯曲，质硬，折断面略平坦；棕色，维管束 5～7 个，呈黄白色点状，排列成圆环，内面一对稍大，每一叶柄基部外侧常生出 3 条须根。剥去叶柄残基，可见根茎，直径 1～2cm，质坚硬而不易折断，断面不平坦，呈深绿色至棕色。气特殊；味初淡而微带涩，渐苦而辛。

【别名】贯仲、贯节。

【性味】苦，微寒；有小毒。

【归经】肝、脾经。

【功效】清热解毒，凉血止血，杀虫。

【主治】

1. 风热感冒，温毒发斑 本品苦寒，既能清气分之实热，又能解血分之热毒，凡温热毒邪所致之证皆可用之，常与黄连、甘草等同用，如贯众散（《普济方》）。单用本品或配桑叶、金银花等可防治风热感冒；若与板蓝根、大青叶、紫草等药配伍，又可用治痄腮、温毒发斑、发疹等病证。

2. 血热出血 本品有凉血止血之功，主治血热所致之衄血、吐血、便血、崩漏等证，尤善治崩漏下血。如《本草图经》治衄血，可单味药研末调服；若与黄连为伍，研末糯米饮调服，可治吐血，如贯众散（《圣济总录》）；治便血可配伍侧柏叶；治崩漏下血可与五灵脂同用。

3. 虫疾 本品有杀虫之功。用于驱杀绦虫、钩虫、蛲虫、蛔虫等多种肠道寄生虫。可与驱虫药配伍使用。

此外，本品还可用于治疗烧烫伤及妇人带下等病证。

按语：贯众最早见于《神农本草经》，列为下品。仲景未用此药。贯众生用一则杀虫，用治多种肠道寄生虫病；二则清热解毒，用治斑疹痘毒、痄腮肿痛。炒炭止血而清热，宜于血热出血证，尤对崩漏效良。

【用法用量】煎服，4.5~9g。杀虫及清热解毒宜生用；止血宜炒炭用。外用适量。

【使用注意】本品有小毒，用量不宜过大。服用本品时忌油腻。脾胃虚寒者及孕妇慎用。

【现代研究】

1. 化学成分 本品主要含绵马素、三叉蕨酚、黄三叉蕨酸、绵马次酸、挥发油、绵马鞣质等。

2. 药理作用 本品所含绵马酸、黄绵马酸有较强的驱虫作用，对绦虫有强烈毒性，可使绦虫麻痹而排出，也有驱除绦虫、蛔虫等寄生虫的作用；可强烈抑制流感病毒，对腺病毒、脊髓灰质炎病毒、乙脑病毒等亦有较强的抗病毒作用；外用有止血、镇痛、消炎作用；煎剂及提取物对家兔子宫有显著的兴奋作用。

【文献摘要】

《神农本草经》：“主腹中邪热气，诸毒，杀三虫。”

《名医别录》：“去寸白，破症瘕，除头风、止金疮。”

《本草纲目》：“治下血崩中，带下，产后血气胀痛，斑疹、漆毒、骨鲠。”

蒲公英 Pugongying

《新修本草》

为菊科多年生草本植物蒲公英 *Taraxacum mongolicum* Hand. -Mazz.、碱地蒲公英 *Taraxacum sinicum* Kitag. 或同属数种植物的干燥全草。全国各地均有分布。夏、秋季花初开时采挖，除去杂质，洗净，切段，晒干。鲜用或生用。

【药材特征】本品呈皱缩卷曲的团块。根呈圆锥形，多弯曲，长3~7cm；表面棕褐色，抽皱；根头部有棕褐色或黄白色的茸毛，有的已脱落。叶基生，多皱缩破碎，完整叶片呈倒披针形，绿褐色或暗灰色，先端尖或钝，边缘浅裂或羽状分裂，基部渐狭，下延呈柄状，下表面主脉明显。花茎1至数条，每条顶生头状花序，总苞片多层，内面一层较长，花冠黄褐色或淡黄白色。有的可见多数具白色冠毛的长椭圆形瘦果。气微，味微苦。

【别名】黄花地丁、蒲公丁、婆婆丁。

【性味】苦、甘，寒。

【归经】肝、胃经。

【功效】清热解毒，消肿散结，利湿通淋。

【主治】

1. 痈肿疔毒，乳痈内痈 本品苦寒，既能清火降毒邪，又能降泄散滞气，故为清热解毒、消痈散结之佳品，功似紫花地丁而力次之，常与之相须为用。主治内外热毒疮痈诸证，兼能疏郁通乳，故为治疗乳痈之要药。用治乳痈肿痛，可单用本品浓煎内服；或以鲜品捣汁内服，渣敷患处；也可与全瓜蒌、金银花、牛蒡子等药同用；用治疔毒肿痛，常与野菊花、紫花地丁、金银花等药同用，如五味消毒饮（《医宗金鉴》）；用治肠痈腹痛，常与大黄、牡丹皮、桃仁等同用；用治肺痈吐脓，常与鱼腥草、冬瓜仁、芦根等同用。本品解毒消肿散结，与板蓝根、玄参等配伍，还可用治咽喉肿痛；鲜品外敷可用治毒蛇咬伤。

2. 热淋涩痛，湿热黄疸 本品泄清利，退黄通淋，对湿热引起的淋证、黄疸等有较好的疗效。用治热淋涩痛，常与白茅根、金钱草、车前子等同用，以加强利尿通淋的效果；治疗湿热黄疸，常与茵陈、栀子、大黄等同用。

此外，本品还有清肝明目的作用，以治肝火上炎引起的目赤肿痛，可单用取汁点眼，或浓煎内服；亦可与菊花、夏枯草、黄芩等配伍使用。

按语：蒲公英功善清热解毒，并能消痈散结，无论外疡内痈皆可用，且尤为治乳痈之要药。

【用法用量】煎服，9~15g。外用鲜品适量，捣敷或煎汤熏洗患处。

【使用注意】用量过大，可致缓泻。

【现代研究】

1. 化学成分 本品含蒲公英固醇、蒲公英素、蒲公英苦素、肌醇和莴苣醇、蒲公英赛醇、咖啡酸及树脂等。

2. 药理作用 本品煎剂或浸液对金黄色葡萄球菌、溶血性链球菌及卡他球菌有较强的抑制作用，对肺炎双球菌、脑膜炎双球菌、白喉杆菌、福氏痢疾杆菌、绿脓杆菌及钩端螺旋体等也有一定的抑制作用，和TMP（磺胺增效剂）之间有增效作用；且有利胆、保肝、抗内毒素及利尿作用，其利胆效果较茵陈煎剂更为显著；蒲公英地上部分水提取物能活化巨噬细胞，有抗肿瘤作用；还能激发机体的免疫功能。

【文献摘要】

《新修本草》："主妇人乳痈肿。"

《本草备要》："专治痈肿、疔毒，亦为通淋妙品。"

《本草纲目拾遗》："疗一切毒虫蛇伤。"

紫花地丁 Zihuadiding

《本草纲目》

为堇菜科多年生草本植物紫花地丁 *Viola yedoensis* Makino 的干燥全草。产于我国长江下游至南部各省。春、秋二季采收，除去杂质，洗净，切碎。鲜用或晒干生用。

【药材特征】本品多皱缩成团。主根长圆锥形，直径 1~3mm；淡黄棕色，有细纵皱纹。叶基生，灰绿色，展平后叶片呈披针形或卵状披针形，长 1.5~6cm，宽 1~2cm；先端钝，基部截形或稍心形，边缘具钝锯齿，两面有毛；叶柄细，长 2~6cm，上部具明显狭翅。花茎纤细；花瓣 5，紫堇色或淡棕色；花距细管状。蒴果椭圆形或 3 裂，种子多数，淡棕色。气微，味微苦而稍黏。以色绿整齐、无杂质者为佳。

【别名】地丁草、地丁。

【性味】苦、辛，寒。

【归经】心、肝经。

【功效】清热解毒，凉血消肿。

【主治】

1. 疔疮肿毒，乳痈肠痈　本品苦泄辛散，寒能清热，入心肝、走血分，故能清热解毒，凉血消肿，消痈散结，为治血热壅滞，痈肿疮毒，红肿热痛的常用药物，尤善解疔毒。用治痈肿、疔疮、丹毒等，可单用鲜品捣汁内服，以渣外敷；也可配金银花、蒲公英、野菊花等清热解毒之品，如五味消毒饮（《医宗金鉴》）；用治乳痈，常与蒲公英同用，煎汤内服，并以渣外敷，或熬膏摊贴患处，均有良效；用治肠痈，常与大黄、红藤、白花蛇舌草等同用。

2. 毒蛇咬伤　本品兼可解蛇毒，治疗毒蛇咬伤，可用鲜品捣汁内服，亦可配雄黄少许，捣烂外敷。

此外，还可用于肝热目赤肿痛及外感热病。

【用法用量】煎服，15~30g。外用鲜品适量，捣烂敷患处。

【使用注意】体质虚寒者忌服。

【现代研究】

1. 化学成分　本品含苷类、黄酮类。全草含棕榈酸、反式对羟基桂皮酸、丁二酸、二十四酰对羟基苯乙胺、山柰酚-3-O-鼠李吡喃糖苷和蜡，蜡中含饱和酸、不饱和酸、醇类及烃。

2. 药理作用　本品有明显的抗菌作用，对结核杆菌、痢疾杆菌、金黄色葡萄球菌、肺炎球菌、皮肤真菌及钩端螺旋体有抑制作用；有确切的抗病毒作用，实验证明，其提取液对内毒素有直接摧毁作用；此外，本品尚有解热、消炎、消肿等作用。

【文献摘要】

《本草纲目》："治一切痈疽发背，疔疮瘰疬，无名肿毒，恶疮。"

《本草正义》："地丁专为痈肿疔毒通用之药。""然辛凉散肿，长于退热，惟血热壅滞，红肿焮发之外疡宜之，若谓通治阴疽发背寒凝之证，殊是不妥。"

野菊花 Yejuhua

《本草正》

为菊科植物野菊 *Chrysanthemum indicum* L. 的干燥头状花序。全国各地均有分布，主产于江苏、四川、安徽、广东、山东等地。秋、冬二季花初开时采摘，晒干，生用。

【药材特征】本品呈类球形，直径0.3~1cm，棕黄色。总苞由4~5层苞片组成，外层苞片卵形或条形，外表面中部灰绿色或淡棕色，通常被有白毛，边缘膜质；内层苞片长椭圆形，膜质，外表面无毛。总苞基部有的残留总花梗。舌状花1轮，黄色，皱缩卷曲；管状花多数，深黄色。体轻。气芳香，味苦。

【性味】苦、辛，微寒。

【归经】肝、心经。

【功效】清热解毒。

【主治】

1. 痈疽疔疖，咽喉肿痛 本品辛散苦降，其清热泻火，解毒利咽，消肿止痛力胜，为治外科疔痈之良药。用治热毒蕴结，疔疖丹毒，痈疽疮疡，咽喉肿痛，均可与蒲公英、紫花地丁、金银花等同用，如五味消毒饮（《医宗金鉴》）。

2. 目赤肿痛，头痛眩晕 本品味苦入肝，清泻肝火；味辛性寒，兼散风热，常与金银花、密蒙花、夏枯草等同用，治疗风火上攻之目赤肿痛；若与决明子同用，可用治肝火上炎之头痛眩晕。

此外，本品内服并煎汤外洗也用治湿疹、湿疮、风疹痒痛等。

按语：野菊花与菊花为同科植物，均有清热解毒之功，但野菊花苦寒之性尤胜，长于解毒消痈，疮痈疔毒肿痛多用之；而菊花辛散之力较强，长于清热疏风，上焦头目风热多用之。

【用法用量】煎服，10~15g。外用适量。

【现代研究】

1. 化学成分 本品含刺槐素-7-鼠李糖葡萄糖苷、野菊花内酯、苦味素、挥发油、维生素A及维生素B_1等。

2. 药理作用 本品有抗病原微生物作用，对金黄色葡萄球菌、白喉杆菌、痢疾杆菌、流感病毒、疱疹病毒及钩端螺旋体均有抑制作用；还有显著的抗炎作用，但其所含抗炎成分及机制不同，其挥发油对化学性致炎因子引起的炎症作用强，而其水提物则对异性蛋白致炎因子引起的炎症作用较好；此外，尚有明显的降血压作用。

【文献摘要】

《本草纲目》："治痈肿疔毒，瘰疬眼瘜。"

《本草求真》："凡痈毒疔肿，瘰疬，眼目热痛，妇人瘀血等证，无不得此则治。"

《本草汇言》："破血疏肝，解疔散毒。主妇人腹内宿血，解天行火毒丹疔。洗疮

济，又能去风杀虫。”

重楼 Chonglou

《神农本草经》

为百合科多年生草本植物云南重楼 *Paris polyphylla* Smith Var. *yunnanensis* (Franch.) Hand. -Mazz. 或七叶一枝花 *Paris polyphylla* Smith Var. *chinensis* (Franch) Hara 的干燥根茎。主产于长江流域及南方各省。秋季采挖，除去须根，洗净，晒干。切片生用。

【药材特征】本品呈结节状扁圆柱形，略弯曲，长 5~12cm，直径 1.0~4.5cm。表面黄棕色或灰棕色，外皮脱落处呈白色；密具层状凸起的粗环纹，一面结节明显，结节上具椭圆形凹陷茎痕，另一面有疏生的须根或疣状须根痕。顶端具鳞叶及茎的残基。质坚实而脆，断面白色至黄白色，有粉性。气微，味微苦、麻。

【别名】蚤休、七叶一枝花、草河车。

【性味】苦，微寒；有小毒。

【归经】肝经。

【功效】清热解毒，消肿止痛，凉肝定惊。

【主治】

1. 痈肿疔疮，咽喉肿痛，毒蛇咬伤 本品苦以降泄，寒能清热，故有清热解毒，消肿止痛之功，为治痈肿疔毒，毒蛇咬伤的常用药。用治痈肿疔毒，可单用为末，醋调外敷，亦可与黄连、赤芍、金银花等同用，如夺命汤（《外科全生集》）；用治咽喉肿痛，痄腮，喉痹，常与牛蒡子、连翘、板蓝根等同用；若治瘰疬痰核，可与夏枯草、牡蛎、大贝母等同用；单用本品研末冲服，另用其鲜根捣烂外敷患处，治疗毒蛇咬伤，红肿疼痛，也常与半边莲配伍使用。

2. 惊风抽搐 本品苦寒入肝，有凉肝泻火，息风定惊之功。如《卫生易简方》单用本品研末冲服，或与钩藤、菊花、蝉蜕等配伍，用于小儿热极生风，手足抽搐等均有良效。

3. 跌打损伤 本品入肝经血分，能消肿止痛，化瘀止血，可单用研末冲服，治疗外伤出血，跌打损伤，瘀血肿痛，也可配三七、血竭、自然铜等同用。

按语：重楼最早见于《神农本草经》，名蚤休，列为下品。仲景未用此药。本品抗病毒力佳，善治病毒性感冒。

【用法用量】煎服，3~9g。外用适量，捣敷或研末调涂患处。

【使用注意】体虚、无实火热毒者、孕妇及患阴证疮疡者均忌服。

【现代研究】

1. 化学成分 本品含蚤休苷、薯蓣皂苷、单宁酸及 18 种氨基酸、肌酸酐、生物碱、黄酮、甾酮、蜕皮激素、胡萝卜苷等。

2. 药理作用 本品有广谱抗菌作用，对痢疾杆菌、伤寒杆菌、大肠杆菌、肠炎杆菌、绿脓杆菌、金黄色葡萄球菌、溶血性链球菌、脑膜炎双球菌等均有不同程度的抑制作用，尤其对化脓性球菌的抑制作用优于黄连；对亚洲甲型流感病毒有较强的抑制作用；所含甾体皂苷和氨基酸有抗蛇毒作用；蚤休苷有镇静、镇痛作用；水煎剂或乙醇提取物有明显的镇咳、平喘作用；蚤休粉有明显的止血作用；此外，尚有抗肿瘤作用。

【文献摘要】

《神农本草经》："主惊痫，摇头弄舌，热气在腹中，癫疾，痈疮，阴蚀，下三虫，去蛇毒。"

《本草汇言》："蚤休，凉血去风，解痈毒之药也。但气味苦寒，虽为凉血，不过为痈疽疮疡血热致疾者宜用，中病即止。又不可多服久服。"

拳参 Quanshen

《本草图经》

为蓼科多年生植物拳参 *Polygonum bistorta* L. 的干燥根茎。又名紫参。全国大部地区均有分布，主产于东北、华北、山东、江苏及湖北等地。春季发芽时或秋季茎叶将枯萎时采挖，除去泥沙，晒干，除去须根。切片生用。

【药材特征】本品呈扁长条形或扁圆柱形而弯曲，两端略尖，或一端渐细，有的对卷弯曲，长 6~13cm，直径 1~2.5cm。表面紫褐色或紫黑色，粗糙，一面隆起，一面稍平坦或略具凹槽，全体密具粗环纹，有残留须根或根痕。质硬，断面浅棕红色或棕红色，维管束呈黄白色点状，排列成环。无臭，味苦、涩。

【别名】重楼、草河车、紫参。

【性味】苦、涩，微寒。

【归经】肺、肝、大肠经。

【功效】清热解毒，凉血止血，镇肝息风。

【主治】

1. 痈肿瘰疬，毒蛇咬伤　本品苦泄寒凉，能清热解毒，凉血消痈，消肿散结，故常用本品捣烂敷于患处，或煎汤外洗，治疗疮痈肿痛、瘰疬、痔疮、水火烫伤、毒蛇咬伤等证，亦可配其他清热解毒药同用。

2. 热病神昏，惊痫抽搐　本品苦寒入肝，镇惊息风，多与钩藤、全蝎、僵蚕、牛黄等配伍，用治热病高热神昏，惊痫抽搐及破伤风等。

3. 热泻热痢　本品既能清热解毒、又能凉血止痢，且兼涩肠止泻之功，可单独制成片剂使用，治疗赤痢脓血，湿热泄泻可配银花炭、白头翁、秦皮及黄连等同用。

4. 血热出血　本品苦而微寒，入肝经血分而能凉血止血，常与贯众、白茅根、大蓟、生地等同用，治疗血热妄行所致的吐血、衄血、崩漏等出血证。

此外，本品还能利湿，也可用于水肿，小便不利等证。

按语：拳参又名重楼、草河车、紫参，与蚤休及唇形科一年生草本植物紫参乃同名异物，易相混淆，应加注意。

【用法用量】煎服，4.5~9g。外用适量。

【使用注意】体虚、无实火热毒者、孕妇及患阴证疮疡者均忌服。

【现代研究】

1. 化学成分 拳参根茎含鞣质、淀粉、糖类及果酸、树胶、黏液质、蒽醌衍生物、树脂等。鞣质中有可水解鞣质和缩合鞣质，尚含有没食子酸、鞣花酸。另含β-谷甾醇的异构体和葡萄糖等。

2. 药理作用 本品提取物对金黄色葡萄球菌、绿脓杆菌、枯草杆菌、大肠杆菌、痢疾杆菌、脑膜炎双球菌、溶血性链球菌等均有抑制作用；且能抑制动物抑制性肿瘤的生长；外用还有一定的止血作用。

【文献摘要】

《本草图经》："捣末，淋渫肿气。"

《广西中药志》："治肠胃实热，赤痢，外用治口糜、痈肿、火伤。民间作产后补血药。"

漏芦 Loulu

《神农本草经》

为菊科多年生草本植物祁州漏芦 *Rhaponticum uniflorum*（L.）DC. 的干燥根。在我国北方各地多有分布，主产于东北、华北、西北。春、秋二季采挖，除去泥沙、残茎及须根，洗净，晒干。切片生用。

【药材特征】本品呈圆锥形或扁片块状，多扭曲，长短不一，直径1~2.5cm。表面暗棕色、灰褐色或黑褐色，粗糙，具纵沟及菱形的网状裂隙。外层易剥落，根头部膨大，有残茎及鳞片状叶基，顶端有灰白色绒毛。体轻，质脆，易折断，断面不整齐，灰黄色，有裂隙，中心有的呈星状裂隙，灰黑色或棕黑色。气特异，味微苦。

【别名】漏卢。

【性味】苦，寒。

【归经】胃经。

【功效】清热解毒，消痈散结，通经下乳，舒筋通脉。

【主治】

1. 乳痈肿痛，瘰疬疮毒 本品苦寒降泄，故有清热解毒、消痈散结之效，又因其能通经下乳，故尤为治乳痈之良药。常与瓜蒌、蛇蜕同用，主治乳痈肿痛，如漏芦散（《太平惠民和剂局方》）；若用治热毒壅聚，痈肿疮毒，常与大黄、连翘、紫花地丁等药同用，如漏芦汤（《备急千金要方》）；若用治痰火郁结，瘰疬欲破者，可与海藻、玄参、连翘等药同用，也如漏芦汤（《圣济总录》）；《本草汇言》又以漏芦与荆芥、苦参、白鲜皮、当归等浸酒蒸饮，治疗湿疹湿疮、皮肤瘙痒等。

2. 乳汁不下 本品味苦降泄，有良好的通经下乳之功，为产后乳汁不通的常用药。多用于乳络塞滞，乳汁不下，乳房胀痛，欲作乳痈者，常与穿山甲、王不留行等药同用；若为气血亏虚，乳少清稀者，当与黄芪、鹿角胶等同用。

3. 湿痹拘挛 本品性善通利，有舒筋通脉活络之功，常与地龙配伍，治疗湿痹，筋脉拘挛，骨节疼痛，如古圣散（《圣济总录》）。

按语：漏芦最早见于《神农本草经》，列为上品。仲景未用此药。本品善下乳汁，治产后乳汁量少，乳汁不下。

【用法用量】煎服，5~9g。外用，研末调敷或煎水洗。

【使用注意】气虚、疮疡平塌者及孕妇忌服。

【现代研究】

1. 化学成分 祁州漏芦根中含挥发油，根的脂溶性部分含牛蒡子醛、牛蒡子醇、棕榈酸、β-谷甾醇、硬脂酸乙酯、蜕皮甾酮、土克甾酮、漏芦甾酮。

2. 药理作用 祁州漏芦水煎剂能抑制动物血清及肝、脑等脏器过氧化脂质的生成，故有显著的抗氧化作用；且可降低血胆固醇和血浆过氧化脂质（LPO）含量，能恢复前列环素/血栓素 A_2 的平衡，减少白细胞在动脉壁的浸润，抑制平滑肌细胞增生，具有抗动脉粥样硬化的作用；其乙醇提取物及水提取物均能显著增强小鼠血浆中超氧化物歧化酶（SOD）的活性；能显著抑制单胺氧化酶（MAO-B）的活性，具有明显的抗衰老作用；漏芦蜕皮甾醇能显著增强巨噬细胞的吞噬作用，提高细胞的免疫功能。

【文献摘要】

《神农本草经》："主皮肤热，恶疮疽痔，湿痹，下乳汁。"

《本经逢原》："漏芦，《神农本草经》治热毒恶疮，下乳汁，以其能利窍也，为消毒排脓杀虫要药。"

《本草正义》："漏芦，滑利泄热，与王不留行功用最近，而寒苦直泄，尤其过之。苟非实热，不可轻用。不独耗阴，尤损正气。"

土茯苓 Tufuling

《本草纲目》

为百合科多年生常绿藤本植物光叶菝葜 *Smilax glabra* Roxb. 的干燥块茎。长江流域及南部各省均有分布。夏、秋二季采收，除去残茎和须根，洗净，晒干；或趁鲜切成薄片，晒干，生用。

【药材特征】本品略呈圆柱形，稍扁或呈不规则条块，有结节状隆起，具短分枝，长 5~22cm，直径 2~5cm。表面黄棕色或灰褐色，凹凸不平，有坚硬的须根残基，分枝顶端有圆形芽痕，有的外皮现不规则裂纹，并有残留的鳞叶。质坚硬。切片呈长圆形或不规则，厚 1~5mm，边缘不整齐；切面类白色至淡红棕色，粉性，可见点状维管束及多数小亮点；质略韧，折断时有粉尘飞扬，以水湿润后有黏滑感。气微，味微甘、淡。

【别名】红土苓、土苓。

【性味】甘、淡，平。

【归经】肝、胃经。

【功效】解毒，除湿，通利关节。

【主治】

1. 杨梅毒疮，肢体拘挛　本品甘淡，解毒利湿，通利关节，又兼解汞毒，尤适治梅毒或因梅毒服汞剂中毒而致肢体拘挛、筋骨疼痛者，为治梅毒的要药。可单用本品水煎服，如土萆薢汤（《景岳全书》）；也可与金银花、白鲜皮、威灵仙、甘草同用；若因服汞剂中毒而致肢体拘挛者，常与薏苡仁、防风、木瓜等配伍治之，如搜风解毒汤（《本草纲目》）。

2. 淋浊带下，湿疹瘙痒　本品甘淡渗利，解毒利湿，故可用于湿热引起的热淋、带下、湿疹湿疮等证。常与木通、萹蓄、蒲公英、车前子同用，治疗热淋；《滇南本草》单用本品水煎服，治疗阴痒带下；若与生地黄、赤芍、地肤子、白鲜皮、茵陈等配伍，又可用于湿热皮肤瘙痒。

3. 痈肿疮毒　本品清热解毒，兼可消肿散结，如《滇南本草》以本品研为细末，好醋调敷，治疗痈疮红肿溃烂；《积德堂经验方》将本品切片或为末，水煎服或入粥内食之，治疗瘰疬溃烂；亦常与苍术、黄柏、苦参等同用。

【用法用量】煎服，15~60g。外用适量。

【使用注意】肝肾阴虚者慎服。服药时忌茶。

【现代研究】

1. 化学成分　本品含落新妇苷、异黄杞苷、胡萝卜苷、3，5，4’-三羟基芪、表儿茶精 L、琥珀酸、β-谷甾醇等，以及鞣质、黄酮、树脂类等，还含有挥发油、多糖、淀粉等。

2. 药理作用　本品所含落新妇苷有明显的利尿、镇痛作用。本品对金黄色葡萄球菌、溶血性链球菌、大肠杆菌、绿脓杆菌、伤寒杆菌、福氏痢疾杆菌、白喉杆菌和炭疽杆菌均有抑制作用；对大鼠肝癌及移植性肿瘤有一定抑制作用；通过影响 T 淋巴细胞释放淋巴因子的炎症过程而选择性地抑制细胞免疫反应；还能缓解汞中毒；能明显拮抗棉酚毒性。

【文献摘要】

《本草纲目》：“健脾胃，强筋骨，去风湿，利关节，止泄泻。治拘挛骨痛，恶疮痈肿。解汞粉、银朱毒。”

《本草备要》：“治杨梅疮毒，瘰疬疮肿。”

《本草正义》：“土茯苓，利湿去热，能入络，搜剔湿热之蕴毒。其解水银、轻粉毒者，彼以升提收毒上行，而此以渗利下导为务，故专治杨梅毒疮，深入百络，关节疼痛，甚至腐烂，又毒火上行，咽喉痛溃，一切恶症。”

鱼腥草 Yuxingcao

《名医别录》

为三白草科多年生草本植物蕺菜 *Houttuynia cordata* Thunb. 的干燥地上部分。分布于长江流域以南各省。夏季茎叶茂盛花穗多时采割，除去杂质，迅速洗净，切段，鲜用或晒干生用。

【药材特征】本品茎呈扁圆柱形，扭曲，长 20~35cm，直径 0.2~0.3cm；表面棕黄色，具纵棱数条，节明显，下部节上有残存须根；质脆，易折断。叶互生，叶片卷折皱缩，展平后呈心形，长 3~5cm，宽 3~4.5cm；先端渐尖，全缘；上表面暗黄绿色至暗棕色，下表面灰绿色或灰棕色；叶柄细长，基部与托叶合生成鞘状。穗状花序顶生，黄棕色。搓碎有鱼腥气，味微涩。以叶多、色绿、有花穗、鱼腥气味重、无泥土等杂质者为佳。

【别名】蕺菜。

【性味】辛，微寒。

【归经】肺经。

【功效】清热解毒，消痈排脓，利尿通淋。

【主治】

1. 肺痈吐脓，肺热咳嗽 本品寒能清热泄降，辛以散结，主入肺经，以清解肺热见长，又具消痈排脓之效，故为治肺痈之要药。治肺痈咳吐脓血，常与桔梗、芦根、瓜蒌等药同用；若用治肺热咳嗽，痰黄气急，常与黄芩、贝母、知母等药同用。

2. 热毒疮毒 本品辛寒，既能清热解毒，又能消痈排脓，为治外痈疮毒常用之品，常与野菊花、蒲公英、金银花等同用；亦可单用鲜品捣烂外敷。

3. 湿热淋证 本品有清热除湿、利水通淋之效，善清膀胱湿热，常与车前子、白茅根、海金沙等药同用，治疗小便淋沥涩痛。

此外本品又能清热止痢，还可用治湿热泻痢。

按语：鱼腥草为治疗肺痈（肺脓肿）之要药。临床发现其对呼吸道、尿路及肠道等多种感染均有良效，应用范围已逐渐扩大。

【用法用量】煎服，15~25g。鲜品用量加倍，水煎或捣汁服。外用适量，捣敷或煎汤熏洗患处。

【使用注意】本品含挥发油，不宜久煎。虚寒证及阴性疮疡忌服。

【现代研究】

1. 化学成分 本品含鱼腥草素、挥发油、蕺菜碱、槲皮苷、氯化钾等。

2. 药理作用 鱼腥草素对金黄色葡萄球菌、肺炎双球菌、甲型链球菌、流感杆菌、卡他球菌、伤寒杆菌及结核杆菌等多种革兰氏阳性及阴性细菌，均有不同程度的抑制作用；用乙醚提取的非挥发物，还有抗病毒作用；本品能增强白细胞吞噬能力，提高机体免疫力，并有抗炎作用；所含槲皮素及钾盐能扩张肾动脉，增加肾动脉血流量，因而有较强的利尿作用；此外，尚有镇痛、止血、促进组织再生和伤口愈合及镇咳等作用。

【文献摘要】

《本草纲目》："散热毒痈肿。"

《本草经疏》："治痰热壅肺，发为肺痈吐脓血之要药。"

《分类草药性》："治五淋，消水肿，去食积，补虚弱，消臌胀。"

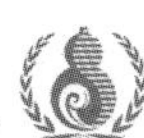

金荞麦 Jinqiaomai

《新修本草》

为蓼科多年生草本植物金荞麦 *Fagopyrum dibotrys*（D. Don）Hara 的干燥根茎及块根。产于陕西、江苏、江西、浙江、湖南、河南、湖北、广西、广东、四川、云南等地。秋、冬二季采挖，除去茎及须根，洗净、晒干。切成厚片，生用。

【药材特征】本品呈不规则团块或圆柱状，常有瘤状分枝，顶端有的有茎残基，长3~15cm，直径1~4cm。表面棕褐色，有横向环节及纵皱纹，密布点状皮孔，并有凹陷的圆形根痕及残存须根。质坚硬，不易折断，断面淡黄白色或淡棕红色，有放射状纹理，中央髓部色较深。气微，味微涩。

【别名】野荞麦、天荞麦、开金锁。

【性味】微辛、涩，凉。

【归经】肺经。

【功效】清热解毒，排脓祛瘀。

【主治】

1. 肺痈，肺热咳嗽　本品辛凉，既可清热解毒，又善排脓祛瘀，并能清肺化痰，故以治疗肺痈咯痰浓稠腥臭或咳吐脓血为其所长，可单用，或与鱼腥草、金银花、芦根等配伍应用；若治肺热咳嗽，可与天花粉、矮地茶、射干等同用。

2. 瘰疬疮疖，咽喉肿痛　本品凉以清热，辛以散结，有解毒、消痈、利咽、消肿之效，若与何首乌等药配伍，可用治瘰疬痰核；若配伍蒲公英、紫花地丁等药，可用治疮痈疖肿或毒蛇咬伤；若与射干、山豆根同用，可用治咽喉肿痛。

此外，本品尚有健脾消食之功，与茯苓、麦芽等同用，可用治腹胀食少，疳积消瘦等症。

【用法用量】煎服，15~45g。亦可用水或黄酒隔水密闭炖服。

【使用注意】本品含挥发油，不宜久煎。虚寒证及阴性疮疡忌服。

【现代研究】

1. 化学成分　根茎含香豆酸、阿魏酸等。

2. 药理作用　本品有祛痰、解热、抗炎、抗肿瘤等作用；体外实验虽无明显抗菌作用，但对金黄色葡萄球菌的凝固酶、溶血素及绿脓杆菌内毒素有对抗作用。

【文献摘要】

《新修本草》：“赤白冷热诸痢，断血破血，带下赤白，生肌肉。”

《本草纲目拾遗》：“治喉闭，喉风喉毒，用醋磨漱喉。治白浊，捣汁冲酒服。”

《本草拾遗》：“主痈疽恶疮毒肿，赤白游疹，虫、蚕、蛇、犬咬，并醋摩敷疮上，亦捣茎叶敷之；恐毒入腹，煮汁饮。”

大血藤 Daxueteng

《本草图经》

为木通科落叶木质藤本植物大血藤 *Sargentodoxa cuneata*（Oliv.）Rehd. et Wils. 的干燥藤茎。又称红藤。主产江西、湖北、湖南、江苏、河南、浙江、安徽、广东、福建等地。秋、冬二季采收，除去侧枝，截段，晒干。切厚片，生用。

【药材特征】本品呈圆柱形，略弯曲，长 30~60cm，直径 1~3cm。表面灰棕色，粗糙，外皮常呈鳞片状剥落，剥落处显暗红棕色，有的可见膨大的节及略凹陷的枝痕或叶痕。质硬，断面皮部红棕色，有数处向内嵌入木部，木部黄白色，有多数细孔状导管，射线呈放射状排列。气微，味微涩。

【别名】红藤、血藤、活血藤。

【性味】苦，平。

【归经】大肠、肝经。

【功效】清热解毒，活血，祛风，止痛。

【主治】

1. 肠痈腹痛，热毒疮疡 本品苦降开泄，长于清热解毒，消痈止痛，又入大肠经，善散肠中瘀滞，故为治肠痈要药，也可用于其他热毒疮疡。用治肠痈腹痛，常与桃仁、大黄等药同用；用治热毒疮疡，常与连翘、金银花、贝母等药同用，如连翘金贝煎（《景岳全书》）。

2. 跌打损伤，经闭痛经 本品能活血散瘀，消肿，止痛。用治跌打损伤，瘀血肿痛，常与骨碎补、续断、赤芍等药同用；用治经闭痛经，常与当归、香附、益母草等药同用。

3. 风湿痹痛 本品有活血化瘀，祛风活络止痛之作用，广泛用于风湿痹痛，腰腿疼痛，关节不利，常与独活、牛膝、防风等药同用。

【用法用量】煎服，9~15g。外用适量。

【使用注意】孕妇慎服。

【现代研究】

1. 化学成分 本品含大黄素、大黄素甲醚、β-谷甾醇、胡萝卜苷、硬脂酸、毛柳苷、右旋丁香树脂酚二葡萄糖苷、右旋二氢愈创木脂酸、大黄酚、香草酸，以及对香豆酸-对羟基苯乙醇酯和红藤多糖、鞣质。

2. 药理作用 本品煎剂对金黄色葡萄球菌及乙型链球菌均有较强的抑制作用，对大肠杆菌、白色葡萄球菌、卡他球菌、甲型链球菌及绿脓杆菌，亦有一定的抑制作用；水溶提取物能抑制血小板聚集，增加冠状动脉流量，抑制血栓形成，提高血浆 cAMP 水平，提高实验动物耐缺氧能力，扩张冠状动脉，缩小心肌梗死范围。

【文献摘要】

《本草图经》："攻血，治血块。"

《简易草药》："治筋骨疼痛，追风，健腰膝，壮阳事。"

败酱草 Baijiangcao

《神农本草经》

为败酱科多年生草本植物黄花败酱 *Patrinia scabiosaefolia* Fisch. ex Link. 、白花败酱 *Patrinia villosa* Juss. 的干燥全草。全国大部分地区均有分布，主产于四川、河北、河南、东北三省等地。夏、秋二季采收，全株拔起，除去泥沙，洗净，阴干或晒干。切段，生用。

【药材特征】黄花败酱草：干草长 50~150cm，茎圆柱形，有节，节处膨大，向一侧弯曲，节上有细根，黄绿色或黄棕色，有纵向纹理，茎叶无毛，叶对生，叶片羽状全裂，边有锯齿，顶端及腋生小黄花，叶易脱略，气特异臭，如陈败酱，味苦带辛。

白花败酱：干草长 50~100cm，茎圆柱形有节，外表黄绿色，有纵向纹理，茎被粗毛，质脆易折断，断面中空，白色，叶多皱缩，密被细绒毛，灰绿色，破碎，顶头腋生小白花，有陈腐豆酱气，味苦。

均以干燥、叶多、气浓，无泥沙杂草者为佳。

【别名】败酱、苦菜。

【性味】辛、苦，微寒。

【归经】胃、大肠、肝经。

【功效】清热解毒，消痈排脓，祛瘀止痛。

【主治】

1. 肠痈肺痈，痈肿疮毒　本品辛散苦泄寒清，既可清热解毒，又可消痈排脓，且能活血止痛，故为治肠痈腹痛的首选药物。用治肠痈初起，腹痛便秘、未化脓者，常与金银花、蒲公英、牡丹皮、桃仁等同用；若治肠痈脓已成者，常与薏苡仁、附子同用，如薏苡附子败酱散（《金匮要略》）。本品还可用治肺痈咳吐脓血者，常与鱼腥草、芦根、桔梗等同用。若治痈肿疮毒，无论已溃未溃皆可用之，常与金银花、连翘等药配伍，并可以鲜品捣烂外敷，均效。

2. 产后瘀阻腹痛　本品辛散行滞，有破血行瘀，通经止痛之功。如《卫生易简方》单用本品煎服，或与五灵脂、香附、当归等药配伍，治疗产后瘀阻，腹中刺痛。

此外，本品亦可用治肝热目赤肿痛及赤白痢疾。

按语：败酱草最早见于《神农本草经》，名败酱，列为中品。仲景在《金匮要略》中用败酱草仅有 1 方次。主治肠痈脓已成，如薏苡附子败酱散。仲景用其治痈，旨在破瘀排脓。仲景在方后还云："顿服，小便当下。"《金匮玉函经二注》曰："败酱苦寒，以祛毒而排脓，务令脓化为水，仍从水道而出。"

【用法用量】煎服，仲景用量为五分。目前常规用量 6~15g。外用适量。

【使用注意】脾胃虚弱，食少泄泻者忌服。

【现代研究】

1. 化学成分　黄花败酱根和根茎含齐墩果酸、常春藤皂苷元、黄花龙芽苷、胡萝卜苷及多种皂苷；含挥发油，其中以败酱烯和异败酱烯含量最高；亦含生物碱、鞣质等。白花败酱含有挥发油，干燥果枝含黑芥子苷等，根和根茎中含莫罗念冬苷、番木鳖苷、白花败酱苷。

2. 药理作用 黄花败酱对金黄色葡萄球菌、痢疾杆菌、伤寒杆菌、绿脓杆菌、大肠杆菌有抑制作用；并有抗肝炎病毒作用，能促进肝细胞再生，防止肝细胞变性，改善肝功能；还有抗肿瘤作用。乙醇浸膏或挥发油均有明显镇静作用。

【文献摘要】

《名医别录》："除痈肿，浮肿，结热，风痹不足，产后腹痛。"

《本草纲目》："败酱，善排脓破血，故仲景治痈及古方妇人科皆用之。"

《本草正义》："此草有陈腐气，故以败酱得名。能清热泄结，利水消肿，破瘀排脓。惟宜于实热之体。"

附药　墓头回

为败酱科植物异叶败酱 *Patrinia heterophylla* Bunge 及糙叶败酱 *Patrinia scabra* Bunge. 的根。主产于山西、河南、河北、广西等地。秋季采挖，去净茎苗，晒干。味辛、苦，性微寒。效用与败酱草相似，兼有止血、止带的功效，多用于治疗崩漏下血、赤白带下等证。用法用量同败酱草。

射干 Shegan

《神农本草经》

为鸢尾科多年生草本植物射干 *Belamcanda chinensis*（L.）DC. 的干燥根茎。主产于湖北、河南、江苏、安徽等地。春初刚发芽或秋末茎叶枯萎时采挖，以秋季采收为佳。除去苗茎、须根，洗净，晒干。切片，生用。

【药材特征】本品呈不规则结节状，长 3~10cm，直径 1~2cm。表面黄褐色、棕褐色或黑褐色，皱缩，有较密的环纹。上面有数个圆盘状凹陷的茎痕，偶有茎基残存；下面有残留细根及根痕。质硬，断面黄色，颗粒性。气微，味苦、微辛。

【别名】乌扇、扁竹。

【性味】苦，寒。

【归经】肺经。

【功效】清热解毒，消痰，利咽。

【主治】

1. 咽喉肿痛 本品苦寒泄降，清热解毒，主入肺经，能清肺降火以解毒，祛痰利咽而消肿，为治咽喉肿痛常用之品。主治热毒痰火郁结，咽喉肿痛，可单用，如射干汤（《圣济总录》）；或与升麻、甘草等同用。若治外感风热，咽痛喑哑，常与荆芥、连翘、牛蒡子同用。

2. 痰盛咳喘 本品善清肺火，降气消痰，以平喘止咳。常与桑白皮、马兜铃、桔梗等药同用，治疗肺热咳喘，痰多而黄；若与麻黄、细辛、生姜、半夏等药配伍，则可治疗寒痰咳喘，痰多清稀，如射干麻黄汤（《金匮要略》）。

按语：射干最早见于《神农本草经》，列为下品。仲景在《金匮要略》中用射干

共计2方次。主治寒饮郁肺及疟母，如射干麻黄汤及鳖甲煎丸。仲景用射干的特点体现在：①治疟母，意如《本草纲目》所云："皆取其降厥阴相火也，火降则血散肿消，痰结自解，症瘕自除矣。"②治寒饮郁肺仲景用射干为方中君药，旨在祛痰利咽。

【用法用量】煎服，仲景最大用量13枚，最小用量3分。目前常规用量3~9g。

【使用注意】本品苦寒，脾虚便溏者不宜使用。孕妇忌用或慎用。

【现代研究】

1. 化学成分 本品含射干定、鸢尾苷、鸢尾黄酮苷、鸢尾黄酮、射干酮、紫檀素、草夹竹桃苷及多种二环三萜及其衍生物和苯酚类化合物等。

2. 药理作用 本品对常见致病性真菌有较强的抑制作用；对外感及咽喉疾患中的某些病毒（腺病毒、ECHO11）也有抑制作用；有抗炎、解热及止痛作用；还有明显的利尿作用。

【文献摘要】

《神农本草经》："治咳逆上气，喉痹咽痛不得消息。散结气，腹中邪逆，食饮大热。"

《本草纲目》："射干，能降火，故古方治喉痹咽痛为要药。"

《滇南本草》："治咽喉肿痛，咽闭喉风，乳蛾，痄腮红肿，牙根肿烂，攻散疮痈一切热毒等症。"

山豆根 Shandougen

《开宝本草》

为豆科植物越南槐 *Sophora tonkinensis* Gapnep. 的干燥根及根茎。主产于广西、广东、江西、贵州等地。全年可采，以秋季采挖者为佳。除去杂质，洗净，干燥。切片生用。

【药材特征】本品根茎呈不规则的结节状，顶端常残存茎基，其下着生根数条。根呈长圆柱形，常有分枝，长短不等，直径0.7~1.5cm。表面棕色至棕褐色，有不规则的纵皱纹及突起的横向皮孔。质坚硬，难折断，断面皮部浅棕色，木部淡黄色。有豆腥气，味极苦。

【别名】广豆根、南豆根。

【性味】苦，寒；有毒。

【归经】肺、胃经。

【功效】清热解毒，利咽消肿。

【主治】

1. 咽喉肿痛 本品大苦大寒，功善清肺火、解热毒，利咽消肿，为治热毒蕴结咽喉肿痛之要药。轻者可单用，如《永类钤方》单用本品磨醋噙服；重者常与桔梗、栀子、连翘等药同用，如清凉散（《增补万病回春》）；若治乳蛾喉痹，可配伍射干、花粉、麦冬等药，如山豆根汤（《慈幼新书》）。

2. 牙龈肿痛 本品苦寒，入胃经，善清胃火，故对胃火上炎引起的牙龈肿痛、口舌生疮均可应用，可单用煎汤漱口，或与石膏、黄连、升麻、牡丹皮等同用。

此外，本品还可用于湿热黄疸，肺热咳嗽，痈肿疮毒等证。

【用法用量】煎服，3~6g。外用适量。

【使用注意】本品有毒，过量服用易引起呕吐、腹泻、胸闷、心悸等副作用，故用量不宜过大。脾胃虚寒者慎用。

【现代研究】

1. 化学成分 本品主要含生物碱及黄酮化合物。生物碱有苦参碱、氧化苦参碱、臭豆碱和金雀花碱等；黄酮类化合物包括柔枝槐酮、柔枝槐素、柔枝槐酮色烯、柔枝槐素色烯。其他尚含紫檀素、山槐素、红车轴草根苷等。

2. 药理作用 本品有抗癌作用，所含苦参碱、氧化苦参碱对实验性肿瘤均呈抑制作用；有抗溃疡作用，能抑制胃酸分泌，对实验性溃疡有明显的修复作用；对金黄色葡萄球菌、痢疾杆菌、大肠杆菌、结核杆菌、霍乱弧菌、麻风杆菌、絮状表皮癣菌、白色念珠菌及钩端螺旋体均有抑制作用；所含的臭豆碱、金雀花碱能反射性地兴奋呼吸，氧化苦参碱和槐果碱有较强的平喘作用；此外，本品尚有升高白细胞、抗心律失常作用、抗炎作用及保肝等作用。

【文献摘要】

《开宝本草》："解诸药毒，止痛，消疮肿毒，人及马急黄发热，咳嗽，杀小虫。"

《本草图经》："采根用，今人寸截含之，以解咽喉肿痛极妙。"

《本草备要》："泻热解毒，去肺大肠风热，含之咽汁，止喉痛、齿肿、齿痛。"

马勃 Mabo

《名医别录》

为灰包科真菌脱皮马勃 *Lasiosphaera fenzlii* Reich.、大马勃 *Calvatia gigantea*（Batsch ex Pers.）Lloyd. 或紫色马勃 *Calvatia lilacina*（Mont. et Berk.）Lloyd. 的干燥子实体。脱皮马勃主产于辽宁、甘肃、湖北、江苏、湖南、广西、安徽；大马勃主产于内蒙古、河北、青海、吉林、湖北；紫色马勃主产于广东、广西、湖北、江苏、安徽。夏、秋二季子实体成熟时及时采收，除去泥沙，干燥。除去外层硬皮，切成方块，或研成粉，生用。

【药材特征】脱皮马勃的子实体呈扁球形或类球形，直径15~18cm或更大。外皮灰棕色至黄褐色，纸质，常破碎呈块片状，或已全部脱落。除去外皮的马勃呈黄棕色或棕褐色棉絮状。体轻泡、柔软，有弹性，内藏大量孢子，轻微捻动即有粉尘状孢子飞出。用手捻之有细腻柔软感。气味微弱。以个大、饱满、松泡有弹性者为佳。

大颓马勃的子实体已压扁呈不规则的块状。外包被较厚硬而脆，黄棕色。内包被灰黄色，纸质，里面为孢体，淡青褐色，絮状，轻轻捻动即有尘状孢子飞出。气微弱，味微苦涩。

紫颓马勃的子实体呈扁圆形或杯形，直径5~12cm。基部有小柄，包被紫褐色，粗皱，有圆形凹陷，包被薄，外翻。上部包被已脱落，露出紫色絮状孢体。体轻泡有弹

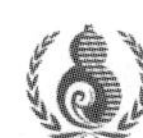

性，用手捻之有大量孢子飞扬。气味微弱。

【别名】灰包、马粪包。

【性味】辛，平。

【归经】肺经。

【功效】清热解毒，利咽，止血。

【主治】

1. 咽喉肿痛，咳嗽失音　本品味辛质轻，入肺经。既能宣散肺经风热，又能清泻肺经实火，长于解毒利咽，为治风热或肺火咽喉肿痛的常用药。本品又能止血敛疮，故对喉证有出血和溃烂者尤为适宜。用治风热及肺火所致咽喉肿痛、咳嗽、失音，常与牛蒡子、玄参、板蓝根等同用，如普济消毒饮（《东垣试效方》）。

2. 吐血衄血，外伤出血　本品有清热凉血，收敛止血之功，用治火邪袭肺，血热妄行引起的吐血、衄血等证，可单用，如《袖珍方》中以本品与砂糖为丸，治血热吐血，或与其他凉血止血药配伍使用；治外伤出血，可用马勃粉撒敷伤口。

【用法用量】煎服，1.5~6g，布包煎；或入丸、散。外用适量，研末撒，或调敷患处，或作吹药。

【使用注意】风寒伏肺咳嗽失音者禁服。

【现代研究】

1. 化学成分　本品含紫颓马勃酸、马勃素、马勃素葡萄糖苷、尿素、麦角甾醇、亮氨酸、酪氨酸、磷酸钠、砷及α-直链淀粉酶。

2. 药理作用　脱皮马勃有止血作用，对口腔及鼻出血有明显的止血效果；煎剂对金黄色葡萄球菌、绿脓杆菌、变形杆菌及肺炎双球菌均有抑制作用，对少数致病真菌也有抑制作用。

【文献摘要】

《名医别录》：“主恶疮，马疥。”

《本草纲目》：“清肺，散血热，解毒。”“马勃轻虚，上焦肺经药也。故能清肺热咳嗽，喉痹，衄血，失音诸病。”

青果 Qingguo

《日华子本草》

为橄榄科常绿乔木植物橄榄 *Canarium album* Raeusch. 的成熟果实。我国南方及西南各地多有生产，主产于广东、广西、福建、云南、四川等地。秋季果实成熟时采收，洗净。鲜用或晒干，打碎生用。

【药材特征】本品呈纺锤形，两端钝尖，长2.5~4cm，直径1~1.5cm。表面棕黄色或黑褐色，有不规则皱纹。果肉灰棕色或棕褐色，质硬。果核梭形，暗红棕色，具纵棱；内分3室，各有种子1粒。无臭，果肉味涩，久嚼微甜。

【别名】橄榄。

【性味】甘、酸，平。

【归经】肺、胃经。

【功效】清热解毒，利咽，生津。

【主治】

1. 咽喉肿痛，咳嗽烦渴 本品性平偏寒，功能清热解毒、生津利咽、化痰止咳。用治风热上攻或热毒蕴结而致咽喉肿痛，常与硼砂、冰片、青黛等同用；若用治咽干口燥，烦渴喑哑，咳嗽痰黏，可单用鲜品熬膏服用，亦可与金银花、桔梗、芦根等同用。

2. 鱼蟹中毒 本品甘平解毒，《随息居饮食谱》单用鲜品榨汁或煎浓汤饮用，可解河豚之毒；本品又有解毒醒酒之效，《本草汇言》单用青果十枚，煎汤饮服，用于饮酒过度。

【用法用量】煎服，4.5~9g；鲜品尤佳，可用至30~50g。

【现代研究】

1. 化学成分 本品果实含蛋白质、脂肪、碳水化合物、钙、磷、铁、抗坏血酸等，种子含挥发油及香树脂醇等。

2. 药理作用 本品提取物对半乳糖胺引起的肝细胞中毒有保护作用，亦能缓解四氯化碳对肝脏的损害；本品还能兴奋唾液腺，使唾液分泌增加，故有助消化作用。

【文献摘要】

《本草纲目》："生津液，止烦渴，治咽喉痛。咀嚼咽汁，能解一切鱼、鳖毒。"

《日华子本草》："开胃，下气，止泻。"

《滇南本草》："治一切喉火上炎，大头瘟症。能解湿热、春温，生津止渴，利痰，解鱼毒、酒、积滞。"

锦灯笼 Jindenglong

《神农本草经》

为茄科多年生草本植物酸浆 *Physalis alkekengi* L. var. *franchetii* (Mast.) Mak. 的干燥宿萼或带果实的宿萼。全国大部分地区均有生产，以东北、华北产量大、质量好。秋季果实成熟、宿萼呈红色或橙红色时采收，晒干。

【药材特征】本品略呈灯笼状，多压扁，长3~4.5cm，宽2.5~4cm。表面橙红色或橙黄色，有5条明显的纵棱，棱间有网状的细脉纹。顶端渐尖，微5裂，基部略平截，中心凹陷有果梗。体轻，质柔韧，中空，或内有棕红色或橙红色果实。果实球形，多压扁，直径1~1.5cm，果皮皱缩，内含种子多数。气微，宿萼味苦，果实味甘、微酸。

【别名】酸浆实、金灯笼、挂金灯。

【性味】苦、寒。

【归经】肺经。

【功效】清热解毒，利咽化痰，利尿通淋。

【主治】

1. 咽痛喑哑，痰热咳嗽 本品味苦性寒，主入肺经，能清热解毒，且长于利咽化

痰。善治咽喉肿痛，声音嘶哑，常与山豆根、桔梗、牛蒡子等同用；也可将本品与冰片共研末，吹喉，以治喉痛喑哑。若与前胡、瓜蒌等清热化痰止咳药同用，可治疗痰热咳嗽。

2. 小便不利，热淋涩痛　本品苦寒降泄，又具利尿通淋之功。常与车前子、木通、萹蓄、金钱草等配伍，用于小便短赤，或淋沥涩痛；《贵阳民间药草》以本品与龙胆草、赤茯苓、车前子等配用，治疗砂淋、石淋。

按语：锦灯笼最早见于《神农本草经》，列为中品。仲景未用此药。

【用法用量】煎服，5~9g。外用适量，捣敷患处。

【使用注意】脾虚泄泻者及孕妇忌用。

【现代研究】

1. 化学成分　本品含生物碱、柠檬酸、枸橼酸、草酸、维生素 C 及酸浆红素等，另含有甾醇类及多种氨基酸。

2. 药理作用　本品果实水提物有抗癌作用，对小鼠艾氏腹水癌的生长有抑制作用；其果实鲜汁对金黄色葡萄球菌、绿脓杆菌等有抑制作用；对乙型肝炎病毒表面抗原也有抑制作用；本品醚溶性、水溶性成分对蛙心均有加强其收缩的作用，并能引起微弱的血管收缩及血压升高。

【文献摘要】

《名医别录》："治烦热，定志益气，利水道。"

《滇南本草》："利小便，治五淋、玉茎痛。攻疮毒，治腹痛，破血，破气。"

金果榄 Jinguolan

《本草纲目拾遗》

为防己科缠绕藤本植物金果榄 *Tinospora capillipes* Gagn. 或青牛胆 *Tinospora sagittata* Gagn. 的干燥块根。主产于广西、湖南、贵州、广东、湖北、四川等地。秋、冬二季采挖，除去须根，洗净，晒干。切片生用。

【药材特征】本品呈不规则圆块状，长 5~10cm，直径 3~6cm。表面棕黄色或淡褐色，粗糙不平，有深皱纹。质坚硬，不易击碎，破开，横断面淡黄白色，导管束略呈放射状排列，色较深。无臭，味苦。

【别名】地苦胆、九牛胆、金牛胆。

【性味】苦，寒。

【归经】肺、大肠经。

【功效】清热解毒，利咽，止痛。

【主治】

1. 咽喉肿痛　本品苦寒，具有清热解毒、利咽消肿之功，《百草镜》单用本品煎服，或与冰片共研粉吹喉，用治肺胃蕴热，咽喉肿痛；也可与栀子、青果、甘草等同用。

2. 痈肿疔毒　本品苦寒，能清热解毒，消肿止痛，《四川中药志》将本品与鲜苍耳草，捣汁服用，治疗热毒蕴结，疔毒疮痈，红肿疼痛；《百草镜》则将本品醋磨后，外敷患处。

本品尚有清热止痛作用，还可用于胃脘热痛及泻痢腹痛。

【用法用量】煎服，3~9g。外用适量。

【使用注意】脾胃虚弱者慎用。

【现代研究】

1. 化学成分 本品主要含生物碱类，有防己碱、药根碱、非洲防己碱等。另含有萜类及甾醇类。

2. 药理作用 本品煎剂对金黄色葡萄球菌、抗酸性分枝杆菌、结核杆菌等均有较强的抑制作用，对钩端螺旋体也有抑制作用；所含掌叶防己碱能使幼年小鼠胸腺萎缩；有抗肾上腺素作用；有相当强的抗胆碱酯酶的作用；水或醇的提取物中的苦味成分能降低空腹血糖，并能增加葡萄糖耐量，其作用原理可能是促进胰岛素分泌及增加糖摄取，同时抑制外周糖的释放；此外，本品尚有解毒、止痛及兴奋子宫的作用。

【文献摘要】

《本草纲目拾遗》引《药性考》："解毒。咽喉痹急，口烂宜服。痈疽发背，焮赤疔瘰，蛇蝎虫伤，磨涂。治目痛，耳胀，热嗽，岚瘴，吐衄，一切外症。"

《本草再新》："滋阴降火，止渴生津。"

木蝴蝶 Muhudie

《本草纲目拾遗》

为紫葳科植物木蝴蝶 *Oroxylum indicum*（L.）Vent. 的干燥成熟种子。主产于云南、广西、贵州等地，福建、广东、四川也有分布。秋、冬二季采收成熟果实，暴晒至果实开裂，取出种子，晒干。生用。

【药材特征】本品为蝶形薄片，除基部外三面延长成宽大菲薄的翅。长 5~8cm，宽 3.5~4.5cm。表面浅黄白色，翅半透明，有绢丝样光泽，上有放射状纹理，边缘多破裂。体轻，剥去种皮，可见一层薄膜状的胚乳紧裹于子叶之外。子叶 2，蝶形，黄绿色或黄色，长径 1~1.5cm。无臭，味微苦。

【别名】千张纸、玉蝴蝶、云故纸。

【性味】苦、甘，凉。

【归经】肺、肝、胃经。

【功效】清肺利咽，疏肝和胃。

【主治】

1. 喉痹喑哑，肺热咳嗽 本品苦甘寒凉，善清肺热，利咽喉，为治咽喉肿痛之常用药。常与玄参、麦冬、冰片等配伍，治疗邪热伤阴，咽喉肿痛，声音嘶哑。本品又具清肺化痰止咳之功，可与桔梗、桑白皮、款冬花等配伍，用治肺热咳嗽，或小儿百日咳，如止咳糖浆（《现代实用中药》）。

2. 肝胃气痛 本品甘缓苦泄，入肝、胃经，能疏肝和胃止痛，《本草纲目拾遗》

单用本品研末，酒调送服，治疗肝气郁滞，肝胃气痛，脘腹、胁肋胀痛等。

【用法用量】煎服，1.5~3g。

【现代研究】

1. 化学成分　木蝴蝶的种子含木蝴蝶甲素、乙素，脂肪油，黄芩苷元，特土苷，木蝴蝶苷 A、B，白杨素及苯甲酸等。

2. 药理作用　本品对大鼠半乳糖性白内障有预防和治疗作用，对其白内障形成过程中的代谢紊乱有阻止和纠正作用；并对离体胃壁黏膜有基因毒性和细胞增殖活性作用。

【文献摘要】

《本草纲目拾遗》：“治心气痛，肝气痛，下部湿热。又项秋子云，凡痈毒不收口，以此贴之。”

白头翁 Baitouweng

《神农本草经》

为毛茛科多年生草本植物白头翁 *Pulsatilla chinensis*(Bge.) Regel 的干燥根。主产于吉林、黑龙江、辽宁、河北、山东、陕西、山西、江西、河南、安徽、江苏等地。春、秋二季采挖，除去叶及残留的花茎和须根，保留根头白绒毛，晒干。切薄片，生用。

【药材特征】本品呈类圆柱形或圆锥形，稍扭曲，长 6~20cm，直径 0.5~2cm。表面黄棕色或棕褐色，具不规则纵皱纹或纵沟，皮部易脱落，露出黄色的木部，有的有网状裂纹或裂隙，近根头处常有朽状凹洞。根头部稍膨大，有白色绒毛，有的可见鞘状叶柄残基。质硬而脆，断面皮部黄白色或淡黄棕色，木部淡黄色。气微，味微苦涩。

【别名】毛姑朵花、老婆子花、老公花 。

【性味】苦，寒。

【归经】胃、大肠经。

【功效】清热解毒，凉血止痢。

【主治】

1. 热毒血痢　本品苦寒降泄，清热解毒，凉血止痢，尤善于清胃肠湿热及血分热毒，故为治热毒血痢之良药。用治热痢腹痛，里急后重，下痢脓血，可单用，或配伍黄连、黄柏、秦皮同用，凉血解毒治痢之效尤著，如白头翁汤（《伤寒论》）；若为赤痢下血，日久不愈，腹内冷痛，则以本品与阿胶、干姜、赤石脂等药同用，亦如白头翁汤（《备急千金要方》）。

2. 疮痈肿毒　本品苦寒，主入阳明经，有解毒凉血消肿之功，可与蒲公英、连翘等清热解毒，消痈散结药同用，以治疗痄腮、瘰疬、疮痈肿痛等证。

本品若与秦皮等配伍，煎汤外洗，又可治疗阴痒带下。此外尚可用于血热出血及温疟发热烦躁。

按语：白头翁最早见于《神农本草经》，列为下品。仲景在《伤寒论》与《金匮要略》中用白头翁共计 2 方次。主治热利下重、下利欲饮水及产后热利伤阴，如白头翁汤及白头翁加甘草阿胶汤。本品既治湿热痢，又治热毒痢，尤善治热毒血痢。仲景用白头翁的特点主要体现在止痢，仲景视白头翁为清热解毒、凉血止痢之要药，且每以之为君药。

【用法用量】煎服，仲景用量为二两。目前常规用量9~15g，鲜品15~30g。外用适量。

【使用注意】虚寒泻痢忌服。

【现代研究】

1. 化学成分 本品主要含皂苷，水解产生三萜皂苷、葡萄糖、鼠李糖等，并含白头翁素、2，3-羟基白桦酸、胡萝卜素等。

2. 药理作用 本品鲜汁、煎剂、乙醇提取物于体外对金黄色葡萄球菌、绿脓杆菌、痢疾杆菌、枯草杆菌、伤寒杆菌、沙门杆菌及一些皮肤真菌等，均具有明显的抑制作用；煎剂及所含皂苷有明显的抗阿米巴原虫作用；本品对阴道滴虫有明显的杀灭作用，对流感病毒也有轻度抑制作用；此外，白头翁乙醇提取物尚有一定的镇静、镇痛及抗惊厥作用；其去根全草则有强心作用。

【文献摘要】

《神农本草经》："主温疟狂易寒热，症瘕积聚，瘿气，逐血止痛，疗金疮。"

《药性论》："止腹痛及赤毒痢，治齿痛，主项下瘤疬。"

《本草汇言》："凉血，消瘀，解湿毒。"

马齿苋 Machixian

《本草经集注》

为马齿苋科一年生肉质草本植物马齿苋 *Portulaca oleracea* L. 的干燥地上部分。全国大部分地区均产。夏、秋二季采收，除去残根和杂质，洗净，鲜用；或略蒸或烫后晒干用。

【药材特征】干燥全草皱缩卷曲，常缠结成团。茎细而扭曲，长约15cm。表面黄褐色至绿褐色，有明显的纵沟纹。质脆，易折断，折断面中心黄白色。叶多皱缩或破碎，暗绿色或深褐色。枝顶端常有椭圆形蒴果或其裂爿残留，果内有多数细小的种子。气微弱而特殊，味微酸而有黏性。以棵小、质嫩、叶多、青绿色者为佳。

【别名】马齿菜。

【性味】酸，寒。

【归经】肝、大肠经。

【功效】清热解毒，凉血止血，止痢。

【主治】

1. 热毒血痢 本品性寒质滑，酸能收敛，入大肠经，具有清热解毒，凉血止痢之功，为治痢疾的常用药物，可单用水煎服。亦常与粳米煮粥，空腹服食，治疗热毒血痢，如马齿粥（《太平圣惠方》）；《经效产宝》单用鲜品捣汁入蜜调服，治疗产后血痢；若与黄芩、黄连等药配伍可治疗大肠湿热，腹痛泄泻，或下利脓血，里急后重者。

2. 热毒疮疡　本品具有清热解毒，凉血消肿之功。用治血热毒盛，痈肿疮疡，丹毒肿痛，可单味煎汤内服并外洗，再以鲜品捣烂外敷，如马齿苋膏（《医宗金鉴》）；也可与其他清热解毒药配伍使用。

3. 崩漏，便血　本品味酸而寒，入肝经走血分，有清热凉血，收敛止血之效。故用治血热妄行之崩漏下血，可单用捣汁服；若用治大肠湿热，便血痔血，可与地榆、槐角、凤尾草等同用。

此外，本品还可用于湿热淋证、带下等。

【用法用量】煎服，9~15g，鲜品 30~60g。外用适量，捣敷患处。

【使用注意】脾胃虚寒，肠滑作泄者忌服。

【现代研究】

1. 化学成分　本品含三萜醇类、黄酮类、氨基酸、有机酸及其盐，还有钙、磷、铁、硒、硝酸钾、硫酸钾等微量元素及其无机盐，以及硫胺素、核黄素，维生素 B_1、A，β-胡萝卜素、蔗糖、葡萄糖、果糖等。本品尚含有大量的 L-去甲基肾上腺素和多巴胺及少量的多巴。

2. 药理作用　本品水煎液及乙醇提取物对痢疾杆菌有显著的抑制作用，对大肠杆菌、伤寒杆菌、金黄色葡萄球菌、奥杜盎小芽孢癣菌也均有不同程度的抑制作用；其鲜汁及沸水提取物可增加动物离体回肠的紧张度，增强肠蠕动，又可剂量依赖性地松弛结肠、十二指肠；口服或腹腔注射其水提物，可使骨骼肌松弛；本品提取液具有较明显的抗氧化、延缓衰老和润肤美容的功效；其注射液对子宫平滑肌有明显的兴奋作用；本品还能升高血钾浓度；对心肌收缩力呈剂量依赖性的双向调节；此外，本品尚有利尿和降低胆固醇等作用。

【文献摘要】

《新修本草》："主诸肿瘘疣目，捣揩之；饮汁主反胃，诸淋，金疮血流，破血癖症瘕，小儿尤良……"

《本草纲目》："散血消肿，利肠滑胎，解毒通淋，治产后虚汗。"

鸦胆子 Yadanzi

《本草纲目拾遗》

为苦木科常绿灌木或小乔木鸦胆子 *Brucea javanica*（L.）Merr. 的干燥成熟果实。主产于广西、广东等地。秋季果实成熟时采收，除去杂质，晒干。去壳取仁，生用。

【药材特征】本品呈卵形，长 6~10mm，直径 4~7mm。表面黑色或棕色，有隆起的网状皱纹，网眼呈不规则的多角形，两侧有明显的棱线，顶端渐尖，基部有凹陷的果梗痕。果壳质硬而脆，种子卵形，长 5~6mm，直径 3~5mm，表面类白色或黄白色，具网纹；种皮薄，子叶乳白色，富油性。无臭，味极苦。

【别名】苦参子、鸭胆子。

【性味】苦，寒；有小毒。

【归经】大肠、肝经。

【功效】清热解毒，止痢，截疟，腐蚀赘疣。

【主治】

1. 热毒血痢，冷积久痢 本品苦寒，可清热解毒，尤善清大肠蕴热，凉血止痢，故可用治热毒血痢。如《医学衷中参西录》单用本品去皮25~50粒，白糖水送服。本品又有燥湿杀虫止痢之功，可用治冷积久痢，采取口服与灌肠并用的方法，疗效较佳；若用治久痢久泻，迁延不愈者，可与诃子肉、乌梅肉、木香等同用。

2. 各型疟疾 本品苦寒，入肝经，能清肝胆湿热，杀虫截疟，对各种类型的疟疾均可应用，尤以间日疟及三日疟效果较好，对恶性疟疾也有效。

3. 鸡眼赘疣 本品外用可腐蚀赘疣。用治鸡眼、寻常疣等，可取鸦胆子仁捣烂涂敷患处，或用鸦胆子油局部涂敷。如《经验方》至圣丹，即以鸦胆子仁20个，同烧酒捣烂敷患处，外用胶布固定，治疗鸡眼；《医学衷中参西录》亦用上法，治疣。

【用法用量】内服，0.5~2g，以干龙眼肉包裹或装入胶囊包裹吞服，亦可压去油制成丸剂、片剂服，不宜入煎剂。外用适量。

【使用注意】本品有毒，对胃肠道及肝肾均有损害，内服需严格控制剂量，不宜多用久服。外用注意用胶布保护好周围正常皮肤，以防止对正常皮肤的刺激。孕妇及小儿慎用。胃肠出血及肝肾病患者，应忌用或慎用。

【现代研究】

1. 化学成分 本品主要含苦木苦味素类，生物碱（鸦胆子碱、鸦胆宁等）、苷类（鸦胆灵、鸦胆子苷等）、酚性成分、黄酮类成分、香草酸、鸦胆子甲素及鸦胆子油等。

2. 药理作用 鸦胆子仁及其有效成分能杀灭阿米巴原虫，并能驱杀其他寄生虫如鞭虫、蛔虫、绦虫及阴道滴虫等；所含苦木苦味素有显著的抗疟作用；且具有抗肿瘤作用；本品对流感病毒有抑制作用；并对赘疣细胞可使细胞核固缩，细胞坏死、脱落。

【文献摘要】

《本草纲目拾遗》："治冷痢久泻……外无烦热燥扰，内无肚腹急痛，有赤白相兼，无里急后重，大便流利，小便清长。"

《医学衷中参西录》："味极苦，性凉，为凉血解毒之要药。善治热痢赤痢，二便因热下血，最能清血中之热及肠中之热，防腐生肌，诚有奇效。""捣烂醋调敷疔毒。善治疣。"

地锦草 Dijincao

《嘉祐本草》

为大戟科一年生草本植物地锦 *Euphorbia humifusa* Willd. 或斑地锦 *Euphorbia maculata* L. 的干燥全草。全国各地均有分布，尤以长江流域及南方各省为多。夏、秋二季采收，除去杂质，洗净、晒干。切段生用。

【药材特征】地锦：常皱缩卷曲，根细小。茎细，呈叉状分枝，表面带紫红色，光滑无毛或疏生白色细柔毛；质脆，易折断，断面黄白色，中空。单叶对生，具淡红色短柄或几无柄；叶片多皱缩或已脱落，展平后呈长椭圆形，长5~10mm，宽4~6mm；

绿色或带紫红色，通常无毛或疏生细柔毛；先端钝圆，基部偏斜，边缘具小锯齿或呈微波状。杯状聚伞花序腋生，细小。蒴果三棱状球形，表面光滑。种子细小，卵形，褐色。无臭，味微涩。

斑地绵：叶上表面具红斑，蒴果被稀疏白色短柔毛。

【别名】铺地锦。

【性味】辛，平。

【归经】肝、大肠经。

【功效】清热解毒，凉血止血。

【主治】

1. 热毒泻痢　本品有清热解毒止痢，凉血止血之功效，故常用于湿热、热毒所致的泻痢不止、血痢、便血。如《经验方》以本品研末，米饮服之，用治湿热泻痢；若用治血痢、便下脓血者，可与马齿苋、地榆等配伍以增强疗效。

2. 血热出血证　本品既能凉血止血，又能活血散瘀，具有止血而不留瘀的特点，故用于多种内外出血证。如用治妇女崩漏，可单用为末，姜、酒调服（《世医得效方》）；若治外伤肿痛出血，可取鲜品捣烂，外敷患处。本品既能止血，又能利尿通淋，故常与白茅根、小蓟等药同用，治疗尿血、血淋。

3. 湿热黄疸　本品能清热解毒，又能利湿退黄。可单用本品煎服，治疗湿热黄疸，小便不利，或与茵陈、栀子、黄柏等同用。

4. 热毒疮肿，毒蛇咬伤　本品既能清热解毒，又具凉血消肿之功，故可用于热毒所致之疮疡痈肿、毒蛇咬伤等证，常取鲜品捣烂外敷患处。

【用法用量】煎服，9~20g，鲜品 30~60g。外用适量。

【现代研究】

1. 化学成分　本品主要含黄酮类，如槲皮素及其单糖苷、异槲皮苷、黄芪苷等；香豆素类，有东莨菪素、伞形花内酯、泽兰内酯；有机酸类，有没食子酸及棕榈酸等。尚含有肌醇及鞣质等。

2. 药理作用　本品水煎剂、鲜汁及水煎浓缩乙醇提取物等均有抗病原微生物作用，对金黄色葡萄球菌、溶血性链球菌、白喉杆菌、大肠杆菌、伤寒杆菌、痢疾杆菌、绿脓杆菌、肠炎杆菌等多种致病性球菌及杆菌有明显抑菌作用；具有中和毒素作用；本品还有止血作用及抗炎、止泻作用；其制剂若与镇静剂、止痛剂或抗组胺剂合用时，可产生解痉、镇静或催眠作用；最新研究表明，斑地锦水提液对急性炎症有较强的抑制作用；并能缩短小鼠眼血液凝血时间，止血作用明显。

【文献摘要】

《嘉祐本草》：“主通流血脉，亦可用治气。”

《本草纲目》：“主痈肿恶疮，金刃外损出血，血痢，下血，崩中，能散血止血，利小便。”

《本草汇言》：“地锦，凉血散血，解毒止痢之药也。善通流血脉，专消解毒疮。凡血病而因热所使者，用之合宜。”

半边莲 Banbianlian

《本草纲目》

为桔梗科多年生蔓生草本植物半边莲 *Lobelia chinensis* Lour. 的干燥全草。各地均有分布，主产于湖北、湖南、江苏、江西、广东、浙江、四川、安徽、广西、福建、台湾等地。夏季采收，拔起全草，除去杂质，切段。鲜用或晒干生用。

【药材特征】本品常缠结成团。根茎直径 1~2mm，表面淡棕黄色，平滑或有细纵纹。根细小，黄色，侧生纤细须根。茎细长，有分枝，灰绿色，节明显，有的可见附生的细根。叶互生，无柄，叶片多皱缩，绿褐色，展平后叶片呈狭披针形，长 1~2.5cm，宽 0.2~0.5cm，边缘具疏而浅的齿。花梗细长，花小，单生于叶腋，花冠基部筒状，上部 5 裂，偏向一边，浅紫红色，花冠筒内有白色茸毛。气微特异，味微甘而辛。

【别名】急解索、半边菊。

【性味】辛，寒。

【归经】心、小肠、肺经。

【功效】清热解毒，利水消肿。

【主治】

1. 疮痈肿毒，蛇虫咬伤 本品有较好的清热解毒作用，内服外用均可，尤以鲜品捣烂外敷疗效更佳。如单用鲜品捣烂，加酒外敷患处，治疗疔疮肿毒；单用鲜品捣烂外敷，治疗乳痈肿痛；若用于毒蛇咬伤、蜂蝎螫伤，常与白花蛇舌草、虎杖、茜草等同用。

2. 腹胀水肿 本品有利水消肿之功，可单用，或与茯苓、猪苓、泽泻等配伍。

3. 湿疮湿疹 本品既有清热解毒作用，又兼有利水祛湿之功，对皮肤湿疮湿疹及手足疥癣均有较好疗效。可单味水煎，局部湿敷或外搽患处。

【用法用量】煎服，干品 10~15g，鲜品 30~60g。外用适量。

【使用注意】虚证水肿忌用。

【现代研究】

1. 化学成分 本品全草含生物碱、黄酮苷、皂苷、氨基酸、延胡索酸、琥珀酸、对羟基苯甲酸、葡萄糖和果糖等成分。生物碱中主要有山梗菜碱或半边莲碱、山梗菜酮碱或去氢半边莲碱、山梗菜醇碱或氧化半边莲碱和异山梗菜酮碱、去甲山梗菜酮碱等。还含有治疗毒蛇咬伤的有效成分，如延胡索酸钠、琥珀酸钠、对羟基苯甲酸钠等。根茎含半边莲果聚糖。

2. 药理作用 本品粉剂和浸剂及总生物碱，口服均有显著而持久的利尿作用，其尿量、氯化物和钠排出量均显著增加；其浸剂静脉注射，对麻醉犬有显著而持久的降血压作用；其煎剂及其生物碱制剂，对麻醉犬有显著的呼吸兴奋作用，同时伴有心率减慢，血压升高，大剂量时则心率加快，血压明显下降；半边莲碱吸入有扩张支气管作用、肌内注射有催吐作用、对神经系统有先兴奋后抑制的作用；煎剂有抗蛇毒作用，

口服有轻泻作用，体外试验对金黄色葡萄球菌、大肠杆菌、痢疾杆菌及常见致病真菌均有抑制作用，腹腔注射对小鼠剪尾之出血有止血作用；其水煮醇沉制剂有利胆作用。

【文献摘要】

《本草纲目》："蛇虺伤，捣汁饮，以滓围涂之。"

《生草药性备要》："敷疮消肿毒。"

《陆川本草》："解毒消炎，利尿，止血生肌。治腹水，小儿惊风，双单乳蛾，漆疮，外伤出血，皮肤疥癣，蛇蜂蝎伤。"

白花蛇舌草 Baihuasheshecao

《广西中药志》

为茜草科一年生草本植物白花蛇舌草 *Oldenlandia diffusa*(willd.) Roxb. 的全草。产于福建、广西、广东、云南、浙江、江苏、安徽等地。夏、秋二季采收，洗净。晒干或用鲜品，切段，生用。

【药材特征】全体扭缠成团状，灰绿色至灰棕色。主根细长，粗约 2mm，须根纤细，淡灰棕色。茎细，卷曲，质脆，易折断，中心髓部白色。叶多皱缩，破碎，易脱落；托叶长 1~2mm。花、果单生或成对生于叶腋，花常具短而略粗的花梗。蒴果扁球形，直径 2~2.5mm，室背开裂，宿萼顶端 4 裂，边缘具短刺毛。气微，味淡。

【别名】蛇舌草、二叶葎 。

【性味】微苦、甘，寒。

【归经】胃、大肠、小肠经。

【功效】清热解毒，利湿通淋。

【主治】

1. 痈肿疮毒，咽喉肿痛，毒蛇咬伤　本品苦寒，有较强的清热解毒作用，内服外用均可。如单用鲜品捣烂外敷，治疗痈肿疮毒，也可以本品与金银花、连翘、野菊花等药同用；用治肠痈腹痛，常与红藤、败酱草、牡丹皮等药同用；若治咽喉肿痛，多与黄芩、玄参、板蓝根等药同用；若用治毒蛇咬伤，可单用鲜品捣烂绞汁内服或水煎服，渣敷伤口，疗效较好，亦可与半枝莲、紫花地丁、重楼等药配伍应用。近年利用本品清热解毒消肿之功，已广泛用于多种癌症的治疗。

2. 热淋涩痛　本品甘寒，有清热利湿通淋之效，单用本品治疗膀胱湿热，小便淋沥涩痛，亦常与白茅根、车前草、石韦等同用。

此外，本品既能清热又兼利湿，尚可用于湿热黄疸。

【用法用量】煎服，15~60g。外用适量。

【使用注意】阴疽及脾胃虚寒者忌用。

【现代研究】

1. 化学成分　本品全草含三十一烷、豆甾醇、熊果酸、齐墩果酸、β-谷甾醇、β-谷甾醇-D-葡萄糖苷、对香豆酸等。

2. 药理作用　本品体外抗菌作用不强，只对金黄色葡萄球菌和痢疾杆菌有微弱抑制作用；在体内能刺激网状内皮系统增生，促进抗体形成，使网状细胞、白细胞的吞噬能力增强，从而达到抗菌、抗炎的目的；本品对兔实验性阑尾炎的治疗效果显著，可使体温及白细胞下降，炎症吸收；其粗制剂体外实验，在高浓度下对艾氏腹水癌、吉田肉瘤和多种白血病癌细胞均有抑制作用，但实验性治疗无明显抗癌作用；给小鼠腹腔注射白花蛇舌草液可以出现镇痛、镇静及催眠作用；此外，还有抑制生精能力和保肝利胆的作用。

【文献摘要】

《广西中药志》："治小儿疳积，毒蛇咬伤，癌肿。外治白泡疮，蛇癞疮。"

《泉州本草》："清热散瘀，消痈解毒。治痈疽疮疡，瘰疬。又能清肺火，泻肺热，治肺热喘促，嗽逆胸闷。"

山慈菇 Shancigu

《本草拾遗》

为兰科多年生草本植物杜鹃兰 *Cremastra appendiculata*（D. Don） Makino、独蒜兰 *Pleione bulbocodioides*（Franch.）Rolfe 或云南独蒜兰 *Pleione yunnanensis* Rolfe 的干燥假鳞茎。前者习称"毛慈菇"，后二者习称"冰球子"。主产于四川、贵州等地。夏、秋二季采挖，除去地上部分及泥沙，分开大小，置沸水锅中蒸煮至透心，干燥。切片或捣碎生用。

【药材特征】毛慈菇：呈不规则扁球形或圆锥形，顶端渐突起，基部有须根痕。长1.8~3cm，膨大部直径1~2cm。表面黄棕色或棕褐色，有纵皱纹或纵沟，中部有2~3条微突起的环节，节上有鳞片叶干枯腐烂后留下的丝状纤维。质坚硬，难折断，断面灰白色或黄白色，略呈角质。气微，味淡，带黏性。

冰球子：呈圆锥形，瓶颈状或不规则团块，直径1~2cm，高1.5~2.5cm。顶端渐尖，尖端断头处呈盘状，基部膨大且圆平，中央凹入，有1~2条环节，多偏向一侧。撞击外皮者表面黄白色，带表皮者浅棕色，光滑，有不规则皱纹。断面浅黄色，角质半透明。

【别名】毛慈菇、山茨菇。

【性味】甘、微辛，凉。

【归经】肝、脾经。

【功效】清热解毒，消痈散结。

【主治】

1. 痈疽疔毒，瘰疬痰核　本品味辛能散，寒能清热，故有清热解毒，消痈散结之效。常与雄黄、朱砂、麝香等解毒疗疮药合用，治疗痈疽发背，疔疮肿毒，瘰疬痰核，蛇虫咬伤，如紫金锭（《百一选方》），内服外用均可。

2. 症瘕痞块　本品有解毒散结消肿之功，近年来本品广泛地用于症瘕痞块和多种肿瘤。如以本品配伍土鳖虫、穿山甲、蝼蛄等同用，治疗肝硬化，对软化肝脾，恢复

肝功，有明显效果；若与重楼、丹参、栀子、浙贝母、柴胡、夏枯草等制成复方，对甲状腺瘤有较好疗效。

此外，本品尚有很好的化痰作用，如《奇效良方》中以山慈菇与茶同研调服，治疗由风痰所致的癫痫等证。

【用法用量】煎服，3～9g。外用适量。

【使用注意】正虚体弱者慎用。

【现代研究】

化学成分　山慈菇杜鹃兰根茎含黏液质、葡配甘露聚糖及甘露糖等。

【文献摘要】

《本草拾遗》："疗痈肿疮瘘，瘰疬结核等，醋磨敷之。"

《本草纲目》："主疗肿，攻毒破皮，解诸毒……蛇虫狂犬伤。"

《本草新编》："山慈菇，玉枢丹中为君，可治怪病。大约怪病多起于痰，山慈菇正消痰之药，治痰而怪病自除也。或疑山慈菇非消痰之药，乃散毒之药也。不知毒之未成者为痰，而痰之已结者为毒，是痰与毒，正未可二视也。"

千里光 Qianliguang

《本草图经》

为菊科多年生攀缘性草本植物千里光 *Senecio scandens* Buch. -Ham. 的全草。主产于江苏、浙江、四川、广西等地。夏、秋二季采收，扎成小把或切段，晒干。生用。

【药材特征】干燥全草长60～100cm，或切成2～3cm长的小段。茎圆柱状，表面棕黄色；质坚硬，断面髓部发达，白色。叶多皱缩，破碎，呈椭圆状三角形或卵状披针形，基部戟形或截形，边缘有不规则缺刻，暗绿色或灰棕色，质脆。有时枝梢带有枯黄色头状花序。气微、味苦。

【别名】千里及、九里光、九里明。

【性味】苦，寒。

【归经】肺、肝、大肠经。

【功效】清热解毒，清肝明目。

【主治】

1. 痈肿疮毒　本品苦寒，具有较强清热解毒作用。用于热毒壅聚之痈肿疮毒，可单用鲜品，水煎内服并外洗，再将其捣烂外敷患处，或与金银花、野菊花、蒲公英等同用；若与白及配伍，水煎浓汁外搽，又常用治水火烫伤，此法也可用于褥疮及下肢溃疡。

2. 目赤肿痛　本品苦寒入肝，清肝明目之功甚佳，《江西民间草药》单用本品煎汤熏洗眼部，治疗风热或肝火上炎所致的目赤肿痛，或与夏枯草、决明子、谷精草等配伍使用。

3. 湿热泻痢　本品味苦性寒，又入大肠经，具有清利大肠湿热之功。用于大肠湿热，腹痛泄泻，或下痢脓血，里急后重，可单用本品制成片剂服用。

此外，本品尚能清热利湿，杀虫止痒，用治湿热虫毒所致之头癣湿疮、阴囊湿痒、鹅掌风等，可煎汁浓缩成膏，涂搽患处。

【用法用量】煎服，9～15g，鲜品30g。外用适量。

【使用注意】脾胃虚寒者慎服。

【现代研究】

1. 化学成分 千里光全草含毛茛黄素、菊黄质、β-胡萝卜素。亦含生物碱、挥发油、黄酮苷、对羟基苯乙酸、水杨酸、香荚兰酸、焦黏酸、氢醌及鞣质等。

2. 药理作用 本品具有较强的广谱抗菌活性，抗菌作用以叶及花为强，茎及根较弱，对革兰氏阳性及阴性细菌有明显抑制作用，其中对福氏痢疾杆菌、志贺痢疾杆菌及卡他奈氏球菌尤为敏感；其各种提取物都有不同程度的体外抗钩端螺旋体作用；其煎剂对人的阴道滴虫有一定的抑制作用；此外，尚有一定镇咳作用。

【文献摘要】

《本草拾遗》："主疫气，结黄，疟瘴，蛊毒，煮服之吐下，亦捣敷疮、虫蛇犬等咬伤处。"

《本草图经》："与甘草煮作饮服，退热明目。"

《本草纲目拾遗》："明目，去星障。煎汤浴疮疡。狗咬以千里膏掺粉霜贴之。治蛇伤。"

白蔹 Bailian

《神农本草经》

为葡萄科多年生藤本植物白蔹 *Ampelopsis japonica*（Thunb.）Makino 的干燥块根。产于华北、华东及中南各省区，广西、广东也有生产。春、秋二季采挖，除去泥沙及细根，洗净，切成纵瓣或斜片，晒干。

【药材特征】本品纵瓣呈长圆形或近纺锤形，长4～10cm，直径1～2cm；切面周边常向内卷曲，中部有1凸起的棱线；外皮红棕色或红褐色，有纵皱纹、细横纹及横长皮孔，易层层脱落，脱落处呈淡红棕色。斜片呈卵圆形，长2.5～5cm，宽2～3cm，切面类白色或浅红棕色，可见放射状纹理，周边较厚，微翘起或略弯曲。体轻，质硬脆，易折断，折断时，有粉尘飞出。气微，味甘。

【别名】山地瓜、野红薯、山葡萄秧、白根。

【性味】苦、辛，微寒。

【归经】心、胃经。

【功效】清热解毒，消痈散结，敛疮生肌。

【主治】

1. 疮痈肿毒，瘰疬痰核 本品苦寒清泄，辛散消肿，故有清热解毒、消痈散结、敛疮生肌、消肿止痛之效。内服、外用皆可。用治热毒壅聚，痈疮初起，红肿硬痛者，可单用为末水调涂敷患处，或与金银花、连翘、蒲公英等同煎内服，以消肿散结；若疮痈脓成不溃者，亦可与苦参、天南星、皂角等制作膏药外贴，可促使其溃破排脓；

若疮疡溃后不敛，可与白及、络石藤共研细末，干撒疮口，以生肌敛疮，如白蔹散（《鸡峰普济方》）。若用治痰火郁结，痰核瘰疬，常与玄参、赤芍、大黄等研末醋调，外敷患处，如白蔹散（《太平圣惠方》）；或与黄连、胡粉研末，油脂调敷患处，如白蔹膏（《刘涓子鬼遗方》）。

2. 水火烫伤，手足皲裂 本品苦寒，既能清解火热毒邪，又具敛疮生肌止痛之功，故常用治水火烫伤，可单用本品研末外敷（《肘后备急方》）；亦可与地榆等份为末外用。若与白及、大黄、冰片配伍，还可用于手足皲裂。

此外，本品尚具清热凉血、收敛止血作用，常与生地黄或阿胶同用，治疗血热之咯血、吐血；单用捣烂外敷还可用于扭挫伤痛等。

按语：白蔹最早见于《神农本草经》，列为下品。仲景在《金匮要略》中用白蔹仅有1方次。主治虚劳诸不足，如薯蓣丸。仲景用白蔹的特点主要体现在治“虚劳”“风气百疾”，用之与薯蓣配伍，取健脾益气、活血散结、疏风止痛之功。正如《本经逢原》所云：“白蔹性寒解毒，敷肿疮疡有解毒之功，以其味辛也……金匮薯蓣丸用之，专取其辛凉散结，以解风气百疾之蕴蓄也。”

【用法用量】煎服，仲景用量为二分。目前常规用量4.5~9g。外用适量，煎汤外洗或研成极细粉末敷于患处。

【使用注意】脾胃虚寒者不宜服。不宜于乌头类药材同用。

【现代研究】

1. 化学成分 本品含有黏液质和淀粉，酒石酸，龙脑酸，24-乙基甾醇及其糖苷，脂肪酸和酚性化合物。

2. 药理作用 本品有很强的抑菌作用；且有很强的抗真菌效果；所含多种多酚化合物具有较强的抗肝毒素作用及很强的抗脂质过氧化活性。

【文献摘要】

《神农本草经》：“主痈肿疽疮，散结气，止痛，除热，目中赤，小儿惊痫，温疟，女子阴中肿痛。”

《本草经疏》：“白蔹，苦则泄，辛则散，甘则缓，寒则除热，故主痈肿疽疮，散结止痛。……总之为疗肿痈疽家要药，乃确论也。”

四季青 Sijiqing

《本草拾遗》

为冬青科常绿乔木冬青 *Ilex chinensis* Sims 的叶。主产于江苏、浙江、广西、广东和西南各地区。秋、冬二季采收，除去杂质，晒干。生用。

【药材特征】叶长椭圆形，长6~12cm，先端急尖或渐尖，基部楔形，边缘具疏浅锯齿，上表面棕褐色或灰绿色，有光泽，下表面色较浅。叶柄长约1cm。气微清香，味苦涩。性凉，味苦、涩。

【别名】冬青叶。

【性味】苦、涩，寒。

【归经】肺、心经。

【功效】清热解毒，凉血止血，敛疮。

【主治】

1. 水火烫伤，湿疹，疮疡　本品苦涩性寒，有清热解毒，凉血，敛疮之功。尤长于治疗水火烫伤。主治水火烫伤，下肢溃疡，皮肤湿疹，热毒疮疖初起等，可单用制成搽剂外涂患处；亦可用本品干叶研粉，麻油调敷，或用鲜叶捣烂，外敷患处。

2. 肺热咳嗽，咽喉肿痛，热淋，泻痢　本品苦寒，善于清泻肺火而解热毒。用于肺火上壅，咳嗽、咽痛及风热感冒；或热毒下侵，小便淋沥涩痛，泄泻痢疾者，单用本品即效。

3. 外伤出血　本品有收敛止血之效。用于外伤出血，可单用鲜叶捣敷伤口；也可用干叶研细，撒敷在伤口，外加包扎。

【用法用量】煎服，15~30g。外用适量。

【使用注意】脾胃虚寒，肠滑泄泻者慎用。

【现代研究】

1. 化学成分　四季青主要含原儿茶酸、原儿茶醛、马索酸、缩合型鞣质、黄酮类化合物及挥发油等。

2. 药理作用　本品煎剂、注射液、四季青钠及分离出的原儿茶酸、原儿茶醛等均有广谱抗菌作用，尤其对金黄色葡萄球菌的抑菌作用最强；对控制烧伤创面感染有一定作用，对实验性烫伤用四季青涂布后形成的痂膜较为牢固，有一定抗感染能力和吸附能力，且有一定的通透性和不会增加创面深度等优点，明显减少创面渗出及水肿，并促进肿胀的消退；本品还能降低冠状血管阻力，增加冠状动脉流量；所含的原儿茶酸能在轻度改善心脏功能的情况下增强心肌的耐缺氧能力。此外，本品还具有显著的抗炎及抗肿瘤作用。

【文献摘要】

《本草图经》："烧灰，面膏涂之，治皲瘃殊效，兼灭瘢疵。"

绿豆 Lüdou

《日华子本草》

为豆科一年生草本植物绿豆 *Phaseolus radiatus* L. 的干燥种子。全国大部分地区均有生产。秋后种子成熟时采收，簸净杂质，洗净，晒干。打碎入药或研粉用。

【药材特征】干燥种子呈短矩圆形，长 4~6mm，表面绿黄色或暗绿色，光泽。种脐位于一侧上端，长约为种子的 1/3，呈白色纵向线形。种皮薄而韧，剥离后露出淡黄绿色或黄白色的种仁，子叶 2 枚，肥厚。质坚硬。

【性味】甘，寒。

【归经】心、胃经。

【功效】清肺化痰，清热解毒。

【主治】

1. 痈肿疮毒　本品甘寒，可清热解毒以消痈肿。广泛用于热毒疮痈肿痛，单用煎服有效，或生研加冷开水浸泡滤汁服；《普济方》以本品与大黄为末加薄荷汁、蜂蜜调敷患处以解毒消肿。若与赤小豆、黑豆、甘草同用，可预防痘疮及麻疹，如三豆饮（《世医得效方》）。

2. 暑热烦渴　本品甘寒，能清热消暑，除烦止渴，通利小便，为药食两用之佳品，故夏季常用本品煮汤冷饮，以治暑热烦渴尿赤等症，如绿豆饮（《景岳全书》）；亦可与西瓜翠衣、荷叶、青蒿等同用，以增强疗效。

3. 药食中毒　本品甘寒，善解药、食之毒，为附子、巴豆、砒霜等辛热毒烈之剂中毒及食物中毒等的解毒良药。可用生品研末加冷开水滤汁顿服，或浓煎频服，或配伍黄连、葛根、甘草同用，如绿豆饮（《证治准绳》）。

4. 水肿，小便不利　本品有一定的利水消肿之功，《太平圣惠方》以本品与陈皮、冬麻子同用煮食，用于治疗小便不通，淋沥不畅，水肿等。

【用法用量】煎服，15~30g。外用适量。

【使用注意】脾胃虚寒，肠滑泄泻者忌用。

【现代研究】

1. 化学成分　本品含蛋白质，脂肪，糖类，胡萝卜素，维生素 A、B，烟酸和磷脂，以及钙、磷、铁等。

2. 药理作用　本品提取液能降低正常及实验性高胆固醇血症家兔的血清胆固醇含量；可防治实验性动脉粥样硬化。

【文献摘要】

《本经逢原》："明目。解附子、砒石、诸石药毒。"

《随息居饮食谱》："绿豆甘凉，煮食清胆养胃，解暑止渴，利小便，已泻痢。"

《开宝本草》："主丹毒烦热，风疹，热气奔豚，生研绞汁服。亦煮食，消肿下气，压热解毒。"

猪胆汁 Zhudanzhi

《名医别录》

为猪科动物猪 *Sus scrofa domestica* Brisson. 的胆汁。各地均产。取得胆囊后挂起晾干，或在半干时稍加压扁再干燥之。

【药材特征】为黏稠性的液体，棕绿或暗绿色，具特殊臭气，味极苦。呈中性或弱碱性，加水振摇呈泡沫状。

【性味】苦，寒。

【归经】肝、肺、大肠经。

【功效】引阳入阴，清肺化痰，清热通便。

【主治】

1. 阴盛格阳及阳亡阴竭　本品苦寒润降，引阳入阴，使热药不被寒邪所格拒，以利于发挥回阳救逆作用，配伍白通汤破阴回阳，通达上下，如白通加猪胆汁方（《伤寒论》）。治阳亡阴竭，本品可益阴和阳，配伍通脉四逆汤破阴回阳而救逆，如通脉四逆加猪胆汁方（《伤寒论》）。

2. 肺热咳嗽，百日咳 本品苦寒，既能清泻肺热，又能祛痰止咳，可单用本品隔水蒸熟饮服，或配伍其他化痰止咳药制成丸、散用。如成药胆荚片，即用猪胆汁干膏配伍大皂角、拳参等制成片剂。治百日咳，可用百日咳颗粒，含猪胆汁、百部、紫菀。

3. 津亏积热而大便硬结 本品苦寒滑润，清热通便，用作导药。可取新鲜胆汁灌肠，如猪胆汁方（《伤寒论》）。

按语：猪胆汁最早见于《名医别录》。仲景在《伤寒论》中用猪胆汁共计有3方次。主治阴盛格阳、阳亡阴竭及津亏积热而大便硬结者，如白通加猪胆汁方、通脉四逆加猪胆汁方及猪胆汁方。仲景用猪胆汁的特点主要体现在一则性寒则润，引阳入阴；一则借其苦润润燥滋液，益阴和阳。仲景用猪胆汁的特点还体现在用法上，如仲景蜜煎导法中记载“大猪胆一枚，泻汁，和少许法醋，以灌谷道内，如一食顷，当大便出宿食恶物，甚效”。

【用法用量】炖服，仲景用量有一合、半合、一枚3种。目前常规用量6~10g。胆汁膏每服1g。外用适量，灌肠用新鲜胆汁30~60mL。现多制成片剂、胶囊、膏剂使用。

【现代研究】

1. 化学成分 主要成分为胆汁酸类、胆色素、黏蛋白、脂类及无机物等。胆汁酸中有鹅脱氧胆酸、3α-羟基-6-氧-5α-胆烷酸和石胆酸，它们几乎完全与甘氨酸结合而存在。另含猪胆汁酸和去氧胆酸。

2. 药理作用 猪胆所含的多种成分，均有明显的镇咳、平喘作用；对链球菌、金黄色葡萄球菌、肺炎双球菌、流感杆菌、百日咳杆菌等有抑制作用；此外，还有消炎、抗过敏及解毒作用。

【文献摘要】

《名医别录》：“疗伤寒热渴。”

《本草拾遗》：“主小儿头疮，取胆汁敷之。”

《本草图经》：“主骨热劳极，伤寒及渴疾，小儿五疳。”

第四节　清热凉血药

本类药物多为甘苦咸寒之品。咸能入血，寒能清热。多归入心、肝经。心主血，肝藏血，走血分，故本类药物具有清解营分、血分热邪的作用，主要用于营分、血分实热证。如温热病热入营分，灼伤营阴，心神被扰，症见舌绛而干、身热夜甚、心烦不寐、脉细数，甚则神昏谵语、斑疹隐隐；若邪陷心包，蒙蔽心窍，则神昏谵语、舌謇肢厥、舌质红绛；热入血分，热盛迫血，心神扰乱，症见舌色深绛、吐血衄血、尿血便血、斑疹紫暗、躁扰不安，甚或昏狂。亦可用于其他疾病引起的血热出血证。本类药物中的部分药物具有清热凉血与滋阴生津双重作用，可标本兼顾，用于阴虚内热

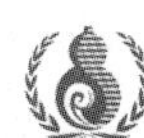

证及热病伤阴口渴等证。清热凉血药一般适应于热在营血的病症。若气血两燔者，可配伍清热泻火药同用，以达气血两清。

生地黄 Shengdihuang

《神农本草经》

为玄参科多年生草本植物地黄 *Rehmannia glutinosa* Libosch. 的新鲜或干燥块根。主产于河南、河北、内蒙古及东北。全国大部分地区有栽培。秋季采挖，去除芦头、须根及泥沙。鲜用，或晒干生用。

【药材特征】鲜地黄：呈纺锤形或条状，长 8~24cm，直径 2~9cm。外皮薄，表面浅红黄色，具弯曲的纵皱纹、芽痕、横长皮孔及不规则疤痕。肉质，易断，断面皮部淡黄白色，可见橘红色油点，木部黄白色，导管呈放射状排列。气微，味微甜、微苦。

生地黄：多呈不规则的团块状或长圆形，中间膨大，两端稍细，有的细小，长条状，稍扁而扭曲，长 6~12cm，直径 3~6cm。表面棕黑色或棕灰色，极皱缩，具不规则的横曲纹。体重，质较软而韧，不易折断，断面棕黑色或乌黑色，有光泽，具黏性。无臭，味微甜。

【别名】生地、干地黄、怀生地。

【性味】甘、苦，寒。

【归经】心、肝、肾经。

【功效】清热凉血，养阴生津。

【主治】

1. 热入营血，舌绛烦渴、斑疹吐衄　本品苦寒降泄，甘寒质润，为凉血滋阴之要药。故常用治温热病热入营血，壮热烦渴、神昏舌绛者，多配玄参、连翘、丹参等药用，如清营汤（《温病条辨》）；若治血热吐衄，常与大黄同用，如大黄散（《伤寒总病论》）；若治血热便血、尿血，常与地榆同用，如两地丹（《石室秘录》）；若治血热崩漏或产后下血不止、心神烦乱，可配益母草用，如地黄酒（《太平圣惠方》）。

2. 阴虚内热，骨蒸劳热　本品甘寒养阴，苦寒泄热，入肾经而滋阴降火。治阴虚内热，潮热骨蒸，可配知母、地骨皮用，如地黄膏（《古今医统》）；若配青蒿、鳖甲、知母等用，可治温病后期，余热未尽，阴津已伤，邪伏阴分，症见夜热早凉、舌红脉数者，如青蒿鳖甲汤（《温病条辨》）。

3. 津伤口渴，内热消渴，肠燥便秘　本品甘寒质润，既能清热养阴，又能生津止渴。用治热病伤津，烦渴多饮，常配麦冬、沙参、玉竹等药用，如益胃汤（《温病条辨》）；治阴虚内热之消渴证，可配山药、黄芪、山茱萸用，如滋膵饮（《医学衷中参西录》）；若治温病津伤，肠燥便秘，可配玄参、麦冬用，如增液汤（《温病条辨》）。

按语：生地黄最早见于《神农本草经》，名干地黄，列为上品。仲景在《伤寒论》和《金匮要略》中用生地黄共计 8 方次，其中生地黄 3 方，干地黄 5 方。主治心阴阳两虚之心悸脉结代、干血痨、百合病、血虚生热兼外感风邪、妇人下血、虚寒便血、肾阳不足之虚劳证及虚劳诸不足等。本品为凉血滋阴之要药，可治温病营血分实热证及温病后期的虚热证。仲景用黄芩特点主要体现在滋阴清热及凉血止血。如百合地黄汤取其滋阴清热；炙甘草汤取其滋阴复脉；肾气丸用之为君，取其滋阴补肾；黄土汤、胶艾汤等治虚寒性出血，屡收其功，足见仲景组方遣药之精妙。

考仲景用地黄有生用、干用之别。《本草纲目》记载："《神农本草经》所谓干地黄者，乃阴干、日干、火干者，故又云生者为良。《别录》复云生地黄者，乃新掘鲜者。"由此可见，仲景所用干地黄即今之生地黄，所用生地黄即今之鲜地黄。二者功用近似，其滋阴之力以干地黄为优，清热凉血之效以生地黄见长。

【用法用量】煎服，仲景最大用量十两，最小用量三两。目前常规用量 10～15g。鲜品用量加倍，或以鲜品捣汁入药。

【使用注意】脾虚湿滞，腹满便溏者不宜使用。

【现代研究】

1. 化学成分 本品含梓醇、二氢梓醇、单密力特苷、乙酰梓醇、桃叶珊瑚苷、密力特苷、地黄苷、去羟栀子苷、筋骨草苷、辛酸、苯甲酸、苯乙酸、葡萄糖、蔗糖、果糖及铁、锌、锰、铬等 20 多种微量元素和 β-谷甾醇等。鲜地黄含 20 多种氨基酸，其中精氨酸含量最高。干地黄中含有 15 种氨基酸，其中丙氨酸含量最高。

2. 药理作用 本品水提液有降压、镇静、抗炎、抗过敏作用；其流浸膏有强心、利尿作用；其乙醇提取物有缩短凝血时间的作用；以其为主药的六味地黄丸有降血压、改善肾功能、抗肿瘤作用；本品有对抗连续服用地塞米松后血浆皮质酮浓度的下降，并能防止肾上腺皮质萎缩的作用，具有促进机体淋巴母细胞的转化、增加 T 淋巴细胞数量的作用，并能增强网状内皮细胞的吞噬功能，特别对免疫功能低下者作用更明显。

【文献摘要】

《神农本草经》："主折跌绝筋，伤中，逐血痹，填骨髓，长肌肉，作汤除寒热积聚，除痹。生者尤良。"

《珍珠囊》："凉血，生血，补肾水真阴。"

《本经逢原》："干地黄，内专凉血滋阴，外润皮肤荣泽，病人虚而有热者宜加用之。戴元礼曰，阴微阳盛，相火炽强，来乘阴位，日渐煎熬，阴虚火旺之症，宜生地黄以滋阴退阳。浙产者，专于凉血润燥，病人元气本亏，因热邪闭结，而舌干焦黑，大小便秘，不胜攻下者，用此于清热药中，通其秘结最佳，以其有润燥之功，而无滋腻之患也。"

玄参 Xuanshen

《神农本草经》

为玄参科多年生草本植物玄参 *Scrophularia ningpoensis* Hemsl. 的干燥根。产于我国长江流域及陕西、福建等地，野生、家种均有。冬季茎叶枯萎时采挖。除去根茎、幼芽、须根及泥沙，晒或烘至半干，堆放 3～6 日，反复数次至干燥。生用。

【药材特征】本品呈类圆柱形，中间略粗或上粗下细，有的微弯曲，长 6～20cm，直径 1～3cm。表面灰黄色或灰褐色，有不规则的纵沟、横向皮孔及稀疏的横裂纹和须

根痕。质坚实，不易折断，断面黑色，微有光泽。气特异似焦糖，味甘、微苦。

【别名】元参、黑参。

【性味】甘、苦、咸，微寒。

【归经】肺、胃、肾经。

【功效】清热凉血，泻火解毒，滋阴。

【主治】

1. 温邪入营，内陷心包，温毒发斑　本品咸寒入血分，能清热凉血养阴，功似生地黄但泻火解毒力强。治温病热入营分，身热夜甚、心烦口渴、舌绛脉数者，常配生地黄、丹参、连翘等药用，如清营汤（《温病条辨》）；若治温病邪陷心包，神昏谵语，可配麦冬、竹叶卷心、连翘心等药用，如清宫汤（《温病条辨》）；若治温热病，气血两燔，发斑发疹，可配石膏、知母等药用，如化斑汤（《温病条辨》）。

2. 热病伤阴，津伤便秘，骨蒸劳嗽　本品甘寒质润，功能清热生津、润燥，可治热病伤阴，津伤便秘，常配生地黄、麦冬用，如增液汤（《温病条辨》）；治肺肾阴虚，骨蒸劳嗽，可配百合、生地黄、贝母等药用，如百合固金汤（《慎斋遗书》）。

3. 目赤咽痛，瘰疬，白喉，痈肿疮毒　本品性味苦咸寒，凉血解毒，散结力强，为喉科常用之品。用治肝经热盛，目赤肿痛，可配栀子、大黄、羚羊角等药用，如玄参饮（《审视瑶函》）；若治温毒热盛，咽喉肿痛、白喉，可配黄芩、连翘、板蓝根等药用，如普济消毒饮（《东垣试效方》）；取本品咸寒，有泻火解毒、软坚散结之功，配浙贝母、牡蛎，可治痰火郁结之瘰疬，如消瘰丸（《医学心悟》）；若治痈肿疮毒，可以本品配银花、连翘、蒲公英等药用；若治脱疽，可重用玄参，配金银花、当归、甘草用，如四妙勇安汤（《验方新编》）。

按语：玄参最早见于《神农本草经》，名元参，列为中品。仲景未用玄参。本品解毒散结力佳，善治咽喉肿痛，尤善治脱骨疽。且以滋阴降火为长。

【用法用量】煎服，10~15g。

【使用注意】脾胃虚寒，食少便溏者不宜服用。反藜芦。

【鉴别用药】玄参与生地黄，均能清热凉血、养阴生津，用治热入营血、热病伤阴、阴虚内热等证，常相须为用。但玄参泻火解毒力较强，故咽喉肿痛、痰火瘰疬多用；生地黄清热凉血力较大，故血热出血、内热消渴多用。

【现代研究】

1. 化学成分　本品含哈巴苷、哈巴苷元、桃叶珊瑚苷、6-对甲基梓醇，浙玄参苷甲、乙等环烯醚萜类化合物及生物碱、植物甾醇、油酸、硬脂酸、葡萄糖、天冬酰胺、微量挥发油等。

2. 药理作用　本品煎剂、水浸剂、醇浸剂均有降血压作用；其醇浸膏水溶液能增加小鼠心肌营养血流量，并可对抗垂体后叶素所致的冠状动脉收缩；玄参对金黄色葡萄球菌、白喉杆菌、伤寒杆菌、乙型溶血性链球菌、绿脓杆菌、福氏痢疾杆菌、大肠杆菌、须发癣菌、絮状表皮癣菌、羊毛状小芽孢菌和星形奴卡菌均有抑制作用；此外，本品尚有抗炎、镇静、抗惊厥作用。

【文献摘要】

《神农本草经》："主腹中寒热积聚，女人产乳余疾，补肾气，令人目明。"

《名医别录》："下水，止烦渴，散颈下核，痈肿。"

《本草纲目》："滋阴降火，解斑毒，利咽喉，通小便血滞。"

牡丹皮 Mudanpi

《神农本草经》

为毛茛科多年生落叶小灌木植物牡丹 *Paeonia suffruticosa* Andr. 干燥根皮。产于安徽、山东等地。秋季采挖根部，除去细根，剥取根皮，晒干。生用或酒炙用。

【药材特征】本品呈筒状或半筒状，有纵剖开的裂缝，略向内卷曲或张开，长 5~20cm，直径 0.5~1.2cm，厚 0.1~0.4cm。外表面灰褐色或黄褐色，有多数横长皮孔及细根痕，栓皮脱落处粉红色。内表面淡灰黄色或浅棕色，有明显的细纵纹，常见发亮的结晶。质硬而脆，易折断，断面较平坦，淡粉红色，粉性。气芳香，味微苦而涩。

【别名】丹皮、粉丹皮、牡丹根皮。

【性味】苦、辛，微寒。

【归经】心、肝、肾经。

【功效】清热凉血，活血祛瘀。

【主治】

1. 温毒发斑，血热吐衄　本品苦寒，入心肝，走血分。善能清营分、血分实热，功能清热凉血止血。治温病热入营血，迫血妄行所致发斑、吐血、衄血，可配水牛角、生地黄、赤芍等药用；治温毒发斑，可配栀子、大黄、黄芩等药用，如牡丹汤（《圣济总录》）；若治血热吐衄，可配大黄、大蓟、茜草根等药用，如十灰散（《十药神书》）；若治阴虚血热吐衄，可配生地黄、栀子等药用，如滋水清肝饮（《医宗己任编》）。

2. 温病伤阴，阴虚发热，夜热早凉、无汗骨蒸　本品性味苦辛寒，入血分而善于清透阴分伏热，为治无汗骨蒸之佳品，常配鳖甲、知母、生地黄等药用，如青蒿鳖甲汤（《温病条辨》）。

3. 血滞经闭、痛经、跌打伤痛　本品辛行苦泄，有活血祛瘀之功，尤宜于血热血瘀者。治血滞经闭、痛经，可配桃仁、川芎、桂枝等药用，如桂枝茯苓丸（《金匮要略》）；治跌打伤痛，可与红花、乳香、没药等配伍，如牡丹皮散（《证治准绳》）。

4. 痈肿疮毒　本品苦、辛，寒，清热凉血之中，善于散瘀消痈。治火毒炽盛，痈肿疮毒，可配大黄、白芷、甘草等药用，如将军散（《本草汇言》）；若配大黄、桃仁、芒硝等药用，可治瘀热互结之肠痈初起，如大黄牡丹皮汤（《金匮要略》）。

按语：牡丹皮最早见于《神农本草经》，列为中品。仲景在《金匮要略》中用牡丹皮共计 5 方次。主治疟母、妇人症病下血、冲任虚寒兼有瘀血之崩漏、肠痈初起、虚劳腰痛等。凡血分有热、有瘀之证，皆可用之，为治无汗骨蒸之佳品。仲景用牡丹皮的特点主要体现在活血散瘀，如治"疟母"之鳖甲煎丸、治"妇人宿有症病"之桂

枝茯苓丸、治妇人“瘀血在少腹不去”之温经汤、治“肠痈”之大黄牡丹汤，方中丹皮皆用此功。

【用法用量】煎服，仲景最大用量三两，最小用量五分。目前常规用量6～12g。清热凉血宜生用，活血祛瘀宜酒炙用。

【使用注意】血虚有寒、月经过多及孕妇不宜用。

【现代研究】

1. 化学成分　本品含牡丹酚、牡丹酚苷、牡丹酚原苷、牡丹酚新苷，并含芍药苷、氧化芍药苷、苯甲酰芍药苷、没食子酸、挥发油、植物甾醇、苯甲酸、蔗糖、葡萄糖等。

2. 药理作用　本品所含牡丹酚及其以外的糖苷类成分均有抗炎作用；牡丹皮的甲醇提取物有抑制血小板作用；牡丹酚有镇静、降温、解热、镇痛、解痉等中枢抑制作用及抗动脉粥样硬化、利尿、抗溃疡、促使动物子宫内膜充血等作用；牡丹皮能显著降低心输出量；其乙醇提取物、水煎液能增加冠状动脉血流量；本品水煎剂及牡丹酚和除去牡丹酚的水煎液均有降血压的作用；所含牡丹酚及芍药苷、苯甲酰芍药苷、苯甲酰氧化芍药苷等均有抗血小板凝聚作用；此外，本品水煎剂对痢疾杆菌、伤寒杆菌等多种致病菌及致病性皮肤真菌均有抑制作用。

【文献摘要】

《神农本草经》：“主寒热，中风瘈疭、痉、惊痫邪气，除坚症瘀血留舍肠间，安五脏，疗痈疮。”

《名医别录》：“下水，止烦渴，散颈下核，痈肿。”

《本草纲目》：“滋阴降火，解斑毒，利咽喉，通小便血滞。”

赤芍 Chishao

《神农本草经》

为毛茛科多年生草本植物赤芍 *Paeonia lactiflora* Pall. 或川赤芍 *Paeonia veitchii* Lynch 的干燥根。全国大部分地区均产。春、秋二季采挖，除去根茎、须根及泥沙，晒干，切片。生用，或炒用。

【药材特征】本品呈圆柱形，稍弯曲，长5～40cm，直径0.5～3cm。表面棕褐色，粗糙，有纵沟及皱纹，并有须根痕及横向凸起的皮孔，有的外皮易脱落。质硬而脆，易折断，断面粉白色或粉红色，皮部窄，木部放射状纹理明显，有的有裂隙。气微香，味微苦、酸涩。

【别名】赤芍药。

【性味】苦、微寒。

【归经】肝经。

【功效】清热凉血，散瘀止痛。

【主治】

1. 温毒发斑，血热吐衄　本品苦寒入肝经，善清泻肝火，泄血分郁热而奏凉血、止血之功。治温毒发斑，可配水牛角、牡丹皮、生地黄等药用；治血热吐衄，可配生地黄、大黄、白茅根等药用。

2. 目赤肿痛，痈肿疮疡 本品苦寒入肝经而清肝火，若配荆芥、薄荷、黄芩等药用，可用治肝经风热目赤肿痛、羞明多眵，如芍药清肝散（《原机启微》）；取本品清热凉血、散瘀消肿之功，治热毒壅盛、痈肿疮疡，可配金银花、天花粉、乳香等药用，如仙方活命饮（《妇人大全良方》），或配连翘、栀子、玄参等药用，如连翘败毒散（《伤寒全生集》）。

3. 肝郁胁痛，经闭痛经，症瘕腹痛，跌打损伤 本品苦寒入肝经血分，有活血散瘀止痛之功，治肝郁血滞之胁痛，可配柴胡、牡丹皮等药用，如赤芍药散（《博济方》）；治血滞经闭、痛经、症瘕腹痛，可配当归、川芎、延胡索等药用，如少腹逐瘀汤（《医林改错》）；治跌打损伤、瘀肿疼痛，可配虎杖用，如虎杖散（《圣济总录》），或配桃仁、红花、当归等药用。

按语：芍药最早见于《神农本草经》，列为中品，赤芍、白芍没有分用。所述功效主治实际包括赤、白二种。至唐末宋初，赤芍、白芍开始逐步分用。仲景在《伤寒论》和《金匮要略》中没有用到赤芍。

【用法用量】煎服，6~12g。

【使用注意】血寒经闭不宜用。反藜芦。

【现代研究】

1. 化学成分 本品含芍药苷、芍药内酯苷、氧化芍药苷、苯甲酰芍药苷、芍药吉酮、芍药新苷、没食子鞣质、苯甲酸、挥发油、脂肪油、树脂等。

2. 药理作用 本品能扩张冠状动脉、增加冠状动脉血流量；赤芍水提液、赤芍苷、赤芍成分及其衍生物有抑制血小板聚集作用；本品水煎液能延长体外血栓形成时间，减轻血栓干重；所含芍药苷有镇静、抗炎止痛作用；芍药流浸膏、芍药苷有抗惊厥作用；赤芍、芍药苷有解痉作用；此外，本品对肝细胞脱氧核糖核酸（DNA）的合成有明显的增强作用，对多种病原微生物有较强的抑制作用。

【文献摘要】

《神农本草经》：“主邪气腹痛，除血痹，破坚积，寒热疝瘕，止痛，利小便。”

《本草求真》：“赤芍与白芍主治略同，但白则有敛阴益营之力，赤则止有散邪行血之意；白则能于土中泻木，赤则能于血中活滞。故凡腹痛坚积，血瘕疝痹，经闭目赤，因于积热而成者，用此则能凉血逐瘀，与白芍主补无泻，大相远耳。”

紫草 Zicao

《神农本草经》

为紫草科多年生草本植物新疆紫草 *Arnebia euchroma*（Royle）Johnst. 、紫草 *Lithospermum erythrorhizon* Sieb. et Zucc. 或内蒙紫草 *Arnebia guttata* Bunge 的干燥根。主产于辽宁、湖南、河北、新疆等地。春、秋二季采挖，除去泥沙，干燥。生用。

【药材特征】新疆紫草（软紫草）：呈不规则的长圆柱形，多扭曲，长7~20cm，直

径 1~2.5cm。表面紫红色或紫褐色，皮部疏松，呈条形片状，常 10 余层重叠，易剥落。顶端有的可见分歧的茎残基。体轻，质松软，易折断，断面不整齐，木部较小，黄白色或黄色。气特异，味微苦、涩。

紫草（硬紫草）：呈圆锥形，扭曲，有分枝，长 7~14cm，直径 1~2cm。表面紫红色或紫黑色，粗糙有纵纹，皮部薄，易剥落。质硬而脆，易折断，断面皮部深紫色，木部较大，灰黄色。

内蒙紫草：呈圆锥形或圆柱形，扭曲，长 6~20cm，直径 0.5~4cm。根头部略粗大，顶端有残茎 1 个或多个，被短硬毛。表面紫红色或暗紫色，皮部略薄，常数层相叠，易剥离。质硬而脆，易折断，断面较整齐，皮部紫红色，木部较小，黄白色。气特异，味涩。

【别名】紫草根。

【性味】甘、咸，寒。

【归经】心、肝经。

【功效】清热凉血，活血，解毒透疹。

【主治】

1. 温病血热毒盛，斑疹紫黑，麻疹不透 本品咸寒入肝经血分，有凉血活血、解毒透疹之功。治温毒发斑，血热毒盛，斑疹紫黑者，常配赤芍、蝉蜕、甘草等药用，如紫草快斑汤（《张氏医通》）；若配牛蒡子、山豆根、连翘等药，可治麻疹不透，疹色紫暗，兼咽喉肿痛者，如紫草消毒饮（《张氏医通》）；若配黄芪、升麻、荆芥等，可治麻疹气虚，疹出不畅，如紫草解肌汤（《证治准绳》）。

2. 疮疡，湿疹，水火烫伤 本品甘寒能清热解毒，咸寒能清热凉血，并能活血消肿，治痈肿疮疡，可配金银花、连翘、蒲公英等药用；若配当归、白芷、血竭等药，可治疮疡久溃不敛，如生肌玉红膏（《外科正宗》）；治湿疹，可配黄连、黄柏、漏芦等药用，如紫草膏（《仁斋直指方》）；若治水火烫伤，可用本品以植物油浸泡，滤取油液，外涂患处，或配黄柏、牡丹皮、大黄等药，麻油熬膏外搽。

按语：紫草最早见于《神农本草经》，列为中品。仲景在《伤寒论》和《金匮要略》中没有用到紫草。

【用法用量】煎服，5~10g。外用适量，熬膏或用植物油浸泡涂搽。

【使用注意】本品性寒而滑利，脾虚便溏者忌服。

【现代研究】

1. 化学成分 本品含紫草素（紫草醌）、紫草烷、乙酰紫草素、去氧紫草素、异丁酰紫草素、二甲基戊烯酰紫草素、β-二甲基丙烯酰紫草素等。

2. 药理作用 本品煎剂、紫草素、二甲基丙烯酰紫草素、二甲基戊烯酰紫草素对金黄色葡萄球菌、大肠杆菌、枯草杆菌、伤寒杆菌、痢疾杆菌、绿脓杆菌及金黄色葡萄球菌均有明显抑制作用；其乙醚、水、乙醇提取物均有一定的抗炎作用；新疆产紫草根煎剂对心脏有明显的兴奋作用；新疆紫草中提取的紫草素及石油醚部分有抗肿瘤作用；此外，本品尚有抗生育、解热等作用。

【文献摘要】

《神农本草经》："主心腹邪气，五疸，补中益气，利九窍，通水道。"

《本草纲目》："紫草，其功长于凉血活血，利大小肠。故痘疹欲出未出，血热毒盛，大便闭涩者用之，已出而紫黑便闭者亦可用。若已出而红活，及白陷大便利者，切宜忌之。"

水牛角 Shuiniujiao

《名医别录》

为牛科动物水牛 *Bubalus bubalis* Linnaeus 的角。主产于华南、华东地区。取角后，水煮，除去角塞，干燥，镑片或锉成粗粉。生用，或制为浓缩粉用。

【药材特征】本品呈稍扁平而弯曲的锥形，长短不一。表面棕黑色或灰黑色，一侧有数条横向的沟槽，另一侧有密集的横向凹陷条纹。上部渐尖，有纵纹，基部略呈三角形，中空。角质，坚硬。气微腥，味淡。

【性味】苦，寒。

【归经】心、肝经。

【功效】清热凉血，解毒，定惊。

【主治】

1. 温病高热，神昏谵语，惊风，癫狂 本品苦寒入心肝，走血分，能清热凉血、泻火解毒定惊，治温热病热入血分，高热神昏谵语，惊风抽搐，可以水牛角浓缩粉配石膏、玄参、羚羊角等药用，如紫雪散（《中国药典》2010 年版）。若配牛黄、珍珠母、黄芩等药用，可治热病神昏，或中风偏瘫，神志不清，如清开灵注射液（口服液）（《卫生部药品标准·中药成方制剂》）；若治血热癫狂，可配石菖蒲、玄参、连翘等药用，如抗热解痉丸（《卫生部药品标准·中药成方制剂》）。

2. 血热妄行斑疹、吐衄 本品清热凉血之功，可配生地黄、牡丹皮、赤芍等药用，如清热地黄丸（《现代中成药手册》）。

3. 痈肿疮疡，咽喉肿痛 本品清热解毒，可配黄连、黄芩、连翘等药，如水牛角解毒丸（《卫生部药品标准·中药成方制剂》）。

【用法用量】镑片或粗粉煎服，15~30g，宜先煎 3h 以上。水牛角浓缩粉冲服，每次 1.5~3g，每日 2 次。

【使用注意】脾胃虚寒者忌用。

【现代研究】

1. 化学成分 本品含胆甾醇、肽类及多种氨基酸、多种微量元素。

2. 药理作用 本品提取物及水煎剂有强心作用；其注射液有降血压作用；本品还有增加血小板计数、缩短凝血时间、降低毛细血管通透性、抗炎等作用；其煎剂有镇惊、解热作用；本品对被大肠杆菌、乙型溶血性链球菌攻击的小鼠有明显的保护作用，对垂体-肾上腺皮质系统有兴奋。

【文献摘要】

《名医别录》："疗时气寒热头痛。"

《日华子本草》："治热毒风并壮热。"

《陆川本草》："凉血，解毒，止衄。治热病昏迷，麻痘斑疹，吐血衄血，血热溺赤。"

第五节 清虚热药

凡以清虚热、退骨蒸为主要作用的药物，称为清虚热药。本类药物药性寒凉，主要适用于肝肾阴虚，虚火内扰所致的骨蒸潮热、手足心热、心烦不寐、盗汗遗精、舌红少苔、脉细数之虚热证，亦可用于温病后期，邪热未尽，伤阴劫液所致夜热早凉、热退无汗、舌质红绛、脉细数等温病后期之虚热证。使用本类药物常配伍生地黄、玄参、鳖甲、龟板等清热凉血及清热养阴之品，方能标本兼顾。

白薇 Baiwei

《神农本草经》

为萝藦科多年生草本植物白薇 *Cynanchum atratum* Bge. 和蔓生白薇 *Cynanchum versicolor* Bge. 的根及根茎。我国南北各省均有分布。秋季采挖，洗净，晒干。切段，生用。

【药材特征】本品根茎粗短，呈结节状，多弯曲。上面有圆形的茎痕，下面及两侧簇生多数细长的根，根长 10～25cm，直径 0.1～0.2cm。表面灰棕色至淡棕色，质脆，易折断，断面略平坦，皮部黄白色，木部黄色。气微，味微苦。以棕黄色，条匀如马尾，断面白色实心者佳。

【别名】白微、白马尾。

【性味】苦、咸，寒。

【归经】胃、肝、肾经。

【功效】清热凉血，利尿通淋，解毒疗疮。

【主治】

1. 邪热入营，阴虚发热，产后虚热 本品苦寒，善入血分，有清热凉血，益阴除热作用。既能清实热，而又以退虚热为其所长。若治温邪入营，高热烦渴，神昏舌绛等，常配伍生地黄、玄参等药同用；若治热病后期，余邪未尽，夜热早凉，或阴虚发热，骨蒸潮热、盗汗等，常配伍地骨皮、知母、青蒿等药同用；若治产后血虚发热，低热不退及昏厥等症，可与当归、人参、甘草同用，如白薇汤（《全生指迷方》）。

2. 热淋，血淋 本品既能清热凉血，又能利尿通淋。如《备急千金要方·卷二》治胎前产后的热淋、血淋，配伍白芍等份为末冲服；亦可与淡竹叶、木通、滑石及石韦等清热利尿通淋药同用。

3. 疮痈肿毒，咽喉肿痛，毒蛇咬伤 本品有解毒疗疮，消肿散结之效，内服外敷均可，也可配伍其他清热解毒药同用。

4. 阴虚外感 本品还可清泄肺热与透热外出，治疗阴虚外感，发热咽干、口渴心烦等症，常配伍玉竹、豆豉、薄荷等药同用，如加减葳蕤汤（《重订通俗伤寒论》）。

按语：白薇最早见于《神农本草经》，列为中品。仲景在《金匮要略》中用白薇仅有竹皮大丸1方次，主治产后虚热烦呕。本品既长于清虚热，亦能清实热，以治虚热及热病后余热未清为主，其利尿通淋及解毒疗疮作用较为次要。仲景用白薇的特点主要体现在凉血退热。用白薇配伍竹茹、石膏、桂枝、甘草，制成竹皮大丸，治"妇人乳中虚，烦乱呕逆"，并云"有热者倍白薇"，正是取其凉血除蒸，退虚热之效也。

【用法用量】煎服，仲景丸中用量较小，为一分。目前常规用量4.5~9g。

【使用注意】脾胃虚寒、食少便溏者不宜服用。

【现代研究】

1. 化学成分 本品含挥发油、强心苷等。其中强心苷中主要为甾体多糖苷，挥发油的主要成分为白薇素。

2. 药理作用 本品所含白薇苷有加强心肌收缩的作用，可使心率减慢；对肺炎球菌有抑制作用；并有解热、利尿等作用。

【文献摘要】

《名医别录》："疗伤中淋露，下水气，利阴气。"

《本草纲目》："风温灼热多眠，及热淋、遗尿、金疮出血。"

《本草正义》："凡苦寒之药多偏于燥，惟白薇则虽亦属寒而不伤阴液精血，故其主治各病，多属血分之热邪，而不及湿热诸证。……凡阴虚有热者，自汗盗汗者，久疟伤津者，病后阴液未复而余热未清者，皆为必不可少之药，而妇女血热，又为恒用之品矣。"

青蒿 Qinghao

《神农本草经》

为菊科一年生草本植物黄花蒿 *Artemisia annua* L. 的干燥地上部分。全国大部地区均有分布。夏秋季花将开时采割，除去老茎。鲜用或阴干，切段生用。

【药材特征】本品茎呈圆柱形，上部多分枝，长30~80cm，直径0.2~0.6cm。表面黄绿色或棕黄色，具纵棱线，质略硬，易折断，断面中部有髓，白色。叶互生，暗绿色或棕绿色，卷缩易碎，完整者展平后为三回羽状深裂，裂片及小裂片矩圆形或长椭圆形，两面被短毛。气香特异，味微苦，有清凉感。

【别名】香青蒿、草蒿。

【性味】苦、辛，寒。

【归经】肝、胆经。

【功效】清透虚热，凉血除蒸，解暑，截疟。

【主治】

1. 温邪伤阴，夜热早凉 本品苦寒清热，辛香透散，长于清透阴分伏热，故可用

治温病后期，余热未清，邪伏阴分，夜热早凉，热退无汗，或热病后低热不退等，常与鳖甲、知母、牡丹皮、生地黄等同用，如青蒿鳖甲汤（《温病条辨》）。

2. 阴虚发热，劳热骨蒸　本品有退虚热、除骨蒸的作用。用治阴虚发热，骨蒸劳热，潮热盗汗，五心烦热，舌红少苔者，常与银柴胡、胡黄连、知母、鳖甲等同用，如清骨散（《证治准绳》）。

3. 暑热外感，发热口渴　本品苦寒清热，芳香而散，善解暑热，故可用治外感暑热，头昏头痛，发热口渴等症，常与连翘、滑石、西瓜翠衣等同用，如清凉涤暑汤（《时病论》）。

4. 疟疾寒热　本品辛寒芳香，主入肝胆，截疟之功甚强，尤善除疟疾寒热，为治疗疟疾之良药。如《肘后方》单用较大剂量鲜品捣汁服，或随证配伍黄芩、滑石、青黛、通草等同用。本品又芳香透散，长于清解肝胆之热邪，可与黄芩、滑石、半夏等药同用，治疗湿热郁遏少阳三焦，气机不利，寒热如疟，胸痞作呕之证，如蒿芩清胆汤（《通俗伤寒论》）。

按语：青蒿最早见于《神农本草经》，列为下品。仲景未用青蒿。本品苦、辛性寒芳香透散，入肝、胆经，善清透虚热。既能凉血退热，又可退蒸除热，故可用治各种虚热证。还能清少阳寒热，为疗疟疾之佳品，且绞汁用效果更优。又善清解暑热，治暑热外感证。

【用法用量】煎服，6~12g，不宜久煎；或鲜用绞汁服。

【使用注意】脾胃虚弱，肠滑泄泻者忌服。

【现代研究】

1. 化学成分　本品主要含有倍半萜类、黄酮类、香豆素类、挥发性成分及其他β-半乳糖苷酶、β-葡萄糖苷酶、β-谷甾醇等。倍半萜类有青蒿素、青蒿酸、青蒿醇、青蒿酸甲酯等。黄酮类有3，4-二羟基-6，7，3’，4’-四甲氧基黄酮醇、猫眼草黄素、猫眼草酚等。香豆素类有香豆素、6-甲氧基-7-羟基香豆素、东莨菪内酯等。挥发性成分中以莰烯、β-莰烯、异蒿酮、左旋樟脑、β-丁香烯、β-蒎烯为主，另含α-蒎烯、蒿酮、樟脑等。

2. 药理作用　本品乙醚提取中性部分和其稀醇浸膏有显著的抗疟作用，青蒿素及衍生物具有抗动物血吸虫的作用；青蒿素、青蒿醚、青蒿琥酯均能促进机体细胞的免疫作用；青蒿素可减慢心率、抑制心肌收缩力、降低冠状动脉流量及降低血压；青蒿对多种细菌、病毒具有杀伤作用；有较好的解热、镇痛作用，与金银花有协同作用，退热迅速而持久；蒿甲醚有辐射防护作用；青蒿素对实验性矽肺有明显疗效；青蒿琥酯在体外对人肝癌细胞有明显的细胞毒作用，口服体内实验对小鼠肝癌有抗肝肿瘤作用，并与5-氟尿嘧啶有协同抗癌作用；青蒿的特殊毒性实验结果提示，青蒿素可能有遗传毒性，青蒿酯钠有明显的胚胎毒作用，妊娠早期给药，可致胚胎骨髓发育迟缓。

【文献摘要】

《本草纲目》："治疟疾寒热。"

《本草新编》："退暑热。"

《医林纂要》："清血中湿热，治黄疸及郁火不舒之证。"

地骨皮 Digupi

《神农本草经》

为茄科落叶灌木植物枸杞 *Lycium chinensis* Mill. 或宁夏枸杞 *Lycium barbarum* L. 的干燥根皮。分布于我国南北各地。初春或秋后采挖根部，洗净，剥取根皮，晒干，切段入药。

【药材特征】本品呈筒状或槽状，长 3～10cm，宽 0.5～1.5cm，厚 0.1～0.3cm。外表面灰黄色至棕黄色，粗糙，有不规则纵裂纹，易成鳞片状剥落。内表面黄白色至灰黄色，较平坦，有细纵纹。体轻，质脆，易折断，断面不平坦，外层黄棕色，内层灰白色。气微，味微甘而后苦。

【别名】枸杞根皮。

【性味】甘，寒。

【归经】肺、肝、肾经。

【功效】凉血除蒸，清肺降火。

【主治】

1. 阴虚发热，盗汗骨蒸 本品甘寒清润，能清肝肾之虚热，为疗有汗骨蒸之佳品，常与知母、鳖甲、银柴胡等配伍，治疗阴虚发热，如地骨皮汤（《圣济总录》）；若用治盗汗骨蒸、肌瘦潮热，常与秦艽、鳖甲配伍，如秦艽鳖甲散（《卫生宝鉴》）。

2. 肺热咳嗽 本品甘寒，善清泄肺热，除肺中伏火，故多用治肺火郁结，气逆不降，咳嗽气喘，皮肤蒸热等症，常与桑白皮、甘草等同用，如泻白散（《小儿药证直诀》）。

3. 血热出血证 本品可清血热而收止血之效，常用治血热妄行的吐血、衄血、尿血等。《经验广集》单用本品加酒煎服，亦可配白茅根、侧柏叶等凉血止血药治之。

此外，本品于清热除蒸泻火之中，而能生津止渴，故与生地黄、天花粉、五味子等同用，可治内热消渴。

按语：地骨皮最早见于《神农本草经》，列为上品。仲景未用地骨皮。本品能凉血退蒸，为治有汗骨蒸之佳品。又善清泄肺中伏热，治肺热咳喘。

【用法用量】煎服，9～15g。

【使用注意】外感风寒发热及脾虚便溏者不宜用。

【现代研究】

1. 化学成分 本品含桂皮酸和多量酚类物质，甜菜碱，尚分离到β-谷甾醇、亚油酸、亚麻酸和卅一酸等。此外，又从地骨皮中分得降压生物碱苦柯碱 A（又名地骨皮甲素）及枸杞素 A 和枸杞素 B。

2. 药理作用 本品的乙醇提取物、水提取物及乙醚残渣水提取物、甜菜碱等均有较强的解热作用；地骨皮煎剂及浸膏具有降血糖和降血脂作用。地骨皮浸剂、煎剂、酊剂及注射剂均有明显降压作用且能伴有心率减慢；水煎剂有免疫调节作用，又有抗微生物作用，其对伤寒杆菌、甲型副伤寒杆菌及福氏痢疾杆菌有较强的抑制作用，对

流感亚洲甲型京科 68-1 病毒株有抑制其致细胞病变作用；100% 地骨皮注射液对离体子宫有显著兴奋作用；地骨皮的 70% 乙醇渗漉法提取物，可明显提高痛阈，对物理性、化学性疼痛有明显的抑制作用。

【文献摘要】

《神农本草经》：“主五内邪气，热中消渴，周痹。”

《珍珠囊》：“解骨蒸肌热，消渴，风湿痹，坚筋骨，凉血。”

《汤液本草》：“泻肾火，降肺中伏火，去胞中火，退热，补正气。”

胡黄连 Huhuanglian

《新修本草》

为玄参科多年生草本植物胡黄连 *Picrorhiza scrophulariiflora* Pennell 的干燥根茎。主产于云南、西藏。秋季采挖，除去须根及泥沙，晒干。切薄片或用时捣碎。

【药材特征】本品呈圆柱形，略弯曲，偶有分枝，长 3~12cm，直径 0.3~1cm。表面灰棕色至暗棕色，粗糙，有较密的环状节，具稍隆起的芽痕或根痕，上端密被暗棕色鳞片状的叶柄残基。体轻，质硬而脆，易折断，断面略平坦，淡棕色至暗棕色，木部有 4~10 个类白色点状维管束排列成环。气微，味极苦。

【别名】胡连、假黄连。

【性味】苦，寒。

【归经】肝、胃、大肠经。

【功效】退虚热，除疳热，清湿热。

【主治】

1. 骨蒸潮热　本品性寒，入血分，有退虚热，除骨蒸之功。治阴虚劳热骨蒸，常与银柴胡、地骨皮等同用，如清骨散（《证治准绳》）。

2. 小儿疳热　本品既除小儿疳热，又清退虚热，故可用于小儿疳积发热，消化不良，腹胀体瘦，低热不退等症，常与党参、白术、山楂等同用，如肥儿丸（《万病回春》）。

3. 湿热泻痢　本品苦寒沉降，能清热燥湿，功似黄连而力次之，尤善除胃肠湿热，为治湿热泻痢之良药，常与黄芩、黄柏、白头翁等同用。

此外，本品能清大肠湿火蕴结，还可用治痔疮肿痛、痔漏成管，常配刺猬皮、麝香为丸，如胡连追毒丸（《外科正宗》）。

【用法用量】煎服，3~10g。

【使用注意】脾胃虚寒者慎用。

【现代研究】

1. 化学成分　本品主要含有环烯醚萜苷及少量生物碱，酚酸及其糖苷，少量甾醇等。

2. 药理作用　本品的根提取物有明显的利胆作用，能明显增加胆汁盐、胆酸和脱氧胆酸的排泌，具有抗肝损伤的作用；所含有的香荚兰乙酮对平滑肌有收缩作用，对各种痉挛剂引起的平滑肌痉挛又具有拮抗作用；水浸剂在试管内对多种皮肤真菌有不同程度抑制作用；胡黄连苷Ⅰ、胡黄连苷Ⅱ、香草酸、香荚兰乙酮对酵母多糖引起的PMN白细胞的化学反应发生和自由基的产生有抑制作用。

【文献摘要】

《本经逢原》：“胡黄连，苦寒而降，大伐脏腑骨髓邪热，除妇人胎蒸、小儿疳热积气之峻药。”

《本草正义》：“凡热痢脱肛，痔漏疮疡，血痢血淋，溲血泻血及梅毒疳疮等证，湿火结聚，非此不能直达病所，而小儿疳积腹膨之实证，亦可用之。”

银柴胡 Yinchaihu

《本草纲目》

为石竹科多年生草本植物银柴胡 *Stellaria dichotoma* L. var. *lanceolata* Bge. 的干燥根。产于我国西北部及内蒙古等地。春、夏间植株萌发或秋后茎叶枯萎时采挖，除去残茎、须根及泥沙，晒干。切片，生用。

【药材特征】本品呈类圆柱形，偶有分枝，长15~40cm，直径0.5~2.5cm。表面淡棕黄色或浅棕色，有扭曲的纵皱纹及支根痕，多具孔穴状或盘状凹陷，习称“砂眼”，从砂眼处折断可见棕色裂隙中有细砂散出。根头部略膨大，有密集的呈疣状突起的芽苞、茎或根茎的残基，习称“珍珠盘”。质硬而脆，易折断，断面不平坦，较疏松，有裂隙，皮部甚薄，木部有黄、白色相间的放射状纹理。气微，味甘。

栽培品有分枝，下部多扭曲，直径0.6~1.2cm。表面浅棕黄色或浅黄棕色，纵皱纹细腻明显，细支根痕多呈点状凹陷。根头部有多数疣状突起。几无砂眼。折断面质地较紧密，几无裂隙，略显粉性，木部放射状纹理不甚明显。味微甜。

【别名】银胡。

【性味】甘，微寒。

【归经】肝、胃经。

【功效】清虚热，除疳热。

【主治】

1. 阴虚发热 本品甘寒益阴，清热凉血，退热而不苦泄，理阴而不升腾，为退虚热除骨蒸之佳品。用于阴虚发热，骨蒸劳热，潮热盗汗，常配伍地骨皮、青蒿、鳖甲同用，如清骨散（《证治准绳》）。

2. 疳积发热 本品能清虚热，除疳热，故用治小儿食滞或虫积所致的疳积发热，腹部膨大，口渴消瘦，毛发焦枯等症，常与胡黄连、鸡内金、使君子等药同用。

【用法用量】煎服，3~9g。

【使用注意】外感风寒，血虚无热者忌用。

【现代研究】

1. 化学成分 本品含甾体类、黄酮类、挥发性成分及其他物质。

2. 药理作用　本品有解热作用；还能降低主动脉类脂质的含量，有抗动脉粥样硬化作用；此外，本品尚有杀精子作用。

【文献摘要】

《本草从新》："治虚劳肌热，骨蒸劳虐，热从髓出，小儿五疳羸热。"

《本草便读》："银柴胡，无解表之性。从来注《本草》者，皆言其能治小儿疳热，大人劳热，大抵有入肝胆凉血之功。"

《本草正义》："退热而不苦泄，理阴而不升腾，固虚热之良药。"

第三章　泻下药

凡能引起腹泻，或滑润大肠、促进排便的药物，均称为泻下药。

泻下药为沉降之品，大多味苦而泄，或质润而滑，药性寒、温有异，主入大肠经。其主要具有泻下通便作用，以排出胃肠积滞（宿食、燥屎等）及其他有害物质；或清热泻火，使体内热毒火邪通过泻下得到缓解或清除；或逐水消肿，使水湿停饮从大小便排出。主要适用于大便秘结，胃肠积滞，实热内结及水饮停蓄等里实证。还有些泻下药还用于疮痈肿毒及瘀血阻滞等证。

根据作用特点及适应证的不同，本章药分为攻下药、润下药和峻下逐水药三类。其中攻下药和峻下逐水药作用猛烈，尤以后者为甚；润下药作用缓和。

使用本章药要注意选择和配伍，若里实兼有表邪，当先解表后攻里，必要时可与解表药同用，以表里双解；如里实正虚者，配补虚药，以攻补兼施，使攻下而不伤正；腹满胀痛者，配行气药。

应用本章药物时，对重证、急证，必须急下者，可加大剂量，或制成汤剂内服；对病情较缓，只需缓下者，用量不宜过大，或制成丸剂内服。攻下药、峻下逐水药作用峻猛，有的还有毒性，易伤正气，当奏效即止，慎勿过剂；对年老体弱、久病正虚、妇女胎前产后及月经期当慎用或忌用。对毒性较强的泻下药，一定要严格炮制法度，控制用量，避免中毒，确保用药安全。

本类药物仲景共用 12 味，其中大黄应用最多，芒硝次之，均属临床常用中药。润下药中用到麻子仁（火麻仁）、柏子仁、猪膏、白蜜；峻下逐水药中用到甘遂、大戟、芫花、巴豆、商陆、蜀漆。其中猪膏现已很少使用。仲景用猪脂者共计 2 方次。《金匮要略》中用猪脂和乱发配伍治疗肠胃燥结便秘，以之润燥通便；治疗妇人脏气不畅之阴吹，用其润导大肠，使气通自归也。蜀漆为常山的嫩枝叶，涌吐、截疟之力胜于常山。仲景用蜀漆仅见于牡蛎泽泻散 1 方次，用之配伍商陆根祛逐水饮，破水热之互结。

现代药理研究证明，本类药物主要通过不同的作用机制刺激肠道黏膜使蠕动增加而致泻。泻下药中的大多数药物具有利胆、抗炎、抗菌、抗肿瘤作用，有少数药物能增强机体免疫功能。

歌诀：

诸药性能，泻下为功。
滑利肠道，积滞可行。
凡宿食不化，大便秘结，
痰饮水肿，皆可泻下。

热结者寒下，寒结者热下，
津亏者润下，有水者逐饮。
中病即止，不得浪用。

第一节 攻下药

本类药物大多苦寒沉降，主入胃、大肠经。既有较强的攻下通便之功，又有清热泻火之效。主用于大便秘结，燥屎坚结及实热积滞之证。应用时常配伍行气药、清热药，以增强泻下、消胀除满及清热作用。若治疗冷积便秘，须配伍温里药。

有较强清热泻火作用的攻下药，又可用于热病高热神昏、谵语发狂；火热上炎所致的头痛目赤、咽喉肿痛、牙龈肿痛及火热炽盛所致的吐血、衄血、咯血等上部出血证。对上述病证，无论有无便秘，用之皆可清除实热，或导热下行，以达“釜底抽薪”之效。对湿热泻痢，泻而不爽，或饮食积滞，泻而不畅之证，适当配伍本类药物，可通因通用，消除病因。对肠道寄生虫病，使用驱虫药时配伍本类药，可促进虫体的排出。

根据“六腑以通为用”“不通则痛”“通则不痛”的理论。目前临床上常以攻下药为主，配伍清热解毒药、活血祛瘀药、行气药等，治疗胆石症、胆道蛔虫症、胆囊炎、急性胰腺炎、肠梗阻等多种急腹症，取得了良好的疗效。

大黄 Dahuang

《神农本草经》

为蓼科多年生草本掌叶大黄 *Rheum palmatum* L.、唐古特大黄 *Rheum tanguticum* Maxim. ex Balf. 或药用大黄 *Rheum officinale* Baill. 的干燥根及根茎。掌叶大黄和唐古特大黄药材称为“北大黄”，主产于甘肃、青海等地；药用大黄药材称为“南大黄”，主产于四川。秋末茎叶枯萎或次春发芽前采挖，除去须根，刮去外皮，切块干燥。生用，酒炒、酒蒸或炒炭用。

【药材特征】本品呈类圆柱形、圆锥形、卵圆形或不规则块状，长 3~17cm，直径 3~10cm。除尽外皮者表面黄棕色至红棕色，有的可见类白色网状纹理及星点（异型维管束）散在，残留的外皮棕褐色，多具绳孔及粗皱纹。质坚实，有的中心稍松软，断面淡红棕色或黄棕色，显颗粒性；根茎髓部宽广，有星点环列或散在；根木部发达，具放射状纹理，形成层环明显，无星点。气清香，味苦而微涩，嚼之粘牙，有沙粒感。

【别名】将军、川军、锦纹。

【性味】苦，寒。

【归经】脾、胃、大肠、肝、心包经。

【功效】泻下攻积，凉血止血，泻火解毒，活血祛瘀，清泄湿热。

【主治】

1. 胃肠积滞，大便秘结 本品有较强的泻下攻积作用，能荡涤肠胃，推陈致新，为治疗积滞便秘之要药。又因其苦寒沉降，善能泄热，故热结便秘尤为适宜。常配伍芒硝、厚朴、枳实同用，以增强泻下攻积之力，为急下之剂，用治阳明腑实证，如大承气汤（《伤寒论》）；若大黄用量较轻，配伍火麻仁、杏仁、蜂蜜等润肠药同用，则泻下力缓和，如麻子仁丸（《伤寒论》）。若里实热结而兼气血亏虚者，可配伍人参、当归等药同用，以攻补兼施，标本并顾，如黄龙汤（《伤寒六书》）；如热结津伤者，则配伍麦冬、生地黄、玄参同用，如增液承气汤（《温病条辨》）；若脾阳不足，冷积便秘，须配伍附子、干姜等药同用，如温脾汤（《备急千金要方》）；若湿热痢疾初起、腹痛里急后重，常配伍黄连、木香等药同用，如芍药汤（《素问病机气宜保命集》）；若食积泻痢，可配伍青皮、槟榔等药同用，如木香槟榔丸（《儒门事亲》）。

2. 血热妄行之吐血、衄血，火热上炎之目赤咽痛、口舌生疮、牙龈肿痛等 本品苦寒沉降，能使上炎之火下泄，又具清热泻火，凉血止血之功。常配伍黄连、黄芩同用，治血热妄行之吐血、衄血、咯血，如泻心汤（《金匮要略》）。现代临床单用大黄粉内服治疗上消化道出血，有较好疗效。若配伍黄芩、栀子等药同用，还可治疗火邪上炎所致的目赤、咽喉肿痛、牙龈肿痛等证，如凉膈散（《太平惠民和剂局方》）。

3. 热毒疮疡，丹毒及烧烫伤 本品内服外用均可。内服能清热解毒，并借其泻下通便作用，使热毒下泄。治热毒痈疖疔疮及丹毒初起，红肿疼痛，常配伍金银花、连翘等药同用；若为肠痈腹痛，可配伍牡丹皮、桃仁、芒硝等药同用，如大黄牡丹汤（《金匮要略》）。本品外用能泻火解毒，凉血消肿，如外敷痈肿的如意金黄散（《外科正宗》）中即有大黄。治烧烫伤，可单用大黄粉，以蜂蜜或鸡蛋清调敷，或配地榆粉，用麻油调敷患处。

4. 瘀血证 本品有较好的活血逐瘀作用，既可下瘀血，又可清瘀热，为治疗瘀血证的常用药物，无论新瘀、宿瘀均可应用。治妇女瘀血经闭，可配伍桃核、桂枝等药同用，如桃核承气汤（《伤寒论》）；治妇女产后瘀阻腹痛、恶露不尽者，常配伍桃仁、土鳖虫等药同用，如下瘀血汤（《金匮要略》）；治跌打损伤、瘀血肿痛，常配伍当归、红花、穿山甲等药同用，如复元活血汤（《医学发明》）。

5. 湿热黄疸，淋证 本品有泻下通便，导湿热外出之功，故可用治湿热蕴结之证。如治湿热黄疸，常配伍茵陈、栀子同用，如茵陈蒿汤（《伤寒论》）；若治湿热淋证者，常配伍木通、车前子、栀子等药同用，如八正散（《太平惠民和剂局方》）。

按语：大黄最早见于《神农本草经》，列为下品。仲景在《伤寒论》和《金匮要略》中用大黄共计30方次，其中注明药量者23方，论及炮制者10方。主治阳明腑实证、结胸病、心下痞、蓄血证、产后瘀血腹痛、太阴病腹痛、腹满兼表证、腹满胀重于积、支饮有腹满、痰饮水走肠间、水饮夹热、少阳阳明合病、寒湿内结腹痛、胃肠湿热呕吐、妇人水血俱结血室、热盛吐衄、肠痈初起、干血劳、脾约、黄疸、酒疸及中风病等。大黄苦寒沉降，善于荡涤胃肠积滞，推陈致新。其泻下力强，有“将军”之称，为治积滞便秘之要药，尤宜于热结便秘；又泻下泄热，清热解毒，对血热出血、火热上炎诸证及热毒疮痈均有良效；并能活血祛瘀，治疗多种瘀血证；且能清泄湿热，用于湿热黄疸、淋证等。仲景用大黄的特点主要体现在泻下攻积，如三承气汤中均以大黄为君，荡涤肠胃实热内结；麻子仁丸治燥结津亏之便秘；大黄附子汤治寒湿内结

之便秘。仲景用大黄的特点还体现在逐瘀血，退黄疸，如抵当汤、大黄䗪虫丸及茵陈蒿汤、栀子大黄汤、大黄硝石汤。仲景用大黄的特点还体现在用法用量上，一般传统用量为四两。凡用其攻下，量较大；若兼挟他证，或用其泄热，量较小；若用作祛瘀，其用量使病情而定，病情较急者，量则大；病情较缓者，用量则小。仲景用大黄有泡服、后下、同煎 3 种，如大黄黄连泻心汤中大黄用麻沸汤渍服（滚开水泡服）；大承气汤中大黄后纳（后下）；小承气汤中大黄与诸药同煎。

【用法用量】煎服，仲景最大用量六两，最小用量一两。目前常规用量 5~15g。外用适量。生大黄泻下力较强，欲攻下者宜生用，且宜后下，或用开水泡服，久煎则泻下力减弱；酒制大黄泻下力较弱，活血作用较好，用于瘀血证及不宜攻下者；大黄炭则多用于出血证。

【使用注意】本品峻烈攻下，易伤正气，故非实证不用；苦寒易伤胃气，故脾胃虚弱者慎用；其性沉降，善活血祛瘀，故妇女妊娠期、月经期及哺乳期忌用。

【现代研究】

1. 化学成分　主含蒽醌衍生物，鞣质、有机酸和雌激素样物质等。

2. 药理作用　本品能增加肠蠕动，抑制肠内水分吸收，促进排便；泻下成分为蒽醌类，泻下作用随加热时间延长而减弱，且受温度和时间的影响；本品有抗感染作用，对多种革兰氏阳性菌和阴性菌都有抑制作用，其中最敏感的有葡萄球菌和链球菌，其次为白喉杆菌、伤寒和副伤寒杆菌、肺炎双球菌、痢疾杆菌等；对流感病毒也有抑制作用；此外，还有抗血栓形成、抗实验性胃溃疡、利胆、保肝、降压、止血和降低血清胆固醇等作用。

【文献摘要】

《神农本草经》："下瘀血，血闭寒热，破症瘕积聚，留饮宿食，荡涤肠胃，推陈致新，通利水谷，调中化食，安和五脏。"

《本草纲目》："下痢赤白，里急腹痛，小便淋沥，实热燥结，潮热谵语，黄疸，诸火疮。"

《药品化义》："大黄气味重浊，直降下行，走而不守，有斩关夺门之力，故号将军。专攻心腹胀满，胸胃蓄热，积聚痰实，便结瘀血，女人经闭。"

芒硝 Mangxiao

《名医别录》

为硫酸盐类矿物芒硝族芒硝经加工精制而成的结晶体。主含含水硫酸钠（$Na_2SO_4 \cdot 10H_2O$）。主产于河北、河南、山东、江苏、江西、安徽等省的碱土地区。将天然产品用热水溶解，过滤，放冷析出结晶，通称"皮硝"；再取萝卜洗净切片，置锅内加水与皮硝共煮，取上层液，放冷析出结晶，即芒硝；芒硝经风化失去结晶水而成的白色粉末称玄明粉（亦称元明粉）。

【药材特征】本品呈棱柱状、长方体或不规则的结晶，大小不一，两端不整齐，无色透明或类白色半透明，质脆易折断，断面呈玻璃样光泽，无臭，味苦咸，置干燥空气中易逐渐风化，外层渐变为白色粉末（元明粉）。以无色，透明，呈结晶状者为佳。

【性味】咸、苦，寒。

【归经】胃、大肠经。

【功效】泻下软坚，润燥，清热消肿。

【主治】

1. 实热积滞，燥结便秘 本品能泄热通便，润燥软坚，对实热积滞，大便燥结者尤为适宜。常与大黄相须为用，以增强泻下热结的作用，如大承气汤、调胃承气汤（《伤寒论》）。若热邪与水饮互结，心下至少腹硬满而痛，则配伍大黄、甘遂同用，如大陷胸汤（《伤寒论》）。近代临床常用于胆石症见腹痛便秘者。

2. 咽痛，口疮，目赤及痈疮肿痛 本品外用有良好的清热消肿止痛作用。治咽喉肿痛、口舌生疮，可配伍硼砂、朱砂、冰片同用，研末吹患处，如冰硼散（《外科正宗》）；或以芒硝置西瓜中制成的西瓜霜外用；治目赤肿痛，可用芒硝置豆腐上化水或用玄明粉化水配制眼药水，外用滴眼；治乳痈初起，可用本品化水或用纱布包裹外敷；治肠痈初起，可配大黄、大蒜同用，捣烂外敷；治痔疮肿痛、皮肤疮痈，可单用本品煎汤外洗。

按语：芒硝最早见于《神农本草经》，列为上品。仲景在《伤寒论》和《金匮要略》中用芒硝共计9方次。主治阳明腑实证、结胸病、蓄血轻证、少阳兼里实误下、支饮等。芒硝咸、苦性寒，归胃、大肠经。咸以软坚，苦以泻下，寒能清热，为治实热燥结要药。仲景用芒硝的特点主要体现在泻下软坚，如大承气汤、调胃承气汤、大陷胸汤及大陷胸丸。仲景常与大黄相须为用，使其荡涤肠胃，推陈致新，能相得益彰。仲景用芒硝的特点还体现在用法上，入汤剂，必先煎他药，“去滓，内芒硝，更上微火一两沸。”

【用法用量】内服，10~15g，冲入药汁内或开水溶化后服。外用适量。

【使用注意】孕妇及哺乳期妇女忌用。

【鉴别用药】大黄、芒硝均可泄热通便，常相须为用治实热积滞肠燥便秘。然大黄偏攻，攻下力强，为治热结便秘之主药，同时可凉血止血、活血祛瘀和清泄湿热等，能治疗血热的出血证、瘀血证和湿热黄疸淋证等。芒硝偏润，可软坚泻下，善治燥结便秘，且可清热消肿，外用治咽痛、口疮、目赤及痈疮肿痛。

【现代研究】

1. 化学成分 主含结晶硫酸钠，还含少量的氯化钠、硫酸钙、硫酸镁等无机盐。

2. 药理作用 本品所含的主要成分硫酸钠，其硫酸根离子不易被肠壁吸收，口服后在肠内形成高渗盐溶液，使肠内保持大量水分，又刺激肠壁，促进肠蠕动而致泻；并有抗炎、利尿、抑制大肠癌发生等作用。

【文献摘要】

《神农本草经》：“除寒热邪气，逐六腑积聚、结固、留癖，能化七十二种石。”

《珍珠囊》：“其用有三：去实热，一也；涤肠中宿垢，二也；破坚积热块，三也。”

《药品化义》：“味咸软坚，故能通燥结；性寒降下，故能去火烁。主治时行热狂，

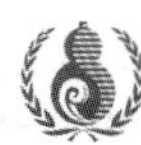

六腑邪热，或上焦膈热，或下部便坚。”

番泻叶 Fanxieye

《饮片新参》

为豆科矮小灌木狭叶番泻 *Cassia angustifolia* Vahl 或尖叶番泻 *Cassia acutifolia* Delile 的干燥小叶。前者主产于印度、埃及、苏丹等地；后者主产于埃及，我国广东、海南、云南等地亦有栽培。狭叶番泻叶于花开前采摘，阴干；尖叶番泻叶于 9 月在果实将成熟时采摘，晒干。生用。

【药材特征】小叶片多完整平坦。呈卵状披针形至线状披针形，长 2～6cm，宽 0.4～1.5cm，叶全缘，顶端尖而有锐刺，基部略不对称；上表面黄绿色。下表面浅黄绿色，两面均有稀茸毛，下表面主脉突出，有叶脉及叶片压叠线纹（加压打包所致）；小叶柄长约 1mm。叶片革质。气微弱而特异，味微苦而稍有黏性。

【性味】甘、苦，寒。

【归经】大肠经。

【功效】泻下导滞。

【主治】

热结便秘　番泻叶有类似大黄的泻下作用，既能泻下导滞，又能清导实热，故以热结便秘尤为适宜。亦可用于习惯性便秘及老人便秘。大多单味开水泡服，小剂量可起缓泻作用，大剂量则可攻下。若热结便秘、腹满胀痛者，可配伍枳实、厚朴等药同用，以增强泻下导滞之力。

此外，借其泻下导滞作用，近年来用于 X 线腹部摄片及腹部、肛门疾病手术前，以清洁肠道。

【用法用量】温开水泡服，1.5～3g；煎服，2～6g，宜后下。

【使用注意】妇女哺乳期、月经期及妊娠期忌用。剂量过大，偶有恶心、呕吐、腹痛等副作用。

【现代研究】

1. 化学成分　主要含番泻苷类（番泻苷 A、B、C、D），并含芦荟大黄素、芦荟大黄素葡萄糖苷、大黄酸、大黄酸葡萄糖苷等成分。

2. 药理作用　本品浸剂内服能引起大肠推进性运动而有泻下通便作用；番泻叶的水浸剂（1∶4）在试管内对奥杜盎小芽孢癣菌和星形奴卡菌等皮肤真菌有抑制作用，对大肠杆菌、痢疾杆菌等多种细菌也有抑制作用；研粉口服可增加血小板和纤维蛋白原，能缩短凝血的时间、复钙时间及血块收缩的时间，有助于止血。

【文献摘要】

《饮片新参》：“泄热，利肠腑，通大便。”

芦荟 Luhui

《药性论》

为百合科多年生肉质草本库拉索芦荟 *Aloe barbadensis* Miller、好望角芦荟 *Aloe ferox* Miller 或其他同属近缘植物叶的汁液浓缩干燥物。库拉索芦荟习称“老芦荟”，主产非洲及我国广东、广西、福建等地；好望角芦荟习称“新芦荟”，主产于非洲南部。全年可采，割取植物的叶片，收集流出的液汁，置锅内熬成稠膏，倾入容器，冷却凝固后即得。切成小块，生用。

【药材特征】库拉索芦荟：呈不规则块状，常破裂为多角形，大小不一。表面呈暗红褐色或深褐色，无光泽。体轻，质硬，不易破碎，断面粗糙或显麻纹。富吸湿性。有特殊臭气，味极苦。

好望角芦荟：表面呈暗褐色，略显绿色，有光泽。体轻，质松，易碎，断面玻璃样而有层纹。

【性味】苦，寒。

【归经】肝、胃、大肠经。

【功效】杀虫，泻下导滞。

【主治】

1. 热结便秘 本品既能泻下通便，又善清肝火，故尤宜于热结便秘而兼有心肝火旺、烦躁失眠者，常配伍朱砂同用，如更衣丸（《本草经疏》）。

2. 烦躁惊痫 本品有较好的清肝火作用。可用于肝经火盛而致便秘溲赤、头晕头痛、烦躁易怒、惊痫抽搐等，常配伍龙胆草、栀子等药同用，如当归芦荟丸（《医学六书》）。

3. 小儿疳积 本品能杀虫消积疗疳。用治虫积腹痛、面色萎黄、消瘦的小儿疳积，可与使君子等份为末，米饮调服；或配伍人参、使君子等补气健脾、驱虫的药物同用，如肥儿丸（《医宗金鉴》）。

此外，取其杀虫之效，可外用治疗癣疮。

【用法用量】入丸散服，每次 1~2g。外用适量，研末敷患处。

【使用注意】脾胃虚弱，食少便溏及孕妇忌用。

【现代研究】

1. 化学成分 主要含有芦荟大黄素苷、芦荟大黄酚、芦荟大黄素等蒽醌类化合物、对香豆酸、少量 α-葡萄糖、多种氨基酸等。并含微量挥发油。

2. 药理作用 芦荟蒽醌衍生物具有刺激性泻下作用，泻下时常伴有显著腹痛和盆腔充血，严重时可引起肾炎；其提取物可抑制 S_{180} 肉瘤和艾氏腹水癌的生长，并对离体蟾蜍心脏有抑制作用；水浸剂（1∶2）对多种皮肤真菌和人型结核杆菌有抑制作用。

【文献摘要】

《药性论》：“杀小儿疳蛔。主吹鼻杀脑疳，除鼻痒。”

《开宝本草》：“主热风烦闷，胸膈间热气，明目镇心，小儿癫痫惊风，疗五疳，杀

三虫及痔病疮瘘，解巴豆毒。”

《本草汇言》：“芦荟，凉肝杀虫之药也。凡属肝脏为病，有热者，用之必无疑也。但味极苦，气极寒，诸苦寒药无出其右者。其功力主消不主补，因内热气强者可用，如内虚泄泻食少者禁之。”

第二节 润下药

本类药物多为植物种子或种仁，富含油脂，味甘质润性平，主入脾、大肠经，能润燥滑肠，使大便软化易于排出。适用于年老津枯、产后血虚、热病伤津及失血等所致的肠燥津枯便秘。应用时还须根据不同病情，适当配伍其他药物，如热盛津伤而便秘者，配清热养阴药；血虚便秘者，配补血药；若兼气滞者，可配伍行气药同用。

具有润下作用的药物，除本节收载的外，常用的还有桃仁、杏仁、瓜蒌仁、柏子仁、胡桃仁、决明子、紫苏子、蜂蜜、当归、肉苁蓉、锁阳、生首乌、黑芝麻、桑葚等，散见于其他章节，学习时可联系互参。

火麻仁 Huomaren

《神农本草经》

为桑科一年生草本大麻 *Cannabis sativa* L. 的干燥成熟果实。全国各地均有栽培。主产于东北及山东、河北、江苏等地。秋季果实成熟时采收。晒干。生用或炒用。用时打碎。

【药材特征】本品呈扁卵形，长 4~5mm，直径 3~4mm。外皮光滑，表面灰绿色或灰黄色，有微细的白色或棕色网纹，两边有棱，顶端略尖，基部钝圆，有一微凹脐（果柄痕），果皮薄而脆，易破碎。种皮暗绿色，常黏附于内果皮上，内有扁椭圆形的黄白色种仁，富油性。气微，味淡。以粒大、无杂质、种仁饱满、内色白、油性足者为佳。

【别名】麻子仁、大麻仁、大麻子。

【性味】甘，平。

【归经】脾、胃、大肠经。

【功效】润肠通便。

【主治】

肠燥便秘 甘平而质润多脂，能润肠通便，略兼滋养补虚作用。适用于老人、产妇及体弱者由于津枯血少所致的肠燥便秘，可单用煮粥服，或配伍当归、熟地黄、杏仁等药同用，如益血润肠丸；若肠胃燥热，脾约便秘，常配伍大黄、厚朴等药同用，以加强通便作用，如麻子仁丸（《伤寒论》）。

按语：麻子仁最早见于《神农本草经》，列为上品。仲景在《伤寒论》和《金匮要略》中用麻子仁共计 2 方次。主治脾约及心阴阳两虚脉结代。仲景用麻子仁的特点主要体现在润肠通便，滋养补虚。如仲景麻子仁丸以之为君药，治疗小便数、大便硬之脾约证；炙甘草汤中用之配伍生地黄、麦冬、阿胶养心血，滋心阴。

【用法用量】煎服，仲景最大用量2升，最小用量半升。目前常规用量10~15g，打碎入煎。

【现代研究】

1. 化学成分 主要含脂肪油，油中含有大麻酚、植物酸钙镁等成分。

2. 药理作用 本品有润滑肠道的作用，同时在肠中遇碱性肠液后可产生脂肪酸，刺激肠壁，使蠕动增强，从而达到通便作用。此外，还能降低血压及阻止血脂上升。

【文献摘要】

《神农本草经》："补中益气，久服肥健。"

《药品化义》："麻仁，能润肠，体润能去燥，专利大肠气结便秘。凡年老血液枯燥，产后气血不顺，病后元气未复，或禀弱不能运行者皆治。"

郁李仁 Yuliren

《神农本草经》

为蔷薇科落叶灌木植物欧李 *Prunus humilis* Bge. 、郁李 *Prunus japonica* Thunb. 或长柄扁桃 *Prunus pedunculata* Maxim. 的干燥成熟种子。前两种习称"小李仁"，主产于东北、华东及河北、河南等地；后一种习称"大李仁"，主产于内蒙古。夏、秋二季采摘，晒干。生用，用时捣碎。

【药材特征】种子呈长卵圆形或卵圆形，长5~7mm，中部直径3~5mm。表面浅棕色或黄色，由基部向上，具多数棕色脉纹。顶端尖，基部钝圆，尖端一侧有一线形种脐。种皮薄，易剥落，种仁两瓣，白色，富油性。气微，味微苦。以种粒整齐不碎、饱满充实、淡黄白色、有油性而不泛油、无核壳者为佳。

【别名】小李仁、大李仁。

【性味】辛、苦、甘，平。

【归经】脾、大肠、小肠经。

【功效】润肠通便，利水消肿。

【主治】

1. 肠燥便秘 本品功似火麻仁而作用稍强，兼行肠中气滞，尤适用于大肠气滞，肠燥便秘之证，常配伍火麻仁、柏子仁、杏仁等润肠药同用，如五仁丸（《世医得效方》）。

2. 水肿胀满，脚气浮肿 本品能利水消肿，可配伍桑白皮、赤小豆、白茅根等药同用，如郁李仁汤（《圣济总录》）。

按语：郁李仁最早见于《神农本草经》，列为下品。仲景用药未涉及此药。

【用法用量】煎服，6~12g。打碎入煎。

【使用注意】孕妇慎用。

【现代研究】

1. 化学成分 主要含苦杏仁苷、郁李仁苷、脂肪油、挥发性有机酸、皂苷及植物

甾醇等成分。

2. 药理作用 本品具有润滑性缓泻作用，实验证明，郁李仁水提取物及其脂肪油给小鼠灌胃有极显著的促进小肠运动作用，郁李仁种子的50%水煎剂能明显缩短燥结型便秘模型小鼠排便时间，排便次数明显增加。本品还有抗炎、镇痛、镇咳、祛痰、降压等作用，从郁李仁中提得的蛋白质成分静脉给药有抗炎和镇痛作用。

【文献摘要】

《神农本草经》："主大腹水肿，面目四肢浮肿，利小便水道。"

《用药法象》："专治大肠气滞，燥涩润不通。"

《本草纲目》："郁李甘苦而润，其性降，故能下气利水。"

松子仁 Songziren

《开宝本草》

为松科植物红松 *Pinus koraiensis* Sieb. et Zucc 等的种仁。主产于东北。于果实成熟后采收，晒干，去硬壳取出种子。

【药材特征】子倒卵状三角形，无翅，红褐色，长1.2~1.6cm，宽7~10mm。种皮坚硬，破碎后或可见种仁，卵状长圆形，先端尖，淡黄色或白色。有松脂样香气，味淡有油腻感。

【性味】甘，温。

【归经】肺、肝、大肠经。

【功效】润肠通便，润肺止咳。

【主治】

1. 肠燥便秘 本品气香甘润入肠，有润肠通便作用，宜用于津枯肠燥便秘之证。如老人虚秘，可以本品配伍火麻仁、柏子仁等份同研，溶白醋为丸，黄芪汤送服（《本草衍义》）。

2. 肺燥干咳 本品质润入肺，有润肺止咳之功。用治肺燥咳嗽，可与胡桃仁共捣成膏状，加熟蜜，饭后米汤送服（《玄感传尸方》）。为食疗佳品。

【用法用量】煎服，5~10g。或入膏、丸。

【使用注意】脾虚便溏，湿痰者禁用。

【现代研究】

1. 化学成分 主含脂肪油74%，主要为油酸酯、亚油酸酯。另尚含掌叶防己碱、蛋白质、挥发油等成分。

2. 药理作用 松子仁油有抑制实验性家兔主动脉粥样硬化的作用；松子仁粗提物体对胆固醇及含胆固醇量较多的混合型胆石有较好的溶化和溶解作用。

【文献摘要】

《开宝本草》："主骨节风，头眩，去死肌……润五脏，不饥。"

《本草纲目》："润肺，治燥结咳嗽。"

《玉楸药解》："松子仁与柏子仁相同，收涩不及而滋润过之，润肺止咳，滑肠通秘，开关逐痹，泽肤荣毛，亦佳善之品。”

第三节 峻下逐水药

本类药物大多苦寒有毒，主入大肠、肾及肺经。其药力峻猛，服药后能引起剧烈腹泻，有的兼能利尿，使体内潴留的水饮通过二便排出体外。适用于水肿、臌胀、胸腹积水及停饮等正气未衰之证。

本类药物有毒而力猛，副作用大，易于损伤正气，使用时应“中病即止”，不可久服。体虚者慎用，孕妇忌用。对水肿、臌胀等属邪实而正虚者，使用本类药物，要注意处处固护正气，可根据病情需要，采用先补后攻或攻补兼施的方法施治。还要注意药物的炮制、剂量、用法及禁忌等，以确保用药安全有效。

甘遂 Gansui

《神农本草经》

为大戟科多年生草本植物甘遂 *Euphorbia kansui* T. N. Liou ex T. P. Wang 的干燥块根。主产于陕西、山西、河南等地。春季开花前或秋末茎叶枯萎后采挖，撞去外皮，晒干。生用或醋制过用。

【药材特征】本品呈长纺锤形、长椭圆形或略呈球形，中部常缢缩呈连珠状，长1~5cm，直径0.5~2.5cm。表面类白色或黄白色，凹陷处常有棕色外皮残留。质脆，易折断，断面粉性，类白色，木部淡黄色，有放射状纹理。气微，味微甘而后有刺激性辛味。以肥大，连珠形、粉性足者为佳。

【性味】苦、甘，寒；有毒。

【归经】肺、肾、大肠经。

【功效】泻水逐饮，消肿散结。

【主治】

1. 水肿，臌胀，胸胁停饮 本品苦寒性降，善行经隧之水湿，为逐水峻药，药后可连续泻下，使潴留水饮排泄体外。凡水肿、大腹臌胀、胸胁停饮，正气未衰者，均可用之。可单用研末服，或与牵牛子同用治水肿腹满，如二气汤（《圣济总录》）；或与大戟、芫花为末，枣汤送服治胸腹积水，如十枣汤（《伤寒论》）。若治水热互结之大结胸证，常配伍大黄、芒硝同用，如大陷胸汤（《伤寒论》）。另外，可配伍大黄、阿胶治疗妇人少腹满如敦状，小便微难而不渴，如大黄甘遂汤（《金匮要略》）。

2. 风痰癫痫 本品尚有驱逐痰涎作用。临床上以甘遂为末，入猪心煨后，与朱砂末为丸服，如遂心丹（《济生方》）。

3. 疮痈肿毒 本品外用能消肿散结，以甘遂末水调外敷。

按语：甘遂最早见于《神农本草经》，列为下品。仲景在《伤寒论》和《金匮要略》中用甘遂共计5方次。主治悬饮、留饮、结胸及妇人水血俱结血室。仲景用甘遂的特点主要体现在逐饮泻水。如仲景主治悬饮之十枣汤；治留饮之甘遂半夏汤；治结

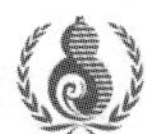

胸之大陷胸汤等，均取甘遂逐饮泻水之功，且多用为要药。仲景用甘遂的特点还体现在消肿散结，如治妇人水血互结血室，少腹满如鼓状之大黄甘遂汤。

【用法用量】有效成分不溶于水，多入丸散，仲景“大者三枚”及二两，最小用量为“一钱匕”。目前常规用量0.5~1g。生品外用，适量。内服宜醋制以降低毒性。

【使用注意】体虚及孕妇忌用。反甘草。

【现代研究】

1. 化学成分　主要含四环三萜类化合物α-大戟醇和γ-大戟醇、甘遂醇、大戟二烯醇；此外，尚含有棕榈酸、柠檬酸、鞣质、树脂等成分。

2. 药理作用　甘遂能刺激肠管，增加肠蠕动，产生峻泻作用，生甘遂作用较强，毒性亦较大，可引起呼吸困难、血压下降等，醋制后其泻下作用和毒性均有减轻；甘遂的乙醇提取物给妊娠豚鼠腹腔或肌内注射，均有引产作用；甘遂的粗制剂对小鼠免疫系统的功能表现为明显的抑制作用；甘遂萜酯A、B有镇痛作用；所含甘遂素A、B有抗白血病的作用。

【文献摘要】

《神农本草经》：“主大腹疝瘕，腹满，面目浮肿，留饮宿食，破症积聚，利水谷道。”

《本草衍义》：“专于行水，攻决为用。”

《珍珠囊》：“味苦气寒，苦性泄，寒胜热，直达水热所结之处，乃泄水之圣药。水结胸中，非此不能除，故仲景大陷胸汤用之，但有毒，不可轻用。”

京大戟 Jingdaji

《神农本草经》

为大戟科多年生草本植物大戟 *Euphorbia pekinensis* Rupr. 的干燥根。主产于江苏、四川、江西、广西等地。秋末或初春采挖。晒干。生用或醋制过用。

【药材特征】呈不规则长圆锥形，略弯曲，常有分枝，长10~20cm，直径可达0.5~2cm，近根头部偶有膨大至4cm。表面灰棕色或灰褐色，粗糙，有纵直沟纹及横生皮孔，顶端常带有茎的残基及芽痕，向下渐细，支根少而扭曲。质坚硬，不易折断，断面纤维性，类白色或棕黄色。气微，味微苦涩。以条粗、断面色白者为佳。

【别名】下马仙、臌胀草、龙虎草、九头狮子草、天平一枝香。

【性味】苦、辛，寒；有毒。

【归经】肺、肾、大肠经。

【功效】泻水逐饮，消肿散结。

【主治】

1. 水肿、臌胀、胸胁停饮　本品泻水逐饮功似甘遂而力稍逊，偏泻脏腑之水湿。《活法机要》治水肿腹水，正气未衰者，用大戟与大枣同煮，去大戟不用，食枣。又如十枣汤（《伤寒论》）、舟车丸（《景岳全书》）等方，均以大戟与甘遂、芫花等逐水药同用，逐水力更峻，以治上述病证。

2. 痈肿疮毒，瘰疬痰核 本品能消肿散结，内服外敷均可。治热毒痈肿疮毒，可鲜品捣烂外敷；治痰火凝聚的瘰疬痰核，可用大戟与鸡蛋同煮，食鸡蛋（内蒙古《中草药新医疗法资料》）。

按语：大戟最早见于《神农本草经》，列为下品。仲景用大戟仅见十枣汤1方次。主治悬饮。方中与甘遂、芫花同用，以直达水饮潴留之处而攻之，配大枣安中而调和诸药。本品苦辛性寒，有毒，入肺、肾、大肠经，尤善泻脏腑之水湿。

【用法用量】煎服或入丸散，仲景方中未注明用量。目前常规用量1.5~3g。入丸、散服，每次1g。外用适量。内服醋制以减低毒性。

【使用注意】体弱及孕妇忌用。反甘草。

【现代研究】

1. 化学成分 主要含大戟苷、生物碱、树胶、树脂等成分。

2. 药理作用 本品乙醚和热水提取物有刺激肠管，引起肠蠕动增强而产生泻下的作用；提取物对妊娠离体子宫有兴奋作用；能扩张毛细血管，对抗肾上腺素的升压作用；并有抑菌、抗病毒、镇静、利尿等作用。

【文献摘要】

《神农本草经》："主十二水，腹满急痛，积聚，中风皮肤疼痛，吐逆。"

《名医别录》："主颈腋痈肿，头痛，发汗，利大小肠。"

《本草正》："性峻烈，善逐水邪痰涎，泻湿热胀满。"

附药 红芽大戟

为茜草科植物红大戟 *knoxia vaierianoides* Thotel et Pitard 的根。又名红大戟、广大戟。性味苦寒。功用与京大戟略同。但京大戟泻下逐水力强，红芽大戟消肿散结力胜。煎汤服，1.5~5g；研末服1g。外用适量。醋制用或生用。虚弱者及孕妇忌用。反甘草。红芽大戟根含游离蒽醌类0.56%、结合性蒽醌类0.25%。

芫花 Yuanhua

《神农本草经》

为瑞香科落叶灌木植物芫花 *Daphne genkwa* Sieb. et Zucc. 的干燥花蕾。主产于河南、安徽、江苏、浙江、四川、山东等地。春季花未开放前采摘，晒干或烘干。生用或醋炙用。

【药材特征】呈棒槌状，稍压扁，多数弯曲，长1~1.7cm，直径约0.3cm。常单朵或3~7朵簇生于一短柄上，基部有1~2片密被黄色绒毛的苞片。花被筒表面淡紫色或灰绿色，密被白色短柔毛，先端4裂，裂片卵形。质柔韧。气微香，味微辛。以花蕾多、紫色、无杂质者为佳。

【别名】头疼花、老鼠花、毒鱼。

【性味】苦、辛，温；有毒。

【归经】肺、脾、肾经。

【功效】泻水逐饮，祛痰止咳，外用杀虫疗疮。

【主治】

1. 胸胁停饮，水肿，臌胀 本品泻水逐饮功似甘遂、京大戟而力稍逊，且以泻胸胁水饮见长，并能祛痰止咳。故可用于胸胁停饮所致的喘咳、胸胁引痛、心下痞鞭及水肿、臌胀等证。常配伍甘遂、京大戟等药物同用，如十枣汤（《伤寒论》）、舟车丸（《景岳全书》）等。近代有用醋炙芫花的粉剂及苯制芫花制成的胶囊或水泛丸，以防治慢性支气管炎，有良效。

2. 头疮、白秃、顽癣 本品外用有杀虫疗疮之功。可单用研末，或配雄黄共研细末，用猪脂调膏外涂。此外，用本品研末，胶和如粥敷之（《备急千金要方》），亦治痈肿。

按语：芫花最早见于《神农本草经》，列为下品。仲景用芫花仅见十枣汤1方次。主治悬饮。仲景之用意在泻水逐饮，急治其标。本品辛苦性温，有毒，入肺、脾、肾经，尤善泻胸胁之水湿。

【用法用量】煎服或入散剂，仲景用量身体强者可用三分之一钱匕，羸者可用六分之一钱匕。目前常规用量1.5~3g。入散剂服，每次0.6~0.9g。一日1次。外用适量。内服宜醋制，以减低毒性。

【使用注意】体虚及孕妇忌用。反甘草。

【鉴别用药】甘遂、京大戟、芫花均为峻下逐水药，具有泻水逐饮之效，作用峻猛，常同用治疗水肿、臌胀、胸胁停饮之证。但甘遂作用最强，其次为京大戟，最弱者为芫花。其中甘遂善行经隧之水湿，大戟偏行脏腑之水湿，芫花以泻胸胁水饮见长，并能祛痰止咳。另外，三者皆有毒，均反甘草；内服时，多醋制，以降低其毒性。

【现代研究】

1. 化学成分 本品主要含芫花酯类、芫花素、羟基芫花素、芹菜素及谷甾醇；另含苯甲酸及刺激性油状物等成分。

2. 药理作用 芫花素能刺激肠黏膜引起剧烈的水泻和腹痛；口服芫花煎剂可引起尿量增加，排钠量亦有增加；醋制芫花的醇或水提取物，对肺炎杆菌、溶血性链球菌、流行性感冒杆菌有抑制作用；水浸液对黄癣菌、大芽孢菌、铁锈色小芽孢菌、星状皮癣菌等多种皮肤真菌有抑制作用；芫花素能引起狗的子宫收缩；此外，芫花还有镇咳、祛痰、镇静、抗惊厥等作用。

【文献摘要】

《神农本草经》：“主咳逆上气，喉鸣喘，咽肿短气，……疝瘕，痈肿，杀虫鱼。”

《名医别录》：“消胸中痰水，喜唾，水肿，五水在五脏皮肤及腰痛，下寒毒、肉毒。”

《本草纲目》：“治水饮痰辟，胁下痛。”“芫花留数年陈久者良。用时以好醋煮数十沸，去醋，以水浸一宿，晒干用，则毒灭也。或以醋炒者次之。”

商陆 Shanglu

《神农本草经》

为商陆科多年生草本植物商陆 *Phytolacca acinosa* Roxb. 或垂序商陆 *Phytolacca amer-*

icana L. 的干燥根。前者主产于河南、安徽、湖北等地；后者主产于山东、浙江、江西等地。秋季至次春采挖，除去须根及泥沙，切成块或片，晒干或阴干。生用或醋制用。

【药材特征】根呈圆锥形，有多数分枝，表面灰黄色或灰棕色，有明显的横向皮孔及纵沟纹。商品药材多为横切或纵切的不规则快片，大小厚薄不等。横切片弯曲翘起，不平，边缘皱缩，直径3~9cm，厚0.2~1cm，外表黄棕色，粗糙，切面黄白色，有多数同心环状突起，习称“罗盘纹”；纵切片卷曲，长4.5~10cm，宽1.5~3cm，表面凸凹不平，木质部呈多数突起的纵条纹，质坚硬，不易折断。气微，味稍甜后微苦，久嚼麻舌。以片大、色白、有粉性、同心环状明显者为佳。

【别名】山萝卜、野萝卜、白母鸡。

【性味】苦，寒；有毒。

【归经】肺、脾、肾、大肠经。

【功效】泻下利水，外用消肿散结。

【主治】

1. 水肿，臌胀　本品苦寒性降，能通利二便而排水湿，以消除肿满。故可用治水肿臌胀，大便秘结，小便不利的水湿肿满实证。单用有效，或以本品煮粥食，或与鲤鱼、赤小豆煮食，或配伍泽泻、茯苓皮、槟榔等药同用，如疏凿饮子（《济生方》）。治水肿，小便不利，亦可将本品捣烂，入麝香少许，贴于脐上，以利水消肿。这是用商陆外治消水肿的方法。

2. 疮痈肿毒　本品外用能消肿散结。治疮疡肿毒，痈肿初起者，可用鲜商陆根，酌加食盐，捣烂外敷，干即换药。

按语：商陆最早见于《神农本草经》，列为下品。仲景用商陆仅见牡蛎泽泻散1方次。主治大病之后，腰以下有水气。仲景用商陆的特点主要体现在泻下利水。牡蛎泽泻散中虽商陆用为佐药，但仍取其峻逐水气，直捣其巢，以行水泻水。

【用法用量】煎服，仲景未详用量。目前常规用量5~10g。外用适量。内服宜醋制，以减低毒性。

【使用注意】孕妇忌用。

【现代研究】

1. 化学成分　本品主要含商陆碱、三萜皂苷、加利果酸、甾族化合物、生物碱和大量硝酸钾等成分。

2. 药理作用　本品煎剂、酊剂、水浸剂均有明显的祛痰作用；生物碱部分有镇咳作用；所含商陆毒素可刺激交感神经，促进胃肠蠕动，并能刺激肠黏膜，引起腹痛、腹泻；其根提取物有利尿作用，有研究表明，本品的利尿作用与剂量有关，小剂量利尿，而大剂量反使尿量减少；煎剂和酊剂对痢疾杆菌、流感杆菌、肺炎双球菌及部分皮肤真菌有不同程度的抑制作用。

【文献摘要】

《神农本草经》：“主水胀，疝瘕，痹。熨除痈肿。”

《日华子本草》：“通大小肠，泻蛊毒，坠胎，熁肿毒，敷恶疮。”

《本草纲目》：“其性下行，专于行水，与大戟、甘遂盖异性而同功。”“其茎叶作

蔬食，亦可治肿疾。”

牵牛子 Qianniuzi

《名医别录》

为旋花科一年生攀缘草本植物裂叶牵牛 *Pharbitis nil*（L.）Choisy 或圆叶牵牛 *Pharbitis purpurea*（L.）Voigt 的干燥成熟种子。表面灰黑色者称黑丑，浅黄色者称白丑，同等使用。全国大部分地区均产，主产于辽宁省。秋季果实成熟、果壳未裂开时将全株割下，晒干，打下种子，除去杂质。生用或炒用。

【药材特征】呈卵状三棱形，似橘瓣，长 0.4~0.8cm，宽 0.3~0.5cm。表面灰黑色或淡黄白色，背面有一条纵沟，腹面棱线的下端有一凹点（种脐）。质硬，横切面可见浅黄色或黄绿色皱缩折叠的子叶，微显油性。气微，味辛、苦，有麻舌感。以果粒饱满、无果壳及杂质者为佳。

【别名】黑白丑、二丑、喇叭花子。

【性味】苦，寒；有毒。

【归经】肺、肾、大肠经。

【功效】泻下逐水，去积杀虫。

【主治】

1. 水肿，臌胀　本品苦寒，其性降泄，既能泻水，又能利尿，可通利二便以排泄水湿，其逐水力虽较甘遂、大戟、芫花稍缓，但仍属峻下逐水之品，以水湿停滞，正气未衰者为宜。治水肿臌胀，二便不利者，可单用研末服之（《备急千金要方》），以小便利为度；禹功散治停饮肿满，以本品与茴香为末，姜汁调服（《儒门事亲》）；病情较重者，可配伍甘遂、京大戟等药同用，以增强泻水逐饮之力，如舟车丸（《景岳全书》）。

2. 痰饮喘咳　本品能泻肺气，逐痰饮，可治肺气壅滞，痰饮咳喘，面目浮肿者，常配伍葶苈子、杏仁、橘皮等药同用，如牵牛子散（《太平圣惠方》卷四十六）；若治小儿肺胀喘满，胸高气急，两肋扇动，陷下作坑，两鼻窍张，闷乱嗽渴，声嗄不鸣，痰涎潮塞，俗云马脾风者，可与大黄、槟榔为末服，如牛黄夺命散（《保婴集》）。

3. 肠胃湿热积滞，大便秘结　本品少用能通大便，去积滞。李杲有牵牛子“少则动大便，多则下水”之说。治肠胃湿热积滞，便秘腹胀，或痢疾里急后重者，常配伍木香、槟榔、枳实等药同用；治大便秘结，则以本品配桃仁，研末蜜丸服（《本草衍义》）；若治食积便秘，可配伍山楂、麦芽等药同用，如山楂化滞丸。

4. 虫积腹痛　本品能去积杀虫，并可借其泻下作用以排出虫体。治蛔虫、绦虫及虫积腹痛者，可配伍槟榔、使君子同用，研末送服，以增强去积杀虫之功。

【用法用量】煎服，3~9g。入丸散服，每次 1.5~3g。

【使用注意】孕妇忌用。不宜与巴豆、巴豆霜同用。

【现代研究】

1. 化学成分　本品主要含牵牛子苷、牵牛子酸甲、没食子酸及生物碱麦角醇、裸麦角碱、喷尼棒麦角碱、异喷尼棒麦角碱、野麦碱等成分。

2. 药理作用 牵牛子苷在肠内遇胆汁及肠液分解出牵牛子素，刺激肠道，增进蠕动，导致强烈的泻下作用，其黑丑、白丑泻下作用无区别；牵牛子苷能加速菊糖在肾脏的排出，故有利尿作用；体外实验，黑丑、白丑对猪蛔虫尚有一定驱虫效果。

【文献摘要】

《名医别录》："主下气，疗脚满水肿，除风毒，利小便。"

《本草纲目》："逐痰消饮，通大肠气秘风秘，杀虫。"

《本草正》："牵牛，古方多为散丸，若用救急，亦可佐群药煎服，然大泄元气，凡虚弱之人须忌之。"

巴豆 Badou

《神农本草经》

为大戟科乔木植物巴豆 *Croton tiglium* L. 的干燥成熟种子。多系栽培，主产于四川、广西、云南、贵州、广东、福建等地。秋季果实成熟，果壳尚未开裂时采摘，晒干，破开果壳，取出种子。用仁或制霜。将巴豆用黏稠米汤浸拌，置日光下暴晒或烘裂，去皮，取净仁，炒焦黑用，为巴豆仁；将净巴豆仁碾碎，用多层吸油纸包裹加热微烘，压榨去油后，碾细过筛用，为巴豆霜。

【药材特征】呈卵圆形，一般具三棱，长 1.8~2.2cm，直径 1.4~2cm。表面灰黄色或灰棕色，略粗糙，具细小点纹，有纵线 6 或 8 条，顶端平截，常有柱头残基，基部有果柄痕。破开果壳，可见 3 室，每室含种子 1 粒。种子呈略扁的椭圆形，长 1.2~1.5cm，直径 0.7~0.9cm，表面棕色或灰棕色，一端有小点状的种脐及种阜的疤痕，另端有微凹的合点，其间有隆起的种脊；外种皮薄而脆，内种皮呈白色薄膜；种仁黄白色，油质。无臭，味辛辣。以个大、饱满、种仁色黄白者为佳；种仁泛油变色者质差。

【别名】巴菽、江子、刚子。

【性味】辛，热；有大毒。

【归经】胃、大肠经。

【功效】峻下冷积，逐水退肿，祛痰利咽，外用蚀疮。

【主治】

1. 寒积便秘 本品辛热，能峻下冷积，开通闭塞，前人喻其有"斩关夺门之功"，为治冷积便秘之代表药。寒邪食积，阻结肠道，大便不通，腹满胀痛，病情急剧，气血未衰者，每用为主药，常配伍大黄、干姜制丸服，如三物备急丸（《金匮要略》）。

2. 腹水臌胀 取本品强烈的泻下作用以消腹水。可用巴豆、杏仁炙黄为丸服（《补缺肘后方》）。近代用本品配绛矾、神曲为丸，即含巴绛矾丸，治疗晚期血吸虫病肝硬化腹水。

3. 喉痹痰阻及寒实结胸 本品能祛除痰涎痰以利呼吸。治喉痹痰涎壅塞气道，呼吸急促，甚至窒息欲死者，可单用巴豆，去皮，线穿纳入喉中，牵出即苏；或与白矾同炒，待矾为细末，水调灌服或将末吹入喉中，促使吐出痰涎。近代治白喉及喉炎引

起喉梗阻，用巴豆霜吹入喉部，引起呕吐，排出痰涎，使梗阻症状得以解除。治痰涎壅塞、胸膈窒闷、肢冷汗出之寒实结胸者，常配伍贝母、桔梗同用，如三物小白散（《伤寒论》）。此外，小儿乳食停积、痰多惊悸者，可用本品以消积、祛痰。如儿科成药保赤散（《全国中药成药处方集》），即以巴豆霜与天南星、朱砂、六神曲同用，巴豆药性虽峻，然此方用量极轻（6 个月至 1 岁小儿成药用量为 0.09g，巴豆霜为总药量的 1/7），这是峻药轻投的用药方法。

4. 痈肿脓成未溃及疥癣恶疮　本品局部外用有促使痈肿溃破及蚀疮作用。治痈肿脓成未溃者，常配伍乳香、没药、木鳖子等熬膏外敷，以蚀腐皮肤，促进破溃排脓；治恶疮，可单用本品炸油，以油调雄黄、轻粉末，外涂疮面即可。治疥癣，可用巴豆仁捣泥，加雄黄和匀，外擦患处。

按语：巴豆最早见于《神农本草经》，列为下品。仲景用巴豆仅见于三物小白散 1 方次。主治寒实结胸。仲景用巴豆的特点主要体现在温寒逐饮。如治寒实结胸之三物小白散，巴豆大辛大热，药性刚猛，攻寒逐饮，用之与桔梗、贝母配伍可开胸中结滞而消痰，组成散剂以峻下寒实邪气。

【用法用量】入丸散服，仲景用量为一分。目前常规用量每次 0.1~0.3g。外用适量，研末涂患处，或捣烂以纱布包擦患处。内服宜用巴豆霜，以减低毒性。

【使用注意】孕妇及体虚者忌用。畏牵牛子。传统认为巴豆得热则助泻，得冷则止泻，故服后泻下不止者，用黄连、绿豆煎汤冷服解之或食冷粥以缓解；服后欲泻不泻者，可服热粥以助药力。

【现代研究】

1. 化学成分　主要含巴豆油 34%~57%，其中含巴豆油酸和甘油酯。油中尚含巴豆醇二酯和多种巴豆醇三酯。此外，还含巴豆素、巴豆苷、生物碱等成分。

2. 药理作用　巴豆油外用，对皮肤有强烈刺激作用。口服半滴至 1 滴，即能产生口腔、咽及胃黏膜的烧灼感及呕吐；短时期内可产生剧烈水泻，伴有剧烈腹痛和里急后重；巴豆煎剂对金黄色葡萄球菌、白喉杆菌、绿脓杆菌、流感杆菌等均有不同程度的抑制作用；巴豆油有镇痛及促血小板凝集作用；巴豆提取物对小鼠腹水型癌与艾氏腹水癌有明显抑制作用；巴豆油、巴豆树酯和巴豆醇酯类有弱性致癌活性。

【文献摘要】

《神农本草经》：“破症瘕结聚，坚积，留饮痰癖，大腹水胀，荡涤五脏六腑，开通闭塞，利水谷道，去恶肉。”

《本草拾遗》：“主症癖，痃气，痞满，腹内积聚，冷气血块，宿食不消，痰饮吐水。”

《本草通玄》：“巴豆禀阳刚雄猛之性，有斩关夺门之功，气血未衰，积邪坚固者，诚有神功，老羸衰弱之人，轻妄投之，祸不旋踵。巴豆、大黄，同为攻下之剂，但大黄性冷，腑病多热者宜之；巴豆性热，脏病多寒者宜之。故仲景治伤寒传里恶热者，多用大黄。东垣治五积属脏者，多用巴豆。”

千金子 Qianjinzi

《开宝本草》

为大戟科二年生草本植物续随子 *Euphorbia lathyris* L. 的干燥成熟种子。主产于河北、河南、浙江、四川等地。夏秋间果实成熟时采割地上部分，晒干，打下种子，再晒干，除去杂质。去油制霜用。制霜方法：去壳取仁，碾碎，置蒸器内蒸透，用吸油纸包裹压去油，即成千金子霜。

【药材特征】呈椭圆形或倒卵形，长约 5mm，直径约 4mm。表面灰棕色或灰褐色，具不规则网状皱纹，网孔凹陷处灰黑色，形成细斑点。一侧有纵沟状种脊，顶端为突起的合点，下端为线形种脊，基部有类白色突起的种阜或具脱落后的疤痕。种皮薄脆，种仁白色或黄白色，富油质。气微，味辛。

【别名】续随子、千两金、联步、菩萨豆。

【性味】辛，温；有毒。

【归经】肝、肾、大肠经。

【功效】泻下逐水，破血消症。

【主治】

1. 水肿、臌胀 本品泻下逐水作用甚为峻烈，且能利尿，宜于二便不利之水肿实证。单用有效，或配伍大黄，酒水为丸服，或配伍防己、槟榔、葶苈子、桑白皮等行气利水药同用，以增强逐水消肿之功，如续随子丸（《证治准绳》）。

2. 症瘕、经闭 本品能破瘀血，消症瘕，通经脉。治症瘕痞块者，可配轻粉、青黛为末，糯米饭黏合为丸服，如续随子丸（《圣济总录》）；治瘀血经闭者，可配伍川芎、红花等活血调经药同用。

此外，本品尚有攻毒杀虫作用，外用可治顽癣、恶疮肿毒、疣赘及毒蛇咬伤。

【用法用量】内服，制霜入丸散服，1~2g。外用适量，捣烂敷患处。

【使用注意】体虚及孕妇忌用。

【现代研究】

1. 化学成分 种子主要含脂肪油 40%~50%，油中分离出千金子甾醇、巨大戟萜醇-20-棕榈酸酯等，含萜的酯类化合物。又含白瑞香素、续随子素、马栗树皮苷等成分。

2. 药理作用 种子中的脂肪油，新鲜时无色，无味，但很快变恶臭而有强烈辛辣味，对胃肠有刺激，可产生峻泻，其作用强度为蓖麻油的三倍，致泻成分为千金子甾醇；所含的瑞香素对金黄色葡萄球菌、大肠杆菌、福氏痢疾杆菌及绿脓杆菌的生长有抑制作用；此外，瑞香素尚具有镇痛作用。

【文献摘要】

《开宝本草》："主妇人血结月闭，症瘕痃癖瘀血，蛊毒……心腹痛，冷气胀满；利大小肠。"

《本草纲目》："续随子与大戟、泽漆、甘遂茎叶相似，主疗亦相似，其功皆长于利

水，惟在用之得法，亦皆要药也。”

《本草经疏》：“续随子，味辛气温，而其性有毒，实攻击克伐之药也。长于解蛊毒，以致腹痛胀满，攻积聚，下恶滞物及散痰饮。至于妇人月闭、症瘕、痃癖、瘀血，大小肠不利诸病，则各有成病之由，当求其本而治，不宜概施。盖此药之用，乃以毒攻毒之功也。”

第四章　利水渗湿药

凡以通利水道、渗利水湿、治疗水湿内停病证为主要作用的药物，称为利水渗湿药。

本章药物味多甘淡，性平或寒凉，主入膀胱、小肠经。有利水消肿，利尿通淋，利湿退黄等作用。主要用于水肿、小便不利、淋证、黄疸、湿疮、泄泻、带下、湿温、湿痹等水湿内停的多种病证。

根据其性味特点，本章药物分为利水消肿药、利尿通淋药及利湿退黄药三类。

临床主治时，须根据不同病证，选择相应药物，并作适当配伍。如水肿骤起兼表证，配宣肺发汗药；水肿日久脾肾阳虚，配温补脾肾药；热淋、湿温、黄疸、泄泻、疮疹等，与清热药配伍；热伤血络致尿血，与凉血止血药配伍；湿痹，与祛风湿药配伍。

因气行则水行，气滞则水停，故本章药物又常与行气药配伍，以提高疗效。

本章药物易耗伤津液，对阴虚津伤，肾虚遗精遗尿者，应慎用或忌用。

本章中仲景主治利水渗湿药共18味药，其中茯苓、猪苓、泽泻、薏苡仁、茵陈蒿等均为临床常用药，连轺、生梓白皮、白鱼、戎盐、乱发等现临床已不常用，仲景用连轺、生梓白皮仅在麻黄连轺赤小豆汤中用1方次，取其清热利湿；白鱼仅在滑石白鱼散中用1方次，取其利尿通淋；乱发在滑石白鱼散和猪膏发煎中各用1方次，戎盐在茯苓戎盐方中用1方次，皆用其利尿通淋。

歌诀：诸药性味，淡渗利湿，
利水通淋，消肿退黄。
水肿痰饮可用，淋证黄疸宜选。
阴亏津少不宜用，水肿属虚当慎用。

第一节　利水消肿药

本类药物味多甘淡，性平或寒凉，多入小肠、肺、肾、膀胱经。淡能利水渗湿，服药后能使小便通畅，尿量增多。具有利水消肿作用，用于水湿内停所致的水肿、小便不利，以及泄泻、痰饮等证。

茯苓 Fuling

《神农本草经》

为多孔菌科真菌茯苓 *Poria cocos*（Schw.）Wolf 的干燥菌核。寄生于松科植物赤松或马尾松等树根上。野生或栽培，主产于云南、安徽、湖北、河南、四川等地。产云南者称“云苓”，质较优。多于7~9月采挖。挖出后除去泥沙，堆置“发汗”后，摊开晾至表面干燥，再“发汗”，反复数次至现皱纹、内部水分大部散失后，阴干，称为“茯苓个”。取之浸润后稍蒸，及时切片，晒干；或将鲜茯苓按不同部位切制，阴干，生用。

【药材特征】茯苓个：呈类球形、椭圆形、扁圆形或不规则团块，大小不一。外皮薄粗糙，棕褐色至黑褐色，有明显的皱缩纹理。体重，质坚实，断面颗粒性，有的具裂隙，外层淡棕色，内部白色，少数淡红色，有的中间抱有松根。无臭，味淡，嚼之粘牙。

茯苓皮：为削下的茯苓外皮，形状大小不一。外面棕褐色至黑褐色，内面白色或淡棕色。质较松软，略具弹性。

茯苓块：为去皮后切制的茯苓，呈块片状，大小不一。白色、淡红色或淡棕色。

赤茯苓：将棕红色或淡红色部分切成块状或片状。

白茯苓：切去赤茯苓后的白色部分。

【别名】云苓、白茯苓。

【性味】甘、淡，平。

【归经】心、脾、肾经。

【功效】利水消肿，渗湿，健脾，宁心。

【主治】

1. 水肿　本品味甘而淡，甘则能补，淡则能渗，药性平和，既可祛邪，又可扶正，利水而不伤正气，实为利水消肿之要药。可用治寒热虚实各种水肿。治疗水湿内停所致之水肿、小便不利，常与泽泻、猪苓、白术、桂枝等同用，如《伤寒论》中的五苓散；治脾肾阳虚水肿，可与附子、生姜同用，如《伤寒论》中的真武汤；用于水热互结，阴虚小便不利水肿，与滑石、阿胶、泽泻合用，如《伤寒论》中的猪苓汤。

2. 痰饮　本品善渗泄水湿，使湿无所聚，痰无由生，可治痰饮之目眩心悸，配以桂枝、白术、甘草同用，如《金匮要略》中的苓桂术甘汤；若饮停于胃而呕吐者，多和半夏、生姜合用，如《金匮要略》中的小半夏加茯苓汤。

3. 脾虚泄泻　本品能健脾渗湿而止泻，尤宜于脾虚湿盛泄泻，可与山药、白术、薏苡仁同用，如参苓白术散（《太平惠民和剂局方》）；茯苓味甘，善入脾经，能健脾补中，常配以人参、白术、甘草，治疗脾胃虚弱，倦怠乏力，食少便溏，如四君子汤（《太平惠民和剂局方》）。

4. 心悸，失眠　本品益心脾而宁心安神。常用治心脾两虚，气血不足之心悸，失眠，健忘，多与黄芪、当归、远志同用，如归脾汤（《济生方》）；若心气虚，不能藏神，惊恐而不安卧者，常与人参、龙齿、远志同用，如安神定志丸（《医学心悟》）。

按语：茯苓最早见于《神农本草经》，列为上品。仲景在《伤寒论》和《金匮要略》中用茯苓共计35方次。用于治疗利水渗湿，如治“小便不利”之五苓散、猪苓汤等。用于健脾和胃，仲景在侯氏黑散、薯蓣丸等方中用茯苓配人参、当归等，有健脾益胃、补气血生化之源之旨。用于宁心安神，如酸枣仁汤治疗“虚烦不得眠”；茯苓甘草汤治疗“心下悸”；小半夏加茯苓汤治疗“眩悸”等。茯苓淡而能渗，甘而能补，能泻能补，两得其宜之药也。利水湿以治水肿小便不利，化痰饮以治咳嗽、痰湿入络之证，健脾胃而能止泻止带，宁心神治惊悸失眠。药性平和，无伤正气之弊，以其既能扶正，又能祛邪，故脾虚湿盛，正虚邪实之证尤为适宜。

纵观仲景用茯苓，变化多在用量，凡治奔豚、消渴者量重，如茯苓桂枝甘草大枣汤治奔豚用半斤，茯苓泽泻汤治消渴亦用半斤；治小便不利者一般用三~四两，如苓桂术甘汤用四两，真武汤用三两；入养阴剂中则量小，如猪苓汤用一两，酸枣仁汤用二两。

【用法用量】煎服。仲景最大量为半斤，最小量为三分，另有两方标为十八铢、六铢。目前常规用量9~15g。

【使用注意】虚寒精滑者忌服。仲景用茯苓诸方中，仅茯苓桂枝甘草汤注明“先煮茯苓”，意在加强利水排邪之力。

【现代研究】

1. 化学成分 本品含β-茯苓聚糖，占干重约93%，另含茯苓酸、蛋白质、脂肪、卵磷脂、胆碱、组氨酸、麦角甾醇等。

2. 药理作用 茯苓有利尿、镇静、抗肿瘤、降血糖、增加心肌收缩力的作用；有增强免疫功能的作用；有护肝作用；能降低胃液分泌、对胃溃疡有抑制作用。

【文献摘要】

《神农本草经》：“主胸胁逆气，忧恚惊邪恐悸，心下结痛，寒热，烦满，咳逆，口焦舌干，利小便。久服安魂、养神、不饥、延年。”

《世补斋医书》：“茯苓一味，为治痰主药，痰之本，水也，茯苓可以行水。痰之动，湿也，茯苓又可行湿。”

附药 茯苓皮 茯神

1. 茯苓皮 为茯苓菌核的黑色外皮。性味同茯苓。功效利水消肿。主治长于行皮肤水湿，多治皮肤水肿。用量15~30g。

2. 茯神 为茯苓菌核中间带有松根的部分。性味同茯苓。功效宁心安神，主治专治心神不安、惊悸、健忘等。用量同茯苓。

猪苓 Zhuling

《神农本草经》

为多孔菌科真菌猪苓 *Polyporus umbellatus*（Pers.）Fries 的干燥菌核。寄生于桦树、

枫树、柞树的根上。主产于陕西、山西、河北、河南、云南等地。春、秋二季采挖，去泥沙，晒干。切片入药，生用。

【药材特征】本品呈条形、类圆形或扁块状，有的有分枝，长 5～25cm，直径 2～6cm。表面黑色、灰黑色或棕黑色，皱缩或有瘤状突起。体轻，质硬，断面类白色或黄白色，略呈颗粒状。气微，味淡。

【别名】朱苓、豨苓、猪茯苓、野猪粪。

【性味】甘、淡，平。

【归经】肾、膀胱经。

【功效】利水消肿，渗湿。

【主治】

水肿，小便不利，泄泻　本品甘淡渗泄，利水作用较强，用于水湿停滞的各种水肿，单味主治即可取效。如《子母秘录》治妊娠从脚至腹肿，小便不利，及《杨氏产乳方》治通身肿满，小便不利，皆单用一味猪苓为末，热水调服以治；治疗水湿内停所致之水肿、小便不利，常与泽泻、茯苓、白术等同用，如四苓散（《明医指掌》）；治肠胃寒湿，濡泻无度，常与肉豆蔻、黄柏同用，如猪苓丸（《圣济总录》）。猪苓药性沉降，入肾、膀胱经，善通利水道，配生地、滑石、木通等，治热淋，小便不通，淋沥涩痛，如十味导赤汤（《医宗金鉴》）。

按语：猪苓最早见于《神农本草经》，列为中品。仲景在《伤寒论》和《金匮要略》中用猪苓共计 4 方次。用于利水渗湿，如猪苓汤治肺热津伤，水邪互结；猪苓散治胃中停饮，上逆胸膈；五苓散治太阳膀胱气化不行，水饮内停，三方中均用猪苓利水渗湿。猪苓利水渗湿之功较茯苓为胜，但无健脾、宁心等作用，是与茯苓不同之处。

【用法用量】煎服，仲景最大量为一两，最小量为三分，另有一方标为十八铢。目前常规用量 6～12g。

【使用注意】无水湿者忌服。仲景有 3 方中猪苓“去皮”用。

【现代研究】

1. 化学成分　本品含猪苓葡聚糖Ⅰ、甾类化合物、游离及结合型生物素、粗蛋白等。

2. 药理作用　本品的利尿机制是抑制肾小管对水及电解质的重吸收。本品尚有抗肿瘤、防治肝炎、促进免疫及抗菌作用。

【文献摘要】

《神农本草经》：“主痎疟、解毒……利水道。”

《本草纲目》：“开腠理，治淋、肿、脚气，白浊，带下，妊娠子淋，胎肿，小便不利。”并谓“开腠理，利小便，与茯苓同功。但入补药不如茯苓也。”

泽泻 Zexie

《神农本草经》

为泽泻科植物泽泻 *Alisma orientalis*（Sam.）Juzep. 的干燥块茎。主产于福建、四川、江西等地。冬季茎叶开始枯萎时采挖，洗净，干燥，除去须根及粗皮，以水润透切片，晒干。麸炒或盐水炒用。

【药材特征】本品呈类球形、椭圆形或卵圆形，长2~7cm，直径2~6cm。表面黄白色或淡黄棕色，有不规则的横向环状浅沟纹及多数细小突起的须根痕，底部有的有瘤状芽痕。质坚实，断面黄白色，粉性，有多数细孔。气微，味微苦。

【别名】建泽泻。

【性味】甘，寒。

【归经】肾、膀胱经。

【功效】利水消肿，渗湿，泄热。

【主治】

1. 水肿，小便不利，泄泻　本品淡渗，其利水作用较强，治疗水湿停蓄之水肿，小便不利，常和茯苓、猪苓、桂枝配用，如《伤寒论》中的五苓散；泽泻能利小便而实大便，治脾胃伤冷，水谷不分，泄泻不止，与厚朴、苍术、陈皮配用，如胃苓汤（《丹溪心法》）；本品泻水湿，行痰饮，常治痰饮停聚，清阳不升之头目昏眩，配白术同用，如《金匮要略》中的泽泻汤。

2. 淋证，遗精　本品性寒，既能清膀胱之热，又能泄肾经之虚火，下焦湿热者尤为适宜。故用治湿热淋证，常与木通、车前子等药同用；对肾阴不足，相火偏亢之遗精、潮热，则与熟地黄、山茱萸、牡丹皮同用，如六味地黄丸（《小儿药证直诀》）。

按语：泽泻最早见于《神农本草经》，列为上品。仲景在《伤寒论》和《金匮要略》中用泽泻共计8方次，主要治疗太阳病，膀胱蓄水证、黄疸症等。泽泻性味甘寒，入肾、膀胱，功专利水道、渗水湿，为治疗水湿为患的常用要药。且性属寒凉，有除热之能，既能用治湿热之症，复可配合主治以泄肾经之相火。如五苓散证有“微热”症，猪苓汤有“发热”症，茵陈五苓散主治湿热黄疸等，证明泽泻有泄热之功。

【用法用量】煎服，仲景最大量为半斤，最小量为一两。仲景用泽泻，凡用于祛水邪者量重，用于泄热者量轻。目前常规用量5~10g。

【使用注意】肾虚精滑者忌服。前人认为泽泻“利水而不伤阴”甚而有“补阴不足”之说，实皆根于六味丸而来。唯泽泻利水力佳，实有伤阴之可能，更无补阴之效用，张景岳谓“补阴不利水，利水不补阴”，可资参考，故临床应尚须注意。

【鉴别用药】茯苓与泽泻均能利水渗湿，作用广泛，故往往配伍主治。然茯苓能泻能补，兼有健脾宁心之效，而泽泻性偏于寒，泻而无补，专用于渗利水道。

【现代研究】

1. 化学成分　本品主要含泽泻萜醇A、B、C，挥发油，生物碱，天门冬素，树脂等。

2. 药理作用　本品有利尿作用，能增加尿量，增加尿素与氯化物的排泄，对肾炎患者利尿作用更为明显；有降压、降血糖作用，还有抗脂肪肝作用；对金黄色葡萄球菌、肺炎双球菌、结核杆菌有抑制作用。

【文献摘要】

《药性论》：“主肾虚精自出，治五淋，利膀胱热，宣通水。”

《本草要略》："除湿通淋，止渴，治水肿，止泻痢，以猪苓佐之。"

《本草纲目》："渗湿热，行痰饮，止呕吐、泻痢、疝痛、脚气。"

薏苡仁 Yiyiren

《神农本草经》

为禾本科植物薏苡 *Coix lacryma-jobi* L. var. *ma-yuen*（Roman.）Stapf 的干燥成熟种仁。我国大部分地区均产，主产于福建、河北、辽宁等地。秋季果实成熟时采割植株，晒干，打下果实，再晒干，除去外壳、黄褐色种皮及杂质，收集种仁。生用或炒用。

【药材特征】本品呈宽卵形或长椭圆形，长 4~8mm，宽 3~6mm。表面乳白色，光滑，偶有残存的黄褐色种皮。一端钝圆，另端较宽而微凹，有一淡棕色点状种脐。背面圆凸，腹面有 1 条较宽而深的纵沟。质坚实，断面白色，粉性。气微，味微甜。

【别名】苡米、苡仁。

【性味】甘、淡，凉。

【归经】脾、胃、肺经。

【功效】利水消肿，渗湿，健脾，除痹，清热排脓。

【主治】

1. 水肿，小便不利，脚气 本品淡渗甘补，既利水消肿，又健脾补中。常用于脾虚湿盛之水肿腹胀、小便不利，多与茯苓、白术、黄芪等药同用；治水肿喘急，如《独行方》与郁李仁汁煮饭服食；治脚气浮肿可与防己、木瓜、苍术同用。

2. 脾虚泄泻 本品能渗除脾湿，健脾止泻，尤宜治脾虚湿盛之泄泻，常与人参、茯苓、白术等合用，如参苓白术散（《太平惠民和剂局方》）。

3. 湿痹拘挛 薏苡仁渗湿除痹，能舒筋脉，缓和拘挛。常用治湿痹而筋脉挛急疼痛者，与独活、防风、苍术同用，如薏苡仁汤（《类证治裁》）；若治风湿久痹，筋脉挛急，用薏苡仁煮粥服，如薏苡仁粥（《食医心镜》）；本品药性偏凉，能清热而利湿，配杏仁、白豆蔻、滑石，可治湿温初起或暑湿邪在气分，头痛恶寒，胸闷身重者，如三仁汤（《温病条辨》）。

4. 肺痈，肠痈 本品清肺肠之热，排脓消痈。治疗肺痈胸痛，咳吐脓痰，常与苇茎、冬瓜仁、桃仁等同用，如苇茎汤（《备急千金要方》）；治肠痈，可与附子、败酱草、丹皮合用，如《金匮要略》中的薏苡附子败酱散。

按语：薏苡仁最早见于《神农本草经》，列为上品。仲景在《伤寒论》和《金匮要略》中用薏苡仁共计 3 方次，用于祛湿舒筋除痹，如治疗"病者一身尽疼，发热，日晡所剧者"之麻黄杏仁薏苡甘草汤，方中用甘淡微寒的薏苡仁，以祛风湿、止痹痛、兼以清热；又如治疗"胸痹挛急"之薏苡附子散。用于清热消痈排脓，如治疗"肠内有痈脓"之薏苡附子败酱散。本品甘淡微寒，入肺脾肾经，渗湿、健脾是其两大功能。利水渗湿以治小便不利，除湿利痹以治湿滞痹痛，且能健脾止泻，又有排脓消痈之效，性属和平，渗而不峻，补而不腻。乃清补淡渗之品，唯药力和缓，且质地较重，故用量须倍于他药。

【用法用量】煎服，仲景最大量为 15 两，最小量为 10 分。目前常规用量 9～30g。清利湿热宜生用，健脾止泻宜炒用。

【使用注意】津液不足者慎用。

【鉴别用药】茯苓与薏苡仁，均为甘淡平和之药，渗湿健脾之品，唯茯苓兼入心经，具有宁心安神作用，又可用于化除痰饮；薏苡仁则具排脓消痈之效，又为治湿痹常用之药也。

【现代研究】

1. 化学成分 本品含脂肪油，薏苡仁酯，薏苡仁内酯，薏苡多糖 A、B、C 和氨基酸、维生素 B_1 等。

2. 药理作用 薏苡仁煎剂、醇及丙酮提取物对癌细胞有明显抑制作用；薏苡仁内酯对小肠有抑制作用；其脂肪油能使血清钙、血糖量下降，并有解热、镇静、镇痛作用。

【文献摘要】

《神农本草经》："主筋急拘挛，不可屈伸，风湿痹，下气。"

《本草纲目》："薏苡仁，阳明药也，能健脾益胃。虚则补其母，故肺痿、肺痈用之。筋骨之病，以治阳明为本，故拘挛筋急、风痹者用之。土能胜水除湿，故泄泻、水肿用之。"

赤小豆 chixiaodou

《神农本草经》

豆科本草植物赤小豆 *Phaseolus calcartus* Roxb. 或赤豆 *Phaseolus angularis* Wight 的成熟种子，晒干，生用。

【药材特征】赤小豆：呈长圆形而稍扁，长 5～8mm，直径 3～5mm。表面紫红色，无光泽或微有光泽；一侧有线形突起的种脐，偏向一端，白色，约为全长 2/3，中间凹陷成纵沟；另侧有 1 条不明显的棱脊。质硬，不易破碎，子叶 2，乳白色。无臭，味微甘。

赤豆：呈短圆柱形，两端较平截或钝圆，直径 4～6mm。表面暗棕红色，有光泽，种脐不突起。

【别名】野赤豆、杜赤豆、饭赤豆。

【性味】甘、酸，平。

【归经】心、小肠经。

【功效】利水消肿，利湿退黄，消肿排脓。

【主治】

1. 水肿，脚气 本品性善于下行，通利水道，使水湿下泄而消肿，故适用于水肿胀满、脚气浮肿等症。可单味煎服，或与猪苓、泽泻、茯苓皮等药配伍同用。

2. 湿热黄疸 本品能清热利湿退黄，用于湿热黄疸轻症，可与麻黄、连翘、桑白皮等同用。

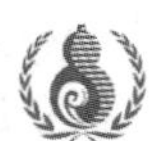

3. 疮疡肿痛　本品能消肿排脓，故可用于疮疡肿毒之症，可配赤芍、连翘等煎汁内服，亦可配芙蓉叶、陈小粉，研末外敷。

按语：赤小豆最早见于《神农本草经》，列为中品。仲景在《伤寒论》和《金匮要略》中用赤小豆共计3方次。用于利湿退黄，如麻黄连轺赤小豆汤治“寒瘀热在里，身必发黄。”用于解毒排脓，如赤小豆当归散治“目赤如鸠眼，七八日目四眦黑；若能食者，脓已成者”或治“下血，先血后便”。

【用法用量】煎服，仲景最大量为一升，最小量为一分。目前常规用量9~30g。外用适量。

【使用注意】尿多之人不宜食用。在赤小豆当归散方中赤小豆后注明“浸，令芽出，曝干”。

【现代研究】

1. 化学成分　本品含糖类、三萜皂苷、钙、磷、铁、硫胺素、核黄素、烟酸等。

2. 药理作用　本品有降血糖、血钙、血压作用，尚有抑制胰蛋白酶、诱发排卵作用。

【文献摘要】

《名医别录》：“主寒热，热中，消渴，止泻，利小便，吐逆，卒澼，下胀满。”

《药性论》：“消热毒痈肿，散恶血不尽、烦满。治水肿，皮肌胀满；捣薄涂痈肿上；主小儿急黄，烂疮，取汁令洗之；能令人美食；末与鸡子白调涂热毒疮肿；通气，健脾胃。”

《本草经疏》：“凡水肿、胀满、泄泻，皆湿气伤脾所致，小豆健脾燥湿，故主下水肿胀满，止泻，利小便也。”

泽漆 Zeqi

《神农本草经》

为大戟科植物泽漆 *Euphorbia helioscopia* L. 的干燥全草。我国大部分地区均有分布。多为野生。4~5月开花时采收。除去根及泥沙，晒干，生用。

【药材特征】一年生草本。根纤细，长7~10cm，直径3~5mm，下部分枝。茎直立，单一或自基部多分枝，分枝斜展向上，高10~30（50）cm，直径3~5（7）mm，光滑无毛。叶互生，倒卵形或匙形，长1~3.5cm，宽5~15mm，先端具牙齿，中部以下渐狭或呈楔形；总苞叶5枚，倒卵状长圆形，长3~4cm，宽8~14mm，先端具牙齿，基部略渐狭，无柄；总伞幅5枚，长2~4cm；苞叶2枚，卵圆形，先端具牙齿，基部呈圆形。花序单生，有柄或近无柄；总苞钟状，高约2.5mm，直径约2mm，光滑无毛，边缘5裂，裂片半圆形，边缘和内侧具柔毛；腺体4，盘状，中部内凹，基部具短柄，淡褐色。雄花数枚，明显伸出总苞外；雌花1枚，子房柄略伸出总苞边缘。蒴果三棱状阔圆形，光滑，无毛；具明显的三纵沟，长2.5~3.0mm，直径3~4.5mm；成熟时分裂为3个分果爿。种子卵状，长约2mm，直径约1.5mm，暗褐色，具明显的脊网；种阜扁平状，无柄。花果期4~10月。

【别名】猫儿眼睛草、五点草、五灯头草。

【性味】辛、苦，微寒。有毒。

【归经】大肠、小肠、肺经。

【功效】利水消肿，化痰止咳，解毒散结。

【主治】

1. 水肿证 本品苦寒降泄，有较强的利水消肿作用。治通身浮肿，腹水胀满，与赤小豆、茯苓、鲤鱼等同用，如泽漆汤（《备急千金要方》）。

2. 咳喘证 本品辛宣苦降，有宣肺降气，化痰止咳之功。常用于痰饮喘咳，与半夏、生姜、桂枝等同用，如《金匮要略》中的泽漆汤；用于肺热咳喘，可与桑白皮、地骨皮等同用。

3. 瘰疬，癣疮 泽漆有化痰散结，解毒消肿的作用。用于瘰疬，常单味熬成膏，以椒、葱、槐枝煎汤洗净患处，再搽此膏，亦可配伍浙贝母、夏枯草、牡蛎等用；用于癣疮，如《卫生易简方》单味为末，油调搽之。

按语：泽漆最早见于《神农本草经》，列为下品。仲景在《伤寒论》和《金匮要略》中用泽漆共计1方次，主要用于化痰止咳。如泽漆汤方中以泽漆为君药，旨在逐饮化痰以治咳喘。

【用法用量】煎服，仲景最大量为三斤，目前常规用量为5~10g。仲景在方中注明“泽漆三斤，以东流水五斗，煮取一斗五升”，再纳余药于“泽漆汁中，煮取五升，温服”。提示泽漆内服入汤剂宜先煎，可降低毒性。外用适量。

【使用注意】本品苦寒降泄，易伤脾胃，脾胃虚寒者及孕妇慎用。本品有毒，不宜过量或长期使用。

【现代研究】

1. 化学成分 泽漆含槲皮素-5，3-二-D-半乳糖苷、泽漆皂苷、丁酸、泽漆醇、β-二氢岩藻甾醇、葡萄糖、果糖。

2. 药理作用 本品有降血糖、血钙、血压作用，对结核杆菌、金黄色葡萄球菌、绿脓杆菌、伤寒杆菌有抑制作用，能抑制支气管腺体中酸性黏多糖合成和使痰量减少。

3. 不良反应 泽漆的乳状汁液对皮肤、黏膜有很强的刺激性。接触皮肤可致发红，甚至发炎溃烂。如误服鲜草或乳白汁液后，口腔、食管、胃黏膜均可发炎、糜烂，有灼痛、恶心、呕吐、腹痛、腹泻水样便，严重者可致脱水，甚至出现酸中毒。但泽漆小鼠灌胃125g/kg亦未致死。临床用其煎液内服，即使剂量大至150g/天，也未见明显毒性反应，可能因有毒成分不溶于水。个别报道仅有口干、胃部不适、上腹疼痛等轻度反应，但仅占服药者的6.89%。临床使用，宜从小量开始，逐步加量，达到安全有效的用药目的。

【文献摘要】

《神农本草经》：“主皮肤热，大腹水气，四肢面目浮肿。”

《医林纂要》：“泻肺降气，行水去热。”

《植物名实图考》：“煎熬为膏，敷无名肿毒。”

椒目 Jiaomu

为芸香科植物花椒 *Zanthoxylum bungeanum* Maxim. 或青椒 *Zanthoxylum schinifolium* Sieb. et Zucc. 的干燥种子。9~10 月果实成熟时采摘，待果实开裂，果皮与种子分开时，取出种子。筛去灰屑，拣去杂质，炒出汗（油）用。

【药材特征】椒目，草本植物多分枝；干燥的种子呈卵圆形或类球形，直径 3~5mm，表面黑色有光泽，有时表皮已脱落，露出黑色网状纹理。种皮质坚硬，剥离后，可见乳白色的胚乳及子叶，气香，味辛辣。

【别名】川椒目。

【性味】苦、辛，寒；有毒。

【归经】脾、膀胱经。

【功效】利水消肿，祛痰平喘。

【主治】用于治疗水肿胀满、痰饮咳喘、不能平卧，常与防己、葶苈子、茯苓配伍。

按语：仲景用椒目仅已椒苈黄丸 1 方次，用于利水消肿。本方主治“腹满，口舌干燥”，方中用辛宣苦泄的椒目，旨在行水利尿、除胀满，导水从小便而出。

【用法用量】煎汤，仲景原方用量一两。目前常规用量 2~5g；研末，1.5g；或制成丸、片、胶囊剂。外用：适量，研末，醋调敷。

【使用注意】阴虚火旺者慎服。

【现代研究】

1. 化学成分　本品含脂肪酸、挥发油、氨基酸和微量元素等。

2. 药理作用　本品有镇痛、抑菌作用。

【文献摘要】

《药性论》：“椒气下达，故椒目能治肾虚耳鸣。”

《本草述》：“椒目治喘，似于水气之喘更为得宜，他如相火上逆之喘，反为禁药，盖其补命门之阳，与椒谅无大异也。”

《长沙药解》：“椒目，泄水消满，《金匮》已椒苈黄丸用之治肠间有水气腹满者，以其泄水而消胀也。”

冬瓜皮 Dongguapi

《开宝本草》

为葫芦科植物冬瓜 *Benincasa hispida*（Thunb.）Cogn. 的干燥外层果皮。全国大部分地区有产。均为栽培。夏末初秋果实成熟时采收。食用冬瓜时，洗净，削取外层的果皮，切块或宽丝，晒干，生用。

【药材特征】本品为不规则的碎片，常向内卷曲，大小不一。外表面灰绿色或黄白色，被有白霜，有的较光滑不被白霜；内表面较粗糙，有的可见筋脉状维管束。体轻，质脆。无臭，味淡。

【别名】白瓜皮、白东瓜皮。

【性味】甘，凉。

【归经】脾、小肠经。

【功效】利水消肿，清热解暑。

【主治】

1. 水肿 本品味甘，药性平和，善于利水消肿。用于治水肿，如《湖南药物志》以本品配五加皮、姜皮，煎服；若治体虚浮肿，如（《浙江药用植物志》）用冬瓜皮、赤小豆、红糖适量。煮烂，食豆服汤。

2. 暑热证 本品性凉，有清热解暑的作用。用于治夏日暑热口渴，小便短赤，如（《四川中药志》）冬瓜皮、西瓜皮等量，煎水代茶饮；若治暑湿证，可与生薏苡仁、滑石、扁豆花等同用。

按语：冬瓜果实亦能利水消肿。《杨氏家藏方》冬瓜丸，治水肿喘满，以冬瓜去瓤，加入赤小豆，用泥封固，火煨，去泥，焙干，研末制丸，冬瓜子汤送服。

【用法用量】煎服，15~30g。

【使用注意】因营养不良而致之虚肿慎用。

【现代研究】

1. 化学成分 本品含蜡类及树脂类物质、烟酸、胡萝卜素、葡萄糖、果糖、蔗糖、有机酸，另含维生素 B_1、维生素 B_2、维生素 C。

2. 药理作用 本品有利尿作用。冬瓜皮还可用于催乳。

【文献摘要】

《滇南本草》："止渴，消痰，利小便。"

《药性切用》："行皮间水湿，善消肤肿。"

《本草再新》："走皮肤，去湿追风，补脾泻火。"

玉米须 Yumixu

《滇南本草》

为禾本科植物玉蜀黍 *Zea mays* L. 的花柱及柱头。全国各地均有栽培。玉米上浆时即可采收，但常在秋后剥取玉米时收集。除去杂质，鲜用或晒干生用。

【药材特征】高大的一年生栽培植物。秆粗壮，直立，高 1~4m，通常不分枝，基部节处常有气生根。叶片宽大，线状披针形，边缘呈波状皱褶，具强壮之中脉。在秆顶着生雄性开展的圆锥花序；雄花序的分枝三棱状，每节有 2 雄小穗，1 无柄，1 有短柄；每 1 雄小花含 2 小花；颖片膜质，先端尖；外稃及内稃均透明膜质；在叶腋内抽出圆柱状的雌花序，雌花序外包有多数鞘状苞片，雌小穗密集成纵行排列于粗壮的穗轴上，颖片宽阔，先端圆形或微凹，外稃膜质透明。

【别名】玉蜀黍须、蜀黍须、包谷须。

【性味】甘，平。

【归经】膀胱、肝、胆经。

【功效】利水消肿，利湿退黄。

【主治】

1. 水肿　本品甘淡渗泄，功专利水渗湿消肿。治疗水肿，小便不利，可单用玉米须大剂量煎服；或与泽泻、冬瓜皮、赤小豆等利水药同用；亦可治脾虚水肿，与白术、茯苓等相伍；本品归膀胱经，利水而通淋，尤宜于膀胱湿热之小便短赤涩痛，可单味大量煎服，亦可与车前草、珍珠草等同用；用于石淋，如《贵阳市秘方验方》中以本品单味煎浓汤顿服，也可与海金沙、金钱草等同用。

2. 黄疸　本品能利湿而退黄，药性平和，故阳黄或阴黄均可用。可单味大剂量煎汤服，亦可与金钱草、郁金、茵陈等配用。

【用法用量】煎服，30~60g。鲜者加倍。

【使用注意】煮食去苞须；不作药用时勿服。

【现代研究】

1. 化学成分　本品含有脂肪油、挥发油、树胶样物质、树脂、苦味糖苷、皂苷、生物碱及谷甾醇、苹果酸、柠檬酸等。

2. 药理作用　玉米须有较强的利尿作用，还能抑制蛋白质的排泄；有促进胆汁分泌、降低其黏稠度及胆红素含量、增加血中凝血酶原含量及血小板数，加速血液凝固的作用；并有降压作用。

【文献摘要】

《滇南本草》："宽肠下气。治妇人乳结红肿，乳汁不通，红肿疼痛，怕冷发热，头痛体困。"

《岭南采药录》："又治小便淋沥砂石，苦痛不可忍，煎汤频服。"

葫芦 Hulu

《日华子本草》

为葫芦科植物瓢瓜 *Lagenaria siceraria*（Molina）Standl. var. *depressa*（Ser.）Hara 的干燥果皮。全国大部分地区均有栽培。秋季采收，打碎，除去果瓤及种子，晒干，生用。

【药材特征】一年生草质藤本攀缘植物，有软毛；卷须 2 裂。果实光滑，初绿色，后变白色或黄色，长数十厘米，中间缢细，下部大于上部；种子白色，倒卵状椭圆形，顶端平截或有 2 角。新鲜的葫芦皮嫩绿，果肉白色。

【别名】匏瓜、甜瓠、腰舟、瓠匏、蒰姑、葫芦瓜。

【性味】甘，平。

【归经】肺、肾经。

【功效】利水消肿。

【主治】

1. 水肿　本品味淡气薄，功专利水道而消肿，用于面目浮肿，大腹水肿，小便不利证，如《简便方》用本品烧灰存性，用酒或开水送服，亦可与猪苓、茯苓、泽泻等同用。

2. 淋证 本品利水而通淋，配伍滑石、木通、车前子等，用于热淋；配萹蓄、白茅根、小蓟等，可用于血淋。

此外，葫芦还可利湿而退黄，用治黄疸，可与茵陈蒿、栀子、金钱草等同用。

【用法用量】煎服，15~30g。鲜者加倍。

【使用注意】中寒者忌服。

【现代研究】

1. 化学成分 葫芦含葡萄糖、戊聚糖、木质素等。

2. 药理作用 葫芦煎剂内服有显著利尿作用。

【文献摘要】

《滇南本草》："通淋，除心肺烦热。"

《本草再新》："利水，治腹胀，黄疸。"

香加皮 Xiangjiapi

《中药志》

为萝藦科植物杠柳 *Periploca sepium* Bge. 的干燥根皮。主产于山西、河南、河北、山东等地。春、秋二季采挖根部，剥取根皮，晒干。除去杂质洗净，润透，切片晒干，生用。

【药材特征】本品呈卷筒状或槽状，少数呈不规则的块片状，长3~10cm，直径1~2cm，厚0.2~0.4cm。外表面灰棕色或黄棕色，栓皮松软常呈鳞片状，易剥落。内表面淡黄色或淡黄棕色，较平滑，有细纵纹。体轻，质脆，易折断，断面不整齐，黄白色。有特异香气，味苦。

【别名】北五加皮、羊奶藤、羊桃梢、羊奶子、杠柳皮。

【性味】辛、苦，温。有毒。

【归经】肝、肾、心经。

【功效】利水消肿，祛风湿，强筋骨。

【主治】

1. 水肿，小便不利 本品有利水消肿作用，治疗水肿，小便不利，与陈皮、大腹皮、茯苓皮等配用，如五皮饮（《陕甘宁青中草药选》）。

2. 风湿痹证 本品辛散苦燥，祛风湿、强筋骨，为治风湿痹证常用之药。用于风湿闭阻，关节拘挛疼痛，常与穿山龙、白鲜皮等同用；若筋骨痿软行迟，则与怀牛膝、木瓜、巴戟天等配用治疗。

【用法用量】煎服，3~6g。浸酒或入丸、散，酌量。

【使用注意】本品有毒，服用不宜过量。

【现代研究】

1. 化学成分 本品含十余种苷类化合物，其中最主要的是强心苷，有杠柳毒苷和香加皮苷A、B、C、D、E、F、G、K等。此外还有4-甲氧基水杨醛。

2. 药理作用 本品具有强心、升压、抗癌作用；有增强呼吸系统功能作用；有抗炎及杀虫作用。

3. 不良反应 香加皮有较强毒性，较小剂量注射即可引起蟾蜍、小鼠死亡；兔、犬静脉注射可使血压先升后降，呼吸麻痹而于数分钟内死亡。北五加皮粗苷家鸽最小致死量为（2.62±0 11）mg/kg。据临床报道，服用北五加皮后致中毒者并不少见，主要表现为严重心律失常，说明北五加皮其毒性反应与洋地黄类药物相似。胃肠道反应，如恶心呕吐，是过量的早期表现。中毒防治，主要是严格区分五加皮与香加皮，不能混淆，主治香加皮时要严格控制剂量，不过量服用。

【文献摘要】

《四川中药志》："镇痛，除风湿。治风寒湿痹，脚膝拘挛，筋骨疼痛。"

《陕甘宁青中草药选》："祛风湿，壮筋骨，强腰膝。"

蝼蛄 Lougu

《神农本草经》

为蝼蛄科昆虫华北蝼蛄（北方蝼蛄）*Gryllotalpa unispina* Saussure 和非洲蝼蛄（南方蝼蛄）*Gryllotalpa africana* palisot et Besurois. 的虫体。前者主产于华北；后者主产于江苏、浙江、广东、福建。夏、秋间捕捉。用沸水烫死，除去翅足，晒干，生用；或烘至黄褐色用。

【药材特征】体长圆形，淡黄褐色或暗褐色，全身密被短小软毛。雌虫体长约3cm，雄虫略小。头圆锥形，前尖后钝，头的大部分被前胸板盖住。触角丝状，长度可达前胸的后缘，第1节膨大，第2节以下较细。复眼1对，卵形，黄褐色；复眼内侧的后方有较明显的单眼3个。口器发达，咀嚼式。前胸背板坚硬膨大，呈卵形，背中央有1条下陷的纵沟，长约5mm。翅2对，前翅革质，较短，黄褐色，仅达腹部中央，略呈三角形；后翅大，膜质透明，淡黄色，翅脉网状，静止时蜷缩折叠如尾状，超出腹部。足3对，前足特别发达，基节大，圆形，腿节强大而略扁，胫节扁阔而坚硬，尖端有锐利的扁齿4枚，上面2个齿较大，且可活动，因而形成开掘足，适于挖掘洞穴、隧道之用。后足腿节大，在胫节背侧内缘有3~4个能活动的刺，腹部纺锤形，背面棕褐色，腹面色较淡，呈黄褐色，末端2节的背面两侧有弯向内方的刚毛，最末节上生尾毛2根，伸出体外。

身体呈黑褐色，上面长着层又短又有丝光的毛，体长4~5cm。它短短的前腿长着铲形的脚爪，适于快速挖掘。蝼蛄的翅膀短而坚硬，能长距离飞行。

成虫体长30~35mm，灰褐色，腹部色较浅，全身密布细毛。头圆锥形，触角丝状。前胸背板卵圆形，中间具一明显的暗红色长心脏形凹陷斑。前翅灰褐色，较短，仅达腹部中部。后翅扇形，较长，超过腹部末端。腹末具1对尾须。前足为开掘足，后足胫节背面内侧有4个距，别于华北蝼蛄。卵初产时长2.8mm，孵化前4mm，椭圆形，初产乳白色，后变黄褐色，孵化前暗紫色。若虫共8~9龄，末龄若虫体长25mm，体形与成虫相近。

【别名】拉拉蛄、土狗。

【性味】咸，寒。

【归经】膀胱、大肠、小肠经。

【功效】利水消肿，通淋。

【主治】

1. 水肿证 本品性善下行，具有较强的利水消肿作用，并有通利大便之功。多用于头面浮肿，大腹水肿，小便不利之实证，单用有效，也可配其他药用。如半边散（《普济方》），以本品烘用，与大戟、芫花、甘遂、大黄为末，用淡竹叶、天冬煎汤送服。

2. 淋证 本品利尿以通淋，可治淋证。尤宜于石淋作痛，如《本草图经》以之配盐，烘干为末，酒送服。

【用法用量】煎服，6~9g。研末服，每次3~5g。外用适量。

【使用注意】本品下行，通利之功较强，气虚体弱者及孕妇忌用。

【现代研究】

1. 化学成分 非洲蝼蛄含有17种氨基酸，其中含谷氨酸最多、其次是丙氨酸、亮氨酸、天冬氨酸。

2. 药理作用 蝼蛄粉混悬液灌胃，对家兔不能证实其利尿作用。用蝼蛄粉末长期喂兔和小鼠，未见中毒现象。

【文献摘要】

《日华子本草》："治恶疮，水肿，头面肿。"

《本草纲目》："利大小便，通石淋，治瘰疬，鲠骨。"

第二节 利尿通淋药

本类药物大多苦寒，或甘淡性寒，主入膀胱、肾经。善走下焦，功能清利下焦湿热，利尿通淋。多用治小便短赤、热淋、血淋、石淋、膏淋及小便混浊等病证。

滑石 Huashi

《神农本草经》

为硅酸盐类矿物滑石族滑石，主含含水硅酸镁[$Mg_3\cdot(Si_4O_{10})\cdot(OH)_2$]，主产于山东、江西、山西、辽宁等地。全年可采。采挖后，除去泥沙及杂石，洗净，砸成碎块，研粉用，或水飞晾干用。

【药材特征】滑石是一种常见的硅酸盐矿物，它非常软并且具有滑腻的手感。滑石一般呈块状、叶片状、纤维状或放射状，颜色为白色、灰白色，并且会因含有其他杂质而带各种颜色。

【别名】液石、共石、脱石、番石、画石。

【性味】甘、淡，寒。

【归经】膀胱、肺、胃经。

【功效】利尿通淋，清热解暑，收湿敛疮。

【主治】

1. 热淋，石淋，尿热涩痛　滑石性滑利窍，寒则清热，故能清膀胱湿热而通利水道，是治淋证常用药，若湿热下注之小便不利，热淋及尿闭等，常与木通、车前子、瞿麦等同用，如八正散（《太平惠民和剂局方》）；若用于石淋，可与海金沙、金钱草、木通等配用。

2. 暑湿，湿温　本品甘淡而寒，既能利水湿，又能解暑热，是治暑湿之常用药。若暑热烦渴，小便短赤，可与甘草同用，即六一散（《伤寒标本》）；若湿温初起及暑温夹湿，头痛恶寒，身重胸闷，脉弦细而濡，则与薏苡仁、白蔻仁、杏仁等配用，如三仁汤（《温病条辨》）。

3. 湿疮，湿疹，痱子　本品外用有清热收湿敛疮作用。治疗湿疮，湿疹，可单用或与枯矾、黄柏等为末，撒布患处；治痱子，则可与薄荷、甘草等配合制成痱子粉外用。

按语：滑石最早见于《神农本草经》，列为上品。仲景在《伤寒论》和《金匮要略》中用滑石共计6方次，主要用于清热利水，如猪苓汤治“脉浮发热，渴欲引水，小便不利”；蒲灰散治“小便不利，茎中痛，小腹刺痛”。

【用法用量】煎服，仲景最大用量为六两，最小用量为三分，另有2方未注明用量。目前常规用量10~20g。宜包煎。外用适量。

【使用注意】脾虚、热病伤津及孕妇忌用。

【现代研究】

1. 化学成分　本品含硅酸镁、氧化铝、氧化镍等。

2. 药理作用　本品有吸附和收敛作用，对伤寒杆菌、甲型副伤寒杆菌有抑制作用。

3. 不良反应　滑石在直肠、阴道或创面等处可引起肉芽肿，滑石粉又常用作避孕器具及会阴的撒布剂，常如此主治，其卵巢癌发生率比不用者约高3倍。故滑石不宜久服与久用。

【文献摘要】

《神农本草经》：“主身热泄澼，女子乳难，癃闭，利小便，荡胃中积聚寒热。”

《本草纲目》：“滑石利窍，不独小便也。上能利毛腠之窍，下能利精溺之窍。盖甘淡之味，先入于胃，渗走经络，游溢精气，上输于肺，下通膀胱。肺主皮毛，为水之上源。膀胱司津液，气化则能出。故滑石上能发表，下利水道，为荡热燥湿之剂。”

通草 Tongcao

《本草拾遗》

为五加科植物通脱木 *Tetrapanax papyriferus*（Hook.）K. Koch 的干燥茎髓。主产于贵州、云南、四川、台湾、广西等地。多为栽培。秋季割取茎，裁成段，趁鲜时取出茎髓，理直，晒干。切片，生用。

【药材特征】本品呈圆柱形，长 20~40cm，直径 1~2.5cm。表面白色或淡黄色，有浅纵沟纹。体轻，质松软，稍有弹性，易折断，断面平坦，显银白色光泽，中部有直径 0.3~1.5cm 的空心或半透明的薄膜，纵剖面呈梯状排列，实心者少见。无臭，无味。

【别名】通花根、大通草、白通草、方通、泡通。

【性味】甘、淡，微寒。

【归经】肺、胃经。

【功效】利尿通淋，通气下乳。

【主治】

1. 淋证，水肿 本品气寒味淡而体轻，入太阴肺经，引热下降而利小便，既通淋，又消肿。尤宜于热淋之小便不利，淋沥涩痛，与冬葵子、滑石、石韦同用，如通草饮子（《普济方》）；用于石淋，可与金钱草、海金沙等同用；用于血淋，可与石韦、白茅根、蒲黄等同用；用于水湿停蓄之水肿证，可配猪苓、地龙、麝香，共研为末，米汤送服，如通草散（《小儿卫生总微论方》）。

2. 产后乳汁不下 本品入胃经，通胃气上达而下乳汁。且味甘淡，多用于产后乳汁不畅或不下，与穿山甲、甘草、猪蹄同用，如通乳汤（《杂病源流犀烛》）。

按语：通草最早见于《本草拾遗》。仲景在《伤寒论》和《金匮要略》中用通草共计 2 方次，主要用于通利血脉，如当归四逆汤和当归四逆加吴茱萸生姜汤，均用通草配桂枝、当归、吴茱萸治疗“手足厥寒，脉细欲绝”之血虚或久寒寒厥。

【用法用量】煎服，仲景用量为二两，目前常规用量 3~5g。

【使用注意】孕妇慎用。

【现代研究】

1. 化学成分 本品含肌醇、多聚戊糖、葡萄糖、半乳糖醛酸及谷氨酸等 15 种氨基酸，尚含钙、镁、铁等 21 种微量元素。

2. 药理作用 通草有利尿作用，并能明显增加尿钾排出量；有促进乳汁分泌等作用；有一定调节免疫和抗氧化的作用。

【文献摘要】

《日华子本草》：“明目，退热，催生，下胞，下乳。”

《医学启源》：“通阴窍涩不利，利小便，除水肿，癃闭，五淋。”

瞿麦 Qumai

《神农本草经》

为石竹科植物瞿麦 *Dianthus superbus* L. 和石竹 *Dianthus chinensis* L. 的干燥地上部分。全国大部分地区有分布，主产于河北、河南、辽宁、江苏等地。夏、秋二季花果期采割，除去杂质，晒干，切段生用。

【药材特征】茎圆柱形，上部有分枝，长 30~60cm；表面淡绿色或黄绿色，光滑无毛，节明显，略膨大，断面中空。叶对生，多皱缩，展平叶片呈条形至条状披针形。

枝端具花及果实，花萼筒状，长 2.7~3.7cm；苞片 4~6 片，宽卵形，长约为萼筒的 1/4；花瓣棕紫色或棕黄色，卷曲，先端深裂成丝状。蒴果长筒形，与宿萼等长。种子细小，多数。无臭，味淡。

石竹：萼筒长 1.4~1.8cm，苞片长约为萼筒的 1/2；花瓣先端浅齿裂。

【别名】石竹子花、十样景花、洛阳花。

【性味】苦，寒。

【归经】心、小肠经。

【功效】利尿通淋，破血通经。

【主治】

1. 淋证　本品苦寒泄降，能清心与小肠火，导热下行，有利尿通淋之功，为治淋常用药。尤以热淋最为适宜。常与萹蓄、木通、车前子同用，如八正散（《太平惠民和剂局方》）；治小便淋沥有血，则与栀子、甘草等同用，如立效散（《太平惠民和剂局方》）；治石淋，与石韦、滑石、冬葵子配伍，如石韦散（《症治汇补》）。

2. 闭经，月经不调　本品能破血通经。对于血热瘀阻之经闭或月经不调尤宜，常与桃仁、红花、丹参、赤芍等同用。

按语：最早见于《神农本草经》，列为中品。仲景在《伤寒论》和《金匮要略》中用瞿麦共计 2 方次，主要用于利水通淋，如治疗“小便不利”的栝楼瞿麦丸。方中瞿麦旨在渗湿利水，以逐膀胱癃结之水而使小便自利，为治疗淋证的常用药物。用于破血通经，如治疗“症瘕”“疟母”的鳖甲煎丸，方中用瞿麦，一取利水道，二取入血分，行血脉、散瘀滞的作用。

【用法用量】煎服，仲景最大用量为一两，最小用量为二分，目前常规用量 9~15g。

【使用注意】孕妇忌服。

【现代研究】

1. 化学成分　瞿麦含花色苷、水杨酸甲酯、丁香油酚、维生素 A 样物质、皂苷、糖类。

2. 药理作用　本品有利尿作用，其穗作用较茎强；还有兴奋肠管、抑制心脏、降低血压、影响肾血容积、抑菌作用。

【文献摘要】

《日华子本草》：“催生，治月经不通，破血块，排脓。”

《本草备要》：“降心火，利小肠，逐膀胱邪热，为治淋要药。”

石韦 Shiwei

《神农本草经》

为水龙骨科植物庐山石韦 *Pyrrosia sheareri*（Bak.）Ching 和石韦 *Pyrrosia lingua*（Thunb.）Farwell 或有柄石韦 *Pyrrosia petiolosa*（Christ）Ching 的干燥叶。各地普遍野

生。主产于浙江、湖北、河北等地。全年均可采收。除去根茎及根，拣去杂质，洗去泥沙，晒干或阴干，切段，生用。

【药材特征】多年生草本，高 13~30cm。根茎细长，横走，密被深褐色披针形的鳞片；根须状，深褐色，密生鳞毛。叶疏生；叶柄长 6~15cm，略呈四棱形，基部有关节，被星状毛；叶片披针形、线状披针形或长圆状披针形，长 7~20cm，宽 1.5~3cm，先端渐尖，基部渐狭，略下延，全缘，革质，上面绿色，有细点，疏被星状毛或无毛，下面密被淡褐色星芒状毛，主脉明显，侧脉略可见，细脉不明显。

【别名】小石韦、飞刀剑、石皮、石剑、石兰、金茶匙。

【性味】甘、苦，微寒。

【归经】肺、膀胱经。

【功效】利尿通淋，清肺止咳，凉血止血。

【主治】

1. 淋证 本品药性寒凉，清利膀胱而通淋，兼可止血，尤宜于血淋。对膀胱湿热见小便淋沥涩痛诸淋者，也常主治。用于血淋，与当归、蒲黄、芍药同用，如石韦散；用于热淋，如《太平圣惠方》以本品与滑石为末服；用于石淋，如《古今录验》石韦散，与滑石为末，用米饮或蜜冲服。

2. 肺热咳喘 石韦入肺经，清肺热，止咳喘。用于肺热咳喘气急，可与鱼腥草、黄芩、芦根等同用。

3. 血热出血 石韦既止血又凉血，故对血热妄行之吐血、衄血、尿血、崩漏尤为适合。可单用或随证配伍侧柏叶、栀子、丹参等同用。

按语：石韦最早见于《神农本草经》，列为中品。仲景在《金匮要略》中用石韦仅见于鳖甲煎丸 1 方次。鳖甲煎丸治疗“疟母”，其病机为瘀血阻结、挟有水饮内停，因石韦其性善降泻，利水消肿，故用于本方中。

【用法用量】煎服，仲景用量为三分，注要“去毛”用之。目前常规用量 6~12g。

【使用注意】阴虚及无湿热者忌服。

【现代研究】

1. 化学成分 石韦含 β-谷甾醇、芒果苷、异芒果苷、延胡索酸等。

2. 药理作用 本品对金黄色葡萄球菌、变形杆菌、大肠杆菌等有不同程度的抑制作用，有抗病毒、镇咳、祛痰作用。

【文献摘要】

《神农本草经》：“主劳热邪气，五癃闭不通，利小便水道。”

《本草纲目》：“主崩漏金疮，清肺气。”

冬葵子 Dongkuizi

《神农本草经》

为锦葵科植物冬葵 *Malva verticillata* L. 的干燥成熟种子。多为栽培。全国各地均有产。夏、秋二季种子成熟时采收。除去杂质，阴干，生用或捣碎用。

【药材特征】本品呈扁球状盘形，直径4~7mm，外被膜质宿萼。宿萼钟状，黄绿色或黄棕色，有的微带紫色，先端5齿裂，裂片内卷，其外有条状披针形的小苞片3片。果梗细短。果实由分果瓣10~12枚组成，在圆锥形中轴周围排成1轮，分果类扁圆形，直径1.4~2.5mm，表面黄白色或黄棕色，具隆起的环向细脉纹。种子肾形，棕黄色或黑褐色。气微，味涩。

【别名】葵子、葵菜子。

【性味】甘、涩，凉。

【归经】大肠、小肠、膀胱经。

【功效】利尿通淋，下乳，润肠。

【主治】

1. 淋证　本品甘寒滑利，有利尿通淋之功。用于热淋，与石韦、瞿麦、滑石等同用，如石韦散《证治汇补》；用于血淋及妊娠子淋，如《备急千金要方》本品单味用；用于石淋，与海金沙、金钱草、鸡内金等同用。本品质滑，通关格，利小便消水肿。用于水肿胀满，小便不利，配猪苓、泽泻、茯苓等同用；若治关格胀满，大小便不通，如《肘后备急方》以本品单味为末服。

2. 乳汁不通、乳房胀痛　本品滑润利窍，有通乳汁之功。用于产后乳汁不通，乳房胀痛可与穿山甲、王不留行等同用。

3. 便秘　冬葵子质润滑利，润肠而通便。用于肠燥便秘证，可与郁李仁、杏仁、桃仁等同用。

按语：冬葵子最早见于《神农本草经》，列为上品。仲景在《金匮要略》中用冬葵子仅1方次。用于滑窍利水。但凡用之即突出其滑窍而开癃闭，利水而泄膀胱，兼走前后二阴之功。方中以冬葵子为君，专治“妊娠有水气，身重小便不利，洒淅恶寒，起即头眩”之妇人水气病证，确有泄水利窍而不伤胎气，渗湿利水而不碍走水之妙。

【用法用量】煎服，仲景原方用量为一斤，制散后每服“方寸”。目前常规用量3~9g。

【使用注意】本品寒润滑利，脾虚便溏者与孕妇慎用。

【现代研究】

化学成分　本品含脂肪油、蛋白质及锌、铁、锰、磷等10种微量元素。

【文献摘要】

《名医别录》：“疗妇人乳难内闭。”

《得配本草》：“滑肠达窍，下乳滑胎，消肿，通关格，利二便。”

车前子 Cheqianzi

《神农本草经》

为车前科多年生草本车前 *Plantago asiatica* L. 或平车前 *Plantago depressa* Willd. 的干燥成熟种子。主产于黑龙江、辽宁、吉林、河北等地。夏、秋二季种子成熟时采收。生用或盐水炙用。

【药材特征】本品呈椭圆形、不规则长圆形或三角状长圆形，略扁，长约2mm，宽约1mm。表面黄棕色至黑褐色，有细皱纹，一面有灰白色凹点状种脐。质硬。气微，味淡。

大车前：种子类三角形或斜方形，粒小，长0.88~1.60mm，宽0.55~0.90mm。表面棕色或棕褐色，腹面隆起较高，脐点白色，多位于腹面隆起的中央或一端。

平车前：种子长椭圆形，稍扁，长0.90~1.75mm，宽0.60~0.98mm。表面黑桂冠色或棕色，背面略隆起，腹面较平坦，中央有明显的白色凹点关种脐。

均以粒大、均匀饱满、色棕红者为佳。

【别名】车轮菜、车轱辘菜、猪耳朵穗子。

【性味】甘，微寒。

【归经】肾、肝、肺、小肠经。

【功效】利尿通淋，渗湿止泻，清肝明目，清肺化痰。

【主治】

1. 热淋，水肿，小便不利 本品甘寒滑利，尤善清热利尿通淋，为治热淋要药。治热淋，常配滑石、木通等同用，如八正散；水肿、小便不利，兼热者尤宜，多与茯苓、猪苓等同用。

2. 暑湿泄泻 本品能利水湿，分清浊而止泻。善治大肠湿盛而小便不利之水泻，可单用研末，米汤送服；或与白术、茯苓等同用。

3. 目赤肿痛，目暗昏花 本品性寒入肝经，善于清肝明目，治肝经风热之目赤肿痛，与菊花、决明子等同用；肝肾不足之目暗昏花、视物不清，常配熟地黄、菟丝子等，如驻景丸。

4. 肺热咳嗽痰多 本品能清肺化痰以止咳。常配瓜蒌、黄芩等同用。

按语：车前子最早见于《神农本草经》，列为上品。本品甘寒滑利降泄，归肾、肝、肺经。入肾以清热利尿通淋，善治热淋及水肿兼热；利小便而实大便，利水湿分清浊而止泻，擅治湿盛之水泻；又入肝而清肝明目，虚实目疾均可配用；还入肺以清肺化痰止咳，治肺热咳嗽痰多。

【鉴别用药】滑石与车前子均能利水通淋，渗湿止泻，治疗淋证水肿、小便不利，因其性寒清热，故尤宜于热淋涩痛、小便短赤；暑湿泄泻或湿热泄泻，常相须为用，且入汤剂皆宜包煎。但滑石能清解暑热，外用祛湿敛疮。车前子能清肝明目，清肺化痰。

【用法用量】煎服，10~15g。宜包煎。

【现代研究】

1. 化学成分 本品主含车前子酸、车前苷、黏液质等。

2. 药理作用 本品有显著利尿、排石作用；有镇咳、祛痰作用；对各种杆菌和葡萄球菌有抑制作用。

【文献摘要】

《药品化义》："车前子，主下降，味淡入脾，渗热下行。主治痰泻、热泻，胸膈烦热，周身湿痹。水道利则清浊分，脾斯健矣。"

附药 车前草

为车前的全草。性味功用同车前子。且能清热解毒，止血。用于痈疮肿毒，热痢，血热出血等。内服或用鲜品捣烂外敷。煎服，10~30g。鲜品加倍。外用适量。

川木通 Chuanmutong

《神农本草经》

为毛茛科植物小木通 *Clematis armatis* Franch. 或绣球藤 *Clematis Montana* Buch Ham. 的干燥藤茎。主产于四川、湖北、湖南、陕西、贵州等地，春、秋二季采收，晒干。切片，生用。

【药材特征】小木通的干燥茎呈细圆柱形，长 30~60cm，直径 0.8~2cm。外皮红棕色或灰黄色，多呈撕裂状，易与木质部剥离，有纵条纹，节部膨大，有叶柄及侧枝脱落的痕迹；木质部淡黄褐色或黄白色。体轻质硬，不易折断，断面呈放射形的裂片状，导管孔排列较致密，髓部明显。气弱，味苦。

绣球藤的干燥茎呈圆柱形，长 60~100cm，直径 1.5~3cm。外皮黄棕色，常有剥落起层的皮片，并有纵条纹；节部稍膨大。体轻，质坚韧，断面有放射状纹理及多数排列整齐的导管孔。气微弱，味微苦。以条粗、色黄白者为佳。

【别名】淮通、淮木通、小木通。

【性味】淡、苦，寒。

【归经】心、肺、小肠、膀胱经。

【功效】清热利尿，通经下乳。

【主治】

1. 热淋，水肿脚气 本品苦寒，清泄小肠和膀胱湿热。治热淋，小便淋沥涩痛，常配车前子、滑石等，如八正散；治水肿脚气，常配猪苓、槟榔等，如木通散。

2. 口舌生疮，心烦尿赤 本品性寒入心、小肠经，能清心火，尤善治心火上炎之口舌生疮，或心火下移小肠之心烦尿赤，与生地黄、竹叶等同用，如导赤散。

3. 血瘀闭经，产后乳少 本品治血瘀经闭，可配红花、桃仁等；产后乳汁不通或乳少，可配王不留行、穿山甲等，或与猪蹄炖汤服。

此外，能清湿热，利血脉，通关节。治湿热痹痛，多配秦艽、防己等。

【用法用量】煎服，3~6g。

【现代研究】

1. 化学成分 本品主含苷元、鞣质、脂肪油等。

2. 药理作用 本品有利尿、强心作用，对痢疾杆菌、伤寒杆菌均有抑制作用。

附药 关木通

为马兜铃科东北马兜铃 *Aristolochia manshuriensis* Kom. 的干燥藤茎。苦，寒。归心、小肠、膀胱经。功能清热利尿通淋，通经下乳。适用于热淋，口舌生疮，经闭乳少，湿热痹痛等症。煎服，3~6g。用 60g 水煎服，可致急性肾功能衰竭。现已用川木通替代使用。

萹蓄 Bianxu

《神农本草经》

为蓼科植物萹蓄 *Polygonum aviculare* L. 的干燥地上部分。全国大部分地区均产，主产于河南、四川、浙江、山东、吉林、河北等地。野生或栽培。夏季叶茂盛时采收。割取地上部分，除去杂质，切断，晒干，生用。

【药材特征】本品茎呈圆柱形而略扁，有分枝，长 15~40cm，直径 0.2~0.3cm。表面灰绿色或棕红色，有细密微突起的纵纹；节部稍膨大，有浅棕色膜质的托叶鞘，节间长约 3cm；质硬，易折断，断面髓部白色。叶互生，近无柄或具短柄，叶片多脱落或皱缩、破碎，完整者展平后呈披针形，全缘，两面均呈棕绿色或灰绿色。无臭，味微苦。

【别名】萹蓄草。

【性味】苦，微寒。

【归经】膀胱经。

【功效】利尿通淋，杀虫止痒。

【主治】

1. 淋证 本品性微寒，入膀胱经，清利下焦湿热。多用于热淋、石淋，常与木通、瞿麦、车前子同用，如八正散；用于血淋，与大蓟、小蓟、白茅根等同用。

2. 虫证，湿疹，阴痒 本品苦能燥湿，微寒清热，又善“杀三虫”。用治蛔虫病、蛲虫病、钩虫病。用时宜煎汤空腹服，以提高疗效。治蛔虫腹痛，面青，如《药性论》以单味浓煎服用；治小儿蛲虫，下部痒，如《食医心镜》单味水煎，空腹饮之，还可用本品煎汤，熏洗肛门；用于湿疹、湿疮、阴痒等证，可单味煎水外洗，亦可配伍地肤子、蛇床子、荆芥等煎水外洗。

【用法用量】煎服，9~15g。鲜者加倍。外用适量。

【使用注意】脾虚者慎用。

【现代研究】

1. 化学成分 本品含槲皮素、萹蓄苷、槲皮苷、咖啡酸、绿原酸、钾盐、硅酸等。

2. 药理作用 本品有显著的利尿作用；有驱蛔虫、蛲虫及缓下作用；对葡萄球菌、福氏痢疾杆菌、绿脓杆菌及多种皮肤真菌均有抑制作用；可促进血液凝固，增强子宫张力；有降压作用。

【文献摘要】

《神农本草经》：“主浸淫疥瘙，疽痔，杀三虫。”

《本草汇言》：“利湿热，通小便之药也。”

地肤子 Difuzi

《神农本草经》

为藜科植物地肤 *Kochia scoparia*（L.）Schrad 的成熟果实。全国大部分地区有产。

秋季果实成熟时采收植株，晒干，打下果实，除去杂质，生用。

【药材特征】本品呈扁球状五角星形，直径 1~3mm。外被宿存花被，表面灰绿色或浅棕色，周围具膜质小翅 5 枚，背面中心有微突起的点状果梗痕及放射状脉纹 5~10 条；剥离花被，可见膜质果皮，半透明。种子扁卵形，约 1mm，黑色。气微，味微苦。

【别名】扫帚菜子、扫帚子、千条子、笤帚苗子。

【性味】辛、苦，寒。

【归经】肾、膀胱经。

【功效】利尿通淋，清热利湿，止痒。

【主治】

1. 淋证　本品苦寒降泄，能清利湿热而通淋，故用于膀胱湿热，小便不利，淋沥涩痛之证，常与木通、瞿麦、冬葵子等同用，如地肤子汤。

2. 阴痒带下，风疹，湿疹　本品能清除皮肤中之湿热与风邪而止痒。治疗风疹，湿疹，常与白鲜皮、蝉蜕、黄柏等同用；若下焦湿热，外阴湿痒者，可与苦参、龙胆草、白矾等煎汤外洗患处；治湿热带下，可配黄柏、苍术等煎服。

【用法用量】煎服，9~15g。外用适量。

【使用注意】《本草备要》："恶螵蛸。"

【现代研究】

1. 化学成分　本品含三萜皂苷、脂肪油、维生素 A 类物质。

2. 药理作用　本品对多种皮肤真菌均有不同程度的抑制作用，可抑制单核巨噬系统的吞噬功能及迟发型超敏反应（DTH）。

【文献摘要】

《神农本草经》："主膀胱热，利小便。"

《滇南本草》："利膀胱小便积热，洗皮肤之风，疗妇人诸经客热，清利胎热，妇人湿热带下用之良。"

海金沙 Haijinsha

《嘉祐本草》

为海金沙科植物海金沙 *Lygodium japonicum*（Thunb.）Sw. 的干燥成熟孢子。主产于广东、浙江等地。秋季孢子未脱落时采割藤叶，晒干，搓揉或打下孢子，除去藤叶，生用。

【药材特征】本品呈粉末状，棕黄色或浅棕黄色。体轻，手捻有光滑感，置手中易由指缝滑落。气微，味淡。

【别名】珍冬毛、海金沙、铁线藤、吐丝草。

【性味】甘、咸，寒。

【归经】膀胱、小肠经。

【功效】利尿通淋，止痛。

【主治】淋证。本品其性下降，善清小肠、膀胱湿热，尤善止尿道疼痛，为治诸淋涩痛之要药。治热淋急病，如《泉州本草》以本品为末，甘草汤送服；治血淋，如《普济方》以本品为末，新汲水或砂糖水送服；治石淋，同鸡内金、金钱草等配伍；治膏淋，与滑石、麦冬、甘草同用，如海金沙散《世医得效方》；本品又能利水消肿，治疗水肿，多与泽泻、猪苓、防己、木通等配伍，以加强利尿的作用。

【用法用量】煎服，6~15g。宜包煎。

【使用注意】肾阴亏虚者慎服。

【现代研究】

1. 化学成分 海金沙含高丝氨酸，咖啡酸，香豆酸，脂肪油。

2. 药理作用 对金黄色葡萄球菌、绿脓杆菌、福氏痢疾杆菌、伤寒杆菌等均有抑制作用。有利胆作用。

【文献摘要】

《本草品汇精要》：“主通关窍，利水道。”

《本草纲目》：“治湿热肿满，小便热淋、膏淋、血淋、石淋、茎痛，解热毒气。”

灯心草 Dengxincao

《开宝本草》

为灯心草科植物灯心草 *Juncus effusus* L. 的干燥茎髓。主产于江苏、四川、云南、贵州等地。野生或栽培。夏末至秋季割取茎。晒干，取出茎髓，剪段，晒干，生用或制用。

【药材特征】本品呈细圆柱形，长达 90cm，直径 0.1~0.3cm。表面白色或淡黄白色，有细纵纹。体轻，质软，略有弹性，易拉断，断面白色。无臭，无味。

【别名】灯芯草、灯草、白灯草。

【性味】甘、淡，微寒。

【归经】心、肺、小肠经。

【功效】利尿通淋，清心降火。

【主治】

1. 淋证 本品甘淡能渗湿，性寒能清热。故可清热利尿，适用于小便不利，淋沥涩痛之证。因其质轻力薄，临证多与木通、瞿麦、车前子等同用，如八正散。

2. 心烦失眠，口舌生疮 本品性寒，既能入心清心火，又可利尿泄热以引导心火下降。用于心烦失眠，如《集验方》单味煎服，也可与木通、竹叶、栀子等同用；用于小儿心热夜啼，可与淡竹叶配伍，开水泡服，也可配车前草，煎汤服；治口舌生疮，咽喉肿痛，将灯心炭研为末，涂抹患处或拈盐吹喉。

【用法用量】煎服，1~3g。外用适量。

【使用注意】下焦虚寒，小便不禁者禁服。

【现代研究】

1. 化学成分 灯心草含纤维、脂肪油、蛋白质。此外，还含有多聚糖。

2. 药理作用 本品有利尿、止血作用。

【文献摘要】

《开宝本草》："主五淋。"

《本草衍义补遗》："治急喉痹，小儿夜啼。"

萆薢 Bixie

《神农本草经》

为薯蓣科植物绵萆薢 *Dioscorea septemloba* Thunb.、福州薯蓣 *Dioscorea futschauensis* Uline ex R. Kunth 或粉背薯蓣 *Dioscorea hypoglauca* Palibin 的干燥根茎。前两种称"绵萆薢"，主产于浙江、福建；后一种称"粉萆薢"，主产于浙江、安徽、江西、湖南。秋、冬二季采挖。除去须根，洗净，切片，晒干。生用。

【药材特征】萆薢为多年生缠绕藤本。根茎横生，竹节状。茎纤细，S 旋。单叶互生，三角状心形或卵状披针形，先端渐尖，基部心形或近截形，边缘波状，叶面干后黑色，很少呈灰褐色，下面灰褐色；叶柄短于叶片。花单性，雌雄异株；雄花序穗状，单生或 2~3 枝簇生于叶腋；雄花花被碟形，先端 6 裂，裂片长卵圆形，黄色，雄蕊 3，药卵形，开放后药隔变宽，常为花药的 1~2 倍，呈短叉状，退化雄蕊 3；雌花序穗状，单生，很少双生；雌花花被 6，卵圆形，退化雄蕊丝状，子房下位，长圆柱形，柱头 3 裂。蒴果，翅顶端稍宽大，表面栗褐色。种子扁卵圆形，栗壳色，具翅。花期 5~8 月。果期 6~10 月。生于山坡疏林下或林缘。

【别名】川萆薢、绵萆薢。

【性味】苦，平。

【归经】肾、胃经。

【功效】利湿去浊，祛风除痹。

【主治】

1. 膏淋，白浊　本品善利湿而分清去浊，为治膏淋要药。用于膏淋，小便混浊，白如米泔。常与乌药、益智仁、石菖蒲同用，如萆解分清饮《杨氏家藏方》；亦可用治妇女白带属湿盛者，与猪苓、白术、泽泻同用。

2. 风湿痹痛　本品能祛风除湿，通络止痛。善治腰膝痹痛，筋脉屈伸不利。若偏于寒湿者，可与附子、牛膝同用，如萆薢丸《圣济总录》；属湿热者，则与黄柏、忍冬藤、防己等配伍用。

【用法用量】煎服，10~15g。

【使用注意】肾阴亏虚遗精滑泄者慎用。

【现代研究】

1. 化学成分　萆薢含薯蓣皂苷等多种甾体皂苷，总皂苷水解后生成薯蓣皂苷元等。此外，还含鞣质、淀粉、蛋白质等。

2. 药理作用　萆薢含的薯蓣皂苷、克拉塞林苷均有抗真菌作用。

【文献摘要】

《神农本草经》："主腰背痛，强骨节，风寒湿周痹，恶疮不瘳，热气。"

《本草纲目》："治白浊，茎中痛，痔瘘坏疮。"

《药品化义》："性味淡薄，长于渗湿，带苦亦能降下，主治风寒湿痹，男子白浊，茎中作痛，女人白带。"

第三节 利湿退黄药

本类药物大多苦寒，入脾、胃、肝、胆经。以利胆退黄为主要功效。主要用于湿热黄疸，亦可用治湿疮、湿疹、湿温等湿邪为患病证。湿热黄疸，常与清热泻火解毒药配伍；寒湿阴黄，则须与化湿药、温里药配用。

茵陈 Yinchen

《神农本草经》

为菊科植物滨蒿 *Artemisia scoparia* Waldst. et Kit. 或茵陈蒿 *Artemisia capillaries* Thunb. 的干燥地上部分。我国大部分地区有分布，主产于陕西、山西、安徽等地。春季幼苗高 6~10cm 时采收或秋季花蕾长成时采割。春季采收的习称"绵茵陈"，秋季采割的称"茵陈蒿"。除去杂质及老茎，晒干。生用。

【药材特征】绵茵陈：多卷曲成团状，灰白色或灰绿色，全体密被白色茸毛，绵软如绒。茎细小，长 1. 5~2. 5cm，直径 0. 1~0. 2cm，除去表面白色茸毛后可见明显纵纹；质脆，易折断。叶具柄；展平后叶片呈一至三回羽状分裂，叶片长 1~3cm，宽约 1cm；小裂片卵形或稍呈倒披针形、条形，先端尖锐。气清香，味微苦。

茵陈蒿：茎呈圆柱形，多分枝，长 30~100cm，直径 2~8mm；表面淡紫色或紫色，气芳香，味微苦。

【别名】茵陈蒿、绵茵陈、绒蒿、臭蒿、婆婆蒿、野兰蒿。

【性味】苦、辛，微寒。

【归经】脾、胃、肝、胆经。

【功效】利湿退黄，解毒疗疮。

【主治】

1. 黄疸 本品苦泄下降，性寒清热，善清利脾胃肝胆湿热，使之从小便而出，为治黄疸之要药。若身目发黄，小便短赤之阳黄证，常与栀子、黄柏、大黄同用，如《伤寒论》中的茵陈蒿汤；若黄疸湿重于热者，可与茯苓、猪苓同用，如《金匮要略》中的茵陈五苓散；若脾胃寒湿瘀滞，阳气不得宣运之阴黄，多与附子、干姜等配用，如茵陈四逆汤。

2. 湿疮瘙痒 本品苦微寒，有解毒疗疮之功，故可用于湿热内蕴之风瘙瘾疹，湿疮瘙痒，可单味煎汤外洗，也可与黄柏、苦参、地肤子等同用。

按语：茵陈最早见于《神农本草经》，列为上品。仲景在《金匮要略》中用茵陈共计 2 方次。主要治疗湿热黄疸，如茵陈蒿汤。方中以茵陈为君，导湿热从小便而出，故仲景于茵陈蒿汤方后云："小便当利，尿如皂荚汁状，色正赤，一宿腹减，黄从小便

去也。”

【用法用量】煎服，仲景最大用量为六两，最小用量为十分，如茵陈蒿汤中用六两，茵陈五苓散中用十分。提示汤剂用量大，散剂用量小。目前常规用量 6～15g。外用适量。煎汤熏洗。

【使用注意】蓄血发黄者及血虚萎黄者慎用。

【现代研究】

1. 化学成分　茵陈含挥发油，油中有 β-蒎烯、茵陈二炔烃、茵陈炔酮等多种成分。全草还含香豆素、黄酮、有机酸、呋喃类等成分。

2. 药理作用　茵陈有显著利胆作用，有解热、保肝、抗肿瘤和降压作用，对流感病毒、ECHD11 病毒有抑制作用。

【文献摘要】

《神农本草经》：“主风湿寒热邪气，热结黄疸。”

《名医别录》：“通身发黄，小便不利，除头痛，去伏瘕。”

《医学入门》：“消遍身疮疥。”

金钱草 Jinqiancao

《本草纲目拾遗》

为报春花科植物过路黄 *Lysimachia christinae* Hance 的干燥全草。江南各省均有分布。夏、秋二季采收。除去杂质，晒干，切段生用。

【药材特征】本品常缠结成团，无毛或被疏柔毛。茎扭曲，表面棕色或暗棕红色，有纵纹，下部茎节上有时具须根，断面实心。叶对生，多皱缩，展平后呈宽卵形或心形，长 1～4cm，宽 1～5cm，基部微凹，全缘；上表面灰绿色或棕褐色，下表面色较浅，主脉明显突起，用水浸后，对光透视可见黑色或褐色条纹；叶柄长 1～4cm。有的带花，花黄色，单生叶腋，具长梗。蒴果球形。气微，味淡。

【别名】过路黄、大金钱草、对座草、路边黄、遍地黄、铜钱草、一串钱、寸骨七。

【性味】甘、咸，微寒。

【归经】肝、胆、肾、膀胱经。

【功效】利湿退黄，利尿通淋，解毒消肿。

【主治】

1. 湿热黄疸　本品清肝胆之火，又能除下焦湿热；有清热利湿退黄之效。治湿热黄疸，常与茵陈蒿、栀子、虎杖等同用。

2. 石淋，热淋　金钱草利尿通淋，善消结石，尤宜于治疗石淋，可单用大剂量金钱草煎汤代茶饮，或与海金沙、鸡内金、滑石等同用；治热淋，常与车前子、萹蓄等同用；本品还能清肝胆湿热，消胆石，配伍茵陈、大黄、郁金等同用，治疗肝胆结石，如利胆排石片（《中国药典》2010 年版）。

3. 痈肿疔疮、毒蛇咬伤　本品有解毒消肿之效，可用治恶疮肿毒，毒蛇咬伤等证。

可用鲜品捣汁内服或捣烂外敷，或配蒲公英、野菊花等同用。

按语：金钱草最早见于《本草纲目拾遗》。本品性味甘淡而凉，功能清热而通淋，尤善化坚排石，且能退除黄疸，消肿可治疮疡肿痛，解毒能愈毒蛇咬伤。

金钱草品种较多，全国各地所用颇不一致，一般认为以报春花科过路黄（一称大金钱草，即上海药店所备之对座草）作用较好，而上海地区多用连钱草，亦具一定疗效。

【用法用量】煎服，15~60g。鲜品加倍。外用适量。

【使用注意】金钱草能引起接触性皮炎和过敏反应。

【现代研究】

1. 化学成分 本品主要含酚性成分和甾醇、黄酮类、氨基酸、鞣质、挥发油、胆碱、钾盐等。

2. 药理作用 本品能促进胆汁分泌，使胆管泥沙状结石易于排出，胆管阻塞和疼痛减轻，黄疸消退；有抑菌、抗炎作用；对体液免疫、细胞免疫均有抑制作用。

3. 不良反应 临床报道金钱草能引起接触性皮炎和过敏反应。

【文献摘要】

《采药志》：“反胃噎膈，水肿臌胀，黄白火丹。”

《草木便方》：“除风毒。”

虎杖 Huzhang

《名医别录》

为蓼科植物虎杖 *Polygonum cuspidatum* Sieb. et Zucc. 的干燥根茎和根。我国大部分地区均产，主产于江苏、江西、山东、四川等地。春、秋二季采挖，除去须根，洗净，趁新鲜切短段或厚片，晒干。生用或鲜用。

【药材特征】本品多为圆柱形短段或不规则厚片，长 1~7cm，直径 0.5~2.5cm。外皮棕褐色，有纵皱纹及须根痕，切面皮部较薄，木部宽广，棕黄色，射线放射状，皮部与木部较易分离。根茎髓中有隔或呈空洞状。质坚硬。气微，味微苦、涩。

【别名】虎杖根、阴阳莲、花斑筑。

【性味】微苦，微寒。

【归经】肝、胆、肺经。

【功效】利湿退黄，清热解毒，散瘀止痛，化痰止咳。

【主治】

1. 湿热黄疸，淋浊，带下 本品苦寒，有清热利湿之功，治湿热黄疸，可单用本品煎服即效，亦可与茵陈、黄柏、栀子配伍，效力更佳；治湿热蕴结膀胱之小便涩痛，淋浊带下等，单用即效，如《姚僧垣集验方》以此为末，米饮送下，治五淋，亦可配利尿通淋药同用。

2. 水火烫伤，痈肿疮毒，毒蛇咬伤 本品入血分，有凉血清热解毒作用。若水火烫伤而致肤腠灼痛或溃后流黄水者，单用研末，香油调敷，亦可与地榆、冰片共研末，

调油敷患处；若湿毒蕴结肌肤所致痈肿疮毒，以虎杖根烧灰贴，或煎汤洗患处；若治毒蛇咬伤，可取鲜品捣烂敷患处，亦可煎浓汤内服。

3. 经闭，癥瘕，跌打损伤　虎杖有活血散瘀止痛之功。治经闭、痛经，常与桃仁、延胡索、红花等配用；治癥瘕，如《备急千金要方》以本品配土瓜根、牛膝合用；治跌打损伤疼痛，可与当归、乳香、没药、三七等配用。

4. 肺热咳嗽　本品既能苦降泄热，又能化痰止咳，治肺热咳嗽，可单味煎服，也可与贝母、枇杷叶、杏仁等配伍使用。

另有泄热通便作用，可用于热结便秘。

按语：虎杖最早见于《名医别录》。本品性味苦、平，功能祛风、利湿、破瘀、通经。《本草纲目拾遗》说它"主风在骨节间及血瘀"；《医林纂要》说它能"坚肾，强阳益精，壮筋骨，增气力"。

【用法用量】煎服，9～15g。外用适量。

【使用注意】孕妇忌服。

【现代研究】

1. 化学成分　本品含虎杖苷、黄酮类、大黄素、大黄素甲醚、白藜芦醇、多糖。

2. 药理作用　本品有泻下、祛痰止咳、降压、止血、镇痛作用；对金黄色葡萄球菌、绿脓杆菌等多种细菌均有抑制作用；对某些病毒亦有抑制作用。

3. 不良反应　内服本品每日 30g，个别患者有食欲下降，呕吐，腹泻、头晕，偶见心脏早搏。因此本品仍不宜大剂量及长期服用。一般以不超过 30g 为宜。

【文献摘要】

《名医别录》："主通利月水，破流血症结。"

《日华子本草》："治产后恶血不下，心腹胀满，排脓，主疮疖痈者，妇人血晕，扑伤瘀血，破风毒结气。"

《本草纲目》："治男妇诸般淋疾。"

《本草拾遗》："主风在骨节间及血瘀。煮汁做酒服之。"

垂盆草 Chuipencao

《本草纲目拾遗》

为景天科植物垂盆草 *Sedum sarmentosum* Bunge 的新鲜或干燥全草。我国大部分地区均产。均为野生。夏、秋二季采收。切段，晒干，生用或用鲜品。

【药材特征】本品茎纤细，长可达 20cm 以上，部分节上可见纤细的不定根。3 叶轮生，叶片倒披针形至矩圆形，绿色，肉质，长 1.5～2.8cm，宽 0.3～0.7cm，先端近急尖，基部急狭，有距。气微，味微苦。

【别名】狗牙齿、石指甲、养鸡草、瓜子草。

【性味】甘、淡、微酸，微寒。

【归经】心、肝、胆经。

【功效】利湿退黄，清热解毒。

【主治】

1. 黄疸 垂盆草能利湿退黄。用于湿热黄疸，常与虎杖、茵陈等同用。

2. 痈肿疮疡，喉痛，蛇伤，烫伤 垂盆草有清热解毒及消痈散肿之功效。用于痈肿疮疡，可单用内服或外敷，或配野菊花、紫花地丁、半边莲等药用；用于咽喉肿痛，则与山豆根一起服用；治疗毒蛇咬伤，可与白花蛇舌草、鱼腥草合用。治疗烫伤、烧伤，可鲜品捣汁外涂。

【用法用量】煎服，15~30g。鲜品 250g。

【使用注意】脾胃虚寒者慎服。

【现代研究】

1. 化学成分 垂盆草含甲基异石榴皮碱等生物碱，以及景天庚糖、果糖、蔗糖等。

2. 药理作用 垂盆草有保肝作用，对葡萄球菌、链球菌、伤寒杆菌、白色念珠菌等均有抑制作用。

【文献摘要】

《本草纲目拾遗》：“性寒，消痈肿，治湿郁水肿。”又“治诸毒及汤烙伤，疗痈，虫蛇螫咬。”

《天宝本草》：“利小便，敷火疮肿痛；汤火症，退湿热，兼治淋症。”

第五章　化湿药

凡气味芳香，性偏温燥，以化湿运脾为主要作用的药物，称为化湿药，亦称芳香化湿药。

本章药物大多辛香温燥，主入脾、胃二经。芳香能醒脾化湿，温燥可燥湿健脾，故具有化湿运脾，开胃和中，疏畅气机之功。适用于湿浊中阻，脾为湿困，运化失常所致的脘腹痞满、呕吐泛酸、大便溏薄、食少体倦、口甘多涎、舌苔白腻等症。此外，部分药物能芳香解暑，可用于暑温、湿温等证。

湿证有寒湿与湿热之分，使用时需根据不同证型而适当配伍。寒湿者，配温里药；湿热者，配清热燥湿药；湿阻气滞，配行气药；脾虚生湿，配健脾药。

本章药物辛温香燥，易伤阴耗气，故阴虚血燥及气虚者慎用。又因其气芳香，多含挥发油，且系有效成分，故入煎剂宜后下，不宜久煎，以免降低药效。

现代药理研究：化湿药大多含有挥发油，内服可刺激胃肠运动，有助于胃肠内容物的排空。

本章中仲景主治化湿药仅用到厚朴一味药。

歌诀：

诸药性味，芳香化湿。

或疏畅气机，或健脾醒胃。

脘腹痞满首选，呕恶泄泻可用。

脾虚气滞当配伍，阴虚化燥应慎用。

厚朴 Houpo

《神农本草经》

为木兰科植物厚朴 *Magnolia officinalis* Rehd. et Wils. 或凹叶厚朴 *Magnolia officinalis* Rehd. et Wils. Var. *biloba* Rehd. et Wils. 的干燥干皮、根皮及枝皮。主产于四川、湖北等地。4~6 月剥取，根皮及枝皮直接阴干，干皮置沸水中微煮后堆置阴湿处，“发汗”至内表面变紫褐色或棕褐色时，蒸软取出，卷成筒状，干燥。切丝，姜制用。

【药材特征】干皮呈双卷筒形、单卷筒形，厚 2~8mm；外表面棕灰色，较粗糙，有时呈鳞片状，较易剥落，有多数皮孔，刮去粗皮现黄棕色；内表面紫棕色，划之显油痕；质坚硬，不易折断；断面外侧灰棕色，内层紫褐色或棕色，有油性，有的可见多数光亮小结晶。枝皮、根皮单筒状，有的根皮弯曲。气香，味麻辛辣、微苦。以皮厚、肉细、油性足、内表面色紫棕而有发亮结晶物、香气浓者为佳。

【别名】厚皮、重皮、赤朴、烈朴、川朴、油朴、紫油朴。

【性味】苦、辛，温。

【归经】脾、胃、肺、大肠经。

【功效】燥湿消痰，下气除满。

【主治】

1. 食积气滞，腹胀便秘 本品可下气宽中，消积导滞。常与大黄、枳实同用，如厚朴三物汤。若热结便秘者，配大黄、芒硝、枳实，以达峻下热结，消积导滞之效，如大承气汤。

2. 痰饮喘咳，梅核气 本品能燥湿消痰，下气平喘。若寒饮化热，胸闷气喘，喉间痰声辘辘，烦躁不安者，与麻黄、石膏、杏仁等同用，如厚朴麻黄汤。若宿有喘病，因外感风寒而发者，可与桂枝、杏仁等同用，如桂枝加厚朴杏子汤（《伤寒论》）。若痰饮阻肺，肺气不降，咳喘胸闷者，可与紫苏子、陈皮、半夏等同用，如苏子降气汤（太平惠民和剂局方）。此外，七情郁结，痰气互阻，咽中如有物阻，咽之不下，吐之不出的梅核气证，亦可取本品燥湿消痰，下气宽中之效，配伍半夏、茯苓、苏叶、生姜等药，如半夏厚朴汤（《金匮要略》）。

3. 湿阻中焦，脘腹胀满 本品苦燥辛散，能燥湿，又下气除胀满，为消除胀满的要药。常与苍术、陈皮等同用，如平胃散。

按语：厚朴最早见于《神农本草经》，列为中品。仲景在《伤寒论》和《金匮要略》中用厚朴共计 17 方次，主治太阳病、阳明病、少阴病、痉病、虐病、咳嗽上气病、胸痹、腹满、宿食病、下利、痰饮病、梅核气等。本品辛开苦泄，入脾、胃、肺、大肠经。善行气以除腹胀满；下气消痰以平喘逆。仲景用厚朴特点主要体现在剂量的大小上，大剂量用于治疗腹部胀满，如厚朴生姜半夏甘草人参汤、厚朴七物汤、大承气汤三方厚朴用量均为半斤；小剂量用于下气消痰平喘，如桂枝加厚朴杏子汤中厚朴用量为二两、半夏厚朴汤中厚朴用量为三两。

【用法用量】煎服，仲景最大用量为八两，最小用量为二两，目前常规用量 3～10g。或入丸、散。

【使用注意】本品辛苦温燥，易耗气伤津，故五脏虚损、气虚津亏者及孕妇当慎用；阴虚有热者忌用。

【现代研究】

1. 化学成分 本品含挥发油约 1%，油中主要含 β-桉油醇和厚朴酚。此外，还含有少量的木兰箭毒碱、厚朴碱及鞣质等。

2. 药理作用 本品对肺炎球菌、白喉杆菌、溶血性链球菌、枯草杆菌、志贺杆菌及施氏痢疾杆菌、金黄色葡萄球菌、炭疽杆菌及若干皮肤真菌均有抑制作用；有明显的中枢性肌肉松弛作用；厚朴碱、木兰箭毒碱能松弛横纹肌；对肠管，小剂量出现兴奋，大剂量则为抑制；对实验性胃溃疡有防治作用；有降压作用，降压时反射性地引起呼吸兴奋，心率增加。

【文献摘要】

《神农本草经》："主中风伤寒，头痛，寒热，惊悸，气血痹，死肌，去三虫。"

《名医别录》："主温中，益气，消痰下气，治霍乱及腹痛，胀满，胃中冷逆，胸中呕逆不止，泄痢，淋露，除惊，去留热，止烦满，厚肠胃。"

《本草纲目》引王好古语："主肺气胀满，膨而喘咳。"

藿香 Huoxiang

《名医别录》

为唇形科植物广藿香 *Pogostemon cablin*（Blanco）Benth. 的地上部分。主产于广东、海南等地。夏秋季枝叶茂盛时采割。切段生用。

【药材特征】多年生草本，高达 1m，有香气。茎方形，略带红色，上部微被柔毛。叶对生，心状卵形或长圆状披针形，长 2.5~11cm，宽 1.5~6.5cm，边缘有不整齐钝锯齿，下面有短柔毛和腺点。轮伞花序组成顶生的假穗状花序；苞片披针形；花萼筒状，具 15 条纵脉，5 齿裂，有缘毛和腺点；花冠淡紫色或红色，花冠唇形，下唇中部裂片有波状细齿；雄蕊伸出花冠外。小坚果顶端有毛。花期 6~7 月，果期 10~11 月。药材多切成片或段状，多呈黑棕色，气香，味淡。以茎粗壮、不带须根、香气浓厚者为佳。

【别名】土藿香、排香草、大叶薄荷、川藿香。

【性味】辛，微温。

【归经】脾、胃、肺经。

【功效】化湿，止呕，解暑。

【主治】

1. 湿阻中焦证　本品气味芳香，为芳香化湿浊要药。又因其性微温，故多用于寒湿困脾所致的脘腹痞闷，少食作呕，神疲体倦等症，常与苍术、厚朴等同用，如不换金正气散（《太平惠民和剂局方》）。

2. 呕吐　本品既能化湿，又能和中止呕。治湿浊中阻所致之呕吐，本品最为捷要。常与半夏、丁香等同用，如藿香半夏汤（《太平惠民和剂局方》）。若偏于湿热者，配黄连、竹茹等；妊娠呕吐，配砂仁、苏梗等；脾胃虚弱者，配党参、白术等。

3. 暑湿、湿温　本品既能化湿，又可解暑。治暑月外感风寒，内伤生冷而致恶寒发热，头痛脘闷，呕恶吐泻暑湿证者，配紫苏、厚朴、半夏等，如藿香正气散（《太平惠民和剂局方》）；若湿温病初起，湿热并重者，多与黄芩、滑石、茵陈等同用，如甘露消毒丹（《温热经纬》）。

按语：藿香最早见于《名医别录》。本品芳香辛散而不峻，微温化湿而不燥，既入脾胃，又入肺经，既善于化脾胃之湿浊，又善解暑湿表邪，并能和中止呕，尤其善疗湿阻中焦证及夏伤暑湿，感寒饮冷之阴暑证；又用于多种呕吐，尤善治湿浊中阻之呕吐。

【用法用量】煎服，5~10g。鲜品加倍。

【使用注意】阴虚血燥者不宜用。

【现代研究】

1. 化学成分　含挥发油，油中主要为甲基胡椒酚、柠檬烯、α-蒎烯和β-蒎烯、对伞花烃、芳樟醇、1-丁香烯等。

2. 药理作用 挥发油能促进胃液分泌，增强消化力，对胃肠有解痉作用。藿香煎剂有抗病毒和抗真菌作用。

【文献摘要】

《名医别录》："疗风水毒肿，去恶气，疗霍乱，心痛。"

《本草图经》："治脾胃吐逆，为最要之药。"

《本草正义》："藿香芳香而不嫌其猛烈，温煦而不偏于燥烈，能祛除阴霾湿邪，而助脾胃正气，为湿困脾阳，倦怠无力，饮食不甘，舌苔浊垢者最捷之药。"

佩兰 Peilan

《神农本草经》

为菊科多年生草本佩兰（兰草）*Eupatorium fortunei* Turcz. 的干燥地上部分。主产于江苏、河北、山东等地。夏、秋二季分两次采割，去杂质，晒干。生用或鲜用。

【药材特征】干燥的全草，茎多平直，少分枝，呈圆柱形或扁压状，直径 1.5～4mm。表面黄棕色或黄绿色，有纵纹及明显的节，节不膨大。质脆，易折断，折断面类白色，可见韧皮部纤维伸出，木质部有疏松的孔，中央有髓；有时中空。叶片多皱缩，破碎，完整者多呈 3 裂，中央裂片较大，边缘有粗锯齿，两面均无毛，色暗绿或微带黄，质薄而脆，易破碎。气微香，味微苦。以干燥、叶多、色绿、茎少、未开花、香气浓者为佳。

【别名】省头草、兰草、香草、大泽兰等。

【性味】辛，平。

【归经】脾、胃、肺经。

【功效】化湿，解暑。

【主治】

1. 湿阻中焦证 功似藿香而稍次，每与之相须。性平而尤善治脾经湿热，以口中甜腻为主证的脾瘅证，是为要药，常配藿香、厚朴等同用。

2. 外感暑湿或湿温初起 前者，多配藿香、青蒿等同用；后者，常与滑石、藿香等同用。

【用法用量】煎服，5～10g。鲜品加倍。

【现代研究】本品主含挥发油，油中成分为聚伞花素、乙酸橙花醇酯和百里香酚甲醚，对流感病毒有直接抑制作用。

【鉴别用药】佩兰与藿香均有化湿、解暑之功效，用于治疗湿阻中焦证及暑湿外感或湿温初起，常相须为用，但藿香的作用强于佩兰。然佩兰性平，善治脾经湿热的脾瘅证；藿香还有止呕的作用，用于治疗湿阻中焦的呕吐。

苍术 Cangzhu

《神农本草经》

为菊科植物茅苍术 *Atractylodes lancea*（Thunb.）DC. 或北苍术 *Atractylodes chinensis*

(DC.) Koidz. 的干燥根茎。前者主产于江苏、湖北、河南等地，以产于江苏茅山一带者质量最好，故名茅苍术。后者主产于内蒙古、山西、辽宁等地。春、秋二季采挖，晒干。切片，生用、麸炒或米泔水炒用。

【药材特征】茅苍术呈不规则连珠状或结节状圆柱形，略弯曲，偶有分枝，长 3~10cm，直径 1~2cm。表面灰棕色，有皱纹、横曲纹及残留须根，顶端具茎痕或残留茎基。质坚实，断面黄白色或灰白色，散有多数橙黄色或棕红色油室，暴露稍久，可析出白色细针状结晶。气香特异，味微甘、辛、苦。北苍术呈疙瘩块状或结节状圆柱形，长 4~9cm，直径 1~4cm。表面黑棕色，除去外皮者黄棕色。质较疏松，断面散有黄棕色油室。香气较淡，味辛、苦。均以个大、质坚实、断面朱砂点多、香气浓者为佳。

【别名】赤术、仙术、茅术。

【性味】辛、苦，温。

【归经】脾、胃、肝经。

【功效】燥湿健脾，祛风散寒，明目。

【主治】

1. 湿阻中焦证 本品苦温燥湿以祛湿浊，辛香健脾以和脾胃。对湿阻中焦，脾失健运而致脘腹胀闷、呕恶食少、吐泻乏力、舌苔白腻等症，最为适宜。常与厚朴、陈皮等配伍，如平胃散（《太平惠民和剂局方》）。若脾虚湿聚，水湿内停的痰饮或外溢的水肿，则同利水渗湿之茯苓、泽泻、猪苓等同用，如胃苓汤（《证治准绳》）。若湿热或暑湿证，则可与清热燥湿药同用。

2. 风湿痹证 本品辛散苦燥，长于祛湿，故痹证湿胜者尤宜，可与薏苡仁、独活等祛风湿药同用，如薏苡仁汤（《类证治裁》）。若湿热痹痛，可配石膏、知母等清热泻火药，如白虎加苍术汤（普济本事方），或与黄柏、薏苡仁、牛膝配伍合用，用于湿热痿证，即四妙散（《成方便读》）。若与龙胆草、黄芩、栀子等清热燥湿药同用，可治下部湿浊带下、湿疮、湿疹等。

3. 风寒挟湿表证 本品辛香燥烈，能开肌腠而发汗，祛肌表之风寒表邪，又因其长于胜湿，故以风寒表证挟湿者最为适宜。常与羌活、白芷、防风等同用，如神术散。

此外，本品尚能明目，用于夜盲症及眼目昏涩。可单用，或与羊肝、猪肝蒸煮同食。

按语：苍术最早见于《神农本草经》，列为上品。本品辛散苦温性燥，主入脾胃经。既内燥脾胃湿浊，又外散风湿之邪，为祛湿要药。湿邪为病，无论表里上下皆宜，但以寒湿证为佳。

【用法用量】煎服，3~9g。

【使用注意】阴虚内热、出血者忌用，气虚多汗者慎用。

【现代研究】

1. 化学成分 本品主要含挥发油，油中主含苍术醇（系 β-桉油醇和茅术醇的混合结晶物）。其他尚含少量苍术酮、维生素 A 样物质、维生素 B 及菊糖。

2. 药理作用 其挥发油有明显的抗副交感神经介质乙酰胆碱引起的肠痉挛；苍术有较强的抗溃疡作用；苍术醇有促进胃肠运动作用，对胃平滑肌也有微弱收缩作用；

苍术挥发油对中枢神经系统，小剂量是镇静作用，大剂量则呈抑制作用；苍术煎剂有降血糖作用，同时具排钠、排钾作用；其维生素 A 样物质可治疗夜盲及角膜软化症。

【文献摘要】

《神农本草经》："主风寒湿痹，死肌痉疸。作煎饵久服，轻身延年不饥。"

《名医别录》："主头痛，消痰水，逐皮间风水结肿，除心下急满及霍乱吐下不止，暖胃消谷嗜食。"

《本草纲目》："治湿痰留饮……脾湿下流，浊沥带下，滑泄肠风。"

砂仁 Sharen

《药性论》

为姜科植物阳春砂 *Amomum villosum* Lour. 、绿壳砂 *A. villosum* Lour. Var. *xanthioides* T. L. Wu et Senjen 或海南砂 *A. longiligulare* T. L. Wu 的干燥成熟果实。阳春砂主产于广东、广西、云南、福建等地；绿壳砂主产于广东、云南等地；海南砂主产于海南及雷州半岛等地。于夏、秋间果实成熟时采收，晒干或低温干燥。用时打碎生用。

【药材特征】阳春砂、绿壳砂仁呈椭圆形或卵圆形，有不明显的三棱，长 1.5~2cm，直径 1~1.5cm。表面棕褐色，密生刺状突起，顶端有花被残基，基部常有果梗。果皮薄而软。种子结集成团，具三钝棱，中有白色隔膜，将种子团分成 3 瓣，每瓣有种子 5~26 粒。种子为不规则多面体，直径 2~3mm；表面棕红色或暗褐色，有细皱纹，外被淡棕色膜质假种皮；质硬，胚乳灰白色。气芳香而浓烈，味辛凉、微苦。海南砂仁呈长椭圆形或卵圆形，有明显的三棱，长 1.5~2cm，直径 0.8~1.2cm。表面被片状、分枝的软刺，基部具果梗痕。果皮厚而硬。种子团较小，每瓣有种子 3~24 粒；种子直径 1.5~2mm。气味稍淡。

【别名】缩砂仁、缩沙蜜、阳春砂、春砂仁、蜜砂仁。

【性味】辛，温。

【归经】脾、胃、肾经。

【功效】化湿行气，温中止泻，安胎。

【主治】

1. 湿阻中焦及脾胃气滞证 本品辛散温通，气味芳香，其化湿醒脾、行气温中之效均佳，古人曰其："为醒脾调胃要药。"故凡湿阻或气滞所致之脘腹胀痛等脾胃不和诸证常用，尤其是寒湿气滞者最为适宜。若湿阻中焦者，常与厚朴、陈皮、枳实等同用。若脾胃气滞，可与木香、枳实同用，如香砂枳术丸（《景岳全书》）；若脾胃虚弱之证，可配健脾益气之党参、白术、茯苓等，如香砂六君子汤（《太平惠民和剂局方》）。

2. 脾胃虚寒吐泻 本品善能温中暖胃以达止呕止泻之功，但其重在温脾。可单用研末吞服，或与干姜、附子等药同用。

3. 气滞妊娠恶阻及胎动不安 本品能行气和中而止呕安胎。若妊娠呕逆不能食，可单用，如缩砂散（《济生方》），或与紫苏梗、白术等配伍同用；若气血不足，胎动

不安者，可与人参、白术、熟地黄等配伍，以益气养血安胎，如泰山磐石散（《古今医统》）。

【用法用量】煎服，3~6g，入汤剂宜后下。

【使用注意】阴虚血燥者慎用。

【现代研究】

1. 化学成分 阳春砂含挥发油，油中主要成分为右旋樟脑、龙脑、乙酸龙脑酯、柠檬烯、橙花叔醇等，并含皂苷。缩砂含挥发油，油中主要成分为樟脑、一种萜烯等。

2. 药理作用 本品煎剂可增强胃的功能，促进消化液的分泌，可增进肠道运动，排出消化管内的积气，可起到帮助消化，消除肠胀气症状。砂仁能明显抑制因腺苷二磷酸（ADP）所致家兔血小板聚集，对花生四烯酸诱发的小鼠急性死亡有明显保护作用，同时有明显的对抗由胶原和肾上腺素所诱发的小鼠急性死亡作用。

【文献摘要】

《药性论》："主冷气腹痛，止休息气痢，劳损，消化水谷，温暖脾胃。"

《开宝本草》："治虚劳冷痢，宿食不消，赤白泻痢，腹中虚痛，下气。"

附药 砂仁壳

为砂仁之果壳。性味功效与砂仁相似，而温性略减，药力薄弱，适用于脾胃气滞，脘腹胀痛，呕恶食少等症。用量同砂仁。

豆蔻 Doukou

《名医别录》

为姜科植物白豆蔻 *Amomum kravanh* Pierre ex Gagnep. 或爪哇白豆蔻 *Amomum compactum* Soland ex Maton 的干燥成熟果实。又名白豆蔻。主产于泰国、柬埔寨、越南，我国云南、广东、广西等地亦有栽培；按产地不同分为"原豆蔻"和"印尼白蔻"。秋季果实由绿色转成黄绿色时采收，晒干生用，用时捣碎。

【药材特征】略呈圆球形，具不显著的钝三棱，直径1.2~1.7cm。外皮黄白色，光滑，具隆起的纵纹25~32条，一端有小突起，一端有果柄痕；两端的棱沟中常有黄色毛茸。果皮轻脆，易纵向裂开，内含种子20~30粒，集结成团，习称"蔻球"。蔻球分为3瓣，有白色隔膜，每瓣种子7~10粒，习称"白蔻仁"或"蔻米"。为不规则的多面体，直径3~4mm，表面暗棕色或灰棕色，有微细的波纹，一端有圆形小凹点。质坚硬，断面白色，有油性。气芳香，味辛凉。以个大饱满、果皮薄而完整、气味浓厚者为佳。

【别名】白蔻、壳蔻、多骨。

【性味】辛，温。

【归经】肺、脾、胃经。

【功效】化湿行气，温中止呕。

【主治】

1. 湿阻中焦及脾胃气滞证 本品可化湿行气，常与藿香、陈皮等同用；若脾虚湿阻气滞之胸腹虚胀，食少无力者，常与黄芪、白术、人参等同用，如白豆蔻丸（《太平惠民和剂局方》）。另外，本品辛散入肺而宣化湿邪，故还常用于湿温初起，胸闷不饥证。若湿邪偏重者，每与薏苡仁、杏仁等同用，如三仁汤（《温病条辨》）；若热重于湿者，又常与黄芩、滑石等同用，如黄芩滑石汤（《温病条辨》）。

2. 呕吐 本品能行气宽中，温胃止呕。尤以胃寒湿阻气滞呕吐最为适宜。可单用为末服，或配藿香、半夏等药，如白豆蔻汤（《沈氏尊生汤》）。若小儿胃寒，吐乳不食者，可与砂仁、甘草等药研细末服之。

按语：豆蔻习惯上称为白豆蔻。本品辛散温通，入脾胃经，善化中焦湿浊，行中焦滞气，善治湿滞中焦及脾胃气滞证，偏寒者尤为适宜。

【用法用量】煎服，3~6g，入散剂较佳，入汤剂宜后下。

【使用注意】阴虚血燥而无寒湿者慎用。

【现代研究】

1. 化学成分 果实含挥发油，其中有D-龙脑、D-樟脑、葎草烯及其环氧化物、1，8-桉叶素、α-及δ-拍帕烯、α-及β-蒎烯、石竹烯、月桂烯、桃金娘烯醛、葛缕酮、松油烯-4-醇、香桧烯等。

2. 药理作用 豆蔻油能促进胃液分泌，增进胃肠蠕动，驱除肠内积气，并抑制肠内异常发酵，故有良好的芳香健胃作用，并能止呕。本品所含的α-萜品醇平喘作用较强；4-松油醇亦有显著的平喘作用。挥发油对豚鼠实验性结核，能增强小剂量链霉素作用。

【文献摘要】

《开宝本草》："主积冷气，止吐逆反胃，消谷下气。"

《本草通玄》："白豆蔻，其功全在芳香之气，一经火炒，便减功力；即入汤液，但当研细，乘沸点服尤妙。"

《本草纲目》："治噎膈，除疟疾，寒热，解酒毒。"

附药　豆蔻壳

为豆蔻的果壳。性味、功效与豆蔻相似，但温性不强，力亦较弱。适用于湿阻气滞所致的脘腹痞闷，食欲不振，呕吐等。煎服，3~5g。

草豆蔻 Caodoukou

《雷公炮炙论》

为姜科植物草豆蔻 *Alpinia katsumadai* Hayata 的干燥近成熟种子。主产于广西、广东等地。夏、秋二季采收，晒至九成干，或用水略烫，晒至半干，除去果皮，取出种子团，晒干。捣碎用。

【药材特征】干燥种子团呈类球形，直径1.5~2.5cm，表面灰白色或灰棕色。中间有白色隔膜分成3瓣，每瓣有种子多数粘连紧密。种子为卵圆状多面体，长3~5mm，直径约3mm。表面灰棕色，被一层白色透明的假种皮，背稍隆起，合点约在中央，种脐位于背侧面，种脊为一纵沟，经腹面至合点，破开后里面灰白色。气芳香，味辛辣。

以个圆、坚实者为佳。

【别名】草蔻、草蔻仁、偶子、弯子、飞雷子。

【性味】辛，温。

【归经】脾、胃经。

【功效】燥湿行气，温中止呕。

【主治】

1. 寒湿中阻证　本品芳香温燥，长于燥湿化浊，温中散寒，行气消胀。故脾胃寒湿偏重，气机不畅者宜之。常与干姜、厚朴、陈皮等温中行气之品同用，如厚朴温中汤（《内外伤辨惑论》）。

2. 寒湿呕吐　本品可温中散寒，降逆止呕，多与肉桂、高良姜、陈皮等温中止呕之品同用，如草豆蔻散（《博济方》）。

另外，亦取本品温燥之性，温脾燥湿，以除中焦之寒湿而止泻痢。用于寒湿内盛，清浊不分而腹痛泻痢者，可与苍术、厚朴、木香等同用。

【用法用量】煎服，3~6g。入散剂较佳。入汤剂宜后下。

【使用注意】阴虚血燥，津液不足，无寒湿者慎用。

【现代研究】

1. 化学成分　含挥发油和黄酮类物质。挥发油中含有反-桂皮醛、反-金合欢醇、桉叶素、α-葎草烯、芳樟醇、α-蒎烯、β-蒎烯、龙脑等。黄酮类物质包括槲皮素、山柰酚、鼠李柠檬素、熊竹素、山姜素、小豆蔻查耳酮、生松黄烷酮、二苯基庚烷类化合物等。

2. 药理作用　草豆蔻煎剂在试管内对金黄色葡萄球菌、痢疾杆菌及大肠杆菌有抑制作用，对豚鼠离体肠管低浓度呈兴奋，高浓度则为抑制作用。挥发油对离体肠管为抑制作用。

【文献摘要】

《名医别录》："主温中，心腹痛，呕吐，去口臭气。"

《开宝本草》："下气，止霍乱。"

《珍珠囊》："益脾胃，去寒，又治客寒心胃痛。"

《本草纲目》："治瘴疠寒疟，伤暑吐下泄痢，噎膈反胃，痞满吐酸，痰饮积聚，妇人恶阻带下，除寒燥湿，开郁破气，杀鱼肉毒。"

草果 Caoguo

《饮膳正要》

为姜科植物草果 *Amomum tsao*-ko Crevost et Lemaire 的干燥成熟果实。主产于云南、广西、贵州等地。秋季果实成熟时采收，除去杂质，晒干或低温干燥。去壳或连壳捣碎用。

【药材特征】果实呈椭圆形，具三钝棱，长 2~4cm，直径 1~2.5cm。表面灰棕色至红棕色，有明显的纵沟及棱线。果皮质坚韧，不易横折断，而易纵向撕裂。剥去果皮，中间有棕黄色隔膜，将种子团分成三瓣，每瓣有种子多枚。种子圆锥状多面体，表面红棕色，具灰白色膜质假种皮，有纵直的纹理。种脊为一条纵沟，尖端有凹状的种脐。质坚硬，破开后可见灰白色胚乳，气特异，味辣、微苦。草果壳为去掉种子的果皮。表面灰棕色至红棕色，韧性革质，易纵向裂开而难于横向拉断。

【别名】草果仁、草果子。

【性味】辛，温。

【归经】脾、胃经。

【功效】燥湿温中，除痰截疟。

【主治】

1. 寒湿中阻证 本品辛温燥烈，气浓味厚，其燥湿、温中之力皆强于草豆蔻，故多用于寒湿偏盛之脘腹冷痛，呕吐泄泻，舌苔浊腻。常与吴茱萸、干姜、砂仁、半夏等药同用。

2. 疟疾 本品芳香辟浊，温脾燥湿，除痰截疟。多配常山、知母、槟榔等同用，如草果饮（《慈幼新书》）。

按语：本品辛香温燥，辣味浓烈，有较强的燥湿散寒之功，对寒湿中阻者尤宜。

【用法用量】煎服，3~6g。

【使用注意】阴虚血燥者慎用。

【现代研究】

1. 化学成分 本品含挥发油，油中含 α-蒎烯和 β-蒎烯、1，8-桉油素、对-聚伞花素等。此外含淀粉、油脂及多种微量元素。

2. 药理作用 本品所含的 α-蒎烯和 β-蒎烯有镇咳祛痰作用。1，8-桉油素有镇痛、解热、平喘等作用。β-蒎烯有较强的抗炎作用，并有抗真菌作用。

【文献摘要】

《饮膳正要》："治心腹痛，止呕，补胃，下气。"

《本草纲目》引李杲云："温脾胃，止呕吐，治脾寒湿、寒痰；益真气，消一切冷气膨胀，化疟母，消宿食，解酒毒、果积。兼辟瘴解瘟。"

《本经逢原》："除寒，燥湿，开郁，化食，利膈上痰，解面食、鱼、肉诸毒。"

第六章　祛风湿药

凡以祛除风湿，解除痹痛为主要作用的药物，称为祛风湿药。

祛风湿药多具辛香苦燥之性，药性寒、温不同，主入脾、肝、肾三脏，善行关节、肌肉、筋骨之间。功善祛除肌肉、经络、筋骨间风湿，部分药物还分别具有止痹痛，通经络，强筋骨等作用。适用于风湿痹痛、筋脉拘挛、麻木不仁、半身不遂、腰膝酸痛及下肢痿弱等症。

根据其药性、功效特点的不同，本章药可分为祛风湿散寒药、祛风湿清热药和祛风湿强筋骨药三类。

使用本章药物时，应根据痹证类型、病程新久及邪犯部位的不同，做适当选择和相应配伍。如风邪偏盛的行痹，选用祛风力强的祛风湿药，佐以活血养血之品；湿邪偏重的着痹，选用祛湿力强的祛风湿药，佐以燥湿、利湿、健脾药；寒邪偏重的痛痹，选用散寒止痛力强的祛风湿药，佐以温阳散寒通络之品；以关节红肿热痛为主证的热痹，选用祛风湿清热药，佐以清热凉血药；病邪在表，配解表药；久病入里，肝肾虚损而见腰痛脚弱者，选用祛风湿强筋骨药，配补肝肾强筋骨药；病邪入络而见血瘀者，配活血通络药；久病气血不足者，配补气养血药。

痹证多属慢性疾患，需长期用药治疗。为服用方便，可制成酒剂或丸散剂服用。酒剂还能增强祛风湿药的功效。

本章药大多辛香苦燥，易耗伤阴血，阴虚血亏者应慎用。

本章中仲景主治祛风湿药仅用独活、防己两味药。

现代研究证明，祛风湿药多具有抗炎、镇痛、镇静等作用。常用于风湿性关节炎、类风湿性关节炎、坐骨神经痛、肩周炎、腰肌劳损、骨质增生、跌打损伤等病症。

歌诀：

诸药性味，祛风除湿，

或舒筋通络，或强健筋骨，

风湿痹痛可疗，腰膝酸软可选。

辛温香燥伤阴血，阴亏血虚要慎用。

第一节　祛风湿散寒药

本类药物多辛苦温燥，主入肝、脾二经。辛以祛风，苦以燥湿，温以散寒，故有祛风除湿，散寒止痛，舒筋通络等作用。适用于风湿痹痛属寒者。若配伍清热药同用，亦可用于风湿热痹。

独活 Duhuo

《神农本草经》

为伞形科植物重齿毛当归 *Angelica pubescens* Maxim. f. *biserrata* Shan et Yuan 的干燥根。主产于四川、湖北、安徽等地。春初或秋末采挖，除去须根及泥沙，炕至半干，堆置 2~3 天，发软后再炕至全干。切片，生用。

【药材特征】本品根略呈圆柱形，下部 2~3 分枝或更多，长 10~30cm。根头部膨大，圆锥状，多横皱纹，直径 1.5~3cm，顶端有茎、叶的残基或凹陷，表面灰褐色或棕褐色，具纵皱纹，有隆起的横长皮孔及稍突起的细根痕。质较硬，受潮则变软，断面皮部灰白色，有多数散在的棕色油室，木部灰黄色至黄棕色，形成层环棕色。有特异香气，味苦辛、微麻舌。

【别名】独滑、长生草、川独活、大活。

【性味】辛、苦，微温。

【归经】肾、膀胱经。

【功效】祛风湿，止痛，解表。

【主治】

1. 风寒湿痹 本品辛散苦燥，气香温通，功善祛风湿，止痹痛，为治风湿痹痛主药，凡风寒湿邪所致之痹证，无论新久，均可主治；因其主入肾经，性善下行，尤以腰膝、腿足关节疼痛属下部寒湿者为宜。治感受风寒湿邪的风寒湿痹，肌肉、腰背、手足疼痛，常与当归、白术、牛膝等同用，如独活汤（《活幼新书》）；若与桑寄生、杜仲、人参等配伍，可治痹证日久正虚，腰膝酸软，关节屈伸不利者。如独活寄生汤（《备急千金要方》）。

2. 风寒挟湿表证 本品辛散温通苦燥，能散风寒湿而解表，治外感风寒挟湿所致的头痛头重，一身尽痛，多配羌活、藁本、防风等，如羌活胜湿汤（《内外伤辨惑论》）。

3. 少阴头痛 本品善入肾经而搜伏风，与细辛、川芎等相配，可治风扰肾经，伏而不出之少阴头痛，如独活细辛汤（《症因脉治》）。

此外，其祛风湿之功，亦治皮肤瘙痒，内服或外洗皆可。

按语：独活最早见于《神农本草经》，列为上品。仲景在《金匮要略》中用独活共计 1 方次。本品辛散苦燥而温，功能祛风散寒而除湿，善治腰膝以下之痹痛，又能祛风寒而解表，可用于兼有湿邪之表证。

【鉴别比较】羌活与独活均能祛风、解表、除湿，两者往往配合主治，但羌活解表力佳，善治上半身痹痛，为止头痛要药；独活则解表力缓，善治下半身痹痛，是其区别之处。

【用法用量】煎服，仲景用量为四分，目前常规用量为 3~9g。外用，适量。

【使用注意】阴虚血燥者慎服。

【现代研究】

1. 化学成分　本品含二氢山芹醇及其乙酸酯，欧芹酚甲醚，异欧前胡内酯，香柑内酯，花椒毒素，二氢山芹醇当归酸酯，二氢山芹醇葡萄糖苷，毛当归醇，当归醇 D、G、B，γ-氨基丁酸及挥发油等。

2. 药理作用　本品有抗炎、镇痛及镇静作用；对血小板聚集有抑制作用；有降压作用，但不持久；有抗肿瘤作用。

3. 不良反应　有报道用独活治疗气管炎时，曾发现服用煎剂有头昏、头痛、舌发麻、恶心呕吐、胃部不适等不良反应，一般不必停药。

【文献摘要】

《名医别录》："疗诸贼风，百节痛风无久新者。"

《本草正》："专理下焦风湿，两足痛痹，湿痒拘挛。"

《本草求真》："独活，辛苦微温，比之羌活，其性稍缓，凡因风干足少阴肾经，伏而不出，发为头痛，则能善搜而治矣，以故两足湿痹，不能动履，非此莫痊，风毒齿痛，头眩目晕，非此莫攻……因其所胜而为制也。且有风自必有湿，故羌则疗水湿游风，而独则疗水湿伏风也。……羌有发表之功，独有助表之力。羌行上焦而上理，则游风头痛、风湿骨节疼痛可治，独行下焦而下理，则伏风头痛、两足湿痹可治。"

威灵仙 Weilingxian

《新修本草》

为毛茛科植物威灵仙 *Clematis chinensis* Osbeck、棉团铁线莲 *Clematis hexapetala* Pall. 或东北铁线莲 *Clematis manshurica* Rupr. 的干燥根及根茎。前一种主产于江苏、安徽、浙江等地，主治较广。后两种部分地区主治。秋季采挖，除去泥沙，晒干。切段，生用。

【药材特征】威灵仙：根茎呈柱状，长 1.5~10cm，直径 0.3~1.5cm；表面淡棕黄色；顶端残留茎基；质较坚韧，断面纤维性；下侧着生多数细根。根呈细长圆柱形，稍弯曲，长 7~15cm，直径0.1~0.3cm；表面黑褐色，有细纵纹，有的皮部脱落，露出黄白色木部；质硬脆，易折断，断面皮部较广，木部淡黄色，略呈方形，皮部与木部间常有裂隙。气微，味淡。

棉团铁线莲：根茎呈短柱状，长 1~4cm，直径 0.5~1cm。根长 4~20cm，直径 0.1~0.2cm；表面棕褐色至棕黑色；断面木部圆形。味咸。

东北铁线莲：根茎呈柱状，长 1~11cm，直径 0.5~2.5cm。根较密集，长 5~23cm，直径 0.1~0.4cm；表面棕黑色；断面木部近圆形。味辛辣。

【别名】能消、葳灵仙、葳苓仙、铁脚威灵仙、灵仙。

【性味】辛、咸，温。

【归经】膀胱经。

【功效】祛风湿，通络止痛，消骨鲠。

【主治】

1. 风湿痹证　本品辛散温通，性猛善走，通行十二经，既能祛风湿，又能通经络而止痛，为治风湿痹痛要药。凡风湿痹痛，肢体麻木，筋脉拘挛，屈伸不利，无论上下皆可主治，尤宜于风邪偏盛，拘挛掣痛者。可单用为末服，如威灵仙散（《太平圣惠方》）；与当归、肉桂同用，可治风寒腰背疼痛，如神应丸（《证治准绳》）。

2. 骨鲠咽喉 本品味咸，能软坚而消骨鲠，可单用或与砂糖、醋煎后慢慢咽下。《本草纲目》则与砂仁、砂糖煎服，均有较好疗效。

此外，本品宣通经络止痛之功，可治跌打伤痛、头痛、牙痛、胃脘痛等；并能消痰逐饮，用于痰饮、噎膈、痞积。

【用法用量】煎服，6~9g。外用，适量。

【使用注意】本品辛散走窜，气血虚弱者慎服。

【现代研究】

1. 化学成分 本品含原白头翁素、白头翁内酯、甾醇、糖类、皂苷等。

2. 药理作用 本品有镇痛、抗利尿、抗疟、降血糖、降血压、利胆等作用；对革兰氏阳性及阴性菌和真菌都有较强的抑制作用；对鱼骨刺有一定软化作用，并使咽及食管平滑肌松弛，增强蠕动，促使骨刺松脱；其醇提取物有引产作用。

【文献摘要】

《开宝本草》："主诸风，宣通五脏，去腹内冷滞，心膈痰水久积，症瘕痃癖气块，膀胱宿脓恶水，腰膝冷痛及疗折伤。久服之，无温疫疟。"

《本草汇言》："大抵此剂宣行五脏，通利经络，其性好走，亦可横行直往。追逐风湿邪气，荡除痰涎冷积，神功特奏。"

《药品化义》："灵仙，其猛急，善走而不守，宣通十二经络。主治风、湿、痰壅滞经络中，致成痛风走注，骨节疼痛，或肿，或麻木。"

蕲蛇 Qishe

《雷公炮炙论》

为蝰科动物五步蛇 *Agkistrodon acutus*（Güenther）的干燥体。主产于湖北、江西、浙江等地。多于夏、秋二季捕捉，剖开蛇腹，除去内脏，洗净，干燥。去头、鳞，切段生用、酒炙，或黄酒润透，去鳞、骨用。

【药材特征】本品卷呈圆盘状，盘径17~34cm，体长可达2m。头在中间稍向上，呈三角形而扁平，吻端向上，习称"翘鼻头"。上腭有管状毒牙，中空尖锐。背部两侧各有黑褐色与浅棕色组成的"V"形斑纹17~25个，其"V"形的两上端在背中线上相接，习称"方胜纹"，有的左右不相接，呈交错排列。腹部撑开或不撑开，灰白色，鳞片较大，有黑色类圆形的斑点，习称"连珠斑"；腹内壁黄白色，脊椎骨的棘突较高，呈刀片状上突，前后椎体下突基本同形，多为弯刀状，向后倾斜，尖端明显超过椎体后隆面。尾部骤细，末端有三角形深灰色的角质鳞片1枚。气腥，味微咸。

【别名】大白花蛇、棋盘蛇、五步蛇、百步蛇。

【性味】甘、咸，温。有毒。

【归经】肝经。

【功效】祛风，通络，止痉。

【主治】

1. 风湿顽痹，中风半身不遂　本品具走窜之性，性温通络，能内走脏腑，外达肌表而透骨搜风，以祛内外之风邪，为截风要药，又能通经络，凡风湿痹证无不宜之，尤善治病深日久之风湿顽痹，经络不通，麻木拘挛，以及中风口眼㖞斜，半身不遂者，常与防风、羌活、当归等配伍，如白花蛇酒（《濒湖集简方》）。

2. 小儿惊风，破伤风　本品入肝，既能祛外风，又能息内风，风去则惊搐自定，为治抽搐痉挛常用药。治小儿急慢惊风、破伤风之抽搐痉挛，多与乌梢蛇、蜈蚣同用，如定命散（《圣济总录》）。

3. 麻风，疥癣　本品能外走肌表而祛风止痒，兼以毒攻毒，故风毒之邪壅于肌肤亦为常用之品。治麻风，每与大黄、蝉蜕、皂角刺等相配，如追风散（《秘传大麻风方》）；治疥癣，可与荆芥、薄荷、天麻同用，如驱风膏（《医垒元戎》）。

此外，本品有毒，能以毒攻毒，可治瘰疬、梅毒、恶疮。

按语：蕲蛇最早见于《雷公炮炙论》。本品甘咸而温，专入肝经，祛风通络止痹痛，定惊止痉宁抽搐，且外达皮肤，又为痛风疥癣之要药，殆为祛风攻毒之功耳。

【用法用量】煎汤，3～9g；研末吞服，一次1～1.5g，一日2～3次。或酒浸、熬膏、入丸、散服。

【使用注意】阴虚内热者忌服。

【现代研究】

1. 化学成分　本品含3种毒蛋白：AaT-Ⅰ、AaT-Ⅱ、AaT-Ⅲ，由18种氨基酸组成。并含透明质酸酶、出血毒素等。

2. 药理作用　本品有镇静、催眠及镇痛作用；有显著降压作用；可增强巨噬细胞吞噬能力，显著增加炭粒廓清率。

3. 不良反应　有蕲蛇制剂引起过敏反应的报道。

【文献摘要】

《雷公炮炙论》："治风。引药至于有风疾处。"

《开宝本草》："主中风湿痹不仁，筋脉拘急，口眼㖞斜，半身不遂，骨节疼痛，大风疥癣及暴风瘙痒，脚弱不能久立。"

《本草纲目》："能透骨搜风，截惊定搐，为风痹、惊搐、癞癣、恶疮要药，取其内走脏腑，外彻皮肤，无处不到也。"

附药　蛇蜕　金钱白花蛇

1. 蛇蜕　为多种蛇蜕下的干燥表皮膜。甘、咸，平。功能祛风，定惊，止痒，退翳。用于小儿惊风，皮肤瘙痒，目翳等。煎服，2～3g；研末吞服，每次0.3～0.6g。

2. 金钱白花蛇　为眼镜蛇科银环蛇的幼蛇干燥体。性味功用与蕲蛇相似而力较强，毒性更强。煎服，3～6g；研末吞服，每次1～1.5g。亦可浸酒服。

乌梢蛇 Wushaoshe

《药性论》

为游蛇科动物乌梢蛇 *Zaocys dhumnades*（Cantor）的干燥体。全国大部分地区有分布。多于夏、秋二季捕捉，剖开蛇腹或先剥去蛇皮留头尾，除去内脏，干燥。去头及鳞片，切段生用、酒炙，或黄酒闷透，去皮骨用。

【药材特征】本品呈圆盘状，盘径约16cm。表面黑褐色或绿黑色，密被菱形鳞片；背鳞行数成双，背中央2~4行鳞片强烈起棱，形成两条纵贯全体的黑线。头盘在中间，扁圆形，眼大而下凹陷，有光泽。上唇鳞8枚，第4、5枚入眶，颊鳞1枚，眼前下鳞1枚，较小，眼后鳞2枚。脊部高耸成屋脊状。腹部剖开边缘向内卷曲，脊肌肉厚，黄白色或淡棕色，可见排列整齐的肋骨。尾部渐细而长。尾下鳞双行。剥皮者仅留头尾之皮鳞，中段较光滑。气腥，味淡。

【别名】乌蛇、乌风蛇。

【性味】甘，平。

【归经】肝经。

【功效】祛风，通络，止痉。

【主治】

1. 风湿顽痹，中风半身不遂 本品性走窜，能搜风邪，透关节，通经络，常用于风湿痹证及中风半身不遂，尤宜于风湿顽痹日久不愈者。常配全蝎、天南星、防风等，治风痹，手足缓弱，麻木拘挛，不能伸举，如乌蛇丸（《太平圣惠方》）；或制酒饮，以治顽痹瘫痪，挛急疼痛，如乌蛇酒（《本草纲目》）。治中风，口眼㖞斜、半身不遂，宜配通络、活血之品。

2. 小儿惊风，破伤风 本品能入肝祛风以定惊搐，治小儿急慢惊风，可与麝香、皂荚等同用，如乌蛇散（《卫生家宝》）；治破伤风之抽搐痉挛，多与蕲蛇、蜈蚣配伍，如定命散（《圣济总录》）。

3. 麻风，疥癣 本品善行祛风而能止痒，配白附子、大风子、白芷等，以治麻风，如乌蛇丸（《秘传大麻风方》）；配枳壳、荷叶，可治干湿癣证，如三味乌蛇散（《圣济总录》）。

此外，本品又可治瘰疬、恶疮。

【用法用量】煎服，9~12g；研末，每次2~3g；或入丸剂、酒浸服。外用，适量。

【使用注意】血虚生风者慎服。

【现代研究】

1. 化学成分 本品含赖氨酸、亮氨酸、谷氨酸、丙氨酸、胱氨酸等17种氨基酸，并含果糖-1，6-二磷酸酶、原肌球蛋白等。

2. 药理作用 乌梢蛇水煎液和醇提取液有抗炎、镇静、镇痛作用。其血清有对抗五步蛇毒作用。

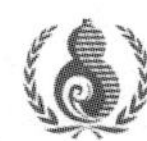

【文献摘要】

《开宝本草》:“主诸风瘙瘾疹，疥癣，皮肤不仁，顽痹诸风。”

《本草纲目》:“功与白花蛇（即蕲蛇）同而性善无毒。”

木瓜 Mugua

《名医别录》

为蔷薇科植物贴梗海棠 *Chaenomeles speciosa*（Sweet）Nakai 的干燥近成熟果实。习称“皱皮木瓜”。主产于安徽、四川、湖北、浙江等地。安徽宣城产者称“宣木瓜”，质量较好。夏、秋二季果实绿黄时采收，置沸水中烫至外皮灰白色，对半纵剖，晒干。切片，生用。

【药材特征】果实长圆形，多纵剖成两半，长 4~9cm，宽 2~5cm，厚 1~2.5cm。外表面紫红色或红棕色，有不规则的深皱纹；剖面边缘向内卷曲，果肉红棕色，中心部分凹陷，棕黄色；种子扁长三角形，多脱落。质坚硬。气微清香，味酸。

【别名】宣木瓜。

【性味】酸，温。

【归经】肝、脾经。

【功效】舒筋活络，和胃化湿。

【主治】

1. 风湿痹证　本品味酸入肝，益筋和血，善舒筋活络，且能去湿除痹，尤为湿痹，筋脉拘挛要药，亦常用于腰膝关节酸重疼痛。常与乳香、没药、生地黄同用，治筋急项强，不可转侧，如木瓜煎（《普济本事方》）；与羌活、独活、附子配伍，治脚膝疼重，不能远行久立者，如木瓜丹（《传信适用方》）。

2. 脚气水肿　本品温通，祛湿舒筋，为脚气水肿常用药，多配吴茱萸、槟榔、紫苏叶等，治感受风湿，脚气肿痛不可忍者，如鸡鸣散（《朱氏集验方》）。

3. 吐泻转筋　本品温香入脾，能化湿和胃，湿去则中焦得运，泄泻可止；味酸入肝，舒筋活络而缓挛急。治湿浊中焦之腹痛吐泻转筋，偏寒者，常配吴茱萸、茴香、紫苏等，如木瓜汤（《三因方》）；偏热者，多配蚕沙、薏苡仁、黄连等，如蚕矢汤（《霍乱论》）。

此外，本品尚有消食作用，用于消化不良；并能生津止渴，可治津伤口渴。

按语：木瓜最早见于《名医别录》。本品性味酸温，能入肝脾，舒筋活络之要药。多用于腰膝酸痛，筋挛足痿；化湿和中之良品，又能治霍乱吐泻，转筋腿痛；且为脚气要药，盖亦化湿舒筋之效，还有消食之功、助脾之能。

【用法用量】煎服，6~9g。

【使用注意】内有郁热，小便短赤者忌服。

【现代研究】

1. 化学成分　本品含齐墩果酸、苹果酸、枸橼酸、酒石酸及皂苷等。

2. 药理作用　本品有保肝作用和明显的抑菌作用。

【文献摘要】

《名医别录》："主湿痹邪气，霍乱大吐下，转筋不止。"

《本草经疏》："木瓜温能通肌肉之滞，酸能敛濡满之湿，则脚气湿痹自除也。霍乱大吐下、转筋不止者，脾胃病也，夏月暑湿饮食之邪，伤于脾胃则挥霍撩乱，上吐下泻，甚则肝木乘脾，而筋为之转也。酸温能和脾胃，固虚脱，兼入肝而养筋，所以能疗肝脾所生之病也。"

蚕沙 Cansha

《名医别录》

为蚕蛾科昆虫家蚕 *Bombyx mori* Linnaeus 幼虫的粪便。育蚕地区皆产。以江苏、浙江、四川等地产量最多。6~8 月收集，以二眠到三眠时的粪便为主，收集后晒干，簸净泥土及桑叶碎屑。生用。

【药材特征】蚕沙呈颗粒状六棱形，长 2~5mm，直径 1.5~3mm。表面灰黑色或黑绿色，粗糙，有 6 条明显的纵纹及横向浅沟纹。气微，味淡。

【别名】晚蚕沙、夏蚕沙、二蚕沙、蚕矢（晒干用）。

【性味】甘、辛，温。

【归经】肝、脾、胃经。

【功效】祛风湿，和胃化湿。

【主治】

1. 风湿痹证　本品辛甘发散，可以祛风，温燥而通，又善除湿舒筋，作用缓和，可用于各种痹证。《备急千金要方》单用蒸热，更熨患处，以治风湿痹痛，肢体不遂者；若与羌活、独活、威灵仙等同用，可治风湿寒痹；与防己、薏苡仁、栀子等配伍，可治风湿热痹，肢节烦疼，如宣痹汤（《温病条辨》）。

2. 吐泻转筋　本品入脾胃，能和胃化湿，湿去则泄泻可止、筋脉可舒。治湿浊中阻而致的腹痛吐泻转筋，常配木瓜、吴茱萸、薏苡仁等，如蚕矢汤（《霍乱论》）。

3. 风疹湿疹瘙痒　本品善祛风湿、止痒，可单用煎汤外洗，或与白鲜皮、地肤子、蝉蜕等同用。

【用法用量】煎服，5~15g；宜布包入煎。外用，适量。

【使用注意】胃肠虚弱者慎服，血虚手足不遂者禁服。

【现代研究】

1. 化学成分　本品含叶绿素、植物醇、β-谷甾醇、胆甾醇、麦角甾醇、蛇麻脂醇、氨基酸、胡萝卜素、维生素 B、维生素 C 等。

2. 药理作用　蚕沙煎剂有抗炎、促生长作用，叶绿素衍生物对体外肝癌细胞有抑制作用。

【文献摘要】

《名医别录》："主肠鸣，热中消渴，风痹，瘾疹。"

《本草纲目》："治消渴、症结，及妇人血崩，头风，风赤眼，去风除湿。"

《本草求原》："原蚕沙，为风湿之专药，凡风湿瘫缓固宜，即血虚不能养经络者，亦宜加入滋补药中。"

伸筋草 Shenjincao

《本草拾遗》

为石松科植物石松 *Lycopodium japonicum* Thunb. 的干燥全草。主产于东北、华北、华中、西南各地区。夏、秋二季茎叶茂盛时采收，除去杂质，晒干。切段，生用。

【药材特征】本品匍匐茎呈细圆柱形，略弯曲，长可达 2m，直径 1~3mm，其下有黄白色细根。直立茎作二叉状分枝。叶密生茎上，螺旋状排列，皱缩弯曲，线形或针形，长 3~5mm，黄绿色至淡黄棕色，无毛，先端芒状，全缘，易碎断。质柔软，断面皮部浅黄色，木部类白色。无臭，味淡。

【别名】石松、狮子尾、狮子草、绿毛伸筋、小伸筋、舒筋草。

【性味】微苦、辛，温。

【归经】肝经。

【功效】祛风湿，舒筋活络。

【主治】

1. 风寒湿痹，肢软麻木　本品辛散、苦燥、温通，能祛风湿，入肝尤善通经络。治风寒湿痹，关节酸痛，屈伸不利，可与羌活、独活、桂枝、白芍等配伍；若肢体软弱，肌肤麻木，宜与松节、寻骨风、威灵仙等同用。

2. 跌打损伤　本品辛能行散以舒筋活络，消肿止痛，治跌打损伤，瘀肿疼痛，多配苏木、土鳖虫、红花、桃仁等活血通络药，内服外洗均可。

【用法用量】煎服，3~12g。外用，适量。

【使用注意】孕妇慎用。

【现代研究】

1. 化学成分　本品含石松碱、棒石松宁碱等生物碱，石松三醇、石松四醇酮等萜类化合物，β-谷甾醇等甾醇，以及香草酸、阿魏酸等。

2. 药理作用　本品有明显镇痛作用；有解热、兴奋作用。

3. 不良反应　伸筋草有致接触性皮炎的病例报道。

【文献摘要】

《本草拾遗》："主人久患风痹，脚膝疼冷，皮肤不仁，气力衰弱。"

《滇南本草》："石松，其性走而不守，其用沉而不浮，得槟榔良。"

寻骨风 Xungufeng

《植物名实图考》

为马兜铃科植物绵毛马兜铃 *Aristolochia mollissima* Hance 的根茎或全草。主产于河南、江苏、江西等地。夏、秋二季采收，晒干。切段，生用。

【药材特征】干燥的根茎呈细圆柱形，长 40~50cm，直径约 2mm，外表淡棕红色至黄赭色，有纵皱纹，节处有须根或残留的圆点状根痕。断面纤维性，类白色、淡棕色，纤维层和导管群极为明显。

干燥全草的茎细长，外被白绵毛；叶通常皱折或破裂，淡绿色，两面均密被白绵毛。气微香，味微苦。以根茎红棕色者为佳。

【别名】清骨风、白面风、黄木香。

【性味】辛、苦，平。

【归经】肝经。

【功效】祛风湿，通络止痛。

【主治】

1. 风湿痹证 本品辛散苦燥，能祛风湿，通络止痛，治风湿痹痛，肢体麻木，筋脉拘挛，关节屈伸不利，可单用水煎、酒浸、制成浸膏服；亦可与威灵仙、羌活、防风、当归等祛风湿、活血药同用。

2. 跌打损伤 本品辛以行散，能通经络、消肿止痛，治跌打损伤，瘀滞肿痛，可单用煎服或捣敷。

此外，本品又可用于胃痛、牙痛、痈肿。

【用法用量】煎服，10~15g。外用，适量。

【使用注意】阴虚内热者不宜服。不宜大量或长期服用，肾病患者忌用。

【现代研究】

1. 化学成分 本品含生物碱、挥发油及内酯等。

2. 药理作用 本品有镇痛、抗炎、解热作用；有抑制艾氏腹水癌及抗早孕作用；有较好的止痛、消肿、改善关节功能的作用；有明显消肿作用。

【文献摘要】

《饮片新参》：“散风痹，通络。治骨节痛。”

海风藤 Haifengteng

《本草再新》

为胡椒科植物风藤 *Piper kadsura*（Choisy）Ohwi 的干燥藤茎。主产于广东、福建、台湾等地。夏、秋二季采割，除去根、叶，晒干。切厚片，生用。

【药材特征】本品呈扁圆柱形，微弯曲，长 15~60cm，直径 0.3~2cm。表面灰褐色或褐色，粗糙，有纵向棱状纹理及明显的节，节间长 3~12cm，节部膨大，上生不定根。体轻，质脆，易折断，断面不整齐，皮部窄，木部宽广，灰黄色，导管孔多数，射线灰白色，放射状排列，皮部与木部交界处常有裂隙，中心有灰褐色髓。气香，味微苦、辛。

【别名】满坑香、老藤、大风藤、岩胡椒。

【性味】辛、苦，微温。

【归经】肝经。

【功效】祛风湿，通络止痛。

【主治】

1. 风寒湿痹　本品辛散、苦燥、温通，为治风寒湿痹，肢节疼痛，筋脉拘挛，屈伸不利的常用药，每与羌活、独活、桂心、当归等配伍，如蠲痹汤（《医学心悟》）。亦可入膏药方中外用。

2. 跌打损伤　本品能通络止痛，治跌打损伤，瘀肿疼痛，可与三七、地鳖虫、红花等配伍。

【用法用量】煎服，6~12g。外用，适量。

【使用注意】阴虚火旺者慎服。

【现代研究】

1. 化学成分　本品含细叶青蒌藤素、细叶青蒌藤烯酮、细叶青蒌藤醌醇、细叶青蒌藤酰胺、β-谷甾醇、豆甾醇及挥发油等。

2. 药理作用　本品能对抗内毒素性休克；能增加心肌营养血流量，降低心肌缺血区的侧支血管阻力；可降低脑干缺血区兴奋性氨基酸含量，对脑干缺血损伤具有保护作用；有抗氧化作用，并拮抗血栓形成，延长凝血时间；有抗血小板聚集作用。

【文献摘要】

《本草再新》：“行经络，和血脉，宽中理气，下湿除风，理腰脚气，治疝，安胎。”

松节 Songjie

《名医别录》

为松科植物油松 *Pinus tabulaeformis* Carr. 、马尾松 *Pinus massoniana* Lamb. 赤松 *Pinus densiflora* Sieb. et Zucc. 等枝干的结节。全国大部分地区有产。全年可采，晒干。切片，生用。

【药材特征】油松呈扁圆节段状或呈不规则的片状或状，短粗细不一。表面黄棕色、灰棕色或红棕色，稍粗糙，有时带有棕色至黑棕色油脂斑，或有残存的栓皮。质坚硬而重。横断面木部淡棕色，心材色稍深，可见有同心环纹，有时可见散在棕色小孔状树脂道，显油性；髓部小，淡黄棕色，纵断面纹理直或斜，不均匀。有松节油香气，味微苦辛。

马尾松与油松相似。表面黄棕色、浅黄棕色或红棕色，纵断面纹理直或斜，较均匀。以体大、色红棕、油性足者为佳。

【别名】黄松木节、油松节、松郎头。

【性味】苦、辛，温。

【归经】肝、肾经。

【功效】祛风湿，通络止痛。

【主治】

1. 风寒湿痹　本品辛散苦燥温通，能祛风湿、通经络而止痛，入肝肾而善祛筋骨间风湿，性偏温燥，尤宜于寒湿偏盛之风湿痹证。治风湿痹痛，历节风痛，可单用酿酒服，如松节酒（《太平圣惠方》），或与羌活、独活、川芎等活血通络药同用。

2. 跌打损伤 本品能通经络止痛，治跌打损伤，瘀肿疼痛，可与童便、醋同炒为末服，如松节散（《太平圣惠方》）；亦常配伍乳香、没药、桃仁、红花等活血止痛药；若皮肤未破者，可酒浸擦患处。

【用法用量】煎服，10~15g。外用，适量。

【使用注意】阴虚血燥者慎服。

【现代研究】

1. 化学成分 本品含木质素、少量挥发油（松节油）和树脂，尚含熊果酸、异海松酸等。

2. 药理作用 本品有一定的镇痛、抗炎作用；有抗肿瘤作用；有免疫活性。

【文献摘要】

《名医别录》："主百节久风，风虚，脚痹疼痛。"

《本草纲目》："松节，松之骨也。质坚气劲，久亦不朽，故筋骨间风湿诸病宜之。"

《本草汇言》："松节，气温性燥，如足膝筋骨有风有湿，作痛作酸，痿弱无力者，用之立痊。倘阴虚髓乏，血燥有火者，宜斟酌用之。"

附药 松香 松花粉

1. 松香 即松树的树脂。性味苦、甘、温。功能祛风燥湿，生肌止痛，适用于风湿痹痛，疮疡肿痛等症。一般用量3~9g，入丸散或浸酒服。

2. 松花粉 即松树的花粉。性味甘温。功能润肺，燥湿，止血。内服可以治咳嗽；外敷可治皮肤湿疹，婴儿尿布湿疹，创伤出血。一般用量3~6g，包煎。外用适量。

路路通 Lulutong

《本草纲目拾遗》

为金缕梅科植物枫香树 *Liquidambar formosana* Hance 的干燥成熟果序。全国大部分地区有产。冬季果实成熟后采收，除去杂质，干燥。生用。

【药材特征】本品为聚花果，由多数小蒴果集合而成，呈球形，直径2~3cm。基部有总果梗。表面灰棕色或棕褐色，有多数尖刺及喙状小钝刺，长0.5~1mm，常折断，小蒴果顶部开裂，呈蜂窝状小孔。体轻，质硬，不易破开。气微，味淡。

【别名】九孔子、枫实、狼眼。

【性味】苦，平。

【归经】肝、肾经。

【功效】祛风活络，利水，通经。

【主治】

1. 风湿痹痛，中风半身不遂 本品“大能通十二经穴”，既能祛风湿，又能舒筋络，通经脉。善治风湿痹痛，麻木拘挛者，常与伸筋草、络石藤、秦艽等配伍；若气血瘀滞，脉络痹阻，中风后半身不遂，可与黄芪、川芎、红花等同用。

2. 跌打损伤 本品能通行经脉而散瘀止痛，治跌打损伤，瘀肿疼痛，常配桃仁、红花、苏木等。

3. 水肿　本品味苦降泄，能通经利水消肿，治水肿胀满，多与茯苓、猪苓、泽泻等同用。

4. 经行不畅，经闭　本品能疏理肝气而通经，治气滞血瘀之经少不畅或经闭，小腹胀痛，常与当归、川芎、茺蔚子等配伍。

5. 乳少，乳汁不通　本品能通经脉，下乳汁，常配穿山甲、王不留行、青皮等，治乳汁不通，乳房胀痛，或乳少之证。

此外，本品能祛风止痒，用于风疹瘙痒，可与地肤子、刺蒺藜、苦参等配伍，内服或外洗。

【用法用量】煎服，5~9g。外用，适量。

【使用注意】月经过多及孕妇忌服。

【现代研究】

1. 化学成分　本品含28-去甲齐墩果酮酸、苏合香素、环氧苏合香素、异环氧苏合香素、氧化丁香烯、白桦脂酮酸、24-乙基胆甾-5-烯醇等。

2. 药理作用　本品对蛋清性关节炎肿胀有抑制作用，有明显的抗肝细胞毒活性。

【文献摘要】

《本草纲目拾遗》："辟瘴却瘟，明目除湿，舒筋络拘挛，周身痹痛，手脚及腰痛，焚之嗅其烟气皆愈。""其性大能通十二经穴，故《救生苦海》治水肿胀用之，以其能搜逐伏水也。"

《岭南采药录》："治风湿流注疼痛，及痈疽肿毒。"

第二节　祛风湿清热药

本类药物味多辛苦而性寒，主入肝、脾、肾经。辛散、苦泄、寒清，故多具有祛风胜湿，通络止痛，清热消肿等作用。适用于风湿热痹，关节红肿热痛诸证。若配伍温经散寒药，亦可用于风寒湿痹。

防己 Fangji

《神农本草经》

为防己科植物粉防己 *Stephania tetrandra* S. Moore 及马兜铃科植物广防己 *Aristolochia fangchi* Y. C. Wu ex L. D. Chou et S. M. Hwang 的干燥根。前者习称"汉防己"，主产于安徽、浙江、江西、福建等地；后者习称"木防己"，主产于广东、广西、云南等地。秋季采挖，洗净，除去粗皮，切段，粗根纵切两半，晒干。切厚片，生用。

【药材特征】本品呈不规则圆柱形、半圆柱形或块状，多弯曲，长5~10cm。直径1~5cm。表面淡灰黄色，在弯曲处常有深陷横沟而成结节状的瘤块样。体重，质坚实，断面平坦，灰白色，富粉性，有排列较稀疏的放射状纹理。气微，味苦。

【别名】粉防己、粉寸己。

【性味】苦、辛，寒。

【归经】膀胱、肺经。

【功效】祛风湿，止痛，利水消肿。

【主治】

1. 风湿痹证 本品辛能行散，苦寒降泄，既能祛风除湿止痛，又能清热。对风湿痹证湿热偏盛，肢体酸重、关节红肿疼痛，以及湿热身痛者，尤为要药，常与滑石、薏苡仁、蚕沙、栀子等配伍，如宣痹汤（《温病条辨》）；若与麻黄、肉桂、茯苓等同用，亦可用于风寒湿痹，四肢挛急者，如防己饮（《圣济总录》）。

2. 水肿，小便不利，脚气 本品苦寒降利，能清热利水，善走下行而泄下焦膀胱湿热，尤宜于下肢水肿，小便不利者。常与黄芪、白术、甘草等配伍，用于风水脉浮，身重汗出恶风者，如防己黄芪汤（《金匮要略》）；若与茯苓、黄芪、桂枝等同用，可治一身悉肿，小便短少者，如防己茯苓汤（《金匮要略》）；与椒目、葶苈子、大黄合用，又治湿热腹胀水肿，即己椒苈黄丸（《金匮要略》）。治脚气足胫肿痛、重着、麻木，可与吴茱萸、槟榔、木瓜等同用；《本草切要》治脚气肿痛，则配木瓜、牛膝、桂枝、枳壳煎服。

3. 湿疹疮毒 本品苦以燥湿，寒以清热，治湿疹疮毒，可与苦参、金银花等配伍。

此外，本品有降血压作用，可用于高血压病。

按语：防己最早见于《神农本草经》，列为中品。仲景用防己共计6方次。用于祛风除湿清热，如防己黄芪汤治疗“风湿，脉浮、身重、汗出恶风”之风湿表虚证；防己地黄汤“治病如狂状，妄行，独语不休，无寒热，其脉浮”，此为阴血亏虚又感风邪，风邪化热入里，内扰心神所致。用于利水消肿，如防己茯苓汤治疗“皮水为病，四肢肿，水气在皮肤中，四肢聂聂动者”之皮水证。此外，防己还有化饮平喘的作用，如木防己汤、木防己去石膏加茯苓芒硝汤治“膈间支饮，其人喘满，心下痞坚”之支饮重证。

【用法用量】煎服，仲景最大剂量为3两，见于木防己汤、防己茯苓汤；最小剂量为1钱，见于防己地黄汤。目前常规用量4.5~9g。

【使用注意】本品大苦大寒易伤胃气，胃纳不佳及阴虚体弱者慎服。

【现代研究】

1. 化学成分 汉防己（粉防己）含粉防己碱（汉防己甲素），防己诺灵碱，轮环藤酚碱，氧防己碱，防己斯任碱，小檗胺，2，2’-*N*，*N*-二氯甲基粉防己碱，粉防己碱A、B、C、D。木防己（广防己）含马兜铃酸、木兰花碱、尿囊素、马兜铃内酰胺、β-谷甾醇等。

2. 药理作用 本品能明显增加排尿量；有镇痛作用；有抗炎作用；有显著降压作用。能促进纤维蛋白溶解，抑制凝血酶引起的血液凝固过程；对实验性硅肺病有预防治疗作用；对子宫收缩有明显的松弛作用；有抗菌和抗阿米巴原虫的作用；有一定抗肿瘤作用；对免疫有抑制作用；有广泛的抗过敏作用。

3. 不良反应 国外报道，有人因长期服用含防己的减肥药而导致肾毒性（主要为马兜铃酸，有关马兜铃酸的毒性参见关木通）。

【文献摘要】

《名医别录》：“疗水肿，风肿，去膀胱热，伤寒，寒热邪气，中风手足挛急，……

通腠理，利九窍。”

《本草拾遗》：“汉（防己）主水气，木（防己）主风气，宣通。”

《本草求真》：“防己，辛苦大寒，性险而健，善走下行，长于除湿、通窍、利道，能泻下焦血分湿热，及疗风水要药。”

秦艽 Qinjiao

《神农本草经》

为龙胆科植物秦艽 *Gentiana macrophylla* Pall.、麻花秦艽 *Gentiana straminea* Maxim.、粗茎秦艽 *Gentiana crassicaulis* Duthie ex Burk. 或小秦艽 *Gentiana dahurica* Fisch. 的干燥根。前三种按性状不同分别习称“秦艽”和“麻花艽”，后一种习称“小秦艽”。主产于陕西、甘肃、内蒙古、四川等地。春、秋二季采挖，除去泥沙；秦艽及麻花艽晒软，堆置“发汗”至表面呈红黄色或灰黄色时，摊开晒干，或不经“发汗”直接晒干；小秦艽趁鲜时锉去黑皮，晒干。切片，生用。

【药材特征】秦艽：呈类圆柱形，上粗下细，扭曲不直，长 10~30cm，直径 1~3cm。表面黄棕色或灰黄色，有纵向或扭曲的纵皱纹，顶端有残存茎基及纤维状叶鞘。质硬而脆，易折断，断面略显油性，皮部黄色或棕黄色，木部黄色。气特异，味苦、微涩。

麻花艽：呈类圆锥形，多由数个小根纠聚而膨大，直径可达 7cm。表面棕褐色，粗糙，有裂隙呈网状孔纹。质松脆，易折断，断面多呈枯朽状。

小秦艽：呈类圆锥形或类圆柱形，长 8~15cm，直径 0.2~1cm。表面棕黄色。主根通常 1 个，残存的茎基有纤维状叶鞘，下部多分枝。断面黄白色。

【别名】大叶龙胆、大叶秦艽、西秦艽。

【性味】辛、苦，平。

【归经】胃、肝、胆经。

【功效】祛风湿，通络止痛，退虚热，清湿热。

【主治】

1. 风湿痹证　本品辛散苦泄，质偏润而不燥，为风药中之润剂。风湿痹痛，筋脉拘挛，骨节酸痛，无问寒热新久均可配伍主治。其性偏寒，兼有清热作用，故对热痹尤为适宜，多配防己、牡丹皮、络石藤、忍冬藤等；若配天麻、羌活、当归、川芎等，可治风寒湿痹，如秦艽天麻汤（《医学心悟》）。

2. 中风不遂　本品既能祛风邪，舒筋络，又善“活血荣筋”，可用于中风半身不遂、口眼㖞斜、四肢拘急、舌强不语等，单用大量水煎服即能奏效。若与升麻、葛根、防风、芍药等配伍，可治中风口眼㖞斜、言语不利、恶风恶寒者，如秦艽升麻汤（《卫生宝鉴》）；与当归、熟地黄、白芍、川芎等同用，可治血虚中风者，如秦艽汤（《不知医必要》）。

3. 骨蒸潮热，疳积发热　本品能退虚热，除骨蒸，亦为治虚热要药。治骨蒸日晡潮热，常与青蒿、地骨皮、知母等同用，如秦艽鳖甲散（《卫生宝鉴》）；若与人参、鳖甲、柴胡等配伍，可治肺痿骨蒸劳嗽，如秦艽扶羸汤（《杨氏家藏方》）；治小儿疳积发热，多与薄荷、炙甘草相伍，如秦艽散（《小儿药证直诀》）。

4. 湿热黄疸　本品苦以降泄，能清肝胆湿热而退黄。《海上集验方》即单用为末服；亦可与茵陈蒿、栀子、大黄等配伍，如山茵陈丸（《圣济总录》）。

此外，本品尚能治痔疮、肿毒等。

【用法用量】煎服，3~9g。

【使用注意】大便滑者忌用。

【现代研究】

1. 化学成分　本品含秦艽碱甲、乙、丙，龙胆苦苷，当药苦苷，褐煤酸，褐煤酸甲酯，栎瘿酸，α-香树脂醇，β-谷甾醇等。

2. 药理作用　本品具有镇静、镇痛、解热、抗炎作用，能抑制反射性肠液的分泌；能明显降低胸腺指数，有抗组胺作用；对病毒、细菌、真菌皆有一定的抑制作用；能降低血压、升高血糖；能抑制 CCl_4 所致转氨酶升高，具有抗肝炎作用。

3. 不良反应　曾有报道 4 例风湿性关节炎患者，口服秦艽碱甲 100mg，一日 3 次，共 4~13 天，先后均出现恶心、呕吐等反应。1 例患者服 100mg 后感心悸及心率减缓，但很快恢复。

【文献摘要】

《神农本草经》："主寒热邪气，寒湿风痹，肢节痛，下水，利小便。"

《名医别录》："疗风无问久新，通身挛急。"

《冯氏锦囊秘录》："秦艽风药中之润剂，散药中之补剂，故养血有功。中风多用之者，取祛风活络，养血舒筋。盖治风先治血，血行风自灭耳。"

桑枝 Sangzhi

《本草图经》

为桑科植物桑 *Morus alba* L. 的干燥嫩枝。全国各地均产。春末夏初采收，去叶，晒干，或趁鲜切片，晒干。生用或炒用。

【药材特征】本品呈长圆柱形，少有分枝，长短不一，直径 0.5~1.5cm。表面灰黄色或黄褐色，有多数黄褐色点状皮孔及细纵纹，并有灰白色略呈半圆形的叶痕和黄棕色的腋芽。质坚韧，不易折断，断面纤维性。切片厚 0.2~0.5cm，皮部较薄，木部黄白色，射线放射状，髓部白色或黄白色。气微，味淡。

【别名】桑条。

【性味】微苦，平。

【归经】肝经。

【功效】祛风湿，利关节。

【主治】

风湿痹证　本品性平，祛风湿而善达四肢经络，通利关节，痹证新久、寒热均可主治，尤宜于风湿热痹，肩臂、关节酸痛麻木者。《普济本事方》单用煎服治风热痹

痛，《景岳全书》一味熬膏治筋骨酸痛，四肢麻木。但因单用力弱，多随寒热新久之不同，配伍其他药物。偏寒者，配桂枝、威灵仙等；偏热者，配络石藤、忍冬藤等；偏气血虚者，配黄芪、鸡血藤、当归等。若与柳枝、杉枝、槐枝等配伍外洗，可治风毒攻手足疼痛，皮肤不仁，如桑枝汤（《太平圣惠方》）。

此外，本品尚能利水，治水肿；祛风止痒，治白癜风、皮疹瘙痒；生津液，治消渴。

【用法用量】煎服，9~15g。外用，适量。

【现代研究】

1. 化学成分　桑枝含鞣质、蔗糖、果糖、水苏糖、葡萄糖、麦芽糖、棉子糖、阿拉伯糖、木糖等。近来从桑枝水提物中分得 4 个多羟基生物碱及 2 个氨基酸（γ-氨基丁酸和 L-天门冬氨酸）。

2. 药理作用　桑枝有较强的抗炎活性，可提高人体淋巴细胞转化率，具有增强免疫的作用。

【文献摘要】

《本草图经》："《近效方》云：疗遍体风痒干燥，脚气风气，四肢拘挛，上气，眼晕，肺气嗽，消食，利小便，久服轻身，聪明耳目，令人光泽，兼疗口干。"

《本草备要》："利关节，养津液，行水祛风。"

雷公藤 Leigongteng

《本草纲目拾遗》

为卫矛科植物雷公藤 *Tripterygium wilfordii* Hook. f. 的根或根的木质部。主产于浙江、江苏、安徽、福建等地。秋季挖取根部，去净泥土，晒干，或去皮晒干。切厚片，生用。

【药材特征】根圆柱形，扭曲，常具茎残基。直径 0.5~3cm，商品常切成长短不一的段块。表面土黄色至黄棕色，粗糙，具细密纵向沟纹及环状或半环状裂隙；栓皮层常脱落，脱落处显橙黄色。皮部易剥离，露出黄白色的木部。质坚硬，折断时有粉尘飞扬，断面纤维性；横切面木栓层橙黄色，显层状；韧皮部红棕色；木部黄白色，密布针眼状孔洞，射线较明显。根茎性状与根相似，多平直，有白色或浅红色髓部。

【别名】黄藤、黄腊藤。

【性味】苦、辛，寒。有大毒。

【归经】肝、肾经。

【功效】祛风湿，活血通络，消肿止痛，杀虫解毒。

【主治】

1. 风湿顽痹　本品有较强的祛风湿，活血通络之功，为治风湿顽痹要药，苦寒清热力强，消肿止痛功效显著，尤宜于关节红肿热痛、肿胀难消、晨僵、功能受限，甚至关节变形者。可单用内服或外敷，能改善功能活动，减轻疼痛。亦常与威灵仙、独活、防风等同用，并宜配伍黄芪、党参、当归、鸡血藤等补气养血药，以防久服而克伐正气。

2. 麻风、顽癣、湿疹、疥疮、皮炎、皮疹 本品苦燥除湿止痒，杀虫攻毒，对多种皮肤病皆有良效。治麻风病，可单用煎服，或配金银花、黄柏、当归等；治顽癣等可单用，或随证配伍防风、荆芥、白蒺藜等祛风止痒药内服或外用。

3. 疔疮肿毒 本品苦寒清热解毒，并能以毒攻毒，消肿止痛，治热毒痈肿疔疮，常与蟾酥配伍主治。

【用法用量】煎汤，10～25g（带根皮者减量），文火煎1～2h；研粉，每日1.5～4.5g。外用适量，捣烂或研末外敷、调搽。外敷不可超过半小时，否则起泡。

【使用注意】有大毒，内脏有器质性病变及白细胞减少者慎服；孕妇忌用。

【现代研究】

1. 化学成分 本品的化学成分有70余种，主要成分有雷公藤碱、雷公藤宁碱、雷公藤春碱、雷公藤甲素、雷公藤乙素、雷公藤酮、雷公藤红素、雷公藤三萜酸A、雷公藤三萜酸C、黑蔓酮酯甲、黑蔓酮酯乙、雷公藤内酯和雷公藤内酯二醇等。还有卫矛醇、卫矛碱、β-谷甾醇、L-表儿茶酸等。

2. 药理作用 本品有抗炎、镇痛、抗肿瘤、抗生育作用；有降低血液黏滞性、抗凝、纠正纤溶障碍，改善微循环及降低外周血阻力的作用；对多种肾炎模型有预防和保护作用，有促进肾上腺合成皮质激素样作用；对免疫系统主要表现为抑制作用，可减少器官移植后的急性排异反应；提取物对子宫、肠均有兴奋作用。

3. 不良反应 使用雷公藤，轻者可出现恶心，呕吐，食少，食管下部烧灼感，口干，肠鸣，腹痛，腹泻，便秘，便血，白细胞、血小板减少，头晕，乏力，嗜睡，月经紊乱，闭经；心悸，胸闷，心律不齐，心电图异常；湿疹样皮炎，皮疹，色素沉着，干燥，瘙痒，口周疱疹，口角炎，黏膜溃疡，少数见脱发及指（趾）甲变薄及软化；还可影响睾丸生殖上皮，抑制精原细胞减数分裂。以上不良反应一般停药后不再出现，自行恢复正常，轻者可不必停药，采用对症治疗。长期服用雷公藤，对系统性红斑狼疮患者骨骼系统有显著影响，使之以后发生骨质疏松和骨折的危险度增加。若服用过量，重者可致中毒，主要表现为剧烈呕吐、腹中绞痛、腹泻、脉搏细弱、心电图改变、血压下降、体温降低、休克、尿少、浮肿、尿液异常；后期发生骨髓抑制、黏膜糜烂、脱发等，个别可有抽搐。主要死因为循环及肾功能衰竭。中毒的一般疗法为：及时洗胃，催吐，输液，纠正酸中毒，对症支持疗法。如中毒在12h以内，亦可用新鲜羊血或白鹅血200～300mL，口服1～2次；或用鲜萝卜125g，或莱菔子250g炖服；或用绿豆125g、甘草50g煎水分服。

【文献摘要】

《湖南药物志》："杀虫，消炎，解毒。"

络石藤 Luoshiteng

《神农本草经》

为夹竹桃科植物络石 *Trachelospermum jasminoides*（Lindl.）Lem. 的干燥带叶藤茎。主产于江苏、湖北、山东等地。冬季至次春采割，除去杂质，晒干。切段，生用。

【药材特征】本品茎呈圆柱形，弯曲，多分枝，长短不一，直径1~5mm；表面红褐色，有点状皮孔及不定根；质硬，断面淡黄白色，常中空。叶对生，有短柄；展平后叶片呈椭圆形或卵状披针形，长1~8cm，宽0.7~3.5cm；全缘，略反卷，上表面暗绿色或棕绿色，下表面色较淡，革质。气微，味微苦。

【别名】石鲮、明石、悬石、云珠、云丹。

【性味】苦，微寒。

【归经】心、肝、肾经。

【功效】祛风通络，凉血消肿。

【主治】

1. 风湿热痹 本品善祛风通络，苦燥湿，微寒清热，尤宜于风湿热痹，筋脉拘挛，腰膝酸痛者，每与忍冬藤、秦艽、地龙等配伍；亦可单用酒浸服。

2. 喉痹，痈肿 本品入心肝血分，味苦性微寒，能清热凉血，利咽消肿，故可用于热毒壅盛之喉痹、痈肿。《近效方》以之单用水煎，慢慢含咽，治热毒之咽喉肿痛、痹塞。与皂角刺、瓜蒌、乳香、没药等配伍，可治痈肿疮毒，如止痛灵宝散（《外科精要》）。

3. 跌扑损伤 本品能通经络，凉血而消肿止痛。治跌扑损伤，瘀滞肿痛，可与伸筋草、透骨草、红花、桃仁等同用。

【用法用量】煎服，6~12g。外用，适量，鲜品捣敷。

【使用注意】阳虚畏寒，大便溏泄者禁服。

【现代研究】

1. 化学成分 本品藤茎含络石苷、去甲络石苷、牛蒡苷、穗罗汉松树脂酚苷、橡胶肌醇等，叶含生物碱、黄酮类化合物。

2. 药理作用 本品有显著抑制作用而能抗痛风；对金黄色葡萄球菌、福氏痢疾杆菌及伤寒杆菌有抑制作用；可引起血管扩张、血压下降，对肠及子宫有抑制作用。

【文献摘要】

《本草纲目》："络石，气味平和，其功主筋骨关节风热痈肿。"

《要药分剂》："络石之功，专于舒筋活络，凡病人筋脉拘挛不易伸屈者，服之无不获效。"

豨莶草 Xixiancao

《新修本草》

为菊科植物豨莶 *Siegesbeckia orientalis* L.、腺梗豨莶 *Siegesbeckia pubescens* Makino 或毛梗豨莶 *Siegesbeckia glabrescens* Makino 的干燥地上部分。我国大部分地区有产，以湖南、湖北、江苏等地产量较大。夏、秋二季花开前及花期均可采割，除去杂质，晒干。切段，生用或黄酒蒸制用。

【药材特征】本品茎略呈方柱形，多分枝，长30~110cm，直径0.3~1cm；表面灰绿色、黄棕色或紫棕色，有纵沟及细纵纹，被灰色柔毛；节明显，略膨大；质脆，易折断，断面黄白色或带绿色，髓部宽广，类白色，中空。叶对生，叶片多皱缩、卷曲，展平后呈卵圆形，灰绿色，边缘有钝锯齿，两面皆有白色柔毛，主脉三出。有的可见黄色头状花序，总苞片匙形。

【别名】肥猪草、肥猪菜、黏苍子。

【性味】辛、苦，寒。

【归经】肝、肾经。

【功效】祛风湿，利关节，解毒。

【主治】

1. 风湿痹痛，中风半身不遂 本品辛散苦燥，能祛筋骨间风湿，通经络，利关节。生用性寒，宜于风湿热痹；酒制后寓补肝肾之功，常用于风湿痹痛，筋骨无力，腰膝酸软，四肢麻痹，或中风半身不遂。可单用为丸服，如豨莶散（《活人方汇编》）、豨莶丸（《万氏家抄方》）；或与臭梧桐合用，如豨桐丸（《济世养生经验集》）。《方脉正宗》配蕲蛇、黄芪、当归、威灵仙等，治中风口眼㖞斜、半身不遂者。

2. 风疹，湿疮，疮痈 本品辛能散风，生用苦寒能清热解毒，化湿热。治风疹湿疮，可单用内服或外洗，亦可配白蒺藜、地肤子、白鲜皮等祛风利湿止痒之品。治疮痈肿毒红肿热痛者，可配蒲公英、野菊花等清热解毒药；《乾坤秘韫》治发背、疔疮，与五爪龙、小蓟、大蒜同用饮汁取汗。

此外，本品能降血压，可治高血压病。

【用法用量】煎服，9~12g。外用，适量。治风湿痹痛、半身不遂宜制用，治风疹湿疮、疮痈宜生用。

【现代研究】

1. 化学成分 本品含生物碱、酚性成分、豨莶苷、豨莶苷元、氨基酸、有机酸、糖类、苦味质等。还含有微量元素锌、铜、铁、锰等。

2. 药理作用 本品有抗炎和较好的镇痛作用；有降压作用；对细胞免疫、体液免疫及非特异性免疫均有抑制作用；有扩张血管作用；对血栓形成有明显抑制作用；对金黄色葡萄球菌有较强的抑制作用，对大肠杆菌、绿脓杆菌、宋内痢疾杆菌、伤寒杆菌、白色葡萄球菌、卡他球菌、肠炎杆菌、鼠疟原虫等也有一定抑制作用，对单纯疱疹病毒有中等强度的抑制作用；有兴奋子宫和明显的抗早孕作用。

【文献摘要】

《本草图经》："治肝肾风气，四肢麻痹，骨间疼，腰膝无力者，亦能行大肠气……兼主风湿疮，肌肉顽痹。"

《本草蒙筌》："疗暴中风邪，口眼㖞斜者立效；治久渗湿痹，腰脚酸痛者殊功。"

《本草纲目》："生捣汁服则令人吐，故云有小毒。九蒸九暴则补人去痹，故云无毒。生则性寒，熟则性温，云热者，非也。"

丝瓜络 Sigualuo

《本草纲目》

为葫芦科植物丝瓜 *Luffa cylindrica*（L.）Roem. 的干燥成熟果实的维管束。我国各

地均有栽培。夏、秋二季果实成熟、果皮变黄、内部干枯时采摘，除去外皮及果肉，洗净，晒干，除去种子。切段，生用。

【药材特征】本品为丝状维管束交织而成，多呈长棱形或长圆筒形，略弯曲，长30~70cm，直径7~10cm。表面淡黄白色。体轻，质韧，有弹性，不能折断。横切面可见子房3室，呈空洞状。气微，味淡。

【别名】丝瓜网、瓜络、絮瓜瓤、丝瓜筋、丝瓜瓤。

【性味】甘，平。

【归经】肺、胃、肝经。

【功效】祛风，通络，活血。

【主治】

1. 风湿痹证　本品善祛风通络，唯药力平和，多入复方中主治。治风湿痹痛、筋脉拘挛、肢体麻痹，常与秦艽、防风、当归、鸡血藤等配伍。

2. 胸胁胀痛　本品能入肝活血通络，常用于气血瘀滞之胸胁胀痛，多配柴胡、香附、瓜蒌皮、郁金等。

3. 乳汁不通，乳痈　本品体轻通利，善通乳络，治产后乳少或乳汁不通者，常与王不留行、路路通、穿山甲、猪蹄等同用；治乳痈肿痛，每与蒲公英、浙贝母、瓜蒌、青皮等配伍。

此外，本品又能治跌打损伤、胸痹等。

【用法用量】煎服，4.5~9g。外用，适量。

【现代研究】

1. 化学成分　本品含木聚糖、甘露聚糖、半乳聚糖等。

2. 药理作用　丝瓜络水煎剂有明显的镇痛、镇静和抗炎作用。

【文献摘要】

《本草纲目》："能通人脉络脏腑，而去风解毒，消肿化痰，祛痛杀虫，治诸血病。"

《本草再新》："通经络，和血脉，化痰顺气。"

穿山龙 Chuanshanlong

《东北药用植物志》

为薯蓣科植物穿龙薯蓣 *Dioscorea nipponica* Makino 和柴黄姜 *Dioscorea nipponica* Makino *subsp. rosthornii*（Prain et Burkill）C. T. Ting. 的根茎。全国大部分地区有产。春、秋采挖，除去外皮及须根，切段或切片，晒干或烘干。生用。

【药材特征】干燥根茎，呈长圆柱形，长10~20cm，直径约1.5cm，具多数不规则的分枝。外表土黄色，有多数细纵纹及突起的须根残基，全角略似鹿角。质坚硬，断面淡黄色，粉性，可见多数带细孔的维管束散在。气微，味苦。以根茎粗长，土黄色，质坚硬者为好。

【别名】川龙薯蓣、穿地龙、野山药、鸡骨头、串地龙等。

【性味】苦，微寒。

【归经】肝、肺经。

【功效】祛风湿，活血通络，清肺化痰。

【主治】

1. 风湿痹证 本品能祛风湿，入肝经活血通络，常用于风湿痹痛，腰腿疼痛，肢体麻木。因其微寒清热，以治热痹为多，可水煎或酒浸服，或与桑枝、络石藤、忍冬藤等配伍。

2. 痰热咳喘 本品苦降泄，微寒清热，入肺能清肺化痰，止咳平喘，治咳喘痰多，可与瓜蒌、杏仁、黄芩等同用。

此外，本品还可治胸痹、跌打损伤、痈肿疮毒等。

【用法用量】煎服，10~15g；或酒浸服。外用，适量。

【现代研究】

1. 化学成分 本品含薯蓣皂苷、纤细薯蓣皂苷、25-D-螺甾-3，5-二烯及对羟基苄基酒石酸、氨基酸等。

2. 药理作用 本品有显著的平喘作用；有明显的镇咳、祛痰作用；对细胞免疫和体液免疫功能均有抑制作用，而对巨噬细胞吞噬功能有增强作用；对金黄色葡萄球菌等多种球菌及流感病毒等有抑制作用；能显著降低血清总胆固醇。

3. 不良反应 据报道，口服穿山龙片剂治疗冠心病心绞痛时，少数病例有轻度腹泻、便秘、胃部不适、恶心呕吐和口腔炎、头晕、视物模糊、丙氨酸转氨酶一时性升高；服穿山龙酒剂治疗骨质增生、老年性腰腿痛、风湿性关节炎，部分患者有不同程度的牙齿酸麻、感觉迟钝，个别人牙龈苍白。停药后症状均能自行消失。

【文献摘要】

《东北药植志》："舒筋活血，治腰腿疼痛，筋骨麻木。"

《陕西植药调查》："制疟，止疼，消肿。"

《陕西中草药》："治咳嗽，风湿性关节炎，大骨节病关节痛，消化不良，疟疾，跌打损伤，痈肿恶疮。"

臭梧桐 Chouwutong

《本草图经》

为马鞭草科植物海州常山 *Clerodendron trichotomum* Thunb. 的嫩枝和叶。主产于江苏、安徽、浙江等地。夏季尚未开花时采收，晒干。切段，生用。

【药材特征】干燥小枝类圆形，或略带方形，棕褐色，具黄色点状皮孔，密被短柔毛。叶对生，广卵形以至椭圆形，上面灰绿色，背面黄绿色，具短柔毛，叶片多已皱缩、卷曲，或破碎；叶柄密被短柔毛。花多已枯萎，黄棕色，有长梗，雄蕊突出花冠外；已结实者，花萼宿存，枯黄色，内有果实一枚，灰褐色，三棱状卵形，有皱缩纹理，枝叶质脆易折断，小枝断面黄白色，中央具白色的髓，髓中有淡黄色分隔。有特异臭气，味苦而涩。以花枝干燥、带有绿色的叶、无杂质者为佳。

【别名】泡花桐、八角梧桐、追骨风、后庭花。

【性味】辛、苦、甘，凉。

【归经】肝经。

【功效】祛风湿，通经络，平肝。

【主治】

1. 风湿痹证　本品辛散苦燥，能祛风湿，通经络。治风湿痹痛，四肢麻木，半身不遂，可单用，或与豨莶草配伍，如豨桐丸（《济世养生经验集》）。

2. 风疹，湿疮　本品辛能散风，燥可除湿，治风疹等皮肤瘙痒、湿疮，可单用煎洗或外敷。

3. 肝阳上亢，头痛眩晕　本品性凉入肝，能凉肝平肝，治肝阳偏亢，头痛眩晕者，可单用，或与豨莶草同用，或与钩藤、菊花、夏枯草等配伍。现常用于高血压病。

【用法用量】煎服，5～15g；研末服，每次 3g。外用，适量。用于高血压病不宜久煎。

【使用注意】臭梧桐经高热煎煮后，降压作用减弱。

【现代研究】

1. 化学成分　本品含海州常山黄酮苷，臭梧桐素 A、B，海州常山苦素 A、B，内消旋肌醇，刺槐素-7-双葡萄糖醛酸苷，洋丁香酚苷，植物血凝素及生物碱等。

2. 药理作用　本品有镇痛、镇静作用，其降血压作用以水浸剂与煎剂最强。

【文献摘要】

《本草图经》："治疟。"

《本草纲目拾遗》："洗鹅掌风、一切疮疥；煎汤洗汗斑；湿火腿肿久不愈者，同菴闾子浸酒服。并能治一切风湿，止痔肿，煎酒服；治臁疮，捣烂作饼，加桐油贴。"

海桐皮 Haitongpi

《海药本草》

为豆科植物刺桐 *Erythrina variegata* L. 或乔木刺桐 *E. arborescens* Roxb. 的干皮或根皮。主产于浙江、福建、台湾、四川、贵州、云南等地。夏、秋二季剥取树皮，晒干。切丝，生用。

【药材特征】干燥干皮，呈半筒状或板片状，长 30～60cm，厚 1～2mm，外表灰棕色或灰黑色，有稀疏纵裂纹及较密的黄色皮孔，边缘不整齐，微突起或平钝；皮上有大形钉刺，刺尖有时被磨去，可以剥落；基部圆形或长圆形而纵向延长；内表面黄棕色或红棕色，平滑，有细纵纹。质硬而韧，易纵裂，不易横断。断面黄白色或淡黄色，富纤维性。气微香，味苦。以皮张大、钉刺多者为佳。

【别名】山芙蓉、梯枯、空桐树、鸡桐木、海桐。

【性味】苦、辛，平。

【归经】肝经。

【功效】祛风湿，通络止痛，杀虫止痒。

【主治】

1. 风湿痹证 本品辛能散风，苦能燥湿，主入肝经，能祛风湿，行经络，止疼痛，达病所，尤善治下肢关节痹痛。治风湿痹痛，四肢拘挛，腰膝酸痛，或麻痹不仁，常与薏苡仁、生地黄、牛膝、五加皮等同用，如海桐皮酒（《杂病源流犀烛》）；或与丹参、肉桂、附子、防己等配伍，如海桐皮汤（《圣济总录》）。

2. 疥癣，湿疹 本品辛散苦燥，入血分能祛风燥湿，又能杀虫，故可治疥癣、湿疹瘙痒，可单用或配蛇床子、苦参、土茯苓、黄柏等煎汤外洗或内服。

【用法用量】煎服，5~15g；或酒浸服。外用，适量。

【使用注意】血虚者不宜服。

【现代研究】

1. 化学成分 本品含刺桐文碱、水苏碱等多种生物碱，还含黄酮、氨基酸和有机酸等。

2. 药理作用 本品有抗炎、镇痛、镇静作用；能增强心肌收缩力；有降压作用；对金黄色葡萄球菌有抑制作用，对皮肤真菌亦有不同程度的抑制作用。

【文献摘要】

《海药本草》："主腰脚不遂，顽痹，腿膝疼痛，霍乱，赤白泻痢，血痢，疥癣。"

《本草纲目》："能行经络，达病所，又入血分及去风杀虫。"

第三节　祛风湿强筋骨药

本类药物味多甘苦而性温，入肝、肾二经。味苦能燥，甘温补益，故具有祛风湿，补肝肾，强筋骨等作用，主要用于风湿日久累及肝肾所致的腰膝酸软无力、疼痛等风湿痹证。亦可用于肾虚腰痛、骨痿及中风后遗症，半身不遂等。

五加皮 Wujiapi

《神农本草经》

为五加科植物细柱五加 *Acanthopanax gracilistylus* W. W. Smith 的干燥根皮。习称"南五加皮"。主产于湖北、河南、安徽等地。夏、秋二季采挖，剥取根皮，晒干。切厚片，生用。

【药材特征】本品呈不规则卷筒状，长 5~15cm，直径 0.4~1.4cm，厚约 0.2cm。外表面灰褐色，有稍扭曲的纵皱纹及横长皮孔；内表面淡黄色或灰黄色，有细纵纹。体轻，质脆，易折断，断面不整齐，灰白色。气微香，味微辣而苦。

【别名】南五加皮、五谷皮、红五加皮。

【性味】辛、苦，温。

【归经】肝、肾经。

【功效】祛风湿，补肝肾，强筋骨，利水。

【主治】

1. 风湿痹证 本品辛能散风，苦能燥湿，温能祛寒，且兼补益之功，为强壮性祛

风湿药，尤宜于老人及久病体虚者。治风湿痹证，腰膝疼痛，筋脉拘挛，可单用或配当归、牛膝、地榆等，如五加皮酒（《本草纲目》）；亦可与木瓜、松节同用，如五加皮散（《沈氏尊生书》）。

2. 筋骨痿软，小儿行迟，体虚乏力 本品有温补之效，能补肝肾，强筋骨。又常用于肝肾不足，筋骨痿软者，常与杜仲、牛膝等配伍，如五加皮散（《卫生家宝》）；治小儿行迟，则与龟甲、牛膝、木瓜等同用，如五加皮散（《保婴撮要》）。

3. 水肿，脚气 本品能温肾而除湿利水。治水肿、小便不利，每与茯苓皮、大腹皮、生姜皮、地骨皮配伍，如五皮散（《太平惠民和剂局方》）；若风寒湿壅滞之脚气肿痛，可与远志同用，如五加皮丸（《瑞竹堂经验方》）。

【用法用量】煎服，4.5~9g；或酒浸、入丸、散服。

【使用注意】阴虚火旺者慎服。

【现代研究】

1. 化学成分 本品含丁香苷、刺五加苷 B_1、右旋芝麻素、16α-羟基-（一）-贝壳松-19-酸、左旋对映贝壳松烯酸、β-谷甾醇、β-谷甾醇葡萄糖苷、硬脂酸、棕榈酸、亚麻酸、维生素 A、维生素 B_1、挥发油等。

2. 药理作用 本品有抗炎、镇痛、镇静作用，能提高血清抗体的浓度、促进单核巨噬细胞的吞噬功能；有抗应激作用，能促进核酸的合成、降低血糖，有性激素样作用；能抗肿瘤、抗诱变、抗溃疡；有一定的抗排异作用。

【文献摘要】

《神农本草经》："主心腹疝气腹痛，益气，疗躄，小儿不能行，疽疮阴蚀。"

《名医别录》："主男子阴痿，囊下湿，小便余沥，女人阴痒及腰脊痛，两脚疼痹风弱，五缓，虚羸，补中益精，坚筋骨，强志意，久服轻身耐老。"

《本草思辨录》："五加皮，宜下焦风湿之缓证。若风湿搏于肌肤，则非其所司。古方多浸酒、酿酒及酒调末服之，以行药势。"

附

五加皮用的五加科同属植物尚有短梗五加（无梗五加）、糙叶五加、红毛五加、藤五加、蜀五加等。考古代本草所记载的五加皮，来源于五加科植物，而现代使用的五加皮药材，有南五加与北五加之分，南五加即上述五加科植物，北五加则为萝藦科植物杠柳的根皮，因有特异香气，又名香五加皮，《中国药典》1977 年版定为香加皮。北五加皮使用地区相当广泛，但这两种药材不仅科属不同，功效也不一样，南五加皮无毒，其效用已如前述；北五加强心利尿而有毒，不宜多用。此外，《中国药典》1977 年版又将南五加分为五加皮与刺五加两条，后者补益力较强。因此，对这三五种五加皮应区别使用。《中国药典》2000 年版将细柱五加列为正品，将刺五加作为独立药物。

桑寄生 Sangjisheng

《神农本草经》

本品为桑寄生科植物桑寄生 *Taxillus chinensis*（DC.）Danser 的干燥带叶茎枝。冬季至次春采割，除去粗茎，切段，干燥，或蒸后干燥。

【药材特征】本品茎枝呈圆柱形，长3~4cm，直径0.2~1cm；表面红褐色或灰褐色，细纵纹，并有多数细小凸起的棕色皮孔，嫩枝有的可见棕褐色茸毛；质坚硬，断面不整齐，皮部红棕色，木部色较浅。叶多卷曲，具短柄；叶片展平后呈卵形或椭圆形，长3~8cm，宽2~5cm；表面黄褐色，幼叶被细茸毛，先端钝圆，基部圆形或宽楔形，全缘；革质。无臭，味涩。

【别名】广寄生、苦楝寄生、桑上寄生、松寄生、寓木、宛童。

【性味】苦、甘，平。

【归经】肝、肾经。

【功效】祛风湿，补肝肾，强筋骨，安胎。

【主治】

1. 风湿痹证 本品苦能燥，甘能补，祛风湿又长于补肝肾、强筋骨，对痹证日久，伤及肝肾，腰膝酸软，筋骨无力者尤宜，常与独活、杜仲、牛膝、桂心等同用，如独活寄生汤（《备急千金要方》）。

2. 崩漏经多，妊娠漏血，胎动不安 本品能补肝肾、养血而固冲任，安胎。治肝肾亏虚，月经过多，崩漏，妊娠下血，胎动不安者，每与阿胶、续断、当归、香附等配伍，如桑寄生散（《证治准绳》）；或配阿胶、续断、菟丝子，如寿胎丸（《医学衷中参西录》）。

此外，本品尚能降血压，可用于高血压病。

按语：桑寄生最早见于《神农本草经》，列为上品。本品苦甘性平而质润，主入肝、肾二经。既能祛风湿以止痹痛，又能养血、补肝肾以强筋骨，安胎，善治肝肾不足，营血亏虚之风湿痹痛、腰膝酸痛、筋骨痿软，以及肝肾不足、冲任不固之胎漏下血、胎动不安等证。

【用法用量】煎服，9~15g。

【现代研究】

1. 化学成分 四川寄生叶中含黄酮类化合物槲皮素、槲皮苷、萹蓄苷，以及少量的右旋儿茶酚。

2. 药理作用 本品有降压、利尿作用，对乙型肝炎病毒表面抗原有抑制活性。

【文献摘要】

《神农本草经》："主腰痛，小儿背强，痈肿，安胎，充肌肤，坚发齿，长须眉。"

《名医别录》："主金疮，去痹，女子崩中，内伤不足，产后余疾，下乳汁。"

《本草蒙筌》："凡风湿作痛之症，古方每用独活寄生汤煎调。川续断与桑寄生气味略异，主治颇同，不得寄生，即加续断。"

狗脊 Gouji

《神农本草经》

为蚌壳蕨科植物金毛狗脊 *Cibotium barometz*（L.）J. Sm. 的干燥根茎。产于云南、

广西、浙江、福建等地。秋、冬二季采挖，除去泥沙，干燥；或去硬根、叶柄及金黄色绒毛，切厚片，干燥，为“生狗脊片”；蒸后，晒至六七成干，切厚片，干燥，为“熟狗脊片”。原药或生狗脊片砂烫用。

【药材特征】本品呈不规则的长块状，长 10~30cm，直径 2~10cm。表面深棕色，残留金黄色绒毛；上面有数个红棕色的木质叶柄，下面残存黑色细根。质坚硬，不易折断。无臭，味淡、微涩。生狗脊片呈不规则长条形或圆形，长 5~20cm，直径 2~10cm，厚 1.5~5mm；切面浅棕色，较平滑，近边缘 1~4mm 处有 1 条棕黄色隆起的木质部环纹或条纹，边缘不整齐，偶有金黄色绒毛残留；质脆，易折断，有粉性。熟狗脊片呈黑棕色，质坚硬。

【别名】金毛狗脊、金毛狗、金狗脊。

【性味】苦、甘，温。

【归经】肝、肾经。

【功效】祛风湿，补肝肾，强腰膝。

【主治】

1. 风湿痹证　本品苦温能温散风寒湿邪，甘温以补肝肾、强腰膝、坚筋骨，能行能补，对肝肾不足，兼有风寒湿邪之腰痛脊强，不能俯仰者最为适宜。常与杜仲、续断、海风藤等配伍，如狗脊饮（《中国医学大辞典》）；与萆薢、菟丝子同用，以治腰痛，如狗脊丸（《太平圣惠方》）。

2. 腰膝酸软，下肢无力　本品补肝肾，强腰膝之功，又能治肝肾虚损，腰膝酸软，下肢无力者，可配杜仲、牛膝、熟地、鹿角胶等。

3. 遗尿，白带过多　本品又有温补固摄作用。治肾虚不固之尿频、遗尿，可与茯苓、杜仲等配伍；若冲任虚寒，带下过多清稀，宜与鹿茸、白蔹、艾叶同用，如白蔹丸（《普济方》）。

此外，狗脊的绒毛有止血作用，外敷可用于金疮出血。

【用法用量】煎服，6~12g。

【使用注意】肾虚有热，小便不利，或短涩黄赤者慎服。

【现代研究】

1. 化学成分　本品含蕨素、金粉蕨素、金粉蕨素-2’-O-葡萄糖苷、金粉蕨素-2’-O-阿洛糖苷、欧蕨伊鲁苷、原儿茶酸、5-甲糠醛、β-谷甾醇、胡萝卜素等。

2. 药理作用　本品有较好的止血作用。

【文献摘要】

《神农本草经》：“主腰背强，关机缓急，周痹，寒湿膝痛。颇利老人。”

《本草纲目》：“强肝肾，健骨，治风虚。”

《本草正义》：“能温养肝肾，通调百脉，强腰膝，坚脊骨，利关节，而驱痹着，起痿废；又能固摄冲带，坚强督任，疗治女子经带淋露，功效甚宏，诚虚弱衰老恒用之品；且温中而不燥，走而不泄，尤为有利无弊，颇有温和中正气象。”

千年健 Qiannianjian

《本草纲目拾遗》

为天南星科植物千年健 *Homalomena occulta*（Lour.）Schott 的干燥根茎。主产于云南、广西等地。春、秋二季采挖，洗净，除去外皮，晒干。切片，生用。

【药材特征】本品呈圆柱形，稍弯曲，有的略扁，长 15~40cm，直径 0.8~1.5cm。表面黄棕色至红棕色，粗糙，可见多数扭曲的纵沟纹、圆形根痕及黄色针状纤维束。质硬而脆，断面红褐色，黄色针状纤维束多而明显，相对另一断面呈多数针眼状小孔及有少数黄色针状纤维束，可见深褐色具光泽的油点。气香，味辛、微苦。

【别名】一包针、千颗针、千年见、丝棱线。

【性味】苦、辛，温。

【归经】肝、肾经。

【功效】祛风湿，强筋骨。

【主治】

风寒湿痹　本品辛散苦燥温通，既能祛风湿，又能入肝肾强筋骨，颇宜于老人。治风寒湿痹，腰膝冷痛，下肢拘挛麻木，常与钻地风相须为用，并配牛膝、枸杞子、萆薢、蚕沙等酒浸服（《本草纲目拾遗》）。

【用法用量】煎服，4.5~9g；或酒浸服。

【使用注意】阴虚内热者慎服。

【现代研究】

1. 化学成分　本品含挥发油，主要为 α-蒎烯、β-蒎烯、柠檬烯、芳樟醇、α-松油醇、β-松油醇、橙花醇、香叶醇、香叶醛、丁香油酚、异龙脑、广藿香醇等。

2. 药理作用　本品有明显的抗炎、镇痛作用；有抗组胺作用；具有较强的抗凝血作用；对病毒有抑制作用。

【文献摘要】

《本草纲目拾遗》："壮筋骨，浸酒；止胃痛，磨酒服。"

《本草正义》："千年健，今恒用之于宣通经络，祛风逐痹，颇有应验，盖气味皆厚，亦辛温走窜之作用也。"

雪莲花 Xuelianhua

《本草纲目拾遗》

为菊科植物绵头雪莲花 *Saussurea laniceps* Hand.-Mazz.、鼠曲雪莲花 *Saussurea gnaphaloides*（Royle）Sch.-Bip.、水母雪莲花 *Saussurea medusa* Maxim. 等的带花全株。主产于四川、云南、西藏、新疆、甘肃、青海等地。6~7 月，待花开时拔取全株，除去泥土，晾干。切段，生用。

【药材特征】生长在海拔 5 000m 左右近雪线的高山碎石坡上。雪莲是菊科风毛菊

属的多年生草本植物，高 20~30cm，根茎粗壮。在茎的基部密生着许多卵状矩圆形叶片，茎顶则由 10 多枚薄薄的淡黄绿色的苞叶所包裹。苞叶膜质，宽 5~7cm。苞叶上下排列成 2 层，顶部微微向外张开，外形有如盛开的莲花花瓣，故有“雪莲”之称。

【别名】大苞雪莲、荷莲、优钵罗花。

【性味】甘、微苦，温。

【归经】肝、肾经。

【功效】祛风湿，强筋骨，补肾阳，调经止血。

【主治】

1. 风湿痹证　本品苦燥温通，甘而能补，既能祛风湿，又能补肝肾、强筋骨，尤宜于风湿痹证而寒湿偏盛，以及风湿日久，肝肾亏损，腰膝软弱者。可单用泡酒服，或与五加皮、桑寄生、狗脊等同用。

2. 阳痿　本品能补肾壮阳，治肾虚阳痿，腰膝酸软，筋骨无力，可单用或与冬虫夏草酒浸饮。

3. 月经不调，经闭痛经，崩漏带下　本品能补肾阳，调冲任，止血。治下元虚冷，寒凝血脉之月经不调、经闭痛经、崩漏带下，可单用蒸服，或与党参等炖鸡食。

【用法用量】煎服，6~12g。外用，适量。

【使用注意】孕妇忌服。

【现代研究】

1. 化学成分　本品含东莨菪素、伞形花内酯、伞形花内酯-7-O-β-D-葡萄糖苷、牛蒡苷、大黄素甲醚、芸香苷、金圣草素-7-O-β-D-葡萄糖苷、芹菜素、芹菜素-7-O-β-D-葡萄糖苷、芹菜素-7-O-α-L-吡喃鼠李糖基（1→2）-β-D-吡喃葡萄糖苷，木犀草素、木犀草素-7-O-β-D-葡萄糖苷、木犀草素-7-O-α-L-吡喃鼠李糖基（1→2）-β-D-吡喃葡萄糖苷、槲皮素-3-O-β-D-吡喃葡萄糖苷、3-吲哚乙酸、秋水仙碱、雪莲多糖、β-谷甾醇、对-羟基苯乙酮、对-羟基苯甲酸甲酯、正三十一烷、二十三烷等。

2. 药理作用　本品有显著的抗炎作用；有降压作用；有免疫与抗氧化作用；对肠有抑制作用，并能明显对抗肠肌强直性痉挛。

【文献摘要】

《本草纲目拾遗》：“《柑园小识》：除冷疾，助阳道。”“能补阳益阴，治一切寒证。”

《修订增补天宝本草》：“治虚劳吐血，腰膝软，红崩白带，能调经种子。”

鹿衔草 Luxiancao

《滇南本草》

为鹿蹄草科植物鹿蹄草 *Pyrola calliantha* H. Andres 或普通鹿蹄草 *Pyrola decorata* H. Andres 的干燥全草。全国大部分地区有产。全年均可采挖，除去杂质，晒至叶片较软时，堆置至叶片变紫褐色，晒干。切段，生用。

【药材特征】本品根茎细长。茎圆柱形或具纵棱，长 10~30cm。叶基生，长卵圆形或近圆形，长2~8cm，暗绿色或紫褐色，先端圆或稍尖，全缘或有稀疏的小锯齿，边缘略反卷，上表面有时沿脉具白色的斑纹，下表面有时具白粉。总状花序有花4~10余朵；花半下垂，萼片5，舌形或卵状长圆形；花瓣5，早落，雄蕊10，花药基部有小角，顶孔开裂；花柱外露，有环状突起的柱头盘。蒴果扁球形，直径7~10mm，5纵裂，裂瓣边缘有蛛丝状毛。气微，味淡、微苦。

【别名】鹿蹄草。

【性味】甘、苦，温。

【归经】肝、肾经。

【功效】祛风湿，强筋骨，止血。

【主治】

1. 风湿痹证 本品味苦能燥，味甘能补，既能祛风湿，又能入肝肾而强筋骨，常用于风湿日久，痹痛而腰膝无力者，每与白术、羌活、防风、泽泻等同用，或与桑寄生、独活、牛膝、杜仲等配伍。

2. 月经过多，崩漏，咯血，外伤出血 本品有收敛止血作用，可单用或随证配伍。治月经过多、崩漏下血，可配棕榈炭、地榆炭等；治肺痨咯血，可伍白及、阿胶等；治外伤出血，可与三七等研末调敷。

3. 久咳劳嗽 本品能补益肺肾而定喘嗽，治肺虚久咳或肾不纳气之虚喘，常与五味子、百合、百部等配伍。

此外，本品尚可用于泻痢日久。

【用法用量】煎服，9~15g。外用，适量。

【现代研究】

1. 化学成分 鹿蹄草含鹿蹄草素、*N*-苯基-2-萘胺、高熊果酚苷、伞形梅笠草素、没食子酸、原儿茶酸、没食子鞣质、肾叶鹿蹄草苷、6-O-没食子酰高熊果酚苷、槲皮素、金丝桃苷、没食子酰金丝桃苷等。普通鹿蹄草含鹿蹄草素、山柰酚-3-O-葡萄糖苷、槲皮素-3-O-葡萄糖苷等。

2. 药理作用 本品有抗炎、能降压作用；能增强免疫功能；对多种细菌有抑制作用。

【文献摘要】

《滇南本草》："添精补髓，延年益寿。治筋骨疼痛、痰火之症。"

《植物名实图考》："治吐血，通经有效。《安徽志》：性益阳，强筋，健骨，补腰肾，生津液。"

石楠叶 Shinanye

《神农本草经》

为蔷薇科植物石楠 *Photinia serrulata* Lindl. 的干燥叶。主产于江苏、浙江等地。全年可采，晒干。切丝，生用。

【药材特征】叶上表面暗绿色至棕紫色，较平滑，下表面淡绿色到棕紫色，主脉突起，侧脉似羽状排列；常带有叶柄。革质而脆。

【别名】石眼树叶、老少年叶、凿树、石纲。

【性味】辛、苦，平。有小毒。

【归经】肝、肾经。

【功效】祛风湿，通经络，益肾气。

【主治】

1. 风湿痹证　本品祛风湿、通经络兼有补肾之功，对于风湿日久而兼有肾虚腰酸脚弱者尤宜，可与黄芪、鹿茸、肉桂、枸杞子等同用，如石楠丸（《圣济总录》）；或配海桐皮、五加皮、骨碎补、续断等。

2. 头风头痛　本品辛散，能祛风止痛。可治头风头痛，单用泡服或酒浸饮；或配白芷、川芎、天麻、藁本等。

3. 风疹瘙痒　本品能祛风湿之邪而止痒，治风疹瘙痒，可单用水煎服；或为末煮酒饮，如石楠酒（《圣济总录》）。

【用法用量】煎服，10~15g。外用，适量。

【现代研究】

1. 化学成分　本品含类胡萝卜素、樱花苷、山梨醇、鞣质、正烷烃、苯甲醛、氢氰酸、熊果酸、皂苷、挥发油等。

2. 药理作用　本品有明显的安定和降温作用；有镇痛、抗炎及抗癌作用；有兴奋作用；对革兰氏阳性菌、阴性菌和酵母菌有抑制作用。

【文献摘要】

《神农本草经》：“养肾气，内伤阴衰，利筋骨皮毛。”

《名医别录》：“疗脚弱，五脏邪气，除热。”

第七章　温里药

凡以温里散寒，治疗里寒证为主要作用的药物，称为温里药，又称祛寒药。

本章药物味辛，性温热，偏于走里，主入心、脾、胃、肝、肾经，具有温里散寒，温经止痛之功，部分药物还具有助阳、回阳等作用，主要用于里寒证及阳虚证。

本章药物因归经不同而作用有异。主入脾胃经者，具有温中散寒止痛作用，多治脾胃受寒或脾胃虚寒证，症见脘腹冷痛、呕吐泻痢、舌淡苔白等；主入肺经者，具有温肺化饮之功，多治肺寒痰饮证，症见咳喘痰鸣、痰白清稀、舌淡苔白滑等；主入肝经者，具有暖肝散寒止痛之功，多治肝经寒证，症见少腹冷痛、痛经、寒疝作痛及厥阴头痛等；主入肾经者，具有温肾助阳之功，多治肾阳不足证，症见阳痿宫冷、腰膝冷痛、夜尿频多等；主入心肾两经者，具有温阳通脉之功，多治心肾阳虚证，症见心悸怔忡、畏寒肢冷、小便不利、肢体浮肿等，或有回阳救逆之功，而治亡阳厥逆证，症见四肢厥逆、脉微欲绝等。

使用温里药时应根据不同证候选择药物，并进行相应的配伍。如外寒内侵兼表证者，常配伍辛温解表药；寒凝气滞血瘀者，多配伍理气活血药；寒湿内蕴，常配伍芳香化湿药或燥湿药；脾肾阳虚，多配伍温补脾肾药；亡阳气脱，应配伍大补元气药。

本章药物辛热而燥烈，用量不宜过大；久服易耗津伤阴助火，凡属实热证、阴虚火旺、津血亏虚者忌用；孕妇及气候炎热时慎用。

仲景在温里药中用到6味药，其中附子、干姜、吴茱萸等为临床常用药，天雄现在临床很少使用，仲景仅在天雄散中用天雄1方次。

歌诀：

诸药性味，祛寒力专；
性多温热，各有所擅。
或回阳而救逆，益火之源；
或助阳而温中，益脾散寒。
辛热燥烈，热证避免。

附子 Fuzi

《神农本草经》

为毛茛科植物乌头 *Aconitum carmichaeli* Debx. 的子根的加工品。主产于四川、湖北、湖南等地。6月下旬至8月上旬采挖，除去母根、须根及泥沙，习称“泥附子”。

加工炮制为盐附子、黑附片（黑顺片）、白附片、淡附片、炮附片。

【药材特征】盐附子：呈圆锥形，长 4~7cm，直径 3~5cm。表面灰黑色，被盐霜，顶端有凹陷的芽痕，周围有瘤状突起的支根或支根痕。体重，横切面灰褐色，可见充满盐霜的小空隙及多角形形成层环纹，环纹内侧导管束排列不整齐。气微，味咸而麻，刺舌。

黑附片：为纵切片，上宽下窄，长 1.7~5cm，宽 0.9~3cm，厚 0.2~0.5cm。外皮黑褐色，切面暗黄色，油润具光泽，半透明状，并有纵向导管束。质硬而脆，断面角质样。气微，味淡。

白附片：无外皮，黄白色，半透明，厚约 0.3cm。

【别名】侧子、虎掌、熟白附子、黑附子、明附片、川附子。

【性味】辛、甘，热；有毒。

【归经】心、肾、脾经。

【功效】回阳救逆，补火助阳，散寒除湿。

【主治】

1. 亡阳证　本品能上助心阳、中温脾阳、下补肾阳，为“回阳救逆第一品药”。常与干姜、甘草同用，治吐利汗出，发热恶寒，四肢拘急，手足厥冷，或大汗、大吐、大泻所致亡阳证，如四逆汤（《伤寒论》）；本品能回阳救逆，人参能大补元气，二者同用，可治亡阳兼气脱者，如参附汤；若寒邪入里，直中三阴而见四肢厥冷，恶寒倦卧，吐泻腹痛，脉沉迟无力或无脉者，可与干姜、肉桂、人参同用，如回阳急救汤（《伤寒六书》）。

2. 阳虚证　本品辛甘温煦，有峻补元阳、益火消阴之效，凡肾、脾、心诸脏阳气衰弱者均可主治。配肉桂、山茱萸、熟地等，可治肾阳不足，命门火衰所致阳痿滑精、宫寒不孕、腰膝冷痛、夜尿频多者，如右归丸；配党参、白术、干姜等，可治脾肾阳虚、寒湿内盛所致脘腹冷痛、大便溏泻等，如附子理中汤（《太平惠民和剂局方》）；与茯苓、白术等同用，可治脾肾阳虚，水气内停所致小便不利、肢体浮肿者，如《伤寒论》中的真武汤；若治心阳衰弱，心悸气短、胸痹心痛者，可与人参、桂枝等同用；治阳虚兼外感风寒者，常与麻黄、细辛同用，如《伤寒论》中的麻黄附子细辛汤。

3. 寒痹证　本品气雄性悍，走而不守，能温经通络，逐经络中风寒湿邪，故有较强的散寒止痛作用。凡风寒湿痹周身骨节疼痛者均可用之，尤善治寒痹痛剧者，常与桂枝、白术、甘草同用，如《伤寒论》中的甘草附子汤。

按语：附子最早见于《神农本草经》，列为下品。仲景在《伤寒论》和《金匮要略》中用附子共计 44 方次，主治太阳病、阳明病、太阴病、少阴病、厥阴病、霍乱病、胸痹病等。其在组方、配伍、炮制、剂量、煎煮、服法上颇精，绝妙有效，值得研究。附子辛温大热有毒，可以治疗由阴寒所引起的各种病症。仲景总结前人之法在实践主治中擅灵活运用附子，药中寓法，给后人以启迪。纵观《伤寒论》与《金匮要略》，运用附子甚多。本品药性刚燥，走而不守，能上助心阳以通脉，中温脾阳以健运，下补肾阳以益火，是温里扶阳的要药，被称为回阳救逆第一品药。附子的配伍主治较为广泛，如配以干姜，可增强回阳救逆的功效；配人参，则温阳益气；配肉桂，可补阳益火；配白术，可温脾燥湿；配茯苓，能温肾利水；配桂枝，可温经止痛，配熟地，能补阳滋阴；配苍术，可散寒除湿；配黄芪，可温阳固表；配麻黄，可温经发表。若遇寒热，附子也可与寒凉药同用，如配大黄，可温阳通便；又如配以黄连，可扶阳泄热，如《伤寒论》中附子泻心汤，在临床上常用治脘腹绞痛、泄泻不畅、呕呃心烦，更兼汗多、肢冷、脉弱等症。

【用法用量】煎服，仲景最大用量为三枚，最小用量为一两，多数用一枚。仲景用附子有生用与炮用之别。一般回阳救逆多生用，且常与干姜相须为用；温经散寒和温阳行水多炮用。目前常规用量3～15g；本品有毒，宜先煎0.5～1h，至口尝无麻辣感为度。

【使用注意】孕妇及阴虚阳亢者忌用。反半夏、瓜蒌、贝母、白蔹、白及。生品外用，内服须炮制。若内服过量，或炮制、煎煮方法不当，可引起中毒。

【现代研究】

1. 化学成分 本品含乌头碱、中乌头碱、次乌头碱、异飞燕草碱、新乌宁碱、乌胺及尿嘧啶等。

2. 药理作用 本品有明显的强心作用；有显著的抗炎作用；有镇痛作用；能增强机体抗氧化能力，具有抗衰老作用。

3. 不良反应 附子中含多种乌头碱类化合物，具有较强的毒性，尤其表现为心脏的毒性。但经水解后形成的乌头碱，毒性则大大降低。乌头碱类结构属二萜类生物碱，具有箭毒样作用，即阻断神经肌肉接头传导，还具有乌头碱样作用，表现为心律失常、血压下降、体温降低、呼吸抑制、肌肉麻痹和中枢神经功能紊乱等。附子大剂量粗制生物碱可导致多种动物全身性及呼吸麻痹症状，症状表现为呼吸停止先于循环紊乱。附子中毒原因主要是误食或用药不慎（如剂量过大，煎煮不当，配伍失宜等）或个体差异等，严重者可致死亡。因此必须严格炮制，按照规定的用法、用量使用，才能保证用药安全。附子中毒救治的一般疗法：早期催吐，洗胃；有呼吸麻痹症状时，及时使用呼吸兴奋剂，给氧；心跳缓慢而弱时可皮下注射阿托品；出现室性心律紊乱可用利多卡因。

【文献摘要】

《神农本草经》："主风寒咳逆邪气，温中，金疮，破症坚积聚，血瘕，寒湿，拘挛膝痛，不能行步。"

《本草纲目》："治三阴伤寒，阴毒寒疝，中寒中风，痰厥气厥，柔痉癫痫，小儿慢惊，风湿麻痹，肿满脚气，头风，肾厥头痛，暴泻脱阳，久痢脾泄，寒疟瘴气，久病呕哕，反胃噎膈，痈疽不敛，久漏冷疮。合葱涕，塞耳治聋。"

《本草备要》："补肾命火，逐风寒湿。"

附药 乌头

为毛茛科植物乌头 *Aconitum carmichaeli* Debx. 的子根的加工品；草乌为乌头的干燥母根。性味辛、苦，热；有大毒。归心、肝、肾、脾经。功效祛风除湿、温经止痛，主治风寒湿痹、关节疼痛、心腹冷痛、寒病作痛等，需炮制后方可内服。仲景用乌头共计5方次，最大用量为二两，最小用量为一分，目前常规用量15～30g。需先煎2h以

上，可有效地降低毒性。生品内服宜慎。孕妇忌用。不宜与贝母类、半夏、白及、白蔹、天花粉、瓜蒌类同用。

【鉴别用药】附子与乌头虽同属一物，但因入药部位不同，在临床主治上略有差异，一般认为附子以补火回阳较优，乌头以散寒止痛见长。生附子、生川乌、生草乌皆有剧毒，内服须加炮制，入汤剂须经久煎；生者一般只供外用，但如皮肤破损者则不宜主治。

干姜 Ganjiang

《神农本草经》

为姜科植物姜 *Zingiber officinale* Rosc. 的干燥根茎。主产于四川、广东、广西、湖南、湖北等地，均系栽培。冬季采收，纯净后切片晒干或低温烘干。生用。

【药材特征】干姜：呈扁平块状，具指状分枝，长 3～7cm，厚 1～2cm。表面灰黄色或浅灰棕色，粗糙，具纵皱纹及明显的环节。分枝处常有鳞叶残存，分枝顶端有茎痕或芽。质坚实，断面黄白色或灰白色，粉性或颗粒性，内皮层环纹明显，维管束及黄色油点散在。气香、特异，味辛辣。

干姜片：为不规则纵切或斜切片，具指状分枝，长 1～6cm，宽 1～2cm，厚 0.2～0.4cm。外皮灰黄色或浅黄棕色，粗糙，具纵皱纹及明显的环节，切面灰黄色或灰白色，略显粉性，可见较多的纵向纤维，有的呈毛状。质坚实，断面纤维性。气香、特异，味辛辣。

【别名】淡干姜、均姜、泡姜。

【性味】辛，热。

【归经】脾、胃、肾、心、肺经。

【功效】温中散寒，回阳通脉，温肺化饮。

【主治】

1. 腹痛，呕吐，泄泻　本品辛热燥烈，主入脾胃而长于温中散寒、健运脾阳，为温暖中焦之主药。多与党参、白术等同用，治脾胃虚寒，脘腹冷痛等，如《伤寒论》中的理中丸；配高良姜，治胃寒呕吐，如二姜丸（《太平惠民和剂局方》）；可与黄芩、黄连、人参等同用，治上热下寒，寒热格拒，食入即吐者，如《伤寒论》中的干姜黄芩黄连人参汤；治中寒水泻，可单用为末服，亦可与党参、白术、甘草等同用。

2. 亡阳证　本品辛热，入心、脾、肾经，有温阳守中，回阳通脉的功效。用治心肾阳虚，阴寒内盛所致亡阳厥逆，脉微欲绝者，每与附子相须为用，如《伤寒论》中的四逆汤。

3. 寒饮喘咳　本品辛热，入肺经，善能温肺散寒化饮。常与细辛、五味子、麻黄等同用，治寒饮喘咳，形寒背冷，痰多清稀之证，如《伤寒论》中的小青龙汤。

按语：干姜最早见于《神农本草经》，列为中品。仲景在《伤寒论》和《金匮要略》中用干姜共计 39 方次，主治太阴证、少阴病、亡阳证等。本品辛热，归肺、脾胃经，具有温中散寒，回阳救逆、温肺化饮之功效，仲景所用的理中丸（汤），均用干姜温运中焦，驱散寒邪，恢复脾阳；与附子同用，回阳救逆，如四逆汤、通脉四逆汤、四逆加人参汤、干姜附子汤、茯苓四逆汤、白通汤等；治疗风寒和水饮射肺之寒喘、寒嗽的小青龙汤、小青龙加石膏汤、苓甘五味姜辛汤等，皆用取其温肺化饮之功。

【用法用量】煎服，仲景最大用量为四两，最小量为一两，目前常规用量 3~10g。

【使用注意】本品辛热燥烈，阴虚内热、血热妄行者忌用。

【鉴别用药】姜，原为民间常用药物，亦作为佐餐之品，通过不同的加工炮制，就分为生姜、煨姜、干姜、炮姜等数种。

生姜性温味辛，长于发散，又能温中而止呕，多用于外感风寒及胃中寒饮等症；干姜辛散之性已减，而偏于治里寒之证，故以温中回阳、温肺化痰为主；炮姜又名黑姜，已无辛散作用，故以温经止血及温中止泻为它的专长。因此，前人有“生姜走而不守，干姜能走能守，炮姜守而不走”的说法。至于煨姜，是用生姜煨熟，比生姜则不散，比干姜则不燥，其性与炮姜略同而力较逊，专主温里而治胃腹冷痛。

干姜与附子同，功能回阳；但干姜偏脾胃之阳，而附子偏温脾肾之阳。

【现代研究】

1. 化学成分 干姜含挥发油约 2%，主要成分是姜烯、水芹烯、莰烯、姜烯酮、姜辣素、姜酮、龙脑、姜醇、柠檬醛等。尚含树脂、淀粉，以及多种氨基酸。

2. 药理作用 本品有镇静、镇痛、抗炎、止呕及短暂升高血压的作用，有显著灭螺和抗血吸虫作用。

【文献摘要】

《神农本草经》：“主胸满咳逆上气，温中，止血，出汗，逐风湿痹，肠澼下痢。生者尤良。”

《珍珠囊》：“干姜其用有四：通心阳，一也；去脏腑沉寒痼冷，二也；发诸经之寒气，三也；治感寒腹痛，四也。”

《本草求真》：“干姜，大热无毒，守而不走，凡胃中虚冷，元阳欲绝，合以附子同投，则能回阳立效，故书有附子无姜不热之句。”

吴茱萸 Wuzhuyu

《神农本草经》

为芸香科植物吴茱萸 *Evodia rutaecarpa*（Juss.）Benth.、石虎 *Evodia rutaecarpa*（Juss.）Benth. Var. *officinalis*（Dode）Huang 或疏毛吴茱萸 *Evodia rutaecarpa*（Juss.）Benth. Var. *bodinieri*（Dode）Huang 的干燥近成熟果实。主产于贵州、广西、湖南、云南、陕西、浙江、四川等地。8~11 月果实尚未开裂时，剪下果枝，晒干或低温干燥，除去枝、叶、果梗等杂质。用甘草汤制过主治。

【药材特征】本品呈球形或略呈五角状扁球形，直径 2~5mm。表面暗黄绿色至褐色，粗糙，有多数点状突起或凹下的油点。顶端有五角星状的裂隙，基部残留被有黄色茸毛的果梗。质硬而脆，横切面可见子房 5 室，每室有淡黄色种子 1 粒。气芳香浓郁，味辛辣而苦。

【别名】吴萸、淡吴萸。

【性味】辛、苦，热；有小毒。

【归经】肝、脾、胃、肾经。

【功效】散寒止痛，降逆止呕，助阳止泻。

【主治】

1. 寒凝疼痛 本品辛散苦泄，性热祛寒，主入肝经，既散肝经之寒邪，又疏肝气之郁滞，为治肝寒气滞诸痛之主药。每与生姜、人参等同用，治厥阴头痛，干呕吐涎沫，苔白脉迟等，如《伤寒论》中的吴茱萸汤；常与小茴香、川楝子、木香等配伍，治寒疝腹痛，如导气汤（《医方简义》）；与桂枝、当归、川芎等同用，可治冲任虚寒，瘀血阻滞之痛经，如《金匮要略》中的温经汤；与木瓜、苏叶、槟榔等配伍，治寒湿脚气肿痛，或上冲入腹，如鸡鸣散（《类编朱氏集验医方》）。

2. 胃寒呕吐 本品辛散苦泄，性热祛寒，善能散寒止痛，还能疏肝解郁，降逆止呕，兼能制酸止痛。常与干姜、甘草同用，治霍乱心腹痛，呕吐不止，如吴茱萸汤（《圣济总录》）；与半夏、生姜等同用，可治外寒内侵、胃失和降之呕吐；配伍黄连，可治肝郁化火，肝胃不和的胁痛口苦，呕吐吞酸，如左金丸（《丹溪心法》）。

3. 虚寒泄泻 本品性味辛热，能温脾益肾，助阳止泻，为治脾肾阳虚，五更泄泻之常用药，多与补骨脂、肉豆蔻、五味子等同用，如四神丸（《校注妇人良方》）。

按语：吴茱萸最早见于《神农本草经》，列为中品。仲景在《伤寒论》和《金匮要略》中用干姜共计3方次，主治太阴证、厥阴病等。本品辛苦大热，不但能温中散寒、降逆止呕，且能疏肝解郁、行气止痛。为厥阴肝经的主药，其止痛与止呕两种功效为最佳，凡肝气郁滞所致的厥阴头痛、寒疝腹痛，肝胃失调所致的胃痛、呕吐等，本品为首选药。其温中散寒的功效，与干姜相似，故寒郁中焦，脘腹冷痛，每干姜同用。吴萸还能温下焦，暖厥阴以治寒疝，助肾阳而治寒泻。

【用法用量】煎服，仲景最大用量为三两，最小用量为一升，如温经汤用三两，吴茱萸汤用一升。目前常规用量1.5~4.5g。外用适量。

【使用注意】本品辛热燥烈，易耗气动火，故不宜多用、久服。阴虚有热者忌用。

【现代研究】

1. 化学成分 本品含挥发油，油中主要为吴茱萸烯、罗勒烯、月桂烯、吴茱萸内酯、吴茱萸内酯醇等。还含吴茱萸酸、吴茱萸碱、吴茱萸啶酮、吴茱萸精、吴茱萸苦素等。

2. 药理作用 本品有明显的镇痛作用和明显的降压作用，能抑制血栓形成。

【文献摘要】

《神农本草经》："主温中下气，止痛，咳逆寒热，除湿，血痹，逐风邪，开腠理。"

《本草纲目》："开郁化滞，治吞酸，厥阴痰涎头痛，阴毒腹痛，疝气血痢，喉舌口疮。"

《本草经疏》："吴茱萸，辛温暖脾胃而散寒邪，则中自温、气自下，而诸证悉除。"

花椒 huajiao

《神农本草经》

为芸香科植物青椒 *Zanthoxylum schinifolium* Sieb. et Zucc. 或花椒 *Zanthoxylum bungeanum* Maxim. 的干燥成熟果皮。我国大部分地区有分布，但以四川产者为佳，故又名川椒、蜀椒。秋季采收成熟果实，晒干，除去种子及杂质。生用或炒用。

【药材特征】青椒：多为 2~3 个上部离生的小骨突果，集生于小果梗上，蓇葖果球形，沿腹缝线开裂，直径 3~4mm。外表面灰绿色或暗绿色，散有多数油点及细密的网状隆起皱纹；内表面类白色，光滑。内果皮常由基部与外果皮分离。残存种子呈卵形，长 3~4mm，直径 2~3mm，表面黑色，有光泽。气香，味微甜而辛。

花椒：蓇葖果多单生，直径 4~5mm。外表面紫红色或棕红色，散有多数疣状突起的油点，直径 0.5~1mm，对光观察半透明；内表面淡黄色。香气浓，味麻辣而持久。

【别名】花椒、巴椒、汉椒、川椒、南椒、点椒。

【性味】辛、温。

【归经】脾、胃、肾经。

【功效】温中止痛，杀虫止痒。

【主治】

1. 中寒腹痛，寒湿吐泻 本品辛散温燥，入脾胃经，长于温中燥湿、散寒止痛、止呕止泻。常与生姜、白豆蔻等同用，治疗外寒内侵，胃寒腹痛、呕吐等症；与干姜、人参等配伍，治疗脾胃虚寒，脘腹冷痛、呕吐、不思饮食等，如大建中汤（《金匮要略》）；与肉豆蔻同用，可治夏伤湿冷，泄泻不止，如川椒丸（《小儿卫生总微论方》）。

2. 虫积腹痛，湿疹，阴痒 本品有驱蛔杀虫之功。常与乌梅、干姜、黄柏等同用，治疗虫积腹痛，手足厥逆，烦闷吐蛔等，如乌梅丸（《伤寒论》）；单用煎液做保留灌肠，用治小儿蛲虫病，肛周瘙痒；若与吴茱萸、蛇床子、藜芦、陈茶、烧盐同用，水煎熏洗，治妇人阴痒不可忍，非以热汤泡洗不能已者，如椒茱汤（《医级》）；单用或与苦参、蛇床子、地肤子、黄柏等，煎汤外洗，治湿疹瘙痒。

按语：花椒最早见于《神农本草经》，名蜀椒，列为下品。仲景在《伤寒论》和《金匮要略》中用蜀椒共计 6 方次，多用于温中止痛，驱蛔杀虫，被后世奉为驱蛔之祖方，如治“蛔厥”的乌梅丸，蜀椒之用即在于此。

【用法用量】煎服，仲景最大用量为四两，最小用量为三分，目前常规用量 3~6g。外用适量，煎汤熏洗。

【使用注意】孕妇，阴虚火旺者忌食。

【现代研究】

1. 化学成分 果皮中挥发油的主要成分为柠檬烯，占总油量的 25.10%，1，8-桉叶素占 21.98%，月桂烯占 11.99%，还含 α-蒎烯、β-蒎烯、香桧烯、紫苏烯、芳樟醇、爱草脑等。果皮还含香草木宁碱、茵芋碱、单叶芸香品碱、脱肠草素等。

2. 药理作用 本品具有抗动物实验性胃溃疡形成的作用。对动物离体小肠有双向调节作用，小剂量时兴奋，大剂量时抑制；并有镇痛抗炎作用。其挥发油对 11 种皮肤癣菌和 4 种深部真菌均有一定的抑制和杀死作用，其中羊毛小孢子菌和红色毛癣菌最敏感，并能杀疥螨等。

【文献摘要】

《神农本草经》："主邪气咳逆，温中，逐骨节皮肤死肌，寒湿痹痛，下气。"

《本草纲目》："椒，纯阳之物，其味辛而麻，其气温以热。入肺散寒，治咳嗽；入脾除湿，治风寒湿痹，水肿泻痢；入右肾补火，治阳衰溲数，足弱，久痢诸证。"

肉桂 Rougui

《神农本草经》

为樟科常绿乔木肉桂 *Cinnamomum cassia* Presl 的干燥树皮。主产于广东、广西、海南、云南等地。多于秋季剥取，刮去栓皮者称肉桂心；粗枝条皮或生长六七年之幼树树干皮者，称官桂。阴干。切片，生用。

【药材特征】本品呈槽状或卷筒状，长 30～40cm，宽或直径 3～10cm，厚 0.2～0.8cm。外表面灰棕色，稍粗糙，有不规则的细皱纹及横向突起的皮孔，有的可见灰白色的斑纹；内表面红棕色，略平坦，有细纵纹，划之显油痕。质硬而脆，易折断，断面不平坦，外层棕色而较粗糙，内层红棕色而油润，两层间有 1 条黄棕色的线纹。气香浓烈，味甜、辣。

官桂呈半槽状或圆筒形，长约 40cm，宽 1.5～3cm，皮厚 1～3mm。外表面灰棕色，有细皱纹及小裂纹，皮孔椭圆形，偶有凸起横纹及灰色花斑；刮去栓皮者，表面较平滑，红棕色，通称"桂心"。内表面暗红棕色，颗粒状。质硬而脆，断面紫红色或棕红色，可见浅色石细胞群，断纹成环状。气芳香，味甜辛。

企边桂呈长片状，左右两边向内卷曲，中央略向下凹，长 40～50cm，宽 4.5～6cm，厚 3～6cm。外表面灰棕色，内表面红棕色，用指甲刻划时则现棕色油纹。香气浓烈，其他与官桂相似。

板桂呈板片状，通常长 30～40cm，宽 5～12cm，厚约 4mm，两端切面较粗糙。

以上均以皮细肉厚、断面紫红色、油性大、香气浓、味甜微辛、嚼之无渣者为佳。

【别名】牡桂、紫桂、大桂、桂皮、玉桂。

【性味】辛、甘，热。

【归经】肾、脾、心、肝经。

【功效】补火助阳，散寒止痛，温经通脉。

【主治】

1. 肾阳虚证 本品辛甘热，入肾经，善补命门之火而助阳，为疗命门火衰之要药。治肾阳不足，命门火衰所致畏寒肢冷，腰膝软弱，男子阳痿、遗精滑精，女子宫冷不孕，夜尿频多等，常与附子相须为用，并配伍熟地黄等，如桂附八味丸；治下元虚冷，虚阳上浮之面赤、虚喘、汗出、心悸、尺脉微弱者，常配伍山茱萸、五味子等，以引火归原。

2. 寒凝血滞诸痛 本品甘辛热，善温通经脉，散寒止痛，为治寒凝血滞诸痛要药。入脾经善温脾胃而散寒邪，入心肝经又散血分阴寒以温经通脉。治寒邪内侵或脾胃虚寒所致脘腹冷痛、呕吐、泄泻等，可单研末吞服，或配高良姜、干姜等同用；脾肾阳虚之腹痛呕吐、四肢厥冷、食少便溏，多配伍附子、干姜等，如桂附理中丸；治寒痹腰痛，常与独活、桑寄生等同用，如独活寄生汤；治胸阳不振，寒邪内侵所致胸痹心痛，多配伍附子、干姜等，如桂附丸；治寒疝腹痛，常与小茴香、吴茱萸等配伍；阳虚寒凝湿滞，气血虚寒之阴疽，常配熟地黄、鹿角胶、麻黄等同用，如阳和汤。治寒凝血滞的痛经，经闭，常配当归、川芎等同用，如少腹逐瘀汤。

另外，在补气益血方剂中少量配用本品，能温运阳气，鼓舞气血生长，治久病体虚、气血不足等证，如十全大补汤、人参养营汤。

按语：肉桂最早见于《神农本草经》，列为上品。本品辛甘热，纯阳温散，主入肾脾心肝经，善补命门之火，益火消阴，引火归原，为治命门火衰，虚阳上浮之要药；又善温脾胃而散寒，为治脾胃虚寒及脾肾阳虚之常用药；还可散血分阴寒，温通经脉，治寒凝血滞诸痛，尤善治风湿痹痛、经闭痛经及胸痹；又甘热助阳补虚，治阴疽或疮疡脓成不溃，或溃久不敛及气血虚衰证。

【用法用量】煎服，1～6g。入汤剂宜后下。研末冲服，每次1～2g。

【使用注意】本品助阳动血，有出血倾向者及孕妇忌用。畏赤石脂。

【鉴别用药】附子、肉桂、干姜均性味辛热，能温中散寒止痛，用治脾胃寒证。然附子、肉桂味甘大热，散寒止痛力强，善治多种阴寒内盛之证，两药还能补火助阳，用治脾、肾阳虚证。干姜主入脾胃，偏于温中散寒、健运脾阳而止呕；肉桂还能温通经脉，多治寒凝经脉之阴疽、痛经等；附子、干姜又能回阳救逆，用治亡阳证，常相须为用。干姜还能温肺化饮，用治肺寒痰饮咳喘。

【现代研究】

1. 化学成分 本品主含挥发油，主要成分为桂皮醛、乙酸桂皮脂、乙酸苯丙酯等。

2. 药理作用 本品有扩张血管、促进血液循环、增加冠状动脉及脑血流量、使血管阻力下降等作用；有抑制血小板凝集、抗凝血酶作用；有镇静、镇痛、解热、抗惊厥作用；能保护胃黏膜和抗溃疡，缓解胃肠痉挛性疼痛；有杀菌作用，对革兰氏阳性菌比阴性菌好，对多种致病性皮肤真菌有抑制作用。

【文献摘要】

《本草汇言》："肉桂，治沉寒痼冷之药也。凡元虚不足而亡阳厥逆，或心腹腰痛而呕吐泄泻，或心肾久虚而痼冷怯寒，或奔豚寒疝而攻冲欲死，或胃寒蛔出而心膈满胀，或气均血冷凝而经脉阻遏，假此味厚甘辛大热，下行走里之物，壮命门之阳，植心肾之气，宜导百药，无所畏避，使阳长则阴自消，而前诸症自退矣。"

小茴香 Xiaohuixiang

《新修本草》

为伞形科植物茴香 *Foeniculum vulgare* Mill，的干燥成熟果实。全国各地均有栽培。秋季果实初熟时采割植株，晒干，打下果实，除去杂质。生用或盐水炙用。

【药材特征】本品为双悬果，呈圆柱形，有的稍弯曲，长 4~8mm，直径 1.5~2.5mm。表面黄绿色或淡黄色，两端略尖，顶端残留有黄棕色突起的柱基，基部有时有细小的果梗。分果呈长椭圆形，背面有纵棱 5 条，接合面平坦而较宽。横切面略呈五边形，背面的四边约等长。有特异香气，味微甜、辛。

【别名】谷茴香、谷茴。

【性味】辛，温。

【归经】肝、肾、脾、胃经。

【功效】散寒止痛，理气和胃。

【主治】

1. 寒疝腹痛，睾丸偏坠胀痛，少腹冷痛，痛经　本品辛温，能温肾暖肝，散寒止痛。常与乌药、青皮、高良姜等配伍，用治寒疝腹痛，如天台乌药散（《医学发明》）；亦可用本品炒热，布裹温熨腹部。与橘核、山楂等同用，可治肝气郁滞，睾丸偏坠胀痛，如香橘散（《张氏医通》）；治肝经受寒之少腹冷痛，或冲任虚寒之痛经，可与当归、川芎、肉桂等同用。

2. 中焦虚寒气滞证　本品辛温能温中散寒止痛，并善理脾胃之气而开胃、止呕。治胃寒气滞之脘腹胀痛，可与高良姜、香附、乌药等同用；治脾胃虚寒的脘腹胀痛、呕吐食少，可与白术、陈皮、生姜等同用。

【用法用量】煎服，3~6g。外用适量。

【使用注意】阴虚火旺者慎用。

【现代研究】

1. 化学成分　本品含挥发油 3%~6%，主要成分为反式茴香脑、柠檬烯、葑酮、爱草脑、γ-松油烯、α-蒎烯、月桂烯等，还有少量的香桧烯、茴香脑、茴香醛等。另含脂肪油约 18%，其脂肪酸中主要为岩芹酸，还有油酸、亚油酸、棕榈酸、花生酸、山萮酸等。

2. 药理作用　本品对肠蠕动有促进作用；能促进胆汁分泌，并使胆汁固体成分增加。其挥发油对豚鼠气管平滑肌有松弛作用，并能促进肝组织再生。

【文献摘要】

《新修本草》："主诸瘘，霍乱及蛇伤。"

《本草汇言》："蘹香，温中快气之药也。方龙潭曰，此药辛香发散，甘平和胃，故《唐本草》善主一切诸气，如心腹冷气、暴疼心气、呕逆胃气、腰肾虚气、寒湿脚气、小腹弦气、膀胱水气、阴㿉疝气、阴汗湿气、阴子冷气、阴肿水气、阴胀滞气。其温中散寒，立行诸气，及小腹少腹至阴之分之要品也。"

附药　八角茴香

为木兰科植物八角茴香的成熟果实。又名大茴香、八角。主产于亚热带地区。生用或盐水炒用。性味、功效与小茴香相似，但功力较弱，主要用作食物调味品。用法用量与小茴香同。

丁香 Dingxiang

《雷公炮炙论》

为桃金娘科植物丁香 *Eugenia caryophyllata* Thunb. 的干燥花蕾。习称公丁香。主产于坦桑尼亚、马来西亚、印度尼西亚，我国主产于广东、海南等地。通常于 9 月至次年 3 月，花蕾由绿转红时采收，晒干。生用。

【药材特征】本品略呈研棒状，长 1~2cm。花冠圆球形，直径 0.3~0.5cm，花瓣 4，复瓦状抱合，棕褐色至褐黄色，花瓣内为雄蕊和花柱，搓碎后可见众多黄色细粒状的花药。萼筒圆柱状，略扁，有的稍弯曲，长 0.7~1.4cm，直径 0.3~0.6cm，红棕色或棕褐色，上部有 4 枚三角状的萼片，十字状分开。质坚实，富油性。气芳香浓烈，味辛辣、有麻舌感。

【别名】洋丁香。

【性味】辛，温。

【归经】脾、胃、肺、肾经。

【功效】温中降逆，散寒止痛，温肾助阳。

【主治】

1. 胃寒呕吐、呃逆　本品辛温芳香，暖脾胃而行气滞，尤善降逆，故有温中散寒、降逆止呕、止呃之功，为治胃寒呕逆之要药。常与柿蒂、党参、生姜等同用，治虚寒呕逆，如丁香柿蒂汤（《症因脉治》）；与白术、砂仁等同用，治脾胃虚寒之吐泻、食少，如丁香散（《沈氏尊生书》）；治妊娠恶阻，可与人参、藿香同用（《证治准绳》）。

2. 脘腹冷痛　本品温中散寒止痛，可用治胃寒脘腹冷痛，常与延胡索、五灵脂、橘红等同用。

3. 阳痿，宫冷　本品性味辛温，入肾经，有温肾助阳起痿之功，可与附子、肉桂、淫羊藿等同用。

【用法用量】煎服，1~3g。外用适量。

【使用注意】热证及阴虚内热者忌用。畏郁金。

【现代研究】

1. 化学成分　含挥发油 16%~19%，油中主要成分是丁香油酚、乙酰丁香油酚，微量成分有丁香烯醇、庚酮、水杨酸甲脂、α-丁香烯、胡椒酚、苯甲醇、苯甲醛等。

2. 药理作用　本品内服能促进胃液分泌，增强消化力，减轻恶心呕吐，缓解腹部气胀，为芳香健胃剂；其水提物、醚提物均有镇痛抗炎作用；丁香酚有抗惊厥作用；对葡萄球菌，链球菌及白喉、变形、绿脓、大肠、痢疾、伤寒等杆菌均有抑制作用；有较好

的杀螨作用；有抗血小板聚集、抗凝、抗血栓形成、抗腹泻、利胆、抗缺氧等作用。

【文献摘要】

《日华子本草》：“治口气，反胃，疗肾气，奔豚气，阴痛，壮阳，暖腰膝。”

《本草正》：“温中快气。治上焦呃逆，除胃寒泻痢、七情五郁。”

《得配本草》：“丁香，得五味子治奔豚，配甘蔗、姜汁治干呕。”

附药　母丁香

为丁香的成熟果实，又名鸡舌香。性味功效与公丁香相似，但气味较淡，功力较逊。用法、用量与公丁香同。

高良姜 Gaoliangjiang

《名医别录》

为姜科植物高良姜 *Alpinia officinarum* Hance 的干燥根茎。主产于广东、广西、海南等地。夏末秋初采挖生长 4~6 年的根茎，除去地上茎、须根及残留鳞片，洗净，切段，晒干。生用。

【药材特征】本品呈圆柱形，多弯曲，有分枝，长 5~9cm，直径 1~1.5cm。表面棕红色至暗褐色，有细密的纵皱纹及灰棕色的波状环节，节间长 0.2~1cm，一面有圆形的根痕。质坚韧，不易折断，断面灰棕色或红棕色，纤维性，中柱约占 1/3。气香，味辛辣。

【别名】风姜、小良姜、高凉姜、良姜、蛮姜、佛手根。

【性味】辛，热。

【归经】脾、胃经。

【功效】散寒止痛，温中止呕。

【主治】

1. 胃寒冷痛　本品辛散温通，能散寒止痛，为治胃寒脘腹冷痛之常用药，每与炮姜相须为用，如二姜丸（《太平惠民和剂局方》）；治胃寒肝郁，脘腹胀痛，多与香附合用，以疏肝解郁，散寒止痛，如良附丸（《良方集腋》）；治卒心腹绞痛如剧，两胁支满，烦闷不可忍者，可与厚朴、当归、桂心等同用，如高良姜汤（《备急千金要方》）。

2. 胃寒呕吐　本品性热，能温散寒邪，和胃止呕。治胃寒呕吐，多与半夏、生姜等同用；治虚寒呕吐，常与党参、茯苓、白术等同用。

【用法用量】煎服，3~6g。研末服，每次 3g。

【使用注意】阴虚有热者禁服。胃热者忌服。胃火作呕，伤暑霍乱，火热注泻，心虚痛忌之。

【现代研究】

1. 化学成分　本品含挥发油 0.5%~1.5%，油中主要成分为 1，8-桉叶素、桂皮酸甲酯、丁香油酚、蒎烯、荜澄茄烯及辛辣成分高良姜酚等。尚含黄酮类高良姜素、山柰素、山柰酚、槲皮素、异鼠李素等。

2. 药理作用 本品有镇痛抗炎作用，对炭疽杆菌、α-溶血性链球菌或β-溶血性链球菌、白喉及类白喉杆菌、肺炎球菌、金黄色葡萄球菌、白色葡萄球菌等革兰氏阳性嗜气菌皆有抗菌作用。

【文献摘要】

《名医别录》："主暴冷，胃中冷逆，霍乱腹痛。"

《本草汇言》："高良姜，祛寒湿、温脾胃之药也。若老人脾肾虚寒，泄泻自利，妇人心胃暴痛，因气怒、因寒痰者，此药辛热纯阳，除一切沉寒痼冷，功与桂、附同等。苟非客寒犯胃，胃冷呕逆，及伤生冷饮食，致成霍乱吐泻者，不可轻用。"

胡椒 Hujiao

《新修本草》

为胡椒科植物胡椒 *Piper nigrum* L. 的干燥近成熟或成熟果实。主产于海南、广东、广西、云南等地。秋末至次春果实呈暗绿色时采收，晒干，为黑胡椒；果实变红时采收，水浸，擦去果肉，晒干，为白胡椒。生用，用时打碎。

【药材特征】黑胡椒：呈球形，直径 3.5~5mm。表面黑褐色，具隆起网状皱纹，顶端有细小花柱残迹，基部有自果轴脱落的瘢痕。质硬，外果皮可剥离，内果皮灰白色或淡黄色。断面黄白色，粉性，中有小空隙。气芳香，味辛辣。

白胡椒：表面灰白色或淡黄白色，平滑，顶端与基部间有多数浅色线状条纹。

【性味】辛，热。

【归经】胃、大肠经。

【功效】温中散寒，下气消痰。

【主治】

1. 胃寒腹痛，呕吐泄泻 本品味辛性热，能温中散寒止痛，用治胃寒脘腹冷痛、呕吐，可单用研末入猪肚中炖服，或与高良姜、荜茇等同用；治反胃及不欲饮食，可与半夏、姜汁为丸服；治脾胃虚寒之泄泻，可与吴茱萸、白术等同用。

2. 癫痫证 本品辛散温通，能下气行滞，消痰宽胸，治痰气郁滞，蒙蔽清窍的癫痫痰多证，常与荜茇等份为末服。

此外，作调味品，有开胃进食的作用。

【用法用量】煎服，2~4g；研末服，每次 0.6~1.5g。外用适量。

【使用注意】阴虚有火者忌服。

【现代研究】

1. 化学成分 本品含挥发油，黑胡椒含 1.2%~2.6%，白胡椒约含 0.8%。油中主要成分为胡椒醛、二氢香芹醇、氧化石竹烯、隐品酮、顺对蓋烯醇、顺对一蓋二烯醇及反-松香芹醇。尚含胡椒碱，胡椒林碱，胡椒油 A、B、C，胡椒新碱等。

2. 药理作用 本品有抗炎作用。

【文献摘要】

《新修本草》："主下气，温中，去痰，除脏腑中风冷。"

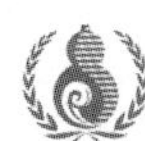

《本草经疏》："胡椒，其味辛，气大温，性虽无毒，然辛温太甚，过服未免有害，气味俱厚，阳中之阳也。其主下气、温中、去痰，除脏腑中风冷者，总因肠胃为寒冷所乘，以致脏腑不调，痰气逆上，辛温暖肠胃而散风冷，则痰气降，脏腑和，诸证瘳矣。"

荜茇 Bibo

《新修本草》

为胡椒科植物荜茇 *Piper longum* L. 的干燥近成熟或成熟果穗。产于广东、云南等地。9~10 月果穗由绿变黑时采收，除去杂质，晒干。生用。

【药材特征】本品呈圆柱形，稍弯曲，由多数小浆果集合而成，长 1.5~3.5cm，直径 0.3~0.5cm。表面黑褐色或棕色，有斜向排列整齐的小突起，基部有果穗梗残存或脱落。质硬而脆，易折断，断面不整齐，颗粒状。小浆果球形，直径约 0.1cm。有特异香气，味辛辣。

【别名】荜拨、荜拨梨、鼠尾。

【性味】辛，热。

【归经】胃、大肠经。

【功效】温中散寒，下气止痛。

【主治】

胃寒腹痛，呕吐，呃逆，泄泻 本品辛散温通，能温中散寒止痛，降胃气，止呕呃。常与干姜、厚朴、附子等配伍，用治胃寒脘腹冷痛、呕吐、呃逆、泄泻等，如荜茇丸（《圣济总录》）；与白术、干姜、肉豆蔻等同用，可治脾胃虚寒之腹痛冷泻，如荜茇散（《圣济总录》）。

此外，以本品配胡椒研末，填塞龋齿孔中，可治龋齿疼痛。

【用法用量】煎服，1.5~3g。外用适量。

【使用注意】实热郁火、阴虚火旺者均忌服。

【现代研究】

1. 化学成分 果实含胡椒碱、棕榈酸、四氢胡椒酸、挥发油等。

2. 药理作用 本品挥发油非皂化物能降低动物外源性及内源性总胆固醇；挥发油能对抗多种条件所致的缺氧及心肌缺血；本品能纠正动物实验性心律失常，并有镇静、镇痛、解热等作用。

【文献摘要】

《本草纲目》："荜茇，为头痛、鼻渊、牙痛要药，取其辛热能入阳明经散浮热也。"

《本草便读》："荜茇，大辛大热，味类胡椒，入胃与大肠，阳明药也。温中散寒，破滞气，开郁结，下气除痰，又能散上焦之浮热，凡一切牙痛、头风、吞酸等症，属于阳明湿火者，皆可用此以治之。"

荜澄茄 Bichengqie

《雷公炮炙论》

为樟科植物山鸡椒 *Litsea cubeba*（Lour.）Pers. 的干燥成熟果实。主产于广西、广东、湖南、湖北、四川等地。秋季果实成熟时采收，晒干。生用。

【药材特征】本品呈类球形，直径 4～6mm。表面棕褐色至黑褐色，有网状皱纹。基部偶有宿萼及细果梗。除去外皮可见硬脆的果核，种子 1，子叶 2，黄棕色，富油性。气芳香，味稍辣而微苦。

【别名】澄茄、毗陵茄子。

【性味】辛，温。

【归经】脾、胃、肾、膀胱经。

【功效】温中散寒，行气止痛。

【主治】

1. 胃寒腹痛，呕吐，呃逆 本品辛散温通，能温中散寒止痛。治胃寒脘腹冷痛、呕吐、呃逆，功似荜茇，可单用，或与高良姜、丁香、厚朴等同用。

2. 寒疝腹痛 本品味辛性温，能散寒行气止痛。常与吴茱萸、香附、木香等同用，治疗寒疝腹痛。

此外，治下焦虚寒之小便不利或寒湿瘀滞之小便混浊，可与萆薢、茯苓、乌药等同用。

【用法用量】煎服，1.5～3g。

【使用注意】阴虚血分有热，发热咳嗽禁用。

【现代研究】

1. 化学成分 果实含挥发油 2%～6%，油中主要成分为柠檬醛、柠檬烯、香茅醛、莰烯、甲基庚烯酮、香叶醇、α-蒎烯、苧烯、对伞花烃、乙酸乙酯、β-蒎烯及甲基庚烯酮等。

2. 药理作用 本品有抗动物实验性胃溃疡及小鼠实验性腹泻的作用；有抗心律失常，改善兔心肌缺血的作用；能松弛豚鼠气管平滑肌而有平喘作用等。

【文献摘要】

《海药本草》：“主心腹卒痛、霍乱吐泻、痰癖冷气。”

第八章　补虚药

凡能补充人体气血阴阳之不足、改善脏腑功能、增强体质、提高机体抗病康复能力、消除虚证的药物，称为补虚药，亦称补益药。

本类药物能够扶助正气，补益精微，根据“甘能补”的理论，故大多具有甘味。各类补虚药的药性和归经等性味，互有差异，其具体内容将分别在各节概述中介绍。

补虚药具有补虚作用，可以主治人体正气虚弱、精微物质亏耗引起的精神萎靡，体倦乏力，面色淡白或萎黄、心悸气短、脉象虚弱等。具体地讲，补虚药的补虚作用又有补气、补阳、补血与补阴的不同，分别主治气虚证、阳虚证、血虚证和阴虚证。此外，有的补虚药还分别兼有祛寒、润燥、生津、清热及收涩功效，还有其相应的主治病证。

使用补虚药，首先应因证选药，必须根据气虚、阳虚、血虚与阴虚的证候不同，选择相应的对证药物。一般来说，气虚证主要选用补气药，阳虚证主要选用补阳药，血虚证主要选用补血药，阴虚证主要选用补阴药。其次应考虑到人体气血阴阳之间，在生理上存在相互联系、相互依存，在病理上也常常相互影响，临床上单一的虚证并不多见。因此，需将两类或两类以上的补虚药配伍使用。如气虚可发展为阳虚，阳虚者其气必虚，故补气药常与补阳药同用。有形之血生于无形之气，气虚生化无力，可致血虚；血为气之宅，血虚则气无所依，血虚亦可导致气虚，故补气药常与补血药同用。气属阳，津液属阴。气能生津，津能载气。气虚可影响津液的生成，而致津液不足；津液大量亏耗，亦可导致气随津脱。热病不仅容易伤阴，而且壮火亦会食气，以致气阴两虚，故补气药亦常与补阴药同用。津血同源，津液是血液的重要组成部分，血亦属于阴的范畴；失血血虚可导致阴虚，阴津大量耗损又可导致津枯血燥，血虚与阴亏并呈之证颇为常见，故补血药常与补阴药同用。阴阳互根，无阴则阳无由生，无阳则阴无由长，故阴或阳虚损到一定程度，可出现阴损及阳或阳损及阴的情况，以致最后形成阴阳两虚的证候，则需要滋阴药与补阳药同用。

补虚药除用于虚证以补虚扶弱外，还常常与其他多类药物配伍以扶正祛邪，或与容易损伤正气的药物配伍主治以保护正气，预护其虚。

使用补虚药还应注意：一要防止不当补而误补。邪实而正不虚者，误用补虚药有“误补益疾”之弊。补虚药是以补虚扶弱为主要作用的，其作用在于以其性之偏纠正人体气血阴阳虚衰的病理偏向。不正当的依赖补虚药强身健体，可能破坏机体阴阳之间的相对平衡，导致新的病理变化。二应避免当补而补之不当。如不分气血，不别阴阳，不辨脏腑，不明寒热，盲目使用补虚药，不仅不能收到预期的疗效，而且还可能导致不良后果。如阴虚有热者误用温热的补阳药，会助热伤阴；阳虚有寒者误用寒凉的补阴药，会助寒伤阳。三是补虚药用于扶正祛邪，不仅要分清主次，处理好祛邪与扶正的关系，而且应避免使用可能妨碍祛邪的补虚药，使祛邪而不伤正，补虚而不留邪。四应注意补而兼行，使补而不滞。部分补虚药药性滋腻，不容易消化，过用或用于脾运不健者可能妨碍脾胃运化，应掌握好用药分寸，或适当配伍健脾消食药顾护脾胃；同时，补气还应辅以行气或除湿、化痰，补血还应辅以行血。此外，补虚药如作汤剂，一般宜适当久煎，使药味尽出。虚弱证一般病程较长，补虚药宜采用蜜丸、煎膏（膏滋）、口服液等便于保存、服用并可增效的剂型。

根据补虚药的性味、功效及适应证的不同，本章又分为补气药、补阳药、补血药、补阴药四节。

仲景在补虚药中共用到18味药，其中人参、黄芪、白术、大枣、甘草、当归、白芍、阿胶、麦冬、天冬、百合、鳖甲、玉竹等药均为临床常用药，而大麦、钟乳石、羊肉、白粉、猪肤等现在临床较少使用，故本章不再论述。

现代药理研究表明，补虚药可增强机体的免疫功能，产生扶正祛邪的作用。在物质代谢方面，补虚药对肝脏、脾脏和骨髓等器官组织的蛋白质合成有促进作用，或改善脂质代谢、降低高脂血症。对神经系统的作用，主要是提高学习记忆功能，并可调节内分泌功能，改善虚证患者的内分泌功能减退。本类药还有延缓衰老、抗氧化、增强心肌收缩力、抗心肌缺血、抗心律失常、促进造血功能、改善消化功能、抗应激及抗肿瘤等多方面的作用。

歌诀：

诸药性味，补虚为功。

或补气补血，或补阴补阳，各有所长。

正气不足，身体虚弱，灵活选用。

互相配用，提高疗效。

第一节　补气药

本类药物大多甘温或甘平。主要归肺、脾二经，能补益肺脾之气。少数药归心经，兼能补心气。

使用本类药物治疗各种气虚证时，还应根据兼证酌情配伍，如脾虚食滞证，常与消食药同用；脾虚湿滞证，多配伍化湿、燥湿或利水渗湿的药物；中气下陷证，多配伍能升清阳的药物；用于久泻证，与涩肠止泻药同用；用于脾不统血证，则常与止血药同用；用于肺虚喘咳有痰之证，多配伍化痰、止咳、平喘的药物；若气虚兼见阳虚里寒、血虚或阴虚证者，又需分别与补阳药、温里药、补血药或补阴药同用。

本类药物甘温壅中，碍气助湿，故对湿盛者应慎用，必要时配以理气除湿之药。

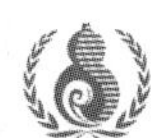

人参 Renshen

《神农本草经》

为五加科植物人参 *Panax ginseng* C. A. Mey. 的根。主产于吉林、辽宁、黑龙江。以吉林抚松县产量最大，质量最好，称吉林参。野生者名“山参”；栽培者称“园参”。园参一般应栽培 6~7 年后收获。鲜参洗净后干燥者称“生晒参”；蒸制后干燥者称“红参”；加工断下的细根称“参须”。山参经晒干称“生晒山参”。切片或粉碎用。

【药材特征】生晒参：主根呈纺锤形或圆柱形，长 3~15cm，直径 1~2cm。表面灰黄色，上部或全体有疏浅断续的粗横纹及明显的纵皱，下部有支根 2~3 条，并着生多数细长的须根，须根上常有不明显的细小疣状突起。根茎（芦头）长 1~4cm，直径 0. 3~1. 5cm，多拘挛而弯曲，具不定根和稀疏的凹窝状茎痕（芦碗）。质较硬，断面淡黄白色，显粉性，形成层环纹棕黄色，皮部有黄棕色的点状树脂道及放射状裂隙。香气特异，味微苦、甘。

生晒山参：主根与根茎等长或较短，呈人字形、菱形或圆柱形，长 2~10cm。表面灰黄色，具纵纹，上端有紧密而深陷的环状横纹，支根多为 2 条，须根细长，清晰不乱，有明显的疣状突起，习称“珍珠疙瘩”。根茎细长，上部具密集的茎痕，不定根较粗，形似枣核。

【别名】土精、棒槌。

【性味】甘、微苦，平。

【归经】肺、脾、心经。

【功效】大补元气，补脾益肺，生津，安神益智。

【主治】

1. 元气虚脱证　本品能大补元气，复脉固脱，为拯危救脱要药。适用于因大汗、大泻、大失血或大病、久病所致元气虚极欲脱、气短神疲、脉微欲绝的重危证候。元气是人体最根本之气，本品能大补元气，故可单用本品大量浓煎服，即独参汤（《景岳全书》）。若气虚欲脱兼见汗出，四肢逆冷者，应与回阳救逆之附子同用，以补气固脱与回阳救逆，如参附汤（《正体类要》）。若气虚欲脱兼见汗出身暖，渴喜冷饮，舌红干燥者，本品兼能生津，常与麦冬、五味子配伍，以补气养阴、敛汗固脱，如生脉散（《内外伤辨惑论》）。

2. 气虚证　肺主生气，本品为补肺要药，可改善短气喘促、懒言声微等肺气虚衰症状。人参能大补元气，益肺气，故治肺气亏虚之证。仲景以人参为补血药，盖血不自生，须得生阳气药乃生，阳生则阴长，血乃旺矣。

脾为后天之本，气血生化之源。本品亦为补脾要药，可改善倦怠乏力，食少便溏等脾气虚衰症状。因脾虚不运常兼湿滞，故常与白术、茯苓等健脾利湿药配伍，如四君子汤（《太平惠民和剂局方》）。若脾气虚弱，不能统血，导致长期失血者，本品又能补气以摄血，常与黄芪、白术等补中益气之品配伍，如归脾汤（《济生方》）。若脾气虚衰，气虚不能生血，以致气血两虚者，本品还能补气以生血，可与当归、熟地黄等药配伍，如八珍汤（《正体类要》）。

肾主纳气。人体之所以呼吸平稳，取决于肾主纳气，能使呼吸保持一定的深度。可用本品治疗肾失纳气所致的气喘，常与蛤蚧、五味子、胡桃等药同用。

3. 热病气虚津伤口渴及消渴证 人参能生津止渴，适用于热病气津两伤，口渴、汗多、脉大无力等，本品既能补气，又能生津，常与知母、石膏同用，如白虎加人参汤（《伤寒论》）。消渴证，其基本病理变化是阴虚燥热，虽有上（肺）、中（脾、胃）、下（肾）“三消”的不同，但常互相影响。人参既能补益肺脾肾之气，又能生津止渴，故消渴方中较常主治。

4. 心气血亏虚之证 本品能大补元气，有安神增智之功，故可治心气血亏虚之心神不安、失眠多梦、惊悸健忘等症，多与当归、酸枣仁同用，如归脾汤。

此外，本品还常与补血药、补阳药同用，可达到益气生血、益气壮阳的效果。亦可与解表药、攻下药等祛邪药配伍，用于气虚外感或里实热结而邪实正虚之证，有扶正祛邪之效。

按语：人参最早见于《神农本草经》，列为上品。仲景在《伤寒论》和《金匮要略》中用人参49方次。本品甘、微苦，微温，入心、肺、脾经。能大补元气，为治虚脱证的主药。元气起于肾，上及于肺，为人体生化动力之源泉。本品功善大补元气，为挽救元气虚衰、脉微欲绝之良药，补脾益肺，为治脾肺气虚诸证之主药。元气充沛，气旺血充，阳生阴长，血旺津生，神安智聪，故又可用于气血亏虚之心悸、失眠、健忘等心神不宁证，以及热病气津两伤、身热口渴或消渴等证，既为补气固脱之良剂，亦为疗虚劳内伤之第一要药，称之为补五脏之气的君药。

【用法用量】煎服，仲景最大量用为六两，最少用量一两，与他药同煎。现代常规用量3~9g；大量可用15~30g。宜文火另煎分次兑服。野山参研末吞服，每次2g，日服2次。

【使用注意】反藜芦，畏五灵脂，恶皂荚，不宜喝茶、吃萝卜。

【现代研究】

1. 化学成分 本品含多种人参皂苷、挥发油、氨基酸、微量元素及有机酸、糖类、维生素等成分。

2. 药理作用 人参具有抗休克作用，人参注射液对失血性休克和急性中毒性休克患者比其他原因引起的休克，效果尤为显著；可使心搏振幅及心率显著增加，在心功能衰竭时，强心作用更为显著；能兴奋垂体-肾上腺皮质系统，提高应激反应能力；对高级神经活动的兴奋和抑制过程均有增强作用；能增强神经活动过程的灵活性，提高脑力劳动功能；有抗疲劳，促进蛋白质、RNA、DNA的合成，促进造血系统功能，调节胆固醇代谢等作用；能增强机体免疫功能；能增强性腺机能，有促性腺激素样作用；能降低血糖。此外，尚有抗炎、抗过敏、抗利尿及抗肿瘤等多种作用。人参的药理活性常因机体功能状态不同而呈双向作用。

【文献摘要】

《神农本草经》：“补五脏，安精神，定魂魄，止惊悸，除邪气，明目，开心益智。”

《药性论》：“主五脏气不足，五劳七伤，虚损瘦弱……补五脏六腑，保中守神。”

《本草纲目》:“治男妇一切虚证”。

黄芪 Huangqi

《神农本草经》

为豆科植物蒙古黄芪 *Astragalus memeranaceus*（Fisch.）Bge. var. *mongholicu*（Bge.）Hsiao 或膜荚黄芪 *Astragalus membranaceus*（Fisch.）Bge. 的根。主产于内蒙古、山西、黑龙江等地。春、秋二季采挖，除去须根及根头，晒干，切片，生用或蜜炙用。

【药材特征】本品呈圆柱形，有的有分枝，上端较粗，长 30～90cm，直径 1～3.5cm。表面淡棕黄色或淡棕褐色，有不整齐的纵皱纹或纵沟。质硬而韧，不易折断，断面纤维性强，并显粉性，皮部黄白色，木部淡黄色，有放射状纹理及裂隙，老根中心偶有枯朽状，黑褐色或呈空洞。气微，味微甜，嚼之微有豆腥味。

【别名】绵黄芪、箭芪。

【性味】甘，微温。

【归经】脾、肺经。

【功效】健脾补中，升阳举陷，益卫固表，利尿，托毒生肌。

【主治】

1. 脾气虚弱证　本品甘温，善入脾经，为补益脾气良药。脾气虚弱、运化失健之倦怠乏力、食少便溏者，可单用熬膏服，或与党参、白术等补气健脾药配伍。因其既能补气又能升阳，治气陷最宜，故长于治疗脾气下陷之久泻脱肛、内脏下垂。常与人参、升麻、柴胡等品同用，如补中益气汤（《脾胃论》）。若脾失健运水湿停聚而致浮肿尿少者，黄芪既能补益脾气，又能利水消肿，标本兼治，为治气虚水肿之要药，常与白术、防己等利水消肿之品配伍，如防己黄芪汤（《金匮要略》）。“气为血之帅，血为气之母。”本品能补气生血，气足则血旺，故常与当归同用治疗血虚证，如当归补血汤（《兰室秘藏》）。对脾虚不能统血所致失血证，本品尚可补气以摄血，常与人参、白术等品同用，如归脾汤（《济生方》）。对脾虚不能布津之消渴，本品能补气生津，促进津液的生成与输布而有止渴之效，常与天花粉、葛根等品同用，如玉液汤（《医学衷中参西录》）。

2. 气虚自汗证　肺气虚则卫气不固，表虚自汗不止。本品能补肺卫之气，益气固表止汗，常与牡蛎、麻黄根等止汗之品同用，如牡蛎散（《太平惠民和剂局方》）。若因卫气不固，表虚自汗而易感风邪者，宜与白术、防风等品同用，如玉屏风散（《丹溪心法》）。

3. 气血不足之痈疽不溃或溃后不敛　黄芪甘温升补，有良好的益气升阳、托毒生肌的作用。疮疡中期，正虚毒盛不能托毒外达，疮形平塌，根盘散漫，难溃难腐者，可用本品补气生血，扶助正气，托脓毒外出，常与穿山甲、当归、川芎、皂刺等品同用，如托里透脓散（《医宗金鉴》）。若疮形平塌、久不起发，或溃后疮口难敛者，用本品补气生血，有生肌敛疮之效。常与人参、当归、肉桂等品同用，如十全大补汤（《太平惠民和剂局方》）。

4. 气虚血滞 气血亏虚，血行不畅则症见肌肤麻木或半身不遂，常用本品补气，气足血旺则运行有力，常与桂枝、芍药同用治疗血痹，如黄芪桂枝五物汤（《金匮要略》）。对于气虚血滞所致的中风后遗症，常与当归、川芎、地龙等品同用，如补阳还五汤（《医林改错》）。

此外，可用于气津两伤之消渴证及各种癌肿有气虚表现者。能扶正祛邪，减轻或消除化学药物及放射治疗的副作用，增强人体的抗邪能力。

按语：黄芪最早见于《神农本草经》，列为上品。仲景在《金匮要略》中用本品共7方次。本品甘温，入脾肺经，为补气益阳之要药，其功在脾肺，补气而又升阳，主治脾肺气虚及中气下陷诸证。肺气得补卫表固密而自汗止；脾气得补则疮毒外托而肌肉生，脾肺得补则水道通利而水肿自消。脾健则血充，血行循经则出血自止。又治便血、崩漏等。凡气血不足诸证均可用之。补养气血多用炙黄芪，固表托脓生肌多用生黄芪。

【用法用量】煎服，仲景最大用量为五两，最小量用一两半。现代常规用量10~15g，大剂量可用30~60g。蜜炙可增强其补中益气作用。

【鉴别用药】人参、黄芪两药，皆为补气要药，均能补脾肺之气，常相须为用，能相互增强疗效。但人参作用较强，被誉为补气第一要药，善大补元气，为气虚欲脱危证要药，且生津止渴，安神增智。黄芪补益元气之力不及人参，但长于补气升阳、益卫固表、托疮生肌、利水退肿，尤宜于脾虚气陷及表虚自汗等证。

【现代研究】

1. 化学成分 本品主要含苷类、多糖、氨基酸、微量元素等。

2. 药理作用 本品能增强机体免疫功能；能减少自由基的生成，具有抗衰老的作用；能使磷酸二酯酶的活性降低、cAMP含量增加，有强心作用；能促进机体代谢、抗疲劳、促进血清和肝脏蛋白质的更新；有明显的利尿作用，能消除实验性肾炎尿蛋白；黄芪水煎剂可直接抑制水痘-带状疱疹病毒，具有抗病毒功效。

【文献摘要】

《景岳全书》："黄芪，生者微凉，可治痈疽；蜜炙性温，能补虚损。"

《本草汇言》："补肺健脾，实卫敛汗，驱风运毒之药也。"

《医学衷中参西录》："能补气，兼能升气，善治胸中大气（宗气）下陷。"

白术 Baizhu

《神农本草经》

为菊科植物白术 *Atractylodes macrocephala* Koidz. 的根茎。主产于浙江、湖北、湖南等地。以浙江于潜产者最佳，称为"于术"。冬季采收，烘干或晒干，除去须根，切厚片，生用或土炒、麸炒用。

【药材特征】本品为不规则的肥厚团块，长3~13cm，直径1.5~7cm。表面灰黄色或灰棕色，有瘤状突起及断续的纵皱和沟纹，并有须根痕，顶端有残留茎基和芽痕。质坚硬不易折断，断面不平坦，黄白色至淡棕色，有棕黄色的点状油室散在；烘干者

断面角质样，色较深或有裂隙。气清香，味甘、微辛，嚼之略带黏性。

【别名】山蓟、山姜、山连。

【性味】甘、苦，温。

【归经】脾、胃经。

【功效】健脾益气，燥湿利尿，止汗，安胎。

【主治】

1. 脾虚水湿内停之痰饮证　症见眩晕、心悸、咳痰清稀等，可用白术补气健脾，燥湿利水，则脾健湿除，痰饮消去，故白术为治痰饮之良药，多配桂枝、茯苓，如苓桂术甘汤（《伤寒论》）。

2. 脾气虚证　本品甘苦性温，主归脾、胃经，以健脾、燥湿为主要作用，被称誉为“脾脏补气健脾第一要药”。脾主运化因脾气不足，运化失健，往往水湿内生，引起食少、便溏或泄泻、痰饮、水肿、带下诸证。若治脾胃虚弱兼食积气滞者，多与枳实合用，如枳术汤（《金匮要略》）。若治脾虚兼寒者，多与干姜、人参同用，如理中汤（《伤寒论》）。治脾虚有湿，食少便溏或泄泻，常与人参、茯苓等品同用，如四君子汤（《太平惠民和剂局方》）。治脾虚湿浊下注，带下清稀者，可与健脾燥湿之品同用，如完带汤（《傅青主女科》）。

3. 气虚自汗　脾主四肢肌肉，通过补气健脾，具有固表止汗之功。固表止汗力逊黄芪，但常相须为用，如玉屏风散（《丹溪心法》）。

4. 脾虚胎动不安　白术补气健脾，脾气健旺则胎儿得养而自安，故白术有安胎之效。若兼寒湿中阻之胎动不安，可配蜀椒、牡蛎、川芎，如白术散（《金匮要略》）；兼内热可配黄芩，清热益气安胎；兼气滞者可配砂仁、苏梗，理气安胎；本品亦可补气健脾，促进水谷运化精微物质以养胎，宜与人参、阿胶等补益气血之品配伍。

按语：白术最早见于《神农本草经》，列为上品。仲景在《伤寒论》和《金匮要略》中共用27方次，本品味甘苦而气温，归脾、胃二经，能益脾胃之阳气，燥脾胃之寒湿，脾喜燥而恶湿，白术苦温正为脾之所喜，故为补气的要药。脾司运化，得阳则始运，故白术又有燥湿利水之功。凡脾阳不振，运化失职而出现痰饮、痞满、泄泻、带下、水肿等证均可主治。因本品能补脾补气为后天之本。气血充足则胎有所养而自安，故本品又有安胎之功效。

【用法用量】煎服，仲景最大用量为用八两，最小用量为用三分。目前常规用量为6~12g。土炒可增强补气健脾止泻作用。

【使用注意】本品性偏温燥，热病伤津及阴虚燥渴者不宜。

【鉴别用药】白术与苍术，古时统称为“术”，后世逐渐分别入药。二药均具有健脾与燥湿两种主要功效。然白术以健脾益气为主，宜用于脾虚湿困而偏于虚证者；苍术以苦温燥湿为主，宜用于湿浊内阻而偏于实证者。此外，白术还有利尿、止汗、安胎之功，苍术还有发汗解表、祛风湿及明目作用，分别还有其相应的主治病证。

【现代研究】

1. 化学成分　本品含挥发油，油中主要有苍术酮、苍术醇等，并含多种氨基酸等。

2. 药理作用　白术能抑制红细胞自氧化溶血，直接清除自由基，具有抗衰老的作用；对肠管活动有双向调节作用，当肠管兴奋时呈抑制作用，而肠管抑制时则呈兴奋作用；有防治实验性胃溃疡的作用；有强壮作用；能促进小鼠体重增加；能明显促进小肠蛋白质的合成；能促进细胞免疫功能；有一定提升白细胞作用；还能保肝、利胆、利尿、降血糖、抗血凝、抗菌、抗肿瘤。白术挥发油有镇静作用。

【文献摘要】

《神农本草经》："主风寒湿痹，死肌，痉，疸，止汗，除热消食。"

《本草汇言》："白术，乃扶植脾胃，散湿除痹，消食除痞之要药也。脾虚不健，术能补之；胃虚不纳，术能助之。"

《本草通玄》："补脾胃之药，更无出其右者。土旺则能健运，故不能食者，食停滞者，有痞积者，皆用之也。土旺则能胜湿，故患痰饮者，肿满者，湿痹者，皆赖之也。土旺则清气善升，而精微上奉，浊气善除，而糟粕下输，故吐泻者，不可阙也。"

大枣 Dazao

《神农本草经》

为鼠李科植物枣 *Ziziphus jujuba* Mill. 的成熟果实。主产于河北、河南、山东等地。秋季果实成熟时采收，晒干，生用。

【药材特征】本品呈椭圆形或球形，长 2~3.5cm，直径 1.5~2.5cm。表面暗红色，略带光泽，有不规则皱纹。基部凹陷，有短果梗。外果皮薄，中果皮棕黄色或淡褐色，肉质，柔软，富糖性而油润。果核纺锤形，两端锐尖，质坚硬。气微香，味甜。

【别名】红枣、干枣、枣子。

【性味】甘，温。

【归经】脾、胃、心经。

【功效】补中益气，养血安神，缓和药性。

【主治】

1. 用于中气不足，脾胃虚弱证 本品甘温，入脾胃而善补中益气，适用于脾气虚弱，消瘦、倦怠乏力、便溏等症。单用有效，亦可与小米、糯米熬粥食用。若气虚乏力较甚，宜与人参、白术等补脾益气药配伍。

2. 用于脏躁证 本品能养心安神，治疗心神失养、心神无主、精神恍惚、失眠等脏躁证，故常与小麦、甘草配伍，共奏甘缓滋补、柔肝缓急、宁心安神之效，如甘麦大枣汤（《金匮要略》）。亦可用本品配酸枣仁、知母、甘草等药治疗虚劳虚闷不得眠者，如酸枣仁汤（《金匮要略》）。

3. 缓和药性 常与峻烈或有毒药物同用，以缓和药性，保护脾胃之气，如治痰涎壅盛、咳喘胸满的葶苈大枣泻肺汤（《金匮要略》）；又可与有毒的药物同用，如治痰饮、水肿的十枣汤（《伤寒论》）。

按语：大枣最早见于《神农本草经》。仲景《伤寒论》和《金匮要略》用大枣共计 65 方次。本品性味甘温，入脾、胃二经。为调补脾胃常用的辅助药，味甘缓和，能缓诸药之峻猛之性。又能引药归经。为食疗之佳品。

【用法用量】擘破煎服，仲景在方中最多用 12 枚，最少用 4 枚。目前常规用量 6~15g。

【现代研究】

1. 化学成分　本品含有机酸、三萜苷类、生物碱类、黄酮类、糖类、维生素类、氨基酸、挥发油、微量元素等成分。

2. 药理作用　大枣能增强肌力，增加体重；能增加胃肠黏液，纠正胃肠病损，保护肝脏；有增加白细胞内 cAMP 含量、抗变态反应作用；有镇静催眠作用；还有抑制癌细胞增殖、抗突变、镇痛及镇咳、祛痰等作用。

【文献摘要】

《神农本草经》："安中养脾。"

《名医别录》："补中益气，强力，除烦闷。"

《本草经集注》："煞乌头毒。"

甘草 Gancao

《神农本草经》

为豆科植物甘草 *Glycyrrhiza uralensis* Fisch. 、胀果甘草 *Glycyrrhiza inflata* Bat. 或光果甘草 *Glycyrrhiza glabra* L. 的根及根茎。主产于内蒙古、新疆、甘肃等地。春、秋采挖，以秋采者为佳。除去须根，晒干，要厚片，生用或蜜炙用。

【药材特征】甘草：根呈圆柱形，长 25~100cm，直径 0. 6~3. 5cm。外皮松紧不一。表面红棕色或灰棕色，具显著的纵皱纹、沟纹、皮孔及稀疏的细根痕。质坚实，断面略显纤维性，黄白色，粉性，形成层环明显，射线放射状，有的有裂隙。根茎呈圆柱形，表面有芽痕，断面中部有髓。气微，味甜而特殊。

胀果甘草：根及根茎木质粗壮，有的分枝，外皮粗糙，多灰棕色或灰褐色。质坚硬，木质纤维多，粉性小。根茎不定芽多而粗大。

光果甘草：根及根茎质地较坚实，有的分枝，外皮不粗糙，多灰棕色，皮孔细而不明显。

【别名】国老、灵通、甜草、蜜草。

【性味】甘，平。

【归经】心、肺、脾、胃经。

【功效】补脾益气，润肺止咳，缓急止痛，清热解毒，调和诸药。

【主治】

1. 脾胃气虚证　本品味甘，入脾、胃二经，具有补益脾胃虚弱之功。因其作用缓和，故可辅助他药用，能"助参芪成气虚之功"（《本草正》），故常与人参、白术、黄芪等补脾益气药配伍用于脾气虚弱之证。

2. 心气血不足之心动悸、脉结代　本品味甘入心经能补益心气，益气复脉。主要用于心气不足所致的脉结代，心动悸，如《伤寒类要》单用本品，主治伤寒耗伤心气血之心悸，脉结代。若属气血两虚，宜与补气养血之品配伍，如炙甘草汤（《伤寒论》）以之与人参、阿胶、生地黄等品同用。

3. 咳嗽气喘 甘草入肺能止咳祛痰，味甘又能益气润肺，故可治咳嗽气喘之证，无论寒热虚实有痰无痰均可主治。肺热者配石膏、麻黄等药，如麻杏石甘汤（《伤寒论》）。

4. 脘腹及四肢挛急疼痛 本品味甘能缓急，善于缓急止痛。对脾虚肝旺的脘腹挛急作痛或阴血不足之四肢挛急作痛，常与白芍相须为用，如芍药甘草汤（《伤寒论》）。临床常以芍药甘草汤为基础，随证配伍用于血虚、血瘀、寒凝等多种原因所致的脘腹、四肢挛急作痛。

5. 用于热毒疮疡、咽喉肿痛及药物、食物中毒 如治热毒咽喉肿痛，红肿不甚的甘桔汤（《伤寒论》）。本品对附子等多种药物，或多种食物所致的中毒表现，有一定解毒作用。

6. 调和药性 本品在许多方剂中都可发挥调和药性的作用：通过解毒，可降低方中某些药（如附子、大黄）的毒烈之性；通过缓急止痛，可缓解方中某些药（如大黄）刺激胃肠引起的腹痛；其甜味浓郁，可矫正方中药物的滋味。

此外，常以本品煎汁炮制某些饮片，有缓和药性，降低毒性的作用。还可研成细粉，制作膏、丸、片剂，起矫味、黏合作用。

按语：甘草最早见于《神农本草经》，列为上品。仲景《伤寒论》和《金匮要略》中用甘草共计124方次。甘草味甘，具有甘味药物的典型功用。其甘补，能益气补中，用治心气不足之心悸怔忡、脉结代，脾胃虚弱，中气不足；甘缓，能缓急止痛，用治脘腹及四肢挛急疼痛；甘和，能调和诸药，缓和药物的烈性、毒性，在方剂中起协调和解毒作用，可治疮疡肿毒，食物、药物中毒；甘润，能润肺而祛痰止咳，用于咳嗽痰多。有“国老”之美称。

【用法用量】煎服，仲景最大用量为四两，最小用量为三分。目前常规用量1.5~9g。生用性微寒，可清热解毒；蜜炙药性微温，并可增强补益心脾之气和润肺止咳作用。

【使用注意】不宜与京大戟、芫花、甘遂同用。本品有助湿壅气之弊，湿盛胀满、水肿者不宜用。大剂量久服可导致水钠潴留，引起浮肿。

【现代研究】

1. 化学成分 本品含三萜类（如甘草酸、甘草次酸，是甘草的甜味成分）、黄酮类、生物碱、多糖等成分。

2. 药理作用 甘草有抗心律失常作用；有抗溃疡、抑制胃酸分泌、缓解胃肠平滑肌痉挛及镇痛作用，并与芍药的有效成分芍药苷有协同作用；能促进胰液分泌；有明显的镇咳作用，祛痰作用也较显著，还有一定平喘作用；有抗菌、抗病毒、抗炎、抗过敏作用；能保护发炎的咽喉和气管黏膜；对某些毒物有类似葡萄糖醛酸的解毒作用；有类似肾上腺皮质激素样作用；还有抗利尿、降脂、保肝等作用。

【文献摘要】

《神农本草经》：“主五脏六腑寒热邪气，坚筋骨，长肌肉，倍力，金疮肿，解毒。”

《名医别录》：“温中下气，烦满短气，伤脏咳嗽”。

《本草汇言》:“和中益气，补虚解毒之药也”。

山药 Shanyao

《神农本草经》

为薯蓣科植物薯蓣 *Dioscorea opposita* Thunb. 的根茎。主产于河南省，湖南、江南等地亦产。习惯认为河南（怀庆府）所产者品质最佳，故有“怀山药”之称。霜降后采挖，刮去粗皮，晒干或烘干，为“毛山药”；或再加工为“光山药”。润透，切厚片，生用或麸炒用。

【药材特征】本品略呈圆柱形，弯曲而稍扁，长 15～30cm，直径 1. 5～6cm。表面黄白色或淡黄色，有纵沟、纵皱纹及须根痕，偶有浅棕色外皮残留。体重，质坚实，不易折断，断面白色，粉性。无臭，味淡、微酸，嚼之发黏。光山药呈圆柱形，两端平齐，长 9～18cm，直径 1. 5～3cm。表面光滑，白色或黄白色。

【别名】薯蓣、野山豆、白苕。

【性味】甘，平。

【归经】脾、肺、肾经。

【功效】益气养阴，补肺脾肾。

【主治】

1. 脾气虚弱证　山药性味甘平，能补脾益气，滋养脾阴，略兼涩性又可止泻。多用于脾气虚弱或气阴两虚，消瘦乏力、食少、便溏；或脾虚不运、湿浊下注之妇女带下。唯其亦食亦药，“气轻性缓，非堪专任”，对气虚重证，常嫌力量不足。如治脾虚食少便溏的参苓白术散（《太平惠民和剂局方》），治带下的完带汤（《傅青主女科》），本品皆用作人参、白术等药的辅助药。因其含有较多营养成分，又容易消化，可做成食品长期服用，对慢性久病或病后虚弱羸瘦，需营养调补而脾运不健者，则是佳品。

2. 肺虚喘咳证　肺主气，喜润恶燥。肺气、肺阴不足易致咳喘少气，山药既能补肺气，又能滋肺阴，治疗肺气、肺阴不足证。但其补肺之力较缓，可与脾肺双补之太子参、南沙参等品同用，共奏补肺定喘之效。

3. 用于肾虚遗精、尿频、妇女白带过多证　山药入肾能补肾气，养肾阴，又兼涩性，故对肾脾俱虚之腰膝酸软，夜尿频多或遗尿，滑精早泄，女子带下清稀及肾阴虚之形体消瘦，腰膝酸软，遗精等症，皆可用其补后天亦有助于充养先天不足。不少补肾名方，如肾气丸（《金匮要略》）、六味地黄丸（《小儿药证直诀》）、缩泉丸（《校注妇人良方》）中，都配有本品。

4. 阴虚内热或气阴两虚之消渴证　消渴一病，与上、中、下三焦，脾，肺，肾脏有关，山药性平而不燥热，故为治消渴之佳品，可单用本品大量水煎饮用。若与黄芪、天花粉、知母等品同用，可增强其益气养阴、生津止渴之功，如玉液汤（《医学衷中参西录》）。

按语：山药最早见于《神农本草经》，列为上品。仲景在《伤寒论》和《金匮要略》中共用仅2方次。本品甘平，入脾肺肾经，味甘主补，故能上补肺气而止咳止渴；中健脾胃而止泻止带；下补肾经而缩便止遗，治腰膝酸痛，头晕目昏等证。其特点是性质平和，不寒不燥，故称之为三焦之平补之药。

【用法用量】煎服，仲景最大用量为四两，最小用量为三十分。目前常规用量为15~30g。麸炒可增强补脾止泻作用。

【现代研究】

1. 化学成分 本品含薯蓣皂苷元、黏液质、胆碱、淀粉、糖蛋白、游离氨基酸、止杈素、维生素C、淀粉酶等。

2. 药理作用 山药不仅直接清除自由基，且可降低自由基对细胞膜的脂质过氧化作用；能刺激小肠运动，促进肠管内容物排空；有助消化作用，对小鼠细胞免疫功能和体液免疫有较强的促进作用，并有降血糖、抗氧化等作用。

【文献摘要】

《药性论》："补五劳七伤，去冷风，止腰痛，镇心神，患人体虚羸，加而用之。"

《神农本草经》："补中，益气力，长肌肉。"

《本草纲目》："益肾气，健脾胃。"

饴糖 Yitang

《名医别录》

为米、麦、粟或玉蜀黍等粮食，经发酵糖化制成。全国各地均产。有软、硬两种，软者称胶饴，硬者称白饴糖，均可入药，但以胶饴为主。

【药材特征】饴糖有软、硬之分，软者为黄褐色浓稠液体，黏性很大；硬者系软饴糖经搅拌，混入空气后凝固而成，为多孔之黄白色糖饼。味甘，药用以秋饴糖为佳。

【别名】胶饴。

【性味】甘，温。

【归经】脾、胃、肺经。

【功效】补脾益气，缓急止痛，润肺止咳。

【主治】

1. 中脏虚寒脘腹疼痛 本品甘温质润，既温补中焦，改善脾气虚弱及营养不良症状，又兼能缓急止痛，尤宜于脾胃虚寒之脘腹疼痛喜按，空腹时痛甚，食后稍安者。单用有效。如脾胃虚寒，肝木乘土，里急腹痛者，宜与白芍、甘草、大枣等品同用，如小建中汤（《伤寒论》）。若气虚甚者，宜与黄芪、大枣、炙甘草等补中益气之品配伍。若中阳虚衰、阴寒内盛，而见脘腹痛甚者，宜与干姜、花椒等温中散寒止痛之品配伍，如大建中汤（《金匮要略》）。

2. 肺燥咳嗽 本品能润燥止咳，治疗咽喉干燥、喉痒咳嗽者，单用本品噙咽，亦可收润燥止咳之效。对肺虚久咳，干咳痰少、少气乏力者，本品既能润燥止咳，兼能补益肺气，宜与人参、阿胶、杏仁等补肺润肺止咳之品配伍。

按语：饴糖最早见于《名医别录》。仲景在《伤寒论》和《金匮要略》共用2方次。本品甘温，归脾胃肺经。功专温中补虚，用于中焦虚寒之脘腹疼痛诸证。

【用法用量】入汤剂须烊化冲服，仲景用量为一升，目前常规用量为每次30~60g。

【使用注意】本品有助湿壅中之弊，湿阻中满者不宜服。

【现代研究】

化学成分　本品含大量麦芽糖及少量蛋白质、脂肪、B族维生素等。

【文献摘要】

《名医别录》："主补虚乏，止渴，去血。"

《日华子本草》："益气血，消痰止嗽，并润五脏。"

《长沙药解》："补脾精，化胃气，生津，养血，缓里急，止腹痛。"

西洋参 Xiyangshen

《增订本草备要》

为五加科植物西洋参 *Panax quinquefolium* L. 的根。主产于美国、加拿大。我国北京、吉林、辽宁等地亦有栽培。秋季采挖生长3~6年的根，切片生用。

【药材特征】本品呈纺锤形、圆柱形或圆锥形，长3~12cm，直径0.8~2cm。表面浅黄褐色或黄白色，可见横向环纹及线状皮孔，并有细密浅纵皱纹及须根痕。主根中下部有一至数条侧根，多已折断。有的上端有根茎（芦头），环节明显，茎痕（芦碗）圆形或半圆形具不定根疔或已折断。体重，质坚实，不易折断，断面平坦，浅黄白色，略显粉性，皮部可见黄棕色点状树脂道，形成层环纹棕黄色，本部略呈放射状纹理。气微而特异，味微苦、甘。

【别名】花旗参、洋参。

【性味】甘、微苦，凉。

【归经】肺、心、肾、脾经。

【功效】补气养阴，清热生津。

【主治】

1. 气阴两伤证　本品亦能补益元气，但作用弱于人参；其药性偏凉，兼能清火养阴生津。适用于热病或大汗、大泻、大失血，耗伤元气及阴津所致神疲乏力、气短息促、自汗热黏、心烦口渴、尿短赤涩、大便干结、舌燥、脉细数无力等。常与麦冬、五味子等养阴生津，敛汗之品同用。

2. 肺气虚及肺阴虚证　本品能补肺气，兼能养肺阴、清肺火，适用于火热耗伤肺脏气阴所致短气喘促、咳嗽痰少或痰中带血等症。可与养阴润肺的玉竹、麦冬，清热化痰止咳之川贝母等品同用。

此外，本品还能补心气，益脾气，并兼能养心阴，滋脾阴。治疗气阴两虚之心悸心痛、失眠多梦。可与补心气之甘草，养心阴、清心热之麦冬、生地黄等品同用。治疗脾气阴两虚之纳呆食滞，口渴思饮。可与健脾消食之太子参、山药、神曲、谷芽等品同用。肾阴不足之证亦可选用。

3. 热病气虚津伤口渴及消渴　本品不仅能补气、养阴生津，还能清热，适用于热伤气津所致身热汗多，口渴心烦，体倦少气，脉虚数者。常与西瓜翠衣、竹叶、麦冬等品同用，如清暑益气汤（《温热经纬》）。临床亦常配伍养阴、生津之品用于消渴病气阴两伤之证。

【用法用量】另煎兑服，3~6g。

【使用注意】据《中国药典》记载，本品不宜与藜芦同用。

【鉴别用药】人参与西洋参均有补益元气之功，可用于气虚欲脱之气短神疲、脉细无力等症。但人参益气救脱之力较强，单用即可收效；西洋参偏于苦寒，兼能补阴，较宜于热病等所致的气阴两脱者。二药又皆能补脾肺之气，可以主治脾肺气虚之证，其中也以人参作用较强；但西洋参多用于脾肺气阴两虚之证。此二药还有益气生津作用，均常用于津伤口渴和消渴证。此外，人参尚能补益心肾之气，安神增智，还常用于失眠、健忘、心悸怔忡及肾不纳气之虚喘气短。

【现代研究】

1. 化学成分　本品含多种人参皂苷、多种挥发性成分、树脂、淀粉、糖类及氨基酸、无机盐等。

2. 药理作用　西洋参有抗休克作用，能明显提高失血性休克大鼠存活率；对大脑有镇静作用，对生命中枢则有中度兴奋作用；还具抗缺氧、抗心肌缺血、抗心肌氧化、增加心肌收缩力、抗心律失常、抗疲劳、抗应激、抗惊厥、降血糖、止血和抗利尿作用。

【文献摘要】

《本草从新》：“补肺降火，生津液，除烦倦。虚而有火者相宜。”

《医学衷中参西录》：“能补助气分，兼能补益血分，为其性凉而补，凡欲用人参而不受人参之温补者，皆可以此代之。”

党参 Dangshen

《增订本草备要》

为桔梗科植物党参 *Codonopsis pilosula*（Franch.）Nannf.、素花党参 *Codonopsis Pilosula* Nannf. Var. *modesta*（Nannf.）L. T. Shen 或川党参 *Codonopsis tangshen* Oliv. 的根。主产于山西、陕西、甘肃等地。秋季采挖洗净，晒干，切厚片，生用。

【药材特征】党参：呈长圆柱形，稍弯曲，长 10~35cm，直径 0.4~2cm。表面黄棕色至灰棕色，根头部有多数疣状突起的茎痕及芽，每个茎痕的顶端呈凹下的圆点状；根头下有致密的环状横纹，向下渐稀疏，有的达全长的一半，栽培品环状横纹少或无；全体有纵皱纹及散在的横长皮孔，支根断落处常有黑褐色胶状物。质稍硬或略带韧性，断面稍平坦，有裂隙或放射状纹理，皮部淡黄白色至淡棕色，木部淡黄色。有特殊香气，味微甜。

素花党参（西党参）：长 10~35cm，直径 0.5~2.5cm。表面黄白色至灰黄色，根头下致密的环状横纹常达全长的一半以上。断面裂隙较多，皮部灰白色至淡棕色，木

部淡黄色。

川党参：长10~45cm，直径0.5~2cm。表面灰黄色至黄棕色，有明显不规则的纵沟。质较软而结实，断面裂隙较少，皮部黄白色，木部淡黄色。

【别名】上党人参、狮头参。

【性味】甘，平。

【归经】脾、肺经。

【功效】补中益气，生津养血。

【主治】

1. 中气不足证 本品味甘性平，归脾、肺二经，不燥不腻，善补中气，以补脾肺之气为主，用于中气不足所导致的体虚倦怠、食少便溏等症。其补益脾肺之功与人参相似而力较弱，临床常用以代替古方中的人参，用以治疗脾肺气虚的轻证；若气虚欲脱之证，不可用党参代人参用之。

2. 气血两虚证 气能生血，气足则血旺，本品既能补气，又能补血，常用于气虚不能生血或血虚无以化气，而见面色苍白或萎黄、乏力、头晕、心悸等症的气血两虚证。

3. 肺气亏虚证 肺主气司呼吸，肺气亏虚则易致咳喘气短，声音低微，动则加剧等症。本品补而不燥，故可代人参补益肺气、止咳平喘。

4. 气津两伤证 本品对热伤气津之气短口渴，亦有补气生津作用，适用于气津两伤的轻证，宜与麦冬、五味子等养阴生津之品同用。

此外，本品亦常与解表药、攻下药等祛邪药配伍，用于气虚外感或邪实正虚之证，以扶正祛邪，使攻邪而不伤正。

按语：党参功同人参，但补气力弱。古时桔梗科党参与五加科人参名实相混。至明清，山西上党地区桔梗科党参流入市场，才主治于临床。

【用法用量】煎服，9~30g。

【使用注意】据《中国药典》记载，本品不宜与藜芦同用。

【鉴别用药】人参与党参均具有补脾气、补肺气、益气生津、益气生血及扶正祛邪之功，均可用于脾气虚、肺气虚、津伤口渴、消渴、血虚及气虚邪实之证。但党参性味甘平，作用缓和，药力薄弱，古方用以主治以上轻证和慢性疾患者，可用党参加大用量代替，而急症、重症仍以人参为宜。但党参不具有人参益气救脱之功，凡元气虚脱之证，应以人参急救虚脱，不能以党参代替。此外，人参还长于益气助阳，安神增智，而党参则类似作用不明显。但党参兼有补血之功。

【现代研究】

1. 化学成分 本品含甾醇、党参苷、党参多糖、党参内酯、生物碱、氨基酸、微量元素等。

2. 药理作用 党参能调节胃肠运动、抗溃疡、增强免疫功能；对兴奋和抑制两种神经过程都有影响；党参皂苷还能兴奋呼吸中枢；对动物有短暂的降压作用，但又能使晚期失血性休克家兔的血压回升；能显著升高兔血糖，其升血糖作用与所含糖分有关；能升高动物红细胞、血红蛋白、网织红细胞；有延缓衰老、抗缺氧、抗辐射等作用。

【文献摘要】

《本经逢原》："上党人参，虽无甘温峻补之功，却有甘平清补之力。"

《本草从新》："补中益气，和脾胃，除烦渴。中气微虚，用以调补，甚为平安。"

《本草正义》："补脾养胃，润肺生津，健运中气，本与人参不甚相远。"

太子参 Taizishen

《中国药用植物志》

为石竹科植物异叶假繁缕 *Pseudostellaria heterophylla*（Miq.）Pax ex pax et Hoffm. 的块根。主产于江苏、安徽、山东等地。夏季茎叶大部分枯萎时采挖，除去须根，置沸水中略烫后晒干或直接晒干，生用。

【药材特征】本品呈细长纺锤形或细长条形，稍弯曲，长 3～10cm，直径 0.2～0.6cm。表面黄白色，较光滑，微有纵皱纹，凹陷处有须根痕。顶端有茎痕。质硬而脆，断面平坦，淡黄白色，角质样；或类白色，有粉性。气微，味微甘。

【别名】孩儿参、童参。

【性味】甘、微苦、平。

【归经】脾、肺经。

【功效】补气健脾，生津润肺。

【主治】

脾肺气阴两虚证 本品能补脾肺之气，兼能养阴生津，其性略偏寒凉，属补气药中的清补之品。宜用于热病之后，气阴两亏，倦怠自汗，饮食减少，口干少津，而不宜温补者。因其作用平和，多入复方作病后调补之药。治疗脾气虚弱、胃阴不足所致食少倦怠，口干舌燥，宜与山药、石斛等益脾气、养胃阴之品同用；本品亦可用于心气与心阴两虚所致心悸不眠、虚热汗多，宜与五味子、酸枣仁等养心安神敛汗之品同用。

【用法用量】煎服，9～30g。

【鉴别用药】西洋参与太子参均为气阴双补之品，均具有益脾肺之气，补脾肺之阴，生津止渴之功。但太子参性平力薄，其补气，养阴、生津与清火之力俱不及西洋参。凡气阴不足之轻证、火不盛者及小儿，宜用太子参，气阴两伤而火较盛者，当用西洋参。

【现代研究】

1. 化学成分 本品含氨基酸、多糖、皂苷、黄酮、鞣质、香豆素、甾醇、三萜及多种微量元素等。

2. 药理作用 太子参水煎醇沉剂对淋巴细胞增殖有明显的刺激作用。

【文献摘要】

《中国药用植物志》："治小儿出虚汗为佳。"

《江苏药材志》："补肺阴、健脾胃。治肺虚咳嗽，心悸，精神疲乏等症。"

白扁豆 Baibiandou

《名医别录》

为豆科植物扁豆 *Dolichos lablab* L. 的成熟种子。主产于江苏、河南、安徽等地。秋季果实成熟时采取，晒干，生用或炒用。

【药材特征】本品呈扁椭圆形或扁卵圆形，长 8～13mm，宽 6～9mm，厚约 7mm。表面淡黄白色或淡黄色，平滑，略有光泽，一侧边缘有隆起的白色眉状种阜。质坚硬。种皮薄而脆，子叶 2，肥厚，黄白色。气微，味淡，嚼之有豆腥气。

【别名】扁豆。

【性味】甘，微温。

【归经】脾、胃经。

【功效】补脾和中，化湿。

【主治】

1. 脾气虚证　本品能补气以健脾，兼能化湿，药性温和，补而不滞，适用于脾虚湿滞，食少、便溏或泄泻。唯其“味轻气薄，单用无功，必须同补气之药共用为佳”，如参苓白术散（《太平惠民和剂局方》），以本品作为人参、白术等药物的辅助。本品还可用于脾虚湿浊下注之白带过多，宜与白术、苍术、芡实等补气健脾除湿之品配伍。

2. 暑湿吐泻　本品能健脾化湿以和中，性虽偏温，但无温燥助热伤津之弊，故可用于暑湿吐泻。如《备急千金要方》单用本品水煎服。偏于暑热夹湿者，宜与荷叶、滑石等清暑、渗湿之品配伍。若属暑月乘凉饮冷，外感于寒，内伤于湿之“阴暑”，宜配伍散寒解表，化湿和中之品，如香薷散（《太平惠民和剂局方》）以之与香薷、厚朴同用。

【用法用量】煎服，10～15g。炒后可使健脾止泻作用增强，故用于健脾止泻及作散剂服用时宜炒用。

【现代研究】

1. 化学成分　本品含碳水化合物、蛋白质、脂肪、维生素、微量元素、泛酸、酪氨酸酶、胰蛋白酶抑制物、淀粉酶抑制物及血细胞凝集素 A、B 等成分。

2. 药理作用　白扁豆水煎剂对痢疾杆菌有抑制作用；其水提物有抗病毒作用，而且对食物中毒引起的呕吐、急性胃炎等有解毒作用；尚有解酒毒、河豚中毒的作用；血细胞凝集素 B 可溶于水，有抗胰蛋白酶活性；血细胞凝集素 A 不溶于水，可抑制实验动物生长，甚至引起肝区域性坏死，加热可使其毒性大减。

【文献摘要】

《本草纲目》：“止泄痢，消暑，暖脾胃……”

《本草新编》：“味轻气薄，单用无功，必须同补气之药共用为佳。”

蜂蜜 Fengmi

《神农本草经》

为蜜蜂科昆虫中华蜜蜂 *Apis cerana* Fabricius 或意大利蜜蜂 *Apis mellifera* Linnaeus 所

酿成的蜜。全国大部分地区均产。春至秋季采收，过滤后供用。

【药材特征】为稠厚的液体，呈白色、橘红色、黄色等。气芳香，味极甜。

【别名】白蜜、蜂糖。

【性味】甘，平。

【归经】肺、脾、大肠经。

【功效】补中缓急，润燥，解毒。

【主治】

1. 脾气虚弱及中虚脘腹挛急疼痛 本品亦为富含营养成分的补脾益气药，宜用于脾气虚弱、营养不良者。可作食品服用。尤多作为补脾益气丸剂、膏剂的赋型剂，或作为炮炙补脾益气药的辅料。对中虚脘腹疼痛，腹痛喜按，空腹痛甚，食后稍安者，本品既可补中，又可缓急止痛，标本兼顾。单用有效。更常与白芍、甘草等补中缓急止痛之品配伍。

2. 肺虚久咳及燥咳证 本品既能补气益肺，又能润肺止咳，还可补土以生金。治虚劳咳嗽日久，气阴耗伤，气短乏力，咽燥痰少者，单用有效。亦可与人参、生地黄等品同用，如琼玉膏（《洪氏集验方》）。燥邪伤肺，干咳无痰或痰少而黏者，亦可用本品润肺止咳。可与阿胶、桑叶、川贝母等养阴润燥，清肺止咳之品配伍。本品用于润肺止咳，尤多作为炮炙止咳药的辅料，或作为润肺止咳类丸剂或膏剂的赋形剂。

3. 便秘证 本品有润肠通便之效，治疗肠燥便秘者，可单用冲服，或随证与生地黄、当归、火麻仁等滋阴、生津、养血、润肠通便之品配伍。亦可将本品制成栓剂，纳入肛内，以通导大便，如蜜煎导（《伤寒论》）。

4. 解乌头类药毒 本品与乌头类药物同煎，可降低其毒性。服乌头类药物中毒者，大剂量服用本品，有一定解毒作用。

此外，本品外用，对疮疡肿毒有解毒消疮之效；对溃疡、烧烫伤有解毒防腐，生肌敛疮之效。

按语：蜂蜜最早见于《神农本草经》，列为上品。仲景在《伤寒论》和《金匮要略》中共用29方次，其中19方与其他药物混合制成丸剂。本品味甘性平，作用缓和，现在多用来炮制药物和作为滋补营养剂使用。

【用法用量】煎服或冲服，仲景最大用量为两升，最小用量为七合。目前常规用量15~30g，大剂量30~60g。外用适量，本品作栓剂肛内给药，通便效果较口服更捷。

【使用注意】本品助湿壅中，又能润肠，故湿阻中满及便溏泄泻者慎用。

【现代研究】

1. 化学成分 本品含糖类、挥发油、蜡质、有机酸、花粉粒、泛酸、烟酸、乙酰胆碱、维生素、抑菌素、酶类、微量元素等多种成分。

2. 药理作用 蜂蜜有促进实验动物小肠推进运动的作用，能显著缩短排便时间；能增强体液免疫功能；对多种细菌有抑杀作用；有解毒作用，以多种形式使用均可减弱乌头毒性，以加水同煎解毒效果最佳；能减轻化疗药物的毒副作用；有加速肉芽组织生长、促进创伤组织愈合作用；还有保肝、抗肿瘤等作用。

【文献摘要】

《神农本草经》："益气补中，止痛，解毒……和百药。"

《本草纲目》："……清热也，补中也，解毒也，润燥也，止痛也。生则性凉，故能清热；熟则性温，故能补中。甘而和平，故能解毒；柔而濡泽，故能润燥。缓可以去急，故能止心腹、肌肉、疮疡之痛……张仲景治阳明结燥，大便不通，蜜煎导法，诚千古神方也。"

刺五加 Ciwujia

《全国中草药汇编》

为五加科植物刺五加 *Acanthopanax senticosus*（Rupr. et Maxim.）Harms 的根茎或茎。主产于辽宁、吉林、黑龙江、河北、山西等地。春、秋二季采挖，洗净、干燥，润透，切厚片，晒干，生用。

【药材特征】本品根茎呈结节状不规则圆柱形，直径 1.4~4.2cm。根呈圆柱形，多扭曲，长 3.5~12cm，直径 0.3~1.5cm。表面灰褐色或黑褐色，粗糙，有细纵沟及皱纹，皮较薄，有的剥落，剥落处呈灰黄色。质硬，断面黄白色，纤维性。有特异香气，味微辛，稍苦、涩。

本品茎呈长圆柱形，多分枝，长短不一，直径 0.5~2cm。表面浅灰色，老枝灰褐色，具纵裂沟，无刺；幼枝黄褐色，密生细刺。质坚硬，不易折断，断面皮部薄，黄白色，木部宽广，淡黄色，中心有髓。气微，味微辛。

【别名】刺拐棒。

【性味】甘、微苦，温。

【归经】脾、肺、心、肾经。

【功效】益气健脾，补肾安神，活血通络。

【主治】

1. 脾肺气虚证　脾为后天之本，肺主一身之气，故用本品补脾气，益肺气，治疗脾肺气虚，体倦乏力，食欲不振，常配伍党参、黄芪、山药等，以健脾开胃消食。脾主运化水湿，脾气虚弱水湿内停易致水肿，又可与茯苓、白术同用，以补气利水消肿。

2. 肾虚腰膝酸痛　腰为肾之府，本品辛甘性温入肾经，功善补肾健骨强腰，为治肾虚体弱之要药，可单用，或与杜仲、桑寄生等药同用。亦可用于阳痿、小儿行迟及风湿痹证而兼肝肾不足者。

3. 心脾两虚，失眠、健忘　本品能补心脾之气，并益气以养血，安神益智。治心脾两虚，心神失养之失眠、健忘，可与制首乌、酸枣仁、远志、石菖蒲等养心、安神之品配伍。

4. 跌打损伤　本品辛温行散，能活血通络而消肿止痛，故治筋伤骨折之疼痛。

现已将本品制成注射液广泛主治于临床。

【用法用量】煎服，9~27g。水煎、泡酒、入丸散。

【现代研究】

1. 化学成分 本品含多种糖苷，是其主要有效成分。还含有多糖、异嗪皮啶、绿原酸、芝麻素、硬脂酸、β-谷甾醇、白桦脂酸、苦杏仁苷等。

2. 药理作用 刺五加及苷类提取物，具有明显的抗疲劳、抗辐射、抗应激、耐缺氧、提高机体对温度变化的适应力、解毒作用；能降低细胞脂质过氧化，对动物实验性移植瘤、药物诱发瘤、癌的转移和小鼠自发白血病都有一定的抑制作用，且能减轻抗癌药物的毒性；能增加特异性和非特异性免疫功能；还能改善大脑皮层的兴奋、抑制过程，提高脑力劳动效能；还有抗心律失常、改善大脑供血量、升高低血压、降低高血压、止咳、祛痰、扩张支气管、调节内分泌功能紊乱、促性腺、抗炎、抗菌和抗病毒等作用。

【文献摘要】

《全国中草药汇编》："治跌打损伤。"

《东北药用植物志》："强壮药。祛风、化湿、利尿、健胃，治阴痿、筋骨痛、四肢不遂等症。"

绞股蓝 Jiaogulan

《救荒本草》

为葫芦科植物绞股蓝 *Gynostemma pentaphllam*（Thunb.）Makino. 的根茎或全草。主产于广东、云南、四川、福建等地。野生或家种，秋季采收，洗净，晒干，切段，生用。

【药材特征】本品为干燥皱缩的全草，茎纤细灰棕色或暗棕色，表面具纵沟纹，被稀疏毛茸，润湿展开后，叶为复叶，小叶膜质，通常 5~7 枚，少数 9 枚，叶柄长 2~4cm，被糙毛；侧生小叶卵状长圆形或长圆状披针形，中央 1 枚较大，长 4~12cm，宽 1~3.5cm；先端渐尖，基部楔形，两面被粗毛，叶缘有锯齿，齿尖具芒。常可见到果实，圆球形，直径约 5mm，果梗长 3~5mm。味苦，具草腥气。

【别名】七叶胆。

【性味】甘、苦，寒。

【归经】脾、肺经。

【功效】补气健脾，化痰止咳，清热解毒。

【主治】

1. 脾虚证 本品味甘入脾，能益气健脾。治疗脾胃气虚，体倦乏力，纳食不佳者，可与白术、茯苓等健脾药同用。因其性偏苦寒，兼能生津止渴，对脾胃气阴两伤，口渴、咽干、心烦者，较为适宜，可与太子参、山药、南沙参等益气养阴药同用。

2. 肺虚咳嗽证 本品味甘能补，苦寒清泄，既能健脾除湿，以杜生痰之源；又能祛痰止咳，以洁贮痰之器；还能清肺热以降肺气。

3. 热毒证 本品苦寒清泄，功能清热解毒，尤其是用于癌瘤属热毒之证，常与半枝莲、蛇舌草同用以加强清热解毒之力。

【用法用量】煎服，10~20g；亦可泡茶服。

【现代研究】

1. 化学成分　本品含 80 多种皂苷，其中有 6 种与人参皂苷相似。还含有糖类、黄酮类、维生素 C，以及 18 种氨基酸和多种无机元素等。

2. 药理作用　绞股蓝及绞股蓝皂苷均具有抗疲劳、抗缺氧、抗高温、抗低温的作用，延长生物体细胞及果蝇、小鼠的寿命，能明显升高超氧化物歧化酶（SOD）活性，降低心、脑、肝细胞内脂褐素的含量，防止正常细胞癌化，提高荷瘤动物免疫力；能明显增加非特异性免疫、细胞免疫、体液免疫的功能，且具免疫调节作用；具有明显的降血脂、降血糖作用，并能提高脾脏、睾丸、大脑和血液蛋白质的合成速率，并具有镇静、催眠、镇痛、增加冠状动脉流量、抗心肌缺血、增加脑血流量、抑制血栓形成、保肝、抗溃疡等作用。

沙棘 Shaji

《晶珠本草》

为胡颓子科植物沙棘 *Hippophae rhamnoides* L. 的成熟果实。主产于西南、华北、西北等地区。野生或栽培。秋、冬二季果实成熟时或天冷冻硬后采收，除去杂质，晒干或蒸后晒干，生用。

【药材特征】本品呈类球形或扁球形，有的数个粘连，单个直径 5~8mm。表面橙黄色或棕红色，皱缩，顶端有残存花柱，基部具短小果梗或果梗痕。果肉油润，质柔软。种子斜卵形，长约 4mm，宽约 2mm；表面褐色，有光泽，中间有一纵沟；种皮较硬，种仁乳白色，有油性。气微，味酸、涩。

【别名】醋柳果、达尔布。

【性味】甘、酸味，温。

【归经】归脾、胃、肺、心经。

【功效】健脾消食，祛痰止咳，活血祛瘀。

【主治】

1. 脾虚食少　本品能温养脾气，开胃消食；其味甘酸，又可化阴生津。能治疗脾气虚弱或脾胃气阴两伤，食少纳差，消化不良，脘胀腹痛，体倦乏力等症。如《四部医典》以本品与芫荽子、藏木香、余甘子、石榴子等同用。

2. 咳嗽痰多　本品入于肺经，能止咳祛痰，为藏医和蒙医治疗咳喘痰多较为常用的药物。可以单用，如《四部医典》以沙棘适量，煎煮浓缩为膏（即沙棘膏），主治咳嗽。现代临床报道，以沙棘精口服液治疗慢性支气管炎，能明显缓解咳嗽、咯痰等症状。亦可配伍其他止咳祛痰药，如五味沙棘散（《青海省藏药标准》）即本品与余甘子、白葡萄、甘草等同用。

3. 瘀血证　本品具有活血祛瘀作用，可以治疗胸痹心痛，跌打损伤，妇女月经不调等多种瘀血证。因其较长于活血通脉，故以胸痹瘀滞疼痛者多用。单用有效。现代多提取沙棘总黄酮入药，如心达康胶囊。

【用法用量】煎服，3~9g。

【现代研究】

1. 化学成分 本品含维生素类（维生素 C、维生素 A、维生素 E、维生素 B_1、维生素 B_2、维生素 B_{12}、维生素 K）及叶酸，其中维生素 C 在果实中的平均含量为 178mg/g，最高达 900mg/g；黄酮类及萜类；蛋白质及多种氨基酸；脂肪及脂肪酸；糖类。此外，尚含生物碱、香豆素及酸性物质，并富含矿物质和微量元素。

2. 药理作用 沙棘总黄酮能改善心肌微循环，降低心肌耗氧量，有抗血管硬化，抗炎等作用；沙棘籽油及其原汁有抗疲劳、降血脂、抗辐射、抗溃疡、保肝及增强免疫功能等作用。

【文献摘要】

《四部经典》："治咳嗽痰多，瘀血经闭。"

《如意宝树》："沙棘果治消化不良，肝病。"

《西藏常用中草药》："活血散瘀，化痰宽胸，补脾健胃。"

红景天 Hongjingtian

《四部医典》

为景天科植物红景天 *Rhodiola rosea* limn. 或大花红景天 *Rhodiola euryphylla*（Frod.）S. H. Fu. 的根茎。主产于西藏、四川、吉林等地。野生或栽培，秋季采挖，洗净，晒干，切段，生用。

【药材特征】库页红景天：多年生草本。根粗壮，有分枝，通常直立，少数模生；根茎粗短，先端被多数膜质鳞片状叶。花茎高 6~30cm。下部的叶较小，疏生，上部的叶较大，密生，叶片长圆状匙形、长圆状菱形或长圆状披针形，长 7~40mm，宽 4~9mm，先端急尖至渐尖，茎部楔形，边缘上部有粗牙齿、下部近全缘。聚伞花序伞房状，顶生，花密集，雌雄异株；萼片 4，披针状线形，长 1~3mm；花瓣 4，稀为 5，黄色或黄绿色，线状倒披针形或长圆形，长 2~6mm；雄花中有雄蕊 8，较花瓣长，有不发育的心皮存在；雌花中心皮 4，花柱向外弯曲；鳞片 4，长圆形，先端微缺。蓇葖果，披针形或线状披针形，直立，长 6~8mm，喙长约 1mm。种子长圆形至披针形，长 2mm，宽 0. 6mm。花期 4~6 月，果期 7~9 月。

圣地红景天：多年生草本，高 10~20cm。根粗壮，圆柱形，肉质，褐黄色，有分枝；根茎短，被多数披针状三角形鳞片。花茎少数，直立，不分枝，稻秆色，老时被乳头状突起。叶互生，几无柄；叶片肉质，倒卵形或倒卵状长圆形，长 8~11mm，宽 4~6mm，先端锐尖，基部楔形，边缘具 4~5 浅裂。伞房花序，顶生，花两性；萼片 5，披针状三角形，长 3~5mm，宽 1. 2mm；花瓣 5，白色，狭长卵形，长 10~11mm，宽 1. 2~2mm；雄蕊 10，花药紫色；鳞片 5，近正方形；心皮 5，狭披针形，花枝细。蓇葖果，长约 6mm。种子长圆状披针形，褐色。花期 8 月，果期 9 月。

唐古特红景天：多年生草本，高 10~30cm。主根粗长，有分枝，根茎无残留的老枝，先端被三角形鳞片。花茎多数，丛生；花茎上的叶互生，无柄；叶片线形，长 1~

1.5cm，宽约1mm，先端钝渐尖。花序紧密，伞房状，雌雄异株；雄株花茎高10~17cm，花序下有苞叶；萼片5，线状长圆形，先端钝；花瓣5，粉红色，长圆状披针形；雄蕊10，2轮，对瓣的长约2.5mm，对萼的长约4.5mm；鳞片5，四方形，先端微缺；心皮5，狭披针形，不育；雌株花茎高15~30cm；花萼、花瓣、鳞片与雄花基本相同，心皮发育成5枚蓇葖果，长约1cm，紫红色，喙长约1mm，直立或稍外弯。种子多数，有网纹，具翅，淡褐色。花期5~8月，果期8月。

【别名】红茯蓛、索罗玛布（藏名）。

【性味】甘，寒。

【归经】脾、肺经。

【功效】益气安神，清肺止咳，止血活血。

【主治】

1. 脾气虚证　本品能健脾益气，较长于治疗脾气虚衰，倦怠乏力等症，单用即有一定疗效。因其兼有止带作用，亦常用于脾虚带下，宜与山药、芡实、白术等健脾、除湿药同用。本品用于血虚证，能益气生血，可单用或与补血药配伍使用。

2. 肺阴虚肺热咳嗽　本品味甘，能补肺气，养肺阴，其性偏寒，能清肺热。宜用于肺阴不足，咳嗽痰黏，或有咯血者。可单用，或配伍南沙参、百合等滋肺止咳药。

此外，本品还兼有活血化瘀之力，可配伍其他活血药，用于跌打损伤等瘀血证。

【用法用量】煎服，6~12g。

【现代研究】

1. 化学成分　本品含红景天苷、红景天苷元、二苯甲基六氢吡啶、β-谷甾醇等成分。

2. 药理作用　红景天或红景天苷具有抗疲劳、抗缺氧、抗寒冷、抗微波辐射，提高工作效率、提高脑力活动等作用，并能增强脑干网状系统的兴奋性，增强对光、电刺激的应答反应，调整中枢神经系统介质的含量使趋于正常。红景天能增加甲状腺、肾上腺、卵巢的分泌功能，提高肌肉总蛋白含量和RNA的水平，使血液中血红蛋白质和红细胞数增加，促使负荷肌肉氧化代谢指数正常化，对抗破伤风毒素等。红景天素对S_{180}肉瘤细胞有抑制作用。

第二节　补阳药

凡以补阳为主，治疗阳虚的药物，称为补阳药。

本类药物多甘温，归肾经。能补助人体阳气，以治疗各种阳虚病证，肾阳为一身之元阳，肾阳之虚得补，其他脏腑得以温煦，从而消除或改善全身阳虚诸证。

补阳药主要适应于肾阳不足所致的畏寒肢冷、腰膝酸软、性欲淡漠、阳痿早泄、精寒不育或宫冷不孕、尿频遗尿等；脾肾阳虚之泄泻、水肿；肝肾精血亏虚之眩晕耳鸣、须发早白、筋骨痿软、小儿发育不良及五迟；肺肾两虚，肾不纳气之虚喘等证。

使用本类药物，多配伍温里药。

补阳药甘温性燥，易助火伤阴，故阴虚火旺者不宜用。

鹿茸 Lurong

《神农本草经》

为脊椎动物鹿科梅花鹿 *Cervus nippon* Temminck 或马鹿 *Cervus elaphus* L. 等雄鹿头上尚未骨化而带茸毛的幼角。主产于吉林、黑龙江、辽宁、内蒙古、新疆、青海等地。其他地区也有人工饲养。夏、秋两季雄鹿长出的新角尚未骨化时，将角锯下或用刀砍下，用时燎去毛，切片后阴干或烘干入药。

【药材特征】梅花鹿：雄鹿有角，雌鹿无角。雄鹿出生后6~8个月额骨表皮隆起，内有骨突起，称为稚角；生后第二年稚角延长，不分叉，称为初生角；生后第三年角始分叉，以后每年早春脱换新角，增生一叉，最多至4~5叉。耳稍大，四肢细长，尾短。毛为棕黄色或红棕色，夏薄冬厚，但均有白斑，状若梅花。鹿茸尖部习称“血片”“蜡片”，为圆形薄片，表面浅棕色，半透明，微现光泽；气微腥，味微咸。中部称“蛋黄片”，下部称“老角片”，为圆形或类圆形，表面浅白色，中间有蜂窝状细孔，周边粗糙，质坚脆。

【别名】花鹿茸、马鹿茸、斑龙珠。

【性味】甘、咸，温。

【归经】肾、肝经。

【功效】补肾阳，益精血，强筋骨，调冲任，托疮毒。

【主治】

1. 肾阳虚衰，精血亏虚证 本品为血肉有情之品，善补肾阳，益精血，充脑髓而壮精神，主治肾阳亏虚，精血不足所致的畏寒肢冷、阳痿早泄、宫冷不孕、小便频数、腰膝酸痛、头晕耳鸣、精神疲乏等，可单用本品或配入复方。如鹿茸酒，亦常与人参、黄芪、当归同用治疗诸虚百损，五劳七伤，元气不足，畏寒肢冷、阳痿早泄、宫冷不孕、小便频数等症，如参茸固本丸（《中国医学大辞典》）。

2. 用于肾虚骨弱，腰膝无力或小儿五迟 肾藏精主骨，肝藏血主筋，故常以本品补益精血，强壮筋骨，多与五加皮、熟地黄、山萸肉等同用，如加味地黄丸（《医宗金鉴》）；亦可与骨碎补、川断、自然铜等同用，治骨折后期，愈合不良。

3. 妇女冲任虚寒，崩漏带下 本品补肾阳，益精血而兼能调理冲任，固摄带脉，治崩漏不止，虚损羸瘦，常与乌贼骨、龙骨、川断等同用，如鹿茸散（《证治准绳》）；治白带过多，可配狗脊、白蔹，如白蔹丸（《济生方》）。

4. 疮疡久溃不敛，阴疽疮肿内陷不起 本品补阳气、益精血而达到温补内托的目的。治疗疮疡久溃不敛，阴疽疮肿内陷不起，常与当归、肉桂等配伍，如阳和汤（《外科全生集》）。

按语：鹿茸最早见于《神农本草经》，列为中品。本品味甘咸而性温，入肝、肾二经。为血肉有性之品，善峻补肾阳益精血强筋骨，为治肾阳不足精血亏损的要药。又能调冲任固带脉，治疗冲任不固，崩漏带下诸证。并有温补内托之殊功，治疮疡久溃不收阴疽肉陷等证。

【用法用量】研末吞服，1~2g，或入丸、散。

【使用注意】服用本品宜从小量开始，缓缓增加，不可骤用大量，以免阳升风动，头晕目赤，或伤阴动血。凡发热者均当忌服。

【现代研究】

1. 化学成分　从鹿茸的脂溶性成分中分离出雌二醇、胆固醇等，其中雌二醇及其在体内的代谢产物——雌酮为鹿茸雌激素样作用的主要成分。鹿茸中的氨基酸，以甘氨酸含量最丰富，还含有中性糖、葡萄糖胺，鹿茸灰分中含有钙、磷、镁等，水浸出物中含多量胶质。

2. 药理作用　大剂量鹿茸精使心缩幅度缩小，心率减慢，并使外周血管扩张，血压降低；中等剂量鹿茸精引起离体心脏活动明显增强，心缩幅度增大，心率加快，结果使心脉搏输出量和百分输出量都增加；鹿茸具有明显的抗脂质过氧化作用及抗应激作用。

【文献摘要】

《神农本草经》："主漏下恶血，寒热惊痫，益气强志，生齿不老。"

《名医别录》："疗虚劳洒洒如疟，羸瘦，四肢酸痛，腰脊痛，小便利，泄精溺血。"

《本草纲目》："生精补髓，养血益阳，强筋健骨。治一切虚损，耳聋目暗，眩晕虚痢。"

附药　鹿角　鹿角胶　鹿角霜

1. 鹿角　为梅花鹿和各种雄鹿已成长骨化的角。味咸，性温。归肝、肾经。功能补肾助阳，强筋健骨。可做鹿茸之代用品，唯效力较弱。兼活血散瘀消肿。临床多用于疮疡肿毒、乳痈、产后瘀血腹痛、腰痛、胞衣不下等。内服或外敷均可。用量5~15g，水煎服或研末服。外用磨汁涂或锉末敷。阴虚火旺者忌服。

2. 鹿角胶　为鹿角煎熬浓缩而成的胶状物。味甘咸，性温。归肝、肾经。功能补肝肾，益精血。功效虽不如鹿茸之峻猛，但比鹿角为佳，并有良好的止血作用。适用于肾阳不足，精血亏虚，虚劳羸瘦，吐衄便血、崩漏之偏于虚寒者，以及阴疽内陷等。用量5~10g。用开水或黄酒加温烊化服，或入丸、散、膏剂。阴虚火旺者忌服。

3. 鹿角霜　为鹿角熬膏所存残渣。味咸性温，归肝、肾经。功能补肾助阳，似鹿角而力较弱，但具收敛之性，而有涩精、止血、敛疮之功。内服治崩漏、遗精，外用治创伤出血及疮疡久溃不敛。用量10~15g。外用适量。阴虚火旺者忌服。

杜仲 Duzhong

《神农本草经》

为杜仲科植物杜仲 *Eucommia ulmoides* Oliv. 的树皮。主产于四川、云南、贵州、湖北等地。4~6月采收，去粗皮堆置"发汗"至内皮呈紫褐色，晒干。生用或盐水炒用。

【药材特征】本品呈板片状或两边稍向内卷，大小不一，厚3~7mm。外表面淡棕色或灰褐色，有明显的皱纹或纵裂槽纹；有的树皮较薄，未去粗皮，可见明显的皮孔；内表面暗紫色，光滑。质脆，易折断，断面有细密、银白色、富弹性的橡胶丝相连。

气微，味稍苦。

【别名】木棉、丝连皮。

【性味】甘，温。

【归经】肝、肾经。

【功效】补肝肾，强筋骨，安胎。

【主治】

1. 肝肾不足所致的腰膝酸软 本品补肝肾、强筋骨，肾虚腰痛尤宜常与胡桃肉、补骨脂同用治肾虚腰痛或足膝痿弱，如青娥丸（《太平惠民和剂局方》）；治风湿腰痛冷重，与独活、寄生、细辛等同用，如独活寄生汤（《备急千金要方》）；治疗外伤腰痛，与川芎、桂心、丹参等同用，如杜仲散（《太平圣惠方》）。

2. 胎动不安或习惯堕胎 常以本品补肝肾、止漏安胎，单用有效，亦可与桑寄生、续断、阿胶、菟丝子等同用。

此外，近年来多与夏枯草、桑寄生、菊花等同用治高血压病。

按语：杜仲味甘而气温，入肝肾二经，甘温能补肝肾之阳，肝肾阳复则筋骨自健，故为补肝肾壮筋骨之要药。多用于肝肾不足，筋骨失养诸证。肾又主下焦司开阖，故肾阳不足下元不固而致的遗精尿频胎动胎漏等证，亦为常用之药。

【用法用量】煎服，10~15g。

【使用注意】本品为温补之品，阴虚火旺者慎用。

【现代研究】

1. 化学成分 本品含杜仲胶、杜仲苷、松脂醇二葡萄糖苷、桃叶珊瑚苷、鞣质、黄酮类化合物等。

2. 药理作用 杜仲皮煎剂可显著减少小鼠活动次数；杜仲煎剂能延长戊巴比妥钠的睡眠时间，并能使实验动物反应迟钝，嗜睡等。杜仲皮能抑制 DNCB 所致小鼠迟发型超敏反应；能对抗氧化可的松的免疫抑制作用，具有调节细胞免疫平衡的功能，且能增强荷瘤小鼠肝糖原含量增加的作用，并能使血糖增高；生杜仲、炒杜仲和砂烫杜仲的水煎剂对家兔和狗都有明显的降压作用，但生杜仲降压作用较弱，炒杜仲和砂烫杜仲的作用几乎完全相同，其降压的绝对值相当于生杜仲的两倍。均能对抗垂体后叶素对离体子宫的作用，显著抑制大白鼠离体子宫自主收缩的作用。

【文献摘要】

《神农本草经》：“主腰脊痛，补中，益精气，坚筋骨，强志，除阴下痒湿，小便余沥。久服轻身耐老。”

《名医别录》：“治脚中酸痛，不欲践地。”

《本草正》：“暖子宫，安胎气。”

续断 Xuduan

《神农本草经》

为川续断科植物川续断 *Dipsacus aspercides* C. Y. Cheng et T. M. Ai. 的干燥根。主产于

四川、湖北、湖南、贵州等地，云南、陕西等地亦产，以四川、湖北产的质量较佳。野生栽培均有。秋季采挖，除去根头及须根，用微火烘至半干堆置“发汗”后再烘干，切片用。

【药材特征】根长圆柱形，略扁，微弯曲，长5~15cm，直径0.5~2cm。表面棕褐色或灰褐色，有多数明显而扭曲的纵皱纹及沟纹，并多数明显而扭曲的纵皱纹及沟纹，并可见横长皮孔及少数须根痕。质稍软，久置干燥后变硬。易折断，断面不平坦，皮部绿褐色或淡褐色，木部黄褐色，常呈放射状花纹。气微香，味苦，微甜而后涩。以条粗、质软、皮部绿褐色为佳。

【别名】接骨草、川断。

【性味】苦、辛，微温。

【归经】肝、肾经。

【功效】补肝肾，强筋骨，止血安胎，疗伤续折。

【主治】

1. 阳痿不举，遗精遗尿　本品甘温助阳，辛温散寒，用治肾阳不足，下元虚冷，阳痿不举，遗精滑泄，遗尿尿频等症常与鹿茸、肉苁蓉、菟丝子等壮阳起痿之品配伍，如鹿茸续断散（《鸡峰普济方》）；或与远志、蛇床子、山药等壮阳益阴，交通心肾之品同用，如远志丸（《外台秘要》）；亦可与龙骨、茯苓等同用，用治滑泄不禁之症，如锁精丸（《瑞竹堂经验方》）。

2. 腰膝酸痛，寒湿痹痛　本品甘温助阳，辛以散瘀，兼有补益肝肾，强健壮骨，通利血脉之功。可与萆薢、杜仲、牛膝等同用，用治肝肾不足，腰膝酸痛，如续断丹（《证治准绳》）。

3. 崩漏下血，胎动不安　本品补益肝肾，调理冲任，有固本安胎之功。可用于肝肾不足，崩漏不血，胎动不安等症。如与桑寄生、阿胶等配伍，治疗滑胎证的寿胎丸（《医学衷中参西录》）。

4. 跌打损伤，筋伤骨折　本品辛温破散之性，善能活血祛瘀；甘温补益之功，又能壮骨强筋，而有续筋接骨、疗伤止痛之能，故为骨伤科常用之要药。

此外，本品尚能通利血脉，消肿止痛，常配伍清热解毒之品，治疗痈肿疮疡，血瘀肿痛。

按语：续断功近杜仲，均有补肝肾壮筋骨止崩漏安胎之功。治腰痛脚弱胎动不安胎漏下血，二者同用以增强疗效。但二者又有不同之处，杜仲偏补肝肾，善治阳痿遗精，又治高血压。续断则偏行血脉，善治风湿痹痛筋骨折伤。

【用法用量】煎服，9~15g，或入丸、散。外用适量研末敷。崩漏下血宜炒用。

【使用注意】风湿热痹者忌服。

【现代研究】

1. 化学成分　本品含三萜皂苷类、挥发油、微量元素钛等。

2. 药理作用　续断有抗维生素E缺乏症的作用；可促进骨损伤愈合和抗骨质疏松；对疮疡有排脓、止血、镇痛、促进组织再生作用。

【文献摘要】

《神农本草经》："主伤寒，补不足，金疮痈伤。折跌，续筋骨，妇人乳难。"

《名医别录》："妇人崩中漏血，金疮血内漏，止痛生肌肉，及腕伤恶血腰痛，关节缓急。"

《本草经疏》："为治胎产、续绝伤、补不足、疗金疮、理腰肾之要药也。"

淫羊藿 Yinyanghuo

《神农本草经》

为小檗科植物淫羊藿 *Epimedium brevicornum* Maxim. 和箭叶淫羊藿 *Epimedium sagittatum*（S. et Z.）Maxim. 或柔毛淫羊藿 *Epimedium Pubescens* Maxim. 等的全草。主产于陕西、辽宁、山西、湖北、四川等地。夏秋茎叶茂盛时采收，割取地上部分，晒干，切碎。生用或以羊脂油炙用。

【药材特征】茎细圆柱形，长约20cm，表面黄绿色或淡黄色，具光泽。茎生叶对生，二回三出复叶；小叶片卵圆形，长3~8cm，宽2~6cm；先端微尖，顶生小叶基部心形，两侧小叶较小，偏心形，外侧较大，呈耳状，边缘具黄色刺毛状细锯齿；上表面黄绿色，下表面灰绿色，主脉7~9条，基部有稀疏细长毛，细脉两面突起，网脉明显；小叶柄长1~5cm。叶片近革质。无臭，味微苦。

【别名】仙灵脾、弃杖草、肺经草。

【性味】辛、甘，温。

【归经】肾、肝经。

【功效】补肾壮阳，祛风除湿。

【主治】

1. 肾阳虚衰所致的阳痿尿频，腰膝无力等证 本品辛甘性温燥烈，长于补肾壮阳，单用有效，亦可与他药同用。单用本品浸酒服，可益丈夫、兴阳，治腰膝冷痛，如淫羊藿酒（《食医心镜》）；与肉苁蓉、巴戟天、杜仲等同用，治肾虚阳痿遗精等，如填精补髓丹（《丹溪心法》）。

2. 风寒湿痹或肢体麻木 本品祛风胜湿，入肝肾强筋骨，用于风湿痹痛，筋骨不利及肢体麻木，常与威灵仙、苍耳子、川芎、肉桂同用，如仙灵脾散（《太平圣惠方》）。

按语：淫羊藿最早见于《神农本草经》，列为中品。本品性味辛温，既能内补肾阳，又能外散风寒，故肾命门火衰之阳痿、遗精、尿频及风寒湿痹证，均可运用。痹证兼阳虚者尤为适宜。

【用法用量】煎服，3~15g。

【使用注意】阴虚火旺者不宜服。

【现代研究】

1. 化学成分 淫羊藿类植物的化学成分主要是黄酮类化合物，还含有木脂素、生

物碱和挥发油等。

2. 药理作用　淫羊藿能增强下丘脑-垂体-性腺轴及肾上腺皮质轴、胸腺轴等内分泌系统的分泌功能；淫羊藿提取液能影响“阳痿”模型小鼠 DNA 合成，并促进蛋白质的合成，调节细胞代谢，明显增强动物体重及耐冻时间；淫羊藿醇浸出液能显著增强离体兔心冠状动脉流量；淫羊藿煎剂及水煎乙醇浸出液给兔、猫、大鼠静注，均呈降压作用。

【文献摘要】

《神农本草经》：“主阴痿绝伤，茎中痛，利小便，益气力，强志。”

《名医别录》：“丈夫久服，令人无子。”

《大明本草》：“一切冷风劳气，筋骨挛急，四肢不仁，补腰膝。”

巴戟天 Bajitian

《神农本草经》

为茜草科植物巴戟天 *Morinda officinalis* How. 的根。主产于广东、广西、福建、江西、四川等地。全年均可采挖。去须根略晒，压扁晒干。用时润透或蒸过，除去木质心，切片或盐水炒用。

【药材特征】本品为扁圆柱形，略弯曲，长短不等，直径 0.5～2cm。表面灰黄色或暗灰色，具纵纹及横裂纹，有的皮部横向断离露出木部；质韧，断面皮部厚，紫色或淡紫色，易与木部剥离；木部坚硬，黄棕色或黄白色，直径 1～5mm。无臭，味甘而微涩。

【别名】鸡肠风、兔子肠。

【性味】辛、甘，微温。

【归经】肾、肝经。

【功效】补肾助阳，祛风除湿。

【主治】

1. 肾阳虚所致的阳痿、宫冷不孕、小便频数　本品补肾助阳，甘润不燥治虚羸阳事不举，以巴戟天、牛膝浸酒服（《备急千金要方》）；也可配淫羊藿、仙茅、枸杞子，用治肾阳虚弱，命门火衰所致阳痿不育，如赞育丸（《景岳全书》）；若配肉桂、吴茱萸、高良姜，可用治下元虚冷，宫冷不孕，月经不调少腹冷痛，如巴戟丸（《太平惠民和剂局方》）；又常与桑螵蛸、益智仁、菟丝子等同用，治疗小便不禁（《奇效良方》）。

2. 风湿腰膝疼痛及肾虚腰膝酸软无力　本品补肾阳、强筋骨、祛风湿，对肾阳虚兼风湿之证为宜，多与补肝肾、祛风湿药同用。常与肉苁蓉、杜仲、菟丝子等同用，治肾虚骨痿，腰膝酸软，如金刚丸（《张氏医通》）；或配羌活、杜仲、五加皮等同用治风冷腰膝疼痛、步行不利，如巴戟丸（《太平圣惠方》）。

按语：巴戟天温肾阳而强筋骨，虽其味辛而兼温，可散风祛寒湿，但其性柔润而不燥，故临床上一般风湿痛不用，只肾阳虚所致的下肢寒湿痹痛者，才考虑主治。

【用法用量】水煎服，5～15g。

【使用注意】阴虚火旺及有热者不宜服。

【现代研究】

1. 化学成分 本品化学成分主要为糖类及黄酮、氨基酸等，另外尚含有小量的蒽醌类及维生素 C。

2. 药理作用 本品能显著增加小鼠体重，延长小鼠游泳时间；乙醇提取物及水煎剂有明显的促肾上腺皮质激素样作用。

【文献摘要】

《神农本草经》："主大风邪气，阳痿不起，强筋骨，安五脏，补中，增志，益气。"

《本草纲目》："治脚气，去风疾，补血海。"

《本草备要》："补肾益精，治五劳七伤，辛温散风湿，治风湿脚气水肿。"

仙茅 Xianmao

《海药本草》

为石蒜科植物仙茅 *Curculigo orchioides* Gaertn. 的根茎。产于西南及长江以南各省，四川产量甚大。春初发芽前及秋末地上部分枯萎时采挖，除去须根，晒干，防蛀。切片生用，或经米泔水浸泡切片。

【药材特征】性状鉴别根茎圆柱形，略弯曲，长 3~10cm，直径 4~8mm。表面黑褐色或棕褐色，粗糙，有纵沟及横皱纹与细孔状的粗根痕。质硬脆，易折断，断面稍平坦，略呈角质状，淡褐色或棕褐色，近中心处色较深，并有一深色环。气微香，味微苦、辛。以条粗壮、表面色黑褐者为佳。显微鉴别根茎横切面：外方为 4~7 列木栓细胞。皮层宽广，有少数根迹维管束；内皮层明显。中柱维管束散列，近内皮层处排列较密；维管束周木型或外韧型。基本组织中散有黏液细胞，类圆形，直径 60~200μm，内含草酸钙针晶束，长约 50~180μm。薄壁细胞内充满淀粉粒。

【别名】茅爪子、仙茅参、土白芍。

【性味】辛，热。有毒。

【归经】肾、肝经。

【功效】温肾壮阳，祛寒除湿。

【主治】

1. 肾阳不足，命门火衰之阳痿精冷、小便频数 本品辛热燥烈，善补命门而兴阳，常与淫羊藿、巴戟天、金樱子等同用，治疗命门火衰，阳痿早泄及精寒不育，如仙茅酒（《万氏家抄方》）。

2. 腰膝冷痛，筋骨痿软无力 本品辛散燥烈，补肾阳兼有散寒湿，强筋骨之功，常与杜仲、独活、附子等同用。

【用法用量】煎服，5~15g。或酒浸服，亦入丸、散。

【使用注意】阴虚火旺者忌服。燥烈有毒，不宜久服。

【现代研究】

1. 化学成分 仙茅主要成分为多种环木菠萝烷型三萜及其糖苷、甲基苯酚及氯代甲基苯酚等多糖苷类，其他尚含有含氮类化合物、醇、脂肪类化合物及黄酮醇苷等。

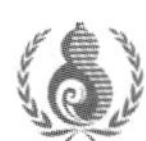

2. 药理作用　仙茅可延长实验动物的平均存活时间；仙茅醇浸剂可明显提高小鼠腹腔巨噬细胞吞噬百分数和吞噬指数；仙茅水煎液可明显增加大鼠垂体前叶、卵巢和子宫重量，卵巢 HCG（人绒毛膜促性腺激素）/LH（黄体生成激素）受体特异结合力明显提高；仙茅醇浸剂可明显延长小鼠睡眠时间，对抗防己毒素所致的小鼠惊厥，具镇定、抗惊厥作用。

【文献摘要】

《海药本草》：“主风，补暖腰脚，清安五脏，强筋骨，消食。”“益阳。”

《开宝本草》：“主心腹冷气，不能食，腰脚风冷挛痹不能行，丈夫虚劳，老人失溺。”

《本草纲目》：“仙茅性热，补三焦、命门之药也。惟阳弱精寒，禀赋素怯者宜之。若体壮相火炽盛者，服之反能动火。”

补骨脂 Buguzhi

《药性论》

为豆科植物补骨脂 *Psoralea corylifolia* L. 的成熟果实。主产于陕西、河南、山西、江西、安徽、广东、四川、云南等地。栽培或野生，以河南、四川等地较多。秋季果实成熟时采收，晒干。生用，炒或盐水炒用。

【药材特征】果实扁圆状肾形，一端略尖，少有宿萼。怀补骨脂长 4~5. 5mm，宽 2~4mm，厚约 1mm；川补骨脂较小。表面黑棕色或棕褐色，具微细网纹，在放大镜下可见点状凹凸纹理。质较硬脆，剖开后可见果皮与外种皮紧密贴生，种子凹侧的上端略下处可见点状种脐，另一端有合点，种脊不明显。外种皮较硬，内种皮膜质，灰白色；子叶 2 枚，肥厚，淡黄色至淡黄棕色，陈旧者色深，其内外表面常可见白色物质，于放大镜下观察为细小针晶；胚很小。宿萼基部连合，上端 5 裂，灰黄色，具毛茸，并密布褐色腺点。气芳香特异、味苦微辛。

【别名】黑故子、破故纸。

【性味】苦、辛，温。

【归经】肾、脾经。

【功效】补肾壮阳，固精缩尿，温脾止泻。

【主治】

1. 肾虚阳痿、腰膝冷痛　本品苦辛温燥，善壮肾阳暖水脏，常与菟丝子、胡桃肉、沉香等同用，治肾虚阳痿，如补骨脂丸（《太平惠民和剂局方》）；与杜仲、胡桃肉同用，治肾虚阳衰，风冷侵袭之腰膝冷痛等，如青娥丸《太平惠民和剂局方》。

2. 肾虚所致的遗精、遗尿、尿频　本品兼有涩性，善补肾助阳，固精缩尿，单用有效，亦可配伍他药。如治滑精，以补骨脂、青盐等份同炒为末服（《三因极一病证方论》）；单用本品炒，为末服，治小儿遗尿，如破故纸散（《补要袖珍小儿方论》）；与小茴香等份为丸，治肾气虚冷，小便无度，如破故纸丸（《魏氏家藏方》）。

3. 脾肾阳虚之五更泻　本品能壮肾阳、暖脾阳、收涩以止泻，用本品与肉豆蔻、吴茱萸、五味子组成四神丸（《证治准绳》），以治五更泻。

按语：补骨脂辛苦大温，以气为用，能补肾阳益火消阴，为补肾壮阳的主药。益命门真火以温运脾阳，又称之为脾肾阳虚泄之要药。

【用法用量】煎服，5~15g。

【使用注意】本品性质温燥，能伤阴助火，故阴虚火旺及大便秘结者忌服。

【现代研究】

1. 化学成分　本品含香豆素类、黄酮类及单萜酚类。

2. 药理作用　复方补骨脂冲剂对垂体后叶素引起的小鼠急性心肌缺血有明显的保护作用；补骨脂对由组胺引起的气管收缩有明显扩张作用；补骨脂酚有雌激素样作用，能增强阴道角化，增加子宫重量；补骨脂可通过调节神经和血液系统，促进骨髓造血，增强免疫和内分泌功能，从而发挥抗衰老作用。

【文献摘要】

《药性论》："治男子腰疼、膝冷、囊湿，逐诸冷顽痹，止小便利，腹中冷。"

《开宝本草》："治五劳七伤，风虚冷，骨髓伤败，肾冷精流及妇人血气堕胎。"

《本草经疏》："补骨脂，能暖水脏，阴中生阳，壮火益土之要药也。"

紫河车 Ziheche

《本草拾遗》

为健康产妇的胎盘。将取得的新鲜胎盘，割开血管，用清水反复洗净，蒸或置沸水中略煮后，烘干，研粉用。亦可鲜用。

【药材特征】本品呈圆形或碟状椭圆形，直径9~15cm，厚薄不一。黄色或黄棕色，一面凹凸不平，有不规则沟纹，另一面较平滑，常附有残余的脐带，其四周有细血管。质硬脆，有腥气。以无病妇人者良，有胎毒者害人，且在烘干过程中色金黄者佳。

【别名】胎盘、人胞。

【性味】甘、咸，温。

【归经】肺、肝、肾经。

【功效】补精，养血，益气。

【主治】

1. 肾阳不足，精血衰少所致的阳痿遗精、腰酸头晕耳鸣等证　本品源自人之精血，为补肾阳、益精血之上品，单用有效，亦可与补益药同用。治肾阳虚衰，精血不足之足膝无力、目昏耳鸣、男子遗精、女子不孕等，可与龟板、杜仲、牛膝等同用，如大造丸（《诸证辨疑》）。

2. 气血亏虚诸证　如大病之后面色萎黄消瘦、体倦乏力以及气血亏损、气血生化无源的产后乳汁缺少证，本品不腻不燥，益气补精养血，作用温和而持久，可单用研粉口服，或用鲜品，配人参、黄芪、当归、熟地等煮烂食之。

3. 肺肾两虚之咳喘　肺主呼气，肾主纳气。可用本品补肺气，益肾精，纳气平喘，单用有效，亦可与补肺益肾，止咳平喘药配人参、蛤蚧、冬虫夏草、胡桃肉、五味子

 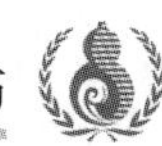

等同用。

【用法用量】研末装胶囊服，1.5~3g，也可入丸、散。如用鲜胎盘，每次半个至一个，水煮服食。

【鉴别用药】鹿茸与紫河车皆能补肾阳，益精血，为滋补强壮之要药。鹿茸补阳力强，为峻补之品，用于肾阳虚之重证；且使阳生阴长，而用于精血亏虚诸证；紫河车养阴力强，而使阴长阳生，兼能大补气血，用于气血不足，虚损劳伤诸证。

【使用注意】阴虚火旺不宜单独主治。

【现代研究】

1. 化学成分　胎盘球蛋白质制品中含有多种抗体，在临床上长期采用以被动免疫。人胎盘中还含有干扰素，有抑制多种病毒对人细胞的作用，以及含有能抑制流感病毒的巨球蛋白，称β-抑制因子。人胎盘中含有的激素有促性腺激素A和B、催乳素、促甲状腺激素、催产素样物质、多种甾体激素等。人胎盘中含有多种有主治价值的酶，如溶菌酶、激肽酶等。

2. 药理作用　胎盘含绒毛膜促性腺激素，有促进乳腺和女性生殖器官发育的功能；尚含多种酶系统，参与甾体激素如雌激素及黄体酮的代谢，影响月经周期；胎盘球蛋白由胎儿胎盘及产后血液中提取而得，主要成分是丙种球蛋白，含有抗某些传染病的抗体，因此是一种免疫制剂；胎盘可增强机体抵抗力，具免疫及抗过敏作用。

【文献摘要】

《本草拾遗》："治血气羸瘦，妇人劳损，面皯皮黑，腹内诸病渐瘦悴者。"

《本草纲目》："治男女一切虚损劳极，癫痫失志恍惚，安神养血，益气补精。"

《本草逢原》："紫河车禀受精血结孕之余液，得母之气血居多，故能峻补营血。"

附药　脐带

始载《本草拾遗》，即胎儿脐带，又名坎炁。系将新鲜脐带洗净，用金银花、甘草及黄酒同煮，烘干入药。性味甘、咸，温。归肾经。功能补肾，纳气，敛汗。常与人参、熟地黄等同用，治疗肾虚喘咳、盗汗等症。可单用炖服，或研末冲服。煎服用量1~2条，研末用量1.5~3g。

肉苁蓉 Roucongrong

《神农本草经》

为列当科植物肉苁蓉 *Cistanche deserticola* Y. C. Ma. 的带鳞叶的肉质茎。主产于内蒙古、甘肃、新疆、青海等地。春季苗未出土或刚出土时采挖，除去花序。切片生用，或酒制用。

【药材特征】茎肉质，长圆柱形，有时稍扁，略弯曲，长3~15cm，直径5~15cm，向上渐细，直径2~5cm，有的切成段，上下直径相近。表面灰棕色或棕褐色，有纵沟，密被覆瓦状排列的肉质鳞叶，鳞叶菱形或三角形，宽0.5~1.5cm，厚约2mm，尚可见鳞叶脱落后留下的弯月形叶迹。质坚实，不易折断。断面棕色，有淡棕色维管束小点，环列成深波状或锯齿状。木部约占4/5，有时中空。表面和断面在光亮处有时可见结晶样小亮点。气微，味甜，略苦。以条粗壮、密生鳞叶、质柔润者为佳。

【别名】地精、大芸。

【性味】甘、咸，温。

【归经】肾、大肠经。

【功效】补肾助阳，润肠通便。

【主治】

1. 肾阳亏虚，精血不足之阳痿早泄、宫冷不孕 本品味甘能补，甘温助阳，质润滋养，咸以入肾，为治肾虚阳痿，精血亏损不孕不育之良药。

2. 肠燥津枯便秘 本品甘温质润入大肠，能温养精血而润燥滑肠，尤治老人、虚人津枯肠燥便秘，如润肠丸（《济生方》），常与沉香、麻子仁同用，治发汗、津液耗伤而致大便秘结。

按语：肉苁蓉最早见于《神农本草经》，列为上品。本品甘咸温润，入肾与大肠经，其性温和，补而不峻，苁蓉和缓。以补肾阳，益精血，暖腰膝，温养精血而润燥滑肠为主，善治肾阳不足，精血亏虚之阳痿不孕，腰膝酸软无力及肠燥津枯便秘等证。

【用法用量】煎服，10~15g。

【使用注意】本品能助阳、滑肠，故阴虚火旺及大便泄泻者不宜服。肠胃实热、大便秘结亦不宜服。

【现代研究】

1. 化学成分 本品含多种氨基酸、多糖类、甘露醇及少量生物碱。

2. 药理作用 肉苁蓉水提液小鼠灌胃，能显著增加脾脏和胸腺重量，增强腹腔巨噬细胞吞噬能力，提高淋巴细胞转化率和迟发性超敏反应指数；肉苁蓉对阳虚和阴虚动物的肝脾核酸含量下降和升高有调整作用；有激活肾上腺、释放皮质激素的作用，可增强下丘脑-垂体-卵巢的促黄体功能，提高垂体对LRH的反应性及卵巢对LH的反应性，而不影响自然生殖周期的内分泌平衡；肉苁蓉乙醇提取物在体外温育体系中能显著抑制大鼠脑、肝、心、肾、睾丸组织匀浆过氧化脂质的生成，并呈良好的量效关系。

【文献摘要】

《神农本草经》："主五劳七伤，补中，除茎中寒热痛，养五脏，强阴，益精气，妇人症瘕，久服轻身。"

《日华子本草》："治男绝阳不兴，女绝阴不产，润五脏，长肌肉，暖腰膝，男子泄精，尿血，遗沥，带下阴痛。"

《本草经疏》："白酒煮烂顿食，治老人便燥闭结。"

锁阳 Suoyang

《本草衍义补遗》

为锁阳科植物锁阳 *Cynomorium songaricum* Rupr. 的肉质茎。主产于内蒙古、甘肃、青海、新疆等地。春季采收。除去花序，置沙土中半埋半露，连晒带烫，使之干燥，防霉。切片生用。

【药材特征】干燥全草，呈扁圆柱形或一端略细，长 8~21cm，直径 2~5cm。表面红棕色至深棕色，皱缩不平，形成粗大的纵沟或不规则的凹陷，有时可见三角形的鳞片和有部分花序存在。质坚硬，不易折断，断面略显颗粒性，棕色而柔润。气微香，味微苦而涩。锁阳片为横切或斜切成的厚约 1cm 的片段，往往用绳穿串。以个肥大、色红、坚实、断面粉性、不显筋脉者为佳。

【别名】不老药、锈铁棒、黄骨狼。

【性味】甘，温。

【归经】肝、肾、大肠经。

【功效】补肾助阳，润肠通便。

【主治】

1. 肾阳亏虚，精血不足之阳痿、不孕、下肢痿软、筋骨无力 常与肉苁蓉、鹿茸、菟丝子等同用，如虎潜丸（《丹溪心法》）；用于肾虚骨瘦，筋骨缀弱，行步艰难，与熟地黄、牛膝等同用。

2. 精血亏虚所致的津枯肠燥便秘 可单用，或与肉苁蓉、火麻仁、生地黄等同用。如《本草切要》治阳弱精虚，阴衰血竭，大肠燥涸，便秘不通，即单用本品煎浓汁加蜜收膏服。

【用法用量】煎服，10~15g。

【使用注意】阴虚阳亢、脾虚泄泻、实热便秘均忌服。

【现代研究】

1. 化学成分 本品含鞣质、乙酰熊果酸、甾醇、脂肪油、脂肪酸等。

2. 药理作用 灌胃锁阳醇提物，可使吞噬功能低下小鼠的巨噬细胞吞噬红细胞能力有所恢复；静脉点滴锁阳醇提物可使幼年大鼠血浆睾酮含量显著提高，提示锁阳有促进动物性成熟作用；锁阳水浸液对实验动物有降低血压、促进唾液分泌作用，能使细胞内 DNA 和 RNA 合成率增加。

【文献摘要】

《本草衍义补遗》：“大补阴气，益精血，利大便。虚人大便燥结者。啖之可代苁蓉，煮粥弥佳；不燥结者勿用。”

《本草纲目》：“润燥养筋，治痿弱。”

冬虫夏草 Dongchongxiacao

《本草从新》

为麦角菌科植物冬虫夏草菌 *Cordyeps sinensis*（Berk.）Sacc. 寄生在蝙蝠蛾科昆虫幼虫的尸体的复合体。主产于四川、青海，云南、贵州，西藏、甘肃亦产。夏至前后，在积雪尚未融化时入山采集，挖出后，在虫体潮湿未干时，除去外层泥土及膜皮，晒干；或黄酒喷使之软，整理平直，微火烘干。生用。

【药材特征】本品由虫体及从头部长出的真菌子座组成。虫体似蚕，长 3~5cm，直径 3~8mm，表面深棕黄色至黄棕色，有环纹 20~30 个，近头部的环纹较细；头部红棕色，足 8 对，中部 4 对较明显；质脆，易折断，断面略平坦，淡黄白色。子座单生，细长圆柱形，长 4~7cm，直径约 3mm；表面深棕色至棕褐色，有细纵皱纹，上部稍膨大，头部与柄无明显区别；质柔韧，断面类白色。气微腥，味淡。以虫体色泽黄亮、丰满肥大、断面黄白色、子座短小者为佳。

【别名】虫草。

【性味】甘，温。

【归经】肾、肺经。

【功效】补肾益肺，止血化痰。

【主治】

1. 阳痿遗精、腰膝酸痛 本品补肾益精，有兴阳起痿之功。用治肾阳不足，精血亏虚之阳痿遗精、腰膝酸痛可单用浸酒服，或与淫羊藿、杜仲、巴戟天等补阳药配成复方用。

2. 久咳虚喘、劳嗽痰血 本品甘平，为平补肺肾之佳品，功能补肾益肺、止血化痰、止咳平喘，尤为劳嗽痰血多用。可单用，或与沙参、川贝母、阿胶、生地黄、麦冬等同用。若肺肾两虚，摄纳无权，气虚作喘者，可与人参、黄芪、胡桃肉等同用。

此外，还可用于病后体虚不复或自汗畏寒，可以本品与鸡、鸭、猪肉等炖服，有补肾固本、补肺益卫之功。

【用法用量】煎服，5~15g。也可入丸、散。

【使用注意】有表邪者不宜用。

【鉴别用药】蛤蚧、胡桃仁、冬虫夏草皆入肺、肾，善补肺益肾而定喘咳，用于肺肾两虚之喘咳。蛤蚧补益力强，偏补肺气，尤善纳气定喘，为肺肾虚喘之要药，兼益精血；胡桃仁补益力缓，偏助肾阳，温肺寒，用于阳虚腰痛及虚寒喘咳，兼润肠通便；冬虫夏草平补肺肾阴阳，兼止血化痰，用于久咳虚喘，劳嗽痰血，为诸痨虚损调补之要药。

【现代研究】

1. 化学成分 本品含蛋白质氨基酸的游离氨基酸，其中多为人体必需氨基酸，还含有糖、维生素及钙、钾、铬、镍、锰、铁、铜、锌等元素。

2. 药理作用 本品对中枢神经系统有镇静、抗惊厥、降温等作用，对体液免疫功能有增强作用；虫草的水或醇提取物可明显抑制小白鼠肉瘤等肿瘤的成长；虫草菌发酵液可对抗家兔心肌缺血的 ST 段改变，虫草菌对大鼠应激性心梗也有一定的保护作用；虫草水提液对大鼠急性肾衰有明显的保护作用。

【文献摘要】

《本草从新》：“甘平保肺益肾，止血化痰，已劳嗽。”

《药性考》：“味甘性温，秘精益气，专补命门。”

蛤蚧 Gejie

《雷公炮炙论》

为脊椎动物壁虎科动物蛤蚧 *Gekko gecko* L. 除去内脏的干燥体。主产于广西，广

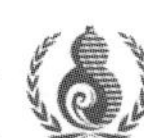

东、云南等省亦产。全年均可捕捉。剖开除去内脏，或去血液（不可用水洗），以竹片先从横面撑开，再用长竹一条撑着下胯延至尾末端用微火焙干，两只合成一对。用时去头（有小毒）、足和鳞片，也有单取其尾，或炒酥研末。

【药材特征】本品呈扁片状，头颈部及躯干部长 9~18cm，腹背部宽 6~11cm，尾长 6~12cm。头略呈扁三角状，两眼多凹陷成窟窿，口内有细齿，生于颚的边缘，无大牙。吻部半圆形，吻鳞不切鼻孔，与鼻鳞相连，上鼻鳞左右各 1 片，中间被额鳞隔开，上唇鳞 12 对，下唇鳞（包括颏鳞）21 片。腹背部呈椭圆形，腹薄。背部呈灰黑色或银灰色，有黄白色或灰绿色斑点散在密集呈不显著的斑纹，脊椎骨及两侧肋骨突起。四足均具 5 趾，除前足第 1 支趾外，其余均有钩爪；趾间仅具蹼迹，足趾底有吸盘。尾细而坚实，微显骨节，与背部颜色相同，有 7 个明显的银灰色环带。全身有橙红色斑点，密被圆形或多角形微有光泽的细鳞，散有紫褐色疣鳞，腹部鳞片方形，镶嵌排列，气腥，味微咸。以体大、肥壮、尾全、不破碎者为佳。

【别名】仙蟾、大壁虎、石牙。

【性味】咸，平。

【归经】肺、肾经。

【功效】补肺益肾，纳气平喘，助阳益精。

【主治】

1. 肺虚咳嗽、肾虚作喘、虚劳喘咳　本品兼入肺、肾二经，长于补肺气、助肾阳、定喘咳，为治多种虚证喘咳之佳品。常与贝母、紫菀、杏仁等同用，治虚劳咳嗽，如蛤蚧丸（《太平圣惠方》）；或与人参、贝母、杏仁等同用，治肺肾虚喘，如人参蛤蚧散（《卫生宝鉴》）。

2. 肾虚阳痿　本品质润不燥，补肾助阳兼能益精养血，有固本培元之功。可单用浸酒服即效；或与益智仁、巴戟天、补骨脂等同用，如养真丹（《御院药方》）。

【用法用量】煎服，5~10g；研末每次 1~2g，日 3 次；浸酒服用 1~2 对。

【使用注意】风寒或实热咳喘者忌服。

【现代研究】

1. 化学成分　本品含有胆固醇、脂肪酸，磷脂成分为磷脂酸，还含有 18 种游离氨基酸及 12 种元素。

2. 药理作用　蛤蚧的水溶性部分能使雄性小鼠睾丸增重，表现出雄性激素样作用，可使动物阴道开放时间提前，认为具有双向性激素作用；提取物小鼠腹腔注射能明显增加脾重，能对抗泼尼松和环磷酰胺的免疫抑制作用；提取物对小鼠遭受低温、高温、缺氧等应激刺激有明显保护作用，认为有“适应原”样作用。

【文献摘要】

《海药本草》：“疗折伤，主肺痿上气，咯血咳嗽。”

《本草纲目》：“补肺气，益精血，定喘止嗽，疗肺痈，消渴，助阳道。”

《本草经疏》：“蛤蚧，其主久肺劳咳嗽、淋沥者，皆肺肾为病，劳极则肺肾虚而生热，故外邪易侵，内证兼发也。蛤蚧属阴，能补水之上源，则肺肾皆得所养，而劳热咳嗽自除。肺朝百脉，通调水道，下输膀胱；肺气清，故淋沥水道自通也。”

菟丝子 Tusizi

《神农本草经》

为旋花科植物菟丝子 *Cuscuta chinensis* Lam. 或大菟丝子 *Cuscuta japonica* Choisy. 的成熟种子。我国大部分地区均有分布。秋季果实成熟时割取地上部分，晒干，打下种子。生用，或煮熟捣烂作饼用。

【药材特征】种子类球形，腹枝线明显，两侧常凹陷，长径 14~16mm，短径 0.9~1.1mm。表面灰棕色或黄棕色，微粗糙，种喙不明显；于扩大镜下可见表面有细密深色小点，并有分布不均匀的白色丝状条纹；种脐近圆形，位于种子顶端。种皮坚硬，不易破碎，用沸水浸泡，表面有黏性，煮沸至种皮破裂，露出黄白色细长卷旋状的胚，称“吐丝”。除去种皮可见中央为卷旋 3 周的胚，胚乳膜质套状，位子胚周围。气微，味微苦、涩。

【别名】吐丝子、缠龙子、黄萝子。

【性味】辛、甘，平。

【归经】肾、肝、脾经。

【功效】补肾益精，养肝明目，止泻安胎。

【主治】

1. 肾虚腰痛、阳痿遗精、尿频及宫冷不孕 本品辛以润燥，甘以补虚，为平补阴阳之品，功能补肾阳、益肾精以固精缩尿。如菟丝子、炒杜仲等份，合山药为丸，治腰痛（《百一选方》）；与枸杞子、覆盆子、车前子同用，治阳痿遗精，如五子衍宗丸（《丹溪心法》）；与桑螵蛸、肉苁蓉、鹿茸等同用，治小便过多或失禁，如菟丝子丸（《世医得效方》）；与茯苓、石莲子同用，治遗精、白浊、尿有余沥，如茯苓丸（《太平惠民和剂局方》）。

2. 肝肾不足，目暗不明 本品滋补肝肾、益精养血而明目，常与熟地、车前子同用，如驻景丸（《太平惠民和剂局方》）；又《备急千金要方》明目益精，长志倍力，久服长生耐老方，配远志、茯苓、人参、当归等。

3. 脾肾阳虚，便溏泄泻 本品能补肾益脾止泻，如治脾虚便溏，与人参、白术、补骨脂为丸服（《方脉正宗》）；与枸杞子、山药、茯苓、莲子同用，治脾肾虚泄泻，如菟丝子丸（《沈氏尊生书》）。

4. 用于肾虚胎动不安 本品能补肝肾安胎，常以本品与续断、桑寄生、阿胶同用，治肾虚胎元不固，胎动不安、滑胎，如寿胎丸（《医学衷中参西录》）。

此外，本品亦可治肾虚消渴，如《全生指迷方》单用本品研末蜜丸服，治消渴。

【用法用量】煎服，10~20g。

【使用注意】本品为平补之药，但偏补阳，阴虚火旺，大便燥结、小便短赤者不宜服。

【现代研究】

1. 化学成分 菟丝子含皮素、胆醇、皂类、淀粉。

2. 药理作用 菟丝子水煎剂能明显增加黑腹果蝇交配次数；菟丝子灌胃对大鼠半乳糖性白内障有治疗作用；菟丝子水煎剂连续灌胃 1 个月，能明显增强小鼠心肌组织匀浆乳酸脱氢酶的活性，对心肌过氧化氢酶及脑组织的乳酸脱氢酶和过氧化氢酶活性有增强趋势。

【文献摘要】

《神农本草经》："主续绝伤，补不足，益气力肥健。""久服明目，轻身延年。"

《本草经疏》："五味之中，惟辛通四气，复兼四味，《经》曰肾苦燥，急食辛以润之。菟丝子之属是也，与辛香燥热之辛，迥乎不同矣，学者不以辞害义可也。"

《本经逢原》："菟丝子，祛风明目，肝肾气分也。其性味辛温质黏，与杜仲之壮筋暖腰膝无异。其功专于益精髓，坚筋骨，止遗泄，主茎寒精出，溺有余沥，去膝胫酸软，老人肝肾气虚，腰痛膝冷，合补骨脂、杜仲用之，诸筋膜皆属之肝也。气虚瞳子无神者，以麦门冬佐之，蜜丸服，效。凡阳强不痿，大便燥结，小水赤涩者勿用，以其性偏助阳也。"

沙苑子 Shayuanzi

《本草衍义》

为豆科植物扁茎黄芪 *Astragalus complanatus* R. Br. 的成熟种子。主产内蒙古和东北、西北地区。秋末冬初果实成熟尚未开裂时割取或连根拔出，晒干，打下种子，除去杂质。生用或盐水炒用。

【药材特征】本品略呈肾形而稍扁，长 2~2.5mm，宽 1.5~2mm，厚约 1mm。表面光滑，褐绿色或灰褐色，边缘一侧微凹处具圆形种脐。质坚硬，不易破碎。子叶 2，淡黄色，胚根弯曲，长约 1mm。无臭，味淡，嚼之有豆腥味。

【别名】潼蒺藜、夏黄草。

【性味】甘，温。

【归经】肝、肾经。

【功效】补肾固精，养肝明目。

【主治】

1. 肾虚腰痛、阳痿遗精、遗尿尿频、白带过多 本品甘温补益，兼具涩性，似菟丝子平补肝肾而以收涩见长。常以本品补肾固精缩尿，单用有效，如《外台秘要》即单以本品治肾虚腰痛；也可与莲子、莲须、芡实等同用，治遗精遗尿带下，如金锁固精丸（《医方集解》）。

2. 目暗不明、头昏目花 常以本品养肝肾明目，与枸杞子、菟丝子、菊花等同用。

【用法用量】煎服，10~20g。

【使用注意】本品为温补固涩之品，阴虚火旺及小便不利者忌服。

【现代研究】

1. 化学成分 本品含有氨基酸、多肽、蛋白质、酚类、鞣质、甾醇和三萜类成分、生物碱、黄酮类成分。

2. 药理作用 沙苑子能显著延长小鼠游泳时间，显示沙苑子有抗疲劳作用；沙苑子总黄酮有降压作用和明显降低血清胆固醇、三酰甘油及增加脑血流量的作用，并能改善血液流变学指标。

【文献摘要】

《本草纲目》："补肾，治腰痛泄精，虚损劳乏。""古方补肾祛风，皆用刺蒺藜。后世补肾多山沙苑蒺藜，或以熬膏和药，恐其功亦不甚相远也。"

《本草汇言》："沙苑蒺藜，补肾涩精之药也。……能养肝明目，润泽瞳人，能补肾固精，强阳有子，不烈不燥，兼止小便遗沥，乃和平柔润之剂也。"

益智仁 Yizhiren

《本草拾遗》

为姜科植物益智 *Alpinia oxyphylla* Miq. 的成熟果实。主产于广东、广西、云南、福建等地。夏、秋季间果实由绿转红时采收，晒干。砂炒后去壳取仁，生用或盐水微炒用。用时捣碎。

【药材特征】干燥果实呈纺锤形或椭圆形，长 1.5~2cm，直径 1~1.2cm。外皮红棕色至灰棕色，有纵向断续状的隆起线 13~18 条。皮薄而稍韧，与种子紧贴。种子集结成团，分 3 瓣，中有薄膜相隔，每瓣有种子 6~11 粒。种子呈不规则扁圆形，略有钝棱，直径约 3mm，厚约 1.5mm，表面灰褐色或灰黄色；种脐位于腹面的中央，微凹陷，自种脐至背面的合点处，有一条沟状种脊；破开后里面为白色，粉性。臭特殊，味辛微苦。

【别名】益智子。

【性味】辛，温。

【归经】肾、脾经。

【功效】暖肾固精缩尿，温脾开胃摄唾。

【主治】

1. 下元虚寒遗精、遗尿、小便频数 本品暖肾固精缩尿，补益之中兼有收涩之性。常与乌药、山药等同用，治疗梦遗，如三仙丸（《世医得效方》）；以益智仁、乌药等份为末，山药糊丸，治下焦虚寒，小便频数，如缩泉丸（《校注妇人良方》）。

2. 脾胃虚寒，腹痛吐泻及口涎自流 脾主运化，在液为涎，肾主闭藏，在液为唾，脾肾阳虚，统摄无权，多见涎唾。常以本品暖肾温脾开胃摄唾，常配川乌、干姜、青皮等同用，治脘腹冷痛，呕吐泄利，如益智散（《太平惠民和剂局方》）；若中气虚寒，食少，多涎唾，可单用本品含之，或与理中丸、六君子汤等同用。

【用法用量】煎服，3~10g。

【鉴别用药】补骨脂与益智仁味辛性温热，归脾、肾经，均能补肾助阳，固精缩尿，温脾止泻，都可用治肾阳不足的遗精滑精、遗尿尿频，以及脾肾阳虚的泄泻不止等。二者常相须为用。但补骨脂助阳的力量强，作用偏于肾，长于补肾壮阳，肾阳不足、命门火衰的腰膝冷痛、阳痿等症补骨脂多用。也可用治肾不纳气的虚喘，能补肾阳而纳气平喘。益智仁则助阳之力较补骨脂为弱，作用偏于脾，长于温脾开胃摄唾，

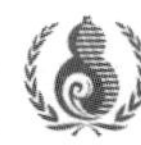

中气虚寒，食少多唾，小儿流涎不止，腹中冷痛者，益智仁多用。

【现代研究】

1. 化学成分　本品含二苯庚体类、类倍半萜类及挥发油类。

2. 药理作用　益智仁的甲醇提取物对豚鼠左心房收缩力有明显增强作用；益智仁的水提取物对移植于小鼠腹腔中的腹水型肉瘤细胞的增长有中等强度的抑制作用。

【文献摘要】

《本草拾遗》：“止呕吐，……含之摄涎秽。”

《本草经疏》：“益智子仁，以其敛摄，故治遗精虚漏，及小便余沥，此皆肾气不固之证也。肾主纳气，虚则不能纳矣。又主五液，涎乃脾之所统，脾肾气虚，二脏失职，是肾不能纳，脾不能摄，故主气逆上浮，涎秽泛滥而上溢也，敛摄脾肾之气，则逆气归元；涎秽下行。”

海狗肾 Haigoushen

《药性论》

为海狗科动物海狗 *Callorhinus ursins* Linnaeus 或海豹科动物海豹 *Phoce vitulina* Linnaeus 的雄性外生殖器。我国主产于渤海及黄海沿岸，如辽宁的锦西、兴城、大连等地。均为野生。

【药材特征】海狗肾来源不一，药材商品复杂，一般所用进口海狗肾为干燥的阴茎和睾丸。阴茎呈圆柱形，先端较细，长 28~32cm，干缩，有不规则的纵沟及凹槽，有一条纵向的筋。外表黄棕色或黄色，杂有褐色斑块。后端有一长圆形、干瘪的囊状物，约 4cm×3cm，或有黄褐色毛。睾丸 2 枚，扁长圆形，棕褐色，半透明，各有 1 条细长的输精管与阴茎末端相连。输精管黄色，半透明，通常绕在阴茎上。附睾皱缩，附在睾丸的一侧，乳黄色。以形粗长、质油润、半透明、无腥臭者为佳。

【别名】腽肭脐。

【性味】咸，热。

【归经】肾经。

【功效】暖肾壮阳，益精补髓。

【主治】

1. 阳痿精冷，精少不育　本品性热壮阳，咸以入肾，为血肉有情之品，有补肾壮阳、益精补髓之功。用治肾阳亏虚，腰膝痿弱、阳痿不举、精寒不育、尿频便溏、腹中冷痛等症，常与人参、鹿茸、附子等药同用，以增强壮阳散寒，暖肾益精之效，如腽肭脐丸（《济生方》）。或用本品配伍鹿茸、紫河车、人参同用，治疗精少不育之症。

2. 肾阳衰微，心腹冷痛　本品长于补肾壮阳，用治肾阳衰微，下元久冷，虚寒攻冲，心腹冷痛。以本品配伍吴茱萸、甘松、高良姜等温里散寒、温肾助阳之品同用，共收补阳散寒之功，如腽肭脐散（《圣济总录》）。

【用法用量】研末服，每次1~3g，每日2~3次；入丸、散或泡酒服。

【使用注意】阴虚火旺及骨蒸劳嗽等忌用。

【现代研究】

1. 化学成分 含有雄性激素、蛋白质及脂肪等。

2. 药理作用 有雄性激素样作用。

【文献摘要】

《药性论》："治积冷，劳气羸瘦，肾精衰损。"

《海药本草》："主五劳七伤，阴痿少力，肾气衰弱，虚损，背膊劳闷，面黑精冷。"

《日华子本草》："益肾气，暖腰膝，助肾阳。"

附药 黄狗肾

为哺乳动物犬科黄狗 *Canis familiaris* L. 的阴茎和睾丸。又名狗鞭。味咸性温，归肾经。功能壮阳益精，温而不燥，补而不峻，用治肾阳不足，阴精亏虚所致阳痿宫冷，健忘耳鸣，神思恍惚，腰酸足软等症，每与鹿茸、肉苁蓉、淫羊藿等药同用，亦多单用泡酒或炖服，为壮阳补肾常用之品。本品入药研粉冲服或入丸、散剂服务，用量1~3g。鲜品可加调料煮熟服食。因本品温热助阳，故阴虚火旺者不宜单用本品。

海马 Haima

《本草拾遗》

为海龙科动物线纹海马 *Hippocampus kelloggi* Jordan et Snyder、刺海马 *Hippocampus histrix* Kaup、大海马 *Hippocampus kuda* Bleeker、三斑海马 *Hippocampus trimaculatus* Leach 或小海马（海沮）*Hippocampus japonicus* Kaup 的干燥体。主产于广东沿海的阳江、潮汕一带，山东烟台、青岛等地。其次辽宁、福建等沿海地区亦产。野生与养殖均有。夏秋季捕捞，洗净，晒干，或除去内脏晒干。捣碎或研粉用。

【药材特征】线纹海马：呈扁长形而弯曲，体长约30cm。表面黄白色。头略似马头，有冠状突起，具管状长吻，口小，无牙，两眼深陷。躯干部七棱形，尾部四棱形，渐细卷曲，体上有瓦楞形的节纹并具短棘。体轻，骨质，坚硬。气微腥，味微咸。

刺海马：体长15~20cm。头部及体上环节间的棘细而尖。

大海马：体长20~30cm。黑褐色。

三斑海马：体侧背部第1、4、7节的短棘基部各有1黑斑。

小海马（海蛆）：体形小，长7~10cm。黑褐色。节纹及短棘均较细小。

【别名】水马、马头鱼。

【性味】甘，温。

【归经】肝、肾经。

【功效】补肾壮阳，调气活血。

【主治】

1. 阳痿、遗精遗尿 本品甘温，温肾阳，壮阳道，用治肾阳亏虚，阳痿不举，肾关不固，遗精遗尿等症，常与鹿茸、人参、熟地黄等配伍主治，如海马保肾丸（《北京

市中药成方选集》）；若治疗夜尿频繁，可与鱼鳔、枸杞子、红枣等同用，如海马汤（《中药临床主治》）。

2. 肾虚作喘　本品补益肾阳，有引火归原，接续真气之功。用治肾阳不足，摄纳无权之虚喘，常与蛤蚧、胡桃肉、人参、熟地黄等配伍，以增强药力。

3. 症瘕积聚，跌打损伤　本品入血分，有助阳活血，调气止痛之能。用治气滞血瘀，聚而成形之症瘕积聚，每与木香、大黄、巴豆等同用，如木香汤（《圣济总录》）；用治气血不畅，跌打瘀肿，可与血竭、当归、川芎、乳香、没药等配伍。

4. 疔疮肿毒　海马调气活血，能使血瘀得散，气滞得通，用治气血凝滞，荣卫不和，经络阻塞，肌肉腐溃之疮疡肿毒，恶疮发背，可与穿山甲、水银、朱砂等配伍，如海马拔毒散（《急救仙方》）。

【用法用量】煎服，3~9g。外用适量，研末敷患处。

【使用注意】孕妇及阴虚火旺者忌服。

【现代研究】

1. 化学成分　海马含有大量的镁和钙，其次为锌、铁、锶、锰，以及少量的钴、镍和镉。

2. 药理作用　海马的乙醇提取物，可延长正常雌小鼠的动情期，并使子宫及卵巢（正常小鼠）重量增加；海马能延长小鼠缺氧下的存活时间，延长小鼠的游泳时间，显示了较好的抗应激能力。

【文献摘要】

《本草纲目》："暖水道，壮阳道，消症块，治疗疮肿毒。""入肾经命门，专善兴阳，功不亚于海狗。更善堕胎，故能催生也。"

《本草品汇精要》："调气和血。"

《本经逢原》："阳虚多用之，可代蛤蚧。"

韭菜子 Jiucaizi

《名医别录》

为百合科植物韭菜 *Allium tuberosum* Rottl. 的干燥成熟种子。全国各地均产，以河北、山西、吉林、河南、山东、安徽等地产量较大。野生与栽培均有。秋季采集成熟果序，晒干，搓出种子，生用或盐水炙用。

【药材特征】本品呈半圆形或半卵圆形，略扁，长2~4mm，宽1.5~3mm。表面黑色，一面凸起，粗糙，有细密的网状皱纹，另一面微凹，皱纹不甚明显。顶端钝，基部稍尖，有点状突起的种脐。质硬。气特异，味微辛。

【别名】韭子、韭菜仁。

【性味】辛、甘，温。

【归经】肾、肝经。

【功效】温补肝肾，壮阳固精。

【主治】

1. 阳痿遗精，白带白淫 本品甘温，补肾助阳，兼有收涩之性而能固精止遗，缩尿止带，以治肾虚滑脱诸证。用治肾阳虚衰，下元虚冷之阳痿不举、遗精遗尿，单用本品（《本草纲目》）；或与麦冬、车前子、菟丝子等配伍主治，如尿精梦泄露方（《外台秘要》）；亦可与补骨脂、龙骨、益智仁等温补肝肾、涩精止遗之品同用（《魏氏家藏方》）。用治肾阳不足，带脉失约、白带白淫，可单用本品，如《备急千金要方》以本品醋煮，焙干，研末，炼蜜为丸，空心温酒送服。

2. 肝肾不足，腰膝痿软 本品温补肝肾，强筋壮骨，用治肝肾不足，筋骨痿软、步履艰难、屈伸不利。可以单用，也可以配伍仙茅、巴戟天、枸杞子等壮阳益精药同用。

【用法用量】煎服，3~9g；或入丸、散服。

【使用注意】阴虚火旺者忌服。

【现代研究】

1. 化学成分 韭菜子含生物碱及皂苷。

2. 药理作用 韭菜子中含皂苷，口服大量可引起红细胞溶解，且皂苷能刺激胃黏膜反射引起呼吸道黏膜纤毛运动，显示祛痰作用；本品所含大蒜氨酸受大蒜脂的作用转化成大蒜素后有强大抗菌作用。

【文献摘要】

《本草经集注》："主梦泄精、溺白。"

《滇南本草》："补肝肾，暖腰膝，兴阳道，治阳痿。"

《本草纲目》："补肝及命门。治小便频数、遗尿，女人白淫白带。"

核 桃 仁 Hetaoren

《开宝本草》

为胡桃科植物胡桃 *Juglans regia* L. 果实的核仁。我国各地广泛栽培，华北、西北、东北地区尤多。9~10月果熟时采收，除去肉质果皮，晒干敲破，取出种仁。生用或炒用。

【药材特征】本品多破碎，为不规则的块状，有皱曲的沟槽，大小不一；完整者类球形，直径2~3cm。种皮淡黄色或黄褐色，膜状，维管束脉纹深棕色。子叶类白色。质脆，富油性。无臭，味甘；种皮味涩、微苦。

【性味】甘，温。

【归经】肾、肺、大肠经。

【功效】补肾温肺，润肠通便。

【主治】

1. 肾阳虚衰，腰痛脚弱，小便频数 本品温补肾阳，其力较弱，多入复方。常与杜仲、补骨脂、大蒜等同用，治肾亏腰酸，头晕耳鸣，尿有余沥，如青娥丸（《太平惠民和剂局方》）；或与杜仲、补骨脂、萆薢等同用，治肾虚腰膝酸痛，两足痿弱，如胡

桃汤（《御院药方》）。

2. 肺肾不足之虚寒喘咳及肺虚久咳、气喘　本品长于补肺肾、定喘咳，常与人参、生姜同用，治疗肺肾不足、肾不纳气所致的虚喘证，如人参胡桃汤（《济生方》）；《本草纲目》治久嗽不止，以人参、胡桃、杏仁同用为丸服。

3. 肠燥便秘　可单独服用，亦可与火麻仁、肉苁蓉、当归等同用，如大便不通方（《医方择要》）。

【用法用量】煎服，10~30g。

【使用注意】阴虚火旺、痰热咳嗽及便溏者不宜服用。

【现代研究】

1. 化学成分　胡桃仁含脂肪油，油的主要成分是亚油酸甘油酯，又含有蛋白质、碳水化合物、钙、磷等。

2. 药理作用　胡桃仁可能影响胆固醇的体内合成及其氧化排泄；动物实验还证明胡桃仁有镇咳作用。

【文献摘要】

《开宝本草》："食之令人肥，润肌黑发。"

《本草纲目》："补气养血，润燥化痰，益命门，利三焦，温肺润肠，治虚寒喘嗽，腰脚重痛。"

胡芦巴 Huluba

《嘉祐本草》

为豆科植物胡芦巴 *Trigonella foenum-graecum* L. 的成熟种子。主产于河南、四川等地。均为栽培品种。夏秋季种子成熟时割取植株，晒干，打下种子。盐水炙或捣碎用。

【药材特征】种子略呈斜方形或矩形，长 3~4mm，宽 2~3mm，厚约 2mm。表面黄棕色至红棕色，平滑。两面各具一条深斜沟，两条斜沟相接处可见种脐与珠孔。质坚硬，不易破碎。种皮薄，纵切面可见内有一圈胚乳，用水浸后胚乳呈黏液状，子叶略不对称，呈淡黄色，胚根弯曲，肥大而长。横切面胚乳占面积较大，子叶 2 片，呈长圆形，一端有圆形的胚根。气微，粉碎时有特异的香气，味淡微苦。以个大、饱满、无杂质者为佳。

【别名】苦豆、小木夏。

【性味】苦，温。

【归经】肾经。

【功效】温肾助阳，散寒止痛。

【主治】

1. 寒疝腹痛，腹胁胀痛　本品温肾助阳，温经止痛，用治肾阳不足，寒凝肝脉，气血凝滞所致诸症。常与吴茱萸、川楝子、巴戟天等配伍，用治寒疝腹痛，痛引睾丸，如胡芦巴丸（《太平惠民和剂局方》）；或与附子、硫黄同用，治疗肾脏虚冷，胁胀腹痛，如胡芦巴丸（《圣济总录》）；亦可与当归、乌药等同用，治疗经寒腹痛。

2. 足膝冷痛，寒湿脚气 本品苦温之性，温肾肝之阳，散筋骨寒湿，用治阳虚气化不行，寒湿下注，足膝冷痛，寒湿脚气，常与木瓜、补骨脂同用，如胡芦巴丸（《杨氏家藏方》）。

3. 阳痿滑泄，精冷囊湿 本品补肾助阳，用治肾阳不足、命门火衰之阳痿不用、滑泄精冷、头晕目眩等症，常与附子、巴戟天等同用，如沉香磁石丸（《慈禧光绪医方选议》）。

【用法用量】煎服，3～10g；或入丸、散。

【使用注意】阴虚火旺者忌用。

【现代研究】

1. 化学反应 本品含龙胆宁碱、番木瓜碱、胆碱、胡芦巴碱。还含皂苷、脂肪油、蛋白质、糖类及维生素 B_1。

2. 药理作用 胡芦巴有降低血糖、利尿、抗炎等活性，可引起家兔血压下降；胡芦巴提取物有刺激毛发生长的作用。

【文献摘要】

《嘉祐本草》："主元脏虚冷气。得附子、硫黄，治肾虚冷，腹胁胀满，面色青黑，得茴香子、桃仁，治膀胱气甚效。"

《本草纲目》："治冷气疝瘕，寒湿脚气，益右肾，暖丹田。"又"元阳不足，冷气潜伏，不能归元者宜之。"

《本草求真》："胡芦巴，苦温纯阳，亦能入肾补命门。""功与仙茅、附子、硫黄恍惚相似，然其力则终逊于附子、硫黄，故补火仍须兼以附、硫、茴香、吴茱萸等药同投，方能有效。"

阳起石 Yangqishi

《神农本草经》

为硅酸盐类矿物阳起石 Actinolite 或阳起石石棉 Actinolite asbestus. 的矿石。主产于河北、河南、山东、湖北、山西等地。全年均可采挖。去净泥土、杂质。黄酒淬过，碾细末用。

【药材特征】本品为长柱状、针状、纤维状集合体，呈不规则块状、扁长条状或短柱状。大小不一。白色、浅灰白色或淡绿白色，具丝绢样光泽。体较重，质较硬脆，有的略疏松。可折断，碎断面不整齐，纵面呈纤维状或细柱状。气无味淡。以针束状、色白、有光泽、无杂质者为佳。

【别名】白石、石生。

【性味】咸，温。

【归经】肾经。

【功效】温肾壮阳。

【主治】

阳痿不举，宫冷不孕 本品温肾壮阳，强阳起痿，用治男子阳痿遗精，女子宫冷

不孕、崩中漏下，以及腰膝冷痛等症。单用本品煅后研末，空心盐汤送服，用治阳痿阴汗（《普济方》）；用本品煅后，与钟乳石等份为细末，加酒煮附子末，面糊为丸，空腹米汤送下，治下元虚冷，精滑不禁，便溏足冷（《杂病源流犀烛》）；或与鹿茸、菟丝子、肉苁蓉等配伍，用治精清精冷无子，如阳起石丸（《妇科玉尺》）；若与吴茱萸、干姜、熟地黄等配伍，用治子宫虚寒不孕，如阳起石丸（《太平惠民和剂局方》）。

【用法用量】煎服，3~6g，或入丸、散服。

【使用注意】阴虚火旺者忌用。不宜久服。

【现代研究】

化学成分　本品成分是 $Ca_2(Mg、Fe)[Si_4O_{11}][OH]_2$。

【文献摘要】

《神农本草经》："主崩中漏下，破子脏中血，症瘕结气，寒热，腹痛无子，阴痿不起，补不足。"

《名医别录》："疗男子茎头寒，阴下湿痒，去臭汗，消水肿。久服不饥，令人有子。"

《药性论》："补肾气精乏，腰痛膝冷，湿痹，能暖女子子宫久冷，冷症寒瘕，止月水不定。"

第三节　补血药

本类药物多甘温质润，入心、肝、脾经，能补血，用于各种血虚证。症见面色苍白或萎黄，唇爪苍白，眩晕耳鸣，心悸怔忡，失眠健忘，或月经愆期、量少色淡，甚则闭经，舌淡脉细等证。

使用补血药常配伍补气药，即所谓"气为血之帅，血为气之母"。补血药多滋腻黏滞，故脾虚湿盛，气滞食少者慎用。

当 归 Danggui

《神农本草经》

为伞形科植物当归 *Aaugellica sinensis*（Oliv）Diels. 的根。主产于甘肃省东南部的岷县（秦州），产量多，质量好。其次，陕西、四川、云南、湖北等地也有栽培。秋末采挖，除尽芦头、须根，待水分稍行蒸发后按大小粗细分别捆成小把，用微火缓缓熏干或用硫黄烟熏，防蛀、防霉切片生用，或经酒拌、酒炒用。

【药材特征】根头及主根粗短，略呈圆柱形，长 1.5~3.5cm，直径 1.5~3cm，下部有 3~5 条或更多的支根，多弯曲，长短不等，直径 0.4~1cm。表面黄棕色或棕褐色，有不规则纵皱纹及椭圆形皮孔；根头部具横纹，顶端残留多层鳞片状叶基。质坚硬，易吸潮易软，断面黄白色或淡黄棕色，形成层环黄棕色，皮部有多数棕色油点及裂隙，木部射线细密。有浓郁的香气，味甜、辛，微苦。以主根根粗长、油润、外皮色红棕、肉质饱满、断面色黄白、气浓香者为佳。

【别名】白蕲。

【性味】甘、辛，温。

【归经】肝、心、脾经。

【功效】补血调经　活血止痛，润肠通便。

【主治】

1. 血虚证　本品甘温质润，长于补血，为补血之圣药。若气血两虚，常配黄芪、人参补气生血，如当归补血汤（《兰室秘藏》）、人参养荣汤（《温疫论》）；若血虚萎黄、心悸失眠，常与熟地黄、白芍、川芎配伍，如四物汤（《太平惠民和剂局方》）。

2. 血虚血瘀之月经不调、经闭、痛经等　妇女以血为本，常以本品补血活血，调经止痛，如《太平惠民和剂局方》四物汤，既为补血之要剂，亦为妇科调经的基础方；若兼气虚者，可配人参、黄芪；若兼气滞者，可配香附、延胡索；若兼血热者，可配黄芩、黄连，或牡丹皮、地骨皮；若血瘀经闭不通者，可配桃仁、红花；若血虚寒滞者，可配阿胶、艾叶等。

3. 虚寒性腹痛、跌打损伤、痈疽疮疡、风寒痹痛等　本品辛行温通，为活血行气之要药。本品补血活血、散寒止痛，配桂枝、芍药、生姜等同用，治疗血虚血瘀寒凝之腹痛，如当归生姜羊肉汤（《金匮要略》）、当归建中汤（《备急千金要方》）；本品活血止痛，与乳香、没药、桃仁、红花等同用，治疗跌打损伤瘀血作痛，如复元活血汤（《医学发明》）；与银花、赤芍、天花粉等解毒消痈药同用，以活血消肿止痛，治疗疮疡初起肿胀疼痛，如仙方活命饮（《妇人大全良方》）；与黄芪、人参、肉桂等同用，治疗痈疽溃后不敛，如十全大补汤（《太平惠民和剂局方》）；亦可与金银花、玄参、甘草同用，治疗脱疽溃烂，阴血伤败，如四妙勇安汤（《验方新编》）；若风寒痹痛、肢体麻木，可活血、散寒、止痛，常与羌活、防风、黄芪等同用，如蠲痹汤（《百一选方》）。

4. 血虚肠燥便秘　本品补血以润肠通便，用治血虚肠燥便秘。常以本品与肉苁蓉、牛膝、升麻等同用，如济川煎（《景岳全书》）。

按语：当归最早见于《神农本草经》，列为上品，仲景在《伤寒论》和《金匮要略》中共用15方次。本品甘辛温而质润，入肝、心、脾经。甘补辛散温通，既能补血，又能活血调经止痛，药力不峻不猛，不泻不散，妇科多用，称为血分圣药，妇科良药，调经要药。主要用于血虚、血瘀、血寒所致的月经不调、经闭、痛经及虚寒性腹痛；风湿痹痛、跌打损伤、痈疽疮疡和血虚便秘等证。

【用法用量】煎服，仲景最大量用四两，最小量用一两，现代常规用量为5~15g。

【使用注意】湿盛中满、大便泄泻者慎用。

【现代研究】

1. 化学成分　当归中含β-蒎烯、α-蒎烯、莰烯等中性油成分，含对甲基苯甲醇、5-甲氧基-2，3-二甲苯酚等酸性油成分，还含有机酸、糖类、维生素、氨基酸等。

2. 药理作用　当归挥发油能对抗肾上腺素-脑垂体后液素或组胺对子宫的兴奋作用；当归水或醇溶性非挥发性物质对离体子宫有兴奋作用，使子宫收缩加强，大量或

多次给药时，甚至可出现强直性收缩，醇溶性物质作用比水溶性物质作用强；离体蟾蜍心脏灌流实验，本品煎剂含挥发油可使收缩幅度及收缩频率皆明显抑制；当归浸膏有显著扩张离体豚鼠冠状动脉作用，增加冠状动脉血流量；麻醉犬静注本品心率无明显改变，冠状动脉阻力和总外周阻力下降，冠状动脉血流量显著增加，心肌氧耗量显著下降，心排出量和心搏指数有增加趋势；当归中性油对实验性心肌缺血亦有明显保护作用；当归及其阿魏酸钠有明显的抗血栓作用；当归水浸液给小鼠口服能显著促进血红蛋白及红细胞的生成。

【文献摘要】

《神农本草经》："主咳逆上气，温疟寒热洗洗在皮肤中，妇人漏下绝子，诸恶疮疡，金疮，煮饮之。"

《日华子本草》："主治一切风，一切血，补一切劳，破恶血，养新血及主症癖。"

《医学启源》："当归，其用有三：心经本药也，和血二也，治诸病夜甚三也。"

《本草纲目》："治头痛，心腹诸痛，润肠胃、筋骨、皮肤，治痈疽，排脓止痛，和血补血。"

白 芍 Baishao

《神农本草经》

为毛茛科植物芍药 *Raeonia lactiflora* pall. 的根。主产于浙江、安徽、四川等地。夏秋季采挖，去净泥土和支根，去皮，沸水浸或略煮至受热均匀，晒干。用时润透切片。一般生用或酒炒或清炒用。

【药材特征】根圆柱形，粗细较均匀，大多顺直，长 5~20cm，直径 1~2. 5cm。亳白芍表面粉白色或类白色，较光滑；杭白芍表面棕色或浅棕色，较粗糙，有明显的纵皱纹及细根痕。质坚实而重，不易折断，断面灰白色或微带棕色，角质样，木部有放射状纹理。气微，味微苦而酸。以根粗长匀直、皮色光洁、质坚实、断面粉白色、粉性大、无白心或裂断痕者为佳。

【别名】金芍药。

【性味】苦、酸，微寒。

【归经】肝、脾经。

【功效】养血敛阴，柔肝止痛，平抑肝阳。

【主治】

1. 肝血亏虚诸症　本品味酸，收敛肝阴以养血，常与熟地黄、当归等同用，用治肝血亏虚，面色苍白、眩晕心悸，或月经不调、崩中漏下，如四物汤（《太平惠民和剂局方》）。若血虚有热，月经不调，可配伍黄芩、黄柏、续断等药，如保阴煎（《景岳全书》）；若崩漏，可与阿胶、艾叶等同用。

2. 肝血亏虚、肝气不和、筋脉失养所致的胸胁脘腹疼痛或四肢挛急疼痛　白芍既养血敛阴，又柔肝止痛，常配柴胡、当归、白芍等，治疗血虚肝郁，胁肋疼痛，如逍遥散（《太平惠民和剂局方》）；也可以本品调肝理脾，柔肝止痛，与白术、防风、陈皮同用；治疗脾虚肝旺，腹痛泄泻，如痛泻要方（《景岳全书》）；若与木香、黄连等同用，可治疗痢疾腹痛，如芍药汤（《素问病机气宜保命集》）；若阴血虚筋脉失养而致手足挛急作痛，常配甘草缓急止痛，即芍药甘草汤（《伤寒论》）。

3. 肝阳上亢之头痛眩晕 肝为刚脏，体阴用阳，阴血亏虚易致肝阳上亢，以本品养血敛阴、平抑肝阳，常配牛膝、代赭石、龙骨、牡蛎等，如镇肝息风汤、建瓴汤（《医学衷中参西录》）。

此外，本品还有止汗之功。若外感风寒，营卫不和之汗出恶风，可敛阴和营，与温经通阳的桂枝等用，以调和营卫，如桂枝汤（《伤寒论》）；至于阴虚盗汗，则须与龙骨、牡蛎、浮小麦等同用，可收敛阴止汗的功效。

按语：白芍最早见于《神农本草经》，列为上品，仲景《伤寒论》和《金匮要略》共用56方次。本品酸苦而甘，入肝、脾二经，能养血柔肝，平抑肝阳，敛阴止汗。既善补肝之不足，又善泄肝之有余，为肝家要药。无论肝阴不足或肝阳上亢均为常用之药。

【用法用量】煎服，仲景最大量六两，最小量二两。目前常规用量为5~15g；大剂量15~30g。

【使用注意】阳衰虚寒之证不宜用。反藜芦。

【现代研究】

1. 化学成分 白芍含有芍药苷、牡丹酚芍药花苷，还含芍药内酯、苯甲酸等。此外，还含挥发油、脂肪油、树脂糖、淀粉、黏液质、蛋白质和三萜类成分。

2. 药理作用 白芍水煎剂给小鼠喂饲腹腔巨噬百分率和吞噬指数均较对照组有明显提高；白芍能促进小鼠腹腔巨噬细胞的吞噬功能；白芍水煎剂可拮抗环磷酰胺对小鼠外周T淋巴细胞的抑制作用，使之恢复正常水平，表明白芍可使处于低下状态的细胞免疫功能恢复正常；白芍提取物对大鼠蛋清性急性炎症水肿有明显抑制作用，对棉球肉芽肿有抑制增生作用；白芍对醋酸引起的扭体反应有明显的镇痛效果，与甘草的甲醇复合物合用，二者对醋酸扭体反应有协同镇痛作用；芍药中的主要成分芍药苷具有较好的解痉作用。

【文献摘要】

《神农本草经》："主邪气腹痛，……止痛，利小便，益气。"

《本草求真》："赤芍药与白芍药主治略同，但白则有敛阴益营之力，赤则止有散邪行血之意；白则能于土中泻木，赤则能于血中活滞。"

阿胶 Ejiao

《神农本草经》

为马科动物驴 *Equus asinus* L. 的皮，经漂泡去毛后熬制而成的胶块。古时以产于山东省东阿县而得名。以山东、浙江、江苏等地产量较多。以原胶块用，或将胶块打碎，用蛤粉炒或蒲黄炒成阿胶珠用。

【药材特征】本品呈整齐的长方形或方形块。通常长约 8.5cm，宽约 3.7cm，厚约 0.7cm 或 1.5cm。表面棕褐色或黑褐色，有光泽。质硬而脆，断面光亮，碎片对光照视呈棕色半透明。气微，味微甘。

【别名】驴皮胶、盆覆胶。

【性味】甘，平。

【归经】肺、肝、肾经。

【功效】补血止血，滋阴润肺。

【主治】

1. 血虚证 本品味甘性平，为血肉有情之品，为补血要药，多用治血虚诸证。而尤以治疗出血而致血虚为佳。可单用本品，亦常配熟地黄、当归、芍药等同用，如阿胶四物汤（《杂病源流犀烛》）；若与桂枝、甘草、人参等同用，可治气虚血少之心动悸、脉结代，如炙甘草汤（《伤寒论》）。

2. 出血证 本品味甘质黏，为止血要药。与熟地黄、当归、芍药等同用，治血虚血寒妇人崩漏下血等，如胶艾汤（《金匮要略》）；若配白术、灶心土、附子等同用，可治脾气虚寒便血或吐血等，如黄土汤（《金匮要略》）。

3. 肺阴虚燥咳 肺为娇藏，喜润，本品有良好的滋阴润肺之功，常配马兜铃、牛蒡子、杏仁等同用治疗肺热阴虚，燥咳痰少，咽喉干燥，痰中带血，如补肺阿胶汤（《小儿药证直诀》）；也可与桑叶、杏仁、麦冬等同用，治疗燥邪伤肺，干咳无痰、心烦口渴、鼻燥咽干等，如清燥救肺汤（《医门法律》）。

4. 热病伤阴之心烦失眠及阴虚风动、手足瘈疭等 本品养阴以滋肾水，常与黄连、白芍等同用，治疗热病伤阴，肾水亏而心火亢，心烦不得眠，如黄连阿胶汤（《伤寒论》）；也可与龟甲、鸡子黄等养液息风药同用，用治温热病后期，真阴欲竭，阴虚风动，手足瘈疭，如大、小定风珠（《温病条辨》）。

按语：阿胶最早见于《神农本草经》，列为上品。仲景在《金匮要略》用阿胶 10 方次。本品性味甘平，入肺、肝、肾经。为血肉有性之品，其质地滋润而能补血滋阴。尤补血之功颇佳，凡阴血不足、虚火妄动所致的虚烦不眠，胎动不安，习惯性流产，肺虚咳嗽等证均可运用。又善滋阴润燥，故用于阴虚肺燥及热病伤阴等证。因其胶质黏腻能凝固血络，又为止血要药。对失血而兼阴虚血虚者最为适宜。

【用法用量】入汤剂宜烊化冲服。仲景最大量二两，最小量一两。目前常规用量为 5~15g。

【使用注意】本品黏腻，有碍消化。脾胃虚弱者慎用。

【现代研究】

1. 化学成分 阿胶多由骨胶原组成，经水解后得到多种氨基酸：赖氨酸、精氨酸、组氨酸、胱氨酸、色氨酸、羟脯氨酸、天门冬氨酸、苏氨酸、丝氨酸、谷氨酸、脯氨酸、甘氨酸、丙氨酸等。

2. 药理作用 用放血法，使犬血红蛋白、红细胞下降，结果证明阿胶有强大的补血作用，疗效优于铁剂；服阿胶者血钙浓度有轻度增高，但凝血时间没有明显变化；以 Vassili 改良法造成家兔慢性肾炎模型，服用阿胶后 2 周即获正氮平衡，而对照组仍为负平衡。

【文献摘要】

《神农本草经》："主心腹内崩，劳极洒洒如疟状，腰腹痛，四肢酸痛，女子下血，安胎。"

《名医别录》："主丈夫小腹痛，虚劳羸瘦，阴气不足，脚酸不能久立，养肝气。"

熟 地 黄 Shudihuang

《本草拾遗》

为玄参科植物地黄 *Rehmannia glutinosa* Libosch. 的块根，经加工炮制而成。通常以酒、砂仁、陈皮为辅料经反复蒸晒，至内外色黑油润，质地柔软黏腻。切片用，或炒炭用。

【药材特征】多呈不规则的团块状或长圆形，中间膨大，两端稍细，有的细小，长条状，稍扁而扭曲，长 6~12cm，直径 3~6cm。表面棕黑色或棕灰色，极皱缩，具不规则的横曲纹。体重，质较软而韧，不易折断，断面棕黑色或乌黑色，有光泽，具黏性。无臭，味微甜。

【性味】甘，微温。

【归经】肝、肾经。

【功效】补血养阴，填精益髓。

【主治】

1. 血虚诸证 本品甘温质润，补阴益精以生血，为养血补虚之要药。常与当归、白芍、川芎同用，治疗血虚萎黄，眩晕，心悸，失眠及月经不调、崩中漏下等，如四物汤（《太平惠民和剂局方》）；若心血虚心悸怔忡，可与远志、酸枣仁等安神药同用；若崩漏下血而致血虚血寒、少腹冷痛者，可与阿胶、艾叶等补血止血、温经散寒药同用，如胶艾汤（《金匮要略》）。

2. 肝肾阴虚诸证 本品质润入肾，善滋补肾阴，填精益髓，为补肾阴之要药。古人谓之"大补五脏真阴"，"大补真水"。常与山药、山茱萸等同用，治疗肝肾阴虚，腰膝酸软、遗精、盗汗、耳鸣、耳聋及消渴等，可补肝肾，益精髓，如六味地黄丸（《小儿药证直诀》）；亦可与知母、黄柏、龟甲等同用治疗阴虚骨蒸潮热，如大补阴丸（《丹溪心法》）。本品益精血、乌须发，常与何首乌、牛膝、菟丝子等配伍，治精血亏虚须发早白，如七宝美髯丹（《医方集解》）；本品补精益髓、强筋壮骨，也可配龟甲、锁阳、狗脊等，治疗肝肾不足，五迟五软，如虎潜丸（《医方集解》）。

此外，本品可治妇女妊产诸疾。熟地黄炭能止血，可用于崩漏等血虚出血证。

按语：本品味甘而气微温，质地滋润，入肝、肾二经。为峻补肝肾阴血之要药，又善补肾益精生髓，用于治疗各种原因引起的精血亏虚、肝肾阴虚等证。

【用法用量】煎服，10~30g。

【使用注意】本品性质黏腻，有碍消化，凡气滞痰多、脘腹胀痛、食少便溏者忌服。重用久服宜与陈皮、炒仁等同用，防止黏腻碍胃。

【现代研究】

1. 化学成分　本品含梓醇、地黄素、甘露醇、维生素 A 类物质、糖类及氨基酸等。

2. 药理作用　地黄能对抗连续服用地塞米松后血浆皮质酮浓度的下降，并能防止肾上腺皮质萎缩。地黄煎剂灌胃能显著降低大白鼠肾上腺维生素 C 的含量；可见地黄具有对抗地塞米松对垂体–肾上腺皮质系统的抑制作用，并能促进肾上腺皮质激素的合成；六味地黄汤对大鼠实验性肾性高血压有明显的降血压、改善肾功能、降低病死率的作用；六味地黄汤明显对抗 *N*–亚硝基氨酸乙酯诱发小鼠前胃鳞状上皮细胞癌的作用。

【文献摘要】

《医学启源》："熟地黄……补血虚不足，虚损血衰之人须用，善黑须发。"

《本草纲目》："填骨髓，长肌肉，生精血，补五脏内伤不足，通血脉，利耳目，黑须发，男子五劳七伤，女子伤中胞漏，经候不调，胎产百病。"

《药品化义》："熟地，藉酒蒸熟，味苦化甘，性凉变温，专入肝脏补血。因肝苦急，用甘缓之，兼主温胆，能益心血，更补肾水。凡内伤不足，苦志劳神，忧患伤血，纵欲耗精，调经胎产，皆宜用此。安五脏，和血脉，润肌肤，养心神，宁魂魄，滋补真阴，封填骨髓，为圣药也。"

何首乌 Heshouwu

《日华子本草》

为蓼科植物何首乌 *Polygonum multiflorum* Thunb. 的块根。我国大部分地区有产。秋后茎叶枯萎时或次年萌芽前掘取其块根。削去两端，洗净，切片，晒干或微烘，称生首乌；若以黑豆煮汁拌蒸，晒后变为黑色，称制首乌。

【药材特征】块根纺锤形或团块状，一般略弯曲。长 5 ~ 15cm，直径 4 ~ 10cm。表面红棕色或红褐色，凹凸不平，有不规则的纵沟和致密皱纹，并有横长皮孔及细根痕。质坚硬，不易折断。切断面淡黄棕色或淡红棕色，粉性，皮部有类圆形的异型维管束作环状排列，形成"云锦花纹"，中央木部较大，有的呈木心。气微，味微苦而甘涩。以体重、质坚实、粉性足者为佳。

【别名】地精、赤敛、马肝石。

【性味】苦、甘、涩，微温。

【归经】肝、肾经。

【功效】补益精血，解毒截疟，润肠通便。

【主治】

1. 肝肾不足、精血亏虚所致头晕眼花、须发早白、腰膝酸软、遗精、崩带等　制首乌功善补肝肾、益精血、乌须发，治血虚萎黄，失眠健忘，常与熟地黄、当归、酸枣仁等同用。与当归、枸杞子、菟丝子等同用，治精血亏虚，腰酸脚弱、头晕眼花、须发早白及肾虚无子如七宝美髯丹（《积善堂方》）；亦常配伍桑椹、黑芝麻、杜仲等，用治肝肾亏虚，腰膝酸软，头晕目花，耳鸣耳聋，如首延寿丹（《世补斋医书》）。

2. 久疟、痈疽、瘰疬、肠燥便秘等 生首乌截疟、解毒、润肠通便，若疟疾日久，气血虚弱，可用生首乌与人参、当归、陈皮、煨姜同用，如何人饮（《景岳全书》）；若瘰疬痈疮、皮肤瘙痒，可配伍夏枯草、土贝母、当归等药（《本草汇言》）；也可与防风、苦参、薄荷同用煎汤洗，治遍身疮肿痒痛，如何首乌散（《外科精要》）；若年老体弱之人血虚肠燥便秘，可润肠通便，与肉苁蓉、当归、火麻仁等同用。

按语：首乌主治生熟有别，生者味气寒，以清降为功，能清热解毒，养阴通便。制者味甘涩而气微温，以滋补为功，能补肾精、益肝血，发者血之余、精之华，故能补肝肾益精血而乌须发，为补肝肾乌须发之常用之药。

【用法用量】煎服，10~30g。

【使用注意】大便溏泄及湿痰较重者不宜用。

【现代研究】

1. 化学成分 本品主要含蒽醌类化合物，主要成分为大黄酚和大黄素，还含卵磷脂、粗脂肪等。

2. 药理作用 用含有0.4%、2%首乌粉的饲料给老年鹌鹑喂饲，能明显延长其平均生存时间，延长寿命。何首乌水煎液给老年小鼠和青年小鼠喂服，能显著增加脑和肝中蛋白质含量；对脑和肝组织中的B型单胺氧化酶活性有显著抑制作用，并能使老年小鼠的胸腺不致萎缩，甚至保持年轻的水平；能显著增加小鼠胸腺、腹腔淋巴结、肾上腺的重量，使脾脏有增重趋势；同时还能增加正常白细胞总数、对抗泼尼松免疫抑制作用及所致白细胞下降作用；家兔急性高脂血症模型实验表明，首乌能使其血中的高胆固醇较快下降至正常水平；首乌中提出的大黄酚能促进肠管运动。

【文献摘要】

《日华子本草》：“味甘久服令人有子，治腹藏宿疾，一切冷气及肠风。”

《开宝本草》：“主瘰疬，消痈肿，疗头面风疮，五痔，止心痛，益血气，黑髭鬓，悦颜色，久服长筋骨，益精髓，延年不老；亦治妇人产后及带下诸疾。”

《本草纲目》：“能养血益肝，固精益肾，健筋骨，乌髭发，为滋补良药，不寒不燥，功在地黄、天冬诸药之上。”

龙眼肉 Longyanrou

《神农本草经》

为无患子科植物龙眼 *Dimocarpus longan* Lour. 的假种皮。主产于广东、福建、台湾、广西等地。于夏秋果实成熟时采摘，烘干或晒干，除去壳、核，晒至干爽不黏，贮存备用。

【药材特征】生药为由顶端纵向裂开的不规则块片，长约1.5cm，宽1.5~3.5cm，厚不及1mm，表面黄棕色，半透明；靠近果皮的一面皱缩不平，粗糙；靠近种皮的一面光亮而有纵皱纹。质柔韧而微有黏性，常黏结呈块状。气香，味浓甜而特殊。以片

大、肉厚、质细软、色棕黄、半透明、味浓甜者为佳。

【别名】桂圆、亚荔枝、燕卵。

【性味】甘，温。

【归经】心、脾经。

【功效】补益心脾，养血安神。

【主治】

思虑过度，劳伤心脾，惊悸怔忡，失眠健忘，食少体倦，以及脾虚气弱，便血崩漏等　本品能补心脾、益气血、安神，与人参、当归、酸枣仁等同用，如归脾汤（《济生方》）；用于气血亏虚，可单服本品，如玉灵膏（一名代参膏）（《随息居饮食谱》），即单用本品加白糖蒸熟，开水冲服。

【用法用量】煎服，10~25g；大剂量30~60g。

【使用注意】湿盛中满或有停饮、痰、火者忌服。

【现代研究】

1. 化学成分　龙眼肉含水溶性物质、不溶性物质、灰分，可溶性物质含葡萄糖，还含有蛋白质，脂肪及维生素 B_1、维生素 B_2、维生素 P、维生素 C 等。

2. 药理作用　龙眼肉和蛤蚧提取液可促进生长，增强体质；可明显延长小鼠常压耐缺氧存活时间，降低低温下死亡率。

【文献摘要】

《神农本草经》：“主安志，厌食，久服强魂，聪明轻身不老，通神明。”

《本草求真》：“龙眼气味甘温，多有似于大枣，但此甘味更重，润气尤多，于补气之中，又更存有补血之力，故书载能益脾长智，养心保血，为心脾要药。是以心思劳伤而见健忘怔忡惊悸，及肠风下血，俱可用此为治。”

第四节　补阴药

本类药多甘寒有苦味。归肺、胃经，能补肺、胃之阴，治疗阴虚证。

阴虚证主要有两类：一是阴液不足，不能滋润脏腑组织，出现皮肤、咽喉、口鼻、眼目干燥或肠燥便秘。二是阴虚发热，出现午后潮热、盗汗、五心烦热、两颧发红。

使用本类药物治疗时，常与清热药、潜阳药、补血药等配伍。补阴药甘寒滋腻，易助留湿邪，故湿阻中满者慎重。

麦冬 Maidong

《神农本草经》

为百合科植物麦冬 *Ophiopogon japonicus*（Thunb.）Ker-Gawl. 的块根。主产于四川、浙江、江苏等地。夏季采挖，反复暴晒、堆置，至七八成干，除去须根，干燥，打破生用。

【药材特征】本品呈纺锤形，两端略尖，长 1.5~3cm，直径 0.3~0.6cm。表面黄白色或淡黄色，有细纵纹。质柔韧，断面黄白色，半透明，中柱细小。气微香，味甘、微苦。

【别名】不死药、阶前草、麦门冬。

【性味】甘、微苦，微寒。

【归经】胃、肺、心经。

【功效】养阴生津，润肺清心。

【主治】

1. 胃阴虚证　本品味甘柔润，性偏苦寒，长于滋养胃阴，生津止渴，兼清胃热。广泛用于胃阴虚有热之舌干口渴，胃脘疼痛，饥不欲食，呕逆，大便干结等症。如治热伤胃阴，口干舌燥，常与生地黄、玉竹、沙参等品同用。治消渴，可与天花粉、乌梅等品同用。与半夏、人参等同用，治胃阴不足之气逆呕吐，如麦门冬汤（《金匮要略》）。与生地黄、玄参同用，治热邪伤津之便秘，如增液汤（《温病条辨》）。

2. 肺阴虚证　本品又善养肺阴，清肺热，适用于阴虚肺燥有热的鼻燥咽干、干咳痰少、咳血、咽痛喑哑等症，常与阿胶、石膏、桑叶、枇杷叶等品同用，如清燥救肺汤（《医门法律》）。

3. 心阴虚证　本品归心经，能养心阴、清心热，并略具除烦安神作用。可用于心阴虚有热之心烦、失眠多梦、健忘、心悸怔忡等症。宜与养阴安神之品配伍，如天王补心丹（《摄生秘剖》）以之与生地黄、酸枣仁、柏子仁等品同用。热伤心营，神烦少寐者，宜与清心凉血养阴之品配伍，如清营汤（《温病条辨》）以之与黄连、生地黄、玄参等品同用。

按语：麦冬最早见于《神农本草经》，列为上品。仲景《伤寒论》和《金匮要略》共用药 5 方次。本品微甘微苦而性微寒。归心肺胃经。为清润之佳品，既可养肺胃之阴以生津润燥，又能清心经之热而除烦安神。凡心肺胃阴虚有热者皆可用之。

【用法用量】煎服，仲景最大用量为七升，最小用量为二升。目前常规用量为 6~12g。

【现代研究】

1. 化学成分　本品含多种甾体皂苷、β-谷甾醇、豆甾醇、高异黄酮类化合物、多种氨基酸、各种类型的多聚糖、维生素 A 样物质、铜、锌、铁、钾等成分。

2. 药理作用　家兔用麦冬煎剂肌内注射，能升高血糖；正常兔口服麦冬的水、醇提取物则有降血糖作用。麦冬能增强网状内皮系统吞噬能力，升高外周白细胞，提高免疫功能；能增强垂体肾上腺皮质系统作用，提高机体适应性；能显著提高实验动物耐缺氧能力，增加冠状动脉流量，对心肌缺血有明显保护作用，并能抗心律失常及改善心肌收缩力；有改善左心室功能与抗休克作用；还有一定镇静和抗菌作用。

【文献摘要】

《神农本草经》："主心腹结气……胃络脉绝，羸瘦短气。"

《本草汇言》："清心润肺之药。主心气不足，惊悸怔忡，健忘恍惚，精神失守；或肺热肺燥，咳声连发，肺痿叶焦，短气虚喘，火伏肺中，咯血咳血；或虚劳客热，津

液干少；或脾胃燥涸，虚秘便难。”

天冬 Tiandong

《神农本草经》

为百合科植物天冬 *Asparagus cochinchinensis*（Lour.）Merr. 的块根。主产于贵州、四川、广西等地。秋、冬二季采挖，洗净，除去茎基和须根，置沸水中煮或蒸至透心，趁热除去外皮，洗净，干燥，切片或段，生用。

【药材特征】本品呈长纺锤形，略弯曲，长 5~18cm，直径 0.5~2cm。表面黄白色至淡黄棕色，半透明，光滑或具深浅不等的纵皱纹，偶有残存的灰棕色外皮。质硬或柔润，有黏性，断面角质样，中柱黄白色。气微，味甜、微苦。

【别名】天棘、多儿母、天冬。

【性味】甘、苦，寒。

【归经】肺、肾、胃经。

【功效】养阴润燥，清肺生津。

【主治】

1. 肺阴虚证　本品甘润苦寒之性较强，其养肺阴，清肺热的作用强于麦冬、玉竹等同类药物。适用于阴虚肺燥有热之干咳痰少、咳血、咽痛喑哑等症。对咳嗽咯痰不利者，兼能止咳祛痰。治肺阴不足，燥热内盛之证，常与麦冬、沙参、川贝母等药同用。

2. 肾阴虚证　本品能滋肾阴，兼能降虚火，适宜于肾阴亏虚之眩晕、耳鸣、腰膝酸痛及阴虚火旺之骨蒸潮热，内热消渴等证。肾阴亏虚，眩晕耳鸣，腰膝酸痛者，常与熟地、枸杞子、牛膝等滋肾益精、强筋健骨之品同用。阴虚火旺，骨蒸潮热者，宜与滋阴降火之生地黄、麦冬、知母、黄柏等品同用。治肾阴久亏，内热消渴证，可与生地黄、山药、女贞子等滋阴补肾之品同用。肺肾阴虚之咳嗽咯血，可与生地、玄参、川贝母等滋阴清肺、凉血止咳药同用。

3. 热病伤津之食欲不振、口渴及肠燥便秘等证　本品还有一定益胃生津作用，兼能清胃热，可用于热伤胃津之证。气阴两伤，食欲不振，口渴者，宜与生地黄、人参等养阴生津益气之品配伍。津亏肠燥便秘者，宜与生地、当归、生首乌等养阴生津，润肠通便之品同用。

按语：天冬最早见于《神农本草经》，列为上品，仲景在《金匮要略》中仅用 1 方次。本品性味甘苦寒，归肺肾经。功同麦冬，但偏补肾阴，以治肾阴不足之骨蒸劳热，潮热盗汗等证。

【用法用量】煎服，仲景用量为六铢，目前常规用量为 6~12g。

【使用注意】本品甘寒滋腻之性较强，脾虚泄泻、痰湿内盛者忌用。

【鉴别用药】天冬与麦冬，既能滋肺阴、润肺燥、清肺热，又可养胃阴、清胃热、生津止渴，对于热病伤津之肠燥便秘，还可增液润肠以通便。二药性味功用相似，相须为用。然天冬苦寒之性较甚，清火与润燥之力强于麦冬，且入肾滋阴，还宜于肾阴不足，虚火亢旺之证。麦冬微寒，清火与滋润之力虽稍弱，但滋腻性亦较小，且能清心除烦，宁心安神，又宜于心阴不足及心热亢旺之证。

【现代研究】

1. 化学成分 本品含天门冬素（天冬酰胺）、黏液质、β-谷甾醇及5-甲氧基甲基糠醛、甾体皂苷、多种氨基酸、新酮糖、寡糖及多糖等成分。

2. 药理作用 天冬酰胺有一定平喘镇咳祛痰作用；可使外周血管扩张、血压下降、心收缩力增强、心率减慢和尿量增加；煎剂体外试验对甲型及乙型溶血性链球菌、白喉杆菌、肺炎双球菌、金黄色葡萄球菌等均有不同程度的抑制作用；天冬具有升高外周白细胞，增强网状内皮系统吞噬能力及体液免疫功能的作用；煎剂或醇提取液可促进抗体生成，延长抗体生存时间；对实验动物有非常显著的抗细胞突变作用，可升高肿瘤细胞 cAMP 水平，抑制肿瘤细胞增殖。

【文献摘要】

《药性论》：“主肺气咳逆，喘息促急，除热，通肾气，疗肺痿生痈吐脓……止消渴，去热中风，宜久服。”

《本草汇言》：“润燥滋阴，降火清肺之药也。统理肺肾火燥为病，如肺热叶焦，发为痿痈，吐血咳嗽，烦渴传为肾消，骨蒸热劳诸证，在所必需者也”。

百合 Baihe

《神农本草经》

为百合科植物百合 *Lilium brownii* F. E. Brown var. *viridulium* Baker 或细叶百合 *Lilium Pumilum* DC. 的肉质鳞叶。全国各地均产。以湖南、浙江产者为多。秋季采挖。洗净，剥取鳞叶，置沸水中略烫，干燥，生用或蜜炙用。

【药材特征】本品呈长椭圆形，长 2~5cm，宽 1~2cm，中部厚 1.3~4mm。表面类白色、淡棕黄色或微带紫色，有数条纵直平行的白色维管束。顶端稍尖，基部较宽，边缘薄，微波状，略向内弯曲。质硬而脆，断面较平坦，角质样。无臭，味微苦。

【别名】白百合、中逢花、百合蒜。

【性味】甘，微寒。

【归经】肺、心、胃经。

【功效】养阴润肺，清心安神。

【主治】

1. 肺阴虚证 本品微寒，作用平和，能补肺阴，兼能清肺热。润肺清肺之力虽不及北沙参、麦冬等药，但兼有一定的止咳祛痰作用。用于阴虚肺燥有热之干咳少痰、咳血或咽干喑哑等症，常与生地黄、玄参、桔梗、川贝母等清肺、祛痰药同用，如百合固金汤（《慎斋遗书》）。

2. 阴虚有热之失眠心悸及百合病心肺阴虚内热证 本品能养阴清心，宁心安神。治虚热上扰，失眠，心悸，可与麦冬、酸枣仁、丹参等清心安神药同用。治疗神志恍惚，情绪不能自主，口苦、小便赤、脉微数等为主的百合病心肺阴虚内热证，用本品

既能养心肺之阴，又能清心肺之热，还有一定的安神作用。常与生地黄、知母等养阴清热之品同用。

此外，本品还能养胃阴、清胃热，对胃阴虚有热之胃脘疼痛亦宜选用。

按语：百合最早于《神农本草经》列为上品，仲景在《金匮要略》中用药共4方次。本品性味甘寒，入肺、心经。功善养阴润肺止咳，治疗阴虚燥咳及热病伤阴余热未清之虚烦不眠，尤善治阴虚心神不宁之百合病。称之为治百合病的要药。

【用法用量】煎服，仲景用量为七枚，目前常规用量为6～12g。蜜炙可增加润肺作用。

【现代研究】

1. 化学成分　本品含酚酸甘油酯、丙酸酯衍生物、酚酸的糖苷、酚酸甘油酯糖苷、甾体糖苷、甾体生物碱、微量元素、淀粉、蛋白质、脂肪等成分。

2. 药理作用　本品水提液对实验动物有止咳、祛痰作用；可对抗组织胺引起的蟾蜍哮喘；水提液还有强壮、镇静、抗过敏作用；水煎醇沉液有耐缺氧作用；还可防止环磷酰胺所致白细胞减少症。

【文献摘要】

《日华子本草》："安心，定胆，益志，养五脏。"

《本草纲目拾遗》："清痰火，补虚损。"

玉竹 Yuzhu

《神农本草经》

为百合科植物玉竹 *Polygonatum odoratum*（Mill.）Druce 的根茎。主产于湖南、河南、江苏等地。秋季采挖，洗净，晒至柔软后，反复揉搓，晾晒至无硬心，晒干；或蒸透后，揉至半透明，晒干，切厚片或切段用。

【药材特征】本品呈长圆柱形，略扁，少有分枝，长4～18cm，直径0.3～1.6cm。表面黄白色或淡黄棕色，半透明，具纵皱纹及微隆起的环节，有白色圆点状的须根痕和圆盘状茎痕。质硬而脆或稍软，易折断，断面角质样或显颗粒性。气微，味甘，嚼之发黏。

【别名】葳蕤、铃铛菜、连竹。

【性味】甘，微寒。

【归经】肺、胃经。

【功效】养阴润燥，生津止渴。

【主治】

1. 肺阴虚证　本品药性甘润，能养肺阴，微寒之品，并略能清肺热。适用于阴虚肺燥有热的干咳少痰、咳血、声音嘶哑等症，常与沙参、麦冬、桑叶等品同用，如沙参麦冬汤（《温病条辨》）。治阴虚火炎，咳血、咽干、失音，可与麦冬、地黄、贝母等品同用。

又因本品滋阴而不碍邪，与疏散风热之薄荷、淡豆豉等品同用，治阴虚之体感受风温及冬温咳嗽，咽干痰结等症，可使发汗而不伤阴，滋阴而不留邪，如加减葳蕤汤（《重订通俗伤寒论》）。

2. 胃阴虚证 本品又能养胃阴，清胃热，主治燥伤胃阴，口干舌燥，食欲不振，常与麦冬、沙参等品同用；治胃热津伤之消渴，可与石膏、知母、麦冬、天花粉等品同用，可共收清胃生津之效。

此外，本品还能养心阴，亦略能清心热，还可用于热伤心阴之烦热多汗、惊悸等证，宜与麦冬、酸枣仁等清热养阴安神之品配伍。

【用法用量】煎服，6~12g。

【现代研究】

1. 化学成分 本品含甾体皂苷（铃兰苦苷、铃兰苷等）、黄酮及其糖苷（槲皮素苷等）、微量元素、氨基酸及其他含氮化合物，尚含黏液质、白屈菜酸、维生素A样物质。

2. 药理作用 本品具有促进实验动物抗体生成、提高巨噬细胞的吞噬百分数和吞噬指数、促进干扰素合成、抑制结核杆菌生长、降血糖、降血脂、缓解动脉粥样斑块形成、使外周血管和冠状动脉扩张、延长耐缺氧时间、强心、抗氧化、抗衰老等作用；还有类似肾上腺皮质激素样作用。

【文献摘要】

《神农本草经》："主中风暴热，不能动摇，跌筋结肉，诸不足。"

《日华子本草》："除烦闷，止渴，润心肺，补五劳七伤虚损。"

《本草正义》："治肺胃燥热，津液枯涸，口渴嗌干等症，而胃火炽盛，燥渴消谷，多食易饥者，尤有捷效。"

鳖甲 Biejia

《神农本草经》

为鳖科动物鳖 *Trionyx sinensis* Wiegmann 的背甲。主产于湖北、湖南、安徽等地。全年均可捕捉，杀死后置沸水中烫至背甲上硬皮能剥落时取出，除去残肉，晒干，以砂炒后醋淬用。

【药材特征】本品呈椭圆形或卵圆形，背面隆起，长10~15cm，宽9~14cm。外表面黑褐色或墨绿色，略有光泽，具细网状皱纹及灰黄色或灰白色斑点，中间有一条纵棱，两侧各有左右对称的横凹纹8条，外皮脱落后，可见锯齿状嵌接缝。内表面类白色，中部有突起的脊椎骨，颈骨向内卷曲，两侧各有肋骨8条，伸出边缘。质坚硬。气微腥，味淡。

【别名】上甲、鳖壳、鳖盖子。

【性味】甘、咸，寒。

【归经】肝、肾经。

【功效】滋阴潜阳，软坚散结。

【主治】

1. 肝肾阴虚证 适用于肝肾阴虚所致阴虚内热、阴虚风动、阴虚阳亢诸证。本品

味咸质重入肝经，为血肉有情之品，善滋阴潜阳，故可治疗上述证。

2. 症瘕积聚　本品味咸，还长于软坚散结，适用于肝脾肿大等症瘕积聚。常与活血化瘀、行气化痰药配伍，如鳖甲煎丸（《金匮要略》）治疟疾日久不愈，胁下痞硬成块。

3. 阴虚发热　本品能滋阴清热，如治热病伤阴所致夜热早凉、形瘦脉数、舌红少苔的青蒿鳖甲汤（《温病条辨》）。

按语：鳖甲最早见于《神农本草经》，列为中品，仲景在《金匮要略》中用药共3方次。龟甲功用与鳖甲相同，二者均为咸寒之品，同归肝、肾经。入血分走阴，均有育阴潜阳、清热凉血之功。凡阴虚内热，骨蒸劳热，阴虚盗汗及阴虚阳亢之头晕目眩、耳鸣耳聋等皆可运用。但龟甲补肾作用较强，偏于补肾健骨，善治筋骨痿弱小儿发育不良之五迟等。鳖甲软坚化症作用较好。善治症瘕痞块，疟母等。

【用法用量】煎服，仲景最大用量十二分，最小用量手指大一小块，目前常规用量10~24g。宜先煎。本品经砂炒醋淬后，有效成分更易煎出；去腥气，易粉碎，方便制剂。

【现代研究】

1. 化学成分　本品含动物胶、骨胶原、角蛋白、17 种氨基酸、碳酸钙、磷酸钙、碘、维生素 D 及锌、铜、锰等微量元素。

2. 药理作用　鳖甲能降低实验性甲状腺功能亢进动物血浆 cAMP 含量；能提高淋巴母细胞转化率，延长抗体存在时间，增强免疫功能；能保护肾上腺皮质功能；能促进造血功能，提高血红蛋白含量；能抑制结缔组织增生，故可消散肿块；有防止细胞突变作用；还有一定镇静作用。

【文献摘要】

《神农本草经》："主心腹症瘕坚积，寒热，去痞息肉……"

《本草汇言》："除阴虚热疟，解劳热骨蒸之药也。厥阴血闭邪结，渐至寒热，为症瘕，为痞胀，为疟疾，为淋沥，为骨蒸者，咸得主之。"

北沙参 Beishashen

《本草汇言》

为伞形科植物珊瑚菜 *Glehnia littoralis* Fr. Schmidt ex Miq. 的根。主产于辽宁、山东。夏、秋两季采挖，洗净，置沸水中烫后，除去外皮，晒干或烘干。

【药材特征】本品呈细长圆柱形，偶有分枝，长 15~45cm，直径 0.4~1.2cm。表面淡黄白色，略粗糙，偶有残存外皮，不去外皮的表面黄棕色。全体有细纵皱纹及纵沟，并有棕黄色点状细根痕。顶端常留有黄棕色根茎残基；上端稍细，中部略粗，下部渐细。质脆，易折断，断面皮部浅黄白色，木部黄色。气特异，味微甘。

【别名】辽沙参、银条参、莱阳参。

【性味】甘、微苦，微寒。

【归经】肺、胃经。

【功效】养阴清肺，益胃生津。

【主治】

1. 肺阴虚证 本品甘润而偏于苦寒，既能补肺阴，又能清肺热，适用于阴虚肺燥有热之干咳少痰、咳血或咽干喑哑等症。常与相似的养阴、润肺、清肺及止咳、平喘、利咽之麦冬、南沙参、杏仁、桑叶、玄参等药同用。

2. 胃阴虚证 本品能养胃阴，而生津止渴，兼能清胃热。适用于胃阴虚有热之口干多饮、饥不欲食、大便干结、舌苔光剥或舌红少津及胃痛、胃胀、干呕等症。常与石斛、玉竹、乌梅等养阴生津之品同用。胃阴脾气俱虚者，宜与山药、太子参、黄精等养阴、益气、健脾之品同用。

按语：本品味甘气寒，入肺胃二经，甘能养阴，寒能清热，甘寒相合，为清热养阴之要药。肺胃为温热病邪易犯之地，热为阳邪，邪气所犯，必伤阴津，会导致咳嗽咽干，发热心烦，口渴欲呕，舌红便干，北沙参能清二经之热，养二经之阴，故为主治。

【用法用量】煎服，4.5~9g。

【使用注意】《本草从新》谓北沙参“反藜芦”，《中国药典》亦认为北沙参“不宜与藜芦同用”，应加以注意。

【现代研究】

1. 化学成分 本品主含生物碱、淀粉、多糖、多种香豆素类成分，微量挥发油及佛手柑内酯等成分。

2. 药理作用 北沙参的乙醇提取物有降低体温和镇痛作用；北沙参多糖对免疫功能有抑制作用，可用于体内免疫功能异常亢进的疾病；北沙参水浸液在低浓度时，能加强离体蟾蜍心脏收缩，浓度增高，则出现抑制直至心室停跳，但可以恢复；静脉注射北沙参可使麻醉兔的血压略升，呼吸加强。

【文献摘要】

《本草汇言》引林仲先医案：“治一切阴虚火炎，似虚似实，逆气不降，清气不升，为烦，为渴，为胀，为满，不食，用真北沙参五钱水煎服。”

《本草从新》：“专补肺阴，清肺火，治久咳肺痿。”

南沙参 Nanshashen

《神农本草经》

为桔梗科植物轮叶沙参 *Adenophora tetraphylla*（Thunb.）Fisch. 或沙参 *Adenophora Stricta* Miq. 的根。主产于安徽、江苏、浙江等地。春、秋二季采挖，除去须根，趁鲜刮去粗皮洗后干燥，切厚片或短段生用。

【药材特征】本品呈圆锥形或圆柱形，略弯曲，长7~27cm，直径0.8~3cm。表面黄白色或淡棕黄色，凹陷处常有残留粗皮，上部多有深陷横纹，呈断续的环状，下部有纵纹及纵沟。顶端具1或2个根茎。体轻，质松泡，易折断，断面不平坦，黄白色，多裂隙。无臭，味微甘。

【性味】甘，微寒。

【归经】肺、胃经。

【功效】养阴清肺，清胃生津，补气，化痰。

【主治】

1. 肺阴虚证　本品甘润而微寒，能补肺阴、润肺燥，兼能清肺热。亦适用于阴虚肺燥有热之干咳痰少、咳血或咽干喑哑等症。其润肺清肺之力均略逊于北沙参。但对肺燥痰黏，咯痰不利者，因兼有一定的祛痰的作用，可促进排痰；对气阴两伤者，还略能补脾肺之气，可气阴两补。常与北沙参、麦冬、杏仁等润肺清肺及对症之品配伍。

2. 胃阴虚证　本品又能养胃阴，生津止渴，并清胃热。适用于胃阴虚有热之口燥咽干、大便秘结、舌红少津及饥不欲食、呕吐等。本品养胃阴、清胃热之力亦不及北沙参。但本品兼能补益脾气，对于胃阴脾气俱虚之证，有气阴双补之效，对热病后期，气阴两虚两余热未清不受温补者，尤为适宜。多与玉竹、麦冬、生地等养胃阴、清胃热之品配伍，如益胃汤（《温病条辨》）。

【用法用量】煎服，9～15g。

【使用注意】反藜芦。

【鉴别用药】北沙参与南沙参来源于两种不同的植物，因二者功用相似，均以养阴清肺、益胃生津（或补肺胃之阴，清肺胃之热）为主要功效。但北沙参清养肺胃作用稍强，肺胃阴虚有热之证较为多用。而南沙参尚兼益气及祛痰作用，较宜于气阴两伤及燥痰咳嗽者。

【现代研究】

1. 化学成分　轮叶沙参含三萜类皂苷、黄酮类化合物、多种萜类和烃类混合物、蒲公英萜酮、β-谷甾醇、胡萝卜苷、饱和脂肪酸、沙参酸甲酯和沙参醇。沙参中含呋喃香豆精类。

2. 药理作用　杏叶沙参可提高细胞免疫和非特异性免疫，且可抑制体液免疫，具有调节免疫平衡的功能；轮叶沙参有祛痰作用，其祛痰作用较紫菀差；1%沙参浸剂对离体蟾蜍心脏有明显强心作用；体外试验，沙参水浸剂（1:2）有抗真菌作用。

【文献摘要】

《神农本草经》："补中，益肺气。"

《本草纲目》："清肺火，治久咳肺痿。"

《饮片新参》："清肺养阴，治虚劳咳呛痰血。"

石斛 Shihu

《神农本草经》

为兰科植物环草石斛 *Dendrobium loddigesii* Rolfe.、马鞭石斛 *Dendrobium fimbriatum Hook.* var. *oculatum* Hook.、黄草石斛 *Dendrobium Chrysanthum* wall.、铁皮石斛 *Dendrobium candidum* wall. ex Lindl. 或金钗石斛 *Dendrobium nobile* Lindl. 的茎。主产于四川、贵州、云南等地。全年均可采取，以秋季采收为佳。烘干或晒干，切段，生用。

鲜者可栽于砂石内，以备随时取用。

【药材特征】鲜石斛：呈圆柱形或扁圆柱形，长约30cm，直径0.4~1.2cm。表面黄绿色，光滑或有纵纹，节明显，色较深，节上有膜质叶鞘。肉质，多汁，易折断。气微，味微苦而回甜，嚼之有黏性。

环草石斛：呈细长圆柱形，常弯曲或盘绕成团，长15~35cm，直径0.1~0.3cm，节间长1~2cm。表面金黄色，有光泽，具细纵纹。质柔韧而实，断面较平坦。无臭，味淡。

马鞭石斛：呈长圆锥形，长40~120cm，直径0.5~0.8cm，节间长3~4.5cm。表面黄色至暗黄色，有深纵槽。质疏松，断面呈纤维性。味微苦。

黄草石斛：长30~80cm，直径0.3~0.5cm，节间长2~3.5cm。表面金黄色至淡黄褐色，具纵沟。体轻，质实，易折断，断面略呈纤维性。嚼之有黏性。

耳环石斛：呈螺旋形或弹簧状，一般为2~4个旋纹，茎拉直后长3.5~8cm，直径0.2~0.3cm。表面黄绿色，有细纵皱纹，一端可见茎基部留下的短须根。质坚实，易折断，断面平坦。嚼之有黏性。

金钗石斛：呈扁圆柱形，长20~40cm，直径0.4~0.6cm，节间长2.5~3cm。表面金黄色或黄中带绿色，有深纵沟。质硬而脆，断面较平坦。味苦。

【别名】金钗花、黄草、杜兰。

【性味】甘，微寒。

【归经】胃、肾经。

【功效】益胃生津，滋阴清热。

【主治】

1. 胃阴虚及热病伤津证 本品长于滋养胃阴，生津止渴，兼能清胃热。主治热病伤津，烦渴、舌干苔黑之症，常与天花粉、鲜生地、麦冬等品同用，如《时病论》清热保津法。治胃热阴虚之胃脘疼痛、牙龈肿痛、口舌生疮可与生地黄、麦冬、黄芩等品同用。

2. 肾阴虚证 本品又能滋肾阴，兼能降虚火，适用于肾阴亏虚之目暗不明、筋骨痿软及阴虚火旺，骨蒸劳热等。肾阴亏虚，目暗不明者，常与枸杞子、熟地黄、菟丝子等品同用，如石斛夜光丸（《原机启微》）。肾阴亏虚，筋骨痿软者，常与熟地黄、山茱萸、杜仲、牛膝等补肝肾、强筋骨之品同用。肾虚火旺，骨蒸劳热者，宜与生地黄、枸杞子、黄柏、胡黄连等滋肾阴、退虚热之品同用。

此外，有明目及强筋骨的作用。

按语：本品味甘性寒，归胃、肾经。以清热生津为主要功能，多用于热性病后期大热已去，余热未清，津液被劫，元气未复而出现的低热不退，口干烦渴，夜热早凉，胃痛干呕，食少体倦，舌光无苔或舌苔发黑等症，为益胃阴、养胃气的要药。

【用法用量】煎服，6~12g。鲜用，15~30g。

【现代研究】

1. 化学成分 本品含石斛碱、石斛胺、石斛次胺、石斛星碱、石斛因碱等生物碱，以及黏液质、淀粉等。

2. 药理作用 石斛能促进胃液的分泌而助消化，使肠蠕动亢进而通便，但若用量

增大，反使肠肌麻痹；有一定镇痛解热作用，其作用与非那西汀相似而较弱；可提高小鼠巨噬细胞吞噬作用，用氢化可的松抑制小鼠的免疫功能之后，石斛多糖能恢复小鼠免疫功能；石斛水煎对晶状体中的异化变化有阻止及纠正作用；对半乳糖性白内障不仅有延缓作用，而且有一定的治疗作用。

【文献摘要】

《神农本草经》："主伤中，除痹，下气，补五脏虚劳羸瘦，强阴，久服厚肠胃。"

《本草纲目拾遗》："清胃，除虚热，生津，已劳损。"

《本草再新》："清胃火，除心中烦渴，疗肾经虚热。"

黄精 Huangjing

《名医别录》

为百合科植物黄精 *Polygonatum sibiricum* Red.、滇黄精 *Polygonatum kingianum* Coll. et Hemsl. 或多花黄精 *Polygonatum cyrtonema* Hua 的根茎。黄精主产于河北、内蒙古、陕西；滇黄精主产于云南、贵州、广西；多花黄精主产于贵州、湖南、云南等地。春、秋二季采挖，洗净，置沸水中略烫或蒸至透心，干燥，切厚片用。

【药材特征】黄精根茎结节状。一端粗，类圆盘状，一端渐细，圆柱状，全角略似鸡头，长2.5~11cm，粗端直径1~2cm，常有短分枝，上面茎痕明显，圆形，微凹，直径2~3mm，周围隐约可见环节；细端长2.5~4cm，直径5~10mm，环节明显，节间距离5~15mm，有较多须根或须根痕，直径约1mm。表面黄棕色，有的半透明，具皱纹；圆柱形处有纵行纹理。质硬脆或稍柔韧，易折断，断面黄白色，颗粒状，有众多黄棕色维管束小点。气微，味微甜。

多花黄精根茎连珠状或块状，稍带圆柱形，直径2~3cm。每一结节上茎痕明显，圆盘状，直径约1cm。圆柱形处环节明显，有众多须根痕，直径约1mm。表面黄棕色，有细皱纹。质坚实，稍带柔韧，折断面颗粒状，有众多黄棕色维管束小点散列。气微，味微甜。

滇黄精根茎肥厚，姜块状或连珠状，直径2~4cm或以上，每一结节有明显茎痕，圆盘状，稍凹陷，直径5~8mm；须根痕多，常突出，直径约2mm。表面黄白色至黄棕色，有明显环节及不规则纵皱。质实，较柔韧，不易折断，断面黄白色，平坦，颗粒状，有众多深色维管束小点。气微，味甜，有黏性。

【别名】太阳草、山生姜、土灵芝。

【性味】甘，平。

【归经】脾、肺、肾经。

【功效】补气养阴，健脾，润肺，益肾。

【主治】

1. 阴虚肺燥之干咳少痰及肺肾阴虚之劳咳久咳　本品甘平，能养肺阴，益肺气。治疗肺金气阴两伤之干咳少痰，多与沙参、川贝母等药同用。因本品不仅能补益肺肾之阴，而且能补益脾气脾阴，有补土生金、补后天以养先天之效。亦宜用于肺肾阴虚之劳嗽久咳。因作用缓和，可单用熬膏久服。亦可与熟地、百部等滋养肺肾、化痰止咳之品同用。

2. 脾虚阴伤证 本品能补益脾气，又养脾阴。主治脾脏气阴两虚之面色萎黄、困倦乏力、口干食少、大便干燥。本品能气阴双补，单用或与补气健脾药同用。

3. 肾精亏虚 本品能补益肾精，延缓衰老，改善头晕、腰膝酸软、须发早白等早衰症状。如黄精膏方（《备急千金要方》）单用本品熬膏服。亦可与枸杞、何首乌等补益肾精之品同用。

【用法用量】煎服，9~15g。

【鉴别用药】黄精与山药，均为性味甘平，主归肺、脾、肾三脏，气阴双补之品。然黄精滋肾之力强于山药，而山药长于健脾，并兼有涩性，较宜于脾胃气阴两伤，食少便溏及带下等证。

【现代研究】

1. 化学成分 本品含黄精多糖、低聚糖、黏液质、淀粉及多种氨基酸（囊丝黄精还含多种蒽醌类化合物）等成分。

2. 药理作用 黄精能提高机体免疫功能和促进DNA、RNA及蛋白质的合成，促进淋巴细胞转化作用；具有显著的抗结核杆菌作用；对多种致病性真菌有抑制作用；对伤寒杆菌、金黄色葡萄球菌也有抑制作用；有增加冠状动脉流量及降压作用，并能降血脂及减轻冠状动脉粥样硬化程度；对肾上腺素引起的血糖过高呈显著抑制作用；还有抑制肾上腺皮质的作用和抗衰老作用。

【文献摘要】

《日华子本草》："补五劳七伤，助筋骨，生肌，耐寒暑，益脾胃，润心肺。"

《本草纲目》："补诸虚……填精髓。"

枸杞子 Gouqizi

《神农本草经》

为茄科植物宁夏枸杞 *Lycium barbarum* L. 的成熟果实。主产于宁夏、甘肃、新疆等地。夏、秋二秋果实呈橙红色时采收，晾至皮皱后，再晒至外皮干硬，果肉柔软，生用。

【药材特征】本品呈类纺锤形或椭圆形，长6~20mm，直径3~10mm。表面红色或暗红色，顶端有小凸起状的花柱痕，基部有白色的果梗痕。果皮柔韧，皱缩；果肉肉质，柔润。种子20~50粒，类肾形，扁而翘，长1.5~1.9mm，宽1~1.7mm，表面浅黄色或棕黄色。气微，味甜。

【别名】枸杞果、红耳坠。

【性味】甘，平。

【归经】肝、肾经。

【功效】滋补肝肾，益精明目。

【主治】

肝肾阴虚及早衰证　本品能滋肝肾之阴，为平补肾精肝血之品。治疗精血不足所致的视力减退、内障目昏、头晕目眩、腰膝酸软、遗精滑泄、耳聋、牙齿松动、须发早白、失眠多梦，以及肝肾阴虚、潮热盗汗、消渴等证的方中，都颇为常用。可单用，或与补肝肾，益精补血之品配伍。如枸杞膏（《寿世保元》）单用本品熬膏服；七宝美髯丹（《积善堂方》）以之与怀牛膝、菟丝子、何首乌等品同用。因其还能明目，故尤多用于肝肾阴虚或精亏血虚之两目干涩，内障目昏，常与熟地、山茱萸、山药、菊花等品同用，如杞菊地黄丸（《医级》）。

按语：枸杞最早见于《神农本草经》，被列为上品。本品甘平质润，归肝、肾二经。有补肝肾、益精血、明目之功。善治肝肾阴虚之头晕目昏，视力减退，腰膝酸软、遗精消渴等证。为平补肝肾之良药，亦为食疗的佳品。

【用法用量】煎服，6~12g。

【现代研究】

1. 化学成分　本品含甜菜碱、多糖、粗脂肪、粗蛋白、硫胺素、核黄素、烟酸、胡萝卜素、抗坏血酸、烟酸、β-谷甾醇、亚油酸、微量元素及氨基酸等成分。

2. 药理作用　枸杞子对免疫有促进作用，同时具有免疫调节作用；可提高血睾酮水平，起强壮作用；对造血功能有促进作用；对正常健康人也有显著升白细胞作用；还有抗衰老、抗突变、抗肿瘤、降血脂、保肝及抗脂肪肝、降血糖、降血压作用。

【文献摘要】

《本草经集注》：“补益精气，强盛阴道。”

《药性论》：“补益精，诸不足，易颜色，变白，明目，……令人长寿。”

《本草经疏》：“为肝肾真阴不足，劳乏内热补益之要药，……故服食家为益精明目之上品。”

龟甲 Guijia

《神农本草经》

为龟科动物乌龟 *Chinemys reevesii*（Gray）的腹甲及背甲。主产地浙江、湖北、湖南等。全年均可捕捉。杀死，或用沸水烫死，剥取甲壳，除去残肉，晒干，以砂炒后醋淬用。

【药材特征】本品背甲及腹甲由甲桥相连，背甲稍长于腹甲，与腹甲常分离。背甲呈长椭圆形拱状，长 7.5~22cm，宽 6~18cm；外表面棕褐色或黑褐色，脊棱 3 条；颈盾 1 块，前窄后宽；椎盾 5 块，第 1 椎盾长大于宽或近相等，第 2~4 椎盾宽大于长；肋盾两侧对称，各 4 块，缘盾每侧 11 块，臀盾 2 块。腹甲呈板片状，近长方椭圆形，长 6.4~21cm，宽 5.5~17cm；外表面淡黄棕色至棕黑色，盾片 12 块，每块常具紫褐色放射状纹理，腹盾、胸盾和股盾中缝均长，喉盾、肛盾次之，肱盾中缝最短；内表面黄白色至灰白色，有的略带血迹或残肉，除净后可见骨板 9 块，呈锯齿状嵌接；前端钝圆或平截，后端具三角形缺刻，两侧残存呈翼状向斜上方弯曲的甲桥。质坚硬。气微腥，味微咸。

【别名】龟板、血板、龟下甲。

【性味】甘，寒。

【归经】肾、肝、心经。

【功效】滋阴潜阳，益肾健骨，养血补心。

【主治】

1. 肝肾阴虚所致的阴虚阳亢、阴虚内热、阴虚风动 本品长于滋补肾阴，兼能滋养肝阴，故适用于肝肾阴虚而引起上述诸证。对阴虚阳亢头目眩晕，本品兼能潜阳，常与天冬、白芍、牡蛎等品同用，如镇肝息风汤（《医学衷中参西录》）。治阴虚内热，骨蒸潮热、盗汗遗精者，常与滋阴降火之熟地、知母、黄柏等品同用，如大补阴丸（《丹溪心法》）。本品性寒，兼退虚热，治阴虚风动，神倦瘈疭者，宜与阿胶、鳖甲、生地黄等品同用，如大定风珠（《温病条辨》）。

2. 肾虚筋骨痿弱 本品长于滋肾养肝，又能健骨，故多用于肾虚之筋骨不健，腰膝酸软，步履乏力及小儿鸡胸、龟背、囟门不合诸症，常与熟地黄、知母、黄柏、锁阳等品同用，如虎潜丸（《丹溪心法》）。小儿脾肾不足，阴血亏虚，发育不良，出现鸡胸、龟背者，宜与紫河车、鹿茸、山药、当归等补脾益肾、益精养血之品同用。

3. 阴血亏虚之惊悸、失眠、健忘 本品入于心肾，又可以养血补心，安神定志，适用于阴血不足，心肾失养之惊悸、失眠、健忘，常与石菖蒲、远志、龙骨等品同用，如孔子大圣知枕中方（现简称枕中丹）（《备急千金要方》）。

此外，本品还能止血。因其长于滋养肝肾，性偏寒凉，故尤宜于阴虚血热，冲任不固之崩漏、月经过多。常与生地黄、黄芩、地榆等滋阴清热、凉血止血之品同用。

【用法用量】煎服，9~24g。宜先煎。本品经砂炒醋淬后，有效成分更容易煎出；并除去腥气，便于制剂。

【现代研究】

1. 化学成分 本品含动物胶、角蛋白、脂肪、骨胶原、18 种氨基酸，以及钙、磷、锶、锌、铜等多种常量及微量元素。龟上甲与下甲所含成分相似。

2. 药理作用 龟甲能改善动物“阴虚”证病理动物功能状态，使之恢复正常；能增强免疫功能；具有双向调节 DNA 合成率的效应；对离体和在体子宫均有兴奋作用；有解热、补血、镇静作用；尚有抗凝血、增加冠状动脉流量和提高耐缺氧能力等作用；龟甲胶有一定提升白细胞数的作用。

【文献摘要】

《神农本草经》：“主……小儿囟不合。”

《本草纲目》：“补心、补肾、补血，皆以养阴也，……观龟甲所主诸病，皆属阴虚血弱。”

《本草通玄》：“大有补水制火之功，故能强筋骨，益心智，……止新血。”

墨旱莲 Mohanlian

《新修本草》

为菊科植物鳢肠 *Eclipta prostrata* L. 的地上部分。主产于江苏、江西、浙江等地。花开时采割，晒干，切段生用。

【药材特征】本品全体被白色茸毛。茎呈圆柱形，有纵棱，直径 2~5mm；表面绿褐色或墨绿色。叶对生，近无柄，叶片皱缩卷曲或破碎，完整者展平后呈长披针形，全缘或具浅齿，墨绿色。头状花序直径 2~6mm。瘦果椭圆形而扁，长 2~3mm，棕色或浅褐色。气微，味微咸。

【别名】旱莲草、节节乌、墨菜。

【性味】甘、酸，寒。

【归经】肝、肾经。

【功效】滋补肝肾，凉血止血。

【主治】

1. 肝肾阴虚证　本品甘寒，能补益肝肾之阴，适用于肝肾阴虚或阴虚内热所致须发早白、头晕目眩、失眠多梦、腰膝酸软、遗精耳鸣等症。单用或与滋养肝肾之品配伍。如旱莲膏（《医灯续焰》）单用本品熬膏服；二至丸（《医方集解》）以之与女贞子同用；亦常与熟地黄、枸杞子等配伍。

2. 阴虚血热的失血证　本品长于补益肝肾之阴，又能凉血止血，故尤宜于阴虚血热的出血证。可单用或与生地黄、阿胶等滋阴凉血止血之品同用。

【用法用量】煎服，6~12g。

【现代研究】

1. 化学成分　本品含皂苷、鞣质、维生素 A 样物质、鳢肠素、三噻嗯甲醇、三噻嗯甲醛、蟛蜞菊内酯、去甲蟛蜞菊内酯、去甲蟛蜞菊内酯苷及烟碱等成分。

2. 药理作用　本品具有提高机体非特异性免疫功能、消除氧自由基以抑制 5-脂氧酶、保护染色体、保肝、促进肝细胞的再生、增加冠状动脉血流量、延长小鼠在常压缺氧下的生命、提高在减压缺氧情况下小鼠的存活率等作用；并有镇静、镇痛、促进毛发生长、使头发变黑、止血、抗菌、抗阿米巴原虫、抗癌等作用。

【文献摘要】

《新修本草》：“洪血不可止者，傅之立已。汁涂发眉，生速而繁。”

《本草正义》：“入肾补阴而生长毛发，又能入血，为凉血止血之品。”

女贞子 Nüzhenzi

《神农本草经》

为木犀科植物女贞 *Ligustrum lucidum* Ait. 的成熟果实。主产于浙江、江苏、湖南等地。冬季果实成熟时采收，稍蒸或置沸水中略烫后，干燥，生用或酒制用。

【药材特征】本品呈卵形、椭圆形或肾形，长 6~8. 5mm，直径 3. 5~5. 5mm。表面黑紫色或灰黑色，皱缩不平，基部有果梗痕或具宿萼及短梗。体轻。外果皮薄，中果皮较松软，易剥离，内果皮木质，黄棕色，具纵棱，破开后种子通常为 1 粒，肾形，紫黑色，油性。无臭，味甘、微苦涩。

【别名】冬青子、女贞实。

【性味】甘、苦，凉。

【归经】肝、肾经。

【功效】滋补肝肾，乌须明目。

【主治】

肝肾阴虚证 本品性偏寒凉，能补益肝肾之阴，适用于肝肾阴虚所致的目暗不明、视力减退、须发早白、眩晕耳鸣、失眠多梦、腰膝酸软、遗精、消渴及阴虚内热之潮热、心烦等。常与墨旱莲配伍，即二至丸（《医方集解》）。阴虚有热，目微红羞明，眼珠作痛者，宜与生地黄、石决明、谷精草等滋阴清肝明目之品同用。肾阴亏虚消渴者，宜与生地黄、天冬、山药等滋阴补肾之品同用。阴虚内热之潮热心烦者，宜与生地黄、知母、地骨皮等养阴、清虚热之品同用。

【用法用量】煎服，6~12g。因主要成分齐墩果酸不易溶于水，故以入丸剂为佳。本品以黄酒拌后蒸制，可增强滋补肝肾作用，并使苦寒之性减弱，避免滑肠。

【现代研究】

1. 化学成分 本品含齐墩果酸、乙酰齐墩果酸、熊果酸、甘露醇、葡萄糖、棕榈酸、硬脂酸、油酸、亚油酸等成分。

2. 药理作用 女贞子可增强非特异性免疫功能，对异常的免疫功能具有双向调节作用；对化学治疗和放射治疗所致的白细胞减少有升高作用；可降低实验动物的血清胆固醇，有预防和消减动脉粥样硬化斑块和减轻斑块厚度的作用，能减少冠状动脉粥样硬化病变数并减轻其阻塞程度；能明显降低高龄鼠脑、肝中丙二醛含量，提高超氧化物歧化酶（SOD）活性，具一定抗衰老主治价值；有强心、利尿、降血糖及保肝作用；并有止咳、缓泻、抗菌、抗肿瘤作用。

【文献摘要】

《本草纲目》："强阴，健腰膝，变白发，明目。"

《本草备要》："益肝肾，安五脏，强腰膝，明耳目，乌须发，补风虚，除百病。"

桑椹 Sangshen

《新修本草》

为桑科植物桑 *Morus alba* L. 的果穗。主产于江苏、浙江、湖南等地。4~6 月果实变红时采收，晒干，或略蒸后晒干用。

【药材特征】本品为聚花果，由多数小瘦果集合而成，呈长圆形，长 1~2cm，直径 0.5~0.8cm。黄棕色、棕红色至暗紫色，有短果序梗。小瘦果卵圆形，稍扁，长约 2mm，宽约 1mm，外具肉质花被片 4 枚。气微，味微酸而甜。

【别名】桑实、乌椹、桑果。

【性味】甘、酸，寒。

【归经】肝、肾经。

【功效】滋阴补血，生津润燥。

【主治】

1. 肝肾阴虚证　本品能补益肝肾之阴，兼能凉血退热，适用于肝肾阴虚之头晕耳鸣、目暗昏花、关节不利、失眠、须发早白等症。对肝肾阴虚兼血虚者，还能补血养肝。其作用平和，宜熬膏常服；或与熟地黄、何首乌等滋阴、补血之品同用。

2. 津伤口渴、消渴及肠燥便秘等证　本品又能生津止渴，润肠通便。兼阴血亏虚者，又能补养阴血。治津伤口渴、内热消渴及肠燥便秘等证，鲜品食用有效。亦可随证配伍。

【用法用量】煎服，9~15g。

【现代研究】

1. 化学成分　本品含糖、鞣酸、苹果酸、维生素 B_1、维生素 B_2、维生素 C、胡萝卜素、蛋白质、芸香苷等组分。

2. 药理作用　桑椹有中度促进淋巴细胞转化的作用；能促进 T 细胞成熟，从而使衰老的 T 细胞功能得到恢复；对青年小鼠体液免疫功能有促进作用；对粒系粗细胞的生长有促进作用；能降低红细胞膜 Na^+-K^+-ATP 酶的活性，可能是其滋阴的作用原理之一；其有防止环磷酰胺所致白细胞减少的作用。

【文献摘要】

《新修本草》：“主消渴。”

《滇南本草》：“益肾脏而固精，久服黑发明目。”

《本草经疏》：“为凉血补血益阴之药。”

黑芝麻 Heizhima

《神农本草经》

为脂麻科植物脂麻 *Sesamum indicum* L. 的成熟种子。我国各地有栽培。秋季果实成熟时采收种子，晒干，生用或炒用。

【药材特征】本品呈扁卵圆形，长约 3mm，宽约 2mm。表面黑色，平滑或有网状皱纹。尖端有棕色点状种脐。种皮薄，子叶 2，白色，富油性。气微，味甘，有油香气。

【别名】巨胜、乌麻子、小胡麻。

【性味】甘，平。

【归经】肝、肾、大肠经。

【功效】补肝肾，润肠燥。

【主治】

1. 肾精肝血亏虚所致的早衰诸证　本品为具营养作用的益精养血药，其性平和，甘香可口，为食疗佳品。古方多用于精亏血虚，肝肾不足引起的头晕眼花、须发早白、四肢无力等症，如《寿世保元》扶桑至宝丹（又名桑麻丸）以之配伍桑叶为丸服。亦常与巴戟天、熟地黄等补肾益精养血之品配伍，用以延年益寿。

2. 肠燥便秘 本品富含油脂，能润肠通便，适用于精亏血虚之肠燥便秘。可单用，或与肉苁蓉、苏子、火麻仁等润肠通便之品配伍。

【用法用量】煎服，9~15g。或入丸、散剂。

【现代研究】

1. 化学成分 本品含脂肪油（油中含油酸、亚油酸等）、植物蛋白、氨基酸、木脂素、植物甾醇、糖类，磷脂及十余种微量元素，还含烟酸、核黄素、维生素 B_6、维生素 E、细胞色素 C、胡麻苷等。

2. 药理作用 黑芝麻有抗衰老作用，可使实验动物的衰老现象推迟发生；所含亚油酸可降低血中胆固醇含量，有防治动脉硬化作用；可使实验动物的肾上腺皮质功能受到某种程度的抑制；可降低血糖，并增加肝脏及肌肉中糖原含量，但大剂量下可使糖原含量下降；所含脂肪油能滑肠通便。

【文献摘要】

《神农本草经》："主伤中虚羸，补五内，益气力，长肌肉，填脑髓。"

《本草备要》："补肝肾、润五脏，滑肠。"

《玉楸药解》："补益精液，润肝脏，养血舒筋。"

第九章　消食药

凡以消食化积为主要作用，主治食积不化的药物称消食药，又称消导药。

消食药大多性味甘、平，以归脾、胃二经为主。主要有消食化积、开胃和中之功。除此之外，个别药物尚有健脾功效。适用于饮食积滞所致的脘腹胀满、嗳气吞酸、恶心呕吐、不思饮食、大便失常及脾胃虚弱、消化不良等。

本类药物多属平和之性，适用于病情较缓，积滞不甚者；且食积多有兼证，故临床使用本类药物应根据不同的证候，选择相应的药物予以配伍。若脾胃虚弱运化无力者，配健脾益胃药如白术、扁豆等消补并用；脾胃虚寒者，配温中散寒助阳药如干姜、良姜等以温中健脾；脾胃有热者配清热药如石膏、芦根等以清泻胃火；脾胃有湿者，配化湿药如藿香、佩兰等以化湿开胃；脾胃气滞者，配行气药如陈皮、木香等以理气消滞；脾胃阴虚者配补阴药如玉竹、石斛等以补脾养阴；有虫积者，配驱虫药如使君子、槟榔等以驱虫。

本类药物仲景主治仅神曲一味，属临床常用中药。

消食药虽药性缓和，但久用耗气，故气虚无积滞者慎用。

药理研究证明，本类药物多有不同程度的助消化作用，有些尚有降血脂、降血压、扩张血管、增加冠状动脉流量及抗心肌缺血、抗菌等作用。

歌诀：

诸药性味，开胃优良，

能消食而化积，可健运而消胀。

或嗳腐吞酸，或呕吐泄泻，或食而不安。

初病则佐以气药，积滞则泻下乃康。

辨证用药，配伍须当。

神曲 Shenqu

《药性论》

为面粉和其他药物混合后发酵而成的加工品，全国各地均有生产，其制法是以淀粉或麸皮与杏仁泥、赤小豆粉，以及鲜青蒿、鲜苍耳、鲜辣蓼，捣取汁，混合拌匀，使干湿适宜，做成小块，放入筐内，复以麻叶，或楮叶，保温发酵一周，长出黄菌丝时取出，切小块，晒干即成。生用或炒用。

【药材特征】呈方形或长方形的块状。外表土黄色，粗糙，质硬脆，易断，断面不平，类白色，可见未被粉碎的褐色残渣及发酵后的空洞。有陈腐气，味微苦。以陈久无虫蛀者为佳。

【别名】陈曲、大曲、六神曲、焦神曲。

【性味】甘、辛，温。

【归经】脾、胃经。

【功效】消食和胃。

【主治】

食积不化证 本品辛以行散消食，甘以健脾开胃，和中止泻，常用治饮食积滞，脘腹胀满，食积不化，肠鸣腹泻等，尤善消瓜果蔬菜之积，常配伍山楂、麦芽、陈皮、茯苓等，如保和丸（《丹溪心法》）。本品又略兼解表之功，对外感兼食滞者尤为适宜。

此外，凡方剂中有金石、贝壳类药物者，可加本品制丸剂以助消化。

按语：神曲最早见于《药性论》。仲景在《金匮要略》中仅用1方次，为治疗虚损证之薯蓣丸一方中作为和胃之品使用。

【用法用量】煎服，仲景用量为十分。目前常规用量为6~15g，亦入丸、散。

【现代研究】

1. 化学成分 本品主含酵母菌、酶类、维生素B复合体、蛋白质及脂肪、挥发油等。

2. 药理作用 有促进消化、增进食欲的作用。

【文献摘要】

《药性论》："化水谷宿食，症结积滞，健脾暖胃。"

《本草纲目》："消食下气，除痰逆霍乱泄痢胀满诸气。"

山楂 Shanzha

《神农本草经集注》

为蔷薇科植物山里红 *Crataegus pinnatifida* Bge. var. major N. E. Br.、山楂 *Crataegus pinnatifida* Bge. 或野山楂 *Crataegus cuneata* sieb. et Zucc. 的干燥成熟果实。前二者商品习称为"北山楂"，后者习称为"南山楂"。主产河南、山东、河北、安徽、陕西、东北等地。秋季果实成熟时采收，北山楂切片晒干，南山楂直接晒干，生用或炒用。

【药材特征】

北山楂：呈球形或梨形，表面深红色，有光泽，满布灰白色斑点，气微，味酸微甜。

南山楂：圆球形或扁球形，体积较小，表面棕色至棕红色，有细纹和灰白色小点，味偏酸涩。

【别名】焦山楂、山楂炭、山里果、红果。

【性味】酸、甘，微温。

【归经】脾、胃、肝经。

【功效】消食化积，化瘀行滞。

【主治】

1. 食积不化证　本品酸甘微温，功善消食化积，主治各种饮食积滞证，尤为消化油腻及乳食积滞。治肉食积滞之脘腹胀痛、嗳气吞酸、腹痛便溏等，单味煎水内服即效，或配神曲、麦芽、莱菔子等同用，如保和丸（《丹溪心法》）。若脘腹胀痛较甚者，配木香、枳实等同用，如匀气散（《证治准绳》）。

2. 泻痢腹痛　本品能健胃消积，又善化瘀止痛。炒用止泻痢腹痛，可单味煎汤内服或配木香、槟榔等同用。

3. 瘀阻诸痛　本品性温，入肝走血，能通行气血，善化瘀止痛。治瘀滞胸胁疼痛，配川芎、郁金、丹参等同用；治妇女产后瘀阻腹痛、恶露不尽、痛经、经闭，配红花、桃仁、当归、延胡索等同用；治疝气疼痛，配荔枝核、小茴香、青皮等同用。

现代用本品治疗冠心病、心绞痛、高血压、高脂血症、细菌性痢疾，均有良好疗效。

按语：山楂最早见于《本草经集注》。本品性酸甘微温，入脾、胃、肝经，入脾胃善消食化积，治疗各种食积停滞，尤为消油腻肉积、乳积之要药。入肝经血分，能活血化瘀，用于瘀血阻滞之胸腹胁肋疼痛、产后瘀滞腹痛及痛经经闭。炒焦长于止泻痢，以治食积泻痢腹痛。现代多用于心血管、脑血管疾患等有良好疗效。

【用法用量】煎服，10～15g，大量用至30g。生用消食化瘀。炒用止泻止痢。

【现代研究】

1. 化学成分　本品主含黄酮类、柠檬酸、酒石酸、内脂类、糖类及维生素C等。

2. 药理作用　本品能增加胃中消化酶的分泌，有促进消化的作用，所含脂肪酶能促进脂肪分解；所含多种有机酸能提高蛋白酶的活性，使肉食宜被消化；有收缩子宫、强心、抗心律失常、增加冠状动脉流量、扩张血管、降低血压、降血脂等作用；对痢疾杆菌及大肠杆菌有较强的抑制作用。

【文献摘要】

《新修本草》：“汁服止痢，洗头及身差疮痒。”

《本草纲目》：“化饮食，消肉积，症瘕痰饮，痞满吞酸，滞血痛胀。”

《日用本草》：“化食积，行结气，健胃宽膈，消血痞气块。”

麦芽 Maiya

《药性论》

为禾本科植物大麦 *Hordeum vulgare* L. 的成熟果实经发芽而成。全国各地均产，将大麦洗净，用水浸泡4～6h后，捞出，保持适当的温度、湿度，待幼芽长至约0.5cm时，晒干或低温干燥，生用或炒用。

【药材特征】本品略呈梭形，长8～15mm，直径1.5～2.5mm。表面淡黄色，背面为外稃包围，具5脉，腹面为内稃包围，有1条纵沟。除去内外稃后，基部胚根处长出胚芽及须根，胚芽长披针形，状线形，黄白色，长约5mm，须根数条，纤细而弯曲。质硬，断面白色，粉性。气无，味微甘。以色黄粒大、饱满、芽完整者为佳。

【别名】大麦芽、焦麦芽。

【性味】甘，平。

【归经】脾、胃、肝经。

【功效】消食和胃，回乳消胀。

【主治】

1. 米面薯芋积滞证 本品甘平，能健胃消食，尤能促进淀粉性食物的消化，主治米面薯芋类积滞不化诸证。常配山楂、神曲、鸡内金等同用；治小儿食积停滞，单味水煎服或研细冲服；治脾虚食少，食后饱胀，配党参、白术、陈皮等同用，如健脾丸（《证治准绳》）。

2. 断乳，乳房胀痛 本品有回乳之功，妇女需断乳或治疗乳汁郁积之乳房胀痛，可单用生麦芽120g（或生、炒麦芽各60g）水煎服。

此外，本品兼能疏肝解郁，可配川楝子、青皮、柴胡等，治疗肝气郁滞或肝胃不调之证。

【鉴别用药】神曲、山楂、麦芽均为脾胃要药，三药功效相近均能健脾消积，故凡饮食不节，宿食内停而致的脘腹胀满、不思饮食，嗳腐吞酸、恶心呕吐等证，均可使用。炒焦后合用称“焦三仙”，善消一切积滞。但三者也有区别，山楂最早见于《本草经集注》偏消腥荤肉类积滞及乳积，又能化瘀血；神曲、麦芽最早见于《药性论》，神曲偏消瓜果蔬菜积滞，兼能和胃；麦芽偏消米面薯芋类积滞，又能回乳消胀，疏肝解郁。

【用法用量】煎服，10~15g，大量用至30~120g。

【使用注意】授乳期妇女不宜使用。

【现代研究】

1. 化学成分 本品主含淀粉酶、转化糖酶、葡萄糖、卵磷脂及微量大麦芽碱和B族维生素、维生素D、维生素E、细胞色素C等。

2. 药理作用 本品有助消化、降血糖作用；对乳汁分泌有双向调节作用，小剂量催乳、大剂量回乳；有抗真菌作用；还有降血脂和保肝作用。

【文献摘要】

《药性论》：“消化宿食，破冷气，去心腹胀满。”

《本草纲目》：“消化一切米面诸果食积。”

谷芽 Guya

《本草纲目》

为禾本科植物粟 *Seraria italica*（L.）Beauuv. 的成熟果实，经发芽干燥而成，全国各地均产，制法同麦芽。生用或炒用。

【药材特征】干燥粟芽呈小球形，直径约1mm。表面淡黄色，有外稃与内稃包围，

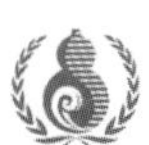

多数均已裂开，露出长约1~3mm的初生根（芽），或无初生根。剥去壳即为果实，表面淡黄色，光滑，基部有黄褐色的胚，长约1mm，胚乳近白色。质坚，断面粉质，气无，味微甜。以黄色、有芽、颗粒匀整者为佳。

【别名】小谷子、粟芽。

【性味】甘，平。

【归经】归脾、胃经。

【功效】消食健胃。

【主治】

食积停滞证　功似麦芽而力较缓和，治脘腹胀满，常配山楂、神曲、鸡内金等同用；治脾虚食少，体倦乏力，配党参、山药、白术等同用。

【用法用量】煎服，10~15g。生用偏于消食，炒用偏于和中。

附药　稻芽

为禾本科植物稻 *Oryza sativa* L. 的成熟果实经发芽干燥而成。全国大部分地区有栽种，主产于江南各省。

【药材特征】果实呈稍扁的长椭圆形，两端略尖，长6~9mm，宽约3mm。外种坚硬，表面黄色，具短细毛，有脉5条。基部有白色线形的浆片2枚，长约2mm，淡黄色，膜质，由一侧的浆片内伸出淡黄色弯曲的初生根。内释薄膜状，光滑，黄白色，内藏果实，质坚，断面白色，有粉性。气无，味微甜。制法同麦芽。其性味、功效、主治、用法用量均同谷芽相似。但我国南方地区多习用。

莱菔子 Laifuzi

《日华子本草》

为十字花科植物萝卜 *Raphanus sativus* L. 的干燥成熟种子，我国各地均产，夏季果实成熟时割取全株，搓出种子，晒干，生用或炒用，用时捣烂。

【药材特征】干燥种子呈椭圆形或近卵圆形而稍扁，长约3mm，宽2.5mm。表面红棕色，一侧有数条纵沟，一端有种脐，呈褐色圆点状突起。用放大镜观察，全体均有致密的网纹。质硬，破开后可见黄白色或黄色的种仁，有油性。无臭，味甘，微苦辛。以粗大、饱满、油性大者为佳。

【别名】卜子、炒卜子、生卜子。

【性味】辛、甘，平。

【归经】脾、胃、肺经。

【功效】消食除胀，降气化痰。

【主治】

1. 食积气滞证　本品辛甘行气和胃，归中焦则消食积，导滞气。消导之中又有行气除胀之功，入肺经则降肺气消痰积。治食积气滞，脘腹胀满或疼痛，嗳气吞酸，配陈皮、山楂、神曲等同用，如保和丸（《丹溪心法》）；若脾虚兼食积气滞者，与白术同用，如大安丸（《丹溪心法》）；若腹胀有热，泻痢不畅，与黄连、白头翁、秦皮等同用；气滞甚时配木香、青皮、枳实等同用。

2. 痰涎壅盛，气喘咳嗽 本品能消痰降气而止咳平喘，配紫苏子、白芥子同用，如三子养亲汤（《韩氏医通》）。

此外，醋研细外敷治疮痈肿毒。

按语：莱菔子最早见于《日华子本草》。本品性辛甘行散，入脾胃肺经，既能消食化积，又有降气除胀作用，为消食降气除胀之要药。善治食积气滞而致的脘腹胀满，嗳气吞酸，胀痛明显者；又有降气化痰作用，对痰盛喘咳、胸闷气逆等证尤为适宜。

【用法用量】煎服，6~10g。生用吐风痰散风寒，炒用行气消胀，定喘消痰，醋研外用消肿止痛。

【使用注意】辛散耗气，气虚及无食积、痰滞者慎用。不宜与人参同用。

【现代研究】

1. 化学成分 本品主含莱菔素、芥子碱、脂肪油（油中含亚油酸、亚麻酸、硬脂酸）、β-谷甾醇、糖类及多种氨基酸、维生素等。

2. 药理作用 本品能增强兔离体回肠的节律性收缩，抑制胃排空，提高胃幽门部环行肌紧张性和降低胃底纵行肌紧张性；其水提取液有明显的降血压作用；有一定的镇咳、祛痰作用；能降低血清胆固醇水平，防止冠状动脉粥样硬化；莱菔子水提物对葡萄球菌和大肠杆菌等有显著的抑制作用。

【文献摘要】

《日华子本草》："水研服，吐风痰，醋研消肿毒。"

《本草纲目》："下气定喘，治痰，消食，除胀，利大小便，止气痛，下痢后重，发疮疹。"

鸡内金 Jineijin

《神农本草经》

为家禽类雉科动物鸡 *Gallus gallus domesticus* Brisson 的胃内壁膜。全国各地均产，杀鸡时取下鸡肫内壁，洗净，晒干，生用或炒用。

【药材特征】本品呈不规则皱缩的囊片状，略卷曲。大小不一，完整者长约3.5cm，宽约3cm，厚1~2mm，表面黄色、黄绿色或黄褐色，薄而半透明，有多数明显的条棱状波纹。质脆，易碎，断面角质样，有光泽。气微腥，味微苦。以个大、色黄、完整少破碎者佳。

【别名】鸡中金、内金、鸡肫皮。

【性味】甘，平。

【归经】脾、胃、小肠、膀胱经。

【功效】消食健胃，涩精止遗，消坚化石。

【主治】

1. 食积不化或小儿疳积 本品甘平归脾胃以消化食积，有较强的消化食积、运脾健胃作用，广泛用于各种饮食积滞证。积滞较轻者，可单味研细冲服，积滞较重者可

配山楂、麦芽、神曲等同用；若治小儿疳积，配山药、白术、槟榔等同用。

2. 遗精遗尿　本品可固精缩尿止遗，治肾虚遗尿，用鸡内金炒黄研细，黄酒冲服，或配桑螵蛸、益智仁、山药等同用；治肾虚遗精，配菟丝子、芡实、龙骨等同用。

3. 砂淋、石淋、胆结石　本品味咸，能软坚疾化结石，配海金沙、金钱草等同用，如三金汤［《方剂学》（上海中医学院编）］。

此外，现代用来治扁平疣、胃癌等有良好疗效。

按语：鸡内金最早见于《神农本草经》，列为上品。本品性甘平，入脾、胃、小肠、膀胱经，既能消化食积，又能健运脾胃，故治各种食积不化证，尤善治疗脾虚食滞，小儿疳积；且能化坚消石，治泌尿系结石、胆结石为必用之品；还能固精止遗，治肾虚遗精、尿频遗尿，亦为常用之药。

【用法用量】煎服，3～10g，亦可研粉冲服，每次1.5～3g，或入丸、散。

【现代研究】

1. 化学成分　本品主含胃激素、角蛋白、微量胃蛋白酶、淀粉酶、多种维生素、微量元素及多种氨基酸等。

2. 药理作用　其粉剂能使胃液的分泌量增多，使胃酸度提高及消化力增强，使胃的运动功能明显提高，排空加快；鸡内金的酸提取物能加速从尿中放射性锶的排泄等。

【文献摘要】

《神农本草经》："主泄利。"

《日华子本草》："止遗精，并尿血、崩中、带下、肠风、泻痢。"

《滇南本草》："宽中健脾，消食磨胃。治小儿乳食结滞，肚大青筋，痞积疳积。"

鸡矢藤 Jishiteng

《生草药性备要》

为茜草科植物鸡矢藤 *Paederia scandens*（Lour.）Merr. 或毛鸡矢藤 *Paederia scandens*（Lour.）Merr. var. tomentosa（Bl.）Hand. -Mazz. 的全草。主产于河南、江苏、浙江、湖南、安徽等地。夏、季采收地上部分，秋冬挖根。洗净，切片，晒干。生用或鲜用。

【药材特征】茎呈扁圆柱形，稍扭曲，无毛或近无毛，直径3～12mm，栓皮常脱落，有纵皱纹及叶柄断痕，易折断，断面平坦，灰黄色；嫩茎黑褐色，直径1～3mm，质韧，不易折断，断面纤维性，灰白色或浅绿色。叶对生，多皱缩或破碎，完整者展平后呈宽卵形或披针形，长5～15cm，宽2～6cm，先端尖，基部楔形，圆形或浅心形，全缘，绿褐色，两面无柔毛或近无毛；叶柄长1.5～7cm，无毛或有毛。聚伞花序顶生或腋生，前者多带叶，后者疏散少花，花序轴及花均被疏柔毛，花淡紫色。气特异，味微苦、涩。以条匀、叶多、气浓者为佳。

【别名】鸡屎藤、臭藤。

【性味】甘、苦，微寒。

【归经】脾、胃、肝、肺经。

【功效】消食健胃，化痰止咳，清热解毒，止痛。

【主治】

1. 饮食积滞，小儿疳积 本品既消食化积，又能健运脾胃，治食积腹痛腹泻，单味水煎服即效，或配山楂、神曲等同用；治脾胃虚弱食积不化者，配党参、白术、山药等同用；治小儿疳积，可用其根与猪小肚炖服。

2. 热痰咳嗽 本品味苦性寒，入肺经能清热化痰止咳，单用水煎即效，或配瓜蒌皮、胆南星等同用。

3. 热毒泻痢，咽喉肿痛，疮痈肿毒，水火烫伤 本品味苦性寒，善清泄热毒而消肿止痛，治咽喉肿痛，痢疾下血，单味水煎内服，或配金银花、黄芩等同用；治疮痈、水火烫伤，嫩叶捣烂外敷。

4. 多种疼痛证 本品有良好的止痛作用，可治胃痛、腹痛、胆绞痛、肾绞痛、痛经、分娩疼痛、神经疼痛及外伤、骨折、手术后疼痛等。但以注射剂止痛最佳。

【用法用量】煎服 15~60g，外用适量，捣敷或水煎外洗。

【现代研究】

1. 化学成分 本品主含鸡矢藤苷、鸡矢藤次苷及生物碱、齐墩果酸，叶含熊果酚苷等。

2. 药理作用 本品有镇痛及麻醉作用；醇浸剂有降血压作用；本品有一定的抗菌、抗病毒作用。

【文献摘要】

《生草药性备要》："其头治新内伤，煲肉食，补虚益肾，除火补血；洗疮止痛，消热散毒。其叶擂米加糖食，止痢。"

《本草纲目拾遗》："治瘰疬用根煎酒，未破者消，已溃者敛。"

隔山消 Geshanxiao

《本草纲目》

为萝藦科植物耳叶牛皮消 *Cynanchum auriculatum* Royle ex Wight 的干燥块根。主产于四川、河南、江苏、江西、安徽及东北各地。多系野生，亦有栽培。秋季采收，洗净，切片晒干，生用。

【药材特征】块根呈圆柱形或类球形，长 5~10cm，直径 1.5~3.5cm。表面黄褐色，多皱缩，栓皮易层层剥离。质坚硬，断面白色，粉性。气无，味苦甘涩。以粗大、粉足、断面白色者为佳。

【别名】隔山撬、奶浆藤。

【性味】甘、苦，平。

【归经】脾、胃、肝经。

【功效】消食健胃，理气止痛，催乳。

【主治】

1. 饮食积滞证 本品消食健胃作用较好，单味水煎内服即效，治小儿疳积，宿食不消，配鸡内金、鸡矢藤同用。

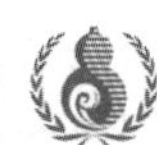

2. 脘腹胀痛　本品能理气止痛，治脾胃气滞，脘腹胀痛，配木香、砂仁同用；治肝郁气滞之胁痛食少，配柴胡、青皮、香附等同用。

3. 乳汁不下　本品能通气下乳，可单味同猪肉共炖食用。

【用法用量】煎服，9~15g，研末服，1~3g。

【使用注意】不宜大量长期服用，防引起中毒。

【现代研究】

1. 化学成分　本品主含多种混合苷类、磷脂、维生素、氨基酸等。

2. 药理作用　苷类有双向免疫调节作用；本品还有降血脂、抑制心肌收缩、调节氧代谢等作用。

【文献摘要】

《本草纲目》："主腹胀积滞。"

《分类草药性》："主食积，下乳，补虚弱。"

《陕西中草药》："滋阴养血，健脾顺气，镇静止痛，催乳。"

阿魏 Awei

《新修本草》

为伞形科植物阜康阿魏 *Ferula fukanensis* K. M. Shen 或新疆阿魏 *Ferula sinkiangensis* K. M. Shen 的干燥树脂。前者产于伊朗、阿富汗等地，后者产于我国新疆地区的戈壁滩及荒山上。春末夏初，盛花期至初果期，分次由茎上部向下斜割，收集渗出的乳状树脂，阴干，研细入丸散用，或外用。

【药材特征】阿魏：多数由球粒凝聚而成的大小不等的块状，外表暗黄色或黑棕色，贮藏日久，则变为红棕色，新的破折面为乳白色或浅黄棕色，或红棕色交错，通称为五彩阿魏。

新疆阿魏：为灰白色至浅棕黄色的脂膏状物，硬度如白蜡，质轻，断面稍现孔隙，纯净而无杂质，加水研磨，成白色乳状液。具强烈而持久的大蒜样臭气，味苦辣如蒜样，嚼之有灼烧感。

【别名】臭阿魏、五彩魏。

【性味】苦、辛，温。

【归经】脾、胃、肝经。

【功效】化症散痞，消积，杀虫。

【主治】

1. 症瘕痞块　本品苦泄辛散，有消痞散结之功，治腹中痞块，瘀血症瘕，配白芥子、三棱、莪术等同用。亦可用阿魏配雄黄、乳香、没药、肉桂等，制成硬膏外敷，如阿魏化痞膏。

2. 肉食积滞　本品有消食化滞之功，治疗各种食积不化，尤善治疗肉食积滞，常配伍山楂、黄连、连翘同用，如阿魏丸。

此外，还用于疟疾、痢疾的治疗。

【用法用量】内服，1～1.5g，多入丸、散，不宜入煎剂。外用适量，多制成膏药外敷。

【使用注意】脾胃虚弱及孕妇忌用。

【现代研究】

1. 化学成分 本品主含挥发油、树脂及树胶等。

2. 药理作用 挥发油有较强的抗炎、抗过敏作用；阿魏的脂溶性成分有抗生育作用；本品还有解痉止痛作用。

【文献摘要】

《新修本草》："主杀诸小虫，去臭气，破症积，下恶气。"

《本草通玄》："截疟，止痢，解毒，止臭。"

第十章　理气药

凡以疏通气机为主要作用，治疗气滞或气逆证的药物，称为理气药，又称行气药。其中行气作用较强的药物，称为破气药。

理气药大多辛香苦温，主入肝、脾、肺经。辛能行散，苦能降泄，温能通行，故有疏理气机，即行气、降气、解郁、散结的作用。主要适用于气机不畅的气滞及气逆证。部分药物还兼有燥湿、化痰等作用。

理气药主要用治脾胃气滞所致脘腹胀痛、嗳气吞酸、恶心呕吐、腹泻或便秘等；肝气郁滞所致胁肋胀痛、情志抑郁、疝气疼痛、乳房胀痛、月经不调等；肺气壅滞所致胸闷胸痛、咳嗽气喘等。

使用本章药物，应根据药物特点，针对不同病情，适当配伍。如脾胃气滞，要选用调理脾胃气机的药物，因饮食积滞、湿热阻滞、寒湿困脾者，分别配伍消导药、清热除湿药、苦温燥湿药。肝气郁滞，应选用疏肝理气的药物，因肝血不足、肝经受寒、瘀血阻滞者，分别配伍养血柔肝药、暖肝散寒药、活血祛瘀药。肺气壅滞，应选用理气宽胸的药物，因外邪客肺、痰饮阻肺者，分别配伍宣肺解表药、祛痰化饮药。

本章药物辛温香燥，易耗气伤阴，故气虚、阴亏者慎用。破气药孕妇应忌用。因其气味芳香，故不宜久煎。

本章药物中，仲景常用的药物有陈皮、枳实、薤白等。

现代药理研究证明，理气药大多具有抑制或兴奋胃肠平滑肌，或促进消化液分泌，或利胆等作用；部分有舒张支气管平滑肌、中枢抑制、调节子宫平滑肌、兴奋心肌、增加冠状动脉血流量、升压或降压、抗菌等作用。

歌诀：

诸药性味，理气有功。
或用于呕恶呃逆，
或用于胸胁胀痛。
气滞宜散，气逆宜降。
临床选药，辨证而投。

陈皮 Chenpi

《神农本草经》

为芸香科常绿小乔木橘 *Citrus reticulata* Blanco 及其栽培变种的干燥成熟果皮。主产于广东、福建、四川、浙江、江西等地。秋季果实成熟时采收，晒干，切丝生用。以陈久者为佳，故称陈皮。广东新会产者称新会皮、广陈皮。

【药材特征】陈皮：常剥成数瓣，基部相连，有的呈不规则的片状，厚1～4mm。外表面橙红色或红棕色，有细皱纹及凹下的点状油室；内表面浅黄白色，粗糙，附黄白色或黄棕色筋络状维管束，质稍硬而脆。气香，味辛、苦。

广陈皮：常3瓣相连，形状整齐，厚度均匀，约1mm。点状油室较大，对光照视，透明清晰，质较柔软。

【别名】橘皮。

【性味】苦、辛，温。

【归经】脾、肺经。

【功效】理气健脾，燥湿化痰。

【主治】

1. 脾胃气滞证 本品辛行苦燥温通，为理气健脾之要药。凡湿浊、寒湿、食积等所致之脾胃气滞者均可主治。治疗中焦寒湿气滞，脘腹胀痛、恶心呕吐、泄泻等，常与苍术、厚朴等同用，如平胃散（《太平惠民和剂局方》）；食积气滞，脘腹胀痛，可配山楂、神曲等同用，如保和丸（《丹溪心法》）；外感风寒，内伤湿滞之腹痛、呕吐、泄泻，可配藿香、紫苏叶等同用，如藿香正气散（《太平惠民和剂局方》）；脾虚气滞，腹痛喜按、不思饮食、食后腹胀、便溏舌淡者，可与党参、白术、茯苓等同用，如异功散（《小儿药证直诀》）。

2. 呕吐、呃逆证 陈皮辛香而行，善疏理气机、条畅中焦而使之升降有序。治疗呕吐、呃逆，常配伍生姜、竹茹、大枣，如橘皮竹茹汤（《金匮要略》）；脾胃寒冷，呕吐不止，可配生姜、甘草同用。

3. 湿痰、寒痰咳嗽 本品可燥湿化痰、温化寒痰，且辛行苦泄而能宣肺止咳，为治痰要药。治湿痰咳嗽，多与半夏、茯苓等同用，如二陈汤（《太平惠民和剂局方》）。若治寒痰咳嗽，多与干姜、细辛、五味子等同用，如苓甘五味姜辛汤（《金匮要略》）。

按语：陈皮最早见于《神农本草经》，列为上品。仲景在《金匮要略》中用陈皮共计4方次，主治胸痹心痛、呕吐、腹满寒疝、胁痛。本品辛行苦降，芳香温散，入脾、肺二经，能调理脾肺气机，理气健脾和中，燥湿化痰，为理气健脾良药，治痰之要药，可用于气滞痰阻湿停之胀满、呕逆、咳喘等症。仲景在《金匮要略》中用陈皮主要取其善行胸中之气而疗胸痹心痛，取其善降胃气而疗寒呕等各种呕吐，取其芳香温通之性而疗寒疝腹痛、胁痛等。

【用法用量】煎服。仲景最大用量为一斤，最小用量为二两。目前常规用量为3～9g。

【使用注意】本品辛散苦燥，温能助热，舌赤少津、内有实热者须慎用。

【现代研究】

1. 化学成分 陈皮中含有川陈皮素、橙皮苷、新橙皮苷、橙皮素、对羟福林、黄酮化合物等。陈皮挥发油含量为1.5%～2.0%，广陈皮挥发油含量为1.2%～3.2%，其成分有α-侧柏烯、柠檬烯等。

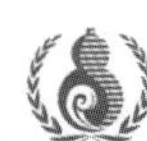

2. 药理作用 本品煎剂对实验动物离体肠管，麻醉动物胃及肠运动均有直接抑制作用；小量煎剂可增强心脏收缩力，使心输出量增加，冠状动脉扩张，使冠状动脉流量增加，大剂量时可抑制心脏；陈皮水溶性总生物碱具有升高血压作用。陈皮提取物有清除氧自由基和抗脂质过氧化作用；鲜橘皮煎剂有扩张气管的作用；挥发油有刺激性祛痰作用；陈皮煎剂对小鼠离体子宫有抑制作用，高浓度则使之呈完全松弛状态，用煎剂静脉注射，对麻醉兔在位子宫则使之呈强直性收缩；有利胆、降低血清胆固醇作用。

【文献摘要】

《神农本草经》："主胸中瘕热，逆气，利水谷，久服去臭，下气。"

《名医别录》："下气，止呕咳。""主脾不能消谷，气冲胸中，吐逆霍乱，止泄。"

《本草纲目》："疗呕哕反胃嘈杂，时吐清水，痰痞咳疟，大便闭塞，妇人乳痈。入食料，解鱼腥毒。""其治百病，总取其理气燥湿之功。同补药则补，同泻药则泻，同升药则升，同降药则降。"

附药 橘核 橘络 化橘红

1. 橘核 为橘的种子。苦、平，专入肝经。长于理气散结止痛。用于疝气、睾丸肿痛、乳房结块等。煎服，3~10g。

2. 橘络 为橘的中果皮和内果皮之间的纤维束群（俗称筋络）。甘、苦，平。归肝、肺经。功能行气通络，化痰止咳。用于痰滞经络之胸胁作痛、咳嗽。煎服，3~6g。

3. 化橘红 为芸香科常绿灌木或小乔木化州柚或柚的未成熟或近成熟的干燥外层果皮。性味辛、苦，温。归肺、脾经。功能理气宽中，燥湿化痰。用于湿痰或寒痰咳嗽，食积呕恶，胸闷等。煎服，3~10g。

青皮 Qingpi

《本草图经》

为芸香科植物橘 *Citrus reticulata* Blanco 及其栽培变种的干燥幼果或未成熟果实的干燥果皮。产地同陈皮。5~6 月间收集自落幼果，晒干，称"个青皮"；7~8 月间采收未成熟果实，在果皮上纵剖成四瓣至基部，晒干，称"四花青皮"。生用或醋炙用。

【药材特征】四花青皮：果皮剖成 4 裂片，裂片长椭圆形，长 4~6cm，厚 0.1~0.2cm。外表面灰绿色或黑绿色，密生多数油室；内表面类白色或黄白色，粗糙，附黄白色或黄棕色小筋络。质稍硬，易折断，断面外缘有油室 1~2 列。气香，味苦、辛。

个青皮：呈类球形，直径 0.5~2cm。表面灰绿色或黑绿色，微粗糙，有细密凹下的油室，顶端有稍突起的柱基，基部有圆形果梗痕。质硬，断面果皮黄白色或淡黄棕色，厚 0.1~0.2cm，外缘有油室 1~2 列。瓤囊 8~10 瓣，淡棕色。气清香，味酸、苦、辛。

【别名】小青皮、青橘皮、青柑皮。

【性味】苦、辛，温。

【归经】肝、胆、胃经。

【功效】疏肝破气，消积化滞。

【主治】

1. 肝气郁滞证 本品辛散温通，苦泄下行而奏疏肝理气、散结止痛之功。肝郁气滞之胸胁胀痛、疝气疼痛、乳房肿痛等均可主治。治肝郁胸胁胀痛，常配柴胡、香附等；治乳房胀痛或结块，常配柴胡、浙贝母等；治乳痈肿痛，常配瓜蒌皮、金银花、蒲公英等；治寒疝疼痛，多与乌药、小茴香等同用，如天台乌药散（《医学发明》）。

2. 食积、气滞之脘腹疼痛 本品辛行苦降温通，有消积化滞、和降胃气，行气止痛之功。治食积气滞，脘腹胀痛，常与山楂、神曲、麦芽等同用，若气滞甚者，可配木香、槟榔或枳实、大黄等同用。治疗脘腹胀痛，可配大腹皮同用，若脘腹冷痛，可配桂枝、陈皮同用。

3. 症瘕积聚、久疟痞块 本品辛散温通力强，能破气散结。可治气滞血瘀之症瘕积聚、久疟痞块等，多与三棱、莪术、丹参等同用。

按语：青皮最早见于《本草图经》。本品辛散温通，苦泄下行，其行气作用较一般的行气药为强，能有较强的疏肝理气、和降胃气之功，对肝郁气滞之胸胁胀痛、疝气疼痛、乳房肿痛，食积气滞之脘腹胀痛有良好的行气止痛作用。

【用法用量】煎服，3~9g。醋炒增强疏肝止痛作用。破气宜生用。

【使用注意】性燥烈，耗气伤正，气虚及孕妇慎用。

【鉴别用药】青皮与橘皮同出一物，皆可行气除胀，治疗脾胃气滞，食积气滞等证，常相须为用。青皮性峻，沉降下行，行气力峻，长于疏肝破气，消积化滞，治疗肝气郁滞之胸胁胀痛、疝气疼痛、乳房肿痛，气滞血瘀之症瘕痞块等证。橘皮性较缓，温和不峻，主理脾肺之气，长于理气调中，燥湿化痰，主治脾胃气滞，湿浊中阻，以及痰湿、寒痰咳嗽，为治痰之要药。

【现代研究】

1. 化学成分 本品所含主要成分与陈皮相似，但所含成分的量不同，如所含对羟福林比陈皮中高。另外含多种氨基酸，如天冬氨酸、谷氨酸、脯氨酸等。

2. 药理作用 本品所含挥发油对胃肠道有温和的刺激作用，能促进消化液的分泌和排除肠内积气；其煎剂能抑制肠管平滑肌，呈解痉作用；本品对胆囊平滑肌有舒张作用，有利胆作用；其注射液静脉注射有显著的升压作用，对心肌的兴奋性、收缩性、传导性和自律性均有明显的正性作用；其挥发油中的柠檬烯有祛痰、扩张支气管、平喘等作用。

【文献摘要】

《本草图经》："主气滞，下食，破积结及膈气。"

《本草纲目》："治胸膈气逆，胸痛，小腹疝痛，消乳肿，疏肝胆，泻肺气。""青橘皮，其色青气烈，味苦而辛，治之以醋，所谓肝欲散，急食辛以散之，以酸泄之，以苦降之也。"

《本草汇言》："青橘皮，破滞气，削坚积之药也。……此剂苦能泄，辛能散，芳香能辟邪消瘴，运行水谷，诚专功也。"

枳实 Zhishi

《神农本草经》

为芸香科常绿小乔木酸橙 *Citrus aurantium* L. 及其栽培变种或甜橙 *Citrus sinensis Osbeck* 的干燥幼果。主产于四川、江西、福建、浙江、江苏、湖南等地。5~6 月采收，横切为两半，晒干或低温干燥。切片，生用或麸炒用。

【药材特征】本品呈半球形，少数为球形，直径 0.5~2.5cm。外果皮黑绿色或暗棕绿色，具颗粒状突起和皱纹，有明显的花柱残迹或果梗痕。切面中果皮略隆起，黄白色或黄褐色，厚 0.3~1.2cm，边缘有 1~2 列油室，瓤囊棕褐色。质坚硬。气清香，味苦、微酸。

【别名】鹅眼枳实。

【性味】苦、辛、酸，微寒。

【归经】脾、胃、大肠经。

【功效】破气消积，化痰散痞。

【主治】

1. 食积气滞，脘腹痞满证　本品辛散苦泄，为破气除痞、消积导滞之要药。治食积不化，脘腹痞满胀痛，常配山楂、神曲等；热结便秘、腹痞胀痛，多配大黄、厚朴等，如大承气汤（《伤寒论》）；湿热积滞，脘痞腹痛、泻痢后重，每与大黄、黄连等配用，如枳实导滞丸（《内外伤辨惑论》）；脾虚食积，食后脘腹痞满者，常与白术等同用，如枳术丸（《脾胃论》）。

2. 痰浊阻滞，胸脘痞满证　本品可行气化痰而消痞，破气除满而止痛。治胸阳不振，痰阻胸痹，每与薤白、桂枝等配伍，如枳实薤白桂枝汤（《金匮要略》）；痰热结胸，常配黄连、瓜蒌等；脾虚痰滞，寒热互结，心下痞满，食欲不振者，配伍半夏曲、黄连等，如枳实消痞丸（《兰室秘藏》）。

另外，治气虚下陷的子宫脱垂、脱肛、胃下垂、胃扩张等证，多与黄芪、升麻、柴胡等补气升阳药同用，以增强疗效。

按语：枳实最早见于《神农本草经》，列为中品。仲景在《伤寒论》中主治 7 方次，在《金匮要略》中主治 14 方次，分别主治伤寒误下后“腹满”、少阳病“心下急”、阳明病“腹满”、脾约证、少阴病“四逆”、伤寒“瘥后劳复者”、痉病、胸痹“心中痞”、里实已成之“腹满”、支饮“胸满”、水气病“心下坚”、酒疸之“腹满、便难”、疮痈肠痈等。枳实苦、辛、酸，微寒，入脾、胃、大肠经。行滞降泄力强，长于破滞气，行痰湿，消积滞，除痞满，对各种原因所致胸腹痞满胀痛、便秘或泻痢后重证均可配用。仲景用枳实主要取其善于破气消痞、破气逐水、破气消滞、破气排脓之功，而用于多种原因所致之腹满、胸满、便难、水饮病、疮痈等。

【用法用量】煎服。仲景最大用量为一斤，最小用量为三枚。目前常规用量为 3~9g。

【使用注意】孕妇及脾胃虚弱者慎用。

【鉴别用药】枳实与厚朴均具有较强的行气消积作用，为消除胀满之要药。既祛有形之实满，又散无形之湿满，用治热结、食积便秘，常相须为用。枳实苦降下行，性温气锐力猛，破气消积，尤善逐宿食、通便闭治实满为佳，并能化痰散痞。又治饮食或湿热积滞、痰浊阻塞、胸痹结胸、内脏脱垂等证。厚朴苦温燥湿，散满力强，尤长于燥湿运脾治湿满为优，凡湿阻、食积、气滞所致的脾胃不和，脘腹胀满均可用，兼寒者尤为适宜，并能平喘，治痰饮喘咳。

【现代研究】

1. 化学成分 酸橙果皮含挥发油、黄酮苷（主要为橙皮苷、新橙皮苷、柚皮苷、野漆树苷及忍冬苷等）、*N*-甲基酪胺、对羟福林、去甲肾上腺素、色胺诺林等。另外，本品尚含脂肪、蛋白质、碳水化合物、胡萝卜素、核黄素、钙、磷、铁等。

2. 药理作用 枳实能缓解乙酰胆碱或氯化钡所致的小肠痉挛，可使胃肠收缩节律增加；枳实能使胆囊收缩、奥迪括约肌张力增加；有抗溃疡作用；有抑制血栓形成的作用；枳实煎剂或酊剂静脉注射对动物离体心脏有强心作用；枳实注射液静脉注射能增加冠状动脉、脑、肾血流量，降低脑、肾血管阻力；枳实煎剂给麻醉犬、兔静脉注射有明显的升高血压作用；枳实煎剂对已孕、未孕小白鼠离体子宫有抑制作用，对已孕、未孕家兔离体、在位子宫均呈兴奋作用。

【文献摘要】

《神农本草经》：“主大风在皮肤中如麻豆苦痒，除寒热结，止痢，长肌肉，利五脏，益气轻身。”

《名医别录》：“除胸胁痰癖，逐停水，破结实，消胀满，心下急痞痛，逆气，胁风痛，安胃气，止溏泄，明目。”

《本草纲目》：“枳实、枳壳大抵其功皆能利气，气下则痰喘止，气行则痰满消，气通则痛刺止，气利则后重除。”

附药　枳壳

为芸香科植物酸橙及其栽培变种的接近成熟的果实（去瓤），生用或麸炒用。性味、归经、功用与枳实同，但作用较缓，长于行气开胸，宽中除胀。用法用量同枳实，孕妇慎用。

木香 Muxiang

《神农本草经》

为菊科多年生草本木香 *Aucklandia lappa* Decne.、川木香 *Vladimiria souliei*（Franch.）Ling 的干燥根。主产于云南、广西者，称为云木香；主产于四川、西藏等地者称川木香。秋、冬二季采挖，切段。晒干或烘干。生用或煨用。

【药材特征】云木香：干燥的根呈圆柱形或枯骨形，长 5~15cm，直径 0.5~6cm。表面黄棕色至灰棕色。大部分栓皮已除去，有显著纵沟及侧根痕，有时可见网状皱纹。质坚硬，难折断。断面略平坦，黄棕色、暗棕色或黄白色，可见散在的棕色、光亮、大型的油室。形成层环状，棕色，有放射状纹理。皮部约占半径的 1/3，老根有髓，幼根无髓。气芳香浓烈而特异，味苦。以色黄白、质坚实、香浓者为佳。

川木香：根呈圆柱形或已纵切成两半，略弯曲，长 10~30cm，直径 1.5~3cm。表面黄棕色至暗棕色。根头部多已烧黑并发黏（俗称糊头）。根部粗糙，栓皮多已除去，露出纤维网。体轻，质硬，难折断。断而不平坦，皮部黄棕色，约占半径的 1/3。木部黄白色，中心髓部类白色疏松，老者成空洞，油室较以上 2 种均少。气芳香而特异，但较以上 2 种微弱，味苦，嚼之粘牙。以枝条粗大、坚实、香味浓者为佳。

【别名】蜜香、青木香、五香、五木香、南木香。

【性味】辛、苦，温。

【归经】脾、胃、大肠、胆、三焦经。

【功效】行气止痛，健脾消食。

【主治】

1. 脾胃气滞证 本品善行脾胃滞气，既为行气止痛要药，又可健脾消食，无论虚实皆可配伍用之。治脾胃气滞，脘腹胀痛，常配砂仁、藿香等；脾虚气滞，脘腹胀满、食少便溏，多与党参、白术等同用，如香砂六君子汤（《时方歌括》）。

2. 大肠气滞，泻痢里急后重 本品善行大肠滞气，为治湿热泻痢里急后重之要药，常与黄连、大黄等相配，如芍药汤（《素问病机气宜保命集》）；食积气滞，腹满胀痛或泻痢后重，多与枳实、槟榔等配伍，如木香槟榔丸（《太平惠民和剂局方》）。

3. 肝胆气滞证 本品既能行气健脾，又可疏肝利胆。治脾失运化、肝失疏泄而致湿热郁蒸、气机阻滞之脘腹胀痛、胁痛、黄疸等，可与郁金、大黄、茵陈等配伍；治寒疝腹痛及睾丸偏坠疼痛，可与川楝子、小茴香等同用。

另外，因本品能理气健脾，在滋补方剂中加入少许，可使补而不滞。

按语：木香最早见于《神农本草经》，列为上品。本品辛行苦泄温通，入脾胃大肠胆经。善行脾胃大肠气滞又健脾消食，为行气止痛之要药，凡脾胃或大肠气滞诸证皆宜；又疏理肝胆，治脾失运化，肝失疏泄之湿热郁蒸，气机阻滞之脘腹胁肋胀痛、黄疸。

【用法用量】煎服，3~6g。生用行气力强；煨用性缓止泻。

【使用注意】阴虚津亏者慎服。

【现代研究】

1. 化学成分 云木香含挥发油。油中成分为紫杉烯、α-紫罗兰酮、木香烯内酯、α-木香烃及β-木香烃、木香内酯、二氢脱氢木香内酯、木香醇、水芹烯等。有机酸成分有棕榈酸、天台乌药酸，其他还有甘氨酸、瓜氨酸等 20 种氨基酸及胆胺、木香碱等成分。

2. 药理作用 木香对胃肠道有兴奋或抑制的双向作用，能促进消化液分泌，木香单味药能通过胃肠蠕动加快、促进胃排空，明显拮抗大鼠急性胃黏膜损伤，溃疡抑制率达 100%；有明显的利胆作用；有松弛气管平滑肌作用；并能抑制链球菌、金黄色与白色葡萄球菌的生长；有利尿及促进纤维蛋白溶解等作用。

【文献摘要】

《日华子本草》："治心腹一切气，膀胱冷痛，呕逆反胃，霍乱泄泻痢疾，健脾消食，安胎。"

《本草纲目》："木香，乃三焦气分之药，能升降诸气。诸气膹郁，皆属于肺，故上焦气滞用之者，乃金郁则泄之也；中气不运，皆属于脾，故中焦气滞宜之者，脾胃喜芳香也；大肠气滞则后重，膀胱气不化则癃淋，肝气郁则为痛，故下焦气滞者宜之，乃塞者通之也。"

《本草经百种录》："木香以气胜，故其功皆在乎气。"

沉香 Chenxiang

《名医别录》

为瑞香科植物沉香 *Aquilaria agallocha* Roxb. 及白木香 *Aquilaria sinensis*（Lour.）Gilg 含有树脂的木材。沉香主产于东南亚、印度等地，白木香主产于海南、广东、云南、台湾等地。全年均可采收，割取含树脂的木材，除去不含树脂的部分，阴干，打碎或锉末。生用。

【药材特征】沉香：呈不规则的棒状、片状或盔帽状。表面褐色，常有黑色、黄色交错的纹理，稍具光泽。入水下沉、半沉水或浮水。质坚实，难折断，破开面灰褐色。有特殊香气，味苦。

白木香：呈不规则块状、片状及小碎块状，有的呈盔帽状，大小不一。表面凹凸不平，淡黄白色，有黑褐色与黄色相间的斑纹，并有加工刀痕，偶见孔洞，孔洞及凹窝表面多呈朽木状。质较坚硬，不易折断，断面呈刺状，棕色，有特殊香气，味苦。燃烧时有油渗出，发浓烟，香气浓烈。以色黑、质重、油足、香气浓者为佳。

【别名】蜜香、栈香、沉水香。

【性味】辛、苦，温。

【归经】脾、胃、肾经。

【功效】行气止痛，温中止呕，纳气平喘。

【主治】

1. 胸腹胀痛　本品芳香辛散，性温祛寒，善祛胸腹阴寒而行气止痛。治寒凝气滞之胸腹胀痛，常配木香、乌药等；脾胃虚寒之脘腹冷痛，多与附子、干姜等同用。

2. 胃寒呕吐　本品为温中降逆止呕呃之良药。治寒邪犯胃，呕吐清水，常配陈皮、荜澄茄等；中焦虚寒之久呃，每与丁香、柿蒂等同用。

3. 虚喘证　本品质重下行，有温肾散寒、纳气平喘之功。治下元虚冷，肾不纳气之气逆喘息，常与肉桂、附子等配用，如黑锡丹（《太平惠民和剂局方》）；上盛下虚痰饮喘咳，常与苏子、半夏等同用，如苏子降气汤（《太平惠民和剂局方》）。

【用法用量】煎服，1.5~4.5g，宜后下；磨汁冲服或入丸、散剂，每次 0.5~1g。

【使用注意】气虚下陷，阴虚火旺者忌用。

【现代研究】

1. 化学成分　本品含挥发油和树脂等，成分有白木香酸、白木香醛、沉香螺旋醇、白木香醇、苄基丙酮、呋喃白木香醛、呋喃白木香醇等，还有酚性成分等。

2. 药理作用　本品对家兔离体小肠运动有抑制作用，使麻醉猫注射乙酰胆碱后肠

管收缩幅度减少，蠕动减慢；所含挥发油有促进消化液分泌及胆汁分泌作用，有麻醉、止痛、肌肉松弛等作用；沉香煎剂对结核杆菌、伤寒杆菌、福氏痢疾杆菌均有较强的抗菌作用。

【文献摘要】

《名医别录》："悉治风水毒肿，去恶气。"

《本草经疏》："沉香治冷气，逆气，气结，殊为要药。"

《本草通玄》："沉香温而不燥，行而不泄，扶脾而运行不倦，达肾而导火归元，有降气之功，无破气之害，洵为良品。"

檀香 Tanxiang

《名医别录》

为檀香科常绿小乔木檀香 *Santalum album* L. 树干的心材。主产于广东、云南、台湾等地。四季均可采伐，以夏季采伐为佳。镑片或劈成小碎块入药。生用。

【药材特征】本品心材呈圆柱形，有的略弯曲，长 50～100cm，直径 10～20cm。表面淡灰黄色，光滑细密，有时可见纵裂纹，有刀削痕。横切面棕色，显油迹；纵向劈开纹理顺直。质坚实，不易折断。气清香，味微苦燃烧时香气浓烈以体重质坚、显油迹、香气浓郁而持久、烧之气香者为佳。

【别名】旃檀、白檀、檀香木、真檀。

【性味】辛，温。

【归经】脾、胃、心、肺经。

【功效】行气温中，开胃止痛。

【主治】

寒凝气滞胸痹，胃脘冷痛，呕吐食少　本品芳香醒脾，利膈宽胸。常配细辛、延胡索等，治寒凝气滞胸痹。亦可单用研末，干姜汤送服，或配沉香、白豆蔻等。治胃脘冷痛，呕吐食少，可以本品研末，干姜汤泡服，或配沉香、白豆蔻、砂仁等同用。

【用法用量】煎服，2～6g，宜后下；入丸散 1～3g。

【使用注意】阴虚火旺，实热吐衄者慎用。

【现代研究】

1. 化学成分　本品含挥发油（白檀油）3%～5%。油中含 α-檀香萜醇和 β-檀香萜醇 90%以上，另含檀萜烯、α-檀香萜烯、β-檀香萜烯、檀萜烯酮、檀萜烯酮醇及少量的檀香萜酸、檀油酸、紫檀萜醛。

2. 药理作用　檀香可增强胃肠蠕动，促进消化液的分泌；檀香油对金黄色葡萄球菌、痢疾杆菌、结核杆菌有抑制作用；檀香油尚有利尿作用，对离体兔小肠有麻痹作用。

【文献摘要】

《本草拾遗》："主心腹霍乱，中恶，杀虫。"

《日华子本草》："治心痛，霍乱。肾气腹痛，浓煎服；水磨敷外肾并腰肾痛处。"

《本草纲目》："治噎膈吐食。又面生黑子，每夜以浆水洗拭令赤，磨汁涂之。"

香附 Xiangfu

《名医别录》

为莎草科多年生草本莎草 *Cyperus rotundus* L. 的干燥根茎。全国大部分地区均产，主产于广东、河南、四川、浙江、山东等地。秋季采挖。晒干。生用或醋炙用。

【药材特征】本品多呈纺锤形，有的略弯曲，长 2～3.5cm，直径 0.5～1cm。表面棕褐色或黑褐色，有纵皱纹，并有 6～10 个略隆起的环节，节上有未除净的棕色毛须及须根断痕；去净毛须者较光滑，环节不明显。质硬，经蒸煮者断面黄棕色或红棕色，角质样；生晒者断面色白而显粉性，内皮层环纹明显，中柱色较深，点状维管束散在。气香，味微苦。

【别名】莎草、香附子、雷公头、三棱草、香头草、回头青、雀头香。

【性味】辛、微苦、微甘，平。

【归经】肝、脾、三焦经。

【功效】疏肝理气，调经止痛。

【主治】

1. 肝郁气滞诸痛证 本品主入肝经，善散肝气之郁结，为疏肝解郁，行气止痛之要药。肝气郁滞诸痛，无论寒热虚实均可配用。治胁肋胀痛，常配柴胡、白芍等，如柴胡疏肝散（《证治准绳》）；寒凝气滞脘腹胀痛者，常与高良姜配伍，如良附丸（《良方集腋》）；寒疝腹痛，多与小茴香、乌药等配伍；治肝气犯胃所致脘腹胀痛，又与木香、佛手等同用。

2. 肝郁月经不调，痛经，乳房胀痛等 本品善于疏理肝气，调经止痛，为妇科调经止痛之要药。治月经不调、痛经经闭，多与柴胡、当归等配伍；乳房结块，可与青皮、橘核等同用。

按语：香附最早见于《名医别录》。本品辛甘微苦，芳香性平，善入肝经。无寒热之偏，既为疏肝理气解郁之要药，又为调经止痛之主药。凡肝气郁滞之胸胁脘腹胀痛、妇女月经不调、痛经经闭及胎产诸病，均为要药。故李时珍称为"气病之总司，女科之主帅也"。

【用法用量】煎服，5～10g。

【使用注意】气虚无滞、阴虚血热者慎服。

【现代研究】

1. 化学成分 本品含挥发油。油中主要成分为 β-蒎烯、香附子烯、α-香附酮、β-香附酮、广藿香酮、α-莎香醇、β-莎草醇、柠檬烯等。此外尚含生物碱、黄酮类及三萜类等。

2. 药理作用 香附水煎剂可明显增加胆汁流量，并对肝细胞功能有保护作用；其水煎剂有降低肠管紧张性和拮抗乙酰胆碱的作用；其挥发油有轻度雌激素样作用；5%香附浸膏对实验动物离体子宫均有抑制作用，能降低其收缩力和张力；其总生物碱、

苷类、黄酮类及酚类化合物的水溶液有强心、减慢心率及降低血压的作用；香附油对金黄色葡萄球菌有抑制作用，其提取物对某些真菌有抑制作用。

【文献摘要】

《本草纲目》："利三焦，解六郁，消饮食积聚、痰饮痞满，胕肿腹胀，脚气，止心腹、肢体、头目、齿耳诸痛，……妇人崩漏带下，月候不调，胎前产后百病。""乃气病之总司，女科之主帅也。"

《本草求真》："香附，专属开郁散气，与木香行气，貌同实异，木香气味苦劣，故通气甚捷，此则苦而不甚，故解郁居多，且性和于木香，故可加减出入，以为行气通剂，否则宜此而不宜彼耳。"

《本草正义》："香附，辛味甚烈，香气颇浓，皆以气用事，故专治气结为病。"

川楝子 Chuanlianzi

《神农本草经》

为楝科落叶乔木川楝 *Melia toosendan* Sieb. et Zucc. 的干燥成熟果实。以四川产者为佳。冬季果实成熟时采收。晒干。用时捣破，生用或麸炒用。

【药材特征】干燥果实呈球形或椭圆形，长径 1.5~3cm，短径 1.5~2.3cm。表面黄色或黄棕色，微具光泽，具深棕色或黄棕色圆点，微有凹陷或皱缩。一端凹陷，有果柄脱落痕迹，另一端较平，有一棕色点状蒂痕。果皮革质，与果肉间常有空隙。果肉厚，浅黄色，质松软。果核球形或卵圆形，两端平截，土黄色，表面具 6~8 条纵棱，内分 6~8 室，含黑紫色扁梭形种子 6~8 枚。种仁乳白色，有油性。气特异，味酸而苦。以表面金黄色，肉黄白色，厚而松软者为佳。

【别名】楝石、金铃子、苦楝皮、楝实。

【性味】苦，寒。有小毒。

【归经】肝、胃、小肠、膀胱经。

【功效】行气止痛，疏肝泄热，杀虫疗癣。

【主治】

1. 肝郁化火诸痛证　本品苦寒降泄，善清肝火、泄郁热、行气止痛。常与延胡索并用，如金铃子散（《素问病机气宜保命集》）；治肝胃不和之脘腹、胁肋作痛及疝痛伴热象者，常与柴胡、白芍等同用；寒疝腹痛，以本品炒用，或配小茴香、吴茱萸等同用。

2. 虫积腹痛　尤适蛔虫腹痛，每与槟榔、使君子等同用。

另外，以本品焙黄研末，制为软膏涂敷，可用治头癣、秃疮。

按语：川楝子最早见于《神农本草经》，列为下品。本品苦寒降泄，主入肝、小肠、膀胱经。既善行气止痛，疏肝泄热，为治肝郁有热诸痛之主药，用治肝郁有热诸痛证及肝胃气滞、脘胁胀痛证；又能杀虫疗癣，治虫积腹痛及头癣。

【用法用量】煎服，3~10g。外用适量。炒用寒性降低。

【使用注意】本品有小毒，不可过量或长期服用。脾胃虚弱者慎用。

【现代研究】

1. 化学成分 本品含川楝素、楝树碱、山柰醇及脂肪油等。

2. 药理作用 本品所含川楝素为驱虫有效成分，且作用缓慢而持久，对猪蛔虫、蚯蚓、水蛭等有明显的杀灭作用；对金黄色葡萄球菌、多种致病性真菌有抑制作用；有松弛奥迪括约肌，收缩胆囊，促进胆汁排泄的作用；能兴奋肠管平滑肌，使其张力和收缩力增加；尚有抗炎、抗癌等作用。

【文献摘要】

《本草纲目》："楝实，导小肠膀胱之热，因引心包相火下行，故心腹痛及疝气为要药。"

《本草经疏》："楝实，主温病伤寒，大热狂烦者，邪在阳明也，苦寒能散阳明之邪热，则诸证自除。"

《本经逢原》："川楝，苦寒性降，能导湿热下走渗道，人但知其治疝之功，而不知其荡热止痛之用。《神农本草经》主温病烦狂，取以引火毒下泄，而烦乱自除。其杀虫利水道，总取以苦化热之义。古方金铃子散，治心包火郁作痛，即妇人产后血结心痛，亦宜用之。以金铃子能降火逆，延胡索能散结血，功胜失笑散而无腥秽伤中之患。"

乌药 Wuyao

《本草拾遗》

为樟科灌木或小乔木乌药 *Lindera aggregata*（Sims）Kosterm. 的干燥块根。主产于浙江、安徽、江西、陕西等地。全年均可采挖。趁鲜切片，晒干。生用或麸炒用。

【药材特征】本品多呈纺锤状，略弯曲，有的中部收缩成连珠状，长 6~15cm，直径 1~3cm；表面黄棕色或黄褐色，有纵皱纹及稀疏的细根痕。质坚硬。切片厚 0.2~2mm，切面黄白色或淡黄棕色，射线放射状，可见年轮环纹，中心颜色较深。气香，味微苦、辛，有清凉感。质老、不呈纺锤状的直根，不可供药用。

【别名】旁其、天台乌药、鳑魮、矮樟、矮樟根、铜钱柴、土木香、鲫鱼姜、鸡骨香、白叶柴。

【性味】辛，温。

【归经】肺、脾、肾、膀胱经。

【功效】行气止痛，温肾散寒。

【主治】

1. 寒凝气滞之胸腹诸痛证 本品味辛性温，善理肺脾之气，而行气散寒止痛。治胸胁闷痛，常与薤白、瓜蒌皮等同用；脘腹胀痛，可与木香、吴茱萸等同用；寒疝腹痛，常配小茴香、青皮等，如天台乌药散（《医学发明》）；寒凝经行腹痛，多与香附、当归等配伍。

2. 遗尿，尿频 本品善能温肾散寒，除膀胱冷气。治下元虚冷小便频数、遗尿，常配益智仁、山药等，如缩泉丸（《校注妇人良方》）；若小便不通、少腹急迫者，可单研末，饭后米汤调服。

【用法用量】煎服，3~9g。

【使用注意】气虚及内热证患者禁服；孕妇及体虚者慎服。

【鉴别用药】乌药、香附与木香均味辛气香，善于行气止痛，都可用治气滞疼痛的病证。但乌药长于行寒凝气滞，又温肾散寒，尤适肾阳不足，膀胱虚寒之遗尿，尿频；香附长于行肝郁气滞，又能调经止痛，多用于月经不调、痛经、乳房胀痛；木香长于行胃肠气滞，主用于脾胃气滞，泻痢，腹痛胁痛，黄疸，疝痛，胸痹。

【现代研究】

1. 化学成分 本品含生物碱及挥发油。油中的主要成分为乌药烷、乌药烃，乌药醇、乌药酸、乌药醇酯等。

2. 药理作用 乌药对胃肠道平滑肌有兴奋和抑制的双向调节作用，能促进消化液的分泌；对金黄色葡萄球菌、甲型溶血性链球菌、伤寒杆菌、变形杆菌、绿脓杆菌、大肠杆菌均有抑制作用；其挥发油内服能兴奋大脑皮质、促进呼吸、兴奋心肌、加速血液循环、升高血压及发汗；外涂能使局部血管扩张、血液循环加速、缓和肌肉痉挛疼痛；乌药干粉能明显缩短家兔血浆再钙化时间，促进血凝及良好的止血作用；乌药对小鼠 S_{180} 肉瘤有抑制作用。

【文献摘要】

《本草衍义》："乌药和来气少，走泄多，但不甚刚猛，与沉香同磨作汤，治胸腹冷气，甚稳当。"

《药品化义》："乌药，气雄性温，故快气宣通，疏散凝滞，甚于香附。外解表而理肌，内宽中而顺气。以之散寒气，则客寒冷气自除；驱邪气则天行疫瘴即却；开郁气，中恶腹痛，胸膈胀痛，顿然可减；疏经气，中风四肢不遂，初产血气凝滞，渐次能通，皆藉其气雄之功也。"

《本草求真》："凡一切病之属于气逆，而见胸腹不快者，皆宜用此。功与木香、香附同为一类。但木香苦温，入脾爽滞，每于食积则宜；香附辛苦入肝胆二经，开郁散结，每于忧郁则妙。此则逆邪横胸，无处不达，故用以为胸腹逆邪要药耳。"

荔枝核 Lizhihe

《本草衍义》

为无患子科常绿乔木荔枝 *Litchi chinensis* Sonn. 的干燥成熟种子。主产于福建、广东、广西、四川等地。夏季采收。晒干。生用或盐水炒用。用时捣碎。

【药材特征】本品长圆形或长卵形，稍扁，长 1.5~2.5cm。直径 0.5~1.5cm。表面棕色至棕红色，稍具光泽，有不规则凹隙和细皱纹；一端平截，有近圆形黄棕色的种脐，直径 5~7mm，另一端圆钝。质坚硬，剖开后种皮薄革质而脆；有 2 片肥厚子叶，橙黄色或棕黄色。气微，味微甘、苦、涩。以粒大、饱满者为佳。

【别名】荔仁、枝核。

【性味】辛、微苦，温。

【归经】肝、胃经。

【功效】理气散结，祛寒止痛。

【主治】

1. 寒疝腹痛，睾丸肿痛 本品主入肝经，善于疏肝理气，行气散结，散寒止痛。治寒疝腹痛，配吴茱萸、小茴香等同用；睾丸肿痛，多与川楝子、橘核等同用。

2. 肝胃气滞之胃脘痛、痛经、产后腹痛 本品入肝胃经，有疏肝和胃、理气止痛作用。治肝气郁结、肝胃不和之胃脘久痛，可与木香研末服；肝郁气滞血瘀之痛经及产后腹痛，常与香附研末服。

【用法用量】煎服，5~10g。或入丸、散剂。

【使用注意】无寒湿滞气者勿服。

【现代研究】

1. 化学成分 本品含挥发油，油中成分有3-羟基丁酮等。还含有α-亚甲环丙基甘氨酸。

2. 药理作用 荔枝核水或醇提取物、荔枝核油具有调血脂和抗氧化作用，能降低动物血清总胆固醇（TC）及三酰甘油（TG）；能对抗四氧嘧啶（ALX）所致的自由基损伤，提高抗氧化酶SOD活性；本品所含α-亚甲环丙基甘氨酸给小鼠皮下注射，有降血糖作用；有对抗鼠伤寒沙门氏菌的诱变作用；荔枝核水提取物对乙型肝炎病毒表面抗原有抑制作用。

【文献摘要】

《本草衍义》："治心痛及小肠气。"

《本草纲目》："行散滞气，治颓疝气痛，妇人血气痛。"

《本草备要》："入肝肾，散滞气，辟寒邪，治胃脘痛，妇人血气痛。"

佛手 Foshou

《滇南本草》

为芸香科常绿小乔木或灌木佛手 *Citrus medica* L. var. sarcodactylis Swingle 的干燥果实。主产于四川、广东、浙江、福建等地。秋季果实尚未变黄或刚变黄时采收，切成薄片，晒干或低温干燥。生用。

【药材特征】本品为类椭圆形或卵圆形的薄片，常皱缩或卷曲。长6~10cm，宽3~7cm，厚0.2~0.4cm。顶端稍宽，常有3~5个手指状的裂瓣，基部略窄，有的可见果梗痕。外皮黄绿色或橙黄色，有皱纹及油点。果肉浅黄白色，散有凹凸不平的线状或点状维管束。质硬而脆，受潮后柔韧。气香，味微甜后苦。

【别名】佛手柑、佛手香橼、福寿柑、蜜罗柑。

【性味】辛、苦、酸，温。

【归经】肝、脾、肺经。

【功效】疏肝理气，和中止痛，燥湿化痰。

【主治】

1. 肝郁气滞证 本品善于疏肝解郁，行气止痛。治肝气郁结之胁痛、胸闷，常与

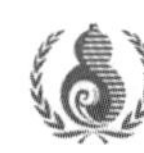

柴胡、香附等同用。

2. 脾胃气滞证　本品能醒脾理气，和中导滞。治肝胃不和，脾胃气滞之脘腹胀痛、呕恶食少等症，常与木香、砂仁等同用。

3. 痰湿壅肺证　本品既燥湿化痰，又疏肝理气止痛。尤适久咳痰多、胸胁作痛之症，常与半夏、陈皮等同用。

【用法用量】煎服，3~9g。

【现代研究】

1. 化学成分　佛手含挥发油、香豆精类化合物。主要成分有佛手内酯、柠檬内酯、橙皮苷、布枯叶苷（地奥明）等。

2. 药理作用　佛手醇提取物对肠道平滑肌有明显的抑制作用；有扩张冠状动状血管，增加冠状动脉血流量的作用，高浓度时可抑制心肌收缩力、减缓心率、降低血压、保护实验性心肌缺血；佛手有一定的平喘、祛痰作用；佛手多糖对免疫功能有明显促进作用。

【文献摘要】

《本草纲目》：“煮酒饮，治痰气咳嗽。煎汤，治心下气痛。”

《本草再新》：“治气舒肝，和胃化痰，破积，治噎膈反胃，消症瘕瘰疬。”

《本草便读》：“佛手，理气快膈，惟肝脾气滞者宜之，阴血不足者，亦嫌其燥耳。”

香橼 Xiangyuan

《本草纲目》

为芸香科常绿小乔木枸橼 *Citrus medica* L. 或香圆 *Citrus wilsonii* Tanaka 的干燥成熟果实。主产于浙江、江苏、广东、广西等地。秋季果实成熟时采收。趁鲜切片，晒干或低温干燥。生用。

【药材特征】枸橼：为圆形或长圆形片，直径 4~10cm，厚 0. 2~0. 5cm。横切片外果皮黄色或黄绿色，边缘呈波状，散有凹入的油点；中果皮厚 1~3cm，黄白色，有不规则的网状突起的维管束；瓤囊 10~17 室。纵切片中心柱较粗壮。质柔韧。气清香，味微甜而苦辛。

香圆：为类球形，半球形或圆片，直径 4~7cm。表面黑绿色或黄棕色，密被凹陷的小油点及网状隆起的粗皱纹，顶端有花柱残痕及隆起的环圈，基部有果梗残基。质坚硬。剖面或横切薄片，边缘油点明显；中果皮厚约 0. 5cm，瓤囊 9~11 室，棕色或淡红棕色，间或有黄白色种子。气香，味酸而苦。

【别名】陈香圆、香圆、香圆片、香圆皮。

【性味】辛、苦、酸，温。

【归经】肝、脾、胃、肺经。

【功效】疏肝解郁，理气宽中，化痰止咳。

【主治】

肝郁气滞，脾胃气滞及痰湿壅滞诸证　本品辛苦清香，功用与佛手相似，但行气与止痛之效次之，而化痰之功略胜，常与之相须。

【用法用量】煎服，3~10g。

【现代研究】

1. 化学成分 本品枸橼及香橼均含橙皮苷、柠檬酸、苹果酸、维生素C及挥发油等。

2. 药理作用 香橼具有抗炎作用；能降低马血细胞之凝集；有抗病毒作用；有促进胃肠蠕动、健胃及祛痰作用。

【文献摘要】

《本草通玄》："香圆性中和，单用多用亦损正气，与参、术同行则无弊也。"

《本草从新》："平肝舒郁，理肺气，通经利水。"

《本草便读》："下气消痰，宽中快膈。"

薤白 Xiebai

《神农本草经》

为百合科多年生草本植物小根蒜 *Allium macrostemon* Bge. 和薤 *Allium chinensis* G. Don 的干燥鳞茎。主产于江苏、浙江等地。夏、秋季采挖，蒸透或置沸水中烫透，晒干。生用。

【药材特征】本品为干燥鳞茎，呈不规则的卵圆形。大小不一，长1~1.5cm，直径0.8~1.8cm，上部有茎痕；表面黄白色或淡黄棕色，半透明，有纵沟与皱纹，或有数层膜质鳞片包被，揉之易脱。质坚硬，角质，不易破碎，断面黄白色。有蒜臭，味微辣。以个大、质坚、饱满、黄白色、半透明、不带花茎者为佳。

【别名】薤白头、野蒜、小独蒜。

【性味】辛、苦，温。

【归经】肺、胃、大肠经。

【功效】通阳散结，行气导滞。

【主治】

1. 胸痹证 本品辛开苦降，温通滑利，善宣通胸中之阳气，温散阴寒痰浊之凝滞，疏通胸中气机而行气宽胸，为治胸痹之要药。治寒痰停滞胸中，胸阳不振之胸闷胸痛，常与瓜蒌、半夏、桂枝等同用，如瓜蒌薤白白酒汤、瓜蒌薤白半夏汤、枳实薤白桂枝汤等（《金匮要略》）；痰瘀胸痹，须与丹参、红花等同用。

2. 胃肠气滞，泻痢后重 本品有行气导滞、消胀止痛之功。治胃肠气滞，腹胀腹泻，可与木香、砂仁等同用；湿热壅滞胃肠，泻痢后重，常配黄柏、黄连等。

按语：薤白首见于《神农本草经》，列为中品。仲景在《金匮要略》中用薤白共计3方次，均治疗胸痹。本品辛散温通，善于温通胸阳，行气止痛，而疗胸阳不振之胸痹心痛，仲景用此药其意也在于此。

【用法用量】煎服。仲景最大用量为半斤，最小用量为三两。目前常规用量为5~9g。

【使用注意】气虚无滞者慎用。

【现代研究】

1. 化学成分 本品含大蒜氨酸、甲基大蒜氨酸、大蒜糖等，醇提取物含有前列腺素 A_1 和 B_1 等。

2. 药理作用 薤白提取物能明显降低血清过氧化脂质、抗血小板凝集、降低动脉脂质斑块，具有预防实验性动脉粥样硬化作用；薤白提取物对动物（大鼠、小鼠）心肌缺氧、缺血及缺血再灌注心肌损伤有保护作用；薤白煎剂对痢疾杆菌、金黄色葡萄球菌、肺炎球菌有抑制作用。

【文献摘要】

《本草纲目》：“治少阴病厥逆泄痢及胸痹刺痛，下气散血。”

《本草求真》：“薤，味辛则散，散则能使在上寒滞立消；味苦则降，降则能使在下寒滞立下；气温则散，散则能使在中寒滞立除；体滑则通，通则能使久痼寒滞立解。是以下痢可除，瘀血可散，喘急可止，水肿可敷，胸痹刺痛可愈，胎产可治，汤火及中恶卒死可救，实通气、滑窍、助阳佳品也。”

青木香 Qingmuxiang

《新修本草》

为马兜铃科多年生缠绕草本马兜铃 *Aristolochia debilis* Sieb. et Zucc. 的干燥根。主产于江苏、浙江、安徽等地。春、秋二季采挖。晒干。生用。

【药材特征】干燥根呈长圆柱形，长 4~9cm，直径约 1cm。表面黄棕色或暗棕色，具纵皱纹和须根残痕。易折断，折断时有粉尘飞出，断面可见木部黄色，皮部棕黄色，呈放射状纹理，散在多数油室。气芳香，味甜微辛。

【别名】土青木香、独行根、云南根、土木香、青藤香、蛇参根、铁扁担、痧药、野木香根、水木香根、白青木香、天仙藤根。

【性味】辛、苦，微寒。

【归经】肝、胃经。

【功效】行气止痛，解毒消肿。

【主治】

1. 肝胃气滞证 本品主入肝、胃经，能行气疏肝，和胃止痛。常单味或配川楝子、香附等治疗肝胃气滞之胸胁胀痛，脘腹疼痛。

2. 泻痢腹痛 本品既解毒辟秽，又行气止痛。单研末或鲜品捣汁服，或配黄连、黄柏等同用，治夏令饮食不洁，暑湿内阻所致泻痢腹痛。

3. 痈疮疔毒，皮肤湿疮，毒蛇咬伤 本品有解毒消肿之功。治疮痈疔毒，可单研末或鲜品捣敷；皮肤湿疮，水煎外洗或研末外敷；毒蛇咬伤，每与白芷同用，外用内服均可。

【用法用量】煎服，3~10g。外用适量。

【使用注意】不宜多用，过量易引起恶心呕吐。肾病患者忌服。

【现代研究】

1. 化学成分 本品含挥发油，油中主要成分为马兜铃酮，并含马兜铃酸、青木香酸、木兰花碱、尿囊素、土青木香甲素及土青木香丙素等。

2. 药理作用 青木香煎剂对多种原因引起的高血压有明显的降压作用，其所含木兰花碱对肾性高血压的降压作用明显；青木香总碱对金黄色葡萄球菌及绿脓、大肠、变形等杆菌有不同程度的抑制作用；马兜铃酸有提高机体免疫功能的作用，也有一定的致突变和致癌作用。

【文献摘要】

《新修本草》："主积聚，诸毒热肿，蛇毒。"

《本经逢原》："治痈肿，痰结、气凝诸痛。"

《本草求真》："青木香，诸书皆言可升可降，可吐可利。凡人感受恶毒，而致胸脯不快，则可用此上吐，以其气辛而上达也。感受风湿而见阴气上逆，则可用此下降，以其苦能泄热也。"

大腹皮 Dafupi

《开宝本草》

为棕榈科常绿乔木槟榔 *Areca catechu* L. 的干燥果皮。又名槟榔衣。主产于海南、云南、广西等地。冬季至次春采收未成熟的果实，煮后干燥，纵剖两瓣，剥取果皮，习称"大腹皮"。春末至秋初采收成熟果实，煮后干燥，剥取果皮，打松，晒干，习称"大腹毛"。生用。

【药材特征】干燥果皮，通常纵剖为二。未打松者呈椭圆形瓢状。长6~7cm，宽约3cm，厚约1cm；外果皮灰棕黄色，有褐色斑点及纵裂纹。已打松者，外果皮脱落，中果皮为黄白色至灰黄色的纤维，纤维纵向排列，外层松散成缕，内层纤维较粗，现棕毛状。内壁凹陷，褐色或深棕色。表面光滑呈硬壳状。体轻松，质柔韧，易纵向撕裂。无臭，味淡。以色黄白、质柔韧、无杂质者为佳。

【别名】槟榔皮、槟榔壳、大腹毛、茯毛、槟榔衣、大腹绒。

【性味】辛，微温。

【归经】脾、胃、大肠、小肠经。

【功效】行气宽中，利水消肿。

【主治】

1. 肠胃气滞证 本品辛散温通，主入脾胃经，有行气导滞、理气宽中的作用。治食积气滞之脘腹痞胀、嗳气吞酸、大便秘结或泻而不爽等症，常配山楂、莱菔子等；湿阻气滞，腹胀纳呆、大便不爽，常与藿香、厚朴等同用。

2. 水肿，脚气肿痛 本品既开宣肺气而通利水道，又行气导滞以消除胀满。治脾失运化，水湿泛滥之头面四肢悉肿、脘腹胀满、小便不利，常配桑白皮、茯苓皮等，如五皮饮（《麻科活人全书》）；脚气、小便不利，与木瓜、槟榔等同用。

【用法用量】煎服，5~10g。

【现代研究】

1. 化学成分 本品含槟榔碱、槟榔次碱、α-儿茶素等。

2. 药理作用　本品有兴奋胃肠道平滑肌、促胃肠动力作用，并有促进纤维蛋白溶解等作用。

【文献摘要】

《本草纲目》：“降逆气，消肌肤中水气浮肿，脚气壅逆，瘴疟痞满，胎气恶阻胀闷。”

《本草经疏》：“方龙谭曰，主一切冷热之气上攻心腹，消上下水肿之气四体虚浮，大肠壅滞之气二便不利，开关膈痰饮之气阻塞不通，能疏通下泄，为畅达脏腑之剂。”

《本经逢原》：“槟榔性沉重，泄有形之积滞，腹皮性轻浮，散无形之滞气。故痞满胀，水气浮肿，脚气壅逆者宜之。惟虚胀禁用，以其能泄真气也。”

柿蒂 Shidi

《名医别录》

为柿树科落叶乔木柿 *Diospyros kaki* Thunb. 的干燥宿萼。主产于四川、广东、福建、山东、河南等地。冬季果实成熟时采摘。晒干。生用。

【药材特征】干燥宿萼呈盖状，顶端中央有 1 果柄，或脱落而留下圆孔，萼的中部较厚，边缘 4 裂，裂片常向上反卷，易碎裂，基部连合呈皿状，直径 1.5~2.5cm，厚 1~4mm。外表面红棕色，仔细观察时，上有稀疏短毛，内表面有细密的黄棕色短绒毛，放射状排列，具光泽，中央有 1 果实脱落所遗留的圆形凸起的疤痕。质薄而体轻。气无，味涩。以红棕色、质厚、味涩、表面带柿霜者为佳。

【别名】柿钱、柿丁、柿子把、柿萼。

【性味】苦、涩，平。

【归经】胃经。

【功效】降逆止呃。

【主治】

呃逆证　本品专入胃经，善降胃气而止呃逆，为止呃要药，无论寒、热、虚、实均可配用。虚寒者，常与丁香相使，如丁香柿蒂汤（《症因脉治》）；胃热者，与黄连、芦根等同用；若痰阻凝滞者，常与旋覆花、半夏等同用。

【用法用量】煎服，5~10g。

【现代研究】

1. 化学成分　本品含鞣质、羟基三萜酸、葡萄糖、果糖及中性脂肪油等。

2. 药理作用　本品有抗心律失常作用，其提取物能对抗氯仿诱发的小鼠室颤、乌头碱和氯化钡所致大鼠心律失常、毒毛花苷引起的豚鼠室性心律失常；本品还有镇静和一定抗生育作用。

【文献摘要】

《本草纲目》：“古方单用柿蒂煮汁饮之，取其苦温能降逆气也。《济生》柿蒂散加以丁香、生姜之辛热，以开痰散郁，盖从治之法，而昔人常用之收效矣。”

《本草求真》：“柿蒂味苦性平，虽与丁香同为止呃之味，然一辛热一苦平，合用兼得寒热兼济之妙。”

刀豆 Daodou

《救荒本草》

为豆科一年生缠绕草质藤本刀豆 *Canavalia gladiata*（Jacq.）DC. 的干燥成熟种子。主产于江苏、安徽、湖北、四川等地。秋季采收，晒干。生用。

【药材特征】干燥种子呈扁卵形或扁肾形，长 2～3.5cm，宽 1～2cm，厚 0.5～1.2cm。表面淡红色或红紫色，少数类白色或乌黑色，略有光泽，微皱缩不平。边缘具灰黑色种脐，长 1.5～2.5cm，其上有类白色膜片状的珠柄残余，靠近种脐的一端，有珠孔呈小凹点状，他端有一深色的合点，合点与种脐间有隆起的种脊。质坚硬，难破开。种皮革质，内表面棕绿色，光泽。内有 2 片肥厚的子叶，黄白色，胚根细小，位于珠孔的一端，歪向一侧。气无，味淡，嚼之具有豆类特有之气味。以个大、饱满、色鲜艳、干燥者为佳。

【别名】挟剑豆、野刀板藤、葛豆、刀坝豆、大刀豆、刀豆角、刀鞘豆。

【性味】甘，温。

【归经】胃、肾经。

【功效】降逆止呃，温肾助阳。

【主治】

1. 呃逆，呕吐 本品善温中和胃，降逆止呕。常与丁香、柿蒂等同用。

2. 肾虚腰痛 本品入肾经，能温肾助阳。可单用或与桑寄生、杜仲等同用。

【用法用量】煎服，5～15g。或烧存性研末服。

【现代研究】

1. 化学成分 本品含尿素酶、血球凝集素、刀豆氨酸以及淀粉、蛋白质、脂肪等。

2. 药理作用 刀豆中所含伴刀豆球蛋白 A 与核糖、腺嘌呤协同有促进缺血后心功能不全恢复的作用；伴刀豆球蛋白有抗肿瘤作用；左旋刀豆氨酸可抑制 Lee 流感病毒的繁殖，在组织培养中抑制作用更强。

【文献摘要】

《本草纲目》：“温中下气，利肠胃，止呃逆，益肾补元。”“主治胸脘滞气，脾肾亏损，壮元阳。”

甘松 Gansong

《本草搭遗》

为败酱科多年生草本甘松 *Nardostachys chinensis* Batal. 或匙叶甘松 *Nardostachys jatamansi* DC. 的干燥根及根茎。主产于四川、甘肃、青海等地。春、秋季采挖。晒干或阴干。切段，生用。

【药材特征】本品多弯曲，上粗下细，长 5～18cm。根茎短，上端有残留茎基，外被多层枯叶殖基，呈膜质片状或纤维状，外层棕黑色，内层棕色或黄色。根单一，有

的数条交结，并列或分枝，长6~16cm，直径0.3~1cm；表面皱缩，棕褐色，有细根和须根。质松脆，易折断，断面粗糙，皮部深棕色，常成裂片状，木部黄白色。气特异，叶苦、辛，有清凉感。以条长、根粗、香气浓者为佳。

【别名】甘香松、香松。

【性味】辛、甘，温。

【归经】脾、胃经。

【功效】行气止痛，开郁醒脾。

【主治】

1. 中焦寒凝气滞，脘腹胀痛 本品味辛性温，善醒脾暖胃，行气消胀。常与砂仁、木香等配用。

2. 脾胃不和证 本品为醒脾开胃之良药。治思虑伤脾或寒郁气滞，纳呆腹胀、倦怠气短等症，多与香附、白豆蔻等同用。

【用法用量】煎服，3~6g。外用适量。

【现代研究】

1. 化学成分 甘松的根及根茎含马兜铃烯、甘松酮、德比酮、缬草酮、广藿香醇，匙叶甘松的根含呋喃香豆精类化合物甘松素、甘松醇、白芷素、橄香醇、β-桉叶醇、甘松酮、缬草酮等。

2. 药理作用 甘松有镇静、安定、抗心律不齐作用，还能扩张支气管；提取物对离体平滑肌（大肠、小肠、子宫，支气管）有拮抗组胺、5-羟色胺、乙酰胆碱的作用；有降血压、抗心肌缺血、抗溃疡以及抑菌作用。

【文献摘要】

《开宝本草》："主恶气，卒心腹痛满，下气。"

《本草纲目》："甘松芳香，甚开脾郁，少加入脾胃药中，甚醒脾气。"

《本草汇言》："甘松醒脾畅胃之药也。《开宝方》主心腹卒痛，散满下气，皆取香温行散之意。其气芳香，入脾胃药中，大有扶脾顺气，开胃消食之功。"

绿萼梅 Lü'emei

《本草纲目》

为蔷薇科落叶小乔木梅 *Prunus mume*（Sieb.）Sieb. et Zucc. 的花蕾。入药分白梅花、红梅花两种。白梅花主产于江苏、浙江等地，红梅花主产于四川、湖北等地。初春花未开放时采摘，及时低温干燥。生用。

【药材特征】干燥花蕾，呈圆球形，直径4~8mm，基部常带有小梗。苞片3~4层，褐色鳞片状。苞片内有萼片5枚，淡黄褐色，微带绿色，卵圆形，覆瓦状排列，基部与花托愈合。花瓣5枚或多数，白色或黄白色，紧紧相抱。花瓣内包含许多黄色丝状的雄蕊。中心有一枚雌蕊，子房呈卵形而有细长的花柱。质轻。气香，味淡而涩。以花匀净、完整、含苞未放、萼绿花白、气味清香者为佳。

【别名】梅、春梅、干枝梅、酸梅、乌梅。

【性味】微酸、涩，平。

【归经】肝、胃、肺经。

【功效】疏肝和胃，理气化痰。

【主治】

1. 肝胃气滞证 本品善疏肝解郁，醒脾，理气和中，常与柴胡、佛手等同用，治疗肝胃气滞之胁肋胀痛、脘腹痞满、嗳气纳呆等。

2. 梅核气 本品可行气化痰，与半夏、厚朴等同用，治疗痰气郁结之梅核气。

【用法用量】煎服，3~6g。

【现代研究】

1. 化学成分 本品含挥发油，油中主要成分为苯甲醛、异丁香油酚、苯甲酸等。

2. 药理作用 目前未见绿萼梅的药理作用报道。

【文献摘要】

《本草纲目拾遗》："《百花镜》：开胃散邪，煮粥食，助清阳之气上升，蒸露点茶，生津止渴，解暑涤烦。"

《饮片新参》："绿萼梅平肝和胃，止脘痛、头晕，进饮食。"

九香虫 Jiuxiangchong

《本草纲目》

为蝽科昆虫九香虫 *Aspongopus chinensis* Dallas 的干燥体。主产于云南、四川、贵州、广西等地。11 月至次年 3 月前捕捉，置容器内，加酒少许将其闷死，取出阴干；或沸水中烫死，取出，晒干或烘干。生用，或用文火微炒用。

【药材特征】本品略呈六角状扁椭圆形，长 1.6~2cm，宽约 1cm。表面棕褐色或棕黑色，略有光泽。头部小，与胸部略呈三角形，复眼突出，卵圆状，单眼 1 对，触角 1 对各 5 节，多已脱落。腹部棕红色至棕黑色，每节近边缘外有突起的小点。质脆，折断后腹面有浅棕色的内含物。气特异，味微咸。以个均匀、棕褐色、油性大、无虫蛀者为佳。

【别名】屁巴虫、黑兜虫、屁板虫、瓜黑蝽。

【性味】咸，温。

【归经】肝、脾、肾经。

【功效】理气止痛，温肾助阳。

【主治】

1. 肝胃气滞之胸胁、脘腹胀痛 本品咸温香散，能温通行滞而止痛。治肝胃不和及寒郁中焦所致脘闷腹胀、胁痛、胃脘疼痛等症，常与郁金、延胡索等同用。

2. 肾阳不足证 本品能温肾助阳，壮阳起痿。常与淫羊藿、巴戟天等同用治肾阳不足、命门火衰之阳痿、腰膝冷痛。

【用法用量】煎服，3~10g。或入丸、散。

【现代研究】

1. 化学成分　本品含九香虫油，油中含硬脂酸、棕榈酸、油酸，其臭味来源于醛或酮，还含蛋白质、甲壳质等。

2. 药理作用　九香虫对金黄色葡萄球菌、伤寒杆菌、副伤寒杆菌、福氏痢疾杆菌有较强的抗菌作用，并有促进机体新陈代谢作用。

【文献摘要】

《本草新编》："九香虫，虫中之至佳者。入丸散中以扶衰弱最宜。但不宜入于汤剂，以其性滑，恐动大便耳。九香虫亦兴阳之物，然非人参、白术、巴戟天、肉苁蓉、破故纸之类，亦未见其大效也。"

第十一章　止血药

凡以制止体内外出血为主要功效、治疗出血证的药物，称止血药。

本类药大多性味甘、涩、苦，其性有寒有温。多归肝、心经，入血分，主要有制止持续出血，促进血液凝固之功。适用于各种出血证。如吐血、衄血、咯血、咳血、便血、尿血、子宫下血、皮下出血及外伤出血等。

根据其出血性质和各药物功效的不同，止血药可分为凉血止血药，化瘀止血药，收敛止血药和温经止血药四类。

临证时，应根据患者出血的病因和具体证候，从整体出发，选择恰当合理的配伍，以标本兼治。如血热妄行之出血证，可选择凉血止血药，配以清热凉血和清热泻火药同用；瘀血阻滞之出血证，可选择化瘀止血药配以行气活血药同用；虚寒性出血证，可选择温经止血药配以益气助阳药同用；阴虚火旺之出血证，可选择凉血止血药配以滋阴降火药同用；若大出血而见气脱现象者，应投大补元气药同用以益气固脱而摄血，古人称之为“血脱益气法”，不可单用止血药。除此之外，要根据前人“下血必升举，吐衄必降气”用药经验。对于下血者，如便血、痔血、崩漏下血、月经过多等病证，可适当配伍升举之品同用；而对上部出血者，如吐血、衄血等病证，可适当配伍降火降气之品同用。

一般认为，止血药多炒炭用，可增强其止血效用，但炒炭须存性，但有些药物生用止血作用更好。

“止血不留瘀”是使用止血药必须注意的问题。对出血兼有瘀滞或出血初期，不宜单独使用收敛性较强的止血药和大剂量的凉血止血药，以防恋邪留瘀。

本章仲景应用的药物共有四种，其中侧柏叶、蒲灰（蒲黄）、艾叶为较常用中药，灶中黄土（灶心土）应用较少，但常作为炮制药物的辅料。

药理研究证明，本类药物能促进凝血因子生成，增加凝血因子的浓度及活力，抑制抗凝血酶活性，能增加血小板数目及功能，还能促进纤维蛋白原或纤维蛋白的生成，有收缩局部血管或改善血管功能，降低血管的通透性以达止血的目的，部分药物有抗炎、镇痛、调节心血管的作用。

歌诀：

诸药性能，止血力强。
或凉血止血，或收敛止血，
或化瘀止血，或温经止血，
各有所长。
临床选药，辨证实施。

第一节　凉血止血药

本类药物药性寒凉，味多甘、苦，入血分能清泄血分之热而止血，适用于血妄行之出血证，以出血量多而色鲜红，伴心烦、口渴、便秘、尿黄、舌红、苔黄、脉数为主要症状。在应用时，可与清热凉血药同用，若血热有瘀之出血，可配化瘀止血药，急性出血较甚者，亦可配收敛止血药以加强止血之效，某些药物用鲜品捣汁内服，可增强其疗效。本节仲景用药仅侧柏叶一味。

本类药物易于凉遏留瘀，当中病即止，不宜过量久服，原则上不宜于虚寒性出血。

侧柏叶 Cebaiye

《名医别录》

为柏科常绿乔木侧柏 *Platycladus orientalis*（L.）Franco 的干燥枝梢及嫩叶。全国各地均产。全年可采。阴干，切段。生用或炒炭用。

【药材特征】为干燥枝叶，长短不一，分枝稠密。叶为细小鳞片状，贴伏于扁平的枝上，交互对生，青绿色。小枝扁平，线形，外表棕褐色。质脆，易折断。微有清香气，味微苦，微辛。以叶嫩、青绿色、无碎末者为佳。

【别名】柏树叶、黑柏叶、柏叶炭。

【性味】苦、涩，微寒。

【归经】肺、肝、大肠经。

【功效】凉血止血，祛痰止咳，乌发生发。

【主治】

1. 各种出血证　本品性寒凉而苦涩，既能凉血，又能收敛止血，为治疗各种出血证之要药，尤以血热者为宜。治疗吐血、衄血，可配生地黄、艾叶、荷叶等同用，如四生丸（《校注妇人良方》）；治便血、痔血、血痢，可配槐花、地榆等同用；崩漏下血可配白芍、茜草等同用；仲景《金匮要略》以柏叶配干姜、艾叶治疗虚寒性出血，如柏叶汤（《金匮要略》）。本品研末外用还可治疗外出血。

2. 肺热咳嗽痰多证　本品苦能降泻，寒能清热，长于清肺热化痰止咳，适用于肺热咳嗽痰稠难咯者，可单用，或配贝母、黄芩等同用。

3. 血热脱发及须发早白　本品寒凉而祛风。《日华子本草》："黑润鬓发。"研细调涂或制成酊剂外搽。

此外，本品还可用于水火烫伤，研细末和麻油外涂。

按语：侧柏叶最早见于《名医别录》。仲景《金匮要略》仅用 1 方次，"吐血不止者，柏叶汤主之。"本品味苦性寒，入肝经走血分能清热凉血，入肺经清肺热能化痰止咳，为凉血止血、清肺止咳之常用之药。

【用法用量】煎服及研细外用。仲景用量为三两，目前常规用量为 10～15g。外用适量。本品炒炭偏于止血，生用偏祛痰止咳。

【现代研究】

1. 化学成分 本品主含挥发油，尚含黄酮类、槲皮苷类、鞣质、维生素C、异海松酸及多种微量元素等。

2. 药理作用 侧柏叶煎剂能明显缩短出血时间；本品煎剂的醇沉部分、醇提取液及其提取物黄酮有镇咳祛痰、平喘作用；本品煎剂、水浸剂均有不同程度的抗菌和抗结核作用。

3. 不良反应 大量服用本品中毒后表现：头晕、恶心、呕吐、腹痛、腹泻、多汗、视物不清、四肢麻木，严重时瞳孔散大、对光不敏感、肠鸣、口吐白沫、惊厥、呼吸困难、血尿、蛋白尿、肺水肿、昏迷、循环衰竭、流产等。

【文献摘要】

《名医别录》："主吐血，衄血，崩中赤白，……去湿痹，生肌。"

《伤寒杂病论》："吐血不止者，柏叶汤主之。"

大蓟 Daji

《名医别录》

为菊科植物大蓟 *Cirsium japonicum* DC. 的干燥地上部分或根。全国大部分地区均产，以河南、安徽、山东、江苏为主产地。夏、秋季花开时割取地上部分或秋季挖根，除去杂质，切片，晒干生用或炒炭用。

【药材特征】大蓟草质略硬而脆。断面灰白色，髓部疏松或中空。叶皱缩，多破碎，绿褐色，头状花序球形或椭圆形，总苞黄褐色，花冠常脱落，露出灰白色羽状冠毛，气微，味淡。大蓟根呈长纺锤形，常簇生而扭曲，长5~15cm，直径0.2~0.6cm。表面暗褐色，有不规则的纵皱纹。质硬而脆，易折断，断面粗糙，灰白色。气微，味甘、微苦。

【别名】刺蓟、虎蓟。

【性味】甘、苦，凉。

【归经】心、肝经。

【功效】凉血止血，散瘀消痈。

【主治】

1. 血热出血证 本品寒凉而入血分，功能凉血止血，为治血热出血证的要药。尤多用于吐血、衄血、咯血、崩漏等证。单用煎浓汁内服或鲜品捣汁服均可，亦可配小蓟、侧柏叶等同用，如十灰散（《十药神书》）。

2. 热毒痈肿 本品能凉血解毒，又能散瘀消肿，无论内外痈肿均可应用，以鲜品为佳，取鲜品适量捣汁内服，或鲜品捣烂后敷患处。

此外，本品有降血压、利胆退黄作用。

【用法用量】煎服，10~15g，鲜品可用至30~60g。外用适量。

【现代研究】

1. 化学成分 本品含三萜类、甾体类、挥发油类、黄酮苷类化合物及长链炔醇类。

2. 药理作用　本品水煎液能明显缩短凝血时间；水浸剂、乙醇-水浸出液和乙醇浸出液有降压作用；根煎剂或全草蒸馏液对人型结核杆菌及单纯性疱疹病毒有抑制作用。

3. 不良反应　大蓟煎剂、片剂亦可引起少数人胃内不适或恶心等胃肠道反应。

【文献摘要】

《本草经疏》："大蓟根最能凉血，血热解，则诸证自愈矣。"

《名医别录》："主女子赤白沃，安胎，止吐血鼻血。"

《药性论》："止崩中血，生取根捣绞汁，服半升许，多立定。"

小蓟 Xiaoji

《名医别录》

为菊科植物刺儿菜 *Cirsium setosum*（willd.）MB. 的干燥地上部分或根。全国大部分地区均产，以河南、安徽、山东为主产地。夏、秋季花开时割取地上部分切段晒干生用或鲜用。

【药材特征】干燥全草茎呈圆柱状，常折断，直径 2~3mm，微带紫棕色，表面有柔毛及纵棱，质硬，断面纤维状，中空。叶片多破碎不全，皱缩而卷曲，暗黄绿色，两面均有白色丝状毛，全缘或微波状，有金黄色的针刺。头状花序顶生，总苞钟状，苞片黄绿色，5~6 层，线形至披针形，花冠有时已不存，冠毛羽毛状。气弱，味甘。

干燥根呈长圆柱状，下部渐细，顶端直径 3~7mm，表面土棕色，有纵棱，着生多数细长须根。质硬，断面纤维性。

【别名】小刺蓟、猫蓟。

【性味】甘、苦，凉。

【归经】心、肝经。

【功效】凉血止血，解毒消痈。

【主治】

1. 血热妄行所致的咯血、衄血、吐血、尿血及崩漏等　本品性寒以凉血泄热止血，兼可利尿，尤治尿血，常与木通、蒲黄、滑石等同用，如小蓟饮子（《济生方》）。

2. 热毒痈肿　本品能凉血解毒，又能散瘀消肿，无论内外痈肿均可应用，可单味内服，亦可取鲜品适量捣汁内服，或鲜品捣烂后敷患处。与大蓟相似而力较弱。

按语：大蓟、小蓟均最早见于《名医别录》，本品味甘、苦，性寒、凉，入心、肝二经，走血分，功能凉血止血，为治血热妄行出血证的要药，又能散瘀解毒消肿，为治疮痈肿毒的常用之药。但小蓟偏于利尿通淋，治血淋、尿血为其特点。

【用法用量】煎服，10~15g，鲜品可用至 30~60g。外用适量。

【现代研究】

1. 化学成分　本品主要含生物碱、皂苷、芸香苷、原儿茶醛、咖啡酸、刺槐素等。

2. 药理作用　本品水煎液能明显缩短凝血时间；能降低血胆固醇并有利胆作用；对溶血性链球菌、肺炎双球菌、白喉杆菌及结核杆菌等均有一定的抑制作用。

【文献摘要】

《本草拾遗》："小蓟破宿血，止新血，暴下血，血痢，金疮出血，呕血等……及蜘蛛蛇血蝎毒，最能凉血。"

《本草图经》："小蓟根……止吐血，衄血，下血，皆验；大蓟根……破血之外亦可疗痈肿。"

地榆 Diyu

《神农本草经》

为蔷薇科植物地榆 *Sanguisorba officinalis* L. 或长叶地榆 *Sanguisorba officinalis* L. var. *longifolia*（Bert.）Yü et Li. 的干燥根。前者主产于东北、内蒙古、河南、山西、陕西等地，后者主产于安徽、浙江、江苏、江西等地。春秋挖根，切片干燥，生用或炒炭用。

【药材特征】地榆：根圆柱形，略扭曲状弯曲，长 18~22cm，直径 0.5~2cm。有时可见侧生支根或支根痕。表面棕褐色，具明显纵皱纹。顶端有圆柱状根茎或其残基。质坚，稍脆，折断面平整，略具粉质。横断面形成层环明显，皮部淡黄色，木部棕黄色或带粉红色，呈显著放射状排列。气微，味微苦涩。

长叶地榆：根圆柱形，常弯曲，长 15~26cm，直径 0.5~2cm。有时支根较多，表面棕褐色，质较坚韧，不易折断。折断面细毛状，可见众多纤维。横断面形成层环不明显，皮部黄色，木部淡黄色。不呈放射状排列。气弱，味微苦涩。以条粗、质坚、断面粉红色者为佳。

【别名】地榆炭。

【性味】苦、酸、涩，微寒。

【归经】肝、大肠经。

【功效】凉血止血，解毒敛疮。

【主治】

1. 血热出血证 本品味苦寒入血分，长于泄热而凉血止血，味兼酸涩，能收敛止血，可用于多种血热出血证，尤善治疗下部出血证。治便血、痔血，常与槐花、黄芩、防风等同用，如槐角丸（《太平惠民和剂局方》）；崩漏下血常配生地黄、蒲黄等同用；治下痢脓血，里急后重者，常配甘草等同用，如地榆汤（《圣济总录》）。

2. 水火烫伤、湿疹、疮疡痈肿等 本品苦寒能清热解毒，酸涩又能敛疮，为治水火烫伤之要药，可单味研细，或配大黄研末，麻油调敷；湿疹及皮肤溃烂，本品煎浓汁外洗，或纱布浸药汁外敷，亦可加煅石膏、枯矾外撒患处。

按语：地榆最早见于《神农本草经》，列为中品。本品味苦沉降，酸涩收敛，微寒凉血，主入肝与大肠经，善入大肠而凉血止血，为治下焦血热所致便血、痔血、崩漏等出血病证之要药，又能解毒敛疮，为治水火烫伤之佳品。

【用法用量】煎服，10~15g，大剂量可用至 30g。可入丸、散剂，外用适量。止血宜炒炭用，解毒敛疮宜生用。

【使用注意】大面积烧伤不宜外涂，以防其所含鞣质被大量吸收引起中毒性肝炎。

【现代研究】

1. 化学成分　地榆根主含地榆苷Ⅰ、Ⅱ、A、B、E等及酚酸类化合物，尚含少量维生素A，止血成分主要为鞣质。

2. 药理作用　地榆煎剂可明显缩短出血和凝血时间；地榆制剂对烧伤、烫伤及伤口的愈合有明显的作用；有较强的抗炎作用；地榆水煎剂对伤寒杆菌、脑膜炎双球菌有抑制作用，尤其对痢疾杆菌的作用较强。

【文献摘要】

《本草纲目》：“地榆，除下焦热，治大小便血证，止血，取止截切片炒用，其梢能行血，不可不知。”

《本草正》：“味苦微涩，性寒而降，既消且涩，故能治吐血、衄血，清火明目。治肠风血痢及女人崩漏下知，月经不止，带浊痔漏。”

槐花 Huaihua

《日华子本草》

为豆科植物槐 *Sophora Japonica* L. 的干燥花蕾及花。全国各地均产，以河南、河北、安徽、山东为主产地。夏季花未开放时采其花蕾，称为“槐米”，花开放时采收者，称为“槐花”。采收后除去花序的枝、梗及杂质，阴干，生用、炒用或炒炭用。

【药材特征】花蕾卵形或椭圆形，长2~6mm，直径约2mm。花萼黄绿色，下部有数条纵纹。萼的上方为黄白色未开放的花瓣。花梗细小。体轻，手捻即碎。无臭，味微苦涩。

【别名】槐米。

【性味】苦，微寒。

【归经】肝、大肠经。

【功效】凉血止血，清肝明目。

【主治】

1. 血热出血证　本品性寒凉，因其苦降下行，善清大肠之火，故对下部血热所导致的便血、痔血最为适宜。治新久痔血，常配地榆、黄连等，如榆槐脏连丸（《成方便读》）；治便血为热重者，常配栀子同用，如槐花散（《经验良方》）。

2. 目赤头痛　本品性味苦寒，长于泻肝火，凡肝火上炎所致的目赤、头胀痛及眩晕等，可单味水煎代茶饮或配菊花、夏枯草等同用。

现代用槐花煎汤代茶饮，治疗高血压和预防脑出血。

按语：槐花最早见于《日华子本草》。本品味苦性凉，入肝经走血分，苦降而下行，能凉血止血，治疗各种出血证。又善清泄大肠之火热，凡血热妄行于下的各种出血证均可应用，尤为治便血、痔血之要药。

【用法用量】煎服，10~15g。外用适量。清热泻火多生用，止血多炒炭用。

【使用注意】脾胃虚寒，阴虚发热而无实火者慎用。

【现代研究】

1. 化学成分 本品含芸香苷、槲皮素及鞣质。

2. 药理作用 槐花水煎剂能明显缩短出血时间和凝血时间，炒炭后凝血作用更强。

【文献摘要】

《日华子本草》："治五痔，心痛，眼赤，杀腹脏虫及热，治皮肤风及肠风泻血，赤白痢。"

《本草纲目》："炒香频嚼，治失音及喉痹，又治吐血、衄血，崩中漏下。"

附药 槐角

为槐的成熟果实，功用与槐花相似，但止血之效弱于槐花，而清降泄热之力较强。且能润肠通，常用于痔疮肿痛之痔血、便血，如槐角丸。煎服，6~12g，或入丸、散。孕妇慎用。

白茅根 Baimaogen

《神农本草经》

为禾本科植物白茅 *Imperata cylindrica* Beauv. var. major（Nees）C. E. Hubb. 的根茎。全国大部分地区均产。春、秋挖根，洗净，晒干，除去须根及膜叶鞘，切段，生用或炒炭用，亦可鲜用。

【药材特征】根茎长圆柱形，有时分枝，长短不一，长 30~60cm，直径 2~4mm。表面黄白色或淡黄色，有光泽，具纵皱纹，环节明显，节上残留灰棕色鳞叶及细根，节间长 1~3cm。体轻，质韧，折断面纤维性，黄白色，多具放射状裂隙，有时中心可见一小孔。气微，味微甜。以条粗、色白、味甜者为佳。

【别名】茅草根、甜草根、毛毛根。

【性味】甘，寒。

【归经】肺、胃、膀胱经。

【功效】凉血止血，清热利尿，清肺胃热。

【主治】

1. 血热出血证 本品味甘性寒，入血分能清血分之热而凉血止血，用于多种血热出血之证，尤善治上部出血，治吐血、衄血，鲜品捣汁内服，或配其他凉血止血之品。治咯血，与藕节同用，均取鲜品煮汁服，如二鲜饮（《医学衷中参西录》）。又因其性寒多降，入膀胱经能清热利尿，导热下行，故用于膀胱蕴热所致的尿血、血淋等证，可单味大量服用，或配大蓟、小蓟等同用，如十灰散（《十药神书》）。

2. 水肿、热淋、黄疸 本品能清热利尿而达利水消肿、利尿通淋、利湿退黄之效。治水肿、小便不利，单用或配茯苓、冬瓜皮等同用；治湿热黄疸，与茵陈蒿、栀子、大黄等同用。

3. 胃热呕吐，肺热咳嗽 本品既能清胃热而止呕，又能清肺热而咳，治胃热呕吐，常配芦根、天花粉等同用，或与葛根等同用，如茅根汤（《小品方》）。治肺热咳嗽，常与桑白皮等同用，如如神汤（《太平圣惠方》）。

【用法用量】煎服，15~30g，鲜品可用至30~60g。多生用，可捣汁内服，以鲜品为佳，止血亦可炒炭用。

【现代研究】

1. 化学成分　本品主含糖类化合物，如葡萄糖、蔗糖、果糖、木糖及淀粉；还含简单酸类如柠檬酸、苹果酸、草酸等，三萜类如白茅素、芦竹素、羊齿醇，以及胡萝卜素、叶绿素、维生素等。

2. 药理作用　本品能显著缩短出血和凝血时间；其水煎剂和水浸剂还有利尿作用；醇提取剂对肺炎球菌、卡他球菌、流感杆菌、金黄色葡萄球菌，以及福氏、宋氏痢疾杆菌均有抑制作用，还有一定抗艾滋病病毒作用。

【文献摘要】

《名医别录》："下五淋，除客热在肠胃，止渴……妇人崩中。"

《本草正义》："白茅根，寒凉而味甚甘，能清血分之热而不伤于燥，又不黏腻，故凉血而不虑其积瘀，以主吐衄呕血。泄降火逆，其效甚捷。"

苎麻根 Zhumagen

《名医别录》

为荨麻科植物苎麻 *Boehmeria nivea*（L.）Gaud. 的干燥根和根茎。主产于浙江、河南、安徽、山东、陕西、江苏等地。冬、春季挖根，洗净晒干，切片生用。

【药材特征】根呈不规则圆柱形或稍带扁圆形，略弯曲，长6~10cm，直径1~2cm。外皮灰棕色，极粗糙。有突起的根痕和许多疣状凸起，皮部有时脱落而呈现棕褐色或棕黄色的纤维状。质硬体轻，断面纤维性，略有粉质，嫩者实心，有时可见中间有数个同心环纹，老者空心。气微，味淡，嚼之略有黏性。以灰棕色、条匀、坚实者为佳。

【别名】山麻、线麻。

【性味】甘，寒。

【归经】心、肝经。

【功效】凉血止血，解毒，安胎。

【主治】

1. 血热出血证　本品性寒入血分而凉血止血，凡血热妄行之吐血、衄血、便血、尿血、崩漏、皮下出血等，皆可应用，若出血量少证较轻者，可单味煎服。若出血量大，有气随血脱之象者，可配人参、蛤粉等同用，如苎根散（《圣济总录》）。

2. 胎漏下血，胎动不安　本品既能止血，又能清热安胎，为清热安胎之要药，可单用或配地黄、阿胶、当归、白芍等同用，如苎根汤（《小品方》）。

3. 热毒痈肿　本品能清热解毒，故可用于各种热疮肿，以外用为主，常以鲜品捣敷患处。

【用法用量】煎服，10~30g，鲜品可用至30~60g。捣汁内服，外用适量。

【现代研究】

1. 化学成分 根含酚类、生物碱、三萜甾醇、绿原酸、咖啡酸等。

2. 药理作用 提取物浸泡液有明显的止血作用，有机酸盐和生物碱对金黄色葡萄球菌有抑制作用。

【文献摘要】

《名医别录》："主小儿赤丹，其渍苎汁治渴，安胎。"

《日华子本草》："治心膈热，漏胎下血，产前生心烦闷，天行热疾，大渴，大狂。"

羊蹄 Yangti

《神农本草经》

为蓼科植物羊蹄 *Rumex japonicus* Houtt. 或尼泊尔羊蹄 *Rumex nepalensis* Spreng 的干燥根。全国大部分地区均有分布。春、秋挖根，洗净，切片，晒干，生用。

【药材特征】羊蹄：根类圆锥形，长 6~18cm，直径 0.8~1.8cm。根头部有残留茎基及支根痕。根表面棕灰色，具纵皱纹及横向突起的皮孔样瘢痕。质硬易折断，断面灰黄色颗粒状。气特殊，味微苦涩。

尼泊尔羊蹄：根类圆锥形，下部有分枝，长约 13cm，直径达 2.5cm。根头部具残留茎基及支根痕，周围具少量干枯的棕色叶基纤维，其下有密集横纹。根表面黄灰色，多纵沟及横长皮孔样疤痕。质硬易折断，折断面淡棕色。气微，味苦涩。

【别名】土大黄、牛舌根、羊蹄大黄。

【性味】苦、涩，寒。

【归经】心、肝、大肠经。

【功效】凉血止血，解毒杀虫，泻下。

【主治】

1. 血热出血证 本品味苦涩而性寒，能凉血止血，又能收敛止血，用于血热所致的咯血、吐血、衄血及皮下出血等证，单味内服或配其他止血药同用。

2. 疥癣、疮痈、烫伤 本品苦寒清泄，又能解毒疗疮杀虫，为治疥癣之良药。治疥疮，多以鲜品捣敷患处；治癣，与枯矾同用，共研末，醋调敷，如羊蹄根散（《医宗金鉴》）；治烫伤，鲜品捣敷或研细麻油外涂。

3. 大便秘结 本品苦寒，能泄热通便，功似大黄，但作用较缓和，素有"土大黄"之称。单味煎服或同芒硝同用。

【用法用量】煎服，10~15g，鲜品可用至 30~60g。外用适量。

【现代研究】

1. 化学成分 根含大黄酚、大黄素、大黄酸及酸模素等。叶含槲皮苷、维生素 C 等。

2. 药理作用 本品水煎液能明显缩短出血时间；羊蹄根酊剂对多种革兰氏阳性菌及革兰氏阴性菌及致病真菌有一定的抑制作用；醇提水溶液有降压、利胆作用。

3. 不良反应 超量或误服大量块根后，可引起呕吐、腹泻。如误食大量茎叶后，

可引起腹胀、流涎、胃肠炎、手足抽搐和惊厥等。

【文献摘要】

《神农本草经》："主头秃疥瘙，除热，女子阴蚀。"

《滇南本草》："治诸热毒，泻六腑实火，泻六经客热，退虚劳发烧，利小便，治热淋，杀虫，搽癣疮，癞疮。"

第二节　化瘀止血药

本类药物多味苦，入肝经走血分，既能止血，又能化瘀，能消散瘀血而达止血之功，有止血不留瘀的特点，适用于因血瘀内阻，血不循经之出血证，以出血色紫黯或夹有血块，或疼痛部位固定不移，舌质紫或见有紫斑为特点。部分药物还有消肿止痛作用，可用于跌打损伤，经闭痛经，瘀滞心腹疼痛等证。本类药物多用于出血兼有瘀滞之证，通过随证配伍亦可用于各种出血之证。但出血证而无瘀滞者及孕妇宜慎用。仲景用药有一种，即蒲黄，为较常用药。

三七 Sanqi

《本草纲目》

为五加科植物三七 *Panax notoginseng*（Burk.）F. H. Chen 的干燥根。主产于云南、广西等地，多为栽培品，夏末秋初花开前或冬季种子成熟后采挖，洗净，晒干，捣碎或碾细粉生用。

【药材特征】呈类圆锥形或圆柱形，长 1～6cm，直径 1～4cm。表面灰黄色或灰褐色，有断续的纵皱纹及支根痕。顶端有茎痕，周围有瘤状突起。质重而坚实，断面灰绿色、黄绿色或灰白色，皮部与木质部较易分离，具有"铜皮铁骨"之称；木部微呈放射状排列。气微，味苦回甜。以个大、肥壮、体重、质坚实，表面黄褐色、断面灰绿色者为佳。

【别名】田三七、广三七、三七参、金不换。

【性味】甘、微苦，温。

【归经】肝、胃经。

【功效】化瘀止血，活血定痛。

【主治】

1. 用于体内外各种出血证　本品味甘微苦性温，入肝经血分，功善止血，又能化瘀生新，有止血不留瘀，化瘀不伤正的特点，对人体内外各种出血，无论有无瘀滞，均可应用。但兼有瘀滞者尤为适宜。单味内服外用均有良效。治吐血、衄血、崩漏等，三七粉同米汤调服；治咳血、吐衄及二便下血，可与花蕊石、血余炭合用，如化血丹（《医学衷中参西录》）；治各种外伤出血，可用本品细粉外撒，或配龙骨、血竭、象皮等研细同用，如七宝散（《本草纲目拾遗》）。

2. 跌打损伤，瘀血肿痛　本品能活血化瘀而消肿定痛，为治瘀血诸证之佳品，为伤科之要药。可单味内服或研细外敷，治跌打瘀肿疼痛，可用三七粉适量，黄酒或温开水送服。亦可配当归、土鳖虫等同用，如跌打丸（《中成药》）。

此外本品还有补虚强壮作用，民间常用三七适量，同猪肉共炖内服。

按语：三七最早见于《本草纲目》。本品味甘微苦而性温，主入肝、胃二经，既能止血，又能化瘀，有止血不留瘀、除瘀不伤正之特点，可广泛用于各种出血证；且能消肿定痛，称之为伤科要药。现代用于治疗冠心病、心绞痛、缺血性脑血管病、脑出血后遗症，均取得良好疗效。

【用法用量】多研末冲服，1~3g，煎服，3~10g，亦入丸、散，外用适量。

【使用注意】孕妇慎用。

【现代研究】

1. 化学成分　本品主含三七皂苷、黄酮苷、三七素、氨基酸等。

2. 药理作用　三七素能促使血小板聚集、变形，释放腺苷二磷酸（ADP）、血小板因子Ⅲ和钙离子等物质，能明显缩短出血时间和凝血时间；三七总皂苷具有抗血栓聚集和溶栓作用；能降低血压，减慢心率，对各种药物诱发的心率失常有保护作用，能降低心耗氧量及氧利用率，扩张脑血管，增加脑血流量；三七总皂苷能提高体液免疫功能；还具有镇痛、抗炎、抗衰老作用。

3. 不良反应　服用大剂量（35g）三七粉可出现毒热上攻、肺失肃降等中毒反应。三七片经母乳排泄可引起大疱表皮松解型药疹。三七粉也可引起过敏、药疹。

【文献摘要】

《本草纲目》："止血、散血、定痛、金刃箭伤、跌扑杖疮血出……亦主吐血、衄血、下血、血痢、崩中、经水不止、产后恶血不下、血晕、血痛、赤目肿痛、虎咬蛇伤诸病。"

《本草新编》："三七根，止血之神药也，无论上中下之血，凡有外越者，一味独用亦效，加入补血补气药中更神。盖止药得补而无沸腾之患，补药得止而有安静之休也。"

《医学衷中参西录》："三七……善化瘀血，又善止血妄行，为吐衄要药，病愈后不至瘀血留于经络……化瘀血而不伤新血，允为理血妙品。"

蒲黄 Puhuang

《神农本草经》

为香蒲科植物水烛香蒲 *Typha angustifolia* L.、长方香蒲 *Typha orientalis* Presl. 或其同属多种植物的花粉。主产于江苏、安徽、浙江、河南、山东及东北各地。喜生于沼泽地及浅水中，夏季采收蒲棒上部的黄色雄花序，晒干后碾碎筛取花粉生用或炒炭用。

【药材特征】药材蒲黄为黄色粉末。体轻，放水中则飘浮水面，手捻有滑腻感，易附着手指上。气微，味淡。

【别名】水烛、毛蜡烛、蒲棒花蕊。

【性味】甘，平。

【归经】肝、心包经。

【功效】化瘀止血，利尿通淋。

【主治】

1. 各种出血证　本品味甘性平，长于止血，兼有活血化瘀之功，为化瘀止血之良药，亦有止血不留瘀的特点，对于出血证，无论寒热，有无瘀滞，均可运用。尤宜出血证属实夹瘀者，最为适宜。治吐血、衄血、咯血、尿血、崩漏等，可单味冲服，或配三七、白及等同用。若治虚寒性出血，配龙骨、艾叶、炮姜等同用。

2. 瘀滞诸痛证　本品质轻善走，能行血通经，消瘀止痛，凡心腹疼痛、痛经、产后腹痛、跌打伤痛等瘀血诸证均可应用，尤为妇科常用。治心腹疼痛、产后腹痛、痛经等，本品配延胡索、五灵脂同用，如失笑散（《太平惠民和剂局方》）。治跌打伤痛，单用蒲黄粉，黄酒送服。

3. 血淋尿血　本品既能止血，又能利尿通淋。配冬葵子、生地黄等同用，如蒲黄散（《证治准绳》）。仲景用本品同滑石合用治小便不利等证，如蒲灰散（《金匮要略》）。

按语：蒲黄最早见于《神农本草经》，名蒲灰，列为上品。仲景《金匮要略》仅用1方次。本品味甘性平，入肝，心包经，为止血化瘀之良药，无论寒热之出血证均应用，但以实证出血而兼血瘀者最为适宜，且又有利尿通淋之功。仲景《金匮要略》用蒲灰七分、滑石三分为散，名蒲灰散，治湿邪蕴郁膀胱之小便不利，热淋取效甚好，现代亦为血淋之常用之品。本品有较好的化瘀作用，故又为妇科及心腹疼痛的常用之药。

【用法用量】煎服。仲景用量为七分，目前常规用量为3~10g，布包煎，亦入丸、散。止血多炒用，化瘀利尿多生用。

【使用注意】孕妇慎用。

【现代研究】

1. 化学成分　本品含棕榈酸、异鼠李素、槲皮素，甾醇类如香蒲甾醇、β-谷甾醇等，尚含脂肪油、氨基酸等。

2. 药理作用　本品水浸液、水煎剂及50%乙醇浸液均能促进凝血作用，且作用显著而持久；还能降低血压，增加冠状动脉流量，改善微循环，提高机体耐缺氧能力，减轻心肌缺血性改变；蒲黄煎剂及其总黄酮能降低血液中胆固醇和三酰甘油的含量，改变血脂成分；具有抗炎、利胆、利尿、镇痛、平喘及抗缺血再灌注损伤等作用。

【文献摘要】

《神农本草经》："主心腹膀胱寒热，利小便，止血，消瘀血。"

《本草汇言》："蒲黄，性凉而利，能洁膀胱之原，清小肠之气，故小便不通，前人所必用也。至于治血之方，血之上者可清，血之下者可利，血之行者可止，凡生用则性凉，行血而兼消；炒用则味涩，调血而兼止也。"

降香 Jiangxiang

《海药本草》

为豆科植物降香檀 *Dalbergia odorifera* T. chen 树干和根的心材。主产于广西、广东、云南等地。全年可采，除去边材，劈成小块，阴干，生用。

【药材特征】干燥心材呈类圆柱形或不规则块状，表面红褐色或棕紫色。切面有致密的纹理。质硬，有油性。气微香，味微苦。以色紫红、坚硬、气香、不带白色边材、入水下沉降者为佳。

【别名】降真香、紫藤香。

【性味】辛，温。

【归经】肝、脾经。

【功效】化瘀止血，理气止痛。

【主治】

1. 瘀滞性出血证 本品辛散温通，能化瘀行血止血，尤多用于跌打损伤所致的内外出血，为伤科常用之品。治刀伤出血，可单用研细外敷；治内伤吐血、咯血，属血瘀或气火上逆所致者，降香可降气化瘀止血，配伍郁金、牡丹皮等同用。

2. 血瘀气滞及损伤疼痛 本品味辛能散能行，可用于化瘀理气止痛，治胸痹、胁痛，配郁金、瓜蒌、川芎等同用；治跌打伤痛，配乳香、没药、桃仁等同用。

3. 腹痛呕吐 本品辛温芳香，其性主降，故能和中降气止呕，用于秽浊内阻脾胃之呕吐腹痛，常配藿香、木香、紫苏梗等同用。

【用法用量】煎服，3~6g，宜后下，研末冲服，每次1~2g，外用适量。

【使用注意】孕妇慎用。

【现代研究】

1. 化学成分 本品主含挥发油及异黄酮衍生物的单聚体、双聚体、肉桂烯类衍生物等。

2. 药理作用 降香挥发油有抗血栓作用，能增加冠状动脉流量，减慢心率；降香乙醇提取物有抗惊厥、镇痛作用。

【文献摘要】

《本草纲目》：“疗折伤金疮，止血定痛，消肿生肌。”

《本草逢源》：“降真香色赤，入血分而下降，故内服能行血破瘀，外涂可止血定痛，又虚损吐红，色瘀味不鲜者宜加服之，其功与花蕊石散不殊。”

花蕊石 Huaruishi

《嘉祐本草》

为变质岩类矿物岩蛇纹大理岩 Ophicalcite 之石块。主产于河南、山西、湖南、江苏、浙江、四川等地。全年可采挖，除去杂质，砸成碎块，或经火煅、研细或水飞后用。

【药材特征】为不规则块状，大小不一，灰白色，有淡黄色或黄绿色彩晕相间。表面不平坦，有棱角，对光照之有闪星状光亮，体重质坚，断面不整齐。无嗅，无味。

【别名】花乳石。

【性味】酸、涩，平。

【归经】肝经。

【功效】化瘀止血。

【主治】

出血证　本品味酸涩性平，既能收敛止血，又有化瘀行血，具收敛、化瘀双重作用，治吐血、咯血、便血等证，可单味研末，用黄酒或醋与童便调服，如花蕊石散（《十药神书》）。治咯血，配白及、血余炭同用，如花蕊石白及散（《经验方》）。治外伤出血，可单味研末外敷。

【用法用量】煎服，10~15g，宜打碎先煎，或研末冲服，每次1~1.5g，外用适量。

【使用注意】孕妇忌用。

【现代研究】

化学成分　本品主含碳酸钙和碳酸镁，并混有少量的铁盐及酸不溶物。

【文献摘要】

《嘉祐本草》："主金疮止血，又疗妇人血晕，恶血。"

《本草纲目》："治一切失血伤损，内漏，目翳。""花蕊石，其功专于止血……又下死胎，落胞衣，去恶血。"

第三节　收敛止血药

在止血药中，凡具有不同程度的收敛性能，以收敛止血为主要功效，主要用于外伤出血及虚损不足之出血证的药物，称收敛止血药。

本类大多味涩，质黏，或为炭类。主入肝、胃、肺经，故能收敛止血，广泛用于各种出血证，以虚损或外伤出血更为适宜。

本类药味涩收敛，易留瘀敛邪，临床多配活血化瘀药同用，对出血而有瘀滞者，或出血初期邪实者，当慎用之。

白及 Baiji

《神农本草经》

为兰科植物白及 *Bletilla striata*（Thunb.）Reichb. f. 的干燥块茎。主产于河南、陕西、四川、贵州、浙江、湖北、湖南等地。夏秋苗枯时采收，除须根、洗净，入水煮或蒸至无白心后，晒之半干，除去外皮，晒干，切片生用或磨粉用。

【药材特征】药材为干燥块茎略呈掌状扁平，有2~3个分歧，长1.5~4.5cm，厚约0.5cm。表面黄白色，有细皱纹，上面有凸起的茎痕，下面亦有连接另一块茎的痕迹，以茎痕为中心，周围有棕褐色同心环纹，其上有细根残痕。质坚硬，不易折断。

横切面呈半透明角质状，并有分散的维管束点。气无，味淡而微苦，并有黏性。以根茎肥厚、色白明亮、个大坚实、无须根者为佳。

【别名】连及草。

【性味】苦、甘、涩，微寒。

【归经】肺、肝、胃经。

【功效】收敛止血，水肿生肌。

【主治】

1. 体内外各种出血证 本品质黏味涩，为收敛止血之要药，因其主入肺、胃经，长于治肺、胃出血证，本品单味研细，糯米汤调服，治肺出血，如验方独圣散。或配乌贼骨研细同用治胃出血，如验方乌及散；治咯血，配枇杷叶、阿胶、生地黄、藕节等同用，如白及枇杷丸（《证治准绳》）；治吐血，配伍茜草、生地黄、牡丹皮等，如白及汤（《古今医彻》）；治外伤出血，本品研末外掺或水调外敷。

2. 疮疡肿毒，手足皲裂，水火烫伤 本品性寒凉而苦泄，能消散血热之痈肿，味涩质黏能敛疮生肌，为外科消肿生肌的常用之药，无论未溃或已溃之疮疡均可运用。治疮疡初起，单用本品研末外敷，或配金银花、贝母、天花粉、穿山甲、乳香、没药、皂角刺同用，如内消散（《外科正宗》）；若疮肿已溃，久不收口，配黄连、贝母、轻粉等为末外敷，如生肌干脓散（《证治准绳》）；治烫伤、手足皲裂，单味研细麻油调敷，能促进损伤部位的愈合。

按语：白及最早见于《神农本草经》，列为上品。本品质黏而涩，主入肺、肝、胃经，为收敛止血良药，长于治肺胃出血，味甘兼有补肺生肌之功，对肺痨和胃肠出血，不但能止，而且有促进病灶愈合的作用，又用于外科疮疡，未成脓者可使之消散，已溃破者可使之肌生，内服外用均可，据临床报道治肺结核白及有良好效果。外用为收敛生肌之佳品，可治疮疡、外伤出血、水火烫伤和手足皲裂等症。

【用法用量】煎服，3~10 g，大量可用至15~30 g，亦入丸、散，每次2~6g；研末调服，每次1.5~3g。外用适量。

【使用注意】外感咳血、肺痈初起、肺胃实热者忌用。不宜与乌头类药材同用。

【现代研究】

1. 化学成分 本品含菲类衍生物、黏液质、淀粉等。

2. 药理作用 白及煎剂能显著缩短出、凝血时间；白及粉对胃黏膜损伤有保护作用，能促进疮面愈合；对人型结核杆菌、白色念珠菌有抑制作用。

【文献摘要】

《神农本草经》："主疮肿恶疮败疽，伤阴死肌，胃中邪气，贼风鬼击，痱缓不收。"

《本草汇言》："白及，敛气，渗痰，止血，消痈之药也。此药质极黏腻，性极收涩，味苦气寒，善入肺经，凡肺叶破损，因热壅血瘀而成疾者，以此研末日服，能坚敛肺脏，封填破损，痈肿可消，溃败可托，死肌可去，脓血可洁，有托旧生新之妙用也。"

《本草求真》："白及，方书既载功能入肺止血，又载能治跌扑折骨，汤火灼伤，恶疮痈肿，败疽死肌，得非似收不收，似涩不涩，似止不止乎？不知方言功能止血者，

是因性涩之谓也；书言能治痈疽损伤者，是因味辛能散之谓也，此药涩中有散，补中有破，故书又载去腐，逐瘀，生新。”

仙鹤草 Xianhecao

《滇南本草》

为蔷薇科植物龙芽草 *Agrimonia pilosa* ledeb. 的干燥全草，我国各地均产，湖南、湖北、浙江、江苏产量大，夏、秋季开花时采收，除去根及杂质，切段，晒干，生用。

【药材特征】干燥全草长 50～100cm，全体被白色柔毛，茎下部圆柱形，直径 4～6mm，红棕色，上部方柱形，四面略凹陷，绿褐色，有纵沟及棱线，有节；体轻，质硬，易折断，断面中空。单数羽状复叶互生，暗绿色，皱缩卷曲；质脆，易碎；叶片有大小两种，相间生于叶轴上，顶端小叶较大，完整小叶片展平后呈卵形或长椭圆形，先端尖，基部楔形，边缘有锯齿；托叶 2，抱茎，斜卵形。总状花序细长，花萼下部呈筒状，萼筒上部有钩刺，先端 5 裂，花瓣黄色。气微，味微苦。

【别名】龙芽草、脱力草。

【性味】苦、涩，平。

【归经】心、肝经。

【功效】收敛止血，解毒，止痢，截疟。

【主治】

1. 多种出血证　本品苦涩收敛，归心肝经走血分以收敛止血，为收敛止血良药。广泛用于各种出血证，无论寒热虚实皆可应用。虚寒性出血，配黄芪、党参、艾叶等同用；瘀血阻滞之出血，配元胡、蒲黄、赤芍等同用。

2. 腹泻，痢疾，痈肿　本品味涩收敛，能涩肠止泻痢，药性平和，兼能补虚，对痢疾下血及久病泻痢尤为适宜，又能解毒消肿，治疮痈疖肿，如仙鹤草加蜂蜜熬膏，内服治痢疾。外敷治疮痈。

3. 疟疾寒热　本品有解毒截疟之功，治疗疟疾寒热，单味研末，于疟疾发作前 2h 冲服，亦可水煎浓汁内服。

此外，本品亦可用于脱力劳损，有补虚强壮作用，如仙鹤草 30g，大枣 10 枚，煎汤内服，每日 1 剂，治体弱无力。

现代多用本品煎汤外洗治滴虫性阴道炎。

【用法用量】煎服，3～12g，大量可用至 30～60g。可研细冲服。外用适量，多生用。

【现代研究】

1. 化学成分　本品含间苯三酚缩合体、黄酮、有机酸类化合物，止血成分主要有仙鹤草素、鞣质、没食子酸及维生素 K 等。

2. 药理作用　本品醇浸出物能缩短出、凝血时间；鹤草酚对疟原虫、阴道滴虫有抑制和杀灭作用；对金黄色葡萄球菌、白色葡萄球菌、链球菌、大肠杆菌、伤寒杆菌、绿脓杆菌、福氏痢疾杆菌等均有抑制作用；还有抗肿瘤、镇痛等作用。

【文献摘要】

《滇南本草》："治妇人月经或前或后，赤白带下，面寒腹痛，日久赤白血痢。"

《本草纲目拾遗》引葛祖方："消宿食，散中满，下气，疗吐血各病，翻胃噎膈，疟疾，喉痹，闪挫，肠风下血，崩痢，食积，黄疸，疔肿痈疽，乳痈，痔肿。"

紫珠叶 Zizhuye

《本草拾遗》

为马鞭草科植物杜虹花 *Callicarpa formosana* Rolfe 或紫珠 *Callicarpa bodinieri* Levl. 的干燥叶。杜虹花分布于河南、陕西及长江以南各省，紫珠分布于东南沿海各省。夏、秋季采收，晒干，生用或研末用。

【药材特征】多皱缩卷曲，有的破碎。完整叶片展平后呈卵状椭圆形，长4~19cm，宽2.5cm；先端渐尖或钝圆，基部宽楔形或钝圆，边缘有细锯齿，近基部全缘，上表面灰绿色或棕绿色，在放大镜下可见星状毛和短粗毛，下表面淡绿色或淡棕绿色，被棕黄色分枝茸毛，主脉和侧脉突起，侧脉8~12对，小脉伸入齿端；叶柄长0.5~1.5cm。嫩枝灰黄色，有时可见细小白色点状的皮孔。气微，味微苦涩。

【别名】紫荆、止血草。

【性味】苦、涩，凉。

【归经】肝、肺、胃经。

【功效】收敛止血，清热解毒，凉血。

【主治】

1. 各种出血证 本品味苦涩而性凉，既能收敛止血，又可凉血止血，适用各种体内外各种出血证，尤以血热者为宜，善治肺胃出血证，单用或配其他止血药物同用。治咯血、吐血、呕血、衄血等，配大蓟、白及、棕榈炭同用；治便血、痔血，配槐花、地榆同用；治尿血、血淋，配白茅根、小蓟、栀子等同用；治外伤出血，可单用捣敷或研细粉外撒患处。

2. 疮疡痈肿，水火烫伤 本品味涩性寒凉，能清热解毒敛疮，治疮疡痈肿，紫珠叶鲜品捣烂外敷，或煮汁内服；治水火烫伤，紫珠叶研末，麻油调和外涂。

按语：仙鹤草最早见于《本草拾遗》。本品性能、功效同白及，主治各种出血证，但治烧烫伤多用。

【用法用量】煎服，10~15g，研细冲服，每次1.5~3g。外用适量。

【现代研究】

1. 化学成分 本品主含氨基酸、酚类、鞣质、还原性物质、苷类、黄酮类或内酯类等成分。

2. 药理作用 本品可使局部血管收缩，缩短出、凝血时间及凝血酶原时间，对纤溶系统具有显著的抑制作用，有良好止血作用；叶及花、茎、根、皮的水煎液均有广泛的抗菌作用。

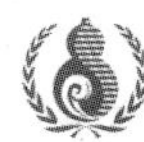

【文献摘要】

《本草拾遗》："解诸毒物，痈疽，……蛇虺虫螫、狂犬毒，并煮汁服，亦煮汁洗疮肿，除血长肤。"

《中国药用植物图鉴》："对食道静脉出血，肠胃溃疡出血，鼻出血，创伤出血，肺出血以及拔牙出血，均有良效。"

棕榈炭 Zonglütan

《本草拾遗》

为棕榈科植物棕榈 *Trachycarpus fortunei*（Hook. f.）H. Wendl. 的干燥叶柄。全国各地均有栽培，长江以南各省产量大。全年可采，晒干，切成小片，煅炭用。以陈久者为佳。

【药材特征】药材呈长条板状，一端较窄而厚，另一端较宽而薄，大小不等。表面红棕色，粗糙，有纵直皱纹；一面有明显的凸出纤维，纤维两侧着生多数棕色茸毛。质硬而韧，不易折断，断面纤维性。无臭，味淡。

【别名】棕皮。

【性味】苦、涩，平。

【归经】肝、肺、大肠经。

【功效】收敛止血。

【主治】

出血证 本品药性平和，味苦而涩，收敛性强，为收敛止血的要药，以出血日久而无瘀滞者为宜，尤宜治崩漏多用，单味应用，如治崩漏不止，本品为末，黄酒冲服。或配血余炭、侧柏叶等同用；治血热妄行之吐血、咯血，配大蓟、栀子、丹皮等同用，如十灰散（《十药神书》）；虚寒性出血、崩漏下血，配炮姜、乌梅等同用，如如圣散（《证治准绳》）；治便血，配艾叶、附子等同用，如棕艾散（《圣济总录》）。

此外，还可用于久泻久痢，妇女带下等证。

【用法用量】煎服，3～10g，研细冲服，每次1～1.5g。

【使用注意】出血兼有瘀滞，湿热下痢初起者慎用。

【现代研究】

1. 化学成分 本品主含大量纤维素及鞣质，并含有较丰富的金属元素锌、铁、铜、锰等。

2. 药理作用 棕榈子粉的醇提物能收缩子宫，有一定的凝血作用。

【文献摘要】

《本草衍义》："烧为黑灰，治妇人血露及吐血。"

《本草纲目》："若失血去多，瘀滞已尽者，用之切当，所谓涩可去脱也。与乱发同用更良，年久败棕入药尤妙。"

血余炭 Xueyutan

《神农本草经》

为人发制成的炭化物，各地均有，收集人发，除去杂质，洗净晒干，焖煅成炭用。

【药材特征】多加工成大小不规则的块状物。色乌黑而光亮，表面稍平坦并有多数小孔，状似海绵。折断面成蜂窝状，质轻易碎。用火烧之有焦臭气。味苦。以身轻、有光泽、不焦枯、无焦臭味者为佳。

【性味】苦、涩，平。

【归经】肝、胃、膀胱经。

【功效】收敛止血，化瘀利尿。

【主治】

1. 各种出血证 发乃血之余，入肝经血分，以炭为药，故能收敛止血，兼能消瘀，以止血不留瘀为特点。尤多用于吐血、咳血、衄血、尿血、血淋等证。既可内服，又能外用。治吐血、衄血、咳血，配三七、花蕊石同用，如化血丹（《医学衷中参西录》）；治尿血、血淋，配蒲黄、生地黄、小蓟等同用；治便血，配地榆、槐花等同用；治崩漏下血，配茜草、侧柏叶等同用；治鼻衄、齿衄、肌衄，皆可用本品外用。

2. 小便不利 本品苦降下行，能化瘀通窍，通利水道，治疗小便不利，与滑石、白鱼同用，如滑石白鱼散（《金匮要略》）。

按语：血余炭最早见于《神农本草经》，列为上品，仲景在《金匮要略》中仅滑石白鱼散一方用之。本品味苦涩，性平，以煅炭为药，发乃血之余，入肝走血分以止血消瘀，治疗各种出血证兼有瘀滞者最为适宜。本品苦降下行，能化瘀通窍，入膀胱经能通利水道，治小便不利。仲景用本品即取其化瘀通窍之用。

【用法用量】煎服，仲景用量二分，目前常规用量 6~10g，研细冲服，每次 1.5~3g。外用适量。

【现代研究】

1. 化学成分 本品主含优质蛋白、脂肪、氨基酸、头发黑色素及多种微量元素。

2. 药理作用 本品能明显缩短出、凝血时间及血浆复钙时间；本品煎剂对金黄色葡萄球菌、伤寒杆菌、甲型副伤寒杆菌及福氏痢疾杆菌有较强的抑制作用。

【文献摘要】

《神农本草经》：“主五癃，关格不通，利小便水道，疗小儿痫，大人痓。”

《名医别录》：“主咳嗽，五淋、大小便不通，小儿惊痫，止血，鼻衄烧之吹内立已。”

藕节 Oujie

《药性论》

为睡莲科植物莲 *Nelumbo nucifera* Gaertn. 的干燥根茎节部。主产于湖南、湖北、浙江、江苏、安徽等地，河南亦有栽培。秋冬季采挖根茎（藕）时，切取节部，洗净，

晒干，切片生用或炒炭用。

【药材特征】干燥的藕节，呈短圆柱形，长 2~4cm，直径约 2cm。表面黄棕色至灰棕色，中央节部稍膨大，上有多数残留的须根及根痕，有时可见暗红棕色的鳞叶残基；节两端残留的节间部表面有纵纹，横切面中央可见较小的圆孔，其周围约有 8 个大孔。体轻，节部质坚硬，难折断。气无，味微甘涩。以节部黑褐色、两头白色、干燥、无须根和泥土者为佳。

【性味】甘、涩，平。

【归经】归肝、肺、胃经。

【功效】收敛止血。

【主治】

出血证　本品既能收敛止血，又有化瘀之功，有止血不留瘀的特点，可用于多种出血证，尤宜于治吐血，咳血、咯血，可单用鲜品捣汁内服。本品药性平和，药力较弱，故多加入复方使用较好，治咳血、咯血，配伍白及、阿胶、枇杷叶等同用，如白及枇杷丸（《证治准绳》）；治尿血、血淋，配小蓟、通草、滑石等同用，如小蓟饮子（《重订严氏济生方》）。

【用法用量】煎服，10~15g，大量可用至 30g，鲜品 30~60g，捣汁内服。

【现代研究】

1. 化学成分　本品主含鞣质、天门冬素及淀粉等。

2. 药理作用　本品能缩短凝血时间。

【文献摘要】

《本草纲目》："能止咳血、唾血、血淋、溺血、下血、血痢、崩漏。"

《药性论》："捣汁，主吐血不止。"

《本草汇言》："藕节，消瘀血，止血妄行之药也。"

第四节　温经止血药

以温经止血为主要功效，治疗虚寒性出血和虚损出血证的药物称为温经止血药。本类药物性多温热，主入肝、脾经，以温内脏，益脾阳固冲任为特点，适用于脾不统血、冲任失固所致的虚寒性出血证。还兼有温经散寒之效，治疗脾胃虚寒及下焦虚寒诸证。临床运用时，若为脾不统血之出血，可与益气健脾药同用；若肾虚冲任失固之出血，则应与益肾暖宫补摄之品同用。本节仲景用药有两种，即艾叶和灶中黄土。

本类药性温热，若热盛火旺之出血证当慎用。

艾叶 Aiye

《名医别录》

为菊科植物艾 *Artemisia argyi* Levl. et Vant. 的干燥叶。全国大部分省区均产，以湖北、河南、山东、河北、安徽产量较大。夏季花未开前采收，晒干或阴干。生用或炒

炭用，亦可制炭用。

【药材特征】本品多皱缩、破碎，有短柄。完整叶片展平后呈卵状椭圆形，羽状深裂，裂片椭圆状披针形，边缘有不规则的粗锯齿，上表面灰绿色或深黄绿色，有稀疏的柔毛及腺点；下表面密生灰白色绒毛。质柔软。气清香，味苦。

【别名】灸草、艾绒。

【性味】辛、苦，温；有小毒。

【归经】肝、脾、肾经。

【功效】温经止血，散寒调经，安胎，止痒。

【主治】

1. 虚寒性出血证 本品辛苦气香而性温，能散寒邪，暖气血，温经脉，为温经止血要药，尤宜于崩漏，胎漏下血，可单用水煎服，或配当归、熟地黄、阿胶、白芍等同用，如胶艾汤（《金匮要略》）。若治血热妄行之出血，可用生品配生地黄、生荷叶、侧柏叶同用，如四生丸（《妇人大全良方》）。

2. 月经不调，痛经及腹痛 本品性温，能温经脉，逐寒邪，止冷痛，为妇科温经散寒，调经止痛之要药，治妇女行经腹痛，宫寒不孕等，配吴茱萸、香附等同用，如艾附暖宫丸（《仁斋直指方》）。若脾胃虚寒引起的脘腹冷痛，可单味服或配肉桂、干姜等同用。亦可炒热后熨敷脐部。

3. 胎动不安 本品性温入血分，暖冲任，为妇科安胎之要药，治胎动不安兼虚症状者，本品配白术、桑寄生、阿胶等同用。

此外，本品捣绒制成艾炷或艾条，熏灸体表穴位，能温气血，透经络，为灸治疾病的主要原料。

本品煎水外洗，可治湿疹、疥癣皮肤瘙痒等。

按语：艾叶最早见于《名医别录》，仲景用艾叶仅见胶艾汤一首，为治妇女胎前产后下血而设，有“女人有漏下者，有半产后续下血都不绝者，假令妊娠腹中痛者，此为胞阴，胶艾汤主之。”之记载。艾叶辛温香燥，有小毒，入肝、脾、肾经，为温经止血之要药，善治虚寒性出血，尤宜于崩漏、胎漏下血，称为妇科常用之药。其性温燥，又能温经脉，止冷痛，为妇科下焦虚寒或寒客胞宫之调经安胎之品。外洗又可治湿疹瘙痒，制成艾炷、艾条，灸治体表穴位，可达温煦气血、透达经络之用。

【用法用量】煎服，仲景用量为三两，水煎，去滓，分次内服，目前常规用量3~10g，外用适量。温经止血宜炒炭用。

【现代研究】

1. 化学成分 本品主含挥发油、倍半萜类、环木菠烷型三萜及黄酮类化合物。

2. 药理作用 本品能缩短出、凝血时间；艾叶油对多种过敏性哮喘有对抗作用，还有平喘、镇咳、祛痰作用；艾叶水煎剂有抗菌、抗病毒作用等；对子宫平滑肌有兴奋作用。

【文献摘要】

《名医别录》：“主灸百病，可作煎，止下痢，吐血，下部疮，妇人漏血，利阴气，生肌肉，辟风寒，使人有子。”

《药性论》：“止血崩，安胎，止腹痛，止赤白痢及五藏痔泻血。”

《本草纲目》：“温中逐冷，除湿。”

灶心土 Zaoxintu

《名医别录》

为久烧木柴或杂草的土灶内底中心的焦黄土，全国各地均有，将柴火灶或烧柴火的窑中烧结的土块取下，用刀削去焦黑部分及杂质即可入药。

【药材特征】本品为不规则块状。橙黄色或红褐色。表面有刀削痕。体轻，质较硬，用指甲可刻划成痕，断面细软，色稍深，显颗粒状，并有蜂窝状小孔。具烟熏气，味淡。有吸湿性。以块大整齐、色红褐、断面具蜂窝状小孔、质细软者为佳。

【别名】伏龙肝、灶中黄土。

【性味】辛，温。

【归经】脾、胃经。

【功效】温中止血，止呕，止泻。

【主治】

1. 虚寒性出血证　本品性温，能暖中焦，固摄脾气而止血，为温经止血之较常用之药，对脾气不足不能统血之出血证皆可运用。善于治疗吐血、便血，凡脾气虚寒之大便下血、吐血、衄血、崩漏等，用灶中黄土配白术、地黄、附子、阿胶等同用，如黄土汤（《金匮要略》）。仲景有“吐血不止者，柏叶汤主之，黄土汤主之”之说。治下焦虚寒之便血，配干姜、阿胶、黄芩等同用。

2. 胃寒呕吐，妊娠呕吐　本品性温质重，长于温中和胃，降逆止呕。治胃寒呕吐，配半夏、陈皮、干姜、白术同用；治妊娠呕吐，配砂仁、生姜同用。

3. 脾虚久泻，脘腹疼痛　本品性温，能温脾暖胃而止泻，治脾虚久泻，配白术、党参、附子等同用。

【用法用量】仲景用量半斤，现代常规用量 15 ~ 30g，布包煎。大量至 60 ~ 120g，煎汤代水。本品为不常用药，现代多用来炮制药物用。

【现代研究】

1. 化学成分　本品主含硅酸、氧化铁、氧化铅、氧化钠、氧化钾、氧化镁等。

2. 药理作用　本品能缩短凝血时间，抑制纤溶酶及增加血小板第三因子活性作用，并有止呕作用等。

【文献摘要】

《名医别录》：“主妇人崩中，吐下血，止咳逆，止血，消痈肿毒气。”

《本草汇言》：“伏龙肝，温脾渗湿，生燥而平，气温而和，味甘而敛，以藏为用者也。故善主血失所藏。……他如脏寒不泄，脾胃因寒湿而致动血络，成一切失血诸疾，无用不宜尔。”

炮姜 Paojiang

《珍珠囊》

为姜科植物姜 *Zingiber officinale* Rosc. 干燥的根茎炮制品。全国大部分地区有栽培，主产于四川、贵州等地，河南亦产。以干姜砂烫至鼓起，表面为棕褐色，或炒炭至外表黑色，内部至棕褐色。

【药材特征】药材呈不规则膨胀的块状，具指状分枝。表面棕黑色或棕褐色。质轻泡，断面边缘处显棕黑色，中心棕黄色，细颗粒性，维管束散在。气香、特异，味微辛、辣。

【别名】黑姜、姜炭。

【性味】苦、涩，温。

【归经】脾、肝经。

【功效】温经止血，温中止痛，止泻。

【主治】

1. 虚寒性出血证 本品性温，入肝脾经，走血分，能温经止血，主治脾胃虚寒，脾不统血之出血证。为治疗脾阳不足、不能统血的出血证之要药。治血痢不止，本品单用为末，米汤送服；治吐血、便血，配人参、白术、附子等同用；治崩漏下血，配地榆炭、棕榈炭等同用。

2. 腹痛，腹泻 本品性温，善暖脾胃，能温中止痛，止泻，治寒凝腹痛，配高良姜同用，如二姜丸《太平惠民和剂局方》；治寒伤中焦之水泻不止，单用为末冲服，或配白术、厚朴、车前子等同用；治产后寒凝血瘀小腹疼痛，配桃仁、川芎、当归等同用，如生化汤《景岳全书》。

【用法用量】煎服，3～6g。或研末冲服，每次1～1.5g。

【现代研究】

1. 化学成分 本品含挥发油、树脂、淀粉等。

2. 药理作用 本品能明显缩短出血和凝血时间，对应激性及幽门结扎型胃溃疡、醋酸诱发的胃溃疡均有抑制作用。

【文献摘要】

《本草正》：“阴盛格阳，火不归原，及阳虚不能摄血为吐血，下血者，但宜炒熟留性用之，最为止血要药。”

《得配本草》：“炮姜守而不走，燥脾胃之寒湿，除脐腹之寒痞，暖心气，温肝经，能去恶生新，使阳生阴长，故吐衄下血有阴无阳者宜之。”

第十二章　活血化瘀药

凡以通利血脉，促进血行，消散瘀血为主要功效的药物称活血化瘀药，亦称活血祛瘀药。简称活血药或化瘀药。其中功效特别强的药物称破血药或逐瘀药。

本章药物性味多为辛、苦、温，归脾、心、肝经，入血分，善走行散通行，主要有活血化瘀之功。并通过活血化瘀而起到止痛、调经、疗伤、破血消症等作用。适用于血行不畅或血分瘀滞所致的多种病症。如血滞经闭痛经、产后瘀滞腹痛、胎衣不下、胎死腹中、症瘕痞块、痈肿疮疡、跌打损伤、骨折、血肿疼痛、痹证、肢体麻木不遂、两胁疼痛及内出血见暗紫色血块者。现代用于急腹症，宫外孕，心血管、脑血管疾患及癌症等。

根据本类药物作用的强弱及主治证特点的不同，分为以下四类。

（1）活血止痛药：既能活血，又能行气，并有良好的止痛作用。用于多种气血瘀滞之疼痛证。

（2）活血调经药：本类药既能活血，又能调经止痛，妇科多用。

（3）活血疗伤药：本类药物既能活血化瘀止痛，又能接骨疗伤，主要用于跌打伤痛、筋断骨折等症。

（4）破血消症药：本类药活血逐瘀力较强，有破血之功，主要用于血瘀重症。

为提高活血化瘀效果，临床运用时常同理气药配用。还应根据病情需要，选择相应的配伍，治疗多种疾病。如寒凝血瘀证，配伍温里散寒药同用；热瘀互结者，配以清热凉血、泻火解毒药同用；风湿痹痛证，常配以祛风湿药同用；症瘕积聚证，常配以软坚散结药同用；正气虚弱而有瘀滞者，可配伍补益药同用等。

本类药物易耗阴动血，故月经过多、血虚经闭、出血证无瘀滞现象者忌用，孕妇慎用或忌用。

本章仲景应用药物有 19 种，其中川芎、茜草、桃仁、红花、王不留行、土鳖虫、醋、水蛭、虻虫、干漆、凌霄花为常用或较常用药，土瓜根、接骨草、人尿、丹参、蜣螂、鼠妇、蛴螬等为较少用药或民间用药。

药理研究证明：本类药物有改善机体血液循环，抗凝血，防止血栓形成，改善代谢及毛细血管通透性，促进组织的修复，促进创伤、骨折的愈合及炎症病灶消退和吸收的作用，还能调节机体免疫，有抗菌、消炎、镇痛等作用。

歌诀：

诸药性能，活血化瘀。

通利血脉，消散瘀血。

或血滞经闭腹痛，或症瘕痈疮痹证。

皆可辨证选用。

第一节　活血止痛药

本类药物大多具辛散温通之性，主入心、肝经，既能活血，又能行气，有良好的止痛作用。主要用于气血瘀滞所致的疼痛诸证，如头痛、胸胁痛、心腹痛、痛经、产后腹痛、痹痛及跌打伤痛等，可用于多种瘀血证。应用时根据疼痛的不同部位和病情，合理地选择相应的药物，并做适当的配伍。如肝郁血瘀者，选兼理气疏肝之品，配以疏肝理气药同用；外伤科痈肿伤痛者，选用兼消肿生肌药，配活血疗伤、消痈药同用；妇女经产诸痛者，选兼活血调经药，配养血活血调经之品同用。外科疮疡痈肿疼痛，选兼活血消肿药，配清热消痈解毒之品同用。

川芎 ChuanXiong

《神农本草经》

为伞形科植物川芎 *Ligusticum chuanxiong* Hort. 的干燥根茎入药。主产于四川，各地亦有栽培。夏、秋季采收，除去泥沙，晒后烘干，去须根。用时润透切片，生用或酒炒用。

【药材特征】药材呈不整齐的结节状拳形团块，长 4~8cm，直径 4~5cm，表面深棕色，有明显结节状轮节，上侧有多个圆形或卵圆形的茎痕，直径 5~15cm，下侧及轮节上有众多根痕，作小瘤状隆起。质坚实，断面类黄色，形成层明显环状，随处散有黄色小油点，味苦，有特异香气。商品以个大饱满、质坚实、断面色黄白、油性大、香气浓者为佳。

【别名】酒芎、西芎、抚芎。

【性味】辛，温。

【归经】肝、胆、心包经。

【功效】活血行气，祛风止痛。

【主治】

1. 血瘀气滞诸痛证　本品辛散温通，既能活血化瘀，又能行气止痛，为“血中之气药”。有通达气血的作用，故治血瘀所致的各种疼痛证。治心脉瘀阻之胸痹心痛，配丹参、桃仁、檀香等同用；治血瘀气滞之经闭、痛经，配赤芍、红花、当归等同用；若瘀血阻滞，胸胁刺痛，配桃仁、红花等同用，如血府逐瘀汤（《医林改错》）；寒凝血瘀之经闭、痛经、少腹冷痛等，配当归、肉桂、吴茱萸等同用，如温经汤（《妇人良方》）；产后恶露不下，瘀阻腹痛，配当归、桃仁、炮姜等同用，如生化汤（《傅青主女科》）；治月经不调，经期超前或错后，配益母草、当归等同用，如益母胜金丹（《医学心悟》）；若肝郁气滞，胁肋疼痛，配柴胡、白芍、香附等同用，如柴胡疏肝散（《景岳全书》）；跌打损伤疼痛，配乳香、没药等同用；疮痈脓成，体虚不溃，配

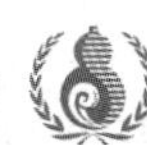

黄芪、穿山甲等同用。

2. 头痛，风湿痹痛 本品辛温升散，能上行头目，祛风止痛，为治头痛之要药，无论风寒、风热、风湿、血虚、血瘀均可随证配伍用之，前人有“头痛不离川芎”之说。治风寒头痛配羌活、白芷、细辛等，如川芎茶调散（《太平惠民和剂局方》）；配菊花、石膏等治风热头痛，如川芎散（《卫生保健》）；配羌活、独活、防风等治风湿头痛，如羌活胜湿汤（《内外伤辨惑论》）；配当归、白芍等治血虚头痛，如加味四物汤（《金匮翼》）；配赤芍、麝香等治血瘀头痛，如通窍活血汤（《医林改错》）。本品辛散温通，能祛风通络止痛，故又治风湿痹痛，配独活、秦艽、桑寄生等同用，如独活寄生汤（《备急千金要方》）。

按语：川芎最早见于《神农本草经》，列为上品，仲景在《伤寒论》及《金匮要略》中用川芎共计9方次，大多是治疗妇科病和气血瘀滞证的名方。本品辛散温通，主入肝、胆、心包经，气香善走，能升能散，能通能行。上达颠顶，以治风寒外束、气血内瘀、清阳不升所致之头痛、眩晕、面部诸风等；下通血海，可治瘀血内阻而引起的经行不畅、行经腹痛及产后恶露不尽、胎衣不下或跌打损伤等；外彻皮毛，旁通四肢，对于外感风寒之头身疼痛、风湿痹痛均有较好的疗效。功能虽多，但以理血见长，前人称其为血中之气药，主治各种血瘀气滞证，尤善治妇科血瘀诸证，为妇科活血调经要药；亦为治头痛之要药。现代治心血管疾患及脑血管疾患亦为常用之品。

【用法用量】煎服，仲景最大用量为半斤，最小用量为二两。目前常规用量6~12g。酒炒后能增强其活血行气止痛的作用。

【使用注意】凡阴虚火旺多汗、热盛及无瘀之出血证和孕妇均须慎用。

【现代研究】

1. 化学成分 本品主含川芎嗪、川芎酚 、新川芎内酯、藁本内酯 、香草酸等。

2. 药理作用 川芎提取物及川芎嗪有强心、降压、扩张血管、促进脑循环的作用；可明显改善其血液流变性，使血液黏度降低，红细胞和血小板表面电荷增加、聚集性降低，纤维蛋白原含量下降等。

【文献摘要】

《神农本草经》：“主中风入脑，头痛，寒痹，筋脉挛急，金疮，妇人血闭无子”。

《珍珠囊》：“散诸经之风，治头痛，颈痛，上行头角，助清阳之气，止痛，下行血海，养新生之血，调经。”

《本草新编》：“川芎……血闭者能通，外感者能散，疗头风其神，止金疮疼痛，此药可君可臣，又可佐使，但不可单用……倘单用一味以补血，则血动，反有散失之忧。若单用一味以止痛，痛则止，转有暴亡之虑。”

酒 jiu

《神农本草经》

为米、麦、黍、高粱等和曲酿成的一种液体状饮品。全国各地均产。

【性味】甘、苦、辛，温，有小毒。

【归经】心、肝、肺、胃经。

【功效】活血通脉，祛寒行药。

【主治】

1. 胸痹，心腹冷痛　本品辛温善行，能通血脉，通胸中阳气。治胸痹喘息咳嗽，胸痛彻背，用白酒配瓜蒌、薤白同用，如瓜蒌薤白白酒汤（《金匮要略》），治心腹冷痛，白酒温热内服可缓解。

2. 风寒痹痛　本品辛温，能温通筋脉以祛寒止痛，如五加皮酒、国公酒（中成药）。亦可加入不同的中药制成各种酒剂内服。

此外，服用祛风湿及活血祛寒等药物时，可用白酒或黄酒送服以助药力。

按语：酒最早见于《名医别录》，仲景在《金匮要略》中用酒配方有三首，即瓜蒌薤白白酒汤、瓜蒌薤白半夏汤和红蓝花酒。此外，大多为用酒送服不同的药物以助药势。本品味辛甘，能升阳发散，其气燥热，又能胜湿祛寒，行血脉，通胸中阳气。《金匮要略》有“胸痹之证，喘息咳唾，胸背痛，短气，寸口脉沉而迟，关上小紧数，瓜楼薤白白酒汤主之”。酒少饮则活血行气通经脉，多饮能使人中毒，中毒时轻者表现兴奋及呕吐，重者陷入昏迷状态，甚则导致死亡。长期嗜酒还能产生成瘾依赖。

【用法用量】煎服或冲药服，仲景最大量一斗，最小量七升，均与其他中药共煮，煎药后分次服用，余为小量冲服物，每次不超过一升。现代常规用量每次不超过 50mL 为宜。

【使用注意】阴虚火旺、湿热甚者及孕妇均须忌用。

【现代研究】

1. 化学成分　本品含乙醇、酯类、醛类及挥发油类等。

2. 药理作用　中等乙醇量能扩张皮肤血管，促进血液循环；对中枢神经有麻醉作用。

【文献摘要】

《养生要集》：“酒，能益人，亦能损人。”

《汤液本草》：“酒能行诸经不止，与附子相同，味之辛者能散，味苦者能下，味甘者居中而缓也。为导引，可以通行一身之表，至极高分，若味淡者则得小便而速下。”

茜草 Qiancao

《神农本草经》

为茜草科植物茜草 *Rubia cordifolia* L. 的干燥根及根茎。全国各地均产，主产于河南、江苏、山东、陕西等地。春、秋采挖，去净秧苗，杂质、泥土、洗净、晒干、切段，生用或炒用。

【药材特征】根呈圆柱形，略弯曲，长 10~25cm，直径 0. 2~1cm；表面红棕色或暗棕色，具细纵皱纹及少数细根痕；皮部脱落处呈黄红色。质脆，易折断，断面平坦，皮部狭，紫红色，木部宽广，浅黄红色，导管孔多数。无臭，味微苦，久嚼刺舌。

【别名】红茜草、新绛。

【性味】苦，寒。

【归经】肝经。

【功效】化瘀止血，凉血，通经。

【主治】

1. 血热有瘀之出血证　本品味苦性寒而降泄，专入肝经血分，既可凉血止血，又能活血化瘀，治吐血、衄血等，常配大蓟、侧柏叶等，如十灰散（《十效神方》）；治血热崩漏，配生地黄、侧柏叶、炒蒲黄等；若冲任不固之崩漏下血或月经过多，配黄芪、白术、乌贼骨、山茱萸等，如固冲汤（《医学衷中参西录》）；治尿血，可与小蓟、白茅根等同用。

2. 血瘀经闭，跌打损伤，风湿痹痛等　本品能行瘀滞，通血脉，利关节，为妇科调经要药，治血滞经闭，本品单味水煎服，或配桃仁、红花、赤芍等同用。治伤痛可单味黄酒泡服，或配桃仁、大黄、乳香、没药等同用；治风湿痹痛，配秦艽、独活、桑寄生等。

按语：茜草最早见于《神农本草经》，列为上品，《伤寒论》及《金匮要略》未见仲景配方运用。本品味苦性寒，入肝经走血，既能凉血止血，又能活血化瘀，故可用于血热妄行或血瘀脉络之各种出血证，尤妇科多用，故称之为妇科经产要药，取其活血化瘀之功，又有通经脉、利关节之效，用于跌打损伤、风湿痹证。通过不同配伍，亦有良好的通经止痛作用。一般认为生用行血，炒炭止血。

【用法用量】煎服，10~15g，大量可用至30g。亦用丸、散内服。生用行血力强，炒炭止血效好。

【现代研究】

1. 化学成分　本品主含蒽醌类物质，如茜草素、黑茜草素，尚含糖类及钙离子等。

2. 药理作用　本品有明显促进血液凝固作用；茜草粗提物有升高白细胞的作用；其煎剂有明显的镇咳和祛痰作用；水提取液对金黄色葡萄球菌、肺炎双球菌、流感杆菌及部分真菌有一定的抑制作用。

【文献摘要】

《名医别录》：“止血，内崩下血。”

《本草纲目》：“通经脉，治骨节风痛，活血行血。”

郁金 Yujin

《新修本草》

为姜科植物郁金 *Curcuma aromatica* Salisb.、温郁金 *Curcuma wenyujin* Y. H. Chen et *Curcuma* Ling、姜黄 *Curcuma longa* L.、广西莪术 *Curcuma kwangsiensis* S. G. Lee et *Curcuma* F. Liang 或蓬莪术 *Curcuma phaeocaulis* Val. 的干燥块根。主产于四川、浙江、广东、广西、云南等地。秋冬采收，洗净，煮透晒干，撞去两端须根，切片，生用或醋炒用。

【药材特征】郁金商品分为四个品种，即温郁金、黄丝郁金、绿丝郁金、桂郁金等。

温郁金：呈长圆形或卵圆形，稍扁，有的微弯曲，两端渐尖。长3.5~7cm，直径1.2~2.5cm。表面灰褐色或灰棕色，具不规则的纵皱纹，纵纹隆起处色较浅。质坚实，断面灰棕色，角质样；具明显内皮层环。气微香，味微苦。

黄丝郁金：呈纺锤形，有的一端细长，长2.5~4.5cm，直径1~1.5cm。表面棕灰色或灰黄色，具细皱纹，断面橙黄色，外周棕黄色至棕红色。气芳香，味辛辣。

绿丝郁金：呈长椭圆形，较粗壮，长1.5~3.5cm，直径1~1.2cm。气微，味淡。

桂郁金：呈长圆锥形或长圆形，长2~6.5cm，直径1~1.8cm。表面具疏浅纵纹或较粗糙网状皱纹。气微，味微辛苦。

绿丝郁金：呈长椭圆形，较粗壮，长1.5~3.5cm，直径1~1.2cm。气微，味淡。

【别名】玉金。

【性味】辛、苦，寒。

【归经】肝、胆、心、肺经。

【功效】行气化瘀，清心解郁，利胆退黄，凉血止血。

【主治】

1. 血瘀、气滞诸痛证 本品味辛能散能行，既能活血，又能行气，善于开郁止痛，治胸、腹、胁肋胀痛，同木香等同用，气郁时木香加倍，血瘀时郁金加倍，如颠倒木金散（《医宗金鉴》）；治血瘀气滞之痛经、经闭、乳房胀痛，常配川芎、柴胡等同用，如宣郁通经汤（《傅青主女科》）；治症瘕、痞块，配莪术、丹参等同用。

2. 热病神昏，痰闭癫痫 本品性寒入心经，能清心热解郁开窍，治疗温热病热陷心包之神志不清者，常与菖蒲同用，如菖蒲郁金汤（《温病全书》）。治痰火蒙心之癫痫之症，与白矾同用，如白金丸（《摄生众妙方》）。

3. 湿热黄疸及胆石证 郁金味苦性寒，归肝、胆经，能清利肝胆湿热，可治湿热黄疸，常配茵陈蒿、栀子等同用；若治胆结石，配金钱草、鸡内金等同用。

4. 用于血热妄行之出血证 本品性寒，入肝经，走血分，能凉血止血，治吐血、衄血及妇女倒经，常配生地黄、牡丹皮、栀子炭、白茅根等，如生地黄汤（《医学心悟》）；治血淋、尿血常配生地黄、小蓟等同用，如郁金散（《普济方》）。

按语：郁金最早见于《新修本草》，本品性辛开苦泄，性寒清热，入心、肝、肺经，既走血分，又入气分，既破有形之血瘀以活血散瘀凉血，又解无形之气郁。以行气散郁止痛，为血中之气药。入心经又能清心解郁，归肝、胆经又有利胆退黄之功，故凡血瘀气滞诸痛、热病神昏、湿热黄疸、吐、衄、倒经之证，均可选用。现代多用于冠心病、心绞痛及慢性肝炎、胆结石等症。

【用法用量】煎服，6~10g。

【使用注意】畏丁香，不宜与丁香同用。

【现代研究】

1. 化学成分 本品主含挥发油、姜黄酮、姜黄素、多糖、淀粉等。

2. 药理作用 本品醇醚提取物有镇痛、解痉、增加冠状动脉流量、降低心肌耗氧

量、降血压、抗心律失常、改变血流变参数等作用；有保肝、利胆、利尿、抗早孕等作用。水浸剂有抗真菌作用。

【文献摘要】

《本草备要》："行气，解郁，泄血，破瘀。凉心热，散肝郁，治妇人经脉逆行。"

《本草经疏》："郁金，本入血分之气药，其治以上诸血证者，正谓血之上行，皆属于内热火炎，此药能降气，气降……则血不妄行。"

姜黄 Jianghuang

《新修本草》

为姜科植物姜黄 *Curcuma longa* L. 的根茎。主产于四川、福建等地。冬季采挖，煮或蒸透心，晒干，切片生用。

【药材特征】药材呈不规则卵圆形、圆柱形或纺锤形，常弯曲，有的具短叉状分枝，长 2~5cm，直径 1~3cm。表面深黄色，粗糙，有皱缩纹理和明显环节，并有圆形分枝痕及须根痕。质坚实，不易折断，断面棕黄色至金黄色，角质样，有蜡样光泽，内皮层环纹明显，维管束呈点状散在。气香特异，味苦、辛。

【别名】色姜黄、子姜黄、砣姜黄。

【性味】辛、苦，温。

【归经】肝、脾经。

【功效】活血行气，通经止痛。

【主治】

1. 血瘀气滞诸痛证　本品辛散温通兼苦泄，既入血分，又入气分，能活血行气而止痛。治寒凝气滞血瘀之心胸疼痛，常配乌药、当归、木香等同用，如姜黄散（《圣济总录》）；治肝胃气滞寒凝之胸胁疼痛，常配桂心、枳壳、炙甘草等同用，如推气散（《丹溪心法》）；治气滞血瘀之痛经、经闭、产后腹痛，常配当归、川芎、红花等同用，如姜黄散（《圣济总录》）；治跌打损伤，瘀滞疼痛，可配苏木、乳香、没药等同用，如姜黄汤（《伤科方书》）。

2. 风湿痹痛　本品辛散苦燥温通，能内行气血，外散风寒湿邪，通经络止疼痛，尤长于上行肢臂而除痹痛，常配防风、羌活、当归等同用，如五痹汤（《妇人良方》）。

此外，本品配白芷、细辛为末外用可治牙痛，如姜黄散（《百一选方》）；配天花粉、大黄、白芷等外敷，治疮痈肿毒，如如意金黄散（《外科正宗》）；本品单用为末外敷治皮癣。

【用法用量】煎服，6~10g。外用适量。

【使用注意】血虚无气滞血瘀者慎用，孕妇忌用。

【鉴别用药】郁金、姜黄为同一植物的不同药用部位，其功用同中有异，姜黄为根茎入药，郁金为块根入药，二者均有活血散瘀、行气止痛之功，均可治疗气血瘀滞诸痛证。但郁金偏苦寒降泄，行气力强，善解双郁，清心解郁，利胆退黄，且能凉血。

主热病神昏、惊痫癫狂及吐衄、逆经、湿热黄疸等证。姜黄辛温行散，祛瘀力猛，横走肢臂，主上肢痹痛、跌损瘀血肿痛、外科疮痈等证。

【现代研究】

1. 化学成分 本品主要成分为姜黄酮、芳姜黄酮、姜烯、水芹烯、丁香烯、龙脑、桉油素、莪术酮、莪术醇、樟脑、姜黄素、去甲氧基姜黄素、树脂橙、降胭脂树素和微量元素等。

2. 药理作用 姜黄素能抑制血小板聚集，降低血浆黏度和全血黏度；水煎剂及姜黄粉石油醚、乙醇和水提物有抗早孕作用；姜黄素有抗肿瘤、抗炎、抑菌、降血压作用，对胃黏膜、肝细胞有保护作用；挥发油对真菌有强烈的抑制作用；本品尚有降血脂、利胆作用。

【文献摘要】

《新修本草》："主心腹结积，疰忤，下气，破血，除风热，消痈肿，功力烈于郁金。"

《日华子本草》："治症瘕血块，痈肿，通月经，治扑损瘀血，消肿毒，止暴风痛，冷气，下食。"

《本草纲目》："治风痹臂痛。""姜黄、郁金、蒁药（莪术）三物，形状功用皆相近。但郁金入心治血，而姜黄兼入脾，兼治气，蒁药则入肝，兼治气中之血，为不同耳。"

延胡索 Yanhusuo

《雷公炮炙论》

为罂粟科植物延胡索 *Corydalis yanhusuo* W. T. Wang 的干燥块茎。主产于浙江、江苏、湖北、湖南等地，河南亦有栽种。夏初茎叶枯萎时采挖，除去须根，置水中煮至无白心时取出，晒干，捣碎生用，或醋制用。

【药材特征】药材呈不规则扁球形，直径 0.5~1.5cm，表面黄色或黄褐色，有不规则网状皱纹，顶端有略凹陷的茎痕，底部常有疙瘩状凸起或有时微凹陷。质地坚硬，不易打碎，断面黄色，角质样，有蜡样光泽。气微，味苦。以个大、饱满、质坚实、断面色黄者为佳。

【性味】辛、苦，温。

【归经】肝、脾、心经。

【功效】活血，行气，止痛。

【主治】

气血瘀滞诸痛证 本品辛散温通，为活血行气止痛之良药，前人谓其能"行血中气滞，气中血滞，故能专主一身上下诸痛"，为常用的止痛药，无论何种痛证，均可配用。如治心腹刺痛，配瓜蒌、薤白、郁金等同用；治胃痛，研末冲服，或与五灵脂同用，如手拈散（《丹溪心法》）；偏寒者，配良姜、肉桂，如安中散（《太平惠民和剂局方》）；偏热者配栀子，偏气滞不行者配陈皮、木香等同用；治肝郁气滞胁肋疼痛，

配金铃子、香附等同用，如金铃子散（《素问病机气宜保命集》）；治月经不调、痛经、产后腹痛，配当归、桃仁、红花等同用；治寒疝腹痛，配小茴香、吴茱萸等同用；治腹中结块疼痛，配三棱、莪术、三七等；治肢体血滞疼痛，配当归、川芎、桂枝等；治跌打损伤疼痛，配苏木、赤芍、灵脂、乳香、没药等同用。

近代临床用本品治疗多种内脏痉挛性或非痉挛性疼痛均取得了良好疗效。

按语：延胡索最早见于《雷公炮炙论》。本品辛温，宣通疏散，味苦降下导瘀，入肝经走血分则宣通血脉而活血，归脾经走气分则通利气机而行气，气血通行则疼痛自止。无论血瘀气滞内外上下诸痛，均可用之，为止痛之专药。可行血中之气滞，气中之血滞，为治全身上下内外诸痛的佳品，无论气滞血滞，滞而不散或瘀而不行引起的胸胁脘腹诸痛、痛经、疝痛、肢体疼痛皆可治疗。本品应用颇广，且疗效速。其性偏温，最宜于瘀滞偏寒之疼痛。尤用本品治各种胃痛是其特点。

【用法用量】煎服，3~10g，研细冲服，每次1.5~3g，醋制后用可增强其止痛效果。

【使用注意】血热妄行无滞者慎用。

【现代研究】

1. 化学成分 本品含生物碱20余种，主要为延胡索甲素、乙素、丙素、丁素、庚素、辛素、壬素、子素、丑素等。

2. 药理作用 延胡索乙素有明显的镇痛、镇静、催眠安定作用，延胡索甲素和丑素的镇痛作用也较明显，有一定的镇静和安定作用；本品还有降体温、扩张冠状动脉、增加冠状动脉血流量、抗心律失常等作用。

【文献摘要】

《开宝本草》：“主破血，产后诸病因血所为者。妇人月经不调，腹中结块，崩中淋露，产后血运，暴血冲上，因损下血，或酒摩及煮服。”

《本草纲目》：“延胡索，能行血中气滞，气中血滞，故专治一身上下诸痛。”

乳香 Ruxiang

《名医别录》

为橄榄科植物乳香树 *Boswellia carterii* Birdw. 及其同属植物皮部渗出的树脂，主产于非洲索马里、埃塞俄比亚等地。春、夏季均可采收。将树干的皮部由下向上顺序切伤，使树脂渗出，数天后凝成固体收集。多加辅料炒用。

【药材特征】药材为干燥油胶树脂，多呈小形乳头状、泪滴状颗粒或不规则的小块，有时粘连成团块。表面淡黄色，常带轻微的绿色、蓝色或棕红色，半透明。表面有一层类白色粉尘，除去粉尘后，表面无光泽。质坚脆，断面蜡样，无光泽，少数呈玻璃样光泽。气微，芳香，味微苦。嚼之初破碎成小块，迅即软化成胶块，粘牙，唾液成乳白状，并微有香辣感。遇热则变软，烧之微有香气，冒黑烟，并遗留黑色残渣。与少量水共研，能形成白色乳状液。以淡黄色、颗粒状、半透明、无沙石树皮杂质、粉末粘手、气芳香者为佳。

【别名】滴乳香、制乳香。

【性味】辛、苦，温。

【归经】肝、脾、心经。

【功效】活血行气止痛，消肿生肌。

【主治】

1. 气血瘀滞诸痛证 本品辛散温通，能活血行气止痛，治胸痹心痛，配川芎、丹参、郁金等同用；治痛经、经闭、产后腹痛、症瘕积聚等疼痛，配当归、川芎、丹参，如活络效灵丹（《医学衷中参西录》）；治胃痛配延胡索、川楝子等同用；治风寒湿痹，肢体疼痛，配羌活、独活、秦艽等同用，如蠲痹汤（《医学心悟》）。

2. 跌打损伤，疮痈肿痛 本品既能活血行气止痛，又能活血消肿，去腐生肌，为外伤科要药。治跌打损伤瘀滞肿痛，常配没药、血竭等同用，如七厘散（《良方集腋》）；治疮痈初起，红肿热痛，常配金银花、白芷、当归等同用，如仙方活命饮（《校注妇人良方》）；治痈疽、瘰疬、痰核及肿块不消等，常配没药、麝香等，如醒消丸（《外科全生集》）；若疮溃不收，配没药研细外用，如海浮散（《疮疡经验全书》）。

此外，本品还治疗外伤出血证。

按语：本品最早见于《名医别录》，其性苦泄温通而走窜善行，走血分散瘀活血通经，为活血祛瘀止痛、消肿生肌之良药。尤能止痛，又称为外伤科之要药。

【用法用量】煎服，3~10g，或研细末外用。宜炒后去油用，外用适量。

【使用注意】孕妇及无瘀滞者忌用；胃弱者慎用。

【现代研究】

1. 化学成分 本品含树脂、树胶、挥发油及少量苦味质等。

2. 药理作用 乳香挥发油有镇痛作用，提取挥发油后的残渣无效，挥发油中的镇痛主要成分为乙酸正辛酯；乳香能促进多核白细胞增加，改善新陈代谢，从而起消炎作用；有升高白细胞、祛痰的作用，能加速炎症渗出排泄，促进伤口愈合；能明显减轻阿司匹林、保泰松、利血平造成的胃黏膜损伤及应激性黏膜损伤。

3. 不良反应 乳香对胃肠道有较强的刺激性，可引起呕吐、腹痛、腹泻等。此外，还可引起过敏反应，表现为胃脘不适、乏力、发热、卧寐不安、皮肤潮红、红疹瘙痒、烦躁不安、耳部红肿等。因此，临床上，孕妇、胃弱及痈疽已溃者忌用。可用阿托品、维生素C、氟哌酸等治疗胃肠刺激症状，必要时可用抗过敏药和激素类药。

【文献摘要】

《名医别录》：“疗风水毒肿，去恶气。”“疗风瘾疹痒毒。”

《本草纲目》：“消痈疽诸毒，疰气，煎膏止痛长肉。入丸散微炒杀毒，得不粘。”

没药 Moyao

《药性论》

为橄榄科植物没药树 *Commiphora myrrha* Engl. 或其他同属植物皮部渗出的油脂树

脂。主产于非洲索马里、埃塞俄比亚及印度等地。野生或栽培。冬、春季收集树皮裂缝处渗出于空气中变成红棕色硬块的油胶树脂，去净树皮及杂质，打碎炒用或去油后用。

【药材特征】天然没药：呈不规则颗粒性团块，大小不一，大者直径长达 6cm 以上。表面黄棕色或红棕色，近半透明部分呈棕黑色，被有黄色粉尘。质坚脆，破碎面不整齐，无光泽；有特异香气，味苦而微辛。

胶质没药：成不规则块状，多黏结成大小不等的团块。表面深棕色或黄棕色，不透明；质坚实或疏松。味苦而有黏性。以块大、色红棕、半透明、香气浓而持久、杂质少者为佳。

【别名】炒没药、明没药。

【性味】辛、苦，平。

【归经】肝、脾、心经。

【功效】活血止痛，消肿生肌。

【主治】

血瘀阻滞诸痛证　本品功用与乳香相似，二者常相须为用，治跌打损伤瘀滞疼痛、疮痈肿痛及疮痈溃后久不收口及一切瘀滞诸痛证。二者区别在于乳香偏于行气、伸筋，治痹痛多用。没药偏于活血散瘀，治疗血瘀气滞较重之胃腹痛多用。

【用法用量】同乳香。

【使用注意】同乳香。

【现代研究】

1. 化学成分　本品含挥发油、没药树脂、树胶、没药酸及少量苦味质等。

2. 药理作用　没药对离体子宫先呈暂兴奋，后呈抑制现象；含油脂部分具有降脂防止动脉粥样斑块形成作用；水浸剂对多种真菌有抑制作用；挥发油能轻度抑制真菌、有局部刺激作用；还能兴奋肠管，使肠蠕动增强。

【文献摘要】

《药性论》：“主打磕损，心腹血瘀，伤折，委跌，筋骨瘀痛，金刃所损，痛不可忍。”

《本草纲目》：“散血消肿，定痛生肌。”“乳香活血，没药散血，皆能止痛消肿生肌，故二药每每相兼而用。”

五灵脂 Wulingzhi

《开宝本草》

为鼯鼠科动物复齿鼯鼠 *Trogopterus xanthipes* Molne-Edwards 的粪便，主产于河北、山西、青海等地。全年均可收集，拣去杂质晒干，醋炙用。粪粒松散呈米粒状者为“灵脂米”。许多粪粒凝结成块状者为“灵脂块”。

【药材特征】灵脂米（散灵脂）：长椭圆形颗粒，两端钝圆，长 0.5~1.2cm，直径 0.3~0.6cm。表面粗糙，棕褐色或黑褐色，显麻点，体轻，质松，易折断。断面呈纤维性，黄色、黄绿色或黑棕色。气微弱，味苦咸。

灵脂块（糖灵脂）：为鼯鼠粪粒凝结而成的不规则团块，黑棕色、黄棕色或灰棕色，凹凸不平，有的有油润性光泽，粪粒呈长椭圆形，表面常裂碎，显纤维性，体轻，质较硬，但易碎。断面不平坦，可模糊看出粪粒的形状，有的间有黄棕色松香样物质。有腥臭气，味苦。以块状、黑褐色、有光泽、显油润、无杂质者佳。

【别名】灵脂块、灵脂米、糖灵脂。

【性味】苦、咸、甘，温。

【归经】肝经。

【功效】活血止痛，化瘀止血。

【主治】

1. 瘀血阻滞诸痛证 本品苦泄温通，入肝经，走血分，以化寒凝通利血脉而止痛，为化瘀止痛之要药。治心腹胃痛、胁痛，常与蒲黄同用，如失笑散（《太平惠民和剂局方》），或配延胡索、香附、没药等，如手拈散（《丹溪心法》）；治胸痹心痛，常配川芎、丹参等同用；治经痛、经闭，产后瘀滞腹痛，配当归、益母草等同用；治跌打伤痛，骨折肿痛，常配乳香、没药研细外敷。

2. 瘀血阻滞之出血证 本品既能活血散瘀，又能止血，有止血不留瘀的特点，治月经过多、崩漏下血、色紫多块，少腹刺痛，可单用研细温酒送服，如五灵脂散（《永类钤方》），或配三七、蒲黄等同用。

此外，本品还用于疝痛、毒蛇咬伤、蜈蚣咬伤、蝎子螫伤等证。现代用于冠心病、心绞痛亦取得良好疗效。

【用法用量】煎服。3~10g，宜布包煎。亦入丸、散，外用适量。

【使用注意】血虚无滞者及孕妇慎用。一般不与人参同用。

【现代研究】

1. 化学成分 本品含三萜类、尿素、尿酸及维生素 A 等。

2. 药理作用 五灵脂水提液可抑制血小板聚集，降低全血、血浆黏度，降低心肌细胞耗氧量，提高机体耐缺氧、耐寒和耐高温能力；可缓解平滑肌痉挛，增强机体免疫功能；对多种皮肤真菌有不同程度的抑制作用。

【文献摘要】

《开宝本草》："心腹冷气，小儿五疳，辟疫，治肠风，能利气脉，女子月闭。"

《本草纲目》："止妇人经水过多，赤带不绝，胎前产后血气诸痛，男女一切心腹、胁肋、少腹诸痛，疝痛，血痢，肠风腹痛，身体血痹刺痛。"

第二节 活血调经药

凡以通畅血脉、通经止痛为主要功效的药物，称活血调经药。本类药多辛散苦泄，主入肝经血分，有活血祛瘀调经之功。主治瘀血阻滞所致月经不调、痛经、经闭及产后瘀滞腹痛等。亦用于瘀血诸痛证，如症瘕、跌打损伤及疮痈肿毒等。临证时须根据引起瘀滞的原因而选用不同的活血调经药，并进行适当的配伍。

桃仁 Taoren

《神农本草经》

为蔷薇科植物桃 *Prunus persica*（L.）Batsch 或山桃 *Prunus davidiana*（Carr.）Franch. 的干燥种仁入药。全国各地均有栽种，主产于陕西、河南、河北、四川、山东等地。夏、秋季果成熟时收集果核，取出种子，水煮去皮晒干，生用或炒用，用时捣碎。

【药材特征】药材种子呈扁平长卵形，长 1~1.6cm，宽 0.8~1cm，外表红棕色或黄棕色，有纵皱，先端尖，中间膨大，基部钝圆而偏斜，自底部散出多数脉纹，脐点位于上部边缘上，深褐色，棱线状微突起，种皮非薄，质脆，种仁乳白色，富含脂肪油，2 子叶之结合面有空隙，气微弱，味微苦。以颗粒均匀、饱满、整齐、不破碎者为佳。

【别名】炒桃仁、桃仁泥、山桃仁。

【性味】苦、甘、平，有小毒。

【归经】心、肝、大肠经。

【功效】活血祛瘀，润肠通便，止咳平喘。

【主治】

1. 瘀血阻滞证　本品味苦，入心肝血分，功善活血祛瘀，且祛瘀力强，有破血之功，故称之为破血药。为治疗多种瘀血证的常用之药。治血瘀经闭、痛经，常配红花、川芎、当归同用，如桃红四物汤（《医宗金鉴》）；治产后瘀滞腹痛、恶露不尽，常配川芎、炮姜等同用，如生化汤（《傅青主妇科》）；治瘀血滞久之症瘕痞块，常配桂枝、茯苓、赤芍等同用，如桂枝茯苓丸（《金匮要略》）；若瘀血蓄积较重，配大黄、桂枝、芒硝等同用，如桃核承气汤（《伤寒论》）；治跌打损伤，瘀血肿痛，本品配红花、当归、大黄等同用，如复元活血汤（《医学发明》）。

2. 肺痈，肠痈　本品味苦入血分，善泄血中瘀滞。治肺痈，配苇茎、苡仁、冬瓜子等同用，如苇茎汤（《备急千金要方》）；治肠痈，配大黄、牡丹皮等同用，如大黄牡丹汤（《金匮要略》）。

3. 肠燥便秘　本品富含油脂，有润燥滑肠之功，常配当归、火麻仁等同用，如润肠丸（《脾胃论》）。

4. 咳喘证　本品味苦降泄以降肺气而止咳平喘，常配杏仁、贝母等同用。

按语：桃仁最早见于《神农本草经》，列为下品。仲景在《伤寒论》和《金匮要略》中用桃仁共计 9 方次。均为治疗瘀血诸症之常用方，通过应用，主要体现出桃仁活血化瘀止痛的疗效。本品甘苦性平，入心、肝、大肠经，活血祛瘀力强而善破血除瘀，为妇科血瘀证之常用药，凡是症瘕积聚、跌打损伤等多种瘀血诸痛证，均为必用之品，且善泄血分壅滞，故肠痈、肺痈亦多选用。本品又富含油脂，味苦降气，故治肠燥便秘及咳嗽气喘等症。

【用法用量】煎服。仲景最大用量五十个，最小用量二十个，现代常规用量为 5~10g，捣碎用。

【使用注意】血无瘀滞者及孕妇禁服，过量服用可引起中毒，轻者可见头晕恶心、精神不振、虚弱乏力，严重者可因呼吸麻痹而死亡。

【现代研究】

1. 化学成分 种仁含苦杏仁苷、苦杏仁酶 、脂肪油、挥发油等。

2. 药理作用 本品提取液能明显增加实验动物股动脉的血流量，并降低血管阻力；能使动物肝脏表面局部微循环有一定改善，并能改善血液流变状况；水煎液及提取物有抗菌、抗炎、抗过敏作用；桃仁中的脂肪油可润滑肠道利于排便；苦杏仁苷有镇咳作用及抗肝纤维化的作用；口服桃仁水煎液有明显的镇痛作用。

3. 不良反应 桃仁中的苦杏仁苷在体内能分解出氢氰酸，对中枢神经系统先兴奋后麻痹，主要表现有头晕、头痛、呕吐、心悸、呼吸麻痹，甚至危及生命。也有出现皮肤刺痛、红疹块的。桃仁中毒可按反应轻重，用硫代硫酸钠静脉注射，用高锰酸钾或过氧化氢洗胃，也可用甘草、大枣、绿豆等煎汁频服。

【文献摘要】

《用药心法》："桃仁苦以泻滞血，甘以生新血，故凝血须用，又去血中之热。"

《本草纲目》："桃仁行血，宜连皮尖生用，润燥活血，宜浸去皮炒黄用，或麦麸同炒，或烧存性，各随本方。"

《珍珠囊》："治血结、血秘、血燥，通润大便，破蓄血。"

红花 Honghua

《金匮要略》

为菊科植物红花 *Carthamus tinctorius* L. 的干燥花入药。全国大部分省区有栽种。主产于河南、江苏、浙江、四川等地。夏季花由黄变为红色时采摘，阴干或晒干，生用或酒炒、油炒用。

【药材特征】药材全部为无子房的管状花，长约 1. 5cm，橙红色，花管狭细，先端五裂，裂片狭线形，长 5~7mm，雄蕊五枚，花药黄色，联合成管，高出裂片之外，其中央有柱头露出。具特异香气，味微苦。以花细色红、无枝刺、质柔润者为佳。

【别名】红花、怀红花、川红花、酒红花、油红花、红蓝花。

【性味】辛、温。

【归经】心、肝经。

【功效】活血通经，祛瘀止痛。

【主治】

1. 妇科瘀滞证 本品色红入血，归心、肝二经，辛温走散，活血祛瘀，为通瘀活血要剂，为妇产科血瘀证之要药。治疗痛经可单用本品加酒煎服，如红蓝花酒（《金匮要略》）；治血瘀经闭，配桃仁、当归、川芎等同用，如桃红四物汤（《医宗金鉴》）；治产后瘀滞腹痛，配牡丹皮、蒲黄等同用，如红花散（《活法机要》）。

2. 血瘀诸痛证 本品辛散温通，能活血化瘀通经止痛，祛瘀力强，为活血通经的要药，故治症瘕积聚、胸痹心痛、跌打瘀肿等。治症瘕积聚，常配莪术、三棱等同用；

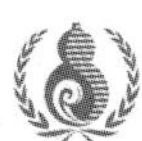

治胸痹心痛，配赤芍、桃仁、川芎等同用，如血府逐瘀汤（《医林改错》）；治跌打损伤，配大黄、柴胡、桃仁等同用，如复元活血汤（《医学发明》）。

3. 血热瘀滞，斑疹紫暗　本品能活血通脉以化滞消斑，常配大青叶、紫草等同用，如当归红花饮（《麻科活人书》）。

此外，红花还用于血瘀头痛、眩晕、中风偏瘫、目赤肿痛等。

按语：红花最早见于《金匮要略》，仲景用红花的方仅有 1 方次，即红蓝花酒。后世通过不同的配伍治疗多种血分病证。本品辛散温通，入心、肝二经，为活血通经要药，治妇科经产瘀滞证常用，又能祛瘀止痛，多用于治疗瘀阻心腹胁痛、症瘕积聚、外伤头痛等，兼能活血化斑，可治疗血热瘀滞之斑疹紫暗，现代用于治疗心脑血管疾病亦取得了良好疗效。

【用法用量】煎服，仲景用量为一两，现代常规用量为 3~10g 。外用适量。

【使用注意】孕妇及月经过多者忌用，有出血倾向者忌用。

【现代研究】

1. 化学成分　本品主含红花醌苷、红花苷和新红花苷、红花黄色素及红花油等。尚含少量花生酸、棕榈酸、油酸及甘油酸酯类。

2. 药理作用　本品水提液、煎剂有保护和改善心肌缺血，缩小心肌梗死范围，扩张血管、降低血压，抑制血小板聚集，降低全血黏度等作用；对中枢神经系统有镇痛、镇静和抗惊厥作用；有免疫抑制作用；水煎剂对子宫及肠道平滑肌有兴奋作用；醇提取物和水提取物有抗炎作用。

3. 不良反应　大剂量则对心脏有抑制作用，使心率减慢、心肌收缩力减弱、心搏出量减少。若使用不当会发生中毒反应，主要表现为腹部不适、腹痛、腹泻，甚则胃肠出血、腹部绞痛、妇女月经过多。严重者出现神志不清，惊厥，呼吸、循环衰竭等。

【文献摘要】

《新修本草》：“治口噤不语，血结，产后诸疾。”

《本草衍义补遗》：“红花破留血，养血。多用则破血，少用则养血。”

《本草经疏》：“红蓝花乃行血的要药。主产后血晕口噤者。”

附药　番红花

为鸢尾科植物番红花 *Crocus sativus* L. 的花柱头。又名藏红花、西红花。甘，微寒。归心、肝经。功用同红花而力较强，兼能凉血解毒。常用于温热病发斑及热郁血分之斑疹紫暗者。水煎服或沸水泡服，用量 1~1. 5g，孕妇忌用。

凌霄花 Lingxiaohua

《神农本草经》

为紫葳科植物凌霄 *Campsis grandiflora*（Thunb.）K. Schum. 和美洲凌霄 *Campsis radicans*（L.）Seem. 的干燥花入药。全国各地均有栽种，主产于江苏、浙江等地。夏季花开时采摘，阴干，生用。

【药材特征】凌霄花：花大，花萼五裂，绿色，裂片披针形；花冠赤黄色，漏斗状钟形，先端五裂，裂片圆形，开展。干燥的花多皱缩卷曲或折叠，完整的花长 6~7cm，花萼暗棕色，长 2.5cm 左右，基部联合成管，上部五裂，裂片三角形，先端长而锐尖，萼筒表面具凸起的纵脉 10 条；花冠筒状，棕黄色，上端五裂，裂片半圆形，表面具有棕红色细脉纹，并散有棕色斑点，质薄。内面着生 2 长 2 短弯曲的雄蕊，顶端具“个”字形的花药。雌蕊及花盘各 1，微有香气。味苦而微酸。

美洲凌霄花：完整花长 6~7cm，花萼较短，约为花冠的 1/3，黄棕色或淡紫红色，硬革质，先端 5 等裂，萼筒无明显纵脉棱；花冠黄棕色，长 5.8~6.5cm，内表面具有深棕色脉纹；柱头扁短三角形。余同凌霄花。以花大、完整、色黄棕、无花梗者为佳。

【别名】凌霄花、武威。

【性味】甘、酸，微寒。

【归经】心包、肝经。

【功效】破血通经，凉血祛风。

【主治】

1. 瘀血阻滞经闭，症瘕积聚，跌打损伤等证　本品辛散则能行血通经，散瘀血症瘕而治肿痛。治瘀血经闭，配红花、当归、赤芍等同用，如紫葳散（《妇科玉尺》）；治症瘕积聚，常配鳖甲、桃仁、牡丹皮等同用，如鳖甲煎丸（《金匮要略》）。治跌打损伤，单味捣碎外敷，或配乳香、没药等同用。

2. 风疹，皮癣，皮肤瘙痒等　本品性寒，入肝经走血分能凉血去风，尤宜血分有热者。治风疹、皮癣，配雄黄、黄连、天南星等为末外搽，如凌霄花散（《证治准绳》）。治皮肤瘙痒，本品单用为末，酒调服，或配生地黄、白蒺藜等同用。

按语：凌霄花最早见于《神农本草经》，名紫葳，列为中品。紫葳为临床较少用药，仲景《金匮要略》中仅有鳖甲煎丸一首方用紫葳，有“紫葳主妇人产乳余疾，崩中，症瘕，血闭，寒热羸瘦”之记载。本品辛散则能行血通经，主要用于治疗瘀血阻滞证之经闭症瘕，跌打肿痛等证，内服外用均可。

【用法用量】煎服，仲景用量为三分，现代常规用量为 3~10g 。外用适量。

【使用注意】孕妇忌用。

【现代研究】

1. 化学成分　本品主含芹菜素、β-谷甾醇、辣红素、水杨酸、阿魏酸等。

2. 药理作用　本品水煎剂对福氏痢疾杆菌、伤寒杆菌有不同程度的抑制作用；芹菜素对平滑肌有中度解痉作用，有抗溃疡作用；β-谷甾醇有降低血胆固醇、镇咳、抗癌、抗炎等作用。

【文献摘要】

《神农本草经》：“主妇人产乳余疾，崩中，症瘕，血闭，寒热羸瘦。”

《本草图经》：“入妇人血崩之毒药，又治少女血热风毒，四肢皮肤生隐疹，宽行经脉。”

王不留行 Wangbuliuxing

《神农本草经》

为石竹科植物麦蓝菜 *Vaccaria segetalis*（Neck.）Garcke 的成熟种子。全国各地均产，主产于河南、河北、江苏、山东等地。夏季果实成熟时割取全株，打下种子，除去杂质，炒用。

【药材特征】干燥的种子圆球形或近球形，直径 1.5~2cm，表面黑色，少有红棕色，略有光泽，密布细小颗粒状突起。种脐圆点状，下陷，色较浅，种脐的一侧有一带形凹沟，沟内颗粒状突起呈纵行排列。质硬，难破碎，除去种皮后可见白色的胚乳，胚乳弯曲成环状，有子叶 2 枚，气无，味淡。以干燥、籽粒均匀、充实饱满、色乌黑、无杂质者为佳。

【别名】不留行、王不留。

【性味】苦，平。

【归经】肝、胃经。

【功效】活血通经，下乳消痈，利尿通淋。

【主治】

1. 血瘀经闭，痛经等证　本品善于通利血脉，活血通经，有走而不守的特点。治疗经行不畅、痛经及经闭，常配当归、红花、香附等同用；若妇女难产，胎死腹中，常配五灵脂、刘寄奴、酸浆草等同用，如胜金散（《普济方》）。

2. 产后乳汁不下或乳痈　本品归肝经，走血分，苦泄宣通，行而不留，能行血脉通乳汁，为产后乳汁不下的常用之药。常配穿山甲同用，为末黄酒冲服，如涌泉散（《卫生宝鉴》）；若气血不足，乳汁稀少者，配黄芪、当归等同用，如滋乳汤（《医学衷中参西录》）；乳痈初起者，配蒲公英、瓜蒌等同用。

3. 热淋，石淋，血淋　本品性善下行，能活血利尿通淋，治疗多种淋证。常配瞿麦、石韦等同用。

按语：王不留行最早见于《神农本草经》，列为上品，仲景《金匮要略》仅有 1 方次，治金疮之王不留行散。本品性味苦、平，归肝经走血分，走而不守活血通经，为下乳、消痈、利水通淋的要药，通过配伍可治疗妇科瘀滞证及妇女产后乳汁不下和小便不通等证。现代用来治肾结石及肝胆结石，均取得了良好疗效。

【用法用量】煎服，仲景用量为十分，现代常规用量为 5~10g。

【使用注意】孕妇忌用。

【现代研究】：

1. 化学成分　本品主含王不留皂苷 A、B、C、D 四种，尚含黄酮苷及植物酸钙镁、磷脂、豆甾醇、单糖等。

2. 药理作用　王不留行水煎剂对大鼠离体子宫有兴奋作用；醇浸液作用更强，有抗着床、抗早孕作用；本品另有镇痛作用。

【文献摘要】

《神农本草经》："主金疮，止血逐痛，出刺，除风痹内寒。"

《名医别录》："止心烦鼻衄，痈疽恶疮，瘘乳，妇人难产。"

《药性论》："治风毒，通血脉。"

土瓜根 Tuguagen

《神农本草经》

为葫芦科植物王瓜 *Trichosanthes cucumeroides*（Ser.）Maxim. 的干燥根。全国大部分地区均产。主产于河南、江苏、浙江、四川、湖北、台湾等地。夏、秋季挖根，鲜用或洗净晒干，用时润透切片生用。

【药材性状】干燥块根呈圆柱形或纺缍形，肥壮。常 2~9 个呈簇生，直径约 3cm。表面棕黄色或浅褐色，皱缩不平，具有陷下和须根痕迹，质坚实粉质，不易折断，横断面洁白色或黄白色，粉性。气微，味稍苦涩。

【别名】王瓜根。

【性味】苦，寒。

【归经】大肠、胃经。

【功效】泻热，生津，散瘀消肿。

【主治】

1. 热病烦渴，热结便秘，黄疸 本品味苦，性寒，苦主降泄，寒主清热，苦寒则燥湿清热，故治热病烦渴，大便不通及湿热黄疸。治热病烦渴配麦冬、甘草、枇杷叶等同用，如验方土瓜根散；治热结便秘，鲜土瓜根捣汁，加温开水灌肠用；治黄疸，土瓜根捣汁内服。

2. 经闭，症瘕，乳汁不下，痈肿 本品苦寒性降能解毒消肿，又能活血散瘀通滞，故用于经闭症瘕、热毒疮痈、痢疾、毒蛇咬伤等。多单方应用。治经闭、症瘕，妇女白带，常配芍药、桂枝、䗪虫等同用，如土瓜根散（《金匮要略》）；治产后无乳，配漏芦、甘草 、通草等同用；治疮痈初起，土瓜根适量，水煎内服。

治毒蛇咬伤，土瓜根适量，研末外敷。

按语：土瓜根最早见于《神农本草经》，列为中品。仲景配方较少，仅《金匮要略》中记载 1 方次，即土瓜根散。本品味苦，性寒，主清泄内热，通过配伍，治热病口渴、大便不通及热灼血滞之经闭症瘕、乳汁不下、痈肿等，但属于民间用药，多在单方、验方中使用，各地自产自销。

【用法用量】煎服，仲景用量为二两，每次服七分，现代常规用量为 6~15g，鲜品 60~90g 捣汁内服，外用适量。

【使用注意】脾胃虚寒者及孕妇慎用。

【现代研究】

1. 化学成分 本品含蛋白质、精氨酸、淀粉、胆碱等。

2. 药理作用 本品有抗菌、消炎作用。

【文献摘要】

《神农本草经》："主消渴内痹，瘀血月闭，寒热酸痛，益气愈聋。"

《名医别录》："疗诸邪气热结，鼠瘘，散痈肿留血，妇人带下不通，下乳汁，止小便数不禁，逐四肢骨节中水，治马骨刺入疮。"

《新修本草》："疗黄疸，破血。"

醋 Cu

《名医别录》

为用高粱、大米、大麦、小米、玉米等或低度白酒为原料酿制而成的含有乙酸的液体。全国各地均有酿造。

【药材性状】多为黄棕色或深棕色液本。气微，味酸。

【别名】米醋、苦酒。

【性味】酸、甘，温。

【归经】肝、胃经。

【功效】散瘀消积，止血，安蛔，解毒。

【主治】

1. 产后血晕，吐血，衄血，便血　本品酸温，入肝经血分，故能收敛止血。治产后血晕，用铁器烧红，醋中淬之熏鼻；治各种出血，配白芍、地榆等止血药同用。

2. 痈肿疮毒，症瘕积聚　醋味酸收敛，血逆热壅则生疮痈。仲景与苦酒、半夏等同用治"少阴病，咽中伤生疮，不能语言，声不出者"，如《伤寒论》苦酒汤；治症瘕积聚，用鳖甲、诃子皮、干姜各等份，为末，醋糊为丸内服，如鳖醋丸《医学入门》；或配三棱、川芎、大黄同用治一切积聚，如醋煮三棱丸（《普济方》）。

3. 虫积腹痛，鱼肉菜毒　醋气味酸苦，则能杀虫解毒，因虫遇苦则下，遇酸则伏，故治疗虫疾腹痛。后人用于外科毒证病，皆取其杀虫解毒之功。治过食鱼腥生冷菜果成积者，生姜捣烂和米醋同用食之。

此外，本品可治疗黄汗病发热身肿等，现代用醋熏房间能预防感冒，也常作为炮制中药的原料。

按语：醋最早见于《名医别录》，又名苦酒，仲景在《伤寒论》和《金匮要略》两书中记载有苦酒汤、黄芪芍药桂枝苦酒汤、收敛疮伤苦酒汤等3首方。用量没有详细记载，主要用于疮痈肿毒，"少阴病，咽中伤生疮，不能语言，声不出者"和"黄汗病，身体肿，发热汗出而渴，状如风水，汗沾衣，色正黄如柏汁，脉自沉"者及各种出血证、疼痛证等。醋味酸性温，入肝经，走血分，能治血分病证，又善解毒，故用于外科毒证，味酸入肝能收敛止痛，故用来炮制药物以增强其止痛作用。

【用法用量】煎服，适量入汤剂或拌制药物，外用适量。烧热熏嗅或含漱、调药外敷等。

【使用注意】脾胃湿重，痿痹，筋脉拘挛者慎用。

【现代研究】

1. 化学成分 本品主含乙酸、高级醇类及3-羟基丁酮、二羟基丙酮、酪醇、醛、甲醛、乙缩醛、琥珀酸、草酸及山梨糖等。

2. 药理作用 有杀虫作用：体外试验，0.125%~0.25%乙酸与原头蚴接触后可在2~3min出现皮层起疱、起刺、分离、溶解及虫体发暗，钙粒减少等形态结构变化。5~10min可达到100%杀死原头蚴的效果。本品有抗菌、抗病毒作用，对甲型链球菌、卡他球菌、肺炎链球菌、白色葡萄球菌、流感病毒等致病菌有很好的抑菌和杀菌作用。

【文献摘要】

《名医别录》："消痈肿，散水气，杀邪毒。"

《本草纲目》："散瘀血，治黄疸、黄汗。"

《本草拾遗》："破血运，除症块坚积，消食，杀恶毒，破结气，心中酸水痰饮。"

丹参 Danshen

《神农本草经》

为唇形科植物丹参 *Salvia miltiorrhiza* Bge. 的干燥根和根茎。全国大部分地区均产。主产于河南、河北、安徽、江苏、四川等地。河南南阳所产的丹参称裕丹参，质佳。春、秋采挖，洗净，晒干，切片生用或酒炒用。

【药材特征】干燥根呈长圆柱形，稍弯曲，表面红棕色或暗棕色，粗糙，具纵皱纹。老根外皮疏松，显紫棕色。质硬而脆，易折断，断面疏松有裂隙或略平整而致密，具放射状纹理，气微，味微苦。以条粗壮、色紫红者为佳。

【别名】血参。

【性味】苦，微寒。

【归经】心、肝经。

【功效】活血调经，祛瘀止痛，清心除烦。

【主治】

1. 妇科瘀滞证，尤适血热瘀滞 本品苦主降泻，寒主清热，能导瘀下行，祛瘀生新而不伤正，为妇科调经之常用药。前人有"一味丹参饮，功同四物汤"之说。治月经不调、经闭痛经及产后腹痛，可单味研细黄酒调服，如丹参散（《妇人良方》）；或配当归，川芎、益母草等同用，如宁坤至宝丹（《卫生鸿宝》）。

2. 瘀血阻滞诸证 本品入心、肝，走血分，善通经脉祛瘀止痛，广泛用于各种瘀血阻滞证，为活血化瘀要药。治血瘀心痛，脘腹疼痛，配檀香、砂仁同用，如丹参饮（《医学金针》）；治症瘕积聚，配三棱、莪术、鳖甲等同用；治风湿痹痛，配当归、秦艽、没药等同用；治跌打损伤，肢体疼痛，配乳香、没药等同用，如活络效灵丹（《医学衷中参西录》）；治疮痈肿毒，配金银花、连翘等同用。

3. 热病烦躁神昏及心悸失眠 本品性寒入心经，清血热而除烦安神，治温热病邪入营血之烦躁不眠甚则神志昏迷，常配黄连、生地黄、玄参等同用，如清营汤（《温病条辨》）；若治阴血不足，虚热内扰之心悸失眠，配酸枣仁、生地黄、柏子仁等，如天

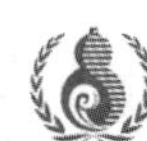

王补心丹（《摄生秘剖》）。

此外，丹参还用于疥疮，痒疹等，常配黄柏、苦参水煎外洗 。

按语：丹参最早见于《神农本草经》，列为上品。本品味苦性寒而清泄，入心、肝二经，走血分，功专活血祛瘀调经。有祛瘀生新而不伤正的特点。临床运用广泛，用于各种血瘀证，尤妇科多用，故有“一味丹参饮，功同四物汤”之说，称之为妇科活血调经要药。对血热瘀滞尤为适宜。本品又能清心除烦，散结消痈，治温热病热入营血之心烦不寐及心悸失眠，疮痈肿毒均有良效。

【用法用量】煎服，6~15g。酒炒活血力增强。

【使用注意】反藜芦。有出血倾向者不宜用，孕妇慎用。

【现代研究】

1. 化学成分　根主含脂溶性的二萜类成分和水溶性的酚酸成分，还含黄酮类、三萜类、甾醇等其他成分。

2. 药理作用　本品提取物及水煎剂能扩张冠状动脉及外周血管，增加冠状动脉血流量，改变微循环，阻滞钙通道，降低血液黏稠度，有抗血栓、降血脂、镇静等作用，还有抗菌、抗炎、抗过敏、抗癌等作用。

3. 不良反应　有个别会发生过敏的现象，也有胃肠道的反应。

【文献摘要】

《滇南本草》：“补心定志，安神宁心，治健忘怔忡，惊悸不寐。”

《本草便读》：“丹参，功同四物，能祛瘀以生新，善疗风而散结，性平和而走血，……味甘苦以调经，不过专通营分。丹参虽有参名，但补血之力不足，活血之力有余，为调理血分之首药。其所以疗风痹去结积者，亦血行风自灭，血行则积自行耳。”

牛膝 Niuxi

《神农本草经》

为苋科植物牛膝（怀牛膝）*Achyranthes bidentata* BL. 和川牛膝 *Cyathula officinalis* Kuan 的干燥根。怀牛膝主产于河南，河北、山西、山东、江苏等地有栽培。川牛膝主产于四川、云南、贵州等地。秋末冬初采挖，洗净晒干，生用或酒炒、盐炙用。

【药材特征】牛膝：药材根呈细长圆柱形，有的稍弯曲，长 15~50cm，直径 0.4~1cm，表面灰黄色或淡棕色，有细纵皱纹和稀疏的侧根痕。质硬脆，受潮后变柔韧，易折断，断面平坦，角质样，淡黄色，中心木部明显，其外围散有多数小筋脉点，断续排列成 2~4 轮。气微，味微甜而稍苦涩。

川牛膝：根呈近圆柱形，较粗壮，长 30~60cm，直径 0.5~3cm，质韧，不易折断，断面可见多数浅黄色小点，排列成数轮同心环状。气微，味微甜。

【别名】怀牛膝、川牛膝、盐牛膝、酒牛膝。

【性味】苦、甘、酸，平。

【归经】肝、肾经。

【功效】活血通经，补肝肾，强筋骨，引血下行，利尿通淋。

【主治】

1. 血瘀阻滞证 本品味苦降泻，入肝经走血分以导瘀血下行。多用于妇科经产瘀血诸证及跌打损伤。治经闭、痛经，月经不调及产后腹痛等，常配川芎、桃仁、红花等，如血府逐瘀汤（《医林改错》）；治胎衣不下，配当归、冬葵子等，如牛膝汤（《备急千金要方》）；治跌打损伤，腰膝肿痛，常配乳香、没药、当归等同用，如舒筋活血汤（《伤科补要》）。

2. 腰膝酸痛，下肢痿软 盐制后性变甘温，归肝、肾，走筋骨，既能活血通经，又能补肝肾，强筋骨而止疼痛。治肝肾亏虚之腰膝酸痛，常配杜仲、续断等同用，如续断丸（《扶寿精方》）；治风湿痹痛兼肝肾不足者，配独活、桑寄生等同用，如独活寄生汤（《备急千金要方》）；治湿热痿证，腰膝痿软，配苍术、黄柏，如三妙丸（《医学正传》）。

3. 用于血热妄行或虚火上攻之证 本品味苦降泄，善引血、引热下行，治火热上炎之吐血、衄血，配栀子、白茅根等；治牙龈肿痛，口舌生疮，配石膏、地黄等同用，如玉女煎（《景岳全书》）；治肝阳上亢之头痛、眩晕，配龟板、代赭石、龙骨等同用，如镇肝息风汤（《医学衷中参西录》）。

4. 淋证，水肿，小便不利 本品性善下行，既能活血通经，又能利水通淋。治热淋、血淋、石淋等，常配瞿麦、滑石等，如牛膝汤（《备急千金要方》）；治水肿，小便不利，配车前子、泽泻、地黄等，如加味肾气丸（《济生方》）。

此外，本品还可治难产、逆经等证，又能引药下行，故有“无牛膝不过膝”之说。

按语：牛膝最早见于《神农本草经》，列为上品。本品味苦酸甘性平，主入肝、肾二经，长于活血通经，以苦为用，性善下行，通而能补，为通经破瘀、引血下行、补益肝肾之常用药，又能引药下行，以治血热炎上头痛牙痛、吐血、衄血之证，常作为导引之药。故前人有“无牛膝不过膝”之说。但怀牛膝偏于补肝肾，强筋骨；川牛膝长于活血通经。

【用法用量】煎服，6~15g。酒炒长于活血通经，盐炙长于补肝肾，强筋骨。川牛膝长于活血通经；怀牛膝偏于补肝肾，强筋骨。

【使用注意】孕妇及月经过多者忌用，中气下陷、脾虚泄泻、下元不固遗精者慎用。

【现代研究】

1. 化学成分 本品含三萜皂苷和多糖，脱皮甾酮、牛膝甾酮、紫茎牛膝甾酮等甾体成分，还含氨基酸类、生物碱类、香豆素类及铁、铜等微量元素等。

2. 药理作用 牛膝煎剂有抗炎、镇痛作用，有降血脂、降血糖、降血压作用及轻度利尿作用，能提高机体免疫能力；牛膝总苷对子宫平滑肌有明显兴奋及抗早孕、抗着床作用；还有抗凝血作用。

【文献摘要】

《神农本草经》：“主寒湿痿痹，四肢拘挛，膝痛不可屈伸，逐血气，伤热火烂，堕胎，久服轻身耐老。”

《饮片新参》：“祛瘀血，生新血，流利筋脉，治暑痧，风血痹证。”

益母草 Yimucao

《神农本草经》

为唇形科植物益母草 *Leonurus japonicus* Houtt. 的干燥地上全草。全国各地均产。夏季采割，切段，晒干。生用或熬膏用。

【药材特征】茎表面灰绿色或黄绿色；体轻，质韧，断面中部有髓。叶片灰绿色，多皱缩、破碎，易脱落。轮伞花序腋生，小花淡紫色，花萼筒状，花冠二唇形。切段者长约 2cm，气微，味微苦。以干燥、色黄绿、带叶及花者为佳。

【别名】坤草。

【性味】苦，辛，微寒。

【归经】肝、心、膀胱经。

【功效】活血调经，利水消肿。

【主治】

1. 妇科瘀滞证　本品辛散苦泄，入血分能活血调经、祛瘀生新，为妇科经产要药。治血滞经闭、痛经、月经不调等，配当归、川芎等，如益母丸（《集验良方》），或单用熬膏内服，如益母草膏（《上海市药品标准·上册》1980 年版）；治产后恶露不尽，瘀滞腹痛，难产或胎死腹中，可单味煎汤内服或熬膏服用；亦可配当归、川芎、乳香等同用，如送胞汤（《傅青主女科》）。

2. 水肿，小便不利　本品既能利水消肿，又能活血化瘀，尤宜用于水瘀互结之水肿，可单味煎汤内服，亦可配车前草、白茅根、泽兰等同用。

3. 跌打损伤，疮痈肿毒，皮肤痒疹　本品性寒而辛散，既能活血散瘀以止痛，又能清热解毒以消肿，治伤痛，配当归、川芎、大黄等同用；治疮痈、痒疹，单用鲜品捣烂外敷或煎水外洗，或配苦参、黄柏等煎汤内服或外洗。

按语：益母草最早见于《神农本草经》，列为上品。本品苦泄辛散性微寒，入心、肝、膀胱经，功善活血调经，故血瘀经产诸证多用，为妇科血瘀经产诸证之要药。又能利尿消肿，对水瘀互结之水肿尤为适宜。还有清热解毒之功效，治疮痈肿毒，皮肤瘙痒诸证均可运用。

【用法用量】煎服，10~30g。鲜品可用至 40~60g。亦可熬膏用。外用适量，捣烂外敷或煎水外洗。

【使用注意】孕妇禁用。血虚无瘀及阴虚血少者忌用。

【现代研究】

1. 化学成分　本品含益母草碱、水苏碱、益母草素、亚麻酸、β-亚麻酸、油酸、月桂酸、苯甲酸、芸香苷及延胡索酸等。

2. 药理作用　益母草粗提物有强心作用，能减慢心率，对抗实验性心肌缺血和心律失常，缩小心肌梗死范围，有短暂的降压作用，对血小板聚集、血栓形成有抑制作用；水煎剂能改善肾功能，使尿量明显增加，对多种动物的子宫有兴奋作用。

3. 不良反应　能导致产后宫缩痛，以益母草浸膏饲喂孕兔会引起流产；具有肾毒性；可引起大鼠肾间质轻度炎症及少量纤维组织增生、肾小管轻度脂肪变等。

【文献摘要】

《本草拾遗》："主浮肿下水，兼恶毒肿。"

《本草纲目》："活血破血，调经解毒，治胎漏难产，胎衣不下，血晕，血风，血痛，崩中漏下，尿血，泻血，疳，痢，痔疾，打扑内损，瘀血，大便、小便不通。"

附药　茺蔚子

为益母草的果实。甘，微寒。归肝经。活血调经之功似益母草且能凉肝明目，用于肝热头痛、目赤肿痛及目昏有翳者。煎服。用量6~10g。

月季花 Yuejihua

《本草纲目》

为蔷薇科植物月季 *Rosa chinensis* Jacq. 的干燥花。全国各地均有栽培，主产于江苏、山东、河北、山西等地。春、夏、秋季均可采收，花微开时采摘，阴干，生用。

【药材特征】药材呈类球形，萼片5片，暗绿色，先端尾尖，多向下反折，两面均有毛；花瓣呈覆瓦状排列，有的散落，长圆形或倒卵形，紫红色或淡紫红色，雄蕊多数，黄色。质轻脆。气清香，味淡，微苦。以色鲜、花朵大、未开放、不散瓣、干燥、气香者为佳。

【别名】月月红。

【性味】甘，温。

【归经】肝经。

【功效】活血调经，解郁消肿。

【主治】

1. 肝郁血瘀之月经不调，痛经，经闭，胸腹胀痛等证　本品质轻升散，入肝经，走血分，既能活血调经，又能疏肝解郁，理气止痛，可单用开水泡服，或配玫瑰花、当归等同用。

2. 疮痈肿毒，跌打损伤，瘰疬等证　本品能活血通经，解毒消肿，治疮痈肿毒，跌打损伤，可单用捣敷患处或研细冲服；治瘰疬未溃，配浙贝母、夏枯草等同用。

【用法用量】煎服或泡服，2~6g。外用适量。

【使用注意】孕妇，月经过多、脾虚便溏者慎用。

【现代研究】

1. 化学成分　本品主含挥发油，大部分为萜醇类化合物如香茅醇、橙花醇、丁香油酚等，此外，含没食子酸、苦味酸、鞣质等。

2. 药理作用　所含没食子酸有较强的抗真菌作用。

【文献摘要】

《本草纲目》："活血，消肿，敷毒。"

《泉州本草》："通经活血化瘀，清肠胃湿热，泻肺火，止咳，止血止痛，消痈毒。治肺虚咳嗽咯血，痢疾，瘰疬溃烂，痈疽肿毒，妇女月经不调。"

仲景应用的本类药物还有紫参（石见穿）、人尿等，均有活血调经的作用，现在很少运用。故不再详述。

第三节　活血疗伤药

本类药物味多辛、苦、咸，入肝、肾经，善于活血化瘀，续筋接骨，止血生肌敛疮。主要适用于跌打损伤、金疮出血等骨伤科疾患，也可用于其他一般血瘀病证。临床根据肝主筋，肾主骨的理论，可酌情配伍补肝肾、强筋骨之品，以促进骨折损伤的愈合。

土鳖虫 Tubiechong

《神农本草经》

为鳖蠊科昆虫地鳖 *Eupolyphaga sinensis* Walker. 或冀地鳖 *Steleophaga plancyi*（Boleny）雌虫的干燥全体。全国各地均有，主产于河南、湖北、湖南、江苏等地。野生或人工饲养。野生者夏季捕捉，饲养者全年均可捕捉，捕捉后用沸水烫死，晒干或烘干备用。

【药材特征】呈卵圆形而扁平，长 2～3cm，宽 1～2cm，头部一端较窄；尾部较宽，背面紫黑色，呈甲壳状，为 9 个横节覆瓦状排列而成。腹面深棕色，有光泽，头部较小，棕黑色，有触角 1 对，常脱落。胸部有足 3 对，腹部有横环节，质松脆，易碎。气腥臭，味微咸。以完整、油润光泽、无泥者为佳。

【别名】土元、䗪虫。

【性味】咸，寒，有小毒。

【归经】肝经。

【功效】破血逐瘀，续筋接骨。

【主治】

1. 跌损瘀肿，筋伤骨折　本品味咸，入肝经，性善走窜，能活血消肿止痛，续筋接骨而疗伤。为伤科常用药，可单用焙干研末内服或外敷；或配自然铜、骨碎补、乳香等同用，如接骨紫金丹（《杂病源流犀烛》）；若重伤晕厥、筋伤骨折，配乳香、没药、血竭、自然铜、麝香等制散剂以酒送下，如八厘散（《医宗金鉴》）；若骨折筋伤后，筋骨软弱无力，可配续断、杜仲等同用，如壮筋接骨丸（《伤科大成》）。

2. 血瘀经闭，产后瘀滞腹痛，症瘕积块等　本品入肝走血，能破血逐瘀而消症瘕，通月经。常配大黄、桃仁同用，如下瘀血汤（《金匮要略》）；若瘀阻日久，新血不生而成干血痨者，配虻虫、水蛭、芍药、干地黄等，以祛瘀生新，如大黄䗪虫丸（《金匮要略》）；治症瘕积块，常配鳖甲、柴胡、桂枝、赤芍、牡丹皮、蜣螂虫等同用，以破血消症，如鳖甲煎丸（《金匮要略》）。

此外，近代临床有用以治宫外孕及子宫肌瘤等症者，常配穿山甲、桃仁等同用。

按语：土鳖虫最早见于《神农本草经》，又名䗪虫，列为中品，仲景在《金匮要略》一书中用䗪虫的有3方次，即下瘀汤，大黄䗪虫丸和鳖甲煎丸。其主要功用是破血逐瘀，续筋接骨。在临床运用中通过不同配伍可以治疗不同的血瘀证。本品气味咸寒，入肝经走血分，性善走窜，即能活血消肿止痛，续筋接骨疗伤。为伤科常用药，又能破血、逐瘀而消症瘕，治瘀血阻滞的多种病证。现代用于治宫外孕及子宫肌瘤亦取得了良好疗效。

【用法用量】煎服，仲景最大用量十二分，最小用量五分，现代常规用量为3~10g，研末服1~1.5g，以黄酒送服为佳。外用适量。

【使用注意】孕妇忌服。

【现代研究】

1. 化学成分 本品主含氨基酸类，其中含谷氨酸、丙氨酸、酪氨酸、门冬氨酸、甘氨酸、亮氨酸等17种氨基酸。尚含多种微量元素及挥发油、脂肪油等。

2. 药理作用 提取液及水提醇沉液有抗血栓形成和溶解血栓作用；提取物有扩张血管作用，对心脑缺氧有保护作用，可能增强心脑组织耐缺氧能力，还能明显抑制血小板聚积和黏附率；水煎液有调脂作用，可明显增加卵磷脂胆固醇酰基转移酶活性，从而延缓动脉粥样硬化的形成。

3. 不良反应 曾报道1例，过量服用土鳖虫引起剥脱性皮炎型药疹。

【文献摘要】

《本草纲目》："行产后血积，折伤瘀血。治重舌，木舌，口疮。"

《本草通玄》："破一切血积，跌打重伤，接骨。"

接骨草 Jiegucao

为忍冬科植物接骨木 *Sambucus williamsii* Hanee. 及同属多种植物的干燥叶及茎枝。主产于江苏、河南、福建、四川、广西、浙江等地。茎枝全年可采，叶夏季采收。切段生用。为较少用药。

【药材特征】茎枝多加工成斜向横切的薄片，长椭圆状，外表绿褐色，有纵行条纹及棕黑色点状突起的皮孔，木部白色，年轮环状，极明显，髓部通常褐色，海绵状，质轻，气味弱。以片完整、黄白色、无杂质者为佳。

【别名】接骨木、木蒴藋、蒴藋细叶。

【性味】甘、苦，平。

【功效】活血止痛，祛风利湿。

【主治】

1. 骨折，跌打肿痛，创伤出血等 本品功善续筋骨，又有止血之功。治骨折肿痛，常配乳香、赤芍、当归等同用；治创伤出血，本品研细粉外敷。

2. 风湿关节疼痛 本品苦主燥湿，能祛风利湿而止痛，配独活、川芎等同用。

此外，还用于水肿、湿疹等症。

按语：本品为较少用药，仲景《金匮要略》仅用1方次，即治金疮之王不留行散用之，现代民间验方中应用。

【用法用量】煎服，仲景用量为十分，目前常规用量10~15g。外用适量。

【使用注意】孕妇忌用。

【现代研究】

药理作用　本品水煎剂有镇痛利尿作用。

【文献摘要】

《唐本草》："主折伤，续筋骨，除风痒、龋齿。可为浴汤。"

《现代实用中药》："为镇痛药，治手足偏风及风湿腰痛，骨间诸痛，四肢寒痛，脚肿。又跌伤骨痛、风疹、汗疹等为浴汤料。"

马钱子 Maqianzi

《本草纲目》

为马钱科植物马钱 *Strychnos nuxvomica* L. 或云南马钱 *Strychnos pierriana* A. W. Hill. 的成熟种子。马钱主产于印度、越南、缅甸、泰国等地，云南马钱产于云南、广东、海南等地。冬季果实成熟时采摘，取出种子，晒干，炮制后入药。

【药材特征】马钱：种子呈扁圆纽扣状，一面隆起，另一面微凹，直径1~3cm，厚3~5mm，表面灰绿色或灰黄色，自中央向四周辐射状生长，边缘稍隆起，较厚。质坚硬，剖开可见肥厚的淡黄色胚乳，近珠孔处可见细小子叶2枚，菲薄，心形，有叶脉5~7条。无臭，味极苦。

云南马钱：种子扁椭圆形或扁圆形，直径1.2~3.5cm，中央厚0.3~1cm，边缘较中央微薄面上翘，剖面为灰黄色或浅灰白色胚乳，角质状，子叶卵形，上有叶脉3条。无臭，味苦。

【别名】番木鳖。

【性味】苦，温，有大毒。

【归经】肝、脾经。

【功效】消肿散结，通络止痛。

【主治】

1. 跌打损伤，痈疽肿痛　本品苦温有大毒，入肝、脾二经，作用于筋脉肌肉，善散结消肿定痛，为疗伤止痛之良药。治跌打损伤，瘀肿作痛，常配穿山甲等同用，如马钱散（《救生苦海》）；治喉痹肿痛，配山豆根研末吹喉；治痈疽肿毒，用本品取其以毒攻毒，多单味研细外用，或配穿山甲、僵蚕等为末，炼蜜为丸同服，如青龙丸（《外科方奇方》）。

2. 风湿顽痹，麻木瘫痪　本品有较强的开通经络、透达关节而止痛的作用，为治风湿顽痹麻木的常用之药。常配麻黄、地龙等同用。

此外，现代用本品治疗急性丹毒及重症肌无力有较好疗效。

【用法用量】入丸、散，0.3~0.6g。外用适量，研末调涂。

【使用注意】内服不可多服，且需砂烫至鼓起并呈棕褐色或深棕色方可入药。孕妇忌用。过量中毒可引起肢体颤动、惊厥、呼吸困难，甚至昏迷。

【现代研究】

1. 化学成分 本品含多种生物碱，主要为番木鳖碱（士的宁）、马钱子碱及绿原酸、番木鳖苷、脂肪油、蛋白质等。

2. 药理作用 本品所含士的宁首先能兴奋脊髓的反射功能，其次兴奋延髓的呼吸中枢及血管运动中枢，大量引起惊厥。马钱子碱有明显的镇咳作用，并对感觉神经末梢有麻痹作用。水煎剂对皮肤真菌有抑制作用。

3. 不良反应 可出现头昏、头晕、胸闷、恶心、呕吐、全身瘙痒、疼痛、灼热、腹痛、烦躁不安、心搏缓慢、血压上升、呼吸增强、嚼肌及颈部肌肉抽筋感、咽下困难、呼吸加快、瞳孔缩小、全身发紧，然后伸肌与屈肌同时做极度收缩，继而出现士的宁的典型症状，从阵挛性到强直性呈角弓反张姿势，惊厥症状可有十多分钟到数小时，持续可过几秒到数分钟，任何刺激都可使惊厥再次发作，惊厥后肌肉松弛。严重中毒时延髓发生麻痹，心肌及呼吸肌均被抑制，可因呼吸麻痹、窒息或心力衰竭或心室纤颤而死亡。可分为轻度、中度、重度中毒等。

【文献摘要】

《本草纲目》："治伤寒热病，咽喉痹痛，消痞块，并含之咽汁，或磨水噙咽。"

《医学衷中参西录》："开通经络，透达关节之力，远胜于他药。"

血竭 Xuejie

《雷公炮炙论》

为棕榈科植物麒麟竭 *Daemonorops draco* Bl. 的果实渗出的树脂经加工制成。主产于印尼、马来西亚、伊朗等国。我国广东、台湾也有种植。秋季采集果实，置蒸笼内蒸煮，使树脂流出，或将树干砍破，使树脂自然流出，凝结而成。用时打碎研细入药。

【药材特征】药材多加工成扁圆四方形，重 250~280g。表面暗红色或黑红色，有光泽，表面具粉尘。底部平圆并有商标金印，顶端有包扎成型时所成的纵褶纹。或呈扁圆形、圆形或不规则块状，表面红褐色、砖红色或红色。轻重不一，质硬而脆，断面黑红色，粉末血红色。无臭，味淡，燃烧时冒烟呛鼻。

【别名】血力花。

【性味】甘、咸，平。

【归经】心、肝经。

【功效】活血化瘀，止血生肌。

【主治】

1. 跌打损伤及瘀滞心腹刺痛 本品入血分而散瘀止痛，为伤科及其他瘀滞诸痛之要药。治跌打损伤，筋骨疼痛，常配乳香、没药、儿茶等同用，如七厘散（《良方集腋》）。血瘀痛经、经闭，产后瘀滞腹痛或瘀血心腹刺痛，常配三棱、莪术等同用。

2. 外伤出血及疮溃不敛等证 本品既能散瘀止血，又能生肌敛疮。常配乳香、没药等研细外用，如血竭散（《圣济总录》）。

【用法用量】多入丸、散或研末内服，每次 1~2g。外用适量。

【使用注意】孕妇月经期忌用。

【现代研究】

1. 化学成分　本品主含血竭素、去甲基血竭素、去甲基血竭红素及黄烷醇、查耳酮、树脂酸等。

2. 药理作用　本品水煎醇沉液能抑制血小板聚集，防止血栓形成；水提液有抗炎作用，对金黄色葡萄球菌、白色葡萄球菌及多种致病真菌有不同程度的抑制作用。

【文献摘要】

《新修本草》："心腹卒痛，金疮出血，破积血，止痛、生肉。"

《海药本草》："主打伤折损，……血气搅刺，内伤血聚，并宜酒服。"

苏木 Sumu

《新修本草》

为豆科植物苏木 *Caesalpinia sappan* L. 的干燥心材。主产于广东、广西、云南、贵州、四川、台湾等地。四季可采伐，取树干，除去外皮及边材，锯段。晒干。用时刨成薄片或砍为小块，或蒸软切片用。

【药材特征】药材常呈长圆柱形，有的对剖成半圆柱形，有的连根呈弯曲形或疙瘩状。表面黄红色或棕红色，有红黄相间的纵条纹，有刀削痕，纵向裂纹和枝痕。质坚硬，横断面具光泽，红黄色，有致密的同心环纹，有的中心有暗棕色较松的髓，可见点状闪光结晶物。无臭，味微甜、涩。

【别名】赤木。

【性味】甘、咸、辛，平。

【归经】心、肝、脾经。

【功效】活血疗伤，祛瘀通经。

【主治】

1. 跌损骨折，瘀肿疼痛　本品味辛能散，走血分，专散血中瘀滞，能消肿散瘀，活血止痛，为骨伤科之常用药，常配乳香、没药、自然铜等同用，如八厘散（《医宗金鉴》）。

2. 血瘀经闭，痛经，产后腹痛，心腹瘀痛，及痈肿疮毒等证　本品有活血祛瘀，通经止痛之功，为妇科瘀滞经产诸证及其他瘀滞病证的常用之药。治妇产科瘀滞诸证，常配川芎、桃仁、红花等同用，如通经丸（《类证治裁》）；治心腹瘀痛配丹参、川芎、延胡索等同用；治疮痈肿毒，配金银花、连翘、蒲公英等同用。

【用法用量】煎服，3~10g。外用适量。

【使用注意】月经过多及孕妇忌用。

【现代研究】

1. 化学成分　本品主含巴西苏木酚、挥发油及少量鞣质等。

2. 药理作用　本品水煎剂可使离体蛙心收缩力增强；水煎醇沉液可增加冠状动脉血流量，促进微循环；煎剂有镇静、催眠作用。大量时有麻痹作用；煎液和浸煎剂有抗菌作用，此外苏木还有消炎、抗肿瘤作用。

【文献摘要】

《新修本草》："主破血，产后血胀闷欲死者。"

《日华子本草》："治妇人血气心腹痛，月候不调及褥劳，排脓止痛，消痈肿扑损瘀血。"

自然铜 Zirantong

《雷公炮炙论》

为天然黄铁矿 Pyritum 的矿石，主含二硫化铁（FeS_2）。主产于四川、广东、湖南、云南等地。全年可采，采挖后，去杂质，砸碎，或用火煅，醋淬后，研末或水飞用。

【药材特征】呈方块形，表面亮黄色，有金属光泽，有的表面呈棕褐色，具棕黑色或墨绿色细条纹及砂眼。立方体相邻晶面上和条纹相互垂直，是其重要特征。质重而硬脆，断口呈参差状，有时呈贝壳状。断面黄白色，有金属光泽，或棕褐色，可见银白色亮星。无臭，无味。

【性味】辛，平。

【归经】肝经。

【功效】接骨疗伤，散瘀止痛。

【主治】

跌打伤痛，筋断骨折，瘀肿疼痛　本品味辛而散，入肝经血分，能活血散瘀，续筋接骨，尤长于促进骨折的愈合，为伤科续筋接骨之要药。内服外用均可。内服常配乳香、没药、当归等同用，如自然铜散（《张氏医通》）。外用同土鳖虫、骨碎补研末白蜜调敷患处。治跌打损伤，同苏木、乳香、没药等同用，如八厘散（《医宗金鉴》）。

【用法用量】煎服，10~15g。入丸、散，研末每次 0.3~0.5g，先煎。外用适量。

【使用注意】不宜久服，阴虚火旺，血虚无瘀者慎用。

【现代研究】

1. 化学成分　本品主含二硫化铁及铜、砷、锑等物质。

2. 药理作用　本品对骨折愈合有促进作用。

【文献摘要】

《日华子本草》："排脓，消瘀血，续筋骨。治产后血邪，安心，止惊悸。"

《开宝本草》："疗折伤，散血止痛，破积聚。"

《本草纲目》："自然铜，接骨之功与铜屑同，不可诬也。但接骨之后，不可常服，即便理气活血尔。"

骨碎补 Gusuibu

《药性论》

为水龙骨科植物槲蕨 *Drynaria fortunei*（Kunze）J. Sm. 或同属中华槲蕨 *Drynaria*

baronii（Christ）Diels 的干燥根茎。主产于河南、湖北、安徽、浙江、福建等地。全年均可采挖，去净泥土及附叶、磷片，洗净，切片，晒干，生用或砂烫用。

【药材特征】药材呈扁平长条状，扭曲且分枝，表面淡棕色至暗棕色，密被棕色小磷片，柔弱如毛，以火燎者，磷片大部分脱落，两侧及上表面具凸起或凹下的圆形叶痕。质轻脆，易折断，断面红棕色，有多数黄色小点排列面环状。气微，味淡微涩。

【别名】毛姜、申姜。

【性味】苦，温。

【归经】肝、肾经。

【功效】活血续伤，补肾健骨。

【主治】

1. 跌打损伤，筋骨折伤，瘀肿疼痛　本品苦温，归肝、肾，走筋骨能活血散瘀，续筋接骨，消肿定痛，为伤科要药。治骨折筋伤，可单味浸酒饮用，并外敷，亦可水煎内服。或配乳香、没药、自然铜等，如骨碎补散（《太平圣惠方》）。

2. 肾虚腰痛，脚弱，耳鸣耳聋，牙痛，久泻　本品苦温走肾，能温补肾阳，强筋健骨以治肾虚诸证。治肾虚腰痛脚弱，配牛膝、补骨脂等，如神效方（《太平圣惠方》）；治肾虚耳聋耳鸣、牙痛等，配熟地黄、山茱萸等同用；治肾虚久泻，配补骨脂、益智仁等同用，或本品为末入猪肾中煨熟食用。

此外，本品还可用于斑秃、白癜风、寻常疣等症的治疗。

【用法用量】煎服，10~15g。可泡酒服，外用适量。研末调敷或鲜品捣敷。

【使用注意】阴虚火旺、血虚风燥者慎用。

【现代研究】

1. 化学成分　本品主含骨碎补双氢黄酮苷、柚皮苷、骨碎补酸等。

2. 药理作用　水煎醇溶液有预防血清胆固醇、三酰甘油升高，并防止主动脉粥样硬化斑块形成的作用；能促进骨对钙的吸收，提高血钙和血磷水平，有利于骨折的愈合，能改善软骨细胞，推迟骨细胞的退行性病变；此外，骨碎补所含双氢黄酮苷有明显的镇痛、镇静作用。

3. 不良反应　本品大剂煎服会引起中毒，主要表现为口干、多语、有恐惧感、心悸胸闷，继则神志恍惚、胡言乱语，时而欣快、时而悲泣等。

【文献摘要】

《开宝本草》："主破血，止血，补伤折。"

《本草纲目》："治耳鸣及肾虚久泻、牙痛。"

第四节　破血消症药

本类药物药性强烈，能破血逐瘀而消症积，多为虫类，性苦咸温，归肝经，入血分，以破血消症为主要功效。主要用于瘀滞较重的症瘕积聚证，亦可用于血瘀经闭、瘀肿疼痛、半身不遂、偏瘫等证。应用时常配伍破气药以加强祛瘀消症之效，或配攻下药以攻逐瘀血。

因本类药物性峻烈，且大多有毒，易耗气、伤阴动血，所以凡出血证、阴血亏虚、气虚体弱者及孕妇当忌用或慎用。

水蛭 Shuizhi

《神农本草经》

为环节动物水蛭科蚂蟥 *Whitmania pigra* Whitman、水蛭 *Hirudo nipponica* Whitman 或柳叶蚂蟥 *Whitmania acranulata* Whitman 的干燥全体。全国大部分地区均有出产，夏、秋季捕捉，用沸水烫死，切段晒干，生用或滑石粉烫后用。

【药材特征】水蛭：呈扁长圆形，长 2～5cm，宽 2～3mm，腹面稍高，体多弯曲扭转，通常用线串起，多数密集成团，全体黑棕色，质脆，断面不平坦，无光泽，气微腥。

宽水蛭：呈扁平纺锤形，长 5～9cm，宽 8～12mm，背部稍隆起，腹面平坦，背腹相贴呈拘挛状，前端稍尖，后端钝圆，背部黑棕色，体两侧及腹面呈棕黄色。余同水蛭。

长条水蛭：呈狭长扁平形，或呈线状，长 8～12cm，宽 1～5mm。体两端均细，体表凹凸不平。背腹面均呈黑棕色，因加工时两端穿有小孔，故吸盘不易辨认，质脆，易折断，断面呈胶质状而有光泽。有土腥气。

【别名】蚂蟥、蚂鳖。

【性味】咸、苦，平。有小毒。

【归经】肝经。

【功效】破血逐瘀消症。

【主治】

1. 血瘀经闭，症瘕痞块 本品苦咸入血分，破血逐瘀力强，力峻效宏，为破血消症之良药。治经闭，常与虻虫相须为用，或配三棱、莪术、桃仁、红花等同用，如抵当汤（《伤寒论》）；若症瘕痞块兼体虚者，配人参、当归等同用；如化症回生丹（《温病条辨》）。

2. 跌打损伤，心腹刺痛 本品功善破血逐瘀而止痛，治跌打伤痛，配苏木、自然铜等，接骨火龙丹（《普济方》）。治瘀血内阻，心腹刺痛，配大黄、牵牛子等同用，如夺命散（《济生方》）。

按语：水蛭最早见于《神农本草经》，列为下品，仲景《金匮要略》及《伤寒论》中用水蛭共 3 方次。本品味苦咸，性平，有小毒，入肝、膀胱二经，有破血消症，祛瘀通经之效。主要用于瘀血阻滞重症，早在《神农本草经》即谓其“主逐恶血、瘀血、月闭、破血症积聚，无子，利水道”。对其功用可谓阐述精辟全面。仲景抵当汤、大黄䗪虫丸等均用本品，是一味活血化瘀、消症破结的佳品。现代临床常单用或配入复方治疗冠心病、心绞痛、高血脂、高血压、肝硬化、肾病及红细胞增多症等，尤其在防治心脑血管疾病和抗癌方面有特效。

【用法用量】煎服，仲景最大量三十个，最小量二十个。现代常规用量 1.5～3g。

研末服，0.3~0.5g，以入丸散或研末服为宜。或以鲜活水蛭放于瘀肿局部以吸瘀血消肿。

【使用注意】月经过多者及孕妇忌用。

【现代研究】

1. 化学成分　本品主含蛋白质、水蛭素、肝素，含17种氨基酸，其中人体必需的氨基酸有7种，尚含抗凝血酶及人体需要的28种微量元素。

2. 药理作用　本品有抗血栓形成和抗凝溶栓作用；水蛭素不仅能防止血栓形成，尚有溶栓作用，以及抗血小板聚积、降血脂、抗癌及中止妊娠等作用，能促进脑血肿及皮下血肿的吸收，还有改善局部血液循环的作用。

【文献摘要】

《神农本草经》："主逐恶血，瘀血，月闭，破血瘕积聚，无子，利水道。"

《药性论》："主破女子月候不通，欲成血劳、症块。能治血积。"

《本草拾遗》："人患赤白游疹及痈肿疮毒，取十余枚令啖病处，取皮皱肉白，无差也。"

虻虫 Mengchong

《神农本草经》

为虻科昆虫复带虻 *Tabanus bivittatus Matsumura* 的雌虫体。各地均有，而以畜牧区为主。夏、秋季捕捉，沸水烫死或稍蒸，晒干，去头足，生用或炒用。

【药材特征】干燥的虫体呈长椭圆形，长1.5~2cm，宽5~10mm；头部呈黑褐色，复眼大多已经脱落；胸部黑褐色，背面呈壳状而光亮，翅长超过尾部；胸部下面突出，黑棕色，具足3对，多碎断。腹部棕黄色，有6个体节。质松而脆，易破碎。气臭，味苦咸。以个大、完整、无杂质者为佳。

【别名】牛虻。

【性味】苦，微寒。有小毒。

【归经】肝经。

【功效】破血逐瘀消症。

【主治】

1. 血瘀经闭，症瘕积聚　本品味苦性烈，入肝经走血分，能破血逐瘀，通利血脉。治血瘀经闭，常配地黄、水蛭等同用，如地黄通经丸（《妇人良方》）；仲景用本品治伤寒蓄血证，配桃仁、大黄等同用，如抵当汤（《金匮要略》）；治症瘕积聚，常同水蛭相须为用，如化症回生丹（《温病条辨》），治干血成痨，瘀结成块，本品配水蛭、大黄、䗪虫等同用，如大黄䗪虫丸（《金匮要略》）。

2. 跌打损伤，瘀血肿痛　本品有散瘀疗伤，消肿止痛之功，常配乳香、没药等同用，或配丹皮共为细末，黄酒送服。

按语：虻虫最早见于《神农本草经》，列为下品，仲景《金匮要略》及《伤寒论》中用水蛭3方次。有破血消症、祛瘀通经之效，主要用于瘀血阻滞重症。

【用法用量】煎服，仲景最大用量三十个，最小量二十个，现代常规用量1~1.5g。研末服，0.3~0.5g，以入丸、散或研末服。以米炒或焙干后使用为宜。外用适量。

【使用注意】孕妇及体虚无滞、腹泻者忌用。

【现代研究】

1. 化学成分 本品含蛋白质、氨基酸、胆固醇及钙、镁、磷、铁、钴、铜、锰、锶、锌、铝等24种无机元素。

2. 药理作用 水提物在体外有较弱的抗凝血酶作用，体内和体外均有活化纤溶系统的作用，能显著延长出血时间；可明显抑制血小板聚积，降低全血黏度比和血浆黏度比，改变血流变参数，对离体子宫有兴奋作用。

【文献摘要】

《神农本草经》："主逐瘀血，破下血积，坚痞，症瘕，寒热，通利血脉及九窍。"

《名医别录》："主女子月水不通，积聚，除贼血在胸腹五脏者，及喉痹结塞。"

《日华子本草》："破症结，消积脓，堕胎。"

干漆 Ganqi

《神农本草经》

为漆树科植物漆树 *Rhus verniciflua* Stokes 的树脂经加工后的干燥品。主产于山西、河南、陕西、山东、江苏、浙江、安徽、江西、湖北、云南、贵州、广东等地。南阳伏牛山区、桐柏山区有丰富的野生资源。夏季割伤树皮，收集自行流出的树脂为生漆，干后凝成的团块为干漆。但商品多收集漆缸壁或底部黏着的干漆经煅后入药。

【药材特征】呈不规则块状，表面黑棕色或棕褐色，粗糙，呈颗粒状或蜂窝状，有光泽，质坚硬，不易折断，断面不平坦，微有漆臭，用火点燃能燃烧，发黑烟，漆臭更强。

【别名】山漆、干漆炭。

【性味】苦，温。有小毒。

【归经】肝、脾经。

【功效】破瘀，消积，杀虫。

【主治】

1. 经闭、症瘕 本品苦泄温通，入肝经血分，善能破瘀消症，治症瘕积聚，常配水蛭、大黄、虻虫等同用，如大黄䗪虫丸（《金匮要略》）。若妇女经闭，小腹坚痛，常配当归、白芍、川芎等同用，如干漆汤（《备急千金要方》）。亦可同牛膝共为细末生地汁为丸内服，如万病丸（《备急千金要方》）。

2. 虫积及疳积 本品苦泄，有小毒，有杀虫消积之功。治蛔虫腹痛，配苦楝皮、槟榔等同用；治小儿疳积，配鸡内金、槟榔、陈皮等同用。

按语：干漆最早见于《神农本草经》，列为下品，为较少用药，仲景在《金匮要略》中仅1方次，即大黄䗪虫丸，"治疗五劳虚极内有干血之症"。

【用法用量】入丸、散。仲景用量为一两，分次服用。现代常规用量每次为0.06~

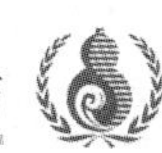

0.1g。

【使用注意】孕妇及体虚无瘀者禁用。

【现代研究】

1. 化学成分　生漆中含漆酚，在空气中氧化生成黑色树脂状物质。

2. 药理作用　干漆醇提取物对离体平滑肌具有拮抗组胺、5-羟色胺、乙酰胆碱作用，有解肌作用。在小剂量时使蛙、兔心脏收缩增强，搏动增快，舒张充分，搏出量增加，即有强心作用，同时血管收缩，血压升高，瞳孔散大，有拟肾上腺作用；而大剂量则抑制心脏，血压下降，瞳孔缩小，麻痹中枢神经系统。

【文献摘要】

《神农本草经》："主绝伤，补中，续筋骨，填髓脑，安五脏，五缓六急，风寒湿痹。"

《名医别录》："疗咳嗽，消瘀血痞结腰痛，女子疝瘕，利小肠，去蛔虫。"

蜣螂 Qianglang

《神农本草经》

为金龟子科昆虫屎壳郎 *Catharsius molossus* L. 的干燥全虫。全国各地均产，以江苏、浙江、云南最多。夏季晚上捕捉，洗净，沸水烫死，烘干用。

【药材特征】干燥虫体呈黑褐色，长3~4cm，宽1.8~3cm，雄虫较雌虫稍大。雄虫头部前方呈扇面形，易脱落，中央具角突1支，长约6mm。前胸背板呈宽半月形，顶部有横形隆脊，两侧各有角突1枚。后胸约占体长1/2，为翅覆盖。雌者头部中央及前胸背板横形隆脊的两侧无角状突。前翅革质，黑褐色，有7条纵向平行的纹理；后翅膜质，黄色或黄棕色。足3对。体质坚硬，有臭气。以体黑、干燥、完整者为佳。

【别名】推车虫、圣甲虫、屎壳郎。

【性味】咸，寒。有毒。

【归经】肝、胃、大肠经。

【功效】破瘀，定惊，通便，攻毒。

【主治】

瘀血阻滞诸证　本品味咸能软坚积，化痞块。为毒性药有"以毒攻毒"的作用。治疗疟疾日久不愈、胁下有硬块、久疟疟母、腹胀便结、淋病、疳积、血痢、痔漏、疔肿、恶疮等证。现代临床很少应用。治久疟不愈，结为症瘕痞块，如鳖甲煎丸（《金匮要略》）；治小儿惊风，蜣螂一枚捣烂，加水一小碗，于百沸汤中烫热，去渣，饮服；治疔肿恶疮，取生蜣螂一个，在蜜汤中浸死，瓦上焙焦为末，先用针烧过，把脓肿挑破，然后用醋调药末敷涂；治无名恶疮，用死蜣螂捣汁敷涂。

按语：蜣螂最早见于《神农本草经》，列为下品，仲景在《金匮要略》中仅用1方次，即"此结为症瘕，名曰疟母，急治之，宜鳖甲煎丸"。现为民间较少用药。

【用法用量】入丸、散。仲景用量为六分，目前常规用量为0.5~1g。

【使用注意】孕妇禁用。

【文献摘要】

《神农本草经》："主小儿惊痫瘈疭，腹胀寒热，大人癫疾狂易。"

《日华子本草》："能堕胎，治痊忤；和干姜敷恶疮，出箭头。"

鼠妇 Shufu

《神农本草经》

为鼠妇科动物平甲虫 *Armadillidium vulgare*（Latreille）的干燥全体供药。主产江苏、浙江等地。4~9月捕捉，用沸水烫死，晒干炒用或研末用。

【药材特征】干燥的虫体多卷曲成球形或半圆形，长约7mm，宽约6mm；背平滑，腹向内陷。体灰白色，有光泽。质脆易碎。气腥臭。以干燥、完整、灰白色、列虫蛀者为佳。

【别名】地虱、潮湿虫。

【性味】酸、咸，凉。

【归经】肝、肾经。

【功效】破血，利水，止痛，解毒。

【主治】

1. 症瘕积聚，血瘀经闭，久疟，小便不通 鼠妇为虫类，善行走窜，具有通经破瘀之力，入血分可破血中之滞结；入肾经，可通下窍，利湿行水，因而有破逐利水之功。治症瘕，久疟常与大黄、䗪虫、鳖甲等同用，如鳖甲煎丸（《金匮要略》）；治疗血瘀经闭，常与桃仁、红花、赤芍同用。治疗血淋涩痛，小便不利，常配车前子、滑石、石韦等同用。

2. 疮痈肿痛，牙痛口疮 鼠妇味咸性寒，入肝经清泄肝经之火热，解血分之热毒。故治疮痈、口疮、牙齿疼痛等。治痈肿疖毒出脓疼痛，用生鼠妇五十枚（瓦上焙干），小麦五十粒，麝香少许，研为末外敷，如追脓散；治龋齿疼痛，用湿生虫一个，绵裹于蛀疼处咬之。

按语：鼠妇最早见于《神农本草经》，列为下品，仲景在《金匮要略》中仅1方次，应用治疗疟疾日久不愈，胁下有硬块，久疟疟母。即"此结为症瘕，名曰疟母，急治之，宜鳖甲煎丸"。后世多在单方中用之。

【用法用量】多入丸、散。仲景用量为三分，目前常规用量为3~6g，外用适量。

【使用注意】孕妇禁服，血虚、阴虚无热者慎用。

【现代研究】

1. 化学成分 本品含黏多糖、硫酸软骨素A或硫酸软骨素C、透明质酸、酶类、糖原、血淋巴蛋白、胆甾醇及硫、磷、钠、钙、铁、镁等。

2. 药理作用 有镇痛作用：给小鼠灌胃、腹腔注射鼠妇水提取物，对热水（55℃）引起的小鼠缩尾法疼痛，有明显镇痛作用，其作用较哌替啶持久。

【文献摘要】

《神农本草经》："主气癃不得小便，妇人月闭血瘕，痫，痓，寒热，利水道。"

《本草纲目》："治久疟寒热，风虫，牙齿疼痛，小儿撮口惊风，鹅口疮，痘疮倒，解射工毒，蜘蛛毒，蚰蜒入耳。"

蛴螬 Qicao

《神农本草经》

为金龟子科动物朝鲜黑金龟子 *Hololrichia diomphalia* Bates. 或其他近缘昆虫的干燥体供药。全国各地均有分布，主产于河南、四川、江苏、安徽、山东、河北等地。南阳各地均有野生。夏、秋季翻土捕捉，用沸水烫死，晒干。用时糯米共炒，研细用。

【药材特征】干燥体呈长圆柱形或弯曲成扁肾形，长约 3cm，宽 1~2cm，棕黄色、棕褐色或黄白色，全体有环节，头部小，棕褐色，体壳较硬而脆，体内呈空泡状，气臭。以干燥、色黄、条大完整者为佳。

【别名】核桃虫、土蚕。

【性味】咸，微温，有毒。

【归经】肝经。

【功效】破瘀散结，止痛，解毒。

【主治】

1. 血瘀症瘕积聚，血滞经闭，跌打损伤，乳汁不通　蛴螬味咸性温，入肝经，咸能走血，入肝经血分，为行血化瘀良药，治症瘕积聚，血滞经闭，配大黄、䗪虫、虻虫等同用，如大黄䗪虫丸（《金匮要略》）。治跌打损伤，配红花、赤芍、桃仁等同用。治乳汁不下，配漏芦、瓜蒌等同用。

2. 破伤风，喉痹，痈疽，丹毒等　蛴螬有毒，能以毒攻毒、消散毒邪。治破伤风，古代用蛴螬口中黄汁擦于伤口上，使伤口麻木，身上出汗以解之，其口自开，重症取黄汁滴酒中炖热服或配蝉蜕焙干研末以酒送服。治喉痹、痈疽、丹毒，蛴螬汁点喉或外敷，也可配伍清热解毒药同用。

按语：本品最早见于《神农本草经》，列为中品，仲景使用亦较少见，仅见《金匮要略》大黄䗪虫丸中用治"五劳虚极，内有干血两目黯黑"等证。现临床运用不多，为民间单方用药。

【用法用量】研末内服。仲景用量为一升，分次服用，目前常规用量为 2~5g；或入丸、散。外用：适量，研末调敷，或用汁外涂。

【使用注意】体弱者及孕妇禁服。

【现代研究】

1. 化学成分　本品含蛋白质、脂肪和多种微量元素。

2. 药理作用　蛴螬水浸液 1∶1 000 以上能兴奋离体兔子宫，1∶100 能抑制离体兔肠管，1∶10 000 对兔冠状血管、兔耳血管、离体蟾蜍肺血管有收缩作用，对血压无影响，1∶10 000 浓度能兴奋离体心脏，浓度更高则导致舒张期停止。

【文献摘要】

《神农本草经》："主恶血血瘀痹气，破折血在胁下坚满痛，月闭，目中淫肤、青翳白膜。”

《名医别录》:“疗吐血在胸腹不去及破骨折血结，金疮内塞产后中寒，下乳汁。”

斑蝥 Banmao

《神农本草经》

为芫青科昆虫南方大斑蝥 *Mylabris phalerata* Pallas 或黄黑小斑蝥 *Mylabris cichorii* Linnaeus 的干燥体。主产于河南、辽宁、广西、江苏、浙江等地。夏季捕捉，闷死或沸水烫死，去头、足、翅。晒干，米炒后入药。

【药材特征】南方大斑蝥呈长圆形，长为 15~22mm，宽 5~8mm。关节处能分泌一种气味辛辣的黄色液体斑蝥素，能刺激动物的细胞组织。头及口器向下垂，有较大的复眼及触角各 1 对，触角多已脱落。背部具革质鞘翅 1 对，黑色，有 3 条黄色或棕黄色的横纹；鞘翅下面有棕褐色薄膜状透明的内翅 2 片。胸腹部乌黑色，胸部有足 3 对。有特殊的臭气。

黄黑小斑蝥：体型较小，长 1~1.5cm。余同南方大斑蝥。

【别名】花斑毛、斑猫、芫菁。

【性味】辛、热，有大毒。

【归经】肝、胃、肾经。

【功效】破瘀消症，攻毒蚀疮。

【主治】

1. 症瘕积聚，血瘀经闭 本品辛温通入肝经走血分，能破瘀通经，消症散结。治瘀血经闭，配桃仁、大黄等同用，如斑蝥通经丸（《济阴纲目》）；现代用于治疗多种癌症，尤以肝癌为优，如治肝癌、胃癌，取斑蝥 1~3 个，去头足，放入鸡蛋中，烤熟，去除斑蝥，食鸡蛋，每日一次。

2. 痈疽恶疮，顽癣、瘰疬等 本品为辛散有毒之品，以毒攻毒而消肿散结。治痈疽恶疮肿硬不破，可用本品研末，大蒜捣膏贴患处，脓出去药；治顽癣，本品微炒研末，蜂蜜调敷患处；治瘰疬，配白矾、青黛等为末外敷，如生肌干脓散（《证治准绳》）。

此外，本品外敷，有发疱作用，可用发疱疗法治疗多种疾病，如面瘫、顽痹及狂犬咬伤等。

【用法用量】炮制后内服，多入丸、散，每次 0.03~0.06g。外用适量，研末调敷。

【使用注意】有大毒。内服宜慎，应严格炮制，控制用量，孕妇忌用。外用可刺激皮肤发红发泡，甚则腐烂，故不宜大面积使用。内服过量可引起恶心、呕吐、腹泻、尿血及肾功能损害。

【现代研究】

1. 化学成分 本品主含斑蝥素及多种斑蝥素衍生物，还含有脂肪、甲酸、色素及树脂等。

2. 药理作用 斑蝥素有抗癌作用，还有抗病毒、抗菌作用。

3. 不良反应　口服毒性颇大，可引起肠胃炎及肾炎；特别是肾脏及泌尿道，对斑蝥素很敏感，小量可扩张肾小球，中毒量主要伤害肾小管。斑蝥素易自肠胃道吸收，皮肤也能吸收少量；排泄则主要通过肾脏，泌尿道受刺激可产生尿急、疼痛等症状，斑蝥虽非临床常用内服药物，但因误服或制药时防护不慎从皮肤及口、鼻黏膜吸收而引起中毒者并不罕见。内服中毒剂量1~10g。中毒者的临床表现，在消化系主要有口、咽部烧灼感，恶心，呕吐或呕出血水样物、血丝、血块，腹部绞痛等剧烈反应，在泌尿系有不同程度的血尿和毒性肾炎症状。皮肤、黏膜吸收中毒者，局部常发生水疱或充血、灼痛等。大多数患者经及时而有效的救治，均可恢复；但亦有少数严重中毒患者因急性肾功能不全和全身循环衰竭，抢救无效而死亡。本品有剧毒，内服宜慎；体弱者及孕妇忌服。

【文献摘要】

《神农本草经》："主寒热，鼠瘘，恶疮疽，蚀死肌，破石癃。"

《本草纲目》："治疝瘕，解疔毒、猘犬毒、沙虱毒、轻粉毒。"

穿山甲 Chuanshanjia

《名医别录》

为脊椎鲮鲤科动物穿山甲 *Manis pentadactyla* Linnaeus 的鳞片。主产于广东、广西、云南、贵州等地。杀死后置沸水中略烫，取下鳞片，洗净，晒干。砂烫或油炸后捣碎入药。

【药材特征】药材甲片呈扇面形、三角形、菱形或盾形的扁平状或半折合状，中间较厚，边缘较薄。大小不一，长宽各0.5~5cm。背面黑褐色或黄褐色，有光泽，腹面色较浅，中部有一条明显突起的弓形横向棱线，其下方有数条与棱线相平行的细纹。角质微透明，坚韧而有弹性，不易折断。气微腥，味微咸。

【别名】川山甲、甲片、山甲珠。

【性味】咸，微寒。

【归经】肝、胃经。

【功效】活血消症，通经下乳，消肿排脓。

【主治】

1. 经闭、症瘕，风湿痹痛　本品性善走窜，既能活血行瘀，又能消症通络，能内达脏腑，外通经络而透达关节，治症瘕积聚，配大黄、鳖甲、赤芍等，如穿山甲散（《妇科大全》）；治血瘀经闭，配红花、桃仁、当归等，如化瘀汤（《经验方》）；治风湿痹痛，配川芎、羌活、白花蛇等同用。

2. 产后乳汁不下　本品性善走窜，能活血通乳，为治疗妇女产后乳汁不下之要药，单味研细，黄酒冲服，或与王不留行相须为用，研末黄酒送下，如下乳涌泉散（《清太医院配方》）；若治气血不足无乳者，配黄芪、当归等同用；治肝郁气滞乳汁不下，配当归、川芎、柴胡等同用。

3. 疮痈肿毒及瘰疬等　本品能活血消痈，消肿定痛，可使疮痈脓未成者消散，脓已成者速溃，为治疮痈之要药。治疮痈初起，配金银花、白芷、皂角刺等同用，如仙方活命饮（《校注妇人良方》）；治疮痈脓成未溃破者，配当归、黄芪等，如透脓散（《外科正宗》）；治瘰疬，配玄参、大贝、夏枯草等同用。

【用法用量】煎服，5~12 g，研末服，1~1.5 g。

【使用注意】孕妇及疮痈脓成已溃者忌用。

【现代研究】

1. 化学成分 穿山甲的鳞片含硬脂酸、胆甾醇、*N*-丁基-二十三（碳）酰胺、碳原子数为26和29的两个脂肪族酰胺、L-丝-L酪环二肽和D-丝-酪环二肽，又含锌、钠、钛、钙、铅、硅、磷、铁、锰、铬、镁、镍、铜、钡、硼、铝、钼、锡等18种元素。水溶液含16种游离氨基酸。还含挥发油和水溶性生物碱等。

2. 药理作用 本品水提醇沉剂能直接扩张血管壁，显著增加股动脉血流量；水煎剂能延长凝血时间，降低血黏度；水提液和醇提液均有抗炎作用，还有抗心肌缺氧、升高白细胞的作用。

【文献摘要】

《名医别录》："主五邪惊啼悲伤，烧之作灰，以酒或水和方寸匕，疗蚁瘘。"

《本草纲目》："除痎疟寒热，风痹强直疼痛，通经脉，下乳汁，消痈肿，排脓血，通窍杀虫。"

莪术 Ezhu

《药性论》

为姜科植物蓬莪术 *Curcuma phaeocaulis* Val.、广西莪术 *Curcuma kwangsiensis* S. G. Lee et C. F. Liang 或温郁金 *Curcuma wenyujin* Y. H. Chen et C. Ling 的干燥根茎。主产于广东、广西、四川、云南、福建等地。春、秋季挖出根茎去杂质，略泡，洗净，蒸软，切薄片，晒干。生用或醋制用。

【药材性状】蓬莪术：药材呈卵圆形、长卵形、圆锥形或长纺锤形，顶端多钝尖，基部钝圆，长2~8cm，直径1.5~4cm。表面灰黄色至灰棕色，上部环节凸起，有圆形微凹的须根痕或有残留的须根，有的两侧各有1列下陷的芽痕和类圆形的侧生根茎痕，有的可见刀削痕。体重，质坚实，断面灰褐色至蓝褐色，蜡样，常附有灰棕色粉末，皮层与中柱易分离，内皮层环纹棕褐色。气微香，味微苦而辛。

广西莪术：药材环节稍凸起，断面黄棕色至棕色，常附有淡黄色粉末，内皮有黄白色环纹。余同逢莪术。

温莪术：药材断面黄棕色至棕褐色，常附有淡黄色至黄棕色粉末。气香或微香。余同蓬莪术。

【别名】醋莪术、文术。

【性味】辛、苦，温。

【归经】肝、脾经。

【功效】破血行气，消积止痛。

【主治】

1. 症瘕积聚，经闭，心腹疼痛等证　本品辛散苦降而温通，归肝、脾，入血分，又入气分，能破血散瘀，消症化积，行气上痛。适用于气血瘀滞，食积日久形成的症瘕积聚、气滞血瘀、食积、寒凝引起的多种痛证。治经闭腹中有块刺痛，常与三棱相须为用，如莪术散（《寿世保元》）；治胁下痞块，配柴胡、鳖甲等同用；治胸痹心痛，配丹参、川芎等同用；若体虚瘀血久留不去，配党参、黄芪等同用；治跌打损伤瘀肿疼痛，配乳香、没药等同用。

2. 食积气滞，脘腹胀痛　本品善能行气止痛，消食化积，治食积不化之脘腹胀痛，配青皮、槟榔等同用，如莪术丸（《证治准绳》）。

按语：莪术最早见于《药性论》。本品辛散苦泄而温通，入肝、脾二经。功善破血消症，称之为破血消症要药，血瘀气滞常用之药，常与三棱相须为用以增强其疗效，又能行气消积止痛，常用于治疗食积不化，脘腹胀痛的重症。

【用法用量】煎服，5~10g，醋制后能增强其止痛作用。外用适量。

【使用注意】孕妇及月经过多者忌用。

【现代研究】

1. 化学成分　根中主含挥发油，油中主要成分为倍半萜类。根茎中主要成分为莪术呋喃烯酮及棕榈酸、姜黄素和锌、铁、钛、镍、钡、锶、铅、镉、铜、铬、铝等微量元素。

2. 药理作用　挥发油有抗肿瘤，抗菌、抗炎、抗胃溃疡、抗早孕作用；水提液能抑制血小板聚集，抗血栓形成，还能促进微动脉血流恢复，完全阻止微动脉收缩，促进局部微循环恢复；莪术油有明显的抗早孕、抗胃溃疡和保肝作用。

【文献摘要】

《日华子本草》："治一切血气，开胃消食，通月经，消瘀血，止扑损痛，下血及内损恶血等。"

《药品化义》："蓬术味辛性烈，专攻气中之血，主破积消坚，去积聚痛块，经闭血瘀，扑损疼痛，与三棱功用颇同，亦勿过服。"

三棱 Sanleng

《本草拾遗》

为黑三棱科植物黑三棱 *Sparganium stoloniferum* Buch. -Ham. 的干燥块茎。主产于安徽、河南、江苏、山东、江西等地及东北地区。秋、冬二季采收，挖取块茎后，去掉茎叶及须根，洗净，削去外皮，晒干。切片生用或醋制用。

【药材特征】黑三棱：药材干燥块茎呈圆锥形或扁卵圆形，上圆下尖，长 2. 5~5cm，直径 1. 5~3. 5cm；表面黄白色或灰黄色，细腻或粗糙不平，有刀削痕迹，并有密集的点状须根痕，略呈横向环状排列，两侧面有突起，凹凸不平；质坚实，极难折断，切断面平坦，黄白色或灰白色，向内色较深，中间有多数不明显的维管束小点；气微弱，味淡，嚼之微有麻辣感。以个匀、体重、质坚实、去净外皮、表面黄白色者为佳。

荆三棱：呈近圆球形或倒圆锥形，长3~4cm，直径2~3cm。表面黑褐色或红棕色，有皱纹，须根痕较少；去皮者外形与上述品种相似，质轻而坚，横切面平坦，黄色，有散在的维管束；气微，味淡。

【别名】黑三棱、荆三棱。

【性味】辛、苦，平。

【归经】肝、脾经。

【功效】破血行气，消积止痛。

【主治】

血瘀气滞及食积重证 功效主治与莪术相似，常相须为用。二者的区别在于，三棱偏于破血，莪术偏于破气。

【用法用量】煎服，5~10g，醋制后能增强其止痛作用。外用适量。

【使用注意】孕妇及月经过多者忌用。

【现代研究】

1. 化学成分 本品主含挥发油及多种有机酸。

2. 药理作用 水提液有抑制血小板的聚集、抗血栓形成的作用。

【文献摘要】

《本草纲目》："三棱能破气散结，故能治诸病，其功可近于香附而力峻，故难久服。"

《日华子本草》："治妇人血脉不调，心腹痛，落胎，消恶血，补劳，通月经，治气胀，消扑损瘀血，产后腹痛、血运并宿血不下。"

本章仲景应用的药物还有紫参（石见穿）、人尿等，现在临床很少运用，不再细述。

第十三章　化痰止咳平喘药

凡以化痰或祛痰为主要作用、主治痰证的药物，称化痰药；以制止或减轻咳嗽、喘息为主要作用、主治咳喘证的药物，称止咳平喘药。

化痰药主治痰证。痰的病证甚多，如痰饮阻肺之痰多喘咳；痰蒙清窍之昏厥、癫痫；痰蒙清阳之眩晕；肝风夹痰之惊厥、中风；痰阻经络之肢体麻木、半身不遂、口眼㖞斜；痰火互结之瘰疬、瘿瘤；痰凝肌肉，流注骨节之阴疽流注等，皆可用化痰药治之。止咳平喘药用于外感、内伤所致的各种咳嗽和喘息之证。

痰有寒痰、湿痰、热痰、燥痰之分，化痰药之药性又有温燥与凉润之别，故本章药物可分为温化寒痰药、清化热痰药及止咳平喘药三类。

使用本章药物时，应根据病证的不同，有针对性地选择不同性能特点的化痰药及止咳平喘药。同时咳喘每多夹痰，痰多易发咳嗽，故化痰、止咳、平喘三者常配伍同用。还须依据痰、咳、喘之病因病机等适当配伍，属外感者，配解表药；里热者，配清热泻火药；里寒者，配温肺散寒药；虚劳者，配补虚药；眩晕、癫痫惊厥、中风痰迷者，则当配平肝息风、开窍、安神药；瘿瘤、瘰疬者，配软坚散结药；阴疽流注、麻木肿痛者，配温阳散寒通滞药。另外，本章药又常与健脾燥湿药及理气药同用。

使用本章药物时，凡咳嗽兼咯血或痰中带血等有出血倾向者，不宜使用温燥之性强烈的化痰药；麻疹初起有表邪之咳嗽，不宜单投止咳药，以免恋邪而影响麻疹透发；有毒性的药物，应注意其炮制、用法、用量及不良反应的防治。

本章药物中，仲景常用的有半夏、桔梗、川贝、瓜蒌、竹茹、海藻、杏仁、紫菀、款冬花、葶苈子。

现代药理研究证明，化痰止咳平喘药一般具有祛痰、镇咳、平喘、抑菌、抗病毒、消炎、利尿等作用，部分药物还有镇静、镇痛、抗惊厥、改善血液循环、调节免疫作用。

歌诀：

诸药性能，化痰止咳，
咳因痰生，痰去则咳不作；
咳因气阻，气顺则咳自歇。
凡瘿瘤、瘰疬，癫痫、惊厥，
或因风痰壅塞，或因顽痰凝结，
应按虚实配方，须辨寒热用药。

第一节　温化寒痰药

本类药物性味多辛苦温燥，主入肺、脾、肝经。以温肺散寒、燥湿化痰为主要功效，部分兼能散结消肿。主要用于寒痰、湿痰证，症见咳嗽气喘、痰多色白等；以及寒痰、湿痰引起的眩晕、肢体麻木、阴疽流注；或肝风夹痰所致的癫痫惊厥、中风痰迷等。

半夏 Banxia

《神农本草经》

为天南星科多年生草本半夏 *Pinellia ternata*（Thunb.）Breit. 的干燥块茎。主产于四川、湖北、江苏、安徽等地。夏、秋二季采挖。晒干。炮制品有清半夏、姜半夏、法半夏、半夏曲、竹沥半夏等。

【药材特征】干燥块茎呈圆球形、半圆球形或偏斜状，直径 0.8~2cm。表面白色，或浅黄色，未去净的外皮呈黄色斑点。上端多圆平，中心有凹陷的黄棕色的茎痕，周围密布棕色凹点状须根痕，下面钝圆而光滑。质坚实，致密。纵切面呈肾脏形，洁白，粉性充足；质老或干燥过程不适宜者呈灰白色或显黄色纹。粉末嗅之呛鼻，味辛辣，嚼之发黏，麻舌而刺喉。以个大、皮净、色白、质坚实、粉性足者为佳。

【别名】地文、守田、羊眼半夏、蝎子草、麻芋果、三步跳、和姑。

【性味】辛，温。有毒。

【归经】归脾、胃、肺经。

【功效】燥湿化痰，降逆止呕，消痞散结；外用消肿止痛。

【主治】

1. 湿痰，寒痰证　本品辛温而燥，为燥湿化痰、温化寒痰之要药，尤善治脏腑湿痰。治湿痰咳嗽，常与陈皮相须为用，如二陈汤（《太平惠民和剂局方》）；湿痰上扰，头痛眩晕者，则配天麻、白术等同用，如半夏白术天麻汤（《古今医鉴》）；寒痰咳嗽，常配干姜、细辛等同用，如小青龙汤（《伤寒论》）。

2. 呕吐　本品善降逆和胃，为止呕之要药。可配伍用于多种呕吐，尤宜于痰饮或胃寒呕吐，常与生姜相须为用，如小半夏汤（《金匮要略》）；胃热呕吐，常配黄连、竹茹等同用，如黄连橘皮竹茹半夏汤（《温热经纬》）；胃气虚呕吐，常与人参同用，如大半夏汤（《金匮要略》）；胃阴虚呕吐，常配石斛、麦冬等同用；妊娠呕吐，多与紫苏梗、砂仁等同用。

3. 胸痹，结胸，心下痞，梅核气　本品可燥湿化痰、消痞散结。治痰浊阻滞，胸阳不振之胸痹心痛，常配瓜蒌、薤白同用，如瓜蒌薤白半夏汤（《金匮要略》）；痰热结胸，常与瓜蒌同用，如小陷胸汤（《伤寒论》）；湿热阻滞心下痞满者，配干姜、黄连等同用，如半夏泻心汤（《伤寒论》）；梅核气，常配厚朴同用，如半夏厚朴汤（《金匮要略》）。

4. 瘰疬瘿瘤，痰核，痈疽肿毒及毒蛇咬伤等　本品内服能消痰散结，外用能消肿止痛。治瘰疬瘿瘤、痰核，常与海藻、贝母等同用，如海藻玉壶汤（《外科正宗》）；痈疽发背、无名肿毒、毒蛇咬伤，可用生品研末调敷或鲜品捣敷。

按语：半夏最早见于《神农本草经》，列为下品。仲景在《伤寒论》中应用 20 方次，在《金匮要略》中应用 30 方次，用于太阳病、少阳病、太阳与阳明合病、少阴病、狐惑病、疟病、咳嗽、肺痿、肺胀、奔豚、胸痹、腹满、痰饮、黄疸、惊悸、呕吐等。本品辛散温燥，主入脾、胃、肺经，既燥中焦之湿以化痰饮，又祛胸中之痰饮，既化有形之痰饮，又可祛无形之痰饮，既可化寒痰湿痰，又可配伍用于热痰燥痰；既可善降肺胃之气而治呃逆、咳嗽，又可行肺胃之气而消痞散结止痛。仲景用半夏特点主要有：①所用半夏均为生半夏，且用量较大，远超出现代常用剂量，少则半升（约为 60g），多则两升（约为 240g），且用半升居多；②多与生姜或干姜相配伍，以增强温中（或肺）化饮、降逆止呕（或咳）之力，且姜可制半夏之毒。

【用法用量】煎服。仲景一般用生半夏，最大用量为二升，最小用量为半升。目前，多炮制后使用，常规用量 3～10g 。炮制品有清半夏、姜半夏、法半夏、半夏曲、竹沥半夏，其中法半夏长于燥湿且温性较弱，姜半夏长于降逆止呕，清半夏长于化痰，半夏曲可消食化痰，竹沥半夏善清热化痰息风。外用适量，磨汁涂或研末调敷患处。

【使用注意】反乌头。阴虚燥咳、血证、热痰、燥痰应慎用。生半夏有毒，内服宜慎。

【现代研究】

1. 化学成分　块茎含挥发油，内含主要成分为 3-乙酰氨基-5-甲基异噁唑、丁基乙烯基醚、茴香脑、苯甲醛、β-榄香烯等，还含β-谷甾醇、左旋麻黄碱、胆碱、葡萄糖苷、多种氨基酸、皂苷，以及少量多糖、脂肪、直链淀粉等。

2. 药理作用　半夏有显著的抑制胃液分泌作用，水煎醇沉液对多原因所致的胃溃疡有显著的预防和治疗作用；可抑制呕吐中枢而止呕、止咳，各种炮制品对实验动物均有明显的止咳作用；半夏还有抗肿瘤、抗实验性室性心律失常和室性早搏、抗早孕等作用。

3. 不良反应　生半夏对口腔、喉头、消化道黏膜有强烈的刺激性，可导致失音、呕吐、水泻等不良反应，严重的喉头水肿可致呼吸困难，甚至窒息。但这种刺激作用可能通过煎煮而除去。实验证明，半夏对动物遗传物质具有损害作用，故用于妊娠呕吐应持慎重态度。久用半夏制剂口服或肌内注射，少数病例会出现肝功能异常和血尿。

【文献摘要】

《名医别录》："消心腹胸膈痰热满结，咳嗽上气，心下急痛，坚痞，时气呕逆，消痈肿，堕胎。"

《医学启源》："治寒痰及形寒饮冷伤肺而咳，大和胃气，除胃寒，进饮食。治太阴痰厥头痛，非此不能除。《主治秘要》云：燥胃湿，化痰，益脾胃气，消肿散结，除胸中痰涎。"

《本经逢原》："半夏同甘苍术、茯苓治湿痰；同瓜蒌、黄芩治热痰；同南星、前胡治风痰；同芥子、姜汁治寒痰。惟燥痰宜瓜蒌、贝母，非半夏所能治也。"

天南星 Tiannanxing

《神农本草经》

为天南星科多年生草本天南星 *Arisaema erubescens*（Wall.）Schott.、异叶天南星 *Arisaema heterophyllum* Blume 或东北天南星 *Arisaema amurense* Maxim. 的干燥块茎。天南星主产于河南、河北、四川等地；异叶天南星主产于江苏、浙江等地；东北天南星主产于辽宁、吉林等地。秋、冬二季采挖。生用或制用。

【药材特征】干燥的块茎，呈扁圆形块状。直径 2~7cm，厚 1~2cm。表面乳白色或棕色，皱缩或较光滑，茎基处有凹入痕迹，周围有麻点状须根痕。块茎的周围具球状侧芽的，习称虎掌南星，亦有不带侧芽的。质坚硬，不易破碎，断面不平坦，色白，粉性。微有辛气，味辣而麻。以体大、色白、粉性足、有侧芽者为佳。

【别名】虎掌、半夏精、蛇头天南星、虎膏、蛇芋、蛇包谷、药狗丹、三棒子、斑杖、野芋头、蛇木芋。

【性味】苦、辛，温。有毒。

【归经】归肺、肝、脾经。

【功效】燥湿化痰，祛风解痉；外用消肿止痛。

【主治】

1. 湿痰，寒痰证 本品燥湿化痰功似半夏而温燥之性更甚，祛痰作用较强。尤适于顽痰阻肺，咳喘胸闷者，常与半夏相须为用，如导痰汤（《传信适用方》）；寒痰咳嗽，常配干姜、细辛等同用；肺热咳嗽，痰多色黄者，则多与瓜蒌同用。

2. 风痰眩晕，中风，癫痫及破伤风 本品归肝经，善除经络风痰而止痉，为治风痰证之要药。治风痰眩晕，常与半夏、天麻等同用；风痰留滞经络，半身不遂、手足顽麻、口眼㖞斜等常配川乌、半夏等同用；癫痫抽搐，常与全蝎、僵蚕等同用；破伤风之角弓反张，常配防风、白芷等同用，如玉真散（《外科正宗》）。

3. 痈疽肿痛，瘰疬痰核，毒蛇咬伤 生品外用能散结消肿止痛。治痈疽肿痛、痰核，研末以醋调敷；毒蛇咬伤，则配雄黄为末外敷。

【用法用量】煎服，3~10g。多制用。外用适量。生天南星长于祛风止痉；制天南星毒性降低，长于燥湿化痰。

【使用注意】阴虚燥咳，热极、血虚动风者，孕妇禁服。生天南星有毒，内服宜慎。

【现代研究】

1. 化学成分 本品含三萜皂苷、安息香酸、氨基酸、D-甘露醇等。

2. 药理作用 鲜天南星的水提取液经醇处理的制剂，体外对 Hela 细胞有抑制作用，对小鼠实验性肿瘤如 S_{180} 肉瘤、HCA 实体型及 U14 等均有一定抑制作用；煎剂具有祛痰及抗惊厥、镇静、镇痛、抗氧化作用；生物碱氯仿部位能对抗乌头碱所致的实验性心律失常。

3. 不良反应 生天南星使用不当易致中毒，可使口腔黏膜糜烂，甚至坏死脱落，

唇舌咽喉麻木肿胀，运动失灵，味觉消失，大量流涎，声音嘶哑，言语不清，发热，头昏，心慌，四肢麻木，严重者可出现昏迷、惊厥、窒息、呼吸停止。

【文献摘要】

《开宝本草》：“主中风，麻痹，除痰，下气，破坚积，消痈肿，利胸膈，散血堕胎。”

《本草纲目》；“治惊痫，口眼㖞斜，喉痹，口舌疮糜，结核，解颅。”

《本经逢原》：“南星、半夏皆治痰药也。然南星专走经络，故中风、麻痹以之为导；半夏专走肠胃，故呕吐、泄泻以之为向导。”

附药 胆南星

为天南星与牛、羊或猪的胆汁经加工而成。苦、微辛，凉。归胆、肝经。功能清热化痰，息风止痉，主要用于痰热咳嗽、中风、癫痫、惊风等证。煎服，3~6g。

禹白附 Yubaifu

《中药志》

为天南星科多年生草本独角莲 *Typhonium giganteum* Engl. 的干燥块茎。主产于河南、甘肃、湖北等地。秋季采挖，用硫黄熏过后，晒干生用或用白矾、生姜制后切片用。

【药材特征】干燥块茎，呈椭圆形或卵圆形，长 2~4cm，直径 1~2cm。表面白色或黄白色，略粗糙，有环纹及小麻点状的根痕。顶端显茎痕或芽痕。质坚硬，难折断，断面白色，富粉性，无臭，味淡，嚼之麻辣刺舌。以个大、肥壮、去皮、色白粉性大者为佳。

【别名】牛奶白附，鸡心白附

【性味】辛、甘，温；有毒。

【归经】归胃、肝经。

【功效】燥湿化痰，祛风止痉；外用解毒散结止痛。

【主治】

1. 口眼㖞斜，惊风癫痫，破伤风，偏头痛等风痰证 本品善祛风痰而解痉止痛，适用于各种风痰证。治风中经络之口眼㖞斜，常与全蝎、僵蚕同用，如牵正散（《杨氏家藏方》）；惊风癫痫，常配天南星、天麻等同用；破伤风，常与防风、天麻等同用；偏头痛，多配白芷、川芎等同用。

2. 瘰疬痰核，痈疽肿毒及毒蛇咬伤 可单用捣烂外敷，或配清热解毒药外敷或内服。

【用法用量】煎服，3~6g。研末服，0.5~1g。内服宜制用，外用生品适量。

【使用注意】阴虚血虚动风、热盛动风、孕妇不宜用。过量可致中毒。

【鉴别用药】半夏、天南星、禹白附性味均辛温有毒，均能燥湿化痰、外用消肿止痛，可配伍使用以治寒痰、湿痰、风痰及痈疽肿毒、瘰疬痰核等。然半夏主入脾、胃、肺经，重在治脏腑湿痰、寒痰，且能止呕；天南星味苦，入肺、肝、脾经，既可走经络祛风痰而解痉止厥，治疗风痰证，又可入脾而治脏腑湿痰；禹白附味甘，入胃、肝经，善上行祛头面风痰而解痉止痛，善治风痰及头面诸疾。

【现代研究】

1. 化学成分 本品主含β-谷甾醇及其葡萄糖苷、肌醇、胆碱、尿嘧啶、黏液质，并含白附子凝集素。

2. 药理作用 本品有明显的镇静、抗惊厥及镇痛作用，注射液对结核杆菌有一定抑制作用，煎剂或混悬液对实验动物关节肿均表现较强的抗炎作用。

3. 不良反应 过量服用本品，可出现口舌麻辣，咽喉部灼热并有梗塞感，舌体僵硬，语言不清，继则四肢发麻，头晕眼花，恶心呕吐，流涎，面色苍白，神志呆滞，唇舌肿胀，口腔黏膜及咽部红肿，严重者可导致死亡。

【文献摘要】

《四川中药志》："镇痉止痛，祛风痰，治面部病，中风失音，心痛血痹，偏正头痛，喉痹肿痛，破伤风。"

《中国药用植物志》："治淋巴结结核。"

《江西民间草药》："治毒蛇咬伤。"

附药　关白附

关白附为毛茛科植物黄花乌头 *Aconitum coreanum*（Levl.）Raip 的干燥块根。味辛，性热，有毒。功效祛风散寒，除湿止痛定惊。用于风湿痹痛、中风痰壅、惊风癫痫、破伤风、偏头痛等。煎服，1.5~4.5g，或入丸散。外用适量。因毒性较大，现已较少应用。

芥子 Jiezi

《名医别录》

为十字花科一至二年生草本白芥 *Sinapis alba* L. 或芥 *Brassica juncea*（L.）Czern. et Coss. 的干燥成熟种子。前者习称"白芥子"，后者习称"黄芥子"。主产于安徽、河南、四川等地。夏末秋初时采收。晒干。生用或炒用。

【药材特征】种子类圆球形，直径1~1.6mm，种皮深黄色至棕黄色，少数呈红棕色。用放大镜观察，种子表面现微细网状纹理，种脐明显，呈点状。浸水中膨胀，除去种皮，可见子叶两片，沿主脉处相重对折，胚根位于2对折子叶之间。干燥品无臭，味初似油样，后辛辣。粉碎湿润后，发生特殊辛烈臭气。以籽粒饱满、大小均匀、黄色或红棕色者为佳。

【别名】芥菜子、青菜子、黄芥子。

【性味】辛，温。

【归经】肺经。

【功效】温肺化痰，利气散结，通络止痛。

1. 寒痰喘咳，悬饮 本品能散肺寒，利气机，通经络，化寒痰，逐水饮。治寒痰喘咳，常配苏子、莱菔子同用，如三子养亲汤（《韩氏医通》）；冷哮日久者，可配细

辛等为末，敷于肺俞等穴位；悬饮咳喘，常配甘遂、大戟等同用，如控涎丹（《三因极一病证方论》）。

2. 痰湿阻滞经络之肢体麻木，关节肿痛及阴疽流注　本品善散“皮里膜外之痰”，又能消肿散结止痛。痰湿阻滞经络之肢体麻木或关节肿痛常配马钱子、没药等同用；痰湿流注所致的阴疽肿毒，常与肉桂、鹿角胶等同用，如阳和汤（《外科全生集》）。

【用法用量】煎服，3~10g。外用适量，研末入散剂或膏剂外敷。

【使用注意】久咳肺虚、阴虚火旺者忌用。内服用量不宜过大，过量易致胃肠炎，产生腹痛、腹泻。外用对皮肤和黏膜有刺激，易发疱，内服用量不宜过大，故有消化道溃疡、出血及皮肤过敏者忌用。

【现代研究】

1. 化学成分　本品含芥子油苷、白芥子苷。还含脂肪油、芥子碱、芥子酶及数种氨基酸。

2. 药理作用　芥子粉能使唾液分泌淀粉酶活性增加，小量可刺激胃黏膜，增加胃液胰液的分泌，大量可催吐；能引起反射性气管分泌增加，而有祛痰作用；白芥油有较强的刺激作用，可致皮肤充血、发疱；对皮肤真菌有抑制作用。

【文献摘要】

《本草纲目》：“温中散寒，豁痰利窍。治胃寒吐食，肺寒咳嗽，风冷气痛，日噤唇紧。消散痈肿、瘀血。”

《日华子本草》：“治风毒肿及麻痹，醋研敷之；扑损瘀血，腰痛肾冷，和生姜研微暖涂贴；心痛，酒醋服之。”

《本草经疏》：“白芥子味极辛，气温。能搜剔内外痰结，及胸膈寒痰，冷涎壅塞者殊效。”

皂荚 Zaojia

《神农本草经》

为豆科落叶乔木皂荚 *Gleditsia sinensis* Lam. 的干燥果实。形扁长者，称大皂荚；其植株受伤后所结的小型果实，弯曲成月牙形，称猪牙皂，又称小皂荚，均入药。主产于四川、河北、陕西、河南等地。秋季采摘。晒干。生用，或焙焦研末用。

【药材特征】干燥荚果呈长条形而扁，或稍弯曲，长 15~25cm，宽 2~3.5cm，厚 0.8~1.4cm。表面不平，红褐色或紫红色，被灰白色粉霜，擦去后有光泽。两端略尖，基部有短果柄或果柄断痕，背缝线突起成棱脊状。质坚硬，摇之有响声。剖开后呈浅黄色，内含多数种子。种子扁椭圆形，外皮黄棕色而光滑，质坚。气味辛辣，嗅其粉末则打喷嚏。以肥厚、饱满、质坚者为佳。

【别名】鸡栖子、皂角、大皂荚、长皂荚、悬刀、长皂角、大皂角、乌犀。

【性味】辛、咸，温；有小毒。

【归经】肺、大肠经。

【功效】祛顽痰，开窍通闭，祛风杀虫。

【主治】

1. 顽痰阻肺证 本品能通利气道，软化胶结之顽痰。单用或配伍他药应用，治疗顽痰胶阻于肺见咳逆上气者。

2. 中风，癫痫，痰厥，喉痹等痰涎壅盛之闭证 本品味辛而性窜，能祛痰开噤通闭，可用于中风、痰厥、癫痫、喉痹等痰涎壅盛，关窍阻闭者。配细辛共研为末，吹鼻取嚏，即通关散（《丹溪心法附余》）；或配明矾共研为末内服。

【用法用量】煎服，1.5~5g。焙焦研末服，1~1.5g。外用适量。

【使用注意】孕妇、气虚阴亏及有出血倾向者忌用。有小毒，不宜过量。

【现代研究】

1. 化学成分 本品含三萜类皂苷、鞣质、蜡醇、廿九烷、豆甾醇等。

2. 药理作用 皂荚对某些革兰氏阴性肠内致病菌有抑制作用，其水浸剂（1：3）在试管中对某些皮肤真菌也有抑制作用；对堇色毛癣菌、星形奴卡菌有抑制作用；皂苷能刺激胃黏膜而反射性地促进呼吸道黏液的分泌，从而产生祛痰作用；煎剂对离体大鼠子宫有兴奋作用。

3. 不良反应 大量皂荚中所含之皂苷，不仅刺激胃肠黏膜，产生呕吐、腹泻，而且可腐蚀胃黏膜，发生吸收中毒，甚至产生全身毒性，引起溶血，特别是影响中枢神经系统，先痉挛后麻痹，可因呼吸中枢麻痹而死亡。

【文献摘要】

《神农本草经》："主风痹死肌，邪气；风头泪出，下水。利九窍。"

《本草纲目》；"通肺及大肠气，治咽喉痹塞，痰气喘咳，民疠济癣。""其味辛而性燥，气浮而散。吹之异之，则通上下诸窍；服之则治风湿痰喘肿满，杀虫；涂之则散肿消毒，搜风治疮。"

《本经逢原》："大小二皂，所治稍有不同，用治风痰，牙皂最胜，若治湿痰，大皂力优。"

附药　皂角刺

为豆科皂荚的干燥棘刺，又称皂角针。辛，温。归肝、胃经。功能消肿排脓，祛风杀虫。用于痈疽疮毒初起或脓成不溃，以及皮癣、麻风等。煎服，3~10g。外用适量，醋煎取汁涂患处。痈疽已溃者忌用。

旋覆花 Xuanfuhua

《神农本草经》

为菊科多年生草本旋覆花 *Inula japonica* Thunb. 或欧亚旋覆花 *Inula britannica* L. 的干燥头状花序。主产于河南、河北、江苏、浙江、安徽等地。夏、秋二季花开时采收。阴干或晒干。生用或蜜炙用。

【药材特征】本品呈扁球形或类球形，直径1~2cm。总苞由多数苞片组成，呈覆瓦状排列，苞片披针形或条形，灰黄色，长4~11mm；总苞基部有时残留花梗，苞片及花梗表面被白色茸毛，舌状花1列，黄色，长约1cm，多卷曲，常脱落，先端3齿裂；

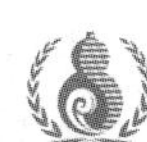

管状花多数，棕黄色，长约 5mm，先端 5 齿裂；子房顶端有多数白色冠毛，长 5 ~ 6mm。有的可见椭圆形小瘦果。体轻，易散碎。气微，味微苦。

【别名】金沸花、六月菊、鼓子花、滴滴金、小黄花子、金钱花、驴儿菜。

【性味】苦、辛、咸，微温。

【归经】肺、脾、胃、大肠经。

【功效】降气化痰，降逆止呕。

【主治】

1. 痰饮壅肺或痰饮蓄结证 本品辛开苦降，能降气化痰而平喘咳，消痰行水而除痞满，无论寒热虚实，皆可配伍应用。治寒痰喘咳，常配紫苏子、半夏等同用；痰热者，常配桑白皮、瓜蒌等同用；治痰饮蓄结，胸膈痞满，多配海浮石、海蛤壳等同用。

2. 胃气上逆证 本品又善降胃气而止呕噫。治痰浊中阻，胃气上逆而噫气呕吐，胃脘痞鞕者，配代赭石、半夏、生姜等，如旋覆代赭汤（《伤寒论》）。

按语：旋覆花最早见于《神农本草经》，列为下品。仲景在《伤寒论》《金匮要略》中分别使用旋覆花 1 方次，分别主治噫气、肝着病。本品苦降辛开而微温，善主入肺、脾、胃、大肠经，入肺善降气化痰而平咳喘、消痰行水以除痞满，入胃经又善降胃气而止呕噫，为治肺胃气逆病证之要药。仲景主要取善降胃气之功而治噫气，取其善消痰行水、除痞满之功而治肝着。

【用法用量】煎服。仲景用量为三两。目前常规用量为 3 ~ 10g。宜布包煎。蜜炙旋覆花长于润肺止咳。

【使用注意】阴虚劳嗽，津伤燥咳者忌用。

【现代研究】

1. 化学成分 本品含大花旋覆花内酯、单乙酰基大花旋覆花内酯、二乙酰基大花旋覆花内酯等。旋覆花另含旋覆花佛术内酯、杜鹃黄素、胡萝卜苷、肉豆蔻酸等。欧亚旋覆花另含天人菊内酯、异槲皮苷、咖啡酸、绿原酸等。

2. 药理作用 旋覆花黄酮对组胺引起的豚鼠支气管痉挛性哮喘有明显的保护作用，对组胺引起的豚鼠离体气管痉挛亦有对抗作用，但较氨茶碱的作用慢而弱。小鼠腹腔注射 150%旋覆花煎剂 0. 1mL，给药后 1h 有显著镇咳作用，但祛痰效果不明显。1 : 1 旋覆花煎剂对金黄色葡萄球菌、炭疽杆菌和福氏痢疾杆菌Ⅱa 株有明显的抑制作用。体外试验 0. 24 ~ 7. 8μg/mL 的旋覆花内酯对阴道滴虫和溶组织内阿米巴均有强大的杀原虫作用。

【文献摘要】

《神农本草经》："主结气胁下满，惊悸。除水，去五脏间寒热，补中，下气。"

《药性论》："主肋胁气，下寒热水肿，主治膀胱宿水，去逐大腹，开胃，止呕逆不下食。"

《本草汇言》："旋覆花，消痰逐水，利气下行之药也。主心肺结气，胁下虚满，胸中结痰，呕吐，痞坚噫气，或心脾伏饮，膀胱留饮，宿水等证。大抵此剂微成以软坚散痞，性利下气行痰水，实消伐之药也。"

附药　金沸草

为旋覆花的地上部分。苦、辛、咸、温，归肺、大肠经。性味、功效与旋覆花相似，善疏散。内服用于外感风寒，痰壅气逆之胸闷、咳嗽痰多之证；外用用于疔疮肿毒。煎服，5~10g 。

白前 Baiqian

《名医别录》

为萝摩科多年生草本柳叶白前 *Cynanchum stauntonii*（Decne.）Schltr. ex Levl. 或芫花叶白前 *Cynanchum glaucescens*（Decne.） Hand. -Mazz. 的干燥根茎及根。主产于浙江、江苏、安徽等地。秋季采挖。晒干。生用或蜜炙用。

【药材特征】柳叶白前：又名鹤管白前。为干燥的根茎及根，弯曲扭转而成团状。根茎呈管状，细长有节，略弯曲，长 4~15cm，直径 1.5~5mm，表面浅黄色至黄棕色，有细纵皱纹，节部膨大，常有分歧，并密生须根，顶端常残留灰绿色或紫棕色的地上茎。质坚脆，易折断，断面类圆形，中空或有膜质的髓。根细长弯曲，长 1~10cm，多数呈毛须状，表面棕色或紫棕色，有细纵皱，并具多数小须根。质坚脆，易折断，断面类白色，放大镜下可见中心木部。气微弱，味甜。

芫花叶白前：干燥的根及根茎，形状与柳叶白前相似，但根茎及地上茎节部的芽对生而显著；根较长而粗，长 5~20cm，直径 0.5~1mm。色亦较浅，常为灰黄色。气微弱，味微甜。

以上两种，均以根茎粗、须根长、无泥土及杂质者为佳。

【别名】石蓝、嗽药、水杨柳、鹅白前、草白前、白马虎。

【性味】辛、苦，微温。

【归经】肺经。

【功效】降气，消痰，止咳。

【主治】

肺气壅实，肺失肃降之咳嗽痰多，胸满喘急等　本品微温不燥，长于祛痰、降肺气以平喘，无论寒热、新久、外感内伤均可随证配伍用之，尤以寒痰或痰湿阻肺，肺失肃降者为宜。治外感风寒咳嗽，咯痰不爽者，配荆芥、桔梗等宣肺解表之品；若咳喘浮肿，喉中痰鸣，不能平卧，则配紫菀、半夏、大戟等以逐饮平喘；配清泻肺热之桑白皮、葶苈子等同用，可治内伤肺热咳喘；与益气润肺之黄芪、沙参等配伍，可治疗久咳肺气阴两虚者。

按语：白前始载于梁代陶弘景的《名医别录》。仲景在《金匮要略》中仅使用 1 方次，用于治疗肺痿，主要取其降气化痰止咳之功。

【用法用量】煎服。仲景用量为五两。目前常规用量为 3~10g。蜜炙白前长于润肺，降气，止咳。

【现代研究】

1. 化学成分　柳叶白前根茎中含 β-谷甾醇、高级脂肪酸及华北白前醇。芫花叶白

前根中含有白前皂苷 A~K，白前皂苷元 A、B 和白前新皂苷 A、B 及白前二糖。

2. 药理作用 芫花叶白前各种提取物均有明显的镇咳作用，水、醇提取物又具有明显的祛痰作用，水提取物对乙酰胆碱和组胺混合液诱发的豚鼠哮喘有明显的预防作用；柳叶白前醇、醚提物有较明显的镇咳作用和祛痰作用，水提物有一定的祛痰作用。本品还具有显著的抗炎、镇痛及抗血栓形成作用。

【文献摘要】

《本草衍义》："白前，保定肺气，治嗽多用。以温药相佐使，则尤佳。"

《本草纲目》："白前，长于降气，肺气壅实而有痰者宜之。若虚而长哽气者不可用。张仲景治嗽而脉沉者，泽漆汤中亦用之。"

《本草经疏》："白前，肺家之要药。甘能缓，辛能散，温能下，以其长于下气，故主胸胁逆气，咳嗽上气。二病皆气升、气逆，痰随气壅所致，气降则痰自降，能降气则病本立拔矣。白前性温，走散下气，性无补益。深师方中所主久咳上气，体肿短气，胀满，当是有停饮、水湿、湿痰之病，乃可用之，病不由于此者，不得轻施。"

第二节 清化热痰药

本类药物药性大多苦寒，或为甘寒质润之品，善入肺、肝、胃、心经。有清化热痰，润燥化痰之效。主要用于热痰及燥痰之证，症见咳嗽气喘、痰黄质稠或痰稠难咯、唇舌干燥等。部分药味咸，咸寒类药物兼能软坚散结，还可用治痰火郁结的瘿瘤、瘰疬等。

桔梗 Jiegeng

《神农本草经》

为桔梗科多年生草本桔梗 *Platycodon grandiflorum*（Jacq.）A. DC. 的干燥根。主产于东北、华北地区。春、秋二季采挖。晒干。生用。

【药材特征】根圆柱形或纺锤形，下部渐细，有的分枝，长 6~20cm，直径 1~2cm。表面淡黄白色，微有光泽，皱缩，有扭曲的纵沟，并有横向皮孔纹痕及支根痕，有时可见未刮净的黄棕色或灰棕色栓皮；上端根茎（芦头）长 0.5~4cm，直径约 1cm，具半月形的茎痕，呈盘节状。质硬脆，易折断，折断面略不平坦，可见放射状裂隙，皮部类白色，形成层环棕色，木部淡黄色。气微，味微甜、苦。以根肥大、白色、质充实、味苦者为佳。

【别名】白药、利如、梗草、卢茹、房图、荠世纪、苦梗、苦桔梗、大药、苦菜根。

【性味】苦、辛，平。

【归经】肺经。

【功效】宣肺，利咽，祛痰排脓。

【主治】

1. 肺气失宣之咳嗽痰多，胸闷不畅 本品善开宣肺气，祛痰利气，有较好的祛痰止咳之功，故无论外感内伤，寒热虚实之咳嗽皆宜。风寒所致者，常与杏仁相须为用，如杏苏散（《温病条辨》）；风热所致者，常配桑叶、菊花等同用如桑菊饮（《温病条辨》）；痰阻气滞，痰黏不易咯出者，常与枳壳合用。

2. 咽痛失音 本品善能宣肺而利咽开音。治风热犯肺，咽痛失声，常与甘草相配；热毒之咽喉肿痛，常配射干、板蓝根等同用。

3. 肺痈吐脓 本品长于利肺气而排壅肺之脓痰。常配鱼腥草、冬瓜仁等同用。

此外，取其开宣肺气之功，用治癃闭、便秘。又具载药上行之性。

按语：桔梗最早见于《神农本草经》，列为下品。仲景在《伤寒论》中使用2方次，在《金匮要略》中使用5方次，主治太阳病、少阴病、寒实结胸、疮痈肠痈、中风历节病、血痹虚劳。本品辛散苦泄，专走肺经，可开宣肺气、利咽、祛痰排脓，仲景用此药主要取其开宣肺气而开泄肺闭、利咽止痛、祛除表邪，并可排脓而治内外之疮痈。

【用法用量】煎服。仲景最大用量为三两，最小用量为二分。目前常规用量为3~10g。

【使用注意】用量不宜过大，过量易致恶心呕吐。

【现代研究】

1. 化学成分 本品含多种皂苷，主要为桔梗皂苷，多种混合皂苷经完全水解所产生的皂苷元有桔梗皂苷元、远志酸及少量的桔梗酸。另外还含菊糖、植物甾醇等。

2. 药理作用 所含的桔梗皂苷对口腔、咽喉部位、胃黏膜的直接刺激，可反射性地增加支气管黏膜分泌亢进从而使痰液稀释、易于排出，具有镇咳作用；有增强抗炎和免疫作用；水提物能增强巨噬细胞的吞噬功能，增强中性白细胞的杀菌力，提高溶菌酶活性；对应激性溃疡有预防作用；桔梗粗皂苷有镇静、镇痛、解热、降血糖、降胆固醇、松弛平滑肌作用；桔梗皂苷有很强的溶血作用，但口服能在消化道中分解破坏而失去溶血作用。

【文献摘要】

《神农本草经》："主胸胁痛如刀刺，腹满肠鸣幽幽，惊恐悸气。"

《珍珠囊药性赋》："其用有四：止咽痛，兼除鼻塞；利膈气，仍治肺痈；一为诸药之舟楫；一为肺部之引经。"

《本草蒙筌》："开胸膈，除上气壅，清头目，散表寒邪，驱胁下刺痛，通鼻中窒塞，咽喉肿痛急觅，逐肺热，住咳，下痰，治肺痈排脓，养血，仍消恚怒，尤却怔忡。"

前胡 Qianhu

《雷公炮炙论》

为伞形科多年生草本白花前胡 *Peucedanum praeruptorum* Dunn 或紫花前胡 *Peuceda-*

num decursivum Maxim. 的干燥根。前者主产于浙江、湖南、四川等地；后者主产于浙江、江西等地。冬季至次春采挖。晒干。生用或蜜炙用。

【药材特征】白花前胡：呈不规则的圆柱形、圆锥形或纺锤形，稍扭曲，下部常有分枝，长 3~15cm，直径 1~2cm。表面黑褐色或灰黄色，根头部多有茎痕及纤维状叶鞘残基，上端有密集的细环纹，下部有纵沟、纵皱纹及横向皮孔。质较柔软，干者质硬，可折断，断面不整齐，淡黄白色，皮部散有多数棕黄色油点，形成层环纹棕色，射线放射状。气芳香，味微苦、辛。

紫花前胡：根头顶端有的有残留茎基，茎基周围常有膜状叶鞘基部残留。断面类白色，射线不明显。

【别名】白花前胡又名姨妈菜根、罗鬼菜根、水前胡、野芹菜根、岩风根、南石防风、坡地石防风、鸡脚前胡、岩川芎、岩棕根、岩风、官前胡、山独活，紫花前胡又名土当归、鸭脚七、野辣菜、山芫荽、桑根子苗、鸭脚前胡、鸭脚板。

【性味】苦、辛，微寒。

【归经】肺经。

【功效】降气化痰，疏散风热。

【主治】

1. 咳喘痰多之证　本品能清肺降气化痰，宜于咳喘痰多之证，兼外感风热者尤宜。治热痰咳喘，常配桑白皮、苦杏仁等同用，如前胡散《太平圣惠方》；寒痰、湿痰，常与白前、半夏等同用。

2. 风热咳嗽　本品味辛性微寒，又能疏散风热，宣发肺气，化痰止咳。治外感风热，身热头痛，咳嗽痰多，常配紫桑叶、薄荷等同用；若风寒咳嗽，常配紫苏叶、苦杏仁等同用，如杏苏散（《温病条辨》）。

【用法用量】煎服，3~10g。或入丸、散剂。

【现代研究】

1. 化学成分　白花前胡含挥发油及白花前胡内酯甲、乙、丙、丁；紫花前胡含挥发油、前胡苷、前胡素、伞形花内酯等。

2. 药理作用　紫花前胡有较好的祛痰作用；甲醇总提取物能抑制炎症初期血管通透性，对溃疡有明显抑制作用；本品还有解痉、镇静、增加冠状动脉血流量、抗癌等作用。

【文献摘要】

《名医别录》："主疗痰满，胸胁中痞，心腹结气，风头痛，去痰实，下气。治伤寒寒热，推陈致新，明目益精。"

《本草纲目》："清肺热，化痰热，散风邪。"

《药义明辨》："其功先在散结，结散则气下，而痰亦降，所以为痰气要药。"

川贝母 Chuanbeimu

《神农本草经》

为百合科多年生草本川贝母 *Fritillaria cirrhosa* D. Don、暗紫贝母 *Fritillaria unibracte-*

ata Hsiao et K. C. Hsia、甘肃贝母 *Fritillaria przewalskii* Maxim. 或梭砂贝母 *Fritillaria delavayi* Franch. 的干燥鳞茎。前三者按性状不同分别习称“松贝”和“青贝”，后者习称“炉贝”。主产于四川、青海、云南、甘肃等地。夏、秋二季采挖。晒干。生用。

【药材特征】暗紫贝母、卷叶贝母、甘肃贝母的鳞茎，按性状不同分别习称松贝和青贝，棱砂贝母习称炉贝。

松贝：呈类圆锥形或近球形，高 0.3～0.8cm，直径 0.3～0.9cm。表面类白色。外层鳞叶 2 瓣，大小悬殊，大瓣紧抱小瓣，未抱部分呈新月形，习称杯中抱月；顶部闭合，内有类圆柱形、顶端稍尖的心芽和小鳞叶 1～2 枚；先端钝圆或稍尖，底部平，微凹入，中心有一灰褐色的鳞茎盘，偶有残厚须根。质硬而脆，断面白色，富粉性。气微，味微苦。

青贝：呈类扁球形，高 0.4～1.4cm，直径 0.4～1.6cm。外层鳞叶 2 瓣，大小相近，相对抱合，顶部开裂，内有心芽和小鳞叶 2～3 枚及细圆柱形的残茎。

炉贝：呈长圆锥形，高 0.7～2.5cm，直径 0.5～2.5cm。表面类白色或浅棕黄色，有的具棕色斑点。外层鳞叶 2 瓣，大小相近，顶部开裂略尖，基部稍尖或较钝。

【别名】虻、黄虻、莔、贝母、勤母、药实。

【性味】苦、甘，微寒。

【归经】肺、心经。

【功效】清热化痰，润肺止咳，散结消肿。

【主治】

1. 肺热、肺燥及阴虚咳嗽 本品甘润而凉，善清肺、润肺而化痰止咳。可用于多种原因之咳嗽，尤宜于肺虚久咳、肺热燥咳之证。治阴虚久咳、肺痨久嗽，常配沙参、麦冬等养阴润肺药同用；肺热、肺燥咳嗽，每与知母相配，即二母丸（《寿世保元》）。

2. 瘰疬及乳痈，肺痈，疮痈 既善清热化痰，又散结消肿。治瘰疬，常与玄参、牡蛎等同用，如消瘰丸（《医学心悟》）；乳痈、肺痈、疮痈，多配蒲公英、鱼腥草等同用。

按语：川贝母首见于《神农本草经》，列为中品。仲景在《伤寒论》中用川贝共 1 方次，用于治疗寒实结胸。本品苦甘微寒，主入肺经，善清肺化痰散结，以治痰火、热毒壅结诸证。仲景以此与桔梗、辛热之巴豆同用，意在取其涤痰开结之功。

【用法用量】煎服，仲景用量最大为三分。目前常规用量 3～10g。研末服，1～2g。

【使用注意】寒痰、湿痰不宜用。反乌头。

【现代研究】

1. 化学成分 均含多种生物碱，如川贝母含青贝碱、松贝碱甲和松贝碱乙，还含川贝碱和西贝素。暗紫贝母还含松贝宁及蔗糖，甘肃贝母含有岷贝碱甲、岷贝碱乙；梭砂贝母含有白炉贝碱、炉贝碱。

2. 药理作用 贝母总生物碱及非生物碱部分，均有镇咳作用；川贝流浸膏、川贝母碱均有不同程度的祛痰作用；西贝母碱还有解痉作用；川贝碱、西贝碱有降压作用；贝母碱能增加子宫张力；贝母总碱有抗溃疡作用。

【文献摘要】

《神农本草经》："主伤寒烦热，淋沥邪气，疝瘕，喉痹，乳难，金疮，风痉。"

《本草汇编》："治虚劳咳嗽，吐血咯血，肺痿肺痈，妇人乳痈，痈疽及诸郁之证。"

《本草汇言》："贝母，开郁，下气，化痰之药也，润肺消痰，止咳定喘，则虚劳火结之证，贝母专司首剂。"

浙贝母 Zhebeimu

《本草正》

为百合科多年生草本浙贝母 *Fritillaria thunbergii* Miq. 的干燥鳞茎。主产于浙江。初夏植株枯萎时采挖，大者除去芯芽，习称"大贝"；小者不去芯芽，习称"珠贝"。晒干。生用。

【药材特征】珠贝：为完整的鳞茎，呈扁球形，直径1~2.5cm。表面类白色，外层两枚鳞叶肥厚，对合，内有小鳞叶2~3枚及残茎。质结实而脆，易折断，断面白色，富粉性。气微，味苦。

元宝贝（大贝）：为单瓣肥厚鳞叶，呈元宝形或菱肉形，长2~4cm，高1~2.5cm，厚0.6~1.5cm；外表面类白色至淡黄白色，有淡棕色斑痕，内表类白色至淡黄白色。以鳞叶肥厚、质坚实、粉性足、断面色白者为佳。

【别名】象贝母、大贝母、元宝贝、浙贝、土贝母。

【性味】苦，寒。

【归经】肺、心经。

【功效】清热化痰，散结消痈。

【主治】

热痰咳嗽及瘰疬瘿瘤，疮痈肺痈等证　本品功用似川贝母，能清热化痰、散结消痈，但川贝母多具润肺之功，尤适阴虚燥咳之证；浙贝母苦泄清热力强，功偏清热化痰止咳，尤宜外感风热、燥热及热痰咳嗽之证，且散结力较川贝母为强，多用治痰火郁结之瘿瘤瘰疬等。

【用法用量】煎服，5~10g。

【使用注意】同川贝母。

【现代研究】

1. 化学成分　本品含浙贝母碱、去氢浙贝母碱、浙贝宁、浙贝酮、贝母醇、浙贝宁苷等。

2. 药理作用　浙贝母碱在低浓度下对支气管平滑肌有明显扩张作用；浙贝母碱及去氢浙贝母碱有明显镇咳作用；本品能镇静、镇痛，大剂量可使血压中等程度降低，呼吸抑制，小量可使血压微升。

【文献摘要】

《本草正》："大治肺痈、肺痿、咳喘、吐血、衄血，最降痰气，善开郁结，止疼痛，消胀满，清肝火，明耳目，除时气烦热，黄疸，淋闭，便血，溺血；解热毒，杀诸虫及疔喉痹，瘰疬，乳痈发背，一切痈疡肿毒……较之川贝母，清降之功，不啻数倍。”

《本草纲目拾遗》：“解毒利痰，开宣肺气，凡肺家夹风火有痰者宜此。”

《本经逢原》：“同青黛治人面恶疮，同连翘治项上结核。皆取其开郁散结，化痰解毒之功也。”

瓜蒌 Gualou

《神农本草经》

为葫芦科多年生草质藤本栝楼 *Trichosanthes kirilowii* Maxim. 或双边栝楼 *Trichosanthes rosthornii* Harms 的干燥成熟果实。主产于河北、河南、安徽、浙江、山东等地。秋季果实成熟时采收，将壳与种子分别干燥。生用或炒用。

【药材特征】果实卵圆形或类球形，长 7~15cm，直径 6~10cm，表面深橙黄色至橙红色，皱缩或较平滑，顶端有残存花柱基，基部有果梗残迹；质脆，易破开，果皮稍厚，内表面黄白色，果瓤橙黄色，与多数种子黏结成团。气如焦糖，味微酸甜。

【别名】栝楼、果裸、王菩、地楼、泽巨、泽冶、泽姑、杜瓜、药瓜、天瓜、天园子。

【性味】甘、微苦，寒。

【归经】归肺、胃、大肠经。

【功效】清热化痰，利气宽胸，散结消痈，润肠通便。

【主治】

1. 痰热咳喘 本品甘寒清润，善于清肺润燥而化热痰、燥痰。治热痰咳嗽，常配黄芩、胆南星等同用，如清气化痰丸（《医方考》）；燥热伤肺，咯痰不爽者，常与川贝母、天花粉等同用，如贝母瓜蒌散（《医学心悟》）。

2. 胸痹，结胸 本品长于宽胸利气以开痹，为治胸痹之要良药，常与薤白相须，如瓜蒌薤白白酒汤等（《金匮要略》）；若痰热互结之结胸证，常与半夏、黄连同用，如小陷胸汤（《伤寒论》）。现代配活血化瘀药用于治冠心病。

3. 肺痈，肠痈，乳痈等 本品能清热散结消肿，常配清热解毒药以治痈证。治肺痈咳吐脓血，常配鱼腥草、桃仁等同用；肠痈，常配败酱草、薏苡仁等同用；乳痈初起，多与蒲公英、金银花等同用。

4. 肠燥便秘 瓜蒌仁长于润肠通便。常配火麻仁、郁李仁等同用。

按语：瓜蒌首见于《神农本草经》，列为中品。仲景在《伤寒论》使用 1 方次，用来治疗小结胸病。在《金匮要略》中使用 3 方次，用来治疗胸痹。本品甘寒质润，入肺、胃、大肠经，善化痰、宽胸利气以开痹，为治疗痰浊、气机阻滞之胸闷、胸痛等证之要药。仲景以瓜蒌为主用来治疗小结胸病、胸痹，主要取其化痰宽胸利气之功。

【用法用量】煎服，仲景常用量为一枚。目前常规用量为全瓜蒌 10~15g，瓜蒌皮 5~10g，瓜蒌仁 10~15g，打碎入煎。瓜蒌皮长于宽胸散结利气；瓜蒌仁长于润肺滑肠。蜜炙长于润燥。炒用寒滑性减。

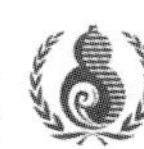

【使用注意】脾虚便溏及湿痰、寒痰者忌用。反乌头。

【现代研究】

1. 化学成分 本品含三萜皂苷、有机酸及盐类、树脂、糖类和色素。种子含脂肪油、皂苷等。瓜蒌皮含多种氨基酸及生物碱等。

2. 药理作用 本品对金黄色葡萄球菌、肺炎双球菌、绿脓杆菌、溶血性链球菌及流感杆菌等有抑制作用；瓜蒌注射液对豚鼠离体心脏有扩冠作用；对垂体后叶引起的大鼠急性心肌缺血有明显的保护作用；有降血脂作用；所含皂苷及皮中总氨基酸有祛痰作用；瓜蒌仁有致泻作用。

【文献摘要】

《名医别录》："主胸痹，悦泽人面。"

《本草纲目》："润肺燥，降火，治咳嗽，涤痰结，利咽喉，止消渴，利大肠消痈肿疮毒。"

《本草述》："栝楼实，阴厚而脂润，故热燥之痰为对待的剂。若用寒痰、湿痰、气虚所结之痰，饮食积聚之痰，皆无益而有害者也。"

竹茹 Zhuru

《名医别录》

为禾本科多年生常绿乔木或灌木青秆竹 *Bambusa tuldoides* Munro、大头典竹 *Sinocalamus beecheyanus* (Munro) McClure var. pubescens P. F. Li 或淡竹 *Phyllostachyninra* var. henonis Stapf 的茎干燥中间层。主产于长江流域和南方各省。全年均可采制，取新鲜茎，除去外皮，将稍带绿色的中间层刮成丝条，或削成薄条，阴干。生用或姜汁炙用。

【药材特征】本品为不规则的丝条，卷曲成团或长条形薄片。宽窄厚薄不等，浅绿色或黄绿色。体轻松，质柔韧，有弹性。气微，味淡。

【别名】竹皮、淡竹皮茹、青竹茹、淡竹茹、麻巴、竹二青、竹子青。

【性味】甘，微寒。

【归经】肺、胃经。

【功效】清化热痰，开郁除烦，清胃止呕。

【主治】

1. 热痰咳嗽，心烦不眠 本品甘寒性润，善清痰热而除烦。治热痰咳嗽、肺热痰咳，常与瓜蒌同用，热甚者，可选鲜竹茹，其清热力更佳；热痰内扰，心烦不眠，常配枳实、半夏、茯苓等同用，如温胆汤（《备急千金要方》）。

2. 胃热呕吐 本品能清热降逆止呕，为治胃热呕逆之要药。常与黄连、半夏、陈皮同用，如黄连竹茹橘皮半夏汤（《温热经纬》）；随配伍亦可用于胃虚有热、妊娠呕逆等。

此外，本品还有凉血止血作用，可用于吐血、衄血、崩漏等。

按语：竹茹始载于《名医别录》，列为中品。张仲景在《金匮要略》中使用 1 方次，用于治疗呕逆。本品甘寒，入胃经，善能清热降逆止呕，为治胃热呕逆之要药。仲景用竹茹主要取其清热降逆止呕之功。

【用法用量】煎服。仲景用量为二升。目前常用量 3～10g 。竹茹长于清化痰热；姜竹茹止呕作用强。

【现代研究】

1. 化学成分 本品含 cAMP 磷酸二酯酶抑制物 2，5-二甲氧基-对-苯醌、p-羟基苯甲醛、丁香酚等。

2. 药理作用 竹茹粉体外对白色葡萄球菌、枯草杆菌、大肠杆菌、伤寒杆菌均有较强的抑制作用。

【文献摘要】

《名医别录》："主呕啘，温气寒热，吐血，崩中，溢筋。"

《医学入门》："治虚烦不眠，伤寒劳复，阴筋肿缩腹痛，妊娠因惊心痛，小儿痫口噤，体热。"

《本草汇言》："竹茹，清热化痰，下气止呃之药也。如前古治肺热热甚，咳逆上气，呕哕寒热及血溢崩中诸证。此药甘寒而降，善除阳明一切火热痰气为疾，用之立安，如诸病非因胃热者勿用。"

竹沥 Zhuli

《名医别录》

来源、分布同竹茹。为竹新鲜的茎秆经火烤灼而流出的淡黄色澄清液汁。现一般用安瓿瓶密封保存备用。可鲜用。也可熬膏瓶贮，称竹沥膏。

【药材特征】为青黄色或黄棕色液汁，透明，具焦香气。以色泽透明者为佳。

【别名】竹汁、淡竹沥、竹油。

【性味】甘，寒。

【归经】心、肺、肝经。

【功效】清热豁痰，定惊利窍。

【主治】

1. 痰热咳喘 本品甘寒滑利，祛痰力强，尤对热咳痰稠，顽痰胶结难咯者具有卓效，常配半夏、黄芩等同用。

2. 中风痰迷，惊痫癫狂 本品入心、肝经，善涤痰泄热而开窍定惊。常与姜汁灌同服有协同作用。近年以本品频饮，治小儿高热、痰迷惊风等证。

【用法用量】冲服，15～30mL。熬膏称竹沥膏，现用安瓿瓶密封装置。

【使用注意】寒痰及脾胃虚寒便溏者忌用。

【现代研究】

1. 化学成分 本品含有 10 余种氨基酸、葡萄糖、果糖、蔗糖，以及愈创木酚、甲酚、苯酚、甲酸、乙酸、苯甲酸、水杨酸等。

2. 药理作用 竹沥具有明显的镇咳、祛痰作用，但无平喘解热作用，其止咳的主

要成分为氨基酸；有增加尿中氯化物的作用，还有升高血糖的作用。

【文献摘要】

《名医别录》："治暴中风风痹，胸中大热。止烦闷，消渴，劳复。"

《本草衍义》："竹沥行痰，通达上下百骸毛窍诸处，如痰在巅顶可降，痰在胸膈可开，皮在四肢可散，痰在脏腑经络可利。痰在皮里膜外可行。又如癫痫狂乱，风热发痉者可定；痰厥失音，人事昏迷者可省，为痰家之圣剂也。"

《本草纲目》："竹沥性寒而滑，大抵因风火燥热而有痰者宜之；若寒湿胃虚肠滑之人服之，则反伤肠胃。"

天竺黄 Tianzhuhuang

《蜀本草》

为禾本科青皮竹 *Bambusa textilis* McClure 或华思劳竹 *Schizostachyum chinense* Rendle 等杆内分泌液的干燥物。主产于云南等地。秋、冬二季采收。生用。

【药材特征】本品为不规则的片块或颗粒，大小不一。表面灰蓝色、灰黄色或灰白色，有的洁白色，半透明，略带光泽。体轻，质硬而脆，易破碎，吸湿性强。无臭，味淡。

【别名】天竹黄、竹黄。

【性味】甘，寒。

【归经】心、肝经。

【功效】清热化痰，清心定惊。

【主治】

中风癫痫，小儿惊风，热病神昏等证　本品功似竹茹而无寒滑之弊，兼清心凉肝定惊之功，为治小儿痰热喘咳、惊风之良药。治痰热癫痫，中风痰壅，常配黄连、石菖蒲等同用；小儿痰热惊风，多与麝香、胆南星等同用；热病神昏谵语，常配牛黄、连翘、竹叶心等同用。

【用法用量】煎服，3~6g。研粉冲服，每次 0.6~1g 。或入丸、散。

【现代研究】

1. 化学成分　本品含甘露醇、硬脂酸、竹红菌甲素、竹红菌乙素，还含头孢素和硬脂酸乙酯及氢氧化钾、硅质等。

2. 药理作用　竹红菌乙素具有明显的镇痛抗炎作用；竹红菌甲素对革兰氏阳性菌有很好的抑制作用，对培养的人癌细胞和小鼠移植性实体肿瘤有显著的治疗作用。

【文献摘要】

《开宝本草》："治小儿惊风天吊，镇心明目，去诸风热。疗金疮。止血，滋养五脏。"

《本草汇言》："竹黄性缓，清空解热，而更有定惊安神之妙，故前古治个儿惊风天吊，夜啼不眠，客忤痢疟及伤风痰闭，发热气促，入抱龙丸，治婴科惊痰要剂。加大人中风，失音不语，入风痰药中，亦屡见奏效。"

《本草正》："善开风痰，降热痰。治痰滞胸膈，烦闷，癫痫。清心火，镇心气，醒脾疏肝。明眼目，安惊悸。疗小儿风痰急惊客忤。亦治金疮，并内热药毒。"

昆布 Kunbu

《名医别录》

为海带科植物海带 *Laminaria japonica* Aresch. 或翅藻科植物昆布 *Ecklonia kurome* Okam. 的干燥叶状体。主产于山东、辽宁、浙江等地。夏、秋二季采捞。晒干。生用。

【药材特征】海带的干燥叶状体，卷曲折叠成团，或缠结成把。全体呈绿褐色或黑褐色，表面附有白霜。用水浸软则膨胀成扁平的带状，长 50~150cm，宽 10~50cm，中部较厚，边缘较薄而呈波状。质厚，革质状而黏滑。用手捻之不分层。残存柄部扁圆柱状。有腥气，味咸。

昆布的干燥叶状体，卷曲皱缩成不规则团状。全体呈黑色，表面附有白霜，质较薄。用水浸软则膨胀呈扁平的叶状，长宽均为 15~26cm，厚约 1.5mm。两侧羽状深裂，裂片长舌形，边缘有小齿。质柔滑，用手捻之可剥离为二层。有腥气，味咸。

【别名】海带菜、江白菜、纶布、海昆布。

【性味】咸，寒。

【归经】肝、胃、肾经。

【功效】消痰软坚，利水消肿。

【主治】

1. 瘿瘤，瘰疬，睾丸肿痛 本品有良较好的清热消痰，软坚散结之功，为治瘿瘤瘰疬之要药。治瘿瘤，常与海藻相须，如海藻玉壶汤（《外科正宗》）；治瘰疬，常配夏枯草、玄参等同用；治睾丸肿痛，多与橘核、川楝子等同用。

2. 脚气浮肿及水肿 本品有一定的利水消肿之功，但单用力薄，常配泽泻等同用。

【用法用量】煎服，6~12g 。

【现代研究】

1. 化学成分 本品含藻胶酸，昆布素，半乳聚糖等多糖类，海带氨酸、谷氨酸、天门冬氨酸、脯氨酸等氨基酸，维生素 B_1、维生素 B_2、维生素 C、维生素 P 及胡萝卜素，碘、钾、钙等无机盐。

2. 药理作用 热水提取物对于体外的人体 KB 癌细胞有明显的细胞毒作用，对 S_{180} 肿瘤有明显的抑制作用；有防治缺碘性甲状腺肿的作用；还有降血清胆固醇、提高免疫、防治高血糖等作用。

【文献摘要】

《名医别录》："主十二种水肿，瘿瘤聚结气，瘘疮。"

崔禹锡《食经》："治九瘘风热，热痺，手脚疼痹，以生啖之益人。"

《本草经疏》："昆布咸能软坚，其性润下，寒能除热散结，故主十二种水肿，瘿瘤聚结气，瘘疮。东垣云：瘿坚如石者，非此不除。正咸能软坚之功也。详其气味、性能、治疗，与海藻大略相同。"

海藻 Haizao

《神农本草经》

为马尾藻科植物海蒿子 *Sargassum pallidum*（Turn.）C. Ag. 或羊栖菜 *Sargassum fusiforme*（*Harv.*）Setch. 的干燥藻体。主产于山东、辽宁、浙江、福建、广西等沿海地区。夏、秋二季采捞，晒干。生用。

【药材特征】小叶海藻：全体皱缩卷曲，黑褐色，有的被白霜，长 15~40cm。主轴圆柱形，具短枝，叶状突起呈线形、长棒形，略扁，先端有时膨大，中空或成盾状。气囊纺锤形、梨形或球形，丛生。生殖托圆柱形或长椭圆形。气腥，味咸。

大叶海藻：主轴表面有短刺状突起。分枝多，基部叶状突起呈披针形，全缘或有粗锯齿，革质，上部叶状突起呈狭披针形或丝状。气囊球形或卵形，顶端圆或有短尖。生殖托圆柱形。气腥，味咸。

均以色黑褐、盐霜少、枝嫩无砂石者为佳。

【别名】落首、海萝、乌菜、海带花、海藻菜。

【性味】咸，寒。

【归经】肝、肾经。

【功效】消痰软坚，利水消肿。

【主治】

瘿瘤瘰疬，睾丸肿痛及脚气水肿 药性功用似昆布，但药力较之为弱，常与之相须为用。

按语：海藻始载于《神农本草经》，列为中品。仲景在《伤寒论》中使用 1 方次，用于治疗水肿病，主要取其软坚利水之功。

【用法用量】煎服，目前常规用量 6~12g 。仲景在《伤寒论》中用于散剂。

【使用注意】反甘草。

【现代研究】

1. 化学成分 羊栖菜和海蒿子均含褐藻酸、甘露醇、钾、碘、灰分等。海蒿子还含马尾藻多糖、岩藻甾醇等。羊栖菜还含羊栖菜多糖 A、B、C 及褐藻淀粉。

2. 药理作用 海藻因含碘化物，对缺碘引起的地方性甲状腺肿大有治疗作用，并对甲状腺功能亢进、基础代谢率增高有暂时抑制作用；褐藻酸硫酸酯有抗高脂血症作用，又可降低血清胆固醇及减轻动脉粥样硬化；水浸剂有降压作用；海藻中所含褐藻酸有类似肝素样作用，表现为抗凝血、抗血栓、降血黏度及改善微循环作用；羊栖菜对枯草杆菌有抑制作用；海藻多糖对 I 型单纯疱疹病毒有抑制作用。

【文献摘要】

《神农本草经》：“主瘿瘤气，颈下核，破散结气，痈肿症瘕坚气，腹中上下鸣，下十二水肿。”

《本草蒙筌》：“治项间瘰疬，消颈下瘿囊；利水道，通癃闭成淋，泻水气，除胀满作肿。”

《本草纲目》："海藻，咸能润下，寒能泄热引水，故能消瘿瘤、结核、阴肿之坚聚，而除浮肿、脚气、留饮、痰气之湿热。使邪气自小便出也。按东垣李氏，治瘰疬马刀散肿溃坚汤，海藻、甘草两用之，盖以坚积之病，非平和之药所能取捷，必令反夺，以成其功也。"

海浮石 Haifushi

《本草拾遗》

为胞孔科脊突苔虫 *Costazia aculeala* Canu et Bassler 或瘤苔虫 *Costazia costazii Audouim* 的骨骼；或火山喷出的岩浆形成的多孔状石块。前者习称“石花”，主产于福建、浙江等地；后者习称“浮石”，主产于辽宁、福建、山东、广东等地。全年可采。漂净，晒干。捣碎生用或水飞用。

【药材特征】浮石：为不规则的块状，大小不一，通常直径 2~7cm，有的可达 20cm。表面粗糙，有多数大小不等的细孔，灰白色或灰黄色。质硬而松脆，易砸碎，断面粗糙有小孔，有的具绢丝样光泽或无。体轻，投入水中，浮而不沉。气微弱，味淡。以体轻、灰白色、浮水者为佳。

石花：为脊突苔虫或瘤苔虫的骨骼，脊突苔虫骨骼呈珊瑚样不规则块状，略作扁圆形或长圆形。大小不一，直径 2~5cm。灰白色或灰黄色。基部略平坦，另一面多突起，作叉状分枝，中部交织如网状。叉状小枝长 3~5mm，直径约 2mm，先端多折断，少数完整者呈钝圆形。质硬而脆，表面与断面均密具细孔。体轻，入水不沉。气微腥，味微咸。瘤苔虫的骨骼为不规则块状，直径 1~3cm，多为碎块。表面灰黄色或灰黑色。珊瑚状分枝短而较粗，直径约 4mm。先端钝圆，极少折断。气味同上。

【别名】浮石、浮海石、浮水石、海石花。

【性味】咸，寒。

【归经】肺、肾经。

【功效】清热化痰，软坚散结。

【主治】

1. 痰热喘咳 本品能清肺降火，软坚化痰。适宜于痰黄黏稠、老痰胶结之证，常与海蛤壳相须为用；若痰火内郁，痰中带血，常配栀子、青黛等同用。

2. 瘿瘤，瘰疬 本品能软坚散结，清火化痰。常配海藻、浙贝母等同用。

此外，本品有一定的利尿通淋作用，用于治热淋、血淋、石淋等。

【用法用量】煎服，10~15g。宜打碎先煎。

【现代研究】

1. 化学成分 脊突苔虫的骨骼主含碳酸钙，并含少量镁、铁及酸不溶物质；火山喷出的岩浆形成的多孔状石块主要成分为二氧化硅，亦含氯、镁等。

2. 药理作用 本品有促进尿液分泌及祛除支气管分泌物的作用。

【文献摘要】

《本草纲目》引朱震亨："海石，治老痰结块，咸能软坚也。"

《本草纲目》："消瘤瘿结核疝气，下气，消疮肿。""浮石，入肺除上焦痰热，止咳嗽而软坚，清其上源，故又治诸淋。"

《本草正》："消食，消热痰，解热渴，热淋，止痰嗽喘急，软坚症，利水湿。"

瓦楞子 Walengzi

《名医别录》

为蚶科动物毛蚶 *Arca subcrenata* Lischke、泥蚶 *Arca granosa* Linnaeus 或魁蚶 *Arca inflata* Reeve 的贝壳。主产于山东、浙江、广东等沿海地区。秋、冬季至次年春季捕捞，洗净，置沸水中略煮，去肉，干燥。生用或煅用。

【药材特征】壳呈扇形或三角形，左右两壳形状相同，或左壳稍大于右壳。长 2.5~8cm，宽 2~6cm。背面隆起，有数十条直楞如瓦垄状，由顶端向周围放射，楞纹明显，由灰褐色和白色相间而成。壳内面乳白色，光滑，上端边缘有与肋纹相应的凹陷，而形成突出的锯齿。质坚硬，能砸碎，断面白色。气无，味淡。以整齐，洁净、无残肉、无砂土者为佳。

【别名】蚶子壳、毛蛤、瓦垅。

【性味】咸，平。

【归经】归肺、胃、肝经。

【功效】消痰软坚，化瘀散结，制酸止痛。

【主治】

1. 顽痰胶结，瘰疬，瘿瘤 治顽痰胶结，黏稠难咯，常配海浮石、胆南星等同用；瘰疬瘿瘤，多与海藻、昆布等同用。

2. 症瘕痞块 可单用醋淬为丸，或配三棱、莪术等同用。

3. 肝胃不和，胃痛泛酸 煅用可制酸止痛，可单用或配甘草同用。

现代临床常用治胃及十二指肠溃疡、肝脾肿大及消化道肿瘤等。

【用法用量】10~15g，宜打碎先煎。研末，1~3g。煅瓦楞子长于制酸止痛。

【现代研究】

1. 化学成分 均主含碳酸钙，并含有机质及少量铁、镁、硅酸盐、磷酸盐等。

2. 药理作用 碳酸钙能中和胃酸，减轻胃溃疡之疼痛。

【文献摘要】

《本草拾遗》："烧，以米醋三度淬后，醋膏丸，治一切血气，冷气，症癖。"

《医林纂要》："去一切痰积，血积，气块，破症瘕，攻瘰疬。"

《本草求真》："此与鳖甲、虻虫同为一类，皆能消痞除积。但虻虫其性最迅，此与鳖甲其性稍缓耳。"

礞石 Mengshi

《嘉祐本草》

为变质岩类黑云母片岩或绿泥石化云母碳酸盐片岩，以及蛭石片岩或水黑云母片

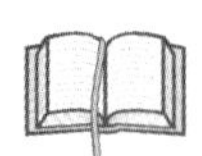

岩。前者习称“青礞石”，主产于四川、湖南、湖北等地，后者习称“金礞石”，主产于河南、河北等地。全年可采。煅用。

【药材特征】青礞石：为绿泥石片岩的岩石，呈不规则扁斜块状或斜棱状的小块体，大小不一。全体青灰色或灰绿色，微带珍珠样光泽。体重、质软、易碎，用指甲即可划下碎粉末。断面层片状，可见闪闪发光的星点。无臭、味淡。以色青、块整、断面有星点、无泥土夹杂者为佳。微溶于盐酸，而使酸液呈黄色，在浓硫酸中部分溶解。

金礞石：又名酥酥石、烂石。为云母片岩的岩石，呈不规则的块状或碎粒状。全体呈棕黄色，带有耀眼的金黄色光泽。质脆、易碎。气微味淡。以色金黄、块整、无杂质者为佳。

【别名】礞石、青礞石、金礞石、煅礞石、煅青礞石、煅金礞石。

【性味】甘、咸，平。

【归经】肺、肝经。

【功效】坠痰下气，平肝镇惊。

【主治】

1. 顽痰胶固，气逆咳喘之实证　本品质重性烈，功专坠降，味咸软坚，善消痰化气，以治顽痰、老痰胶固之证，症见咳喘痰壅难咯，大便秘结，常配沉香、黄芩、大黄同用。

2. 痰火内盛之癫狂、惊痫　本品既能消痰，又平肝镇惊，为治癫狂、惊痫之良药，痰火内盛所致者尤为适宜。治痰热惊风抽搐，煅用为末，薄荷汁和白蜜调服；癫狂躁扰，便秘者，可配化痰、泻火通便之品。

现代临床用治癫痫及精神分裂症，可控制发作。

【用法用量】煎服，6~10g。打碎布包先煎。多入丸散服，1.5~3g。

【使用注意】非痰热实证不宜用；脾胃虚寒、小儿慢惊风及孕妇忌用。

【现代研究】

1. 化学成分　青礞石主要成分为硅酸盐，镁、铝、铁及结晶水；金礞石主要成分为云母与石英，亦含钾、铁、镁、锰、铝、硅酸等与结晶水。

2. 药理作用　青礞石由呈八面体配位的阳离子层夹在两个相同四面体单层间所组成，存在着静态电位差，故能促进阳离子交换，产生吸附作用，这是化痰利水作用机制之一。

【文献摘要】

《嘉祐本草》：“治食积不消，留滞在脏腑，食积症块久不差。”

《本草纲目》：“治积痰惊闲，咳嗽喘急。”“治惊利痰……然止可用之救急，气弱脾虚者不宜久服。”

《本草备要》：“能平肝下气，为治惊利痰之圣药。”

胖大海 Pangdahai

《本草纲目拾遗》

为梧桐科乔木胖大海 *Sterculia lychnophora* Hance 的干燥成熟种子。主产于泰国、柬埔寨、马来西亚等国。果实成熟开裂时采收种子。晒干。生用。

【药材特征】种子椭圆形，状如橄榄，长 2～3cm，直径 1.1～1.8cm，两端稍尖。表面黄棕色或棕色，稍有光泽，具不规则的细皱纹，基部稍尖，有淡色的圆形种脐。种皮外层极薄，质脆，易脱落；中层种皮较厚，黑棕色，为薄壁组织，质松易碎，在水中浸泡后迅速膨胀呈海绵状而使外层种皮破裂，断面可见散在的树脂状小点；内层种皮红棕色，稍革质，可与中层剥离。胚乳肥厚淡黄色，子叶 2 片，菲薄，黄色，紧贴于胚乳内方。气微，味微甘，久嚼有黏性。以个大、坚质、棕色、有细皱纹及光泽者为佳。

【别名】安南子、大洞果、胡大海、大发、通大海、大海子。

【性味】甘，寒。

【归经】肺、大肠经。

【功效】清肺利咽，润肠通便。

【主治】

1. 咽痛喑哑，咳嗽等　本品有清肺化痰，利咽开音之效。但药力较弱，宜于肺热所致之轻症。单味开水泡服，或配桔梗、蝉蜕等同用。

2. 肠燥便秘　本品既可润肠通便，又清大肠之热。用于热结肠道，便秘轻症。单味泡服，或配其他清热通便之品。

【用法用量】沸水泡服或煎服，2~4 枚。

【现代研究】

1. 化学成分　种子外层含胖大海素，果皮含半乳糖、戊糖（主要是阿拉伯糖）。

2. 药理作用　胖大海种子浸出液有缓泻作用，因可增加肠内容积，有机械刺激而致缓泻，还可促进肠蠕动。胖大海仁（去脂干粉）制成 25%溶液，静脉注射、肌内注射或口服，皆可使犬、猫血压明显下降。胖大海仁水浸剂对麻醉犬是降压作用，而对兔却为升压（兔有效量较犬大 10 倍）作用。胖大海外皮、软壳、仁的水浸提取物皆有一定利尿和镇痛作用。

【文献摘要】

《本草纲目拾遗》："治火闭痘，服之立起，并治一切热证劳伤，吐衄下血，消毒去暑，时行赤眼，风火牙痛……干咳无痰，骨蒸内热，三焦火证，诸疮皆效。"

《本草正义》："善于开宣肺气，并能通泄皮毛，风邪外闭，不问为寒为热，并皆主之。抑能开音治瘖，爽嗽豁痰。"

黄药子 Huangyaozi

《开宝本草》

为薯蓣科多年生草质缠绕藤本黄独 *Dioscorea bulbifera* L. 的干燥块茎。主产于湖北、湖南、江苏等地。秋、冬两季采挖。切片，晒干。生用。

【药材特征】多为横切厚片，圆形或近圆形，直径 2.5~7cm，厚 0.5~1.5cm。表面棕黑色，皱缩，有众多白色、点状突起的须根痕，或有弯曲残留的细根，栓皮易剥落；切面黄白色至黄棕色，平坦或凹凸不平。质坚脆，易折断，断面颗粒状，并散有橙黄色麻点。气微，味苦。以片大、外皮棕黑色、断面黄白色者为佳。

【别名】黄独子、金钱吊蛋、黄金山药。

【性味】苦，寒；有小毒。

【归经】肺、肝经。

【功效】化痰软坚，散结消瘿，清热解毒，凉血止血。

【主治】

1. 瘿瘤 本品有清火化痰软坚，散结消瘿之效。可单用，或配海藻、牡蛎等同用。

2. 疮疡肿毒，咽喉肿痛及毒蛇咬伤 本品能清热解毒，可单用，或配金银花、蒲公英等其他清热解毒药同用。内服、外敷均可。

3. 血热出血 本品有凉血止血作用，可用于血热引起的吐血、衄血、咯血等。常配凉血止血药同用。

【用法用量】煎服，5~15g 。研末服，1~2g。外用适量。

【使用注意】脾胃虚弱者慎用。有小毒，不宜过量、过久服用。如多服、久服可引起吐泻腹痛等消化道反应，对肝肾功能也有一定损害，故脾胃虚弱及肝肾功能损害者慎用。

【现代研究】

1. 化学成分 黄药子含黄药子素 A~H、8-表黄药子 E 乙酸酯、薯蓣皂苷元、D-山梨糖醇、二氢薯蓣碱，还含蔗糖、还原糖、淀粉、鞣质。

2. 药理作用 黄药子对 0.1%硫氰酸钾造成的轻度甲状腺肿有对抗作用，对缺碘食物所致甲状腺肿有一定的治疗作用，对大白鼠自发性甲状腺肿亦能改善；水煎剂或醇浸物水液对离体肠管有抑制作用，而对未孕子宫则有兴奋作用；此外有止血作用；水浸剂体外对多种致病真菌有不同程度的抑制作用；能直接抑制心肌，醇浸物的抑制作用较水煎剂强。

【文献摘要】

《开宝本草》：“主恶肿疮瘘，喉痹，蛇犬咬毒。”

《本草纲目》：“凉血，降火，消瘿，解毒。”

《本草汇言》：“黄药子，解毒凉血最验，古人于外科、血证两方尝用。今人不复用者，因久服有脱发之虞，知其为凉血、散血阴矣。”

第三节　止咳平喘药

本类药物大多苦泄、辛散，或甘润，药性或寒或温，主入肺经，能宣肺、降肺、清肺、润肺、敛肺或化痰而起止咳平喘之效，主治咳喘之证。喘咳证又有寒、热、虚、实、外感、内伤之异，临床应用时须根据不同的证型审证求因，选择适宜的药物，并做相应的配伍。

苦杏仁 Kuxingren

《神农本草经》

为蔷薇科落叶乔木山杏 *Prunus armeniaca* L. var. ansu Maxim.、西伯利亚杏 *Prunus sibirica* L.、东北杏 *Prunus mandshurica*（Maxim.）Koehne 或杏 *Prunus armeniaca* L. 的干燥成熟种子。主产于东北、华北、西北等地区。夏季果实成熟时采收。除去果肉及核壳，晒干。生用或炒用。

【药材特征】本品呈扁心形，长 1～1.9cm，宽 0.8～1.5cm，厚 0.5～0.8cm。表面黄棕色至深棕色，一端尖，另端钝圆，肥厚，左右不对称。尖端一侧有短线形种脐，圆端合点处向上具多数深棕色的脉纹。种皮薄，子叶 2，乳白色，富油性。无臭，味苦。

【别名】杏子、木落子、杏梅仁。

【性味】苦，微温；有小毒。

【归经】肺、大肠经。

【功效】止咳平喘，润肠通便。

【主治】

1. 咳喘诸证　本品味苦降泄，善降肺气，又略兼宣发肺气而能止咳平喘，为治咳喘之要药。凡咳喘，无论新久、寒热、虚实，均可随证配伍应用。风寒咳喘，胸闷气逆，配麻黄、甘草等同用，如三拗汤（《伤寒论》）。治风热咳嗽，常配桑叶、菊花等同用，如桑菊饮（《温病条辨》）；燥热咳嗽，常与桑叶、沙参同用，如桑杏汤（《温病条辨》）；肺热咳喘，常与石膏等同用，如麻杏石甘汤（《伤寒论》）。

2. 肠燥便秘　本品质润多脂，且能味苦下气，故可润肠通便。常配柏子仁、当归等同用，如五仁丸（《世医得效方》）。

此外，本品外用，可治蛲虫病、外阴瘙痒。

按语：杏仁首见于《神农本草经》，列为下品。仲景在《伤寒论》和《金匮要略》中应用杏仁共计 34 方次，用其组成的方剂达 23 首，广泛用于内科与妇科各种疾病。归纳起来主要有：取其降肺、宣肺平喘之功而治疗各种咳喘证，取其通调水道、祛湿行水之功而用于阳黄兼表证、寒湿在表证、风湿在表证和其他各种水液停聚的病症，取其滋润心营、濡养血脉之性而常用其治疗虚劳及干血之证，取其理气开郁、润便开达肠气之功而用于系列肺气不利和便秘之证。仲景用杏仁诸方中一般用量为五十～七十枚，如麻黄汤（七十枚），麻黄加术汤（七十枚），麻杏石甘汤（五十枚），桂枝加厚朴杏子汤（五十枚）等，这些方中皆麻黄与杏仁同用，麻黄主开散，其力悉在毛窍，而借杏仁伸其血络中气。用量较大者为大黄䗪虫丸与麻子仁丸，用量均为一升，二方分别取杏仁润燥益血及通达肠气之功。用量最小者为矾石丸（一分），因其为外用药物故用量宜小。

【用法用量】煎服。仲景最大用量为一升，最小用量为一分。目前常规用量5~10g。宜打碎入煎。生品入煎剂宜后下。

【使用注意】有小毒，内服不宜过量，婴儿慎用。阴虚咳嗽，大便溏泄者忌用。

【现代研究】

1. 化学成分 本品含苦杏仁苷及脂肪油、蛋白质、各种游离氨基酸。尚含苦杏仁酶、苦杏仁苷酶、绿原酸、肌醇、苯甲醛、芳樟醇。

2. 药理作用 苦杏仁油对蛔虫、钩虫及伤寒杆菌、副伤寒杆菌有抑制作用；所含苦杏仁苷口服后，在下消化道分解后产生少量氢氰酸，能抑制咳嗽中枢而起镇咳平喘作用；还有润滑性通便、抗癌抗突变、抗炎及镇痛作用。

3. 不良反应 杏仁的主要成分苦杏仁苷水解后的产物为氢氰酸。误服过量杏仁可产生氢氰酸中毒，使延髓各生命中枢先抑制后麻痹，并抑制细胞色素氧化酶的活性而引起组织窒息。临床表现为眩晕、心悸、恶心、呕吐等中毒反应，重者出现昏迷、惊厥、瞳孔散大、对光反应消失，最后因呼吸麻痹而死亡。

【文献摘要】

《本草拾遗》："杀虫。以利喉咽，去喉痹、痰唾、咳嗽、喉中热结生疮。"

《珍珠囊药性赋》："除肺热，治上焦风燥，利胸膈气逆，润大肠气秘。"

《本草便读》："功专降气，气降则痰消嗽止。能润大肠，故大肠气秘者可用之。"

附药 甜杏仁

为蔷薇科植物杏 *Prunus armeniaca* L. 的部分栽培品种而其味甘甜的干燥成熟种子。甘，平。功能润肺止咳，润肠通便。用于肺虚劳咳或肠燥便秘。煎服，5~10g。

紫苏子 Zisuzi

《本草经集注》

为唇形科一年生草本紫苏 *Perilla frutescens*（L.）Britt. 的干燥成熟果实。主产于江苏、安徽、河南等地。秋季采收。晒干。生用或微炒。用时捣碎。

【药材特征】干燥的果实呈卵圆形或圆球形，长径0.6~3mm，短径0.5~2.5mm。野生者粒小，栽培者粒大。表面灰褐色至暗棕色或黄棕色，有隆起的网状花纹，较尖的一端有果柄痕迹。果皮薄，硬而脆，易压碎。种仁黄白色，富油质。气清香，味微辛。以颗粒饱满、均匀、灰棕色、无杂质者为佳。

【别名】苏子、黑苏子、铁苏子、任子。

【性味】辛，温。

【归经】肺、大肠经。

【功效】降气化痰，止咳平喘，润肠通便。

【主治】

1. 痰壅气逆咳喘　本品长于降肺气，化痰涎，为止咳平喘性之良药。治外感风寒之喘咳痰多，常与杏仁相须；寒痰咳喘，不能平卧者，与白芥子、莱菔子同用，如三子养亲汤（《韩氏医通》）；上盛下虚之喘咳，常配肉桂、厚朴等同用，如苏子降气汤（《太平惠民和剂局方》）。

2. 肠燥便秘　本品能润燥滑肠，又能降泄肺气以助大肠传导。常配杏仁、火麻仁等同用。

【用法用量】煎服，3~10g。或入丸散。

【使用注意】阴虚咳喘及脾虚便溏者慎用。

【现代研究】

1. 化学成分　本品含脂肪油（油中主要为不饱和脂肪酸及亚油酸、亚麻酸）及蛋白质、维生素 B_1、氨基酸类等。

2. 药理作用　给由 7，12-二甲基苯并蒽和 1，2-二甲基肼诱发的乳腺癌、结肠癌和肾母细胞瘤的大鼠喂饲含 10%紫苏油（富含 α-亚麻酸）的饲粒有抗癌作用；紫苏油有明显的降血脂作用，给易于卒中的自发性高血压大鼠喂紫苏油可延长其存活率，使生存时间延长；紫苏油还可提高实验动物的学习能力。

【文献摘要】

《日华子本草》：“主调中，益五脏，下气，止霍乱、呕吐、反胃，补虚劳，肥健人，利大小便，破症结，消五膈，止咳，润心肺，消痰气。”

《药品化义》：“苏子主降，味辛气香主散，降而且散，故专利郁痰。咳逆则气升，喘急则肺胀，以此下气定喘。膈热则痰壅，痰结则闷痛，以此豁痰散结。如气郁不舒，乃风寒客犯肺经，久遏不散，则邪气与真气相持，致饮食不进，痰嗽发热，似弱非弱，以此清气开郁，大为有效。”

《本经逢原》：“性能下气，故胸膈不利者宜之……为除喘定嗽，消痰顺气之良剂。但性主疏泄，气虚久嗽，阴虚喘逆，脾虚便溏者皆不可用。”

百部 Baibu

《名医别录》

为百部科多年生草本直立百部 *Stemona sessilifolia*（Miq.）Miq.、蔓生百部 *Stemona japonica*（Bl.）Miq. 或对叶百部 *Stemona tuberosa* Lour. 的干燥块根。主产于华东、中南、华南等地区。春、秋二季采挖，置沸水中略烫或蒸至无白心，晒干，切片。生用或蜜炙用。

【药材特征】直立百部：块根纺锤形，上端较细长。下端有的作长尾状弯曲，长 5~17cm，直径 0.5~1cm。表面黄白色或淡土黄色，有不规则深纵沟，间或有横皱纹。质脆，受潮后韧软，断面平坦，角质样，淡黄棕色或黄白色，皮部宽广，中柱扁小。气微，味甘、苦。

蔓生百部：两端较狭细，表面淡灰白色，多不规则皱褶及横皱纹；味较苦。

对叶百部：长纺锤形或长条形，长 8~24cm，直径 0.8~2cm。表面淡黄棕色至灰棕色，具浅纵皱纹或不规则纵槽。质坚实，断面黄白色至暗棕色，中柱较大，髓部类白色；味苦。

均以条粗壮、质坚实者为佳。

【别名】百部根、白并、玉箫、箭杆、嗽药、百条根、野天门冬、百奶、九丛根、九虫根、一窝虎、九十九条根、山百根、牛虱鬼、药虱药。

【性味】甘、苦，微温。

【归经】肺经。

【功效】润肺止咳；外用杀虫灭虱。

【主治】

1. 多种咳嗽 本品微温不燥，甘润平和，功善润肺降气止咳。无论外感内伤、寒热虚实之新久咳嗽，皆可配伍使用，尤为治肺痨咳嗽、久咳虚嗽之要良药。治风寒咳嗽，常配荆芥、桔梗等同用，如止嗽散（《医学心悟》）；风热咳嗽，常与桑叶、菊花等同用；气阴两虚，久咳者，常配黄芪、沙参等同用；肺虚痨嗽，常配阿胶、川贝母等同用；顿咳，多与贝母、紫菀等同用。

2. 蛲虫，阴道滴虫，头虱及疥癣等 治蛲虫病，以本品浓煎，睡前保留灌肠；阴道滴虫，单用，或配蛇床子、苦参等煎汤坐浴外洗；头虱及疥癣，可制成 20%乙醇液，或 50%水煎剂外搽患处。

【用法用量】煎服，3~10g。外用适量。蜜炙百部长于润肺止咳。

【现代研究】

1. 化学成分 本品含多种生物碱，如百部碱、百部定碱、原百部碱、次百部碱、直立百部碱、对叶百部碱、蔓生百部碱等，还含糖、脂类、蛋白质、琥珀酸等。

2. 药理作用 体外试验对人型结核杆菌、肺炎球菌、葡萄球菌、链球菌、白喉杆菌、痢疾杆菌、绿脓杆菌、伤寒杆菌、鼠疫杆菌、炭疽杆菌、霍乱弧菌均有抑制作用，对流行性感冒病毒、一切皮肤真菌也有抑制作用；水浸液和醇浸液对体虱、阴虱皆有杀灭作用；百部所含生物碱能降低呼吸中枢兴奋性，抑制咳嗽反射，而奏止咳之效；对支气管痉挛有松弛作用，强度与氨茶碱相似；本品尚有一定的镇静、镇痛作用。

【文献摘要】

《名医别录》："主咳嗽上气。"

《药性论》："治肺家热、上气咳逆，主润益肺。"

《日华子本草》："治疳蛔及传尸骨蒸，杀蛔虫、寸白、蛲虫。"

紫菀 Ziwan

《神农本草经》

为菊科多年生草本紫菀 *Aster tataricus* L. f. 的干燥根及根茎。主产于河北、安徽、黑龙江等地。春、秋二季采挖。晒干。生用或蜜炙用。

【药材特征】干燥的根茎呈圆形的疙瘩头状，长 2~6cm，径 1.5~3cm，顶端有茎基及叶柄的残痕，底部常有一条未除净的母根，直径约 3mm，淡灰黄色，纤维性，质稍硬；疙瘩头下簇生许多须根，根长 5~14cm，多编成辫状；表面紫红色或灰红色，有纵皱纹。质柔韧，不易折断，断面灰白色有紫边。微有香气，味甜微苦。以根长、色紫、质柔韧、去净茎苗者为佳。

【别名】紫苑、小辫儿、夹板菜、驴耳朵菜、软紫菀。

【性味】苦、甘，微温。

【归经】肺经。

【功效】润肺下气，化痰止咳。

【主治】

咳嗽有痰　本品甘润苦泄，温而不热，润而不燥，长于润肺下气化痰而止咳，为化痰止咳之良药。凡咳嗽痰多，不论外感、内伤、寒热、新久、虚实均可用之。若为外感风寒所致者，常配荆芥、桔梗等同用；肺热咳嗽者，常配桑白皮、浙贝母等同用；阴虚痨嗽，痰中带血者，则配阿胶、川贝母等同用。

按语：紫菀始载于《神农本草经》，列为中品。仲景在《金匮要略》中仅使用 1 方次。即与射干、麻黄等配伍组成射干麻黄汤治疗咳喘，方中取紫菀化痰止咳平喘之功。

【用法用量】煎服，仲景使用剂量为三两。目前常用剂量为 5~10g。蜜炙紫菀长于润肺止咳，肺虚久咳者多用。

【现代研究】

1. 化学成分　本品含紫菀皂苷 A~G、紫菀苷、紫菀酮、紫菀五肽、紫菀氯环五肽、丁基-D-核酮糖苷、槲皮素、无羁萜、表无羁萜醇、挥发油等。

2. 药理作用　体外试验证明，紫菀对大肠杆菌、痢疾杆菌、伤寒杆菌、副伤寒杆菌、绿脓杆菌有一定抑制作用；水煎剂及苯、甲醇提取物，根与根茎的提取物均有显著的祛痰作用；还有抗癌、利尿作用。

【文献摘要】

《神农本草经》：“主咳逆上气，胸中寒热结气。”

《本草从新》：“专治血痰，为血劳圣药，又能通利小肠。”

《本草正义》：“紫菀柔润有余，虽曰苦辛而温，非燥烈可比。专能开泄肺郁，定咳降逆，宣通窒滞，兼疏肺家气血。凡风寒外束，肺气壅塞，咳呛不爽，喘促哮吼，及气火燔灼，郁为肺痈，咳吐脓血，痰臭腥秽诸证，无不治之；而寒饮蟠踞，浊涎胶固，喉中如水鸡声者，尤为相宜。”

款冬花 Kuandonghua

《神农本草经》

为菊科多年生草本款冬 *Tussilago farlara* L. 的干燥花蕾。主产于河南、甘肃、山西等地。12 月或地冻前当花尚未出土时采挖。阴干。生用或蜜炙用。

【药材特征】未开放的头状药序呈不规则短棒状，单生或 2~3 花序基部连生，俗称连三朵，长1~2.5cm。上端较粗，下面端渐细或带有短梗，外面被有多数鱼鳞状苞片；苞片外表面红紫色或淡红色，内表面密被白色絮状茸毛。体轻。撕开后可见白色丝状绵毛；舌状花及筒状筒状花细小，长约2mm。气香，味微苦，辛，带黏性，嚼之呈棉絮状。以个大、肥壮、色紫红、花梗短者为佳。木质老梗及已开花者不可供药用。

【别名】冬花、款花、艾冬花、九九花。

【性味】辛，温。

【归经】肺经。

【功效】润肺下气，止咳化痰。

【主治】

多种咳喘 性味、功效似紫菀，但止咳力强，而紫菀则长于祛痰，二者常相须为用，并根据外感内伤、寒热虚实的不同而随证配伍。

按语：款冬花始载于《神农本草经》，列为中品。仲景在《金匮要略》中仅使用1方次。即与射干、麻黄等配伍组成射干麻黄汤治疗咳喘，方中取款冬花化痰止咳平喘之功。

【用法用量】煎服，仲景使用剂量为三两。目前常用剂量为5~10g。蜜炙款冬花长于润肺止咳，内伤久咳者宜用。

【现代研究】

1. 化学成分 本品含生物碱成分款冬花碱、克氏千里光碱，倍半萜成分款冬花素、甲基丁酸款冬花素酯、去乙酰基款冬花素，三萜成分款冬二醇、山金车二醇，以及芸香苷、金丝桃苷、精油、氨基酸及鞣质等。

2. 药理作用 煎剂及乙醇提取物有镇咳作用；乙酸乙醇提取物有祛痰作用；醚提取物小量略有支气管扩张作用；醇、醚提取物有呼吸兴奋作用；醚提取物及煎剂有升血压作用；醚提取物能抑制胃肠平滑肌，有解痉作用；款冬花素有抗血小板激活因子作用。

【文献摘要】

《药性论》："主疗肺气心促，急热乏劳，咳连连不绝，涕唾稠黏。治肺痿肺痈吐脓。"

《日华子本草》："润心肺，益五脏，除烦，补劳劣，消痰止嗽，肺痿吐血，心虚惊悸，洗肝明目及中风。"

《神农本草经》："主咳逆上气善喘，喉痹，诸惊痫，寒热邪。"

马兜铃 Madouling

《药性论》

为马兜铃科草质藤本北马兜铃 *Aristolochia contorta* Bge. 或马兜铃 *Aristolochia debilis* Sieb. et Zucc. 的干燥成熟果实。前者主产于东北地区及河北等地，后者主产于江苏、安徽、浙江等地。秋季采收。晒干。生用或蜜炙用。

【药材特征】北马兜铃蒴果卵圆状倒卵形，长3~5cm，直径2~4cm，上端平截，

中央微凹，有花柱痕；果柄细，长 2~6cm；表面黄绿色、灰绿色或棕褐色，有纵棱线 12 条，由棱线分出多数横向平行的细脉纹。果实轻而脆，易裂为 6 瓣，果皮内表面平滑而带光泽，有密的横向脉纹；果实分 6 室，种子多数，平叠整齐排列。种子扁平而薄，钝三角形或扇形，长 6~10mm，宽 6~12mm，边缘有翅，淡棕色。气特殊，味微苦。

马兜铃蒴果球形或长球形，基部钝圆，背缝线纵棱较平直。种子宽略大于长，心形。以个大、黄绿色、不破裂者为佳。

【别名】马兜零、马兜苓、水马香果、葫芦罐、臭铃铛、蛇参果。

【性味】苦、微辛，寒。

【归经】肺、大肠经。

【功效】清肺化痰，止咳平喘。

【主治】

肺热咳喘　本品苦寒入肺，善清降肺气化痰以止咳平喘，适用于肺热咳喘之证。治痰热郁肺，喘咳痰多黄，常配桑白皮、黄芩等同用；肺热伤津咳嗽，多与麦冬、天花粉等同用；肺阴不足，喘咳咽干，常配知母、川贝母等同用；痰中带血者，常配阿胶、杏仁等同用，如补肺阿胶汤《小儿药证直诀》。

此外，本品能清大肠热而治痔疮肿痛，清热平肝降压而治高血压病属肝阳上亢者。

【用法用量】煎服，3~10g。一般生用，肺虚久咳宜蜜炙用。

【使用注意】虚寒咳喘及脾虚便溏者慎用。用量不宜过大，以免引起恶心呕吐。

【现代研究】

1. 化学成分　北马兜铃果实含马兜铃酸 A、C、D，β-谷甾醇和木兰花碱。马兜铃果实和种子含有马兜铃酸 A 和季铵生物碱。

2. 药理作用　本品有明显止咳作用，煎剂有微弱祛痰作用；可舒张支气管，缓解支气管痉挛；对多种致病真菌有抑制作用。

3. 不良反应　服用马兜铃 30~90g 可引起中毒反应，所含木兰花碱，对神经节有阻断作用，并具有箭毒样作用。临床表现为频繁恶心、心烦、呕吐、头晕、气短等症状，严重者可出现出血性下痢、知觉麻痹、嗜睡、瞳孔散大、呼吸困难、由肾炎而引起蛋白尿及血尿。轻度症状如恶心、呕吐等，用蜜炙马兜铃后再入药，可免此弊。

【文献摘要】

《本草纲目》：“马兜铃，寒能清肺热，苦辛能降肺气。钱乙补肺阿胶散用之，非取其补肺，乃取其清热降气也，邪去则肺安矣。”

《本草经疏》：“马兜铃，入肺除热，而使气下降。咳嗽者，气升之病也，气降热除，嗽自平矣。痰结喘促，亦肺热病也，宜并主之。血痔瘘疮，无非血热。况痔病属大肠，大肠与肺为表里，清脏热则腑热亦清矣，故亦主之。甄权用以治肺气上急，坐息不得，咳逆连连不止。洁古用以清肺气补肺，去肺中湿热者，皆除热降气散结之力也。”

《药性论》：“主肺气上急，坐息不得，咳逆连连不可。”

枇杷叶 Pipaye

《名医别录》

为蔷薇科常绿小乔木枇杷 *Eriobotrya japonica*（Thunb.）Lindl. 的叶。主产于广东、江苏、浙江等地。全年均可采收。晒干，刷去毛。生用或蜜炙用。

【药材特征】本品呈长圆形或倒卵形，长 12~30cm，宽 4~9cm。先端尖，基部楔形，边缘有疏锯齿，近基部全缘。上表面灰绿色、黄棕色或红棕色，较光滑；下表面密被黄色绒毛，主脉于下表面显著突起，侧脉羽状；叶柄极短，被棕黄色绒毛。革质而脆，易折断。无臭，味微苦。

【别名】卢橘、巴叶。

【性味】苦，微寒。

【归经】肺、胃经。

【功效】清肺化痰止咳，降逆止呕。

【主治】

1. 肺热咳嗽 本品长于清降肺气，尤宜于风热燥火等引起的多种咳嗽，单用制膏，或配桑白皮、黄芩等同用；燥热伤肺，干咳少痰，常配桑叶、麦冬等同用；肺虚久咳，多配百合等同用。

2. 胃热呕逆 本品善能清胃热、降胃气，而止呕逆。常配黄连、竹茹等同用。

【用法用量】煎服，5~10g。鲜品加倍。蜜炙枇杷叶长于润肺止咳。

【现代研究】

1. 化学成分 本品含挥发油（主要为橙花椒醇和金合欢醇）及酒石酸、熊果酸、齐墩果酸、苦杏仁苷、鞣质、B 族维生素、维生素 C、山梨醇等。

2. 药理作用 煎剂在体外对金黄色葡萄球菌有抑制作用，对白色葡萄球菌、肺炎双球菌及痢疾杆菌亦有抑制作用；本品有镇咳、平喘作用，略有祛痰作用；乙醚冷浸提取物及所含熊果酸有抗炎作用。

【文献摘要】

《名医别录》："主卒啘不止，下气。"

《本草纲目》："和胃降气，清热解暑毒；疗脚气。""枇杷叶，治肺胃之病，大都取其下气之功耳。气下则火降痰顺，而逆者不逆，呕者不呕，渴者不渴，咳者不咳矣。""治胃病以姜汁涂炙，治肺病以蜜水涂炙。"

《本草再新》："清肺气，降肺火，止咳化痰，止吐血呛血，治痈痿热毒。"

《滇南本草》："止咳嗽，消痰定喘，能断痰丝，化顽痰，散吼喘，止气促。"

桑白皮 Sangbaipi

《神农本草经》

为桑科落叶小乔木桑 *Morus alba* L. 的干燥根皮。全国大部分地区均产，主产于安徽、河南、浙江、江苏、湖南等地。秋末叶落时至次春发芽前采挖根部，剥取根皮，

晒干。生用或蜜炙用。

【药材特征】干燥根皮多呈长而扭曲的板状，或两边向内卷曲成槽状。长短宽狭不一，厚1～5mm。外表面淡黄白色或近白色，有少数棕黄色或红黄色斑点，较平坦，有纵向裂纹及稀疏的纤维。内表面黄白色或灰黄色，平滑，有细纵纹，或纵向裂开，露出纤维。体轻，质韧，难折断，易纵裂，撕裂时有白色粉尘飞出。微有豆腥气，味甘微苦。以色白、皮厚、粉性足者为佳。

【别名】桑根白皮、桑根皮、桑皮、白桑皮。

【性味】甘，寒。

【归经】肺经。

【功效】泻肺平喘，利水消肿。

【主治】

1. 肺热咳喘　本品甘寒性降，可清泻肺热兼泻肺中水气而平喘。常配地骨皮，治肺热咳喘，如泻白散（《小儿药证直诀》）；肺虚有热之咳喘，常配人参、熟地等同用。

2. 水肿　本品能泻降肺气，通调水道而利水消肿。尤宜于风水、皮水等阳水实证。若全身水肿、面目肌肤浮肿，胀满喘急，以及小便不利者，常与大腹皮同用，如五皮饮（《中藏经》）。

【用法用量】煎服，5～15g。泻肺利水，平肝清火宜生用；肺虚咳嗽宜蜜炙用。

【使用注意】肺寒咳喘，小便量多者慎用。

【现代研究】

1. 化学成分　本品含多种黄酮类衍生物，如桑根皮素、桑皮色烯素，桑根皮素等；亦含伞形花内酯、东莨菪素；还含有作用类似乙酰胆碱的降压成分；近又提得桑皮呋喃A。

2. 药理作用　煎剂对金黄色葡萄球菌、伤寒杆菌、痢疾杆菌及抑制作用，还有一定的抗艾滋病毒作用；对神经系统有镇静、安定、抗惊厥、镇痛、降温作用；有轻度止咳作用，对肠和子宫有兴奋作用；有不同程度利尿、降压、抗癌作用。

【文献摘要】

《名医别录》："去肺中水气，唾血，热渴，水肿腹胪胀，利水道。"

《药性论》："治肺气喘满，水气浮肿，主伤绝，利水道，消水气，虚劳客热，头痛，内补不足。"

《本草纲目》："桑白皮，长于利小水，及实则泻其子也。故肺中有水气及肺火有余者宜之。"

葶苈子 Tinglizi

《神农本草经》

为十字花科一年生或二年生草本独行菜 *Lepidium apetalum* Willd. 或播娘蒿 *Descurainia sophia*（L.）Webb ex prantl 的干燥成熟种子。前者习称"北葶苈子"，主产于河北、辽宁、内蒙古等地；后者习称“南葶苈子”，主产于江苏、山东、安徽、浙江等地。夏季采收。生用或炒用。

【药材特征】北葶苈子：种子扁卵形，长1~1.5mm，宽0.5~1mm。表面黄棕色或红棕色，微有光泽，具多数细微颗粒状突起，并可见2条纵列的浅槽，其中一条较明显，一端钝圆，另端渐尖而微凹，种脐位于凹下处，但不明显。无臭，味微苦辛，黏性较强。

南葶苈子：长圆形略扁，长0.8~1.2mm，宽约0.5mm；表面黄棕色，一端钝圆，另一端微凹或较平截，中央凹入，种脐位于凹下处，种子表面具有细密的网纹及2条纵列的浅槽。气微，味微辛，略带黏性。

【别名】丁历、大适、大室。

【性味】苦、辛，大寒。

【归经】肺、膀胱经。

【功效】泻肺平喘，利水消肿。

【主治】

1. 痰涎壅盛之咳喘 本品辛散苦泄，大寒沉降，专泻肺中壅实之水饮及痰火而平喘咳，性力较桑白皮力为峻，常与之相须为用，并佐大枣以缓其性，如葶苈大枣泻肺汤（《金匮要略》）。

2. 水肿，悬饮，胸腹积水，小便不利 本品能泄肺气之壅闭，而通调水道，利水消肿。治肺气壅实之水肿胀满、小便不利，常配牵牛子、椒目等同用；痰热结胸之胸胁积水，常与杏仁、大黄等同用；湿热蕴阻之腹水肿满，多配防已、大黄等同用。

按语：葶苈子最早见于《神农本草经》，列为下品。仲景在《伤寒论》中共使用4方次，在《金匮要略》中共使用2方次。主要用于治疗疟母、肺痈、痰饮证、结胸证等。本品苦泄辛散，大寒清热。归肺、膀胱经。药力峻猛，既善泻肺中水饮及痰火而平喘咳，为泻肺平喘之要药，用治痰涎壅盛之喘咳；又可泄肺气之壅闭，通调水道而利水消肿，为治胸腹积水之常用药。仲景用葶苈子，主要取其化痰散结、泻肺平喘、利水消肿之功。

【用法用量】煎服，仲景使用剂量最大为一两，最小一分。目前常规用量3~10g。宜布包煎。研末服，3~6g。炒用药性较缓。

【使用注意】肺虚喘咳、脾虚肿满者忌服。

【鉴别用药】葶苈子与桑白皮均能泻肺平喘，利水消肿，用治肺热、肺中水气、痰饮咳喘及水肿，常相须为用。然葶苈子力峻，长于泻肺中壅实之热邪、痰涎、水气，用治肺中邪盛喘满之实证，以及臌胀、胸腹积水等证；桑白皮甘寒力缓，长于清肺热、利表皮水，多用治肺热痰黄咳喘及皮水、风水等阳水实证。

【现代研究】

1. 化学成分 播娘蒿种子含有强心苷类：毒毛花苷配基、伊夫单苷、葶苈子苷、伊夫双苷。异硫氰酸类：葡萄糖异硫氰酸盐的降解产物、异硫氰酸苄酯，异硫氰酸烯丙酯、异硫氰酸丁烯酯。脂肪油类：亚麻酸、亚油酸、油酸、芥酸、棕榈酸、硬脂酸。独行菜的种子含芥子苷、脂肪油、蛋白质、糖类。

2. 药理作用　葶苈子提取物有强心作用，能使心肌收缩力增强，心率减慢，对衰弱的心脏可增加输出量，降低静脉压；葶苈子的苄基芥子油具有广谱抗菌作用，对酵母菌等 20 种真菌及数十种其他菌株均有抗菌作用；葶苈子尚有利尿、抗癌作用。

【文献摘要】

《神农本草经》："主症瘕积聚结气，饮食寒热，破坚逐邪，通利水道。"

《名医别录》："下膀胱水，伏留热气，皮间邪水上出，面目浮肿。身暴中风热痱痒，利小腹。"

《开宝本草》："疗肺痈上气咳嗽，定喘促，除胸中痰饮。"

白果 Baiguo

《日用本草》

为银杏科乔木银杏 *Ginkgo biloba* L. 的干燥成熟种子。主产于广西、四川、河南等地。秋季种子成熟时采收。除去肉质外种皮，洗净，稍蒸或略煮后，烘干。生用或炒用。

【药材特征】干燥的种子呈倒卵形或椭圆形，略扁，长径 1.5～2.5cm，短径 1～1.5cm。外壳（种皮）白色或灰白色，平滑，坚硬，边缘有 2 条棱线盘绕，顶端渐尖，基部有圆点状种柄痕。壳内有长而扁圆形的种仁，剥落时一端有淡棕色的薄膜。种仁淡黄色或黄绿色，内部白色，粉质。中心有空隙。靠近顶端有子叶 2 枚或更多。气微，味甘、微苦涩。以外壳白色、种仁饱满、里面色白者佳。

【别名】鸭脚子、灵眼、佛指甲、佛指柑。

【性味】甘、苦、涩，平；有毒 。

【归经】肺经。

【功效】敛肺定喘，收涩止带，固精缩尿。

【主治】

1. 哮喘痰嗽　本品涩敛苦降，药性平和，能敛肺定喘，且略兼祛痰之功。无论寒热虚实之各型喘咳，随证配伍均可用之。治风寒引发之寒喘，常与麻黄等配伍；肺肾两虚之虚喘，常与五味子、胡桃肉等同用；外感风寒内有蕴热而喘，则配麻黄、黄芩等同用，如定喘汤（《摄生众妙方》）。肺热燥咳，喘咳无痰者，宜配天冬、麦冬等润肺止咳之品。

2. 带下，白浊，小便频数，遗尿　本品能收涩而固下焦，为治带下白浊之常用药。脾肾亏虚之带下量多质稀，常配山药、莲子等同用；湿热带下，色黄腥臭，常配黄柏、车前子等同用；小便白浊，配萆薢等同用；小便频数，遗尿，遗精，常配乌药、山茱萸等同用。

【用法用量】煎服，5～10g。用时捣碎。炒白果长于收敛固涩。

【使用注意】有毒，不可多用，忌生食，小儿尤当注意。过食可致中毒，出现腹痛、吐泻、发热、发绀，甚至昏迷、抽搐，重者可呼吸麻痹而死亡。

【现代研究】

1. 化学成分　种子含蛋白质、脂肪、淀粉、氰苷、维生素 B_2 及多种氨基酸；外种皮含有毒成分白果酸、氢化白果酸、白果酚、白果醇等；肉质外种皮含白果酸、氢化白果酸、氢化白果亚酸、银杏二酚、白果醇和黄酮类化合物。

2. 药理作用 乙醇提取物有一定的祛痰作用，对气管平滑肌有微弱的松弛作用，能抑制结核杆菌的生长，体外对多种细菌及皮肤真菌有不同程度的抑制作用。白果二酚有短暂降压作用，并引起血管渗透性增加。银杏外种皮水溶性成分能清除机体超氧自由基，具有抗衰老作用，还具有免疫抑制及抗过敏作用。

3. 不良反应 银杏毒性成分为银杏毒及白果中性素（白果酸、白果醇及白果酚等）。银杏毒有溶血作用，服用量过大，易中毒，生品毒性更大，而以绿色胚芽最毒。白果的毒性成分能溶于水，加热可被破坏，故本品熟用毒性小，若作为食品，应去种皮、胚芽，浸泡半天以上，煮熟透后才可食用。一般中毒症状为恶心呕吐、腹痛腹泻、发热、烦躁不安、惊厥、精神委顿、呼吸困难、发绀、昏迷、瞳孔对光反应迟钝或消失，严重者可因呼吸中枢麻痹而死亡。

【文献摘要】

《医学入门》："清肺胃浊气，化痰定喘，止咳。"

《本草纲目》；"熟食温肺益气，定喘嗽，缩小便，止白浊；生食降痰，消毒杀虫；嚼浆涂鼻面手足，去皻疱，皯䵳皴皱及疥癣疳䘌、阴虱。"

《本草便读》："上敛肺金除咳逆，下行湿浊化痰涎。"

附药　银杏叶

为银杏树的叶。甘、苦、涩，平。归心、肺、大肠经。功能：活血止痛，敛肺平喘，涩肠止泻，止带浊。用于胸痹、肺虚喘咳、泄泻痢疾等。以及现代用治高脂血症、高血压病、冠心病、心绞痛、脑血管痉挛等。煎服，5~10g；或制成片剂、注射剂用。

矮地茶 Aidicha

《本草图经》

为紫金牛科常绿小灌木紫金牛 *Ardisia japonica*（Thunb.）Blume 的干燥地上部分。主产于长江流域以南各省。全年可采。晒干。生用。

【药材特征】全株长 21.5~25cm。多附有匍匐根茎。茎圆柱形或稍扁，直径 2~5mm，表面暗红棕色，具细纵纹及突起的叶痕，基部疏生须状不定根；顶端有时可见花梗或暗红色皱缩的球形小果。质脆易折断，断面暗红棕色，中央有白色髓。叶常三五枚集生于茎顶，叶片稍卷曲或破碎，展平后呈卵圆形，表面灰绿色至棕褐色，嫩叶附生腺毛，边缘具细齿，网脉明显。味微涩。

【别名】平地木、老勿大、不出林、叶底珠。

【性味】苦、辛，平。

【归经】肺、肝经。

【功效】止咳平喘，清热利湿，活血化瘀。

【主治】

1. 痰多咳喘 本品性平，有显著的止咳祛痰作用，略兼平喘之功，无论寒热咳喘

皆可用之。可单用或随证配伍。

2. 湿热黄疸，淋证，水肿　治湿热黄疸，常配茵陈等同用；小便淋涩疼痛，常配车前子等同用；水肿，小便不利，多配茯苓等同用。

3. 跌打损伤，风湿痹痛，血瘀闭经等　本品有活血化瘀，通经止痛作用，治上述诸证可分别配祛瘀疗伤、祛风湿通络及活血调经药同用。

【用法用量】煎服，10~30g。或捣汁服。

【现代研究】

1. 化学成分　全草含挥发油，由龙脑、β-桉叶油醇和4-松油烯醇等61个成分组成，去油后可得岩白菜素。还含紫金牛酚Ⅰ、Ⅱ，2-甲基腰果二酚，冬青醇，恩贝素，槲皮素，槲皮苷，杨梅苷等。

2. 药理作用　挥发油及紫金牛酚有抗结核作用；水煎剂对金黄色葡萄球菌、肺炎球菌有抑制作用，并对流感病毒有一定的抑制作用；煎剂及所含岩白菜素均有明显止咳作用；煎剂对小白鼠有明显祛痰作用，其作用强度与等剂量的桔梗相当，祛痰的有效成分可能是杨梅苷及槲皮素。

【文献摘要】

《李氏草秘》："捣汁冲酒服，治偏坠疝气。"

《植物名实图考》："治肿毒、血痢，解蛇毒，救中暑。""又治跌打损伤，风痛。"

《草木便方》："治风湿顽痹，肺痿久嗽，涂寒毒肿痛。"

洋金花 Yangjinhua

《本草纲目》

为茄科一年生草本白曼陀罗 *Datura metel* L. 的干燥花。主产于江苏、浙江、福建等地。7~9月花盛开时采收。晒干或低温干燥。生用或制用。

【药材特征】本品多皱缩成条状，完整者长9~15cm。花萼呈筒状，长为花冠的2/5，灰绿色或灰黄色，先端5裂，基部具纵脉纹5条，表面微有茸毛；花冠呈喇叭状，淡黄色或黄棕色，先端5浅裂，裂片有短尖，短尖下有明显的纵脉纹3条，两裂片之间微凹；雄蕊5，花丝贴生于花冠筒内，长为花冠的3/4；雌蕊1，柱头棒状。烘干品质柔韧，气特异；晒干品质脆，气微，味微苦。

【别名】曼陀罗、羊惊花、山茄花、风茄花、枫茄花、醉仙桃、大麻子花、广东闹羊花、大喇叭花、金盘托荔枝、假荔枝。

【性味】辛，温。有毒。

【归经】肺、肝经。

【功效】止咳平喘，止痛，止痉。

【主治】

1. 无痰之咳嗽哮喘　本品为麻醉镇咳平喘药，止咳平喘之力颇强。多用于他药乏效者，可单用作散剂，或卷烟点燃吸入；亦可配入复方中用之。

2. 多种痛证　本品有良好的麻醉止痛作用，其作用部位广泛。每治心腹疼痛及风寒湿痹痛、跌打损伤等，单用即效，或配川乌、草乌等同用。

3. 癫痫及慢惊风 本品有解痉止搐作用。常配天麻、全蝎等同用。

4. 麻醉 本品自汉代以来即用作麻醉剂，常与川乌、草乌、姜黄同用，如整骨麻药方（《医宗金鉴》）。近代以本品提取物东莨菪碱制成中药麻醉剂，广泛用于外科手术麻醉，效果满意。

【用法用量】多入丸散，每次 0.3～0.6g；也可作卷烟分次燃吸，一日总量不超过 1.5g。手术麻醉适量。

【使用注意】体虚、外感及痰热咳喘、青光眼者，以及孕妇、高血压及心脏病患者均忌用。有毒，用量不宜过大。

【现代研究】

1. 化学成分 白曼陀罗花含莨菪烷型生物碱。其中主要包括东莨菪碱（天仙子碱）、莨菪碱（天仙子胺）、阿托品。

2. 药理作用 东莨菪碱对大脑皮层和皮层下某些部位主要是抑制作用，使意识丧失，产生麻醉，但对延髓和脊髓则有不同程度的兴奋作用。生物碱小剂量时，兴奋迷走神经中枢使心率减慢；剂量较大时，则阻滞心脏 M 胆碱受体，使心率加快。较高浓度的莨菪类具有抗心律失常作用和非特异性的钙通道阻滞作用。东莨菪碱有阿托品样解除血管痉挛，改善微循环及组织器官的血流灌注而有抗休克作用。东莨菪碱有一定的镇痛作用，对支气管及胃肠平滑肌有松弛作用，有散瞳、调节眼麻痹及抑制腺体分泌的作用。洋金花生物碱能明显提高血液和大脑皮质超氧化物歧化酶（SOD）活性，降低丙二醛（MDA）含量。

【文献摘要】

《履巉岩本草》："治寒湿脚，面上破，生疮，晒干为末，用少许贴患处。"

《本草纲目》："诸风及寒湿脚气，煎汤洗之；又主惊痫及脱肛；并入麻药。"

《本草便读》："止疮疡疼痛，宣痹着寒哮。"

第十四章　安神药

凡以安定神志为主要作用、治疗神志不安证的药物，称为安神药。

心藏神，主神志；肝藏魂，主疏泄，性喜条达。因此，人体神志的变化与心、肝二脏功能活动有着密切关系。本类药物多以矿石、贝壳或植物的种子入药，主归心、肝二经，具有安定神志功效，某些药物还兼有清热解毒、平肝潜阳、纳气平喘、敛汗、润肠、祛痰等功效。

安神药主要适用于神志不安证，症见心悸怔忡，失眠多梦，健忘，惊悸不安，烦躁易怒等；亦可作为惊风、癫痫、狂妄等病证的辅助药物。某些安神药还可用治热毒疮肿、肝阳眩晕、自汗盗汗、肠燥便秘、痰多咳喘等。

安神药依据药性和临床应用不同，可分为重镇安神药与养心安神药两类。凡质重的矿石类、贝壳类药物，因其“重则能镇”，故多有重镇安神作用，称为重镇安神药，适用于神志不安证属实证者；凡植物的种子类药物，质润滋养，故多有养心安神作用，称为养心安神药，适用于神志不安属虚证者。

临床应用安神药时，应针对导致神志不安的病因、病机，选用适宜的安神药，并做相应配伍。如心火炽盛或邪热内扰，症见躁动不安，惊悸失眠者，多属实证，应选用重镇安神药；因火热所致者，则与清泻心火、清肝泻火药配伍；因痰所致者，则与祛痰、开窍药配伍；因血瘀所致者，则与活血化瘀药配伍；肝阳上亢者，则与平肝潜阳药配伍；癫狂、惊风等证，应以化痰开窍或平肝息风药为主，本类药物多作为辅药应用。阴虚血少，心神失养，症见虚烦不眠，心悸怔忡者，多属虚证，应选用养心安神药，若血虚阴亏者，须与补血、养阴药配伍；心脾两虚者，则与补益心脾药配伍；心肾不交者，又与滋阴降火、交通心肾药配伍。

本类药物多属对症治标之品，特别是矿石类安神药，易伤脾胃，故不可久服。若作丸、散剂内服时，须酌情配伍养胃健脾之品，且只宜暂服；入煎剂应打碎先煎、久煎。部分药物具有毒性，更须慎用，以防中毒。

张仲景常用的安神药有龙骨、酸枣仁、朱砂、柏子仁、小麦、紫石英，这些药也都是目前临床常用的安神药，尤其是龙骨、酸枣仁、朱砂、柏子仁，在治疗失眠症中发挥着重要的作用。

现代药理研究证明，安神药对中枢神经系统有抑制作用，具有镇静、催眠、抗惊厥等作用。部分药物还有祛痰止咳、抑菌防腐、强心、改善冠状动脉血循环及提高机体免疫功能等作用。

歌诀：
诸药性，安神镇静。
质重镇潜，质润补养。
或心悸虚烦，心神不安；
或惊悸怔忡，健忘失眠，
皆可灵活选用，应辨虚实寒热。

第一节　重镇安神药

重镇安神药多为矿石、化石类药物，具有质重沉降之性，重则能镇，重可去怯，故有重镇安神、平惊定志功效，适用于心火炽盛、痰火扰心、惊吓等引起的心神不宁、心悸失眠及惊痫、癫狂、肝阳上亢等属实证者。部分药兼有平肝潜阳功效，可用治肝阳上亢眩晕者。

朱砂 Zhusha

《神农本草经》

为硫化物类矿物辰砂族辰砂，主含硫化汞（HgS）。主产于湖南、四川、贵州、云南等地。以产于古之辰州（今湖南沅陵）者为道地药材。随时可采。采挖后，选取纯净者，用磁铁吸净含铁的杂质，再用水淘去杂石和泥沙，照水飞法研成极细粉末，晾干或40℃以下干燥。

【药材特征】本品为粒状或块状集合体，呈颗粒状或块片状。鲜红色或暗红色，条痕红色至褐红色，具光泽。体重，质脆，片状者易破碎，粉末状者有闪烁的光泽。气微，味淡。

【别名】丹砂、辰砂、真朱。

【性味】甘，微寒。有毒。

【归经】心经。

【功效】清心镇惊，安神，明目，解毒。

【主治】

1. 心神不安，惊悸失眠　本品甘寒质重，寒能降火，重可镇怯，专入心经，既可重镇安神，又能清心安神，为镇心、清火、安神定志之良药，最宜于心火亢盛之心神不宁、烦躁不眠，多与黄连、栀子、磁石等配伍；治疗心火亢盛兼阴血不足之失眠多梦、惊悸怔忡、心中烦热，多与当归、生地黄、炙甘草等同用，如朱砂安神丸（《内外伤辨惑论》）；治疗血虚心悸、失眠、健忘，可与当归、柏子仁、酸枣仁等同用。

2. 惊风，癫痫　本品质重而镇，略有镇惊止痉之功。治疗温热病，热入心包或痰热内闭所致的高热烦躁、神昏谵语、惊厥抽搐，常与牛黄、麝香等同用，如安宫牛黄丸（《温病条辨》）；治疗小儿急惊风，常与牛黄、全蝎、钩藤等配伍，如牛黄散（《证治准绳》）；治疗癫痫卒昏抽搐，常与磁石同用，如磁朱丸（《备急千金要方》）。

3. 疮疡肿毒，咽喉肿痛，口舌生疮　本品性寒，不论内服、外用，均有清热解毒作用。治疗疮疡肿毒，常与雄黄、山慈菇、大戟等同用，如太乙紫金锭（《外科正宗》）；治疗咽喉肿痛，口舌生疮，可配冰片、硼砂等制成散剂外用，如冰硼散（《外科正宗》）。

按语：朱砂最早见于《神农本草经》，名丹砂，列为上品，仲景用朱砂仅《金匮要略》“赤丸”1方，将其称为“真朱”。赤丸以朱砂为丸衣，疗“寒气厥逆，下焦阴寒之气厥而上逆”，并因其色赤而命名。《金匮要略心典》释曰：“真朱体重色正，内之以破阴去逆也。”从证测方，赤丸中朱砂之用有二：一则重镇护心以降逆，治水饮上逆，心下悸动；二则以之为诸热药之佐使，克制热燥之性。

【用法用量】内服，只宜入丸、散服，每次0.1～0.5g；不入煎剂。外用适量。仲景用量未详。赤丸方后注：“上四味，末之，内真朱为色，炼蜜丸如麻子大。”

【使用注意】本品有毒，内服不宜过量或持续服用，以防汞中毒。孕妇及肝肾功能不全者禁用。忌火煅，火煅则析出水银，有剧毒。

【现代研究】

1. 化学成分　本品主要成分为硫化汞（HgS），含量不少于96%。此外，尚含铅、钡、镁、铁、锌等多种微量元素及雄黄、磷灰石、沥青质、氧化铁等杂质。

2. 药理作用　连续服用朱砂能使催眠剂量的异戊巴比妥催眠时间延长，亦可使小鼠由于腹腔注射戊四氮而引起的惊厥产生时间显著推迟；雌鼠口服朱砂后受孕率低于空白对照组，说明雌性动物服用朱砂后对受孕有一定影响；从整个仔鼠的汞含量测定，妊娠期母鼠口服朱砂后，其胎儿的汞含量高于空白对照组，并有显著性差异，表明朱砂中的汞能通过胎盘屏障而进入胎儿体内，故妊娠期应禁服朱砂；外用能抑杀皮肤细菌及寄生虫。亚急性毒性试验表明，朱砂对小鼠心、肝、肾有一定损害。

3. 不良反应　朱砂为无机汞化合物，汞与人体蛋白质中巯基有特别的亲和力，高浓度时，可抑制多种酶的活性，使代谢发生障碍，直接损害中枢神经系统。急性中毒的症状表现为尿少或尿闭、浮肿，甚至昏迷抽搐、血压下降，或因肾功能衰竭而死亡。慢性中毒患者，口中有金属味，流涎增多，口腔黏膜充血、溃疡，牙龈肿痛，出血，恶心，呕吐，腹痛腹泻，手指或全身肌肉震颤；肾脏损害可表现为血尿、蛋白尿、管型尿等。

【文献摘要】

《神农本草经》：“养精神，安魂魄，益气明目。”

《名医别录》：“通血脉，止烦满、消渴，益精神，悦泽人面，除中恶腹痛，毒气疥瘘诸疮。”

《本草纲目》：“治惊痫，解胎毒、痘毒，驱邪疟，能发汗。”

龙骨 Longgu

《神农本草经》

为古代大型哺乳动物如三趾马类、犀类、鹿类、牛类、象类等的骨骼化石。主产于山西、内蒙古、河南、河北、陕西、甘肃等地。全年可采，挖出后，除去泥土及杂质，贮于干燥处。生用或煅用。用时打碎。

【药材特征】本品为不规则的块状，大小不一。全体淡黄白色，夹有蓝灰色及红棕色的花纹，深浅粗细不一。表面平滑，时有小裂隙。断面多粗糙，质硬而脆，易片片剥落而散碎。吸湿性强，以舌舐之有吸力。无臭，无味。

【别名】五花龙骨。

【性味】甘、涩，平。

【归经】心、肝、肾经。

【功效】镇惊安神，平肝潜阳，收敛固涩。

【主治】

1. 心神不宁，心悸失眠，惊痫癫狂 本品质重，入心、肝经，长于镇惊安神，为重镇安神的要药，可用治各种神志不安证。治疗心肝血虚之心神不宁、心悸失眠、健忘多梦，常配伍朱砂、酸枣仁等；治疗痰热内盛之惊痫抽搐、癫狂发作，常配伍牛黄、胆南星、羚羊角等。

2. 肝阳晕眩 本品质重沉降，入肝经，有较强的平肝潜阳作用，故常用治肝阴不足，肝阳上亢所致的头晕目眩、烦躁易怒，常配伍赭石、生牡蛎、白芍等，如镇肝息风汤（《医学衷中参西录》）。

3. 滑脱诸证 本品煅后味涩能敛，有收敛固涩功效。通过不同配伍可治疗遗精、滑精、尿频、遗尿、崩漏、带下、自汗、盗汗等多种正虚滑脱之证。治疗肾虚遗精、滑精，常配伍牡蛎、沙苑子、芡实等，如金锁固精丸（《医方集解》）；治疗心肾两虚，尿频、遗尿，常配伍桑螵蛸、龟甲、茯神等，如桑螵蛸散（《本草衍义》）；治疗气虚不摄，冲任不固之崩漏、带下，常配伍黄芪、乌贼骨、五味子等，如固冲汤（《医学衷中参西录》）；治疗表虚自汗、阴虚盗汗，常配伍牡蛎、生地黄、黄芪等。

4. 湿疮痒疹，疮疡久溃不敛 煅龙骨研末外用，有收湿、敛疮、生肌之效。治疗湿疮痒疹，常配伍煅牡蛎研粉外敷；治疗疮疡溃久不敛，常与枯矾等份，共研细末，掺敷患处。

按语：龙骨最早见于《神农本草经》，列为上品，仲景在《伤寒论》和《金匮要略》中共入8方次。如桂枝去芍药加蜀漆龙骨牡蛎救逆汤，以镇太阳经火逆之惊狂起卧不安；柴胡加龙骨牡蛎汤治少阳经误下之胸满烦惊，均取龙骨镇静安神之功。用桂枝甘草龙骨牡蛎汤治疗“男子失精，女子梦交，少腹弦急者”，乃用龙骨固涩以收敛或固肾涩精之能。本品甘寒质重入心经，功擅镇心、清心而安神，为镇心安神之要药，尤宜于心火亢盛之心神不宁、烦躁不眠。并能清热解毒，治疮疡肿毒、咽喉肿痛、口舌生疮。唯有毒，用当宜慎。

【用法用量】煎服，入汤剂宜先煎。仲景最大用量为四两，最小用量为一两半，目前常规用量15~30g，外用适量，研碎入药。生用重镇安神、平肝潜阳、息风止痉；煅用收敛固涩。

【使用注意】湿热积滞者不宜使用。

【现代研究】

1. 化学成分　本品主要含碳酸钙、磷酸钙。尚含少量铁、钾、钠、氯、铜、锰等。

2. 药理作用　龙骨水煎剂对小鼠的自主活动有明显抑制作用，能明显增加巴比妥钠小鼠的入睡率；其抗惊厥作用与铜、锰元素含量有关；所含钙离子能促进血液凝固，降低血管壁通透性，并可抑制骨骼肌的兴奋性。

【文献摘要】

《神农本草经》："主咳逆，泄痢脓血，女子漏下，症瘕坚结，小儿热气惊痫。"

《名医别录》："疗心腹烦满，四肢痿枯，汗出，夜卧自惊，恚怒，伏气在心下不得喘息，肠痈内疸，阴蚀，止汗，缩小便，尿血，养精神，定魂魄。安五藏。"

《药性论》："逐邪气，安心神，止冷痢及下脓血，女子崩中带下，止梦泄精，梦交，治尿血，虚而多梦纷纭加而用之。"

附药　龙齿

为古代大型哺乳动物如三趾马、犀类、鹿类、牛类、象类等的牙齿化石。呈完整的齿状或破碎成不规则的块状。主要为犬齿及臼齿。犬齿呈圆锥形，先端弯而尖，直径约3cm，近尖端处常中空。臼齿呈圆柱形或方柱形，一端较细，略弯曲，多有深浅不同的沟棱。表面牙白色、青灰色或暗棕色，粗糙或有毒，可见具光泽的珐琅质。质坚硬，断面不平坦，亦粗糙，有吸湿性。无臭，无味。味涩甘，性凉。归心、肝经。具有镇惊安神、清热除烦等功效。

紫石英 Zishiying

《神农本草经》

为卤化物类矿物萤石的矿石。主含氟化钙（CaF_2）。主产于浙江、辽宁、河北、甘肃等地。全年均可采挖，拣选紫色者入药。去净外附的沙砾及黏土，捣成小块，生用或煅用。

【药材特征】本品为不规则块状。全体呈紫色或浅绿色，色深浅不匀；半透明至透明，玻璃样光泽，表面常有裂纹。质坚体重，不易碎，断面不整齐。气无，味淡。

【别名】萤石、氟石。

【性味】甘，温。

【归经】心、肺、肾经。

【功效】温肾助阳，镇心安神，温肺平喘。

【主治】

1. 肾阳亏虚，宫冷不孕，崩漏带下　本品甘温，能助肾阳，暖胞宫，调冲任，常用治元阳衰惫、血海虚寒、宫冷不孕、崩漏带下诸证。多以本品与当归、熟地黄、川芎、香附、白术等配伍（《青囊秘方》）。

2. 心悸怔忡，虚烦不眠　本品甘温能补，质重能镇，为温润镇怯之品。用治心悸怔忡，虚烦失眠，常与酸枣仁、柏子仁、当归等养血补心之品同用（《郑子来家秘方》）；用治心经痰热，惊痫抽搐，常与龙骨、寒水石、大黄等重镇清热之品同用，如风引汤（《金匮要略》）。

3. 肺寒气逆，痰多咳喘 本品温肺寒，止喘嗽，可单用火煅，花椒泡汤，用治肺寒气逆，痰多喘咳证（《青囊秘方》）；或与五味子、款冬花、桑白皮、人参等配伍，用治肺气不足，短气喘乏、口出如含冰雪、语言不出者，如钟乳补肺汤（《御药院方》）。

按语：紫石英最早见于《神农本草经》，列为上品，仲景用紫石英仅见风引汤1方，以重镇而潜肝阳，熄肝风，“除热瘫痫”，多用于四肢瘫痪或惊痫瘈疭，或小儿惊风抽搐而伴头晕心烦，面赤身热，舌红、苔黄，脉数等。

【用法用量】煎服，仲景风引汤中用本品六两。目前常规用量为9～15g。打碎先煎。

【使用注意】阴虚火旺而不能摄精之不孕及肺热气喘者忌用。

【现代研究】

1. 化学成分 本品主含氟化钙（CaF_2），纯品含钙51.2%、氟48.8%及氧化铁等。

2. 药理作用 本品有兴奋中枢神经、促进卵巢分泌作用。

【文献摘要】

《神农本草经》：“主心腹咳逆邪气。补不足，女子风寒在子宫，绝孕十年无子。”

《金匮要略》：“风引汤除热瘫痫。”

《名医别录》：“疗上气，心腹痛，寒热邪气，结气，补心气不足，定惊悸，安魂魄，填下焦，止消渴，除胃中久寒，散痈肿。”

磁石 Cishi

《神农本草经》

为氧化物类矿物尖晶石族磁铁矿，主含四氧化三铁（Fe_3O_4）。主产于河北、山东、辽宁、江苏等地。采挖后，除去杂石。选择吸铁能力强者入药。生用，或取净磁石照煅淬法煅至红透，醋淬，碾成粗粉用。

【药材特征】本品呈不规则块状，多具棱角。大小不一，铁黑色，条痕黑色。不透明。半金属光泽。表面不光滑，粗糙。体重，质坚硬，难砸碎，断面不平坦。具磁性；有土腥气，味淡。

【别名】吸铁石、活磁石、灵磁石、磁铁石。

【性味】咸，寒。

【归经】心、肝、肾经。

【功效】镇惊安神，平肝潜阳，聪耳明目，纳气平喘。

【主治】

1. 心神不宁，惊悸失眠，癫痫 本品质重入心以镇惊安神，味咸入肾而益肾补阴，性寒入肝则清泻肝火，故能顾护真阴，震摄浮阳，安定神志。治疗肾虚肝旺，肝火上扰心神，或惊恐气乱，神不守舍所致的心神不宁、惊悸失眠或癫痫，常配伍朱砂、神曲，如磁朱丸（《备急千金要方》）；治疗小儿惊痫，《圣济总录》以磁石炼水饮之。

2. 肝阳眩晕，急躁易怒 本品质重入肝、肾经，既能平肝潜阳，又能益肾补阴，故可用治肝阳上亢之头晕目眩、急躁易怒等，常配伍石决明、珍珠、牡蛎等。

3. 耳聋耳鸣，目昏目暗 本品有补益肝肾、聪耳明目功效。治疗肾虚耳聋、耳鸣，常配伍熟地黄、山茱萸、五味子等，如耳聋左慈丸（《全国中药成药处方集》）；治疗肝肾不足，视物昏花、目暗不明，常配伍枸杞子、女贞子、菊花等。

4. 肾虚喘促 本品质重入肾经，有益肾纳气平喘之功。治疗肾气不足，摄纳无权之喘促，常配伍赭石、五味子、胡桃仁等。

【用法用量】煎服，9~30g，宜打碎先煎；入丸、散剂，每次1~3g。

【使用注意】因不易消化，故入丸散不可多用。脾胃虚弱者慎用。

【鉴别用药】磁石、朱砂二药均质重性寒入心经，能镇惊安神，可治心神不安、惊悸、失眠。然磁石益肾阴、潜肝阳，主治肾虚肝旺，肝火扰心之心神不安；朱砂镇心、清心而安神，善治心火亢盛之心神不安。

【现代研究】

1. 化学成分 本品主要含四氧化三铁（Fe_3O_4），尚含钙、镁、钾、钠、铬、锰、镉、铜、锌、砷等微量元素。

2. 药理作用 本品水煎剂具有抑制中枢神经系统而镇惊、抗惊厥作用，且炮制后作用明显增强；对缺铁性贫血有补血作用。另有抗炎、镇痛、促凝血等作用。

【文献摘要】

《神农本草经》："主周痹风湿，肢节中痛，不可持物，洗洗酸消，除大热烦满及耳聋。"

《本草衍义》："肾虚耳聋目昏者皆用之。"

《本草纲目》："明目聪耳，止金疮血。"

琥珀 Hupo

《名医别录》

为古代松科植物，如枫树、松树的树脂埋藏地层中经年久转化而成的化石样物质。主产于云南、广西、河南、辽宁等地。随时可采，从地下或煤层中挖出后，除去砂石、泥土等杂质。用时捣碎，研末用。

【药材特征】本品呈不规则块状、颗粒状或多角形，大小不一。血红色、黄棕色或暗棕色，近于透明。质松脆，断面平滑，具玻璃样光泽，捻之即成粉末。无臭，味淡，嚼之易碎无沙感。不溶于水，燃烧易熔，并爆炸有声、冒白烟，微有松香气。

【别名】血琥珀、血珀、红琥珀、光珀。

【性味】甘，平。

【归经】心、肝、膀胱经。

【功效】镇惊安神，活血散瘀，利尿通淋。

【主治】

1. 心神不宁，心悸失眠，癫痫，惊风 本品质重而镇，入心、肝经，具有镇惊安神功效。治疗心神不宁、心悸失眠、健忘多梦，常配伍菖蒲、远志、茯神等，如琥珀定志丸（《杂病源流犀烛》）；治疗心血亏虚之惊悸怔忡、夜卧不安，常配伍酸枣仁、人参、当归等，如琥珀养心丸（《证治准绳》）；治疗癫痫发作及小儿惊风，常配伍天南星、天竺黄等，如琥珀抱龙丸（《幼科发挥》）。

2. 痛经经闭，心腹刺痛，癥瘕积聚 本品入心、肝血分，有活血通经、散瘀消癥功效，可治多种瘀血证。治疗血瘀气阻之痛经、经闭，常配伍当归、莪术、乌药等，如琥珀散（《灵苑方》）；治疗心血瘀阻之心腹刺痛，常与三七同用，研末内服；治疗癥瘕积聚，常配伍三棱、鳖甲、大黄等。

3. 淋证，癃闭 本品利尿通淋，可治各种淋证及癃闭；又因活血散瘀，尤宜于血淋。治疗淋证尿频、尿痛及癃闭，如《仁斋直指方》单用琥珀为散，以灯心汤送服；治疗石淋，常配伍金钱草、木通、海金沙等。

【用法用量】研末冲服，或入丸、散剂，每次1.5~3g。不入煎剂。外用适量。

【现代研究】

1. 化学成分 本品主含树脂、挥发油等，尚含琥珀氧松香酸、琥珀松香酸、琥珀银松酸、琥珀脂醇、琥珀松香醇及琥珀酸等。

2. 药理作用 琥珀酸具有中枢抑制作用，能明显减少小鼠自主活动，延长戊巴比妥钠所致的小鼠睡眠时间；对大白鼠听源性惊厥与小鼠电休克反应有保护作用。

【文献摘要】

《名医别录》：“主安五脏，定魂魄……消瘀血，通五淋。”

《药性论》：“治产后血瘀痛。”

《本草拾遗》：“止血生肌，合金疮。”

第二节 养心安神药

本类药物多为植物种子、种仁类，具甘润滋养之性，主入心、肝经，有滋养心肝、养阴补血、交通心肾等作用，适用于阴血不足、心脾两虚、心肾不交等引起的心悸怔忡、虚烦不眠、健忘多梦等神志不安属虚证者。

酸枣仁 Suanzaoren

《神农本草经》

为鼠李科植物酸枣 *Ziziphus jujuba* Mill. var. *spinosa*（Bunge）Hu ex H. F. Chou 的干燥成熟种子。主产于河北、陕西、河南、山西、山东等地。秋末冬初采收成熟果实，除去果肉及核壳，收集种子，晒干。生用或炒用，用时捣碎。

【药材特征】本品呈扁圆形或扁椭圆形，长5~9mm，宽5~7mm，厚约3mm。表面紫红色或紫褐色，平滑有光泽，有的有裂纹。一面较平坦，中间有1条隆起的纵线纹；另一面稍突起。一端凹陷，可见线形种脐；另端有细小突起的合点。种皮较脆，胚乳白色，子叶2，浅黄色，富油性。气微，味淡。

【别名】山枣仁、山酸枣。

【性味】甘、酸，平。

【归经】归肝、胆、心经。

【功效】补肝，宁心，敛汗，生津。

【主治】

1. 心悸失眠　本品味甘，入心、肝经，能养心阴、益肝血而有安神之效，为养心益肝安神要药，尤宜于心肝阴血不足之心悸怔忡、失眠健忘，常配伍当归、白芍、何首乌等。治疗肝虚有热，虚烦不眠，常配伍茯苓、知母、甘草等，如酸枣仁汤（《金匮要略》）；治疗心脾气血双亏，惊悸不安、体倦失眠，常配伍黄芪、当归、党参等，如归脾汤（《校注妇人良方》）；治疗心肾不交，阴亏血少，心悸失眠、健忘梦遗，常配伍麦冬、生地黄、远志等，如天王补心丹（《摄生秘剖》）。

2. 自汗、盗汗　本品味酸，有收敛止汗功效。治疗体虚自汗、盗汗，常配伍五味子、山茱萸、黄芪等。

此外，本品有敛阴生津止渴之功，治疗津伤口渴，常与生地黄、麦冬等同用。

按语：酸枣仁最早见于《神农本草经》，名酸枣，列为上品，由于《神农本草经》中未明言是果实还是种仁，故后世医家多有争论，入药有用果实者，也有单用种仁者。至隋唐前后，渐均改用种仁入药，且所论“酸枣仁”药性与《神农本草经》“酸枣”药性基本相合。仲景在《金匮要略》中入1方次，即治虚烦不得眠的酸枣仁汤。本品甘酸性平，入心、肝经，有内补外敛之效。内补阴血，养心益肝而安神，外敛营阴以止汗。凡阴血不足，心神失养，虚火妄动，营阴外泄之虚烦不眠、惊悸不安、多梦纷纭、心慌汗出等均为主治。

【用法用量】煎服，仲景用量为二升。目前常用量为9~15g。有时可用到30g。研末吞服，每次1.5~2g。

【使用注意】凡肝、胆、脾三经有实邪者勿用，以防敛邪之弊。

【现代研究】

1. 化学成分　本品主含皂苷，其组成为酸枣仁皂苷A、B等；并含三萜类化合物及黄酮类化合物。此外，含大量脂肪油和多种氨基酸、维生素C、多糖及植物甾醇等。

2. 药理作用　酸枣仁皂苷、黄酮苷、水及醇提取物分别具有镇静催眠及抗心律失常作用，并能协同巴比妥类药物的中枢抑制作用；其水煎液及醇提取液还有抗惊厥、镇痛、降体温及降压作用。另有降血脂、抗缺氧、抗肿瘤、抑制血小板聚集，增强免疫功能及兴奋子宫等作用。

【文献摘要】

《本草纲目》：“酸枣仁甘而润，故熟用疗胆虚不得眠，烦渴虚汗之证；生用疗胆热好眠。皆足厥阴、少阳药也，今人专以为心家药，殊昧此理。”

《本经疏证》：“仲景用酸枣仁汤，明明著虚劳虚烦不得眠之语，虚烦不得眠，犹可目为邪结气聚耶，虚劳亦岂邪结气聚可成者耶？纵邪结气聚，亦可成虚劳，则此不得眠，且将与栀子豉汤相比矣。”

小麦 Xiaomai

《本草经集注》

为禾本科植物小麦 *Triticum aestivum* L. 的成熟颖果或其面粉。全国各地均有栽培，为我国主要食粮之一。

【药材特征】本品颖果长圆形或近卵形，长约6mm，浅褐色。

【性味】甘，微寒。

【归经】心经。

【功效】养心除烦。

【主治】

心神不宁，烦躁失眠，妇人脏躁 治妇人脏躁，喜悲伤欲哭，数欠伸，用甘草三两，小麦一升，大枣十枚，如甘麦大枣汤（《金匮要略》）。用小麦养心阴以安神。

按语：小麦最早见于《神农本草经》。仲景在《伤寒论》和《金匮要略》中入2方次。如治疗妇人脏躁证的甘麦大枣汤，取其养心阴，安心神。唯药力平和，须长期服用。若酌情加入当归、白芍、茯神、酸枣仁之类，则效果更为显著。另仲景于白术散方后云："若呕，以醋浆水服之；复不解者小麦汁服之。"进而说明小麦具有健脾和中止呕之效。

【用法用量】煎服。仲景用量为二升。目前常规用量为30~60g。外用适量。

【现代研究】

1. 化学成分 本品含淀粉、蛋白质、糖类、脂肪、粗纤维等。

2. 药理作用 从小麦中提取的脂多糖（LPSw）静脉注射或灌胃，均可抑制醋酸引起的小鼠扭体反应，有显著的镇痛作用；LPSw可激活巨噬细胞而发挥抗病毒作用。

【文献摘要】

《名医别录》："除热，止燥渴，利小便，养肝气，止漏血，唾血。"

《本草拾遗》："小麦面，补虚，实人肤体，厚肠胃，强气力。"

《本草纲目》："陈者煎汤饮，止虚汗；烧存性，油调涂诸疮，汤火灼伤。""小麦面敷痈肿损伤，散血止痛。生食利大肠，水调服止鼻衄、吐血。"

柏子仁 Baiziren

《神农本草经》

为柏科植物侧柏 *Platycla dus orientalis*（L.）Franco 的干燥成熟种仁。主产于山东、河南、河北，亦产于陕西、湖北、甘肃、云南等地。秋、冬二季采收成熟种子，晒干，除去种皮，收集种仁。用纸包裹，加热微炕，压榨去油，称柏子仁霜。生用或制霜用。

【药材特征】种仁略呈卵形，似麦粒而较小。一端尖，另端钝，在尖端处有一小黑点。质柔油润，含大量油质。气香，味甘。

【别名】柏实、柏子、柏仁、侧柏子。

【性味】甘，平。

【归经】心、肾、大肠经。

【功效】养心安神，润肠通便。

【主治】

1. 心悸失眠 本品味甘质润，药性平和，主入心经，有养心安神功效，尤宜于心阴虚及心肾不交之心悸失眠。治疗心阴不足之虚烦不眠、盗汗，常配伍人参、五味子等，如柏子仁丸（《普济本事方》）；治疗心肾不交之心悸失眠、梦遗健忘，常配伍麦冬、熟地黄等，如柏子养心丸（《体仁汇编》）。

2. 肠燥便秘 本品富含油脂，质润而润肠通便。治疗肠燥便秘证，常与火麻仁、郁李仁等同用，如五仁丸（《世医得效方》）。

此外，本品甘润，可滋补阴液，还可用治阴虚盗汗、小儿惊痫等。

按语：柏子仁最早见于《神农本草经》，名柏实，列为上品。仲景于《金匮要略》竹皮大丸的基础上加柏实治“烦喘”。竹皮大丸本为妇人产后“乳中虚，烦乱呕逆”而设。妇人产后哺乳期，若阴血不足，则虚火内生，扰乱心神，即烦乱不安，主以清虚热为功，合柏实养心血而安神，实有标本兼顾之效。今之临床疗虚烦失眠，柏实当为首选之品。

【用法用量】煎服，仲景用量为一分。目前常规用量 3～9g。大便溏者宜用柏子仁霜代替柏子仁。仲景用之入丸剂，临床亦可以之入汤、散等剂型，外用宜炒研取油得。

【使用注意】便溏及多痰者慎用。

【鉴别用药】柏子仁、酸枣仁均性味甘平，有养心安神功效，治疗阴血不足之心悸失眠，常相须为用。然柏子仁又入肾经，善养心滋肾，长于治疗心阴虚及心肾不交之心悸失眠；且润肠通便，可治肠燥便秘证。酸枣仁兼入肝经，安神之力较强，善养心益肝安神，长于治疗心肝血虚之心悸失眠；又味酸能敛汗，可治自汗、盗汗。

【现代研究】

1. 化学成分 本品主含脂肪油，并含少量挥发油、皂苷及植物甾醇、维生素 A、蛋白质等。

2. 药理作用 柏子仁注射液可使猫的慢波睡眠深睡期明显延长，并具有显著的恢复体力作用；水及乙醇提取物有镇静和增强记忆力等作用。

【文献摘要】

《神农本草经》：“主惊悸，安五藏，益气，除湿痹。”

《名医别录》：“疗恍惚，虚损吸吸，历节，腰中重痛，益血止汗。”

《药性论》：“能治腰肾中冷，膀胱中冷脓宿水，兴阳道，去头风，主小儿惊痫。”

远志 Yuanzhi

《神农本草经》

为远志科植物远志 *Polygala tenuifolia* Willd. 或卵叶远志 *Polygala sibirica* L. 的干燥根。主产于山西、陕西、吉林、河南等地。春季出苗前或秋季地上部分枯萎后，挖取根部，除去须根及泥沙，晒干。生用或制用。

【药材特征】本品呈圆柱形，略弯曲，长3~15cm，直径0.3~0.8cm。表面灰黄色至灰棕色，有较密并深陷的横皱纹、纵皱纹及裂纹，老根的横皱纹较密更深陷，略呈结节状。质硬而脆，易折断，断面皮部棕黄色，木部黄白色，皮部易与木部剥离。气微，味苦、微辛，嚼之有刺喉感。

【别名】小草、细草、小鸡腿、细叶远志、线茶。

【性味】苦、辛，温。

【归经】心、肾、肺经。

【功效】安神益智，祛痰开窍，消散痈肿。

【主治】

1. 惊悸，失眠，健忘 本品苦辛性温，宣泄通达，既能开心气而宁心安神，又能通肾气而强志不忘，善交通心肾，安定神志，益智强识，长于治疗心肾不交之惊悸、失眠、健忘，常配伍茯神、龙齿、朱砂等，如远志丸（《张氏医通》）；治疗健忘，常配伍人参、茯苓、石菖蒲，如开心散（《备急千金要方》）。

2. 癫痫，惊狂 本品味辛通利，能利心窍，逐痰涎，善治痰阻心窍之癫痫、惊狂。治疗癫痫昏仆，痉挛抽搐，常配伍半夏、天麻、全蝎等；治疗惊狂发作，常配伍石菖蒲、郁金、白矾等。

3. 咳嗽痰多 本品苦温性燥，入肺经，能祛痰止咳，可用治痰多黏稠、咳吐不爽或外感风寒、咳嗽痰多者，常与杏仁、贝母、瓜蒌、桔梗等同用。

4. 痈疽肿毒，乳房肿痛 本品辛行苦泄，善疏通气血之壅滞而消散痈肿，对一切痈疽，不论寒热虚实皆可应用。可单用为末，黄酒送服，或外用调敷患处。

按语：远志最早见于《神农本草经》，列为上品。本品辛开苦泄温通，入心、肾、肺经。善开心气而宁心安神，通肾气而强志不忘，有“交通心肾”之长，多用治心肾不交之心神不宁。又擅祛痰开窍，治痰阻心窍、癫痫发狂及咳嗽痰多，痰吐不利。且消散痈肿，治疗痈疽疮毒、乳房肿痛等。

【用法用量】煎服，3~9g。外用适量。

【使用注意】凡胃溃疡、胃炎及实热痰火内盛者慎用。

【现代研究】

1. 化学成分 本品主要含皂苷，组成为远志皂苷元A和远志皂苷元B。还含远志酮、生物碱、糖及糖苷、远志醇、细叶远志定碱等。

2. 药理作用 本品水煎剂对大鼠和小鼠离体之未孕及已孕子宫均有兴奋作用；乙醇浸液在体外对革兰氏阳性菌及痢疾杆菌、伤寒杆菌、人型结核杆菌均有明显抑制作用；煎剂及水溶性提取物分别具有抗衰老、抗突变抗癌等作用；远志皂苷有溶血作用。

【文献摘要】

《神农本草经》：“主咳逆伤中，补不足，除邪气，利九窍，益智慧，耳目聪明，不忘，强志，倍力。”

《名医别录》：“定心气，止惊悸，益精，去心下膈气、皮肤中热、面目黄。”

首乌藤 Shouwuteng

《何首乌传》

为蓼科植物何首乌 *Polygonum multiflorum* Thunb. 的干燥藤茎。主产于河南、湖南、湖北、江苏、浙江等地。秋、冬二季采割，除去残叶，捆成把，干燥。切段，生用。

【药材特征】本品呈长圆柱形，稍扭曲，具分枝，长短不一，直径 4~7mm。表面紫红色至紫褐色，粗糙，具扭曲的纵皱纹，节部略膨大，有侧枝痕，外皮菲薄，可剥离。质脆，易折断，断面皮部紫红色，木部黄白色或淡棕色，导管孔明显，髓部疏松，类白色。无臭，味微苦涩。

【别名】夜交藤。

【性味】甘，平。

【归经】心、肝经。

【功效】养血安神，祛风通络。

【主治】

1. 心神不宁，失眠多梦　本品味甘，入心、肝二经，能补养阴血，养心安神，适用于阴虚血少之失眠多梦、心神不宁、头目眩晕，常配伍合欢皮、酸枣仁、柏子仁等；治疗阴虚阳亢失眠，可配伍珍珠母、龙骨、牡蛎等。

2. 血虚身痛，风湿痹痛　本品养血祛风，通经活络止痛。治疗血虚身痛，常配伍鸡血藤、当归、川芎等；治疗风湿痹痛，常配伍羌活、独活、桑寄生等。

3. 皮肤痒疹　本品有祛风止痒之功，治疗风疹疥癣等皮肤瘙痒，常配伍蝉蜕、浮萍、地肤子、蛇床子等，煎汤外洗。

【用法用量】煎服，9~15g。外用适量。

【现代研究】

1. 化学成分　本品主含蒽醌类化合物，其组成主要为大黄素、大黄酚、大黄素甲醚等。尚含 β-谷甾醇。

2. 药理作用　本品与戊巴比妥钠合用有明显的协同作用；醇提取物能抑制实验性大鼠高脂血症；对实验性动脉粥样硬化有一定防治作用；并能促进免疫功能。

【文献摘要】

《本草纲目》："风疮疥癣作痒，煎汤洗浴。"

《本草再新》："补中气，行经络，通血脉，治劳伤。"

《本草正义》："治夜少安寐。"

合欢皮 Hehuanpi

《神农本草经》

为豆科植物合欢 *Albizia julibrissin* Durazz. 的干燥树皮。主产于湖北、安徽、浙江等地。夏、秋二季剥取树皮，晒干，切段，生用。

【药材特征】本品呈卷曲筒状或半筒状，长 40~80cm，厚 0.1~0.3cm。外表面灰棕色至灰褐色，稍有纵皱纹，有的成浅裂纹，密生明显的椭圆形横向皮孔，棕色或棕红色，偶有突起的横棱或较大的圆形枝痕，常附有地衣斑；内表面淡黄棕色或黄白色，平滑，有细密纵纹。质硬而脆，易折断，断面呈纤维性片状，淡黄棕色或黄白色。气微香，味淡、微涩、稍刺舌，而后喉头有不适感。

【别名】合昏皮、夜合皮、合欢木皮。

【性味】甘，平。

【归经】心、肝经。

【功效】安神解郁，活血消肿。

【主治】

1. 忿怒忧郁，烦躁失眠 本品性味甘平，入心、肝经，善解肝郁，为悦心安神之要药。治疗情志不遂，忿怒忧郁之烦躁不宁、失眠多梦，可单用，或与酸枣仁、首乌藤、郁金等同用。

2. 跌打骨折，血瘀肿痛 本品入心、肝走血分，能活血祛瘀、消肿止痛。治疗跌打损伤、筋断骨折、血瘀肿痛，常配伍红花、当归、川芎等。

3. 疮痈肿毒 本品有活血消肿之功，能消散内、外痈肿。常与蒲公英、野菊花等同用。

【用法用量】煎服，6~12g。外用适量。

【使用注意】孕妇慎用。

【现代研究】

1. 化学成分 本品含皂苷、黄酮类化合物、鞣质、多种木脂素及糖苷等。

2. 药理作用 本品水煎液及醇提取物均能延长小鼠戊巴比妥钠睡眠时间；合欢总苷有兴奋子宫、抗早孕作用；合欢皮制剂有抑制金黄色葡萄球菌、绿色链球菌、卡他球菌的作用；其水、醇提取物分别具有增强小鼠免疫功能及抗肿瘤作用。

【文献摘要】

《神农本草经》：“主安五脏，和心志，令人欢乐无忧。”

《本草求真》：“合欢，气缓力微，用之非止钱许可以奏效，故必重用久服，方有补益怡悦心志之效矣，若使急病而求治即欢悦，其能之乎？”

附药　合欢花

为合欢的干燥花序。本品为头状花序，皱缩成团。花细长而弯曲，长 0.7~1cm，淡黄棕色至淡黄褐色，具短梗。花萼筒状，先端有 5 小齿；花冠筒长约为萼筒的 2 倍，先端 5 裂，裂片披针形；雄蕊多数，花丝细长，黄棕色至黄褐色，下部合生，上部分离，伸出花冠筒外。气微香，味淡。性平，味甘；归心、肝经。功能解郁安神，用于治疗心神不安，忧郁失眠。煎服，用量 4.5~9g。

灵芝 Lingzhi

《神农本草经》

为多孔菌科真菌赤芝 *Ganoderma lucidum*（Leyss. ex Fr.）Karst. 或紫芝 *Ganoderma*

sinense Zhao, Xu et Zhang 的干燥子实体。主产于四川、浙江、江西、湖南等地。除野生外，现多为人工培育品种。全年采收，除去杂质，剪除附有朽木、泥沙或培养基质的下端菌柄，阴干或在 40~50℃烘干。

【药材特征】赤芝外形呈伞状，菌盖肾形、半圆形或近圆形，直径 10~18cm，厚 1~2cm。皮壳坚硬，黄褐色至红褐色，有光泽，具环状棱纹和辐射状皱纹，边缘薄而平截，常稍内卷。菌肉白色至淡棕色。菌柄圆柱形，侧生，少偏生，长 7~15cm，直径 1~3.5cm，红褐色至紫褐色，光亮。孢子细小，黄褐色。气微香，味苦涩。紫芝皮壳紫黑色，有漆样光泽。菌肉锈褐色。菌柄长 17~23cm。

【别名】灵芝草、菌灵芝、木灵芝。

【性味】甘，平。

【归经】心、肺、肝、肾经。

【功效】补气安神，止咳平喘。

【主治】

1. 心神不宁，失眠，惊悸　本品味甘性平，入心经，能补心血、益心气、安心神，故可用治气血不足、心神失养所致的心神不宁、失眠、惊悸、多梦、健忘、体倦神疲、食少等症。可单用研末吞服，或与当归、白芍、酸枣仁、柏子仁、龙眼肉等同用。

2. 咳喘痰多　本品味甘能补，性平偏温，入肺经，补益肺气，温肺化痰，止咳平喘，常可治痰饮证见形寒咳嗽、痰多气喘者，尤其对痰湿型或虚寒型疗效较好。可单用或与党参、五味子、干姜、半夏等益气敛肺、温阳化饮药同用。

3. 虚劳证　本品有补养气血作用，故常用治虚劳短气、不思饮食、手足逆冷或烦躁口干等症，常与山茱萸、人参、地黄等补虚药配伍，如紫芝丸（《圣济总录》）。

【用法用量】煎服，6~12g；研末吞服 1.5~3g。

【现代研究】

1. 化学成分　本品含多糖、核苷类、呋喃类、甾醇类、生物碱、三萜类、油脂类、多种氨基酸及蛋白质类、酶类、有机锗及多种微量元素等。

2. 药理作用　灵芝能调节免疫功能，抑制过敏反应，改善内脏微循环，抗心律失常，并有镇静、强心、增强冠状动脉血流量、降压、抑菌、止咳作用；灵芝多糖能显著增强小鼠腹腔巨噬细胞的吞噬能力，尚有增进食欲、改善精神状态和提高机体耐寒、耐缺氧能力及增强肾上腺皮质功能作用；灵芝孢子粉提取物对试验性糖尿病有防治作用；灵芝多糖有抗肿瘤作用。

【文献摘要】

《神农本草经》：“紫芝味甘温，主耳聋，利关节，保神益精，坚筋骨，好颜色，久服轻身不老延年。”

《药性论》：“保神益寿。”

《本草纲目》：“疗虚劳。”

缬草 Xiecao

《科学的民间药草》

为败酱科植物缬草 *Valeriana officinalis* L. 的根及根茎。主产于陕西、甘肃、青海、四川、贵州等地。9~10 月间采挖，去掉茎叶及泥土，晒干。生用。

【药材特征】本品根茎呈钝圆锥形，黄棕色或暗棕色，长 2~5cm，粗 1~3 cm，上端留有茎基或叶痕，四周密生无数细长不定根。根长达 20cm，粗约 2mm，外表黄棕色至灰棕色，有纵皱纹，并生有极细支根。易折断，断面黄白色，角质。有特异臭气，味先甜后稍苦辣。

【性味】辛、甘，温。

【归经】心、肝经。

【功效】安神，理气，活血止痛。

【主治】

1. 心神不宁，失眠少寐 本品味甘，主入心经，具有养心安神功效。用治心神不宁、失眠少寐、心悸怔忡等症，可与酸枣仁、合欢皮、首乌藤等养心安神药同用；若心脾两虚，气血双亏，心神失养者，可配伍当归、黄芪、党参、龙眼肉等补养气血之药。

2. 惊风，癫痫 治惊风、癫痫等四肢抽搐、神志失常之疾患，常用缬草酊，每次 2~5mL，每日 2~3 次。

3. 血瘀经闭，痛经，腰腿痛，跌打损伤 本品味辛行散，具有活血止痛功效，用治血瘀经闭、痛经，常与丹参、益母草、泽兰、红花等配伍；若痹证，腰腿疼痛，日久不愈者，可与桑寄生、独活、川芎等同用；治跌打伤痛，又常与骨碎补、桃仁、红花、乳香等活血疗伤、祛瘀止痛药配伍应用。

4. 脘腹疼痛 本品味辛，行气活血，故可治疗气滞血瘀引起的脘腹疼痛。若气滞脘腹胀痛甚者，常与木香、枳壳、延胡索等理气药同用；血瘀脘腹刺痛甚者，可与五灵脂、蒲黄、赤芍等活血化瘀药配伍。

此外，治外伤出血，可用本品研末外敷。

【用法用量】煎服，3~6g。外用适量。

【现代研究】

1. 化学成分 本品主要含缬草三酯；还含有挥发油，其主要成分为乙酸龙脑酯、异戊酸龙脑酯及龙脑等；又含生物碱、黄酮类、多种氨基酸等。

2. 药理作用 本品醇提取物可增强巴比妥的睡眠时间，并有明显扩张冠状动脉血管、改善心肌缺血、降低心肌耗氧量、抗心律失常作用；缬草总生物碱有抗菌作用；宽叶缬草挥发油对离体肠道平滑肌有明显的松弛和解痉作用，并有显著调节血脂作用；缬草提取物有胆道解痉和增加胆汁流速、溶石、抑制胆囊炎症作用。

第十五章　平肝息风药

凡以平肝潜阳、息风止痉为主要作用，主治肝阳上亢或肝风内动病证的药物，称平肝息风药。

本类药物皆入肝经，多为介类、昆虫等动物及矿石类药物，具有平肝潜阳、息风止痉之功。部分平肝息风药物以其质重、性寒沉降之性，兼有镇惊安神、清肝明目、降逆、凉血等作用，某些息风止痉药物兼有祛风通络之功。

平肝息风药主要用治肝阳上亢、肝风内动的病证。部分药物又可用治心神不宁、目赤肿痛、呕吐、呃逆、喘息、血热出血，以及风中经络之口眼㖞斜、痹痛等证。使用平肝息风药时，应根据引起肝阳上亢，肝风内动的病因、病机及兼证的不同，进行相应的配伍。如属阴虚阳亢者，多配伍滋养肾阴药物，益阴以制阳；肝火上炎者，多配伍清泻肝火药物；兼心神不安、失眠多梦者，当配伍安神药物；肝阳化风之肝风内动，应将息风止痉药与平肝潜阳药物并用；热极生风之肝风内动，当配伍清热泻火解毒之品；阴血亏虚之肝风内动，当配伍补养阴血药物；脾虚慢惊风，当配伍补气健脾药物；兼窍闭神昏者，当与开窍药配伍；兼痰邪者，应与祛痰药配伍。

本类药物有性偏寒凉或性偏温燥之不同，故当注意使用。若脾虚慢惊者，不宜用寒凉之品；阴虚血亏者，当忌温燥之品。

平肝息风药可分为以平肝阳为主要作用的平肝潜阳药和以息肝风、止痉抽为主要作用的息风止痉药二类。

本章药物中仲景常用的有代赭石、牡蛎。

现代药理研究证明，平肝息风药多具有降压、镇静、抗惊厥作用，能抑制实验性癫痫的发生，可使实验动物自主活动减少，部分药物还有解热、镇痛作用。

歌诀：

诸药性能，平肝息风。

介类潜阳，虫类搜风。

或肝阳上亢，头晕目眩；

或肝风内动，痉痫抽搐。

皆可辨证选用，又可适当配伍。

第一节　平肝潜阳药

凡能平抑或潜镇肝阳、主要用治肝阳上亢病证的药物，称平肝潜阳药。本类药物多为质重之介类或矿石类药物，具有平抑肝阳或平肝潜阳之功效。主要用治肝阳上亢之头晕目眩、头痛、耳鸣和肝火上攻之面红、口苦、目赤肿痛、烦躁易怒、头痛头昏等症。

代赭石 Daizheshi

《神农本草经》

为三方晶系氧化物类矿物赤铁矿 *Haematitum* 的矿石。主含三氧化二铁（Fe_2O_3）。主产于山西、河北、河南、山东等地。开采后，除去杂石泥土，打碎生用或醋淬研粉用。

【药材特征】本药材为不规则的扁平块状，大小不一。全体棕红色或铁青色，用手抚摸，则有红棕色粉末沾手，表面有圆形乳头状的突起，习称“钉头代赭”，另一面与突起相对处有同样大小的凹窝。质坚硬，不易砸碎。断面显层叠状，且每层均依钉头而呈波涛状弯曲。无臭，无味。在砖上摩擦显红色。以色棕红、断面显层叠状，每层均有钉头者为佳。能溶于浓盐酸，其溶液显铁化合物的各种特殊反应。

【别名】须丸、赤土、丁头代赭、血师、紫朱、赭石、土朱、铁朱、钉头赭石、钉赭石、赤赭石、红石头、代赭。

【性味】苦，寒。

【归经】肝、心经。

【功效】平肝潜阳，重镇降逆，凉血止血。

【主治】

1. 肝阳上亢，头晕目眩　本品为矿石类药物，质重沉降，长于镇潜肝阳；性味苦寒，善清肝火，故为重镇潜阳常用之品。用于肝阳上亢所致的头目眩晕、目胀耳鸣等症，常与怀牛膝、生龙骨、生牡蛎、生白芍等滋阴潜阳药同用；若肝阳上亢，肝火上升所致的头晕头痛，心烦难寐，可配珍珠母、磁石、猪胆膏、冰片、半夏等；借其重镇、清肝之效，亦可用治小儿急慢惊风，吊眼撮口，搐搦不定，如《仁斋直指方》单用本品醋煅，细研水飞白汤调下。

2. 呕吐，呃逆，噫气　本品质重性降，为重镇降逆要药。尤善降上逆之胃气而具止呕、止呃、止噫之效。用治胃气上逆之呕吐、呃逆、噫气不止等症，常与旋覆花、半夏、生姜等配伍，如旋覆代赭汤（《伤寒论》）；若治噎膈不能食，大便燥结，配伍党参、当归、肉苁蓉等；治疗宿食结于肠间，胃气上逆不降，大便多日不通者，可配伍甘遂、芒硝、干姜等同用。

3. 气逆喘息　本品重镇降逆，亦能降上逆之肺气而平喘。用治哮喘有声，卧睡不得者，《普济方》单用本品研末，米醋调服取效；用治肺肾不足，阴阳两虚之虚喘，每与党参、山茱萸、胡桃肉、山药等补肺肾纳气药同用；若治肺热咳喘者，可与桑白皮、紫苏子、旋覆花等同用。

4. 血热吐衄，崩漏　本品苦寒，入心肝血分，有凉血止血之效。又本品善于降气、降火，尤适宜于气火上逆，迫血妄行之出血证。可单用，如《斗门方》以本品煅烧醋

淬，研细调服，治吐血、衄血；《普济方》用代赭石研为细末，醋汤调服，治崩中淋沥不止；如因热而胃气上逆所致吐血、衄血、胸中烦热者，可与白芍、竹茹、牛蒡子、清半夏等配伍；用治血热崩漏下血，可配伍禹余粮、赤石脂、五灵脂等。

按语：本品始载于《神农本草经》，原作“代赭”，列为下品。仲景在《伤寒论》和《金匮要略》中各入1方次，分别用于治疗“伤寒发汗，若吐、若下，解后，心下痞硬，噫气不除者”及“百合病误下后伤阴，小便减少，气逆呕吐者”。本品性寒质重，善降逆气。仲景用此药，意在取其善降逆气之功。

【用法用量】煎服，仲景用量为一两。目前常规用量为10~30g，宜打碎先煎。入丸、散，每次1~3g。外用适量。降逆、平肝宜生用，止血宜煅用。

【使用注意】孕妇慎用。因含微量砷，故不宜长期服用。

【现代研究】

1. 化学成分　本品主含三氧化二铁（Fe_2O_3）。正品钉头赭石含铁60%以上，并含镉、钴、铬、铜、锰、镁等多种微量元素；尚含对人体有害的铅、砷、钛。

2. 药理作用　本品对肠管有兴奋作用，可使肠蠕动亢进；所含铁质能促进红细胞及血红蛋白的新生；对中枢神经系统有镇静作用。

【文献摘要】

《神农本草经》：“腹中毒邪气，女子赤沃漏下。”

《名医别录》：“主带下百病，难产，胞衣不出，堕胎，养血气，除五脏血脉中热。”

《医学衷中参西录》：“能生血兼能凉血，而其质重坠，又善镇逆气，降痰涎，止呕吐，通燥结。”又“治吐衄之证，当以降胃为主，而降胃之药，实以赭石为最效。”

牡蛎 Muli

《神农本草经》

为牡蛎科动物长牡蛎 *Ostrea gigas* Thunberg、大连湾牡蛎 *Ostrea talienwhanensis* Crosse 或近江牡蛎 *Ostrea rivularis Gould* 的贝壳。我国沿海一带均有分布。全年均可采收，采得后，去肉，取壳，洗净，晒干。生用或煅用。用时打碎。

【药材特征】本药材为不规则的卵圆形、三角形或长圆形贝壳，大小不等，通常长10~30cm，宽5~10cm，厚1~3cm；外表灰色、浅灰棕色或灰蓝色，呈层状，并有弯曲的粗糙层纹。壳内面多为乳白色，平滑而有光泽，基部有横纹，无光泽，边缘有波状层纹。左壳较右壳厚而大，不平坦，壳外面常有海螺、苔藓等附着，表面常有洞，洞内有小贝壳；右壳薄而小，较平坦。质坚硬，不易破碎，断面白色，层状。气无，味微咸。以个大、整齐、里面光洁者为佳。

【别名】蛎蛤、左顾牡蛎、牡蛤、海蛎子壳、海蛎子皮、左壳、海蛎子、蛎黄、生蚝、鲜蚵、蚝仔、古贲。

【性味】咸，微寒。

【归经】肝、胆、肾经。

【功效】重镇安神，潜阳补阴，软坚散结。

【主治】

1. 心神不安，惊悸失眠 本品质重能镇，有安神之功效，用治心神不安，惊悸怔忡，失眠多梦等症，常与龙骨相须为用，如桂枝甘草龙骨牡蛎汤（《伤寒论》）。亦可配伍朱砂、琥珀、酸枣仁等安神之品。

2. 肝阳上亢，头晕目眩 本品咸寒质重，入肝经，有平肝潜阳，益阴之功。用治水不涵木，阴虚阳亢，头目眩晕，烦躁不安，耳鸣者，常与龙骨、龟甲、白芍等同用，如镇肝息风汤（《医学衷中参西录》）；亦治热病日久，灼烁真阴，虚风内动，四肢抽搐之症，常与生地黄、龟甲、鳖甲等养阴、息风止痉药配伍，如大定风珠（《温病条辨》）。

3. 痰核，瘰疬，瘿瘤，症瘕积聚 本品味咸，软坚散结。用治痰火郁结之痰核，瘰疬，瘿瘤等，常与浙贝母、玄参等配伍；用治气滞血瘀的症瘕积聚，常与鳖甲、丹参、莪术等同用。

4. 滑脱诸证 本品煅后有与煅龙骨相似的收敛固涩作用，通过不同配伍可治疗自汗，盗汗，遗精，滑精，尿频，遗尿，崩漏，带下等滑脱之证。用治自汗，盗汗，常与麻黄根、浮小麦等同用，如牡蛎散（《太平惠民和剂局方》），亦可用牡蛎粉扑撒汗处，有止汗作用；治肾虚遗精，滑精，常与沙苑子、龙骨、芡实等配伍，如金锁固精丸（《医方集解》）；治尿频，遗尿可与桑螵蛸、金樱子、益智仁、龙骨等同用；治疗崩漏、带下证，又常与海螵蛸、山茱萸、山药、龙骨等配伍。

此外，煅牡蛎有制酸止痛作用，可治胃痛泛酸，与乌贼骨、浙贝母共为细末，内服取效。

按语：牡蛎最早见于《神农本草经》，列为上品。仲景在《伤寒论》中用牡蛎6方次，分别用于伤寒少阳证而见“胁下痞硬”、伤寒误治而见“烦惊、烦躁、惊狂”者、伤寒误治或瘥后内有“水气”者，分别取其软坚消痞、镇静安神、逐阴散结之功；《金匮要略》中用牡蛎5方次，主要用于“百合病”“中风历节”“血痹虚劳”“惊悸”，分别取其咸寒止渴、敛阴潜阳、涩精、安神之功。

【用法用量】煎服，仲景最大用量为五两，最小用量为一两半。目前常规用量9~30g。宜打碎先煎。外用适量。收敛固涩宜煅用，其他宜生用。

【使用注意】不宜多服久服，以免引起便秘和消化不良。

【现代研究】

1. 化学成分 本品含碳酸钙、磷酸钙及硫酸钙，并含铜、铁、锌、锰、锶、铬等微量元素及多种氨基酸。

2. 药理作用 牡蛎粉末动物实验有镇静，抗惊厥作用，并有明显的镇痛作用；煅牡蛎可提高抗实验性胃溃疡活性；牡蛎多糖具有降血脂、抗凝血、抗血栓等作用。

【文献摘要】

《神农本草经》：“惊恚怒气，除拘缓，鼠瘘，女子带下赤白。”

《海药本草》：“主男子遗精，虚劳乏损，补肾正气，止盗汗，去烦热，治伤寒热痰，能补养安神，治孩子惊痫。”

《本草备要》：“咸以软坚化痰，消瘰疬结核，老血疝瘕。涩以收脱，治遗精崩带，

止嗽敛汗，固大小肠。”

石决明 Shijueming

《名医别录》

为鲍科动物杂色鲍（光底石决明）*Haliotis diversicolor* Reeve、皱纹盘鲍（毛底石决明）*Haliotis discus hannai* Ino、羊鲍 *Haliotis ovina* Gmelin、澳洲鲍 *Haliotis ruber*（Leach）、耳鲍 *Haliotis asinina* Linnaeus 或白鲍 *Haliotis laevigata*（Donovan）的贝壳。主产于广东、海南、山东、福建、辽宁等沿海地区。夏、秋二季捕捉，去肉，洗净，干燥。生用或煅用。用时打碎。

【药材特征】光底海决，又名耳片壳、海决明、海南决。为椭圆形贝壳，大小不一，一般长 3~8cm，宽 2.5~5.5cm。外表灰棕色，洁净，略平滑，螺肋末端 8~9 孔，内外相通，孔口与壳面平。壳内表面显珍珠样彩色光泽。质坚硬，不易破碎。气无，味微咸。以个大、壳厚、外表洁净、内表面有彩色光泽者为佳。主产广东、福建等地。

毛底海决，又名关海决。形状与前者略似，一般长 5~12cm，宽 3~8cm。外表灰棕色或灰黄色，常附有苔藓类或石灰虫、苔藓虫等杂质而呈绿色或棕色，凹凸不平，极为粗糙，肋状纹理不显著。螺肋末端 4~5 孔开口，孔口突出于壳面。余同光底海决。主产辽宁、山东等地。

【别名】真珠母、鳆鱼甲、九孔螺、鲍鱼皮、金蛤蜊皮。

【性味】咸，寒。

【归经】肝经。

【功效】平肝潜阳，清肝明目。

【主治】

1. 肝阳上亢，头晕目眩　本品咸寒清热，质重潜阳，专入肝经，而有清泄肝热、镇潜肝阳、利头目之效，为凉肝、镇肝之要药，本品又兼有滋养肝阴之功，故对肝肾阴虚、肝阳上亢眩晕，尤为适宜。用治邪热灼阴，筋脉拘急、手足蠕动、头目眩晕之症，常与白芍、生地黄、牡蛎等养阴、平肝药配伍应用，如阿胶鸡子黄汤（《通俗伤寒论》）；若肝阳独亢而有热象，头晕头痛、烦躁易怒者，可与夏枯草、黄芩、菊花等清热、平肝药同用，如平肝潜阳汤（《常见病中医治疗研究》）。

2. 目赤，翳障，视物昏花　本品清肝火而明目退翳，治疗肝火上炎目赤肿痛，可与黄连、龙胆草、夜明砂等同用，如黄连羊肝丸（《全国中药成药处方集》）；亦常与夏枯草、决明子、菊花等清肝明目之品同用。治疗风热目赤，翳膜遮睛，常与蝉蜕、菊花、木贼等配伍；治目生翳障，常配伍木贼、荆芥、桑叶、白菊花、谷精草、苍术等，如石决明散；若肝虚血少，目涩昏暗，雀盲眼花属虚证者，每与熟地黄、枸杞子、菟丝子等配伍；治青盲雀目，可与苍术、猪肝配伍同用。

按语：本品咸寒质重，专入肝经，为凉肝、镇肝之要药，善治肝阳上亢及肝火上攻之头晕头痛、视物昏花、目赤翳障等；另外煅石决明还有收敛、制酸、止痛、止血等作用，可用于胃酸过多之胃脘痛，如研末外敷，可用于外伤出血。

【用法用量】煎服，3～15g；应打碎先煎。平肝、清肝宜生用，外用点眼宜煅用、水飞。

【使用注意】本品咸寒易伤脾胃，故脾胃虚寒，食少便溏者慎用。

【现代研究】

1. 化学成分 本品含碳酸钙、有机质，尚含少量镁、铁、硅酸盐、磷酸盐、氯化物和极微量的碘；煅烧后碳酸钙分解，产生氧化钙，有机质则破坏。贝壳内层具有珍珠样光泽的角质蛋白，经盐酸水解得16种氨基酸。

2. 药理作用 九孔鲍提取液有抑菌作用，其贝壳内层水解液经小鼠抗四氯化碳急性中毒实验表明，有保肝作用；其酸性提取液对家兔体内外的凝血实验表明，有显著的抗凝作用。

【文献摘要】

《名医别录》："主目障翳痛，青盲。"

《医学衷中参西录》："石决明味微咸，性微凉，为凉肝镇肝之要药。肝开窍于目，是以其性善明目。研细水飞作敷药，能治目外障；作丸、散内服，能消目内障。为其能凉肝，兼能镇肝，故善治脑中充血作疼作眩晕，因此证多系肝气，肝火挟血上冲也。"

珍珠母 Zhenzhumu

《本草图经》

为蚌科动物三角帆蚌 *Hyriopsis cumingii*（Lea）、褶纹冠蚌 *Cristaria plicata*（Leach）或珍珠贝科动物马氏珍珠贝 *Pteria martensii*（Dunker）的贝壳。前两种在全国的江河湖沼中均产；后一种主产于海南岛、广东、广西沿海。全年可采，去肉，洗净，干燥。生用或煅用。用时打碎。

【药材特征】为不规则的片状，大小不一，厚约5mm。一面浅粉红色，有彩色光泽，一面乳白色，平滑，有光泽；表面有白粉。质松脆，可层层剥离。气无，味淡。以片大、色白、酥松而不碎者为佳。

【别名】珠牡丹、珠母、真珠母、明珠母、蚌壳。

【性味】咸，寒。

【归经】肝、心经。

【功效】平肝潜阳，安神，定惊明目。

【主治】

1. 肝阳上亢，头晕目眩 本品咸寒入肝，与石决明相似，有平肝潜阳、清泻肝火作用，适用于肝阴不足，肝阳上亢所致的头痛眩晕、耳鸣、心悸失眠等症，常与白芍、生地黄、龙齿等同用，如甲乙归藏汤；治疗肝阳上亢眩晕、头痛者，又常与石决明、牡蛎、磁石等平肝药同用，以增强平肝潜阳之功；若肝阳上亢并有肝热烦躁易怒者，可与钩藤、菊花、夏枯草等清肝火药物配伍。

2. 惊悸失眠，心神不宁 本品质重入心经，有镇惊安神之功。治疗心悸失眠、心

神不宁，可与朱砂、龙骨、琥珀等安神药配伍，如珍珠母丸《普济本事方》；若配伍天麻、钩藤、天南星等息风止痉药，可用治癫痫、惊风抽搐等。

3. 目赤翳障，视物昏花　本品性寒清热，有清肝明目之效，用治肝热目赤、羞明怕光、翳障，常与石决明、菊花、车前子配伍，能清肝明目退翳；用治肝虚目暗、视物昏花，则与枸杞子、女贞子、黑芝麻等配伍，可养肝明目；若属肝虚目昏或夜盲者，可与苍术、猪肝或鸡肝同煮服用。现用珍珠层粉制成眼膏外用，治疗白内障、角膜炎及结膜炎等，均有一定疗效。

【用法用量】煎服，10~25g；宜打碎先煎。或入丸、散剂。外用适量。

【使用注意】本品属镇降之品，故脾胃虚寒者，孕妇慎用。

【现代研究】

1. 化学成分　本品含有磷脂酰乙醇胺、半乳糖神经酰胺、羟基脂肪酸、蜗壳朊、碳酸钙、氧化钙，以及少量镁、铁、硅酸盐、硫酸盐等，并含有多种氨基酸。

2. 药理作用　用珍珠粉给小鼠灌胃，可明显减少其自主活动，并对戊巴比妥钠的中枢抑制有明显的协同作用；珍珠母注射液对四氯化碳引起的肝损伤有保护作用；用珍珠层粉灌胃，对大鼠应激性胃溃疡有明显的抑制作用。

【文献摘要】

《本草纲目》：“安魂魄、止遗精白浊，解痘疔毒。”

《饮片新参》：“平肝潜阳，安神魂，定惊痫，消热痞，眼翳。”

刺蒺藜 Cijili

《神农本草经》

为蒺藜科植物蒺藜 *Tribulus terrestris* L. 的果实。主产于河南、河北、山东、安徽等地。秋季果实成熟时采收。割下全株，晒干，打下果实，碾去硬刺，除去杂质。炒黄或盐炙用。

【药材特征】干燥果实由5个小果聚合而成，呈放射状五棱形，直径6~10mm，有的单独存在。小果表面绿白色或灰白色，背部隆起，有许多网纹及小刺，并有一对长刺和一对短刺，经碾除硬刺者，则可见有残存的断痕及表面的网纹。质坚硬，刺手，切断面可见白色或黄白色有油性的种仁。无臭，味苦辛。以颗粒均匀、饱满坚实、色灰白者为佳。

【别名】蒺藜、蒺藜子、白蒺藜、三角刺、野菱角。

【性味】辛、苦，微温。有小毒。

【归经】肝经。

【功效】平肝疏肝，祛风明目。

【主治】

1. 肝阳上亢，头晕目眩　本品味苦降泄，主入肝经，有平抑肝阳之功。用于肝阳上亢，头晕目眩等，常与钩藤、珍珠母、菊花等平肝潜阳药同用。

2. 胸胁胀痛，乳闭胀痛　本品苦泄辛散，功能疏肝而散郁结，尚入血分而活血。

用治肝郁气滞，胸胁胀痛，可与柴胡、香附、青皮等疏肝理气药同用。若治肝郁乳汁不通，乳房作痛，可单用本品研末服，或与穿山甲、王不留行等通经下乳药配伍应用。

3. 风热上攻，目赤翳障 本品味辛，又疏散肝经风热而明目退翳，为祛风明目要药。用治风热目赤肿痛、多泪多眵或翳膜遮睛等症，多与菊花、蔓荆子、决明子、青葙子等同用，如白蒺藜散（《张氏医通》）。

4. 风疹瘙痒，白癜风 本品辛散苦泄，轻扬疏散，又有祛风止痒之功。治疗风疹瘙痒，常与防风、荆芥、地肤子等祛风止痒药配伍；若治血虚风盛，瘙痒难忍者，应与当归、何首乌、防风等养血祛风药同用。《备急千金要方》单用本品研末冲服，治白癜风。

【用法用量】煎服，6~9g；或入丸、散剂。外用适量。

【使用注意】孕妇慎用。

【现代研究】

1. 化学成分 本品含脂肪油及少量挥发油、鞣质、树脂、甾醇、钾盐、皂苷、微量生物碱等。

2. 药理作用 蒺藜水浸液及乙醇浸出液对麻醉动物有降压作用；其水溶性部分有利尿作用；另外，蒺藜还有显著的强心作用，有提高机体免疫功能、强壮、抗衰老、降低血糖、抗过敏等作用。

3. 不良反应 蒺藜含有一定毒性（其植物中含硝酸钾，摄入体内后被酶还原成亚硝酸钾），中毒后可见乏力，思睡，头昏，恶心，呕吐，心悸，唇、甲、皮肤黏膜呈青紫色，严重者出现肺水肿，呼吸衰竭，以及引起高铁血红蛋白而产生窒息。

【文献摘要】

《神农本草经》："主恶血，破症结积聚，喉痹，乳难。久服，长肌肉，明目。"

《本草求真》："宣散肝经风邪，凡因风盛而见目赤肿翳，并通身白癜瘙痒难当者，服此治无不效。"

罗布麻叶 Luobumaye

《救荒本草》

为夹竹桃科植物罗布麻 *Apocynum venetum* L. 的干燥叶。主产于我国东北、西北、华北地区。现江苏、山东、安徽、河北等地有大量种植。夏季采收，晒干或阴干，亦有蒸炒揉制后用者；除去杂质，干燥，切段用。

【药材特征】本品多皱缩卷曲，有的破碎，完整叶片展平后呈椭圆状披针形或卵圆状披针形，长 2~5cm，宽 0.5~2cm。淡绿色或灰绿色，先端钝，有小芒尖，基部钝圆或楔形，边缘具细齿，常反卷，两面无毛，叶脉于下表面突起；叶柄细，长约 4mm。质脆。气微，味淡。

【别名】红麻、茶叶花、红柳子、野麻、羊肚拉。

【性味】甘、苦，凉。

【归经】肝经。

【功效】平抑肝阳，清热利尿。

【主治】

1. 头晕目眩　本品味苦性凉，专入肝经，既有平抑肝阳之功，又有清泻肝热之效，故可治疗肝阳上亢及肝火上攻之头晕目眩、烦躁失眠等。本品单用有效，煎服或开水泡汁代茶饮，亦可与牡蛎、石决明、代赭石等同用，以治肝阳上亢之头晕目眩；若与钩藤、夏枯草、野菊花等配伍，宜治肝火上攻之头晕目眩。

2. 水肿，小便不利　本品具有较好的清热利尿作用，治水肿，小便不利而有热者，可单用取效，或配伍车前子、木通、猪苓、泽泻等同用。

【用法用量】煎服或开水泡服，6~12g。

【使用注意】不宜过量或长期服用，以免中毒。

【现代研究】

1. 化学成分　罗布麻叶主要含黄酮苷、酚性物质、有机酸、氨基酸、多糖苷、鞣质、甾醇、甾体皂苷元和三萜类物质。

2. 药理作用　罗布麻叶煎剂有降压作用；罗布麻根煎剂有强心作用。罗布麻叶浸膏有镇静、抗惊厥作用，并有较强的利尿、降低血脂、调节免疫、抗衰老及抑制流感病毒等作用。

【文献摘要】

《中国药植图鉴》：“嫩叶，蒸炒揉制后代茶，有清凉去火，防止头晕和强心的功用。”

《陕西中草药》：“清凉泻火，强心利尿，降血压。治心脏病，高血压，神经衰弱，肾炎浮肿。”

紫贝齿 Zibeichi

《新修本草》

为宝贝科动物蛇首眼球贝 *Erosaria caputserpentis*（L.）、山猫宝贝 Cypraea lynx（L.）或绶贝 *Mauritia arabica*（L.）等的贝壳。主产于海南省、广东、福建、台湾等地。5~7月间捕捉，除去贝肉，洗净，晒干。生用或煅用。用时打碎或研成细粉。

【药材特征】本品长卵形，长3~6cm，宽1.5~3cm，高约2cm，背部隆起，浑圆，覆有纵横交错不连续的棕色条纹和白色斑点。两侧缘具褐斑；腹部扁平，壳口张开，有齿22~26对，棕褐色，两端各有一圆形小口，壳内蓝紫色。无臭，无味。以壳厚、有光泽者为佳。

【别名】紫贝、文贝、紫贝子、南蛇牙齿、狗支螺。

【性味】咸，平。

【归经】肝经。

【功效】平肝潜阳，镇惊安神，清肝明目。

【主治】

1. 肝阳上亢，头晕目眩　本品味咸性平，主入肝经，具有显著的平肝潜阳作用，多与石决明、牡蛎、磁石等镇潜肝阳药同用，以增强平肝潜阳之力。

2. 惊悸失眠 本品质重，具有镇惊安神之效。适用于肝阳上扰，心阳躁动之惊悸心烦、失眠、多梦者，每与龙骨、磁石、酸枣仁等安神药同用，共收安神、平肝之效。亦可用于小儿惊风，高热、抽搐者，可与羚羊角、珍珠母、钩藤等清热、息风止痉药物配伍。

3. 目赤翳障，目昏眼花 本品有清肝明目作用，用治肝热目赤肿痛、目生翳膜、视物昏花等症，可与菊花、蝉蜕、夏枯草等清肝明目药物配伍。

【用法用量】煎服，10~15g；宜打碎先煎，或研末入丸、散剂。

【使用注意】脾胃虚弱者慎用。

【现代研究】

1. 化学成分 本品含碳酸钙、有机质及少量镁、铁、硅酸盐、磷酸盐、硫酸盐和氧化物。尚含锌、锰、铜、铬、锶等微量元素及多种氨基酸。

2. 药理作用 紫贝齿的系统药理研究未见报道。

【文献摘要】

《新修本草》："明目，去热毒。"

《本草纲目》："治小儿斑疹，目翳。"

《饮片新参》："清心，平肝安神，治惊惕不眠。"

生铁落 Shengtieluo

《神农本草经》

为生铁煅至红赤，外层氧化时被锤落的铁屑。取煅铁时打下之铁落，去其煤土杂质，洗净，晒干。或煅后醋淬用。

【药材特征】呈不规则薄片状，表面黑棕色或灰棕色，有时可见小孔。体重，质硬脆。气微，味淡。醋淬者微有醋酸气味。

【别名】铁落、铁液、铁屑、铁花、针砂、铁落花。

【性味】辛、凉。

【归经】肝、心经。

【功效】平肝镇惊。

【主治】

1. 癫狂证 本品辛凉质重，善于平肝，木平则火降，故曰下气疾速，气即火也。本品平肝镇惊之功常用于肝郁火盛之怒狂阳厥之证，可用生铁落一味煎饮；若治痰火上扰之狂证，可与远志、石菖蒲、胆南星、朱砂等同用。

2. 易惊善怒，失眠 本品质重性降又入肝、心二经，能镇潜浮躁之神气，使心有所主，故有镇惊安神之功效。用于暴怒发狂，本品可与甘草同用，如《方脉正宗》验方。

3. 疮疡肿毒 本品辛凉能除肝、心二经之火热，用于小儿赤丹斑驳，可用生铁落，以猪脂和敷之，如《备急千金要方》方；亦可以铁落研末，猪油调外敷。

4. 关节酸痛，扭伤疼痛　《本草汇言》治贼风流通关节不能转动，以铁落炒热，投酒中饮之取止痛之效。铁落疗法，即本品加醋后产生热量，外敷烫患处，有活血祛瘀止痛之效，治疗扭伤疼痛。

【用法用量】煎服，30~60g；或入丸、散用。外用适量，研末调敷。

【使用注意】肝虚及中气虚寒者忌服。

【现代研究】

1. 化学成分　生铁落主含四氧化三铁，或名磁性氧化铁（Fe_3O_4 或 $FeO \cdot Fe_2O_3$）。

2. 药理作用　铁落经火煅醋淬后，变成醋酸铁，使易于吸收，且能促进红细胞的新生和增加血红素的数值，有补血作用。并有一定的镇静作用。

【文献摘要】

《神农本草经》："主风热，恶疮，疡，疽疮，痂疥，气在皮肤中。"

《日华子本草》："治惊邪癫痫，小儿客忤，消食及冷气，并煎汁服之。"

第二节　息风止痉药

凡以平息肝风为主要作用，主治肝风内动、惊厥抽搐病证的药物，称息风止痉药。

"外风宜疏散，内风宜平息"，本类药物主入肝经，以息肝风、止痉抽为主要功效。适用于温热病热极动风、肝阳化风、血虚生风等所致之眩晕欲仆、项强肢颤、痉挛抽搐等症，以及风阳夹痰、痰热上扰之癫痫、惊风抽搐，或风毒侵袭引动内风之破伤风、痉挛抽搐、角弓反张等症。部分兼有平肝潜阳、清泻肝火作用，亦可用治肝阳眩晕和肝火上攻之目赤、头痛等。此外，某些息风止痉药，尚兼祛外风之功，还可用治风邪中经络之口眼㖞斜、肢麻痉挛、头痛、痹证等。

羚羊角 Lingyangjiao

《神农本草经》

为牛科动物赛加羚羊 *Saiga tatarica* Linnaeus 的角。主产于新疆、青海、甘肃等地。全年均可捕捉，以秋季猎取最佳。猎取后锯取其角，晒干。镑片或粉碎成细粉。

【药材特征】本品呈长圆锥形，略呈弓形弯曲，长 15~33cm；类白色或黄白色，基部稍呈青灰色。嫩枝对光透视有"血丝"或紫黑色斑纹，光润如玉，无裂纹，老枝则有细纵裂纹。除尖端部分外，有 10~16 个隆起环脊，间距约 2cm，用手握之，四指正好嵌入凹处。角的基部横截面圆形，直径 3~4cm，内有坚硬质重的角柱，习称"骨塞"，骨塞长约占全角的 1/2 或 1/3，表面有突起的纵棱与其外面角鞘内的凹沟紧密嵌合，从横断面观，其结合部呈锯齿状。除去"骨塞"后，角的下半段成空洞，全角呈半透明，对光透视，上半段中央有一条隐约可辨的细孔道直通角尖，习称"通天眼"。质坚硬。气微，味淡。

【别名】羚角、羚羊角粉、羚羊角丝、羚羊角片。

【性味】咸，寒。

【归经】肝、心经。

【功效】平肝息风，清肝明目，散血解毒。

【主治】

1. 肝风内动，惊痫抽搐 本品主入肝经，咸寒质重，善能清泄肝热，平肝息风，镇惊解痉。故为治惊痫抽搐之要药，尤宜于热极生风所致者。用治温热病热邪炽盛之高热、神昏、惊厥抽搐者，常与钩藤、白芍、菊花、桑叶、生地黄同用，如羚角钩藤汤（《通俗伤寒论》）；治妇女子痫，可与防风、独活、茯神、酸枣仁等配伍；用治癫痫、惊悸等，可与钩藤、天竺黄、郁金、朱砂等同用。

2. 肝阳上亢，头晕目眩 本品味咸质重主降，有平肝潜阳之功。治肝阳上亢所致之头晕目眩、烦躁失眠、头痛如劈等症，常与石决明、龟甲、生地黄、菊花等同用，如羚羊角汤（《医醇賸义》）。

3. 肝火上炎，目赤头痛 本品善清泻肝火而明目。故用治肝火上炎之头痛、目赤肿痛、羞明流泪等症，常与决明子、黄芩、龙胆草、车前子等同用。

4. 温热病壮热神昏，热毒发斑 本品入心、肝二经，寒以胜热，故能气血两清，清热凉血散血，泻火解毒，用于温热病壮热神昏，谵语躁狂，甚或抽搐，热毒斑疹等症，常与石膏、寒水石、麝香等配伍，如紫雪丹（《备急千金要方》）；又王孟英以羚羊角、犀角加入白虎汤中，称羚犀石膏知母汤，治温热病壮热、谵语发斑等。

此外，本品有解热、镇痛之效，可用于风湿热痹，肺热咳喘，百日咳等。

按语：羚羊角最早见于《神农本草经》，列为中品。本品咸寒质重，主入肝、心经。长于清肝热、息肝风，为治疗肝风内动、惊痫抽搐之要药，尤宜于热极生风者；又善平肝潜阳，清肝明目，可治疗肝阳上亢及肝火上攻之头痛目疾；且能清热解毒，用治疗温病热毒炽盛及肺热咳喘等。

【用法用量】煎服，1~3g；宜单煎2h以上。磨汁或研粉服，每次0.3~0.6g。

【使用注意】本品性寒，脾虚慢惊者忌用。

【现代研究】

1. 化学成分 本品主含角质蛋白，其水解后可得18种氨基酸及多肽物质。尚含多种磷脂、磷酸钙、胆固醇、维生素A等。此外，含多种微量元素。

2. 药理作用 羚羊角外皮浸出液对中枢神经系统有抑制作用，有镇痛作用，并能增强动物耐缺氧能力。煎剂或醇提取液有降压作用，其小剂量可使离体蟾蜍心脏收缩加强，中等剂量或大剂量可抑制心脏。煎剂还有抗惊厥、解热作用。

【文献摘要】

《神农本草经》："主明目，益气起阴，去恶血注下……安心气。"

《本草纲目》："入厥阴肝经甚捷……肝主木，开窍于目，其发病也，目暗障翳，而羚羊角能平之。肝主风，在合为筋，其发病也，小儿惊痫，妇人子痫，大人中风搐搦，及筋脉挛急，历节掣痛，而羚羊角能舒之。"

附药　山羊角

为牛科动物青羊 *Naemorkedus goral* Hardwicke 的角。性味咸，寒。归肝经。功能平肝，镇惊。适用于肝阳上亢，头目眩晕、目赤肿痛，以及惊风抽搐等证。《医林纂要》：

"功用近羚羊角。"可代羚羊角使用。煎服用量 10～15g。

钩藤 Gouteng

《名医别录》

为茜草科植物钩藤 *Uncaria rhynchophylla*（Miq.）Jacks.、大叶钩藤 *Uncaria macrophylla* Wall.、毛钩藤 *Uncaria hirsuta* Havil.、华钩藤 *Uncaria sinensis*（Oliv.）Havil. 或无柄果钩藤 *Uncaria sessilifructus* Roxb. 的干燥带钩茎枝。产于长江以南至福建、广东、广西等地。秋、冬二季采收带钩的嫩枝，去叶，切段，晒干。

【药材特征】本品茎枝呈圆柱形或类方柱形，长 2～3cm，直径 0.2～0.5cm。表面红棕色至紫红色者具细纵纹，光滑无毛；黄绿色至灰褐色者有的可见白色点状皮孔，被黄褐色柔毛。多数枝节上对生两个向下弯曲的钩（不育花序梗），或仅一侧有钩，另一侧为突起的疤痕；钩略扁或稍圆，先端细尖，基部较阔；钩基部的枝上可见叶柄脱落后的窝点状痕迹和环状的托叶痕。质坚韧，断面黄棕色，皮部纤维性，髓部黄白色或中空。气微，味淡。

【别名】双钩藤、鹰爪风、吊风根、金钩草、倒挂刺。

【性味】甘，凉。

【归经】肝、心包经。

【功效】清热平肝，息风定惊。

【主治】

1. 头痛，眩晕　本品性凉，主入肝经，既能清肝热，又能平肝阳，故可用治肝火上攻或肝阳上亢之头胀头痛，眩晕等症；属肝火者，常与夏枯草、龙胆草、栀子、黄芩等配伍，属肝阳者，常与天麻、石决明、怀牛膝、杜仲、茯神等同用，如天麻钩藤饮（《杂病证治新义》）。

2. 肝风内动，惊痫抽搐　本品入肝、心包二经，有和缓的息风止痉作用，又能清泄肝热，故用于热极生风，四肢抽搐及小儿高热惊风，尤为相宜。如治小儿急惊风，壮热神昏、牙关紧闭、手足抽搐者，可与天麻、全蝎、僵蚕、蝉衣等同用；用治温热病热极生风，痉挛抽搐，多与羚羊角、白芍、菊花、生地黄等同用，如羚角钩藤汤（《通俗伤寒论》）；用治诸痫啼叫，痉挛抽搐，可与天竺黄、蝉蜕、黄连、大黄等同用。

此外，本品具有轻清疏泄之性，能清热透邪，故又可用于风热外感，头痛、目赤及斑疹透发不畅之证。与蝉蜕、薄荷同用，可治小儿惊啼、夜啼，有凉肝止惊之效。

按语：钩藤最早见于《名医别录》。本品甘微寒，入肝、心包经。功善清肝热、平肝阳、息肝风、止痉搐，且作用和缓，为治疗肝风内动，惊痫抽搐之要药，尤宜于热极生风及小儿高热惊风；又为清肝平肝之要药，为治头痛眩晕之佳品。

【用法用量】煎服，3～12g；入煎剂宜后下。

【使用注意】脾胃虚寒及无阳热实火者慎用。

【现代研究】

1. 化学成分　钩藤含多种吲哚类生物碱，主要有钩藤碱、异钩藤碱、柯诺辛因碱、异柯诺辛因碱、柯楠因碱、二氢柯楠因碱，尚含黄酮类化合物、儿茶素类化合物等。

2. 药理作用 钩藤、钩藤总碱及钩藤碱，对各种动物的正常血压和高血压都具有降压作用；麻醉大鼠静脉注射钩藤可对抗乌头碱、氯化钡、氯化钙诱导的心律失常；还有抑制血小板聚集及抗血栓、降血脂等作用。水煎剂对小鼠有明显的镇静作用；钩藤乙醇浸液能制止豚鼠实验性癫痫的发作，并有一定的抗戊四氮惊厥作用。

【文献摘要】

《名医别录》："主小儿寒热，惊痫。"

《药性论》："主小儿惊啼，瘈疭热壅。"

《本草纲目》："大人头旋目眩，平肝风，除心热，小儿内钓腹痛，发斑疹。"

天麻 Tianma

《神农本草经》

为兰科植物天麻 *Gastrodia elata* Bl. 的干燥块茎。主产于四川、云南、贵州等地。立冬后至次年清明前采挖，冬季茎枯时采挖者名"冬麻"，质量优良；春季发芽时采挖者名"春麻"，质量较差。采挖后，立即洗净，蒸透，敞开低温干燥。用时润透或蒸软，切片。

【药材特征】干燥根茎为长椭圆形，略扁，皱缩而弯曲，一端有残留茎基，红色或棕红色，俗称鹦哥嘴，另一端有圆形的根痕，长 6~10cm，直径 2~5cm，厚 0.9~2cm。表面黄白色或淡黄棕色，半透明，常有浅色片状的外皮残留，多纵皱，并可见数行不甚明显的须根痕排列成环。冬麻皱纹细而少，春麻皱纹粗大。质坚硬，不易折断。断面略平坦，角质，黄白色或淡棕色，有光泽。嚼之发脆，有黏性。气特异，味甘。以色黄白、半透明、肥大坚实者为佳。色灰褐、外皮未去净、体轻、断面中空者为次。

【别名】明天麻、冬麻、定风草。

【性味】甘，平。

【归经】归肝经。

【功效】息风止痉，平抑肝阳，祛风通络。

【主治】

1. 肝风内动，惊痫抽搐 本品主入肝经，功能息风止痉，且味甘质润，药性平和。故可用治各种病因之肝风内动，惊痫抽搐，不论寒热虚实，皆可配伍应用。如治小儿急惊风，常与羚羊角、钩藤、全蝎等息风止痉药同用；用治小儿脾虚慢惊，则与人参、白术、白僵蚕等药配伍；用治小儿诸惊，可与全蝎、制南星、白僵蚕同用，若用治破伤风痉挛抽搐、角弓反张，又与天南星、白附子、防风等药配伍，如玉真散（《外科正宗》）。

2. 眩晕，头痛 本品既息肝风，又平肝阳，为治眩晕、头痛之要药。不论虚证、实证，随不同配伍皆可应用。用治肝阳上亢之眩晕、头痛、常与钩藤、石决明、牛膝等同用，如天麻钩藤饮（《杂病证治新义》）；用治风痰上扰之眩晕、头痛、痰多胸闷者，常与半夏、陈皮、茯苓、白术等同用，如半夏白术天麻汤（《医学心悟》）；若头

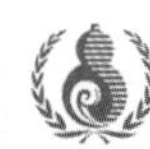

风攻注，偏正头痛，头晕欲倒者，可配等量川芎为丸。

3. 肢体麻木，手足不遂，风湿痹痛　本品又能祛外风，通经络，止痛。用治中风手足不遂、筋骨疼痛等，可与没药、制乌头、麝香等药配伍；用治妇人风痹，手足不遂，可与牛膝、杜仲、附子浸酒服；若治风湿痹痛，关节屈伸不利者，多与秦艽、羌活、桑枝等祛风湿药同用。

按语：天麻最早见于《神农本草经》，列为上品。本品药性平和，润而不燥，主入肝经，长于平肝息风，凡肝风内动、头目眩晕之症，不论虚实，均为要药。

【用法用量】煎服，3~9g。研末冲服，每次1~1.5g。

【使用注意】气血虚甚者慎服。

【现代研究】

1. 化学成分　本品含天麻苷、天麻苷元、β-谷甾醇、胡萝卜苷、柠檬酸及其单甲酯、棕榈酸、琥珀酸和蔗糖等；尚含天麻多糖，维生素A，多种氨基酸，微量生物碱，多种微量元素如铬、锰、铁、钴、镍、铜、锌等。

2. 药理作用　天麻有降低外周血管、脑血管和冠状血管阻力作用，并有降压、减慢心率作用。天麻水、醇提取物及不同制剂，均能使小鼠自发性活动明显减少，且能延长巴比妥钠、环己烯巴比妥钠引起的小鼠睡眠时间，可抑制或缩短实验性癫痫的发作时间。

【文献摘要】

《开宝本草》："主诸风湿痹，四肢拘挛，小儿风痫、惊气，利腰膝，强筋力。"

《用药法象》："疗大人风热头痛，小儿风痫惊悸，诸风麻痹不仁，风热语言不遂。"

《本草汇言》："主头风，头痛，头晕虚旋，癫痫强痉，四肢挛急，语言不顺，一切中风，风痰。"

附药　密环菌

密环菌 *Armillaria mellea*（vahl. ex）Fr. karst. 是一种发光真菌，天麻种子和块茎皆依赖于密环菌供给营养生长。研究证明，密环菌的固体培养物具有与天麻相似的药理作用和临床疗效，现多以密环菌制剂代替天麻药用，主要适用于眩晕、头痛、失眠、半身不遂、肢体麻木等症。

牛黄 Niuhuang

《神农本草经》

为牛科动物牛 *Bos taurus domesticus* Gmelin 干燥的胆结石。主产于北京、天津、内蒙古、陕西、新疆、青海、河北、黑龙江等地。牛黄分为胆黄和管黄二种，以胆黄质量为佳。宰牛时，如发现胆囊、胆管或肝管中有牛黄，即滤去胆汁，将牛黄取出，除去外部薄膜，阴干，研极细粉末。

【药材特征】该品多呈卵形、类球形、三角形或四方形等，大小不一，其直径为0.6~4.5cm，少数呈管状或碎片。表面黄红色至棕黄色，有的表面挂有一层黑色光亮的薄膜，习称"乌金衣"，有的粗糙，具疣状突起，有的具龟裂纹。体轻，质酥脆，易分层剥落，断面金黄色，可见细密的同心层纹，有的夹有白心。气清香，味苦而后甘，有清凉感，嚼之易碎，不黏牙。

【别名】西黄、丑宝、犀黄。

【性味】苦，凉。

【归经】心、肝经。

【功效】化痰开窍，凉肝息风，清热解毒。

【主治】

1. 热病神昏 本品性凉，其气芳香，入心经，能清心，祛痰，开窍醒神。故用治温热病热入心包及中风、惊风、癫痫等痰热阻闭心窍所致神昏谵语、高热烦躁、口噤、舌謇、痰涎壅塞等症，常与麝香、冰片、朱砂、黄连、栀子等开窍醒神、清热解毒之品配伍，如安宫牛黄丸（《温病条辨》）。

2. 小儿惊风，癫痫 本品入心、肝二经，有清心、凉肝、息风止痉之功。常用治小儿急惊风之壮热、神昏、惊厥抽搐等症，每与朱砂、全蝎、钩藤等清热息风止痉药配伍；若治痰蒙清窍之癫痫发作，症见突然仆倒，昏不知人、口吐涎沫、四肢抽搐者，可与珍珠、远志、胆南星等豁痰、开窍醒神、止痉药配伍。

3. 口舌生疮，咽喉肿痛，牙痛，痈疽疔毒 本品性凉，为清热解毒之良药，用治火毒郁结之口舌生疮、咽喉肿痛、牙痛，常与黄芩、雄黄、大黄等同用，如牛黄解毒丸；若咽喉肿痛、溃烂，可与珍珠为末吹喉；治疗痈疽、疔毒、疖肿等，以牛黄与金银花、草河车、甘草同用，如牛黄解毒丸（《全国中药成药处方集》）；亦可用治乳岩、横痃、痰核、流注、瘰疬、恶疮等证，每与麝香、乳香、没药同用，如犀黄丸（《外科证治全生集》）。

【用法用量】入丸、散剂，每次 0. 15~0. 35g。外用适量，研末敷患处。

【使用注意】非实热证不宜用，孕妇慎用。

【现代研究】

1. 化学成分 本品含胆酸、脱氧胆酸、胆甾醇，以及胆色素、麦角甾醇、维生素D、钠、钙、镁、锌、铁、铜、磷等；尚含类胡萝卜素及丙氨酸、甘氨酸等多种氨基酸；还含黏蛋白、脂肪酸及肽类（SMC）成分。

2. 药理作用 牛黄可增强离体蛙心心肌收缩力；牛黄主要成分胆红素有降压及抑制心跳作用；牛黄水溶液成分 SMC 具有胆囊收缩作用，所含胆酸，尤其是脱氧胆酸，均能松弛胆道口括约肌，促进胆汁分泌而有利胆作用；牛黄还有镇静、抗惊厥、解热、保肝、升高红细胞、抗炎、止血、降血脂等作用。

【文献摘要】

《神农本草经》：“主惊痫寒热，热盛狂痓。”

《名医别录》：“疗小儿百病，诸痫热，口不开；大人狂癫。又堕胎。”

《日用本草》：“治惊痫搐搦烦热之疾，清心化热，利痰凉惊。”

地龙 Dilong

《神农本草经》

为钜蚓科动物参环毛蚓 *Pheretima aspergillum*（E. Perrier）、通俗环毛蚓 *Pheretima vulgaris Chen*、威廉环毛蚓 *Pheretima guillelmi*（Michaelsen）或栉盲环毛蚓 *Pheretima pectinifera* Michaelsen 的干燥体。前一种习称"广地龙"，主产于广东、广西、福建等地；后三种习称"沪地龙"，主产于上海一带。广地龙春季至秋季捕捉，沪地龙夏秋捕捉，及时剖开腹部，除去内脏及泥沙，洗净，晒干或低温干燥，生用或鲜用。

【药材特征】广地龙：呈长条状薄片，弯曲，边缘略卷，长 15~20cm，宽 1~2cm。全体具环节，背部棕褐色至紫灰色，腹部浅黄棕色；第 14~16 环节为生殖带，习称白颈，较光亮。体前端稍尖，尾端钝圆，刚毛圈粗糙而硬，色稍浅。雄生殖孔在第 18 节腹侧刚毛圈一小孔突上，外缘有数圈环绕的浅皮褶，内侧刚毛圈隆起，前面两边有横排（一排或二排）小乳突，每边 10~20 个不等。受精囊孔 3 对，位于第 6~9 节间一椭圆形突起上，约占节周 5/11。体轻，略呈革质，不易折断。气腥，味微咸。

沪地龙：长 8~15cm，宽 0.5~1.5cm。全体具环节，背部棕褐色至黄褐色，腹部浅黄棕色；受精囊孔 3 对，在 6~7、7~8、8~9 节间。第 14~16 节为生殖带，较光亮。第 18 节有 1 对雄生殖孔。通谷环毛蚓的雄交配腔孔呈纵向裂缝状；栉盲环毛蚓的雄生殖孔内侧有 1 个或多个小乳突。

【别名】蚯蚓、曲蟮。

【性味】咸，寒。

【归经】肝、脾、膀胱经。

【功效】清热定惊，通络，平喘，利尿。

【主治】

1. 高热惊痫，癫狂　本品性寒，既能息风止痉，又善于清热定惊，故适用于热极生风所致的神昏谵语、痉挛抽搐及小儿惊风，或癫痫、癫狂等症。如《本草拾遗》治狂热癫痫，即以本品同盐化为水，饮服；《摄生众妙方》治小儿急慢惊风，则用本品研烂，同朱砂作丸服。治高热抽搐惊痫之症，多与钩藤、牛黄、白僵蚕、全蝎等息风止痉药同用。

2. 气虚血滞，半身不遂　本品性走窜，善于通行经络，常与黄芪、当归、川芎等补气活血药配伍，治疗中风后气虚血滞、经络不利、半身不遂、口眼㖞斜等症，如补阳还五汤（《医林改错》）。

3. 痹证　本品长于通络止痛，适用于多种原因导致的经络阻滞、血脉不畅、肢节不利之症。性寒清热，尤适用于关节红肿疼痛、屈伸不利之热痹，常与防己、秦艽、忍冬藤、桑枝等除湿热、通经络药物配伍；如用治风寒湿痹，肢体关节麻木、疼痛尤甚、屈伸不利等症，则应与川乌、草乌、南星、乳香等祛风散寒、通络止痛药配伍，如小活络丹（《太平惠民和剂局方》）。

4. 肺热哮喘　本品性寒降泄，长于清肺平喘。用治邪热壅肺，肺失肃降之喘息不止、喉中哮鸣有声者，单用研末内服即效；亦可用鲜地龙水煎，加白糖收膏用。或与麻黄、杏仁、黄芩、葶苈子等同用，以加强清肺化痰、止咳平喘之功。

5. 小便不利，尿闭不通　本品咸寒走下入肾，能清热结而利水道。用于热结膀胱，小便不通，可单用，或配伍车前子、木通、冬葵子等同用。

此外，本品有降压作用，常用治肝阳上亢型高血压病。

按语：地龙最早见于《神农本草经》，列为下品。本品甘咸，入肝、脾、膀胱经。其性善走窜，既善清热息风止痉，用治高热惊痫、癫狂；又长于通络，用治中风半身不遂及痹证；且能清热平喘，利尿，用治肺热咳喘及热结膀胱，小便不利之证。

【用法用量】煎服，4.5~9g。鲜品10~20g。研末吞服，每次1~2g。外用适量。

【使用注意】脾胃虚寒慎用，孕妇禁用。

【现代研究】

1. 化学成分　本品含多种氨基酸，以谷氨酸、天冬氨酸、亮氨酸含量最高；含铁、锌、镁、铜、铬等微量元素；含花生四烯酸、琥珀酸等有机酸。还含蚯蚓解热碱、蚯蚓素、蚯蚓毒素、黄嘌呤、次黄嘌呤、黄色素及酶类等成分。

2. 药理作用　广地龙次黄嘌呤具有显著的舒张支气管作用；并能拮抗组织胺及毛果芸香碱对支气管的收缩作用。广地龙酊剂、干粉混悬液、热浸液、煎剂等，均有缓慢而持久的降压作用；地龙提取物具有纤溶和抗凝作用。蚯蚓水煎液及蚯蚓解热碱有良好的解热作用；热浸液、醇提取物对小鼠和家兔均有镇静、抗惊厥作用；地龙还具有增强免疫、抗肿瘤、抗菌、利尿、兴奋子宫及肠平滑肌作用。

【文献摘要】

《本草拾遗》："疗温病大热，狂言，主天行诸热，小儿热病癫痫。"

《本草纲目》："性寒而下行，性寒故能解诸热疾，下行故能利小便，治足疾而通经络也。""主伤寒疟疾，大热狂烦，及大人小儿小便不通，急慢惊风，历节风痛。"

全蝎 Quanxie

《蜀本草》

为钳蝎科动物东亚钳蝎 *Buthus martensii* Karsch 的干燥体。主产于河南、山东、湖北、安徽等地。清明至谷雨前后捕捉者，称为"春蝎"，此时未食泥土，质量较佳；夏季产量较多，称为"伏蝎"。饲养蝎一般在秋季，隔年收捕一次。野生蝎在春末至秋初捕捉，捕得后，先浸入清水中，待其吐出泥土，置沸水或沸盐水中，煮至全身僵硬，捞出，置通风处，阴干。

【药材特征】干燥的全虫，头胸部及前腹部呈扁平长椭圆形，后腹部尾状。完整者长约6cm。全体绿褐色，腹及肢为黄色，尾刺尖端呈褐色。胸部折断后可见内有黑色或棕黄色残余物，后腹部中空。体轻、质脆，气微腥，味咸。以色黄、完整、腹中少杂物者为佳。有单用其后腹部者，称为蝎尾，又名蝎梢。

【别名】全虫、蝎尾。

【性味】辛，平。有毒。

【归经】肝经。

【功效】息风镇痉，攻毒散结，通络止痛。

【主治】

1. 痉挛抽搐　本品主入肝经，性善走窜，既平息肝风，又搜风通络，有良好的息风止痉之效，为治痉挛抽搐之要药。用治各种原因之惊风、痉挛抽搐，常与蜈蚣同用；如用治小儿急惊风高热，神昏、抽搐，常与羚羊角、钩藤、天麻等清热、息风药配伍；用治小儿慢惊风、抽搐，常与党参、白术、天麻等益气健脾药同用；用治痰迷癫痫抽搐，可与郁金、白矾等份，研细末服；若治破伤风痉挛抽搐、角弓反张，又与蜈蚣、天南星、蝉蜕等配伍；或与蜈蚣、钩藤、朱砂等配伍；治疗风中经络，口眼㖞斜，可与白僵蚕、白附子等同用，如牵正散（《杨氏家藏方》）。

2. 疮疡肿毒，瘰疬结核　本品味辛，有毒，故有散结、攻毒之功，多作外敷用。如《本草纲目》引《澹寮方》用全蝎、栀子，以麻油煎黑去渣，入黄蜡为膏外敷，治疗诸疮肿毒；《医学衷中参西录》以本品焙焦，黄酒下，消颌下肿硬；《经验方》小金散，以本品配马钱子、半夏、五灵脂等，共为细末，制成片剂用，治流痰、瘰疬、瘿瘤等证。近代用本品配伍蜈蚣、地龙、土鳖虫各等份，研末或水泛为丸服，以治淋巴结核、骨与关节结核等。亦有单用全蝎，以香油炸黄内服，治疗流行性腮腺炎。

3. 风湿顽痹　本品善于通络止痛，对风寒湿痹久治不愈，筋脉拘挛，甚则关节变形之顽痹，作用颇佳。可用全蝎配麝香少许，共为细末，温酒送服，对减轻疼痛有效，如全蝎末方；临床亦常与川乌、白花蛇、没药等祛风、活血、舒筋活络之品同用。

4. 顽固性偏正头痛　本品搜风通络止痛之效较强，用治偏正头痛，单味研末吞服即有效；配合天麻、蜈蚣、川芎、僵蚕等同用，则其效更佳。

按语：全蝎辛平有毒，专入肝经。既能息风止痉，又可搜风通络止痛，用治各种痉挛抽搐及风湿顽痹、顽固性偏正头痛，为止痉抽搐之要药；且可攻毒散结，治疮疡肿毒、瘰疬结核。

【用法用量】煎服，3~6g。研末吞服，每次0.6~1g。外用适量。

【使用注意】本品有毒，用量不宜过大。孕妇慎用。

【现代研究】

1. 化学成分　本品含蝎毒，为一种类似蛇毒神经毒的蛋白质。并含三甲胺、甜菜碱、牛磺酸、棕榈酸、软硬脂酸、胆甾醇、卵磷脂及铵盐等。尚含钠、钾、钙、镁、铁、铜、锌、锰等微量元素。现研究最多的有镇痛活性最强的蝎毒素Ⅲ、抗癫痫肽（AEP）等。

2. 药理作用　全蝎有明显的抗癫痫惊厥、抗凝、镇痛、抗癌等作用。

3. 不良反应　剂量过大可致头痛、头昏、血压升高、心慌、心悸、烦躁不安；严重者血压突然下降、呼吸困难、发绀、昏迷，最后多因呼吸麻痹而死亡。若过敏者可出现全身性红色皮疹及风团，可伴发热等。此外，本品还可引起蛋白尿、神经中毒，表现为面部咬肌强直性痉挛，以及全身剥脱性皮炎等。

【文献摘要】

《开宝本草》："疗诸风瘾疹及中风半身不遂，口眼㖞斜，语涩，手足抽掣。"

《本草从新》："治诸风掉眩，惊痫抽掣，口眼㖞斜……厥阴风木之病。"

《本草求真》："全蝎，专入肝祛风，凡小儿胎风发搐，大人半身不遂，口眼㖞斜，语言謇涩，手足抽掣，疟疾寒热，耳聋，带下，皆因外风内客，无不用之。"

蜈蚣 Wugong

《神农本草经》

为蜈蚣科动物少棘巨蜈蚣 *Scolopendra subspinipes mutilans* L. Koch 的干燥体。主产于江苏、浙江、湖北、湖南、河南、陕西等地。春、夏二季捕捉，用竹片插入头尾，绷直，干燥。

【药材特征】干燥全虫，呈扁平长条形，长约 9~16cm，宽约 5~10cm。头部红褐色，背部黑绿色，有光泽，并有 2 条突起的棱线。腹部棕黄色，瘪缩。足黄色或红褐色，向后弯曲，最后一节如刺。头部及尾部有加工时所穿的孔。断面有裂隙或空虚。气微腥，并有特殊刺鼻的臭气；味辛而微咸。以身干、条长、头红、足红棕色、身黑绿、头足完整者为佳。

【别名】天龙、百脚、雷公虫、百足虫、千足虫、天虫。

【性味】辛，温。有毒。

【归经】肝经。

【功效】息风镇痉，攻毒散结，通络止痛。

【主治】

1. 痉挛抽搐 本品性温，性善走窜，通达内外，搜风定搐力强，与全蝎均为息风要药，两药常同用，治疗各种原因引起的痉挛抽搐；若治小儿口撮，手足抽搐，以本品配全蝎、钩藤、僵蚕等，如撮风散（《证治准绳》）；又如万金散（《太平圣惠方》），治小儿急惊，以本品配丹砂、轻粉等份研末，乳汁下；若治破伤风，角弓反张，即以本品为主药，配伍南星、防风等同用。经适当配伍，本品亦可用于癫痫、风中经络之口眼㖞斜等。

2. 疮疡肿毒，瘰疬结核 本品以毒攻毒，味辛散结，同雄黄、猪胆汁配伍制膏，外敷恶疮肿毒，效果颇佳，如不二散（《拔萃方》）；本品与茶叶共为细末，敷治瘰疬溃烂，如《本草纲目》引《枕中方》验方；新方结核散，配合全蝎、土鳖虫，共研细末内服，治骨结核；若以本品焙黄，研细末，开水送服，或与黄连、大黄、生甘草等同用，又可治毒蛇咬伤。

3. 风湿顽痹 本品有良好的通络止痛功效，而与全蝎相似，故二药常与防风、独活、威灵仙等祛风、除湿、通络药物同用，以治风湿痹痛游走不定、痛势剧烈者。

4. 顽固性头痛 本品搜风，通络止痛，可用治久治不愈之顽固性头痛或偏正头痛，多与天麻、川芎、白僵蚕等同用。

【鉴别用药】蜈蚣与全蝎功用基本相同。既能息风止痉，又可搜风通络止痛，用治各种痉挛抽搐及风湿顽痹，顽固性偏正头痛，为止痉搐之要药；且可攻毒散结，治疮疡肿毒、瘰疬结核。蜈蚣性温燥，力猛毒甚，息风止痉，攻毒散结之力较强；全蝎性

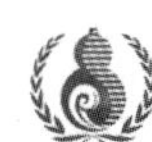

平，息风止痉，攻毒散结之力较蜈蚣为弱。

【用法用量】煎服，3~5g。研末冲服，每次 0.6~1g。外用适量。

【使用注意】本品有毒，用量不宜过大。孕妇忌用。

【现代研究】

1. 化学成分　本品含有两种类似蜂毒成分，即组胺样物质及溶血性蛋白质。含有脂肪油、胆甾醇、蚁酸及组氨酸、精氨酸、亮氨酸等多种氨基酸。尚含糖类、蛋白质及铁、锌、锰、钙、镁等多种微量元素。

2. 药理作用　其水浸剂对结核杆菌及多种皮肤真菌有不同程度的抑制作用；蜈蚣煎剂能改善小鼠的微循环，延长凝血时间，降低血黏度；水提液对士的宁引起的惊厥有明显的对抗作用；煎剂有明显的镇痛、抗炎作用。

3. 不良反应　用量过大可引起中毒，中毒表现为：恶心、呕吐、腹痛、腹泻、不省人事、心跳缓慢、呼吸困难、体温下降、血压下降等。出现溶血反应时，尿呈酱油色、排黑便，并出现溶血性贫血症状。出现过敏者，全身起过敏性皮疹，严重者出现过敏性休克。另有服用蜈蚣粉致肝功能损害及急性肾衰竭者。

【文献摘要】

《神农本草经》："啖诸蛇、虫、鱼毒……去三虫。"

《本草纲目》："小儿惊痫风搐，脐风口噤、丹毒、秃疮、瘰疬、便毒、痔漏、蛇瘕、蛇瘴、蛇伤。"

僵蚕 Jiangcan

《神农本草经》

为蚕蛾科昆虫家蚕 *Bombyx mori* Linnaeus 4~5 龄的幼虫感染（或人工接种）白僵菌 *Beauveria bassiana*（Bals.）Vuillant 而致死的干燥体。主产于浙江、江苏、四川等养蚕区。多于春、秋季生产，将感染白僵菌病死的蚕干燥。生用或炒用。

【药材特征】本品呈圆柱形，多弯曲皱缩，长 2~5cm，直径 0.5~0.7cm。表面灰黄色，被有白色粉霜状的气生菌丝和分生孢子。头部较圆，足 8 对，体节明显，尾部略呈二分歧状。质硬而脆，易折断，断面平坦，外层白色，显粉性，中间有亮棕色中亮黑色，习称胶口镜面，内有线腺环 4 个，呈亮圈状。气微腥，味微咸。

【别名】天虫、姜蚕、白僵蚕。

【性味】咸、辛，平。

【归经】归肝、肺、胃经。

【功效】祛风定惊，化痰散结。

【主治】

1. 惊痫抽搐　本品咸辛平，入肝、肺二经，既能息风止痉，又能化痰定惊，故对惊风、癫痫而挟痰热者尤为适宜。治高热抽搐者，可与蝉衣、钩藤、菊花同用。治急惊风，痰喘发痉者，以本品同全蝎、天麻、朱砂、牛黄、胆南星等配伍；若用治小儿脾虚久泻，慢惊搐搦者，又当与党参、白术、天麻、全蝎等益气健脾、息风定惊药配伍；用治破伤风角弓反张者，则与全蝎、蜈蚣、钩藤等配伍。

2. 风中经络，口眼㖞斜 本品味辛行散，能祛风、化痰、通络，常与全蝎、白附子等同用，如牵正散（《杨氏家藏方》）。

3. 风热头痛，目赤，咽痛，风疹瘙痒 本品辛散，入肝、肺二经，有祛外风、散风热、止痛、止痒之功。用治肝经风热上攻之头痛、目赤肿痛、迎风流泪等症，常与桑叶、木贼、荆芥等疏风清热之品配伍；用治风热上攻，咽喉肿痛、声音嘶哑者，可与桔梗、薄荷、荆芥、防风、甘草等同用；治疗风疹瘙痒，如《太平圣惠方》用本品为末，内服，治风疮瘾疹，可单味研末服，或与蝉蜕、薄荷等疏风止痒药同用。

4. 痰核，瘰疬 本品味咸，能软坚散结，又兼可化痰，故可用治痰核、瘰疬，可单用为末，或与浙贝母、夏枯草、连翘等化痰散结药同用。亦可用治乳腺炎、流行性腮腺炎、疔疮痈肿等症，可与金银花、连翘、板蓝根、黄芩等清热解毒药同用。

按语：僵蚕最早见于《神农本草经》，列为中品。本品辛平，归肝、肺经，药力平和，善息风止痉，兼能化痰，且可祛外风，临床用于各种惊痫抽搐，无论急惊慢惊、内风外风、有痰无痰均可用之，有痰者尤为适宜。

【用法用量】煎服，5~9g。研末吞服，每次1~1.5g；散风热宜生用，其他多制用。

【使用注意】心虚不宁、血虚生风者慎用。

【现代研究】

1. 化学成分 本品主要含蛋白质、脂肪。尚含多种氨基酸及铁、锌、铜、锰、铬等微量元素。白僵蚕体表的白粉中含草酸铵。

2. 药理作用 僵蚕醇水浸出液对小鼠、家兔均有催眠、抗惊厥作用；其提取液在体内、外均有较强的抗凝作用；僵蚕粉有较好的降血糖作用；对金黄色葡萄球菌、绿脓杆菌有轻度的抑菌作用；其醇提取物体外可抑制人体肝癌细胞的呼吸，可用于直肠瘤型息肉的治疗。

【文献摘要】

《神农本草经》：“主小儿惊痫、夜啼，去三虫，灭黑䵟，令人面色好，男子阴疡病。”

《本草纲目》：“散风痰结核、瘰疬、头风、风虫齿痛，皮肤风疮，丹毒作痒，……一切金疮，疔肿风痔。”

附药 僵蛹

为中国科学院动物研究所等单位研制的以蚕蛹为底物，经白僵菌发酵的制成品。药理实验证明，僵蛹有抗惊厥、抑制癌细胞等作用；临床实践亦证明，僵蛹具有一定的退热、止咳化痰、镇静、止痉、消肿散结、止遗尿等作用，疗效与白僵蚕相近，可代替白僵蚕药用。现已制成片剂用于临床，治疗癫痫、腮腺炎、慢性支气管炎等疾病。

珍珠 Zhenzhu

《日华子本草》

为珍珠贝科动物马氏珍珠贝 *Pteria martensii*（Dunker）、蚌科动物三角帆蚌 *Hyriopsis*

cumingii（Lea）或褶纹冠蚌 *Cristaria plicata*（Leach）等双壳类动物受刺激形成的珍珠。前一种海产珍珠，主产于广东、海南、广西等沿海地区，以广西合蒲产者最佳；后两种淡水珍珠主产于安徽、江苏、黑龙江等地。全年可采，自动物体内取出，洗净，干燥。水飞或研成极细粉用。

【药材特征】本品呈类球形、长圆形、卵圆形、棒形等，直径 1.5~8mm。表面类白色、浅粉红色、浅黄色、浅蓝色等，半透明，光滑或微有凹凸，具特有的彩色光泽。质坚硬，破碎面显层纹。无臭，无味。

【别名】真珠、蚌珠、真珠子、药珠、珠子、濂珠。

【性味】甘、咸，寒。

【归经】归心、肝经。

【功效】安神定惊，明目消翳，解毒生肌。

【主治】

1. 心神不宁，心悸失眠　本品甘寒，质重沉降，入心、肝经，重可镇怯，故有安神定惊之效。主治心神不宁、心悸失眠等症，单用即效，如《肘后方》用本品研末与蜜和服。性寒清热，甘寒益阴，故更适用于心虚有热之心烦不眠、多梦健忘、心神不宁等症，每与酸枣仁、柏子仁、五味子等养心安神药同用。

2. 惊风，癫痫　本品性寒质重，清心、肝之热而定惊止痉。治疗小儿痰热之急惊风，高热神昏、痉挛抽搐者，可与牛黄、胆南星、天竺黄等清热化痰药配伍；用治小儿惊痫，惊惕不安、吐舌抽搐等症，可与朱砂、牛黄、黄连等配伍；用本品与朱砂、麝香、伏龙肝同用，可治小儿惊啼及夜啼不止。

3. 目赤翳障，视物不清　本品性寒清热，入肝经，善于清肝明目，消翳，故可用治多种眼疾。用治肝经风热或肝火上攻之目赤涩痛、眼生翳膜，常与青葙子、菊花、石决明等清肝明目之品配伍；若治眼目翳障初起，可与琥珀、熊胆、麝香、黄连等配伍，研极细，点眼。

4. 口内诸疮，疮疡肿毒，溃久不敛　本品有清热解毒，生肌敛疮之功，用治口舌生疮、牙龈肿痛、咽喉溃烂等症，多与硼砂、青黛、冰片、黄连、人中白合用，共为细末，吹入患处；亦可用珍珠与牛黄共为末，如珠黄散（《全国中药成药处方集》）；若治疮疡溃烂，久不收口者，可用本品配炉甘石、黄连、血竭、钟乳石等，令极细，调匀，外敷。

【用法用量】内服入丸、散用，0.1~0.3g。外用适量。

【使用注意】脾胃虚寒者慎用，脓毒未净者禁用。

【现代研究】

1. 化学成分　本品主含碳酸钙、多种氨基酸，无机元素有锌、锰、铜、铁、镁、硒、锗等。尚含 B 族维生素、核酸等。

2. 药理作用　珍珠粉提取物对小鼠肉瘤细胞、肺癌细胞均有显著的抑制作用；珍珠水解液可抑制小鼠自主活动，并有抑制脂褐素和清除自由基作用；珍珠膏有促进创面愈合作用；珍珠粉有抗衰老、抗心律失常及抗辐射等作用。

【文献摘要】

《日华子本草》："安心、明目。"

《本草衍义》："除小儿惊热。"

《本草汇言》："镇心，定志，安魂，解结毒，化恶疮，收内溃破烂。"

第十六章　开窍药

凡以开窍醒神为主要功效、治疗闭证神昏的药物，称为开窍药，又称芳香开窍药。

心藏神，主神明，心窍开通则神明有主，神志清醒，思维敏捷。若心窍被阻、清窍被蒙，则神明内闭，神识昏迷，不省人事，治疗则需用辛香开通心窍之品。本类药物多味辛芳香，善于走窜，主归心经，具有通关开窍、启闭醒神的作用，主要适用于神志昏迷之内闭实证（简称闭证），多见于温病热陷心包、痰浊蒙蔽清窍所致的神昏谵语，以及惊风、癫痫、中风出现的猝然昏厥、痉挛抽搐等。

神志昏迷有虚、实之分。闭证属实证，脱证属虚证。闭证多见口噤、握拳、脉搏有力；脱证多见汗冷、肢凉、脉微欲绝。根据虚则补之、实则泻之的原则，脱证治当补虚固脱，回阳救逆，不宜用开窍药；闭证治当通关开窍、醒神回苏，宜用本类药物治疗。然而闭证有寒闭与热闭之异，寒闭多见面青、身凉、苔白、脉迟，须施“温开”之法，宜选用辛温的开窍药，配伍温里祛寒之品；热闭多见面赤、身热、苔黄、脉数，当用“凉开”之法，宜选用辛凉的开窍药，并与清热泻火解毒之品配伍。若闭证神昏兼惊厥抽搐者，还须配伍平肝息风止痉药；烦躁不安者，须配伍安神定惊药物；以疼痛为主者，可配伍行气药或活血化瘀药物；痰浊壅盛者，须配伍化湿、祛痰药物。

开窍药辛香走窜，为救急、治标之品，且能耗伤正气，故只宜暂用，不可久服；本类药只宜于实证，脱证忌服；因开窍药性质辛香，有效成分易于挥发，故内服一般不入煎剂，只宜作丸、散剂服用。

药理研究表明，本类药物对中枢神经系统有兴奋作用，有镇痛、兴奋心脏与呼吸、升高血压的作用，某些药物尚有抗菌、抗炎的作用。现代临床多用于治疗各种原因出现的急性昏迷、多种急性脑病、癫痫发作、脑震荡后遗症、老年痴呆、冠心病、心绞痛等病证。

歌诀：

诸药性能，芳香开窍，
通关回苏，启闭醒神。
闭证神昏，惊风癫痫，急救暂用。
首辨寒热虚实，脱证忌服。

麝香 Shexiang

《神农本草经》

为鹿科动物林麝 *Moschus berezovskii* Flerov、马麝 *Moschus sifanicus* Przewalski 或原麝

Moschus moschiferus Linnaeus 成熟雄体香囊中的干燥分泌物。主产于四川、西藏、云南、陕西、甘肃、内蒙古等地。野生麝多在冬季至次春猎取，猎取后，割取香囊，阴干，习称“毛壳麝香”，用时剖开香囊，除去囊壳，称“麝香仁”，其中呈颗粒状的优质麝香仁称“当门子”。人工驯养麝多直接从香囊中取出麝香仁，阴干或用干燥器密闭干燥，避光贮存。

【药材特征】毛壳麝香为扁圆形或类椭圆形的囊状体。开口面的皮革质，棕褐色。密生白色或灰棕色短毛，从两侧围绕中心排列，中间有一小囊孔。另一面为棕褐色略带紫的皮膜，微皱缩，稍有弹性。剖开后可见中层皮膜呈棕褐色或灰褐色，半透明，内层皮膜呈棕色，内含颗粒状、粉末状的麝香仁和少量细毛及脱落的内层皮膜（习称“银皮”）。

麝香仁野生者质柔，油润，疏松；其中颗粒状者习称“当门子”。呈不规则圆球形或颗粒状，表面多呈紫褐色，油润光亮，微有麻纹，断面深棕色或黄棕色；粉末者多呈棕褐色或黄棕色，习称“黄香”，并有少量脱落的内层皮膜和细毛。饲养者呈颗粒状、短条状或不规则的团块；表面不平，紫黑色或深棕色，显油性，微有光泽，并有少量毛和脱落的内层皮膜。气香浓烈而特异，味微辣、微苦带咸。

【别名】原麝香、香脐子、寸草、麝脐香、臭子。

【性味】辛，温。

【归经】心、脾经。

【功效】开窍醒神，活血通经，消肿止痛，催产。

【主治】

1. 闭证神昏　本品辛温，气极香，走窜之性甚烈，有很强的开窍通闭醒神作用，为醒神回苏之要药，无论寒闭、热闭用之皆效，尤善治寒闭证。治疗中风卒昏、中恶胸腹满痛等寒浊或痰湿阻闭心窍之寒闭神昏，常配伍苏合香、檀香、安息香等祛寒药组成温开之剂，如苏合香丸（《太平惠民和剂局方》）；治疗温病热陷心包、痰热蒙蔽心窍、中风痰厥及小儿惊风等热闭神昏，常配伍牛黄、冰片、朱砂等清热药组成凉开剂，如至宝丹（《太平惠民和剂局方》）、安宫牛黄丸（《温病条辨》）。

2. 血瘀经闭，症瘕，心腹暴痛，跌打损伤，风湿痹痛　本品辛香，开通走窜，可行血中之瘀滞，开经络之壅遏，而具活血通经、消肿止痛之效。治疗血瘀经闭，常配伍丹参、桃仁、红花、川芎等；治疗症瘕痞块，常配伍水蛭、虻虫、三棱等，如化症回生丹（《温病条辨》）；治疗心腹暴痛，常配伍木香、桃仁等，如麝香汤（《圣济总录》）；治疗跌打损伤，瘀滞肿痛，常配伍乳香、没药、红花等，如七厘散（《良方集腋》）；治疗风湿痹痛，顽固不愈，常配伍威灵仙、独活、桑寄生等。

3. 疮疡肿毒，咽喉肿痛　本品辛香行散，有良好的活血散结、消肿止痛作用，内服、外用均有良效。治疗疮疡肿毒，常配伍雄黄、乳香、没药等，如醒消丸（《外科全生集》）；治疗咽喉肿痛，常配伍牛黄、蟾酥、珍珠等，如六神丸。

4. 难产，死胎，胞衣不下　本品活血通经，辛香走窜，力达胞宫，有催生下胎之效。治疗难产、死胎、胞衣不下，常与肉桂配伍，如香桂散（《张氏医通》）；亦可与猪牙皂、天花粉同用，葱汁为丸，外用取效，如堕胎丸（《河北医药集锦》）。

【用法用量】入丸、散剂，每次 0. 03～0. 1g。外用适量。不入煎剂。

【使用注意】孕妇忌用。

【不良反应】麝香和麝香酮毒性都很小。但有报道麝香中毒致急性肾功能衰竭 2 例；另有麝香膏剂外用致过敏的报道。

【现代研究】

1. 化学成分　本品主要含麝香大环化合物如麝香酮、降麝香酮、麝香醇等，甾族化合物如睾酮、雌二醇、胆甾醇等，多种氨基酸如天门冬氨酸、丝氨酸等。

2. 药理作用　本品对中枢神经系统有双向调节作用，小剂量兴奋，大剂量则抑制；能增强中枢神经系统的耐缺氧能力，改善脑循环；能兴奋心脏，增加心脏收缩振幅，增强心肌功能；对由于血栓引起的缺血性心脏障碍有预防和治疗作用；对子宫有明显兴奋、增强宫缩作用，尤对在体妊娠子宫更为敏感，对晚期妊娠子宫的兴奋作用更显著；对人体肿瘤细胞有抑制作用，浓度大则作用强，对小鼠艾氏腹水癌细胞和肉瘤 S_{180} 细胞有杀灭作用；对金黄色葡萄球菌、大肠杆菌有抑制作用。

【文献摘要】

《神农本草经》："主辟恶气，温疟，痫痓，去三虫。"

《名医别录》："疗中恶，心腹暴痛，胀急痞满，风毒，妇人难产，堕胎，去䵟，目中肤翳。"

《本草纲目》："通诸窍，开经络，透肌骨，解酒毒，消瓜果食积。治中风，中气，中恶，痰厥，积聚症瘕。"

冰片 Bingpian

《新修本草》

为龙脑香科植物龙脑香 *Dryobalanops aromatica* Gaertn. f. 的树干经蒸馏冷却而得的结晶，称"龙脑冰片"，亦称"梅片"；或由菊科植物艾纳香（大艾）*Blumea balsamifera* DC. 的升华物经加工劈削而成，称"艾片"；现在主要用松节油、樟脑等为原料，经化学方法合成，称"机制冰片"。龙脑香主产于东南亚地区，我国台湾有引种。艾纳香主产于我国广东、广西、云南、贵州等地。冰片成品须贮存于阴凉处，密闭，研粉用。

【药材特征】本品为无色透明或白色半透明的片状松脆结晶，气清香，味辛。具挥发性，点燃发生浓烟，并有带光的火焰。易溶于乙醇、氯仿或乙醚中，几乎不溶于水。

【别名】合成龙脑、梅片、艾粉、结片。

【性味】辛、苦，微寒。

【归经】心、脾、肺经。

【功效】开窍醒神，清热止痛。

【主治】

1. 闭证神昏　本品味辛气香性凉，有开窍醒神功效，但作用不及麝香，长于治疗热闭神昏。因其性凉，为凉开之品，更宜用于热闭神昏。治疗痰热内闭、暑热卒厥、小儿惊风等热闭神昏，常与牛黄、麝香、黄连等配伍，如安宫牛黄丸（《温病条辨》）；治疗寒闭神昏，常与苏合香、安息香、丁香等温开药配伍，如苏合香丸（《太平惠民和剂局方》）。

2. 目赤肿痛，喉痹口疮 本品苦寒，有清热消肿、泻火解毒之功，为五官科常用药。治疗目赤肿痛，单用点眼即效，或用炉甘石、硼砂、熊胆等制成点眼药水，如八宝眼药水（《全国中药成药处方集》）；治疗咽喉肿痛、口舌生疮，常与硼砂、朱砂、玄明粉共研细末，吹敷患处，如冰硼散（《外科正宗》）；治疗风热喉痹，以冰片与灯心草、黄柏、白矾共为末，吹患处取效（《濒湖集简方》）。

3. 水火烫伤，疮疡肿毒，溃后不敛 本品清热解毒，防腐生肌，故外用清热消肿、生肌敛疮方中均用本品。治水火烫伤，可用本品与银朱、香油制成药膏外用（《中草药新医疗法资料选编》）；治疗疮疡溃后，日久不敛，常配伍象皮、血竭、乳香等，如生肌散（《经验方》）。

近代以本品搅溶于核桃油中滴耳，治疗急、慢性化脓性中耳炎，有较好疗效；与苏合香同用，名苏冰滴丸，治疗冠心病，有一定疗效。

【用法用量】入丸、散剂，每次0.15~0.3g。外用适量。不入煎剂。

【使用注意】孕妇慎服。

【鉴别用药】冰片、麝香均开窍醒神、消肿止痛，可治闭证神昏及疮痈肿痛。然麝香性温，开窍醒神之力较强，为醒神回苏之要药，无论寒闭、热闭用之皆效，尤善治寒闭证；且活血通经、催产下胎。冰片性偏寒凉，开窍醒神之力较弱，长于治疗热闭神昏，且以清热泻火止痛见长，为五官科常用药；外用有清热止痛、防腐止痒、明目退翳之功。二者均入丸、散剂，不入煎剂。

【现代研究】

1. 化学成分 龙脑冰片主含右旋龙脑及葎草烯、β-榄香烯、石竹烯等倍半萜等。尚含齐墩果酸、麦珠子酸、积雪草酸、龙脑香醇、古柯二醇等三萜化合物等。艾片含左旋龙脑。机制冰片为消旋混合龙脑。

2. 药理作用 冰片局部应用对感觉神经有轻微刺激，有一定的止痛和防腐作用；可迅速通过并改善血脑屏障通透性，且在脑蓄积时间长、含量高，此为冰片的芳香开窍作用提供了初步实验依据；龙脑、异龙脑均有耐缺氧和镇静作用；较高浓度（0.5%）对葡萄球菌、链球菌、肺炎链球菌、大肠杆菌及部分致病性皮肤真菌等有抑制作用；对中、晚期妊娠小鼠有引产作用。

【文献摘要】

《名医别录》：“妇人难产，取龙脑研末少许，以新汲水调服。”

《新修本草》：“主心腹邪气，风湿积聚，耳聋，明目，去目赤肤翳。”

《本草纲目》：“疗喉痹，脑痛，鼻息，齿痛，伤寒舌出，小儿痘陷。通诸窍，散郁火。”

苏合香 Suhexiang

《名医别录》

为金缕梅科植物苏合香树 *Liquidambar orientalis* Mill. 的树干渗出的香树脂经加工精制而成。主产于土耳其、非洲、印度等地，我国广西、云南有栽培。初夏时将树皮击伤或割破，深达木部，使香树脂渗入树皮内，至秋季剥下树皮，榨取香树脂，残渣加水煮后再压榨，榨出的香树脂即为普通苏合香。如将其溶解在酒精中，过滤，蒸去酒精，则成精制苏合香。成品置阴凉处，密闭保存。

【药材特征】本品为半流动性的浓稠液体。棕黄色或暗棕色，半透明。质黏稠。气芳香。本品在90%乙醇、二硫化碳、氯仿或冰醋酸中溶解，在乙醚中微溶。

【别名】苏合油、流动苏合香。

【性味】辛，温。

【归经】心、脾经。

【功效】开窍醒神，辟秽止痛。

【主治】

1. 寒闭神昏　本品辛香气烈，有开窍醒神之效，功似麝香而力弱，长于温通辟秽，为治寒闭神昏之要药。治疗中风痰厥、惊痫等属于寒邪、痰浊内闭者，常配伍麝香、丁香、安息香等，如苏合香丸（《太平惠民和剂局方》）。

2. 胸腹冷痛，痞满　本品温通走窜，可化浊开郁、祛寒止痛。治疗痰浊、血瘀或寒凝气滞之胸脘痞满、冷痛等，常配伍冰片等，如苏合丸（《太平惠民和剂局方》）。

此外，本品能温通散寒，为治疗冻疮的良药，可用苏合香溶于乙醇中涂敷冻疮患处。现代用治冠心病之心绞痛，能较快地缓解疼痛。

【用法用量】入丸、散剂，每次0.3~1g。不入煎剂。

【使用注意】体虚无瘀者慎用。

【现代研究】

1. 化学成分　本品主要含萜类和挥发油，包括苏合香树脂醇、齐墩果酮酸、苯乙酸、桂皮酸乙酯、桂皮醇、桂皮酸酯、香草醛及桂皮酸等。

2. 药理作用　为刺激性祛痰药，并有较弱的抗菌作用，可用于各种呼吸道感染；又有温和的刺激作用，可缓解局部炎症，并能促进溃疡与创伤的愈合；对狗实验性心肌梗死有减慢心率、改善冠状动脉流量和降低心肌耗氧的作用；对兔、大鼠血小板聚集有显著抑制作用。

【文献摘要】

《名医别录》："主辟恶，……温疟，蛊毒，痫痓。去三虫，除邪。"

《本草纲目》："气香窜，能通诸窍脏腑，故其功能辟一切不正之气。"

《本草正》："杀虫毒。疗癫痫，止气逆疼痛。"

石菖蒲 Shichangpu

《神农本草经》

为天南星科植物石菖蒲 *Acorus tatarinowii* Schott 的干燥根茎。主产于四川、浙江、江苏等地。秋、冬二季采挖，去叶、须根及泥沙，晒干。生用或鲜用。

【药材特征】本品根茎呈扁圆柱形。表面棕褐色、棕红色或灰黄色，粗糙，多环节，上侧有略呈扁三角形的叶痕，左右交互排列。质硬脆，折断面纤维性，类白色或微红色。气芳香，味苦、微辛。

【别名】菖蒲叶、山菖蒲、水剑草、香菖蒲、药菖蒲。

【性味】辛、苦，温。

【归经】心、胃经。

【功效】开窍醒神，化湿和胃，益智宁神。

【主治】

1. 痰蒙清窍，神志昏迷 本品辛开苦燥温通，芳香走窜，既开窍醒神，又化湿、豁痰、辟秽，长于治疗痰湿秽浊之邪蒙蔽清窍所致神志昏乱。治痰热蒙蔽，高热神昏，常配伍郁金、半夏、竹沥等，如菖蒲郁金汤（《温病全书》）；治疗痰热癫痫抽搐，可配伍枳实、竹茹、黄连等，如清心温胆汤（《古今医鉴》）；治疗中风痰迷心窍，神志昏乱、舌强不语，常配伍半夏、天南星、橘红等，如涤痰汤（《济生方》）；治疗癫狂痰热内盛，常配伍远志、朱砂、生铁落，如生铁落饮（《医学心悟》）；治疗湿浊蒙蔽清窍之头晕嗜睡、耳鸣耳聋，常配伍茯苓、远志、龙骨等，如安神定志丸（《医学心悟》）。

2. 湿阻中焦，脘腹胀闷，痞塞疼痛 本品辛温芳香，善化湿醒脾，行气消胀。治疗湿阻中焦，脘腹胀闷，常配伍砂仁、苍术、厚朴等。

3. 噤口痢 本品辛香苦温，既化湿燥湿，又行气和胃。治疗湿浊、热毒蕴结大肠所致的噤口痢，可配伍黄连、茯苓、石莲子等，如开噤散（《医学心悟》）。

4. 健忘失眠，耳鸣耳聋 本品辛香苦温，入心经，可开心窍、益心智、安心神、聪耳明目。治疗健忘证，常配伍人参、茯苓、菖蒲等，如不忘散（《证治准绳》）；治疗劳心过度、心神失养所致的失眠多梦、心悸怔忡，常配伍人参、白术、酸枣仁等，如安神定志丸（《杂病源流犀烛》）；治疗心肾两虚之耳鸣耳聋、头昏心悸，常配伍菟丝子、女贞子、旱莲草等，如安神补心丸（《中药制剂手册》）。

此外，取其化痰开窍功效，可治疗癫狂、痴呆等；亦可用治风寒湿痹、跌打损伤与痈疽疥癣等。

【用法用量】煎服，3~9g。鲜品加倍。外用适量。

【现代研究】

1. 化学成分 本品主含挥发油，其中主要为β-细辛醚、α-细辛醚、石竹烯、α-葎草烯、石菖醚、细辛醚等，尚含有氨基酸、有机酸和糖类。

2. 药理作用 本品水煎剂、挥发油或细辛醚、β-细辛醚均有镇静作用和抗惊厥作

用；对豚鼠离体气管和回肠有很强的解痉作用；挥发油静脉注射有平喘作用，与舒喘灵吸入后的即时疗效相似；挥发油对大鼠由乌头碱诱发的心率失常有一定治疗作用，并能对抗由肾上腺素或氯化钡诱发的心律失常，挥发油治疗量时还有减慢心率作用；煎剂可促进消化液分泌，制止胃肠的异常发酵；高浓度浸出液对常见致病性皮肤真菌有抑制作用；煎剂能杀死腹水癌细胞，挥发油有显著抗癌作用。

【文献摘要】

《神农本草经》："主风寒湿痹，咳逆上气，开心孔，补五脏，通九窍，明耳目，出音声。"

《名医别录》："主耳聋，痈疮，温肠胃，止小便利，四肢湿痹，不得屈伸，小儿温疟，身积热不解，可作浴汤。聪耳目，益心智。"

《药性论》："治风湿顽痹，耳鸣，头风，泪下，杀诸虫，治恶疮疥瘙。"

第十七章 收涩药

凡以收敛固涩为主要作用的药物，称收涩药。

本类药物大多是酸涩之品，有敛肺、敛汗、止泻、固精、缩尿、止带、止血等作用，适用于体虚正气不固所致的久咳虚喘、久泻久痢、自汗盗汗、遗精滑精、遗尿尿频及崩带不止等滑脱不禁的证候。

在运用收涩药时，须与补虚药配合。因滑脱病证本是正气虚弱，收涩药只是治病之标，敛其耗散，以防正气衰竭，变生他证。

收涩药有敛邪之弊，凡表邪未解，内有湿滞及郁热未清，均不宜用，误用有“闭门留寇”之弊。

收涩药根据其药性及临床应用的不同，可分为固表止汗药、敛肺涩肠药、固精缩尿止带药三类。但某些药物具有多种功用，临床应用应全面考虑。现代药理研究表明，本类药物多含大量鞣质，是收敛作用的主要成分，有止泻，止血，使分泌细胞干燥、减少分泌作用。此外，尚有抑菌、防腐、吸收肠内有毒物质等作用。

歌诀：

诸药性能，收敛为功，
敛汗止泻，固精缩尿。
久咳久泻，多汗遗尿，皆可选用。
多配补药，标本兼顾。

第一节 固表止汗药

本类药物大多味甘平、性敛，有固表敛汗之功。主要用于气虚卫表不固、腠理疏松、津液外泄而致之自汗及阴虚内热，迫津外泄所致之盗汗。气虚自汗者，常须配以益气固表之品；阴虚盗汗者，常伍以养阴除蒸之品；亡阳虚脱之厥逆汗出，则以治本为主，非本类药物所能奏效。

麻黄根 Mahuanggen

《本草经集注》

为麻黄科植物草麻黄 *Ephedra sinica* Stapf. 或中麻黄 *Ephedra intermedia* Schrenk et C. A. Mey. 的干燥根及根茎。主产于河北、内蒙古、甘肃、山西等地，以山西产者质量

最佳。立秋后采收，干燥。切断生用。

【药材特征】本品呈圆柱形，略弯曲，长 8~25cm，直径 0.5~1.5cm。表面红棕色或灰棕色，有纵皱纹及支根痕。外皮粗糙，易成片状剥落。根茎具节，节间长 0.7~2cm，表面有横长突起的皮孔。体轻，质硬而脆，断面皮部黄白色，木部淡黄色或黄色，射线放射状，中心有髓。无臭，味微苦。

【性味】甘、微涩，平。

【归经】肺经。

【功效】收敛止汗。

【主治】

自汗、盗汗　本品甘平微涩，主入肺经，功能敛肺止汗，为敛肺固表止汗之专药。治气虚自汗，常与黄芪、牡蛎等配伍，如牡蛎散（《太平惠民和剂局方》）；治阴虚盗汗，常与生地黄、牡蛎等同用；治产后虚汗不止，多配当归、黄芪等，如麻黄根散（《太平圣惠方》）。

本品外用亦可治虚汗，常与牡蛎研末外扑；治脚汗，与滑石、牡蛎研末撒在脚上即可。

按语：麻黄根甘平微涩，主入肺经，功专敛肺止汗，为固表止汗之专药，既可用于自汗，亦可用于盗汗；可煎汤内服，亦可研末外用，皆有良好的止汗作用。

【用法用量】煎服，3~10g；或入丸散。外用适量，研末扑粉。

【使用注意】有表邪者忌用。

【现代研究】

1. 化学成分　麻黄根的主要成分为麻黄根素，麻黄根碱 A、B、C、D，阿魏酰组胺及酪氨酸甜菜碱等，尚含少量麻黄酚及麻黄宁 A、B、C、D 等黄酮类物质。

2. 药理作用　麻黄根中酪氨酸甜菜碱对大鼠有升高血压作用，而麻黄根碱 A、B、C、D 却均能降低大鼠血压和减低心率，其中以麻黄根碱 B 的作用最强；麻黄酚 A 和麻黄宁 A、B、C、D 也都具有降压活性；麻黄根浸膏可使蛙心收缩减弱，对肠管、子宫等平滑肌呈收缩作用；麻黄根提取物还具有兴奋呼吸、抑制离体蛙心、扩张蛙后肢血管等作用。

【文献摘要】

《名医别录》："止汗，夏月杂粉扑之。"

《本草纲目》："麻黄发汗之气，驶不能御，而根节止汗，效如影响。"

《滇南本草》："止汗，实表气，固虚，消肺气、梅核气。"

浮小麦 Fuxiaomai

《本草蒙筌》

为禾本科植物小麦 *Triticum aestivum* L. 的干燥未成熟颖果。全国各地均产。成熟果实采收时，扬起其轻浮干瘪与未脱净皮者，或以水淘之，浮起者为佳。晒干，生用或炒用。

【药材特征】本品呈长圆形，长2~6mm，直径1.5~2.5mm。表面浅黄棕色或黄色，略皱，腹面中央有较深的纵沟，背面基部有不明显的胚1枚，顶端有黄色柔毛。质坚硬，少数极瘪者，质地较软。断面白色或淡黄棕色。少数带有颖及稃。

【别名】浮水麦、浮麦。

【性味】甘，凉。

【归经】心经。

【功效】止汗，益气，除热。

【主治】

1. 自汗、盗汗 本品甘凉入心，能益心气、敛心阴，轻浮走表，固卫皮毛，为养心敛汗、固表止汗之佳品。治自汗、盗汗，可单用本品炒焦研末，米汤调服；治气虚自汗，常与黄芪、煅牡蛎、麻黄根等配伍，如牡蛎散（《太平惠民和剂局方》）；治阴虚盗汗，常与麦冬、五味子、地骨皮等同用。

2. 骨蒸劳热 本品能益气阴、敛浮火、除虚热，可用于阴虚发热、骨蒸劳热等证，常配生地黄、玄参、麦冬等。

按语：浮小麦甘凉，专入心经，能补心气、敛心液而止汗，质轻浮走表，又能固表止汗，善于治疗自汗、盗汗；兼能清退虚热，可用于治疗阴虚发热、骨蒸劳热等。

【用法用量】煎服，15~30g；研末服，3~5g。止汗，以炒用为好。

【现代研究】

1. 化学成分 本品主要含淀粉及酶类蛋白质、脂肪及维生素等。

2. 药理作用 本品参与体内三大物质代谢，有抑制汗腺分泌的作用。

【文献摘要】

《本草纲目》：“益气除热，止自汗、盗汗，骨蒸虚热，妇人劳热。”

《本经逢原》：“浮麦，能敛盗汗，取其散皮腠之热也。”

糯稻根须 Nuodaogenxu

《本草再新》

为禾本科植物糯稻 *Oryza sativa* L. var. *glutinosa* Matsum. 的干燥根及根茎。产于水稻产区。9~10月采收，晒干。生用。

【药材特征】本品簇生成卵形或半圆形的团块，根茎呈圆锥形，黄棕色，极短，长至1cm，直径3~6mm，上端留有圆形中空的茎基，其周围有叶鞘部分，四周密生无数的须根；须根长10~15cm，粗约1mm，外表棕黄色或黄白色，有稀疏的纵皱纹，有时生有极微细的支根。很柔软，韧曲，断面为黄白色。具微臭，味淡。

【别名】稻根须、糯稻根。

【性味】甘，平。

【归经】心、肝经。

【功效】固表止汗，益胃生津，退虚热。

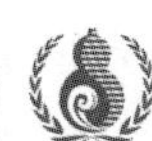

【主治】

1. 自汗、盗汗　本品甘平质轻，既能固表敛汗，又兼益胃生津止渴，虚汗兼口渴者尤为适宜。治气虚自汗，可单味煎服，或与黄芪、白术等同用；阴虚盗汗，配伍生地黄、麻黄根等。

2. 虚热不退，骨蒸痨热　本品甘平，入心、肝经，能养阴除热，治疗阴虚发热、骨蒸劳热。常与沙参、地骨皮等配伍。

按语：糯稻根甘、平，归心、肝经。既能固表敛汗，治疗自汗与盗汗；同时，又能益胃生津、清退虚热，用于病后阴虚发热、口渴及骨蒸劳热。唯单用力薄，常须随证配伍。

【用法用量】煎服，15～20g，大剂量可用至60～120g。

【现代研究】

1. 化学成分　本品含氨基酸、糖类与黄酮类成分。

2. 药理作用　糯稻根须中含有12种氨基酸，可用于治疗肝炎，对改善患者的蛋白质营养状况、促进肝脏的修补和恢复具有重要作用。

【文献摘要】

《本草再新》：“补气化痰，滋阴壮胃，除风湿。治阴寒，安胎和血，疗冻疮、金疮。”

第二节　敛肺涩肠药

本类药物味多酸涩，主归肺或大肠经。分别具有敛肺止咳和涩肠止泻的功效。主要用于治疗肺虚咳喘，久治不愈或肺肾两虚、摄纳无权之虚喘，以及脾肾阳虚、肠滑不禁所致之久泻、久痢。

本类药物对咳嗽初期或痰多壅盛所致的咳喘，以及泻痢初期或食积腹泻等邪气亢盛者均不宜使用。

五味子 Wuweizi

《神农本草经》

为木兰科植物五味子 *Schisandra chinensis*（Turcz.）Baill. 的干燥成熟果实。主产于东北及河北等地，以产于东北者为道地药材。秋季果实成熟时采取。晒干。生用或经醋、蜜拌蒸晒干用，用时捣碎。

【药材特征】本品呈不规则球形或扁球形，直径5～8㎜。表面红色、紫红色或暗红色，皱缩，显油润；有的表面呈黑红色或出现“白霜”。果肉柔软，种子1～2，肾形，表面棕黄色，有光泽，种皮薄而脆。果肉气微，味酸；种子破碎后有香气，味辛、微苦。

【别名】北五味子、辽五味子。

【性味】酸、甘，温。

【归经】肺、心、肾经。

【功效】收敛固涩，益气生津，补肾宁心。

【主治】

1. 久咳虚喘 本品味酸收敛，甘温而润，能上敛肺气，下滋肾阴，为治疗久咳虚喘之要药。治肺虚久咳，可与罂粟壳同用，如五味子丸（《卫生家宝方》）；治肺肾两虚喘咳，常与山茱萸、熟地黄、山药等同用，如都气丸（《医宗已任编》）；本品长于敛肺止咳，配伍麻黄、细辛、干姜等，可用于寒饮咳喘证，如小青龙汤（《伤寒论》）。

2. 自汗，盗汗 本品五味俱全，以酸为主，善能敛肺止汗。治自汗、盗汗者，可与麻黄根、牡蛎等同用。

3. 遗精，滑精 本品甘温而涩，入肾，能补肾涩精止遗，为治肾虚精关不固遗精、滑精之常用药。治滑精者，可与桑螵蛸、附子、龙骨等同用，如桑螵蛸丸（《世医得效方》）；治梦遗者，常与麦冬、山茱萸、熟地黄、山药等同用，如麦味地黄丸（《医宗金鉴》）。

4. 久泻不止 本品味酸涩性收敛，能涩肠止泻。治脾肾虚寒久泻不止，可与吴茱萸同炒香研末，以米汤送服，如五味子散（《普济本事方》）；或与补骨脂、肉豆蔻、吴茱萸同用，如四神丸（《内科摘要》）。

5. 津伤口渴，消渴 本品甘以益气，酸能生津，具有益气生津止渴之功。治热伤气阴，汗多口渴者，常与人参、麦冬同用，如生脉散（《内外伤辨惑论》）；治阴虚内热，口渴多饮之消渴证，多与山药、知母、天花粉、黄芪等同用，如玉液汤（《医学衷中参西录》）。

6. 心悸，失眠，多梦 本品既能补益心肾，又能宁心安神。治阴血亏损，心神失养，或心肾不交之虚烦心悸、失眠多梦，常与麦冬、丹参、生地黄、酸枣仁等同用，如天王补心丹（《摄生秘剖》）。

按语：五味子最早见于《神农本草经》，列为上品。仲景在《伤寒论》和《金匮要略》中用五味子共计9方次。本品酸、甘，温，入肺、心、肾三经，能上敛肺气以止咳、止汗，下滋肾阴以涩清，中宁心神以安神，具有广泛收敛固涩作用，为虚喘久咳之要药。又能生津止渴而治消渴病。仲景多用于敛肺止咳，治疗各种咳嗽。方如情龙汤、射干麻黄汤等。可见，五味子长于收敛肺气而止咳，广泛用于多种咳嗽，无论外感内伤、寒咳热嗽，只要配伍相当，皆能药到病除。

【用法用量】煎服，或制成糖浆。仲景用量为半升。今常规用量为2~6g；研末服，1~3g。

【使用注意】凡表邪未解，内有实热，咳嗽初起，麻疹初期，均不宜用。

【现代研究】

1. 化学成分 五味子果实含挥发油。油中主要成分为柠檬醛，α-依兰烯，α-恰米烯、β-恰米烯和恰米醛。尚含糖类、苯甲酸、柠檬酸、酒石酸、精氨酸、维生素C等。种子含多种木脂素类成分：五味子素、五味子甲素、五味子乙素、伪γ-五味子素、五味子醇及五味子酯甲、乙等。

2. 药理作用　本品对大脑皮层的兴奋和抑制均有影响，并能使其趋于平衡；有与人参相似的适应原样作用，能增强机体对非特异性刺激的防御能力；能增加细胞免疫功能，使脑、肝、脾脏 SOD 活性明显增强，故具有提高免疫，抗氧化、抗衰老作用；对肝脏损伤有保护作用；对未孕、已孕及产后子宫平滑肌均有兴奋作用；煎剂有呼吸兴奋作用，并能对抗吗啡的呼吸抑制作用；酸性成分有明显祛痰镇咳作用；乙酸浸液在体外对多种革兰氏阴性或阳性菌均有抑制作用；在体内有抗病毒作用。

【文献摘要】

《神农本草经》："主益气，咳逆上气，劳伤羸瘦，补不足，强阴，益男子精。"

《名医别录》："养五脏，除热，生阴中肌。"

《本草备要》："性温，五味俱全，酸咸为多，故专收敛肺气而滋肾水，益气生津，补虚明目，强阴涩精，退热敛汗，止呕住泻，宁嗽定喘，除烦渴。"

乌梅 Wumei

《神农本草经》

为蔷薇科植物梅 *Prunus mume*（Sieb.）Sieb. et Zucc. 的干燥近成熟果实。主产于浙江、福建、云南等地。夏季果实近成熟时采收，低温烘干后闷至皱皮，色变黑时即成。去核生用或炒炭用。

【药材特征】呈类球形或扁球形，直径 1.5～3cm。表面乌黑色或棕黑色，皱缩不平，基部有圆形果梗痕。果肉质柔软，可剥离，稍有特异酸气及烟熏气，味极酸。果核坚硬，表面有均匀的凹洞状纹理，内含淡黄色种仁 1 粒。

【别名】酸梅、合汉梅、干枝梅。

【性味】酸、涩，平。

【归经】肝、脾、肺、大肠经。

【功效】敛肺，涩肠，生津，安蛔。

【主治】

1. 肺虚久咳　本品味酸而涩，其性收敛，入肺经能敛肺气，止咳嗽。适用于肺虚久咳少痰或干咳无痰之证。可与罂粟壳、杏仁等同用，如一服散（《世医得效方》）。

2. 久泻，久痢　本品酸涩入大肠经，有良好的涩肠止泻痢作用，为治疗久泻、久痢之常用药。可与罂粟壳、诃子等同用，如固肠丸（《证治准绳》）。取其涩肠止痢之功，配伍解毒止痢之黄连，亦可用于湿热泻痢、便脓血者，如乌梅丸（《太平圣惠方》）。

3. 蛔厥腹痛，呕吐　蛔得酸则静，本品极酸，具有安蛔止痛、和胃止呕的功效，为安蛔之良药。适用于蛔虫所致腹痛、呕吐、四肢厥冷的蛔厥病证，常配伍细辛、川椒、黄连、附子等同用，如乌梅丸（《伤寒论》）。

4. 虚热消渴　本品质酸性平，善能生津液，止烦渴。治虚热消渴，可单用煎服，或与天花粉、麦冬、人参等同用，如玉泉散（《沈氏尊生书》）。

此外，本品炒炭后，涩重于酸，收敛力强，能固冲止漏，可用于崩漏不止、便血等；外敷能消疮毒，可治胬肉外突、头疮等。

按语：仲景用乌梅仅见乌梅丸1方，如乌梅丸治疗蛔厥证。重用乌梅之酸，配伍蜀椒、桂枝、干姜、附子、细辛之辛及黄连、黄柏之苦，并佐以当归、人参益气养血，扶正以祛邪。全方重在安蛔止痛，使虫静下行，疼痛自止。前人的经验认为，蛔虫具有“得酸则静，得辛则伏，得苦则下”的特性。故治蛔之剂大多酸、苦、辛同用。《本草纲目》谓：“乌梅、白梅所主诸病，皆取其酸收之义，惟张仲景治蛔厥乌梅丸，及虫医方中用者，取虫得酸即止之义。”

【用法用量】煎服。仲景在乌梅丸中的用量为三百枚。目前常规用量为3~10g，大剂量可用至30g。外用适量，捣烂或炒炭研末外敷。止泻止血宜炒炭用。

【使用注意】外有表邪或内有实热积滞者均不宜服。

【现代研究】

1. 化学成分 本品主含柠檬酸、苹果酸、琥珀酸、酒石酸、碳水化合物、谷甾醇、蜡样物质及齐墩果酸样物质。

2. 药理作用 本品水煎剂在体外对多种致病性细菌及皮肤真菌有抑制作用；可抑制离体兔肠管的运动；在体外对蛔虫的活动有抑制作用；对豚鼠的蛋白质过敏性休克及组胺性休克有对抗作用，但对组胺性哮喘无对抗作用；能增强机体免疫功能。

【文献摘要】

《神农本草经》：“下气，除热烦满，安心，止肢体痛，偏枯不仁，死肌，去青黑痔，蚀恶肉。”

《本草纲目》：“敛肺涩肠，止久嗽泻痢，反胃噎膈，蛔厥吐利。”

《本草求真》：“酸涩而温，……入肺则收，入肠则涩，入筋与骨则软，入虫则伏，入于死肌、恶肉、恶痣则除，刺入肉中则拔……痈毒可敷，中风牙关紧闭可开，蛔虫上攻眩扑可治，口渴可止。宁不为酸涩收敛止一验乎。”

诃子 Hezi

《药性论》

为使君子科植物诃子 *Terminalia chebula* Retz. 或绒毛诃子 *Terminalia chebula* Retz. var. *tomentella Kurt*. 的干燥成熟果实。主产于云南、广东、广西等地，以产于云南者质量最佳。秋、冬二季采收，晒干。生用或煨用。

【药材特征】本品为长圆形或卵圆形，长2~4cm，直径2~2.5cm。表面黄棕色或暗棕色，略具光泽，有5~6条纵棱线及不规则的皱纹，基部有圆形果梗痕。质坚实。果肉厚0.2~0.4cm，黄棕色或黄褐色。果核长1.5~2.5cm，直径1~1.5cm，浅黄色，粗糙，坚硬。种子狭长纺锤形，长约1cm，直径0.2~0.4cm；种皮黄棕色，子叶2，白色，相互重叠卷旋。无臭，味酸涩后甜。

【别名】诃黎勒。

【性味】苦、酸、涩，平。

【归经】肺、大肠经。

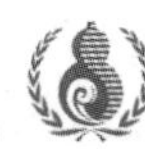

【功效】涩肠止泻，敛肺止咳，利咽开音。

【主治】

1. 久泻、久痢、脱肛　本品酸涩性收，能涩肠止泻，且能下气消胀，为治疗久泻久痢之常用药。可单用，如诃黎勒散（《金匮要略》）；治虚寒性久泻久痢，可配干姜、罂粟壳、陈皮等，如诃子皮饮（《兰室秘藏》）。

2. 肺虚久咳、失音　本品既能敛肺下气止咳，又能清肺利咽开音，为治疗失音之要药。治肺虚久咳，可与人参、五味子同用；治肺虚久咳失音，常与甘草、桔梗配伍，如诃子汤（《宣明论方》）。

按语：诃子善于涩肠敛肺，为治疗久泻、久痢、脱肛及肺虚久咳的常用药物；兼能利咽开音，为肺虚久咳失音之良药。仲景用诃子仅见治“气利”之诃黎勒散1方，方中独用诃黎勒以治虚寒性肠滑气痢之证，足证其有涩肠止痢之功。故《日华子本草》言其能“止泻痢，霍乱”，《本草经疏》则指出：“甄权用以止水道，萧炳用以止肠澼久泄，苏颂用以疗肠风泻血、带下，朱震亨用以实大肠，无非苦涩收敛，治标之功也。”《药品化义》亦曰：“取其涩可去脱，若久泻久痢，则实邪去而元气脱，用此同健脾之药，固涩大肠，泻痢自止。如之可收标本兼治之效。”后世医家多遵用之，如《太平圣惠方》以之配白矾为散治老人久泻不止；《本草汇言》则以之配白芷、防风、秦艽等为丸治肠风泻血。由此可见，仲景所用诃黎勒涩肠之功明矣。

【用法用量】煎服。仲景原方中用十枚，并用煨法，旨在涩肠止泻。目前常规用量为3～9g。

【现代研究】

1. 化学成分　本品含鞣质30%～40%，尚含少量诃子素等。

2. 药理作用　所含的鞣质有收敛止泻作用；煎剂对痢疾杆菌、白喉杆菌、伤寒杆菌、绿脓杆菌、金黄色葡萄球菌等有抑制作用；诃子素对平滑肌有解痉作用。

【文献摘要】

《新修本草》：“主冷气心腹胀满，下宿物。”

《日华子本草》：“消痰，下气，除烦，治水，调中，止泻痢，霍乱，奔豚肾气，肺气喘急，消食开胃，肠风泻血，崩中带下，五膈气，怀孕未足月漏胎及胎动欲生，胀闷气喘。并患痢人后分急痛产后阴痛，和蜡烧熏及热煎汤熏洗。”

《本草通玄》：“生用则能清金行气，煨用则能暖胃固肠。”

赤石脂 Chishizhi

《神农本草经》

为硅酸盐类矿物多水高岭石族多水高岭石。主含含水硅酸铝［$Al_4(Si_4O_{10})(OH)_8 \cdot 4H_2O$］。主产于福建、山东、河南、江苏等地。全年均可采挖。研细粉或煅后捣碎用。

【药材特征】本品为不规则的块状，大小不一。表面粉红色、红色至紫红色，或有红白相间的花纹，光滑如脂。质细腻，易砸碎，断面平滑，吸水性强，用舌舔之粘舌。

有泥土气，味淡。

【别名】赤符、红高岭、赤石土。

【性味】甘、酸、涩，温。

【归经】大肠、胃经。

【功效】涩肠止泻，收敛止血；外用生肌敛疮。

【主治】

1. 久泻久痢 本品味涩收敛，质重入肠，长于涩肠止泻，为治久泻久痢之常用药。治虚寒下利，多与干姜、粳米配伍，如桃花汤（《伤寒论》）。泻痢不止，常与禹余粮相须为用，即赤石脂禹余粮汤（《伤寒论》）。

2. 崩漏、便血、带下 本品有固崩止带，收敛止血作用。治崩漏，常配海螵蛸、侧柏叶等，如滋血汤（《太平惠民和剂局方》）；治便血，常伍地榆、禹余粮等；治肾虚赤白带下，可与鹿角霜、芡实等同用。

3. 疮疡不敛、湿疮、湿疹 本品煅后外用有收湿敛疮生肌作用。治疮疡不敛，湿疮湿疹，可与炉甘石、龙骨、血竭等研细末撒敷患处。

按语：仲景用赤石脂计4方次。如赤石脂禹余粮汤、桃花汤等固涩之剂，皆以治“下利”为功，方中用赤石脂为主药，意如《神农本草经》所言：“主……泄痢，肠痢脓血”，《日华子本草》亦曰：其“治泻痢”，《本草纲目》则认为其能“厚肠胃，除水湿，收脱肛。”可见“仲景桃花汤，治下利便脓血者，取石脂之重涩，入下焦血分而固脱”，故《本草求真》谓：“赤石脂与禹余、粟壳皆属收涩固脱之剂。”可见，仲景是用其涩肠止泻之功。

【用法用量】煎服。仲景最大用量为一斤，最小用量为六两（丸剂未计）；目前常规用量为10~20g。外用适量。

【现代研究】

1. 化学成分 本品主要含含水硅酸铝，尚含少量氧化铁、镁、钙等。

2. 药理作用 本品内服能吸附消化道内的有毒物质及食物异常发酵的产物等，对有炎症的胃肠黏膜有局部保护作用；赤石脂合剂能使凝血时间和出血时间明显缩短，起到止血作用。

【文献摘要】

《神农本草经》：“主黄疸，泄痢，肠澼脓血，阴蚀下血赤白，邪气痈肿，疽痔恶疮，头疮疥瘙。”

《名医别录》：“主养心气，明目，益精，疗腹痛泄澼，下痢赤白，小便利，及痈疽疮痔，女子崩中、漏下、产难、胞衣不出。”

《药性论》：“补五脏虚乏。”

禹余粮 Yuyuliang

《神农本草经》

禹余粮为氢氧化物类矿物褐铁矿。主要含碱式氧化铁［FeO（OH）］。主产于广

东、浙江等地。全年皆可采挖。醋煅用。

【药材特征】本品为块状集合体，呈不规则的斜方块状，长 5~10cm，厚 1~3cm。表面红棕色、灰棕色或浅棕色，多凹凸不平或附有黄色粉末。断面多显深棕色与淡棕色或浅黄色相间的层纹，各层硬度不同，质松部分指甲可划动。体重，质硬。无臭，无味，嚼之无沙粒感。

【别名】石脑、禹粮石。

【性味】甘、涩，微寒。

【归经】胃、大肠经。

【功效】涩肠止泻，收敛止血，收涩止带。

【主治】

1. 久泻、久痢 味甘涩，入大肠经，涩肠止泻功似赤石脂，但力较之为弱。两者常相须为用，如赤石脂禹余粮汤（《伤寒论》）。

2. 崩漏、便血 味涩质重入下焦，为治疗便血、崩漏之常用药。治崩漏，常与赤石脂、龙骨等相配，如治妇人漏下方（《备急千金要方》）；治便血，多与人参、棕榈炭同用。

3. 带下 本品寒能清热，涩能收湿，质重入于下焦，可清热收湿止带，配伍鹿角霜、芡实等药，可用于肾虚带脉失约而致之赤白带下。

按语：仲景用禹余粮仅见赤石脂禹余粮汤 1 方。方中禹余粮功专收涩，长于固大肠而止泻。《本草汇言》称其为“固大肠之药”，《长沙药解》言其能“收大肠之滑泄”。故凡久泻久痢、滑脱不禁之证，本品皆可用之。如《太平圣惠方》神效太乙丹，以之配乌头，治大肠转泄不止；《本草汇言》以之配补骨脂、白术等，治脾肾阳虚之滑泄及虚人滑泄，无不取其涩肠止泻之功。

【用法用量】煎服。仲景用量为一斤，目前常规用量为 10~15g。或入丸、散剂。

【使用注意】孕妇慎用。

【现代研究】

1. 化学成分 本品主要成分为氧化铁（含水三氧化二铁），且含铝、镁、钾、钠、磷酸等杂质。

2. 药理作用 用 100%禹粮石的生品、煅品、醋淬品水煎液 0.25mL 分别给小鼠灌胃，观察小鼠胃肠道推进运动，发现三者均能抑制肠蠕动；生品水煎液具有明显缩短小鼠凝血、出血时间的作用，但经煅制、醋制后则不明显。

【文献摘要】

《神农本草经》：“主咳逆，寒热烦满，下利赤白，血闭症瘕，大热。”

《本草纲目》：“禹余粮，手、足阳明血分重剂也。其性涩，故主下焦前后诸病。”

白石脂 Baishizhi

《神农本草经》

矿物硅酸盐的白陶土，与赤石脂类同，唯色白或带淡红、淡黄色。成分在比例上稍与赤石脂相异。

【药材特征】本品为不规则块状。粉白色或类白色，有的带有浅红色或很浅黄色斑纹或条纹；条痕白色。体较轻，质软，用指甲可刻划成痕。断面土状光泽。吸水力强，舐之粘舌，嚼之无沙粒感；具土腥气，味微。

【别名】白符、白陶土、高岭土。

【性味】甘，酸。平。

【归经】肺、大肠经。

【功能】涩肠止血，收湿敛疮。

【主治】主久泻、久痢、崩漏带下、遗精及疮疡溃久不敛等。

按语：仲景之风引汤“除热瘫痫”，原注“治大人风引，少小惊痫瘛瘲，日数十发”。该方汇集寒水石、滑石，赤石脂、白石脂、紫石英、石膏等石药以清热息风、镇惊定痫。方中白石脂善“疗五脏惊悸不足，心下烦”（《名医别录》），“安心镇五脏，除烦疗惊悸”（《日华子本草》），与诸药共剂，使热除风息痫定，则诸恙悉平。

【用法用量】煎汤。仲景用白石脂仅见风引汤一方，用量为六两。目前常规用量为10~20g；外用适量，研末撒或调敷。

【使用注意】本品为酸涩之品，凡湿热积滞者忌服。

【现代研究】

化学成分 主要成分为水化硅酸铝，含氧化硅46.5%，氧化铝39.5%，水14.0%。但常含铁、镁、钙等杂质。

【文献摘要】

《神农本草经》：“主黄疸泄痢，肠癖脓血，阴浊下血赤白，邪气痈肿，疽痔恶疮。”

《本经逢原》：“白石脂，敛肺气，涩大肠，《金匮》风引汤用之，专取其杜虚风复入之路也。”

《名医别录》：“养肺气，厚肠，补骨髓，疗五脏惊悸不足，心下烦，止腹痛，下水，小肠僻热溏便脓血，女子崩中漏下赤白沃。”

石榴皮 Shiliupi

《名医别录》

为石榴科植物石榴 *Punica granatum* L. 的干燥果皮。我国大部分地区有栽培。秋季采收，晒干。生用或炒炭用。

【药材特征】本品呈不规则的片状或瓢状，大小不一，厚1.5~3mm。外表面红棕色、棕黄色或暗棕色，略有光泽，粗糙，有多数疣状突起。有的有突起的筒状宿萼及粗短果梗或果梗痕。内表面黄色或红棕色，有隆起呈网状的果蒂残痕。质硬而脆，断面黄色，略显颗粒状。无臭，味苦涩。

【性味】酸、涩，温。

【归经】大肠经。

【功效】涩肠止泻，杀虫止血。

【主治】

1. 久泻、久痢、脱肛　本品酸涩收敛，能涩肠止泻，为治疗久泻久痢之常用药。治脾胃虚弱之久泻，可与人参、白术、茯苓等同用；下痢日久，湿热未尽者，可配黄柏、阿胶、干姜等；治肠滑脱肛，可配伍党参、黄芪、升麻等同用。治上述诸证，亦可单味煎服，或研末冲服。

2. 虫积腹痛　本品有安蛔杀虫之功。治蛔虫、钩虫、绦虫等，可与槟榔同用，如石榴皮散（《太平圣惠方》）。

3. 崩漏、便血　本品酸涩，能收敛止血，治疗崩漏、便血。治崩漏、妊娠下血，常配伍阿胶、艾叶炭等；治便血，可单味煎服，亦可与地榆、槐花同用。

按语：石榴皮酸涩而温，专入大肠经。功专涩肠止泻，收敛止血，为治疗久泻久痢、崩漏、便血之常用药；还能安蛔杀虫，可治疗虫积腹痛。

【用法用量】煎服，3~9g，或入散剂。生石榴皮长于驱虫、涩精、止带；石榴皮炭长于止血。

【现代研究】

1. 化学成分　本品主要含没食子酸、苹果酸、熊果酸等，尚含少量鞣质、树脂、糖类等。

2. 药理作用　所含鞣质有收敛作用；煎剂对白喉杆菌、金黄色葡萄球菌、史氏菌和福氏菌以及变形杆菌等有抑制作用；煎剂有驱肠虫作用；水浸剂对皮肤真菌有抑制作用。

【文献摘要】

《名医别录》："疗下痢，止漏精。"

《本草纲目》："主泻痢，下血，脱肛，崩中带下。"

《本草拾遗》："主蛔虫，煎服。"

罂粟壳 Yingsuqiao

《本草发挥》

为罂粟科植物罂粟 *Papaver somniferum* L. 的干燥成熟果壳。由国家有关部门指定专门的种植场栽培，以供药用。秋季采摘成熟果实，破开，除去种子。晒干。醋炒或蜜炙用。

【药材特征】本品呈椭圆形或瓶状卵形，多已破碎成片状，直径 1.5~5cm，长 3~7cm。外表面黄白色、浅棕色至淡紫色，平滑，略有光泽，有纵向或横向的割痕。顶端有 6~14 条放射状排列呈圆盘状的残留柱头；基部有短柄。体轻，质脆。内表面淡黄色，微有光泽。有纵向排列的假隔膜，棕黄色，上面密布略突起的棕褐色小点。气微清香，味微苦。

【别名】米壳、粟壳、罂子粟壳、米囊子壳。

【性味】酸、涩，平。有毒。

【归经】肺、大肠、肾经。

【功效】涩肠止泻，敛肺止咳，止痛。

【主治】

1. 久泻久痢 本品酸涩性平，能固肠涩滑，为“涩肠止泻之圣药”。尤宜于脾肾虚寒之久泻久痢，常与肉豆蔻、肉桂、白术等配伍，如真人养脏汤（《太平惠民和剂局方》）。

2. 肺虚久咳 本品酸收，入肺经，具有较强的敛肺止咳功效。治肺虚久咳，可单用本品蜜炙研末服，也可与乌梅同用，如小百劳散（《宣明论方》）。

3. 心腹及筋骨疼痛 本品有良好的止痛作用。可单用，或入复方中使用。

按语：罂粟壳酸、涩而平，归肺、大肠、肾经。善于涩肠敛肺，对脾肾虚寒之久泻久痢及肺虚久咳具有佳效；且有良好的止痛作用，可治疗各种痛证。

【用法用量】煎服3~6g；或入丸、散。蜜罂粟壳偏于敛肺止咳；醋罂粟壳偏于涩肠止泻、止痛。

【使用注意】极易成瘾，不宜长期或过量服用。咳嗽及泻痢初起忌用。

【现代研究】

1. 化学成分 本品主要含吗啡、可待因、那可汀、罂粟碱、罂粟壳碱等生物碱。

2. 药理作用 本品有镇痛、催眠、镇咳和呼吸抑制作用；提高胃肠道及其括约肌的张力，使消化液分泌减少而有止泻作用。

【文献摘要】

《滇南本草》：“收敛肺气，止咳嗽，止大肠下血，止日久泻痢赤白。”

《本草纲目》：“止泻痢，固脱肛，治遗精久咳，敛肺涩肠，止心腹筋骨诸痛。”

《本经逢原》：“蜜炙止嗽，醋炙止痢。”

肉豆蔻 Roudoukou

《药性论》

为肉豆蔻科植物肉豆蔻 *Myristica fragrans* Houtt. 的干燥成熟种仁。主产于马来西亚、印度尼西亚、斯里兰卡等国，我国广东、云南亦有栽培。每年冬春季果实成熟时采收。低温烘干，生用或煨制去油用。

【药材特征】本品呈卵圆形或椭圆形，长2~3cm，直径1.5~2.5cm。表面灰棕色或灰黄色，有时外被白粉（石灰粉末）。全体有浅色纵行沟纹及不规则网状沟纹。种脐位于宽端，呈浅色圆形突起，合点呈暗凹陷。种脊呈纵沟状，连接两端。质坚，断面显棕黄色相杂的大理石花纹，宽端可见干燥皱缩的胚，富油性。气香浓烈，味辛。

【别名】肉果、玉果、顶头肉。

【性味】辛，温。

【归经】脾、胃、大肠经。

【功效】涩肠止泻，温中行气。

【主治】

1. 脾肾虚寒，久泻久痢 本品辛温而涩，主入脾、胃经，既能涩肠止泻，又能温

中暖脾，为治疗虚寒泻痢之要药。治脾肾虚寒之久泻久痢，常配诃子、人参、肉桂等，如真人养脏汤；治脾肾阳虚，五更泄泻，常与补骨脂、吴茱萸等同用，如四神丸（《证治准绳》）。

2. 胃寒胀痛，食少呕吐　本品辛香温燥，能温中暖脾，行气止痛。治脾胃虚寒气滞之脘腹胀痛、纳呆、呕吐等，常配木香、干姜等。

按语：肉豆蔻辛、温，归脾、胃、大肠经。能温中行气，涩肠止泻，治疗脾肾虚寒，久泻久痢以及虚寒气滞引起之脘腹胀痛、吐泻等。生肉豆蔻长于暖胃消食，下气止呕，但有滑肠及刺激性；煨肉豆蔻增强涩肠止泻之功。

【用法用量】煎服，3~9g；入丸散剂，每次0.5~1g。内服煨熟去油用。

【使用注意】湿热泻痢者忌用。

【现代研究】

1. 化学成分　本品含挥发油和少量肉豆蔻木脂素等。

2. 药理作用　本品挥发油有驱风健胃作用，能增加胃液分泌，刺激胃肠蠕动；挥发油的萜类成分对细菌和霉菌有抑制作用；肉豆蔻油可使低等动物瞳孔散大，步态不稳，随之睡眠，呼吸变慢，剂量再大则反射消失；肉豆蔻醚对正常人有致幻作用，对人的大脑有中度兴奋作用，但与肉豆蔻不完全相同，后者引起血管状态不稳、瞳孔缩小、情感冲动、有孤独感、不能进行智力活动等。

【文献摘要】

《药性论》："能主小儿吐逆，不下乳，腹痛；治宿食不消，痰饮。"

《日华子本草》："调中，下气，止泻痢，开胃，消食。下气，解酒毒，治霍乱。"

《本草纲目》："暖脾胃，固大肠。"

五倍子 Wubeizi

《本草拾遗》

为漆树科植物盐肤木 *Rhus chinensis* Mill.、红麸杨 *Rhus punjabensis* Stem. var. *sinica*（Diels）Rehd. et Wils. 或青麸杨 *Rhus potaninii* Maxim. 叶上的虫瘿，主要由五倍子蚜 *Melaphis chinensis*（Bell）Baker 寄生而形成。主产于贵州、四川等地，以产于贵州者为道地药材。秋季采摘，置沸水中微煮，蒸至表面呈灰色，杀死蚜虫，干燥。生用。

【药材特征】肚倍：呈长圆形或纺锤形囊状，长2.5~9cm，直径1.5~4cm。表面灰褐色或灰棕色，微有柔毛。质硬而脆，易破碎，断面角质样，有光泽，壁厚0.2~0.3cm，内壁平滑，有黑褐色死蚜虫及灰色粉状排泄物。气特异，味涩。

角倍：呈菱形，具不规则的角状分枝，柔毛较明显，壁较薄。

【别名】棓子、百药煎、百虫仓。

【性味】酸、涩，寒。

【归经】肺、大肠、肾经。

【功效】敛肺降火，涩肠止泻，固精止遗，敛汗止血。

【主治】

1. 肺虚久咳、肺热咳嗽、咯血　本品酸涩收敛，性寒清降，有敛肺止咳、清热降火作用。治肺虚久咳，配五味子、罂粟壳等；治肺热咳嗽，常与瓜蒌、黄芩等同用；治肺热灼肺，咯血，多与藕节、白及相配。

2. 久泻、久痢　本品酸涩，入大肠，能涩肠止泻。治久泻久痢，配五味子、诃子等。

3. 遗精、滑精　本品能收敛固精止遗。治肾虚之遗精滑精，常配茯苓、龙骨等，如玉锁丹（《太平惠民和剂局方》）。

4. 自汗、盗汗　本品有敛肺止汗之功。单用本品研末，与荞麦面等份做饼，煨熟食之；或研末水调敷脐。

5. 崩漏下血、便血、痔血等　本品有收敛止血作用。治崩漏，可单用，或与棕榈炭、血余炭等同用；治便血、痔血，常配伍地榆、槐花等，亦可煎汤熏洗患处。

此外，本品有收湿敛疮的功效，可用治疮疡肿毒、湿疮流水、溃疡不敛等，其收敛之功又可用治肛脱不收、子宫脱垂等，可单用或配伍枯矾研末外敷或煎汤外洗。

按语：五倍子味酸涩，性寒，入肺、大肠、肾经。既能敛肺，又能降火，肺虚久咳和肺热咳嗽均可应用；同时，能涩肠止泻、涩精止遗、敛汗止血，可治疗久泻久痢、遗精滑精、自汗盗汗、崩漏下血、便血、痔血等。

【用法用量】煎服，3~6g；入丸散，每次1~1.5g；外用适量。

【现代研究】

1. 化学成分　本品主要含五倍子鞣质及没食子酸，尚含可可莫平等生物碱及糖脂、淀粉等。

2. 药理作用　没食子酸对蛋白质有沉淀作用，可使皮肤、黏膜溃疡面的组织蛋白凝固，形成一层被膜而呈收敛作用，可收缩血管而有止血功效；对小肠有收敛作用，可减轻肠道炎症，制止腹泻；煎剂有抑菌或杀菌作用。

【文献摘要】

《日华子本草》："治中药毒，消酒毒。"

《本草拾遗》："肠虚泻痢，为末，热汤服之。"

《本草纲目》："敛肺降火，化痰饮，止咳嗽、消渴、盗汗、呕吐、失血、久痢、黄病、心腹痛、小儿夜啼，治眼赤湿烂，消肿毒、喉痹，敛溃疮金疮，收脱肛子肠坠下。"

第三节　固精缩尿止带药

本类药物酸涩收敛，主归肾、膀胱经。有固精、缩尿、止带作用，有的还兼能补肾。主要用于肾虚不固、膀胱失约所致的遗精、滑精、遗尿、尿频及崩漏、带下等。

本类药物性酸涩收敛，外邪内侵、湿热下注之遗精、带下、尿频者不宜使用。

山茱萸 Shanzhuyu

《神农本草经》

为山茱萸科植物山茱萸 *Cornus officinalis* Sieb. et Zucc. 的干燥成熟果肉。主产于浙江、安徽、河南、陕西、山西等地。秋末冬初果皮变红时采收果实，用文火烘焙或置沸水中略烫后，及时挤出果核。晒干或烘干用。

【药材特征】本品呈不规则的片状或囊状，长 1~1.5cm，宽 0.5~1cm。表面紫红色至紫黑色，皱缩，有光泽。顶端有的有圆形宿萼痕，基部有果梗痕。质柔软。气微，味酸、涩、微苦。

【别名】蜀枣、山萸肉、枣皮、萸肉。

【性味】酸、涩，微温。

【归经】肝、肾经。

【功效】补益肝肾，收涩固脱。

【主治】

1. 腰膝酸软，头晕耳鸣，阳痿　本品酸微温质润，其性温而不燥，补而不峻，补益肝肾，既能益精，又可助阳，为平补阴阳之要药。治肝肾阴虚，头晕目眩、腰酸耳鸣者，常与熟地黄、山药等配伍，如六味地黄丸（《小儿药证直诀》）；治命门火衰，腰膝冷痛、小便不利者，常与肉桂、附子等同用，如肾气丸（《金匮要略》）；治肾阳虚阳痿者，多与鹿茸、补骨脂、巴戟天、淫羊藿等配伍，以补肾助阳。

2. 遗精滑精，遗尿尿频　本品既能补肾益精，又能固精缩尿。于补益之中又具封藏之功，为固精止遗之要药。治肾虚精关不固之遗精、滑精者，常与熟地黄、山药等同用，如六味地黄丸（《小儿药证直诀》）、肾气丸（《金匮要略》）；治肾虚膀胱失约之遗尿、尿频者，常与覆盆子、金樱子、沙苑子、桑螵蛸等药同用。

3. 崩漏，月经过多　本品入于下焦，能补肝肾、固冲任以止血。治妇女肝肾亏损，冲任不固之崩漏及月经过多者，常与熟地黄、白芍药、当归等同用，如加味四物汤（《傅青主女科》）；若脾气虚弱，冲任不固而漏下不止者，常与龙骨、黄芪、白术、五味子等同用，如固冲汤（《医学衷中参西录》）。

4. 大汗不止，体虚欲脱　本品酸涩性温，能收敛止汗，固涩滑脱，为防止元气虚脱之要药。治大汗欲脱或久病虚脱者，常与人参、附子、龙骨等同用，如来复汤（《医学衷中参西录》）。

此外，本品亦治消渴证，多与生地黄、天花粉等同用。

按语：仲景用本品纳肾气丸中，治“虚劳腰痛，少腹拘急，小便不利”。《本草逢原》谓：“仲景八味丸用之，盖肾气受益，则封藏有度，肝阳得养，则疏泄无虞，乙癸同源也。”《雷公炮炙论》谓能“壮元气”；《名医别录》谓其“强阴，益精”；《药品化义》称之为“补肝助阳品”。《本经疏证》认为“在阴，则能使阴谐而阳不僭；在阳，则能使阳秘而阴不耗”。观此可知，山茱萸既可补阴，又可补阳，为平补肝肾之品，凡肝肾亏虚之证咸宜。

【用法用量】煎服。仲景用本品仅见于肾气丸一方，用量为四两。现常用量为5～10g，急救固脱20～30g。或入丸、散服。

【使用注意】素有湿热而致小便淋涩者，不宜应用。

【现代研究】

1. 化学成分 果实含山茱萸苷、乌索酸、莫罗忍冬苷、7-O-甲基莫罗忍冬苷、獐牙菜苷、番木鳖苷。此外，还有没食子酸、苹果酸、酒石酸、原维生素A，以及皂苷、鞣质等。

2. 药理作用 果实煎剂在体外对痢疾杆菌、金黄色葡萄球菌及堇毛癣菌、流感病毒等有不同程度抑制作用；山茱萸注射液能强心、升压，并能抑制血小板聚集，抗血栓形成；山茱萸醇提取物对四氧嘧啶、肾上腺素性及链脲佐菌素（STZ）所形成的大鼠糖尿病，有明显降血糖作用；山茱萸流浸膏对麻醉犬有利尿作用；山茱萸对非特异性免疫功能有增强作用；体外试验能抑制腹水癌细胞；有抗实验性肝损害作用；对于因化学疗法及放射疗法引起的白细胞下降，有使其升高的作用；有较弱的兴奋副交感神经作用；所含鞣质有收敛作用。

【文献摘要】

《神农本草经》："主心下邪气，寒热，温中，逐寒湿痹，去三虫。"

《雷公炮炙论》："壮元气，秘精。"

《名医别录》："肠胃风邪，寒热疝瘕，头风，风气去来，鼻塞，目黄，耳聋，面疱，温中，下气，出汗，强阴，益精，安五脏，通九窍，止小便利，明目，强力。"

莲子 Lianzi

《神农本草经》

为睡莲科植物莲 *Nelumbo nucifera* Gaertn. 的成熟种子。习称"脾果"。主产于湖南、福建、江苏、浙江及南方各地池沼湖塘中。秋季果实成熟时采割莲房，取出果实，除去果皮，干燥。生用或炒用。

【药材特征】略呈椭圆形或类球形，长1.2～1.8cm，直径0.8～1.4cm。表面浅黄棕色至红棕色，有细纵纹和较宽的脉纹。一端中心呈乳头状突起，深棕色，多有裂口，其周边略下陷。质硬，种皮薄，不易剥离。子叶黄白色，肥厚，中有空隙，具绿色莲子心。气微，味甘、微涩；莲子心味苦。

【别名】莲肉、莲米。

【性味】甘、涩，平。

【归经】脾、肾、心经。

【功效】补脾止泻，止带，益肾涩精，养心安神。

【主治】

1. 遗精滑精 本品味甘而涩，入肾经而能益肾固精。治肾虚精关不固之遗精、滑精，常与芡实、龙骨等同用，如金锁固精丸（《医方集解》）。

2. 带下 本品既补脾益肾，又固涩止带，其补涩兼施，为治疗脾虚、肾虚带下之

常用之品。治脾虚带下者，常与茯苓、白术等药同用；治脾肾两虚，带下清稀、腰膝酸软者，可与山茱萸、山药、芡实等药同用。

3. 脾虚泄泻　本品甘可补脾，涩能止泻，既可补益脾气，又能涩肠止泻。治脾虚久泻，食欲不振者，常与党参、茯苓、白术等同用，如参苓白术散（《太平惠民和剂局方》）。

4. 心悸，失眠　本品甘平，入于心、肾，能养心血，益肾气，交通心肾而有安神之功。治心肾不交之虚烦、心悸、失眠者，常与酸枣仁、茯神、远志等药同用。

【用法用量】煎服，10～15g。去心打碎用。

【现代研究】本品主含淀粉、蛋白质、脂肪、碳水化合物、棉子糖，以及钙、磷、铁等。

【文献摘要】

《神农本草经》："主补中，养神，益气力。"

《本草纲目》："交心肾，厚肠胃，固精气，强筋骨，补虚损，……止脾泻泄久痢，赤白浊，女人带下崩中诸血病。"

《玉楸药解》："莲子甘平，甚益脾胃，而固涩之性，最宜滑泄之家，遗精便溏，极有良效。"

附药　莲须　莲房　莲子心　荷叶　荷梗

1. 莲须　为莲的干燥雄蕊。味甘、涩，性平。功能固肾涩精。主治遗精、滑精、带下、尿频。煎服，3～5g。

2. 莲房　为莲的干燥成熟花托。味苦、涩，性温。功能化瘀止血。主治崩漏、尿血、痔疮出血、产后瘀阻、恶露不尽。炒炭用。煎服，5～10g。

3. 莲子心　为莲的成熟种子中的干燥幼叶及胚根。味苦，性寒。功能清心安神，交通心肾，涩精止血。主治热入心包，神昏谵语；心肾不交，失眠遗精；血热吐血。煎服，2～5g。

4. 荷叶　为莲的干燥叶片。味苦，性平。功能清暑化湿，升发清阳，凉血止血。主治暑热烦渴，暑湿泄泻，脾虚泄泻，血热吐衄，便血崩漏。荷叶炭收敛化瘀止血。用于出血症和产后血晕。煎服，3～10g；荷叶炭3～6g。

5. 荷梗　为莲的干燥叶柄及花柄。味苦，性平。功能通气宽胸，和胃安胎。主治外感暑湿、胸闷不畅、妊娠呕吐、胎动不安。煎服，10～15g。

芡实 Qianshi

《神农本草经》

为睡莲科植物芡 *Euryale ferox* Salisb. 的干燥成熟种仁。主产于湖南、山东、江西、安徽等地。秋末冬初采收。晒干。生用或炒用。

【药材特征】本品呈类球形，多为破粒，完整者直径5～8mm。表面有棕红色内种皮，一端黄白色，约占全体1/3，有凹点状的种脐痕，除去内种皮显白色。质较硬，断面白色，粉性。无臭，味淡。

【别名】鸡头、鸡头米。

【性味】甘、涩，平。

【归经】脾、肾经。

【功效】补脾止泻，益肾固精，除湿止带。

【主治】

1. 脾虚久泻 本品既能健脾除湿，又能收涩止泻。治脾虚久泻，常配党参、白术、茯苓、扁豆等。

2. 肾虚遗精、滑精 本品甘涩收敛，有益肾固精、止遗之功。治肾虚遗精、滑精，常与金樱子同用，如水陆二仙丹（《仁存堂经验方》）；或配莲子、莲须、牡蛎等，如金锁固精丸（《医方集解》）。

3. 带下证 本品能补肾健脾，收敛固涩，除湿止带，为治疗带下证之佳品。治湿热带下，配伍黄柏、车前子等，如易黄汤（《傅青主女科》）；治脾肾两虚之带下绵绵，与山茱萸、山药等同用。

按语：芡实味甘涩性平，入脾、肾二经。补脾之中兼能益肾，且能除脾肾之湿，对脾虚久泻、肾虚遗精及妇女带下证具有良好的疗效，为治疗上述诸证之常用药。

【鉴别用药】芡实与莲子均能益肾涩精，补脾止泻，治疗肾虚遗精、尿频、崩漏、带下及脾虚久泻等证。但莲子健脾益肾之力较芡实为强，兼能养心安神，治疗心肾不交之虚烦失眠。而芡实固涩之力较强，兼能除湿止带，为治疗带下证之佳品。

【用法用量】煎服，10~15g。或入丸、散。

【使用注意】大小便不利者禁服；食滞不化者慎服。生用偏于补脾益肾，祛湿；炒用补脾固涩力强。

【现代研究】

1. 化学成分 本品主要含淀粉、蛋白质、脂肪等。

2. 药理作用 能增加小肠吸收功能，提高尿木糖排泄率，增加血清胡萝卜素浓度。

【文献摘要】

《神农本草经》："主治湿痹腰脊膝痛，补中，除暴疾，益精气，强志，令耳目聪明，久服轻身不饥，耐老神仙。"

《本草纲目》："止渴益肾，治小便不禁，遗精，白浊，带下。"

《本草求真》："味甘补脾，故能利湿，而使泄泻腹痛可治，……味涩固肾，故能闭气，而使遗带小便不禁皆愈。"

桑螵蛸 Sangpiaoxiao

《神农本草经》

为螳螂科昆虫大刀螂 *Tenodera sinensis* Saussure、小刀螂 *Statilia maculata*（Thunberg）或巨斧螳螂 *Hierodula patellifera*（Serville）的干燥卵鞘。以上三种分别习称"团螵蛸""长螵蛸"及"黑螵蛸"。全国大部分地区均产，以产于东北者质量最佳。深秋

至次春采收，蒸至虫卵死后，干燥。生用或盐制用。

【药材特征】团螵蛸：略呈圆柱形或半圆形，由多数膜状薄层叠成，长2.5~4cm，宽2~3cm。表面浅黄褐色，上面带状隆起不明显，底而平坦或有凹沟。体轻，质松而韧。横断面可见外层为海绵状，内层为许多放射状排列的小室，室内各有一细小椭圆形卵，深棕色，有光泽。气微腥，味淡或微咸。

长螵蛸：略呈长条形，一端较细，长2.5~5cm，宽1~1.5cm。表面灰黄色，上面带状隆起明显，带有两侧各有一条暗棕色浅沟及斜向纹理。质硬而脆。

黑螵蛸：略呈平行四边形，长2~4cm，宽1.5~2cm。表面灰褐色，上面带状隆起明显，两侧有斜向纹理，近尾端微向上翘。质硬而韧。

【别名】桑蛸、螳螂壳。

【性味】甘、咸，平。

【归经】肝、肾经。

【功效】固精缩尿，补肾助阳。

【主治】

1. 遗精滑精、遗尿尿频　本品能补肾固精缩尿，为治疗肾虚不固滑脱诸证之要药。治肾虚遗精滑精，常与山茱萸、菟丝子、沙苑子、覆盆子等同用；治遗尿尿频，可单用或与龙骨、远志、石菖蒲等配伍，如桑螵蛸散（《本草衍义》）。

2. 肾虚阳痿　本品能补肾助阳。常与鹿茸、肉苁蓉等同用治疗肾虚阳痿。

按语：桑螵蛸甘咸入肾，为血肉有情之品。既能固精缩尿，又兼补肾助阳；既治疗遗精滑精、遗尿尿频，又可治疗肾虚阳痿，为治疗肾虚不固滑脱诸证之要药。

【用法用量】煎服，5~9g。

【使用注意】阴虚多火，膀胱有热而小便频数者忌用。

【现代研究】

1. 化学成分　桑螵蛸的主要成分为蛋白质、粗纤维、脂肪、胡萝卜素样色素。

2. 药理作用　桑螵蛸可延长小鼠常压缺氧及游泳时间，增加小鼠胸腺、脾脏指数、睾丸指数和阳虚小鼠的体温，具有抗利尿和降低高脂大鼠肝中脂质过氧化物（LPO）的作用；所含纤维有降血糖、降血脂作用；可抑制癌症的发生和发展；尚有收敛作用；可增加食物在胃中排空的时间，促进消化液的分泌，有助于食物的消化。

【文献摘要】

《神农本草经》：“主伤中，疝瘕，阴痿，益精生子。女子血闭腰痛，通五淋，利小便水道。”

《名医别录》：“疗男子虚损，五藏气微，梦寐失精，遗溺。久服益气养神。”

《药性论》：“主男子肾衰漏精，精自出，患虚冷者能止之。止小便利，火炮令热，空心食之。虚而小便利，加而用。”

海螵蛸 Haipiaoxiao

《神农本草经》

为乌贼科动物无针乌贼 *Sepiella maindroni* de Rochebrune 或金乌贼 *Sepia esculenta*

Hoyle 的干燥内壳。主产于浙江、广东、山东、江苏、辽宁等地，以产于浙江者为道地药材。收集其骨状内壳。洗净，干燥。生用或炒用。

【药材特征】无针乌贼：本品内壳呈长椭圆形而扁平，边缘薄，中间厚，长 9~14cm，宽 2.5~3.5cm，中部厚 1.2~1.5cm，腹面白色，有水波状纹，自尾端至中央最厚处占全长的 1/2 或 1/2 强。背面瓷白色而略带暗红色，有不明显的细小疣状突起，中央有 1 条明显的隆起，表面有一层硬脆皮膜，角质缘呈半透明状。末端无骨针。体轻，质松脆，易折断，断面有明显的微向背面弯曲的平行层纹。除背部硬膜外，其他部分可擦下细粉。气微腥，味微咸。

金乌贼：本品内壳呈长椭圆形而扁平，中间厚，边缘薄，长 13~20cm，宽 5~7cm，中部厚 0.7~1.5cm。腹面洁白，有水波状纹，自尾端至最厚处占全长的 5/6~4/5。背面瓷白色，微带淡红色，密布小疙瘩状的突起，中央有 1 条较明显的隆起。末端有 1 骨针。

【别名】乌鲗骨、乌贼骨、墨鱼骨。

【性味】咸、涩，温。

【归经】肝、肾经。

【功效】固精止带，收敛止血，制酸止痛；外用收湿敛疮。

【主治】

1. 遗精、带下 本品温涩收敛，有固精止带作用。治肾虚遗精滑精，常配山茱萸、菟丝子等；治妇女赤白带下，配白芷、血余炭等，如白芷散（《妇人大全良方》）；带下清稀者，配伍山药、芡实等。

2. 崩漏下血、肺胃出血、创伤出血 本品能收敛止血。治崩漏下血，常与茜草、棕榈炭等同用，如固冲汤（《医学衷中参西录》）；治肺胃出血，常与白及或浙贝母同用；治外伤出血，可单用研末外敷。

3. 胃痛、吐酸 本品能吸附胃酸，有良好的制酸止痛作用，为治疗胃酸过多所致胃痛之佳品，常与白及、延胡索、煅瓦楞子等同用。

4. 湿疮、湿疹、溃疡不敛 本品外用具有收湿敛疮之功。治湿疮湿疹，常与黄柏、煅石膏、青黛等研末外敷；治溃疡多脓，久不愈合，可单用研末外敷，或配枯矾、冰片、煅石膏等研末外敷。

按语：海螵蛸咸涩而温，功专收敛，既可内服，又可外用。内服能固精止带，收敛止血，制酸止痛，用治遗精带下、崩漏下血、肺胃出血、创伤出血及胃痛吐酸；外用具收湿敛疮之功，治疗湿疮、湿疹、溃疡不敛等。

【用法用量】煎服，5~9g；散剂，每次 1.5~3g；外用适量，研末撒敷或调敷。生用制酸止痛，收湿敛疮；炒用收敛止血，固精止带。

【使用注意】阴虚内热者不宜用。

【鉴别用药】桑螵蛸与海螵蛸均有固精缩尿作用，可治疗遗精、滑精、遗尿、尿频、带下等证。但桑螵蛸又有补助肾阳的作用，能补能固，可用于肾虚阳痿、遗尿尿频；海螵蛸固涩之力较强，但无补益作用，固精之力不及桑螵蛸，又兼止血、止带之功，且能制酸止痛，收湿敛疮，可用于崩漏带下、肺胃出血、创伤出血、胃痛泛酸、

湿疹湿疮及溃疡等证。

【现代研究】

1. 化学成分　本品主要含碳酸钙、壳角质、黏液质，水解氨基酸中含蛋氨酸等 17 种氨基酸。

2. 药理作用　所含碳酸钙能中和胃酸，促进溃疡面愈合，改变胃内容物 pH 值，降低胃蛋白酶活性；所含的胶质与胃中的有机质和胃液作用后，可在溃疡面上形成保护膜，使出血趋于凝结而有止血作用。尚有骨缺损修复作用、抗辐射作用及抗肿瘤等作用。

【文献摘要】

《神农本草经》："主女子赤白漏下经汁，血闭，阴蚀肿痛，寒热症瘕，无子。"

《名医别录》："惊气入腹，腹痛环脐，阴中寒肿（一作丈夫阴中肿痛），又止疮多脓汁不燥。"

《本草纲目》："主女子血枯病，伤肝，唾血下血，治疟消瘿。研末敷小儿疳疮，痘疮臭烂，丈夫阴疮，汤火伤，跌伤出血。"

金樱子 Jinyingzi

《雷公炮炙论》

为蔷薇科植物金樱子 *Rosa laevigata* Michx. 的干燥成熟果实。主产于广东、广西、浙江、江苏、江西等地。9~10 月果实成熟变红采收。除去毛刺，洗净晒干。生用或蜜炙用。

【药材特征】本品为花托发育而成的假果，呈倒卵形，长 2~3. 5cm，直径 1~2cm。表面红黄色或红棕色，有突起的棕色小点，系毛刺脱落后的残基。顶端有盘状花萼残基，中央有黄色柱基，下部渐尖。质硬。切开后，花托壁厚 1~2mm，内有多数坚硬的小瘦果，内壁及瘦果均有淡黄色绒毛。无臭，味甘、微涩。

【别名】刺榆子、刺梨子、金罂子。

【性味】酸、涩，平。

【归经】肾、膀胱、大肠经。

【功效】固精缩尿，涩肠止泻。

【主治】

1. 遗精滑精、尿频遗尿、带下过多　本品酸涩收敛，有固精缩尿止带之功，可治疗肾虚不固所致之上述诸证。可单用熬膏服，如金樱子膏（《明医指掌》）；或与芡实同用，如水陆二仙丹（《仁存堂经验方》）。

2. 久泻、久痢　本品入大肠经，能涩肠止泻。治脾虚久泻、久痢，常与党参、白术、罂粟壳等同用。

按语：金樱子味酸涩性平，入肾、膀胱、大肠诸经。既善于固精缩尿，又能涩肠止泻，为治疗肾虚不固所致之遗精滑精、尿频遗尿、带下过多，以及脾虚久泻久痢之常用药。

【用法用量】煎服，6~12g。

【使用注意】有火热者慎服。

【现代研究】

1. 化学成分 本品主要含皂苷，尚含鞣质、树脂、维生素C等。

2. 药理作用 本品煎剂对金黄色葡萄球菌、大肠杆菌、绿脓杆菌、流感病毒等有抑制作用；所含鞣质有收敛止泻作用。

【文献摘要】

《蜀本草》："治脾泄下痢，止小便利，涩精气。久服，令人耐寒轻身。"

《滇南本草》："治日久下痢，血崩带下，涩精遗泄。"

《本经逢原》："金樱子止小便遗泄，涩精气，取其甘温而涩也。"

覆盆子 Fupenzi

《名医别录》

为蔷薇科植物华东覆盆子 *Rubus chingii* Hu 的干燥果实。主产于浙江、福建、四川、陕西、安徽等地。夏初果实由绿变黄绿时采收，置沸水中略烫或略蒸。干燥。生用。

【药材特征】本品由多数小核果聚合而成，呈圆锥形或扁圆锥形，高0.6~1.3cm，直径0.5~1.2cm。表面黄绿色或淡棕色，顶端钝圆，基部中心凹入。宿萼棕褐色，下有果梗痕。小果易剥落，每个小果呈半月形，背面密被灰白色茸毛，两侧有明显的网纹，腹部有突起的棱线。体轻，质硬。气微，味微酸涩。

【别名】覆盆、小托盘。

【性味】甘、酸，微温。

【归经】肝、肾经。

【功效】固精缩尿，益肾养肝。

【主治】

1. 肾虚遗精滑精、遗尿尿频 本品甘酸微温，既补肾益精，又缩尿止遗。治肾虚遗精、滑精、早泄、阳痿，常与枸杞子、菟丝子、五味子、车前子等同用，如五子衍宗丸（《丹溪心法》）；治遗尿尿频，常与桑螵蛸、益智仁等同用。

2. 肝肾不足、目暗不明 本品有补肝肾明目之功，常与枸杞子、菟丝子等同用。

按语：覆盆子甘补酸涩，入肝、肾二经。固精缩尿之中兼能补益肝肾，为治疗肾虚遗精滑精、遗尿尿频及肝肾不足、目暗不明之常用药。

【用法用量】煎服，6~12g。

【现代研究】

1. 化学成分 本品主要含枸橼酸、没食子酸等有机酸，尚含少量糖类、维生素A样物质等。

2. 药理作用 覆盆子水提取液能降低下丘脑促黄体释放素（LHRH），垂体促卵泡激素（FSH）、促黄体素（LH）及性腺水平，升高睾酮水平；覆盆子水提取液对性腺轴的调控作用可能是其"补肾涩精"的药理基础；本品煎剂对葡萄球菌、霍乱弧菌、

人型结核杆菌有抑制作用；有抗衰老、抗诱变、促进淋巴细胞增殖、减少血清胆固醇、改善学习记忆、增强免疫及对抗雷公藤多苷毒性等多种药理作用。

【文献摘要】

《名医别录》：“主益气轻身，令发不白。”

《开宝本草》：“补虚续绝，强阴健阳，悦泽肌肤，安和脏腑，温中益力，疗劳损风虚，补肝明目。”

《本草衍义》：“益肾脏，缩小便。”

刺猬皮 Ciweipi

《神农本草经》

为刺猬科动物刺猬 *Erinaceus europaeus* L. 或短刺猬 *Hemichianus dauricus* Sundevall 的干燥皮。主产于河北、江苏、山东、河南、陕西等地。全年可捕捉。将皮剥下，撒上一层石灰，置于通风处阴干。切片炒用。

【药材特征】本品呈多角形板刷状或直条状，有的边缘卷曲成筒状或盘状，长 3~4cm。外表面密生错综交叉的棘刺，刺长 1.5~2cm，坚硬如针，灰白色、黄色或灰褐色不一。在腹部的皮上多有灰褐色软毛。皮内面灰白色或棕褐色，留有筋肉残痕。具特殊腥臭气。

【别名】猬皮、刺鼠皮、刺球子皮。

【性味】苦、涩，平。

【归经】肾、胃、大肠经。

【功能】固精缩尿，收敛止血，化瘀止痛。

【主治】

1. 遗精滑精，遗尿尿频　本品味苦涩性收敛，主入肾经，长于固精缩尿。适用于肾虚精关不固之遗精、滑精，肾虚膀胱失约之遗尿、尿频者。可单用炒炙研末服，或与益智仁、龙骨、金樱子等药同用。

2. 便血，痔血　本品功能收敛止血，入胃肠经而善治下焦出血证。治肠风，常与木贼同用，如猬皮散（《杨氏家藏方》）；治痔漏，常与槐角同用，如猬皮丸（《寿世保元》）。

3. 胃痛，呕吐　本品能化瘀止痛。治胃痛日久，气血瘀滞兼呕吐者。可单用焙干研末黄酒送服；或与延胡索、香附等药同用。

【用法用量】煎服，3~10g；研末服，1.5~3g。

【使用注意】孕妇忌服。

【现代研究】

1. 化学成分　上层的刺，由角蛋白组成，为主要成分。下层的真皮层，主要由胶原蛋白与其他蛋白质如弹性硬蛋白之类和脂肪等组成。

2. 药理作用　本品具有收敛、止血作用等。

【文献摘要】

《神农本草经》："主五痔阴蚀下血，赤白五色血汁不止，阴肿痛引腰背，酒煮杀之。"

《名医别录》："疗腹痛疝积，烧为灰，酒服之。"

《药性论》："主肠风泻血，痔病有头，多年不瘥者，炙末白饮下方寸匕；烧末吹主鼻衄。"

椿皮 Chunpi

《新修本草》

为苦木科植物臭椿（樗）*Ailanthus altissima*（Mill.）Swingle. 的根皮或树皮。主产于山东、辽宁、河南、安徽等地。全年可采，剥取根皮或干皮，刮去外层粗皮，晒干。切段，生用或麸炒用。

【药材特征】本品根皮呈不整齐的片状或卷片状，长宽不一，厚0.3~1cm。外表面灰黄色或黄褐色，粗糙，有多数突起的纵向皮孔及不规则纵、横裂纹，除去粗皮者显黄白色；内表面淡黄色，较平坦，密布梭形小孔或小点。质硬而脆，断面外层颗粒性，内层纤维性。气微，味苦。干皮呈不规则板片状，大小不一，厚0.5~2cm。外表面灰黑色，极粗糙，有深裂。

【别名】臭椿、椿根皮、樗白皮、樗根皮。

【性味】苦、涩，寒。

【归经】大肠、胃、肝经。

【功效】清热燥湿，止带止泻，收敛止血。

【主治】

1. 湿热泻痢，久泻久痢　本品清热燥湿，收涩止泻。治疗前者，常与地榆同用；治疗后者，可与诃子、母丁香等同用。

2. 赤白带下　本品清热燥湿，收敛止带。治疗湿热下注之赤白带下，常与黄柏、白芍、高良姜同用，如樗树根丸（《摄生众妙方》）。

3. 崩漏经多，便血痔血　本品清热燥湿收敛止血。治疗血热崩漏、月经过多，常与黄芩、黄柏、龟甲等同用，如固经丸（《医学入门》）；治疗便血痔血，可单用本品为丸服，或与侧柏叶、升麻、白芍等同用，如椿皮丸（《丹溪心法》）。

此外，椿皮还有杀虫功效，内服治蛔虫腹痛；外洗治疥癣瘙痒。

【用法用量】煎服，6~9g。外用适量。

【使用注意】脾胃虚寒者慎用。

【现代研究】

1. 化学成分　根皮含苦楝素、鞣质、赭朴酚，根及树干含苦木素。树皮含臭椿苦酮、臭椿苦内酯、乙酰臭椿苦内酯、苦木素、新苦木苦素等。

2. 药理作用　椿皮煎剂在体外对福氏痢疾杆菌、宋氏痢疾杆菌和大肠杆菌有抑制作用，臭椿酮对阿米巴原虫有强烈的抑制作用；对淋巴细胞白血病 P_{388} 显示一定的活性；苦

木素对人体鼻咽癌 KB 细胞有细胞毒活性，同时能提高小鼠白血病 P_{388} 的生命延长率。

【文献摘要】

《新修本草》："椿木叶，味苦有毒，主洗疮疥，风疸，水煮叶汁调之。"

《本草拾遗》："主赤白久痢……疳虫，去疥……下血。"

《日华子本草》："主女子血崩，产后血不止，赤带，肠风泻血不住，肠滑泄，缩小便。"

鸡冠花 Jiguanhua

《滇南本草》

为苋科植物鸡冠花 *Celosia cristata* L. 的干燥花序。全国大部分地区均产。秋季花盛开时采收，晒干。生用或炒炭用。

【药材特征】本品为穗状花序，多扁平而肥厚，呈鸡冠状，长 8～25cm，宽 5～20cm，上缘宽，具皱褶，密生线状鳞片，下端渐窄，常残留扁平的茎。表面红色、紫红色或黄白色。中部以下密生多数小花，每花宿存的苞片及花被片均呈膜质。果实盖裂，种子扁圆肾形，黑色，有光泽。体轻，质柔韧。无臭，味淡。

【别名】鸡髻花、鸡公花。

【性味】甘、涩，凉。

【归经】肝、大肠经。

【功效】收敛止血，止带，止痢。

【主治】

1. 带下 本品味涩性凉，善能收敛止带，为治疗带下证之常用药物。治脾虚带下，常与白术、茯苓、芡实等药配伍；治湿热带下，常与黄柏、车前子、苍术等药同用。

2. 崩漏、便血痔血 本品甘涩性凉，具收敛凉血止血之功。治血热妄行之崩漏，常与牡丹皮、赤芍、茜草、苎麻根等同用；治冲任虚寒之崩漏，常与党参、黄芪、炮姜、山茱萸等配伍；治血热便血、痔血，常与地榆、槐花、黄芩炭等药同用。

3. 赤白下痢、久痢不止 本品有凉血涩肠止痢之功。治赤白下痢可单用酒煎服，或与黄连、黄柏、秦皮、白头翁等药同用；治久痢不止者，常与椿皮、石榴皮、罂粟壳等药配伍。

按语：鸡冠花味甘涩性凉，归肝、大肠经。本品善于收敛，能收敛止血、止带、止痢，对带下量多、崩漏、便血、痔血、下痢等具有良好的疗效，为常用药物。

【用法用量】煎服，9～15g。

【使用注意】瘀血阻滞之崩漏及湿热下痢初起兼有寒热表证者不宜使用。

【现代研究】

1. 化学成分 本品主要化学成分为甜菜花青苷类、甾醇类、黄酮类化合物等，主要活性成分为甜菜花青苷类成分，如鸡冠花素、甜菜红素、甜菜黄素、苋菜红素、异苋菜红素及黄酮类化合物山柰苷等。

2. 药理作用 10%鸡冠花注射液有明显引产作用，水浸液能增强子宫收缩力，鸡

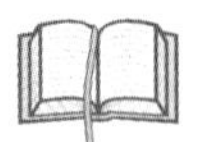

冠花煎剂对人阴道毛滴虫有良好杀灭作用；鸡冠花黄酮类化合物可调节去卵巢大鼠无机盐代谢表达，增加骨形成蛋白表达，提高巨噬细胞吞噬能力，预防骨质疏松症；此外，尚有降脂、抗凝、抗肿瘤、增强免疫等作用。

【文献摘要】

《滇南本草》："止肠风下血，妇人崩中带下，赤痢。"

《本草纲目》："治痔漏下血，赤白下痢，崩中，赤白带下，分赤白用。"

《玉楸药解》："清风退热，止衄敛营。治吐血，血崩，血淋诸失血证。"

第十八章　驱虫药

凡以驱除或杀灭人体内寄生虫为主要作用、治疗虫证的药物，称为驱虫药。

本章药物多具毒性，主入脾、胃、大肠经，对人体内寄生虫有毒杀、麻痹作用，能促使其排出体外。驱虫药主要用于肠道寄生虫病，如蛔虫病、蛲虫病、绦虫病、钩虫病、姜片虫病等。虫证患者多表现为绕脐腹痛，食欲不振，或多食善饥，嗜食异物，肛门、耳、鼻瘙痒，严重者则出现面色萎黄、形瘦腹大、浮肿乏力。若寄生虫感染较轻，则上述症状不明显，只有大便检查时才被发现。凡此，均当服用驱虫药，以求根治。此外，其他部位的寄生虫感染，如血吸虫、阴道滴虫等亦可选用。

临床应用时，应根据寄生虫的种类及患者体质的强弱，病情的缓急，选择适当的驱虫药，并适当配伍。如便秘者，可配伍泻下药；兼有积滞者，当配伍消积导滞药；脾虚者，常配伍健脾药；体虚者，多先补后攻，或攻补兼施。

驱虫药宜在空腹时服用，使药物充分作用于虫体而保证疗效；对于毒性较大的驱虫药，应注意用量、用法，以免中毒或损伤正气；同时孕妇及老弱患者亦当慎用；发热或腹痛剧烈者，暂时不宜驱虫，待症状缓解后，再使用驱虫药物。

仲景在《伤寒论》和《金匮要略》书中未选用本章药物。

现代药理研究证明，本章药物对寄生虫有一定麻痹作用，能使寄生虫瘫痪以致死亡。部分药物有抗病毒、抗真菌、抗肿瘤作用。

歌诀：

诸药性能，驱虫为功。
或驱杀蛔虫、蛲虫，
或驱杀钩虫、绦虫，各有偏重。
临床选药，灵活使用。
多具毒性，用时慎重。

使君子 Shijunzi

《开宝本草》

为使君子科落叶藤本状灌木使君子 *Quisqualis indica* L. 的干燥成熟果实。主产于四川、广东、广西、云南、贵州等地。秋季果皮变紫黑时采收，晒干或烘干。用时捣碎，或去壳取仁，生用或炒香用。

【药材特征】本品呈梭形，具 5 条纵棱，偶有 4～9 条棱，长 2.5～4cm，直径约

2cm。表面黑褐色至紫黑色，平滑，微具光泽。顶端狭尖，基部钝圆，有明显圆形的果梗痕。质坚硬，横切面多呈五角星形，棱角处壳较厚，中间呈类圆形空腔。种子呈椭圆形或纺锤形，长约2cm，直径约1cm；表面棕褐色或黑褐色，有多数纵皱纹；种皮薄，易剥离；子叶2，黄白色，有油性，断面有裂纹。气微香，味微甜。以个大、颗粒饱满、种仁色黄、味香甜而带油性者为佳。

【别名】留求子。

【性味】甘，温。

【归经】脾、胃经。

【功效】杀虫，消积。

【主治】

1. 蛔虫病，蛲虫病 本品善驱杀蛔虫和蛲虫。又因味甘气香，质润通便而为儿科驱蛔之要药。轻证，单用炒香嚼服；重证，可配苦楝皮、槟榔等同用，如使君子散（《证治准绳》）。

2. 小儿疳积 本品既驱虫，又健脾开胃，消疳化积。治小儿疳积，腹痛有虫、面色萎黄、形瘦腹大等，可单用炒食，或配白术、神曲等同用，如肥儿丸（《医宗金鉴》）。

按语：使君子最早见于《开宝本草》。本品甘温无毒，主入脾、胃，味香不苦，且多脂。善治蛔虫、蛲虫等，尤为儿科驱蛔杀虫之要药；兼健脾胃，消积滞，又善疗小儿疳积。大量服用可出现不适反应，临床应用宜慎。

【用法用量】煎服，9~12g；炒香嚼服，小儿每岁1~1.5粒，总量不超过20粒。空腹服用，每日1次，连服3日。

【使用注意】大量服用易引起呃逆、眩晕、呕吐等反应。若与热茶同服，亦能引起呃逆、腹泻，故服用时当忌饮热茶。

【现代研究】

1. 化学成分 本品含使君子酸钾、葫芦巴碱、脂肪油等。

2. 药理作用 使君子提取物对蛔虫、蛲虫有较强麻痹作用；水浸剂对某些皮肤真菌有抑制作用。

【文献摘要】

《开宝本草》："主小儿五疳，小便白浊，杀虫，疗泻痢。"

《本草正》："味甘，气温，有小毒。"

苦楝皮 Kulianpi

《名医别录》

为楝科乔木楝树 *Melia azedarach* L. 和川楝树 *Melia toosendan* Sieb. et Zucc. 的干燥树皮或根皮。全国大部分地区均产。春、秋二季剥取，晒干。生用。

【药材特征】本品呈不规则板片状、槽状或半卷筒状，长宽不一，厚2~6mm。外表面灰棕色或灰褐色，粗糙，有交织的纵皱纹及点状灰棕色皮孔，除去粗皮者淡黄色；

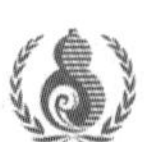

内表面类白色或淡黄色。质韧，不易折断，断面纤维性，呈层片状，易剥离。无臭，味苦。以干燥、皮厚、条大、无糟朽、去栓皮者为佳。

【别名】苦楝、川楝皮。

【性味】苦，寒；有毒。

【归经】脾、胃、肝经。

【功效】杀虫；外用疗癣。

【主治】

1. 蛔虫病、蛲虫病、钩虫病　本品为作用较强的广谱驱虫药，可广泛用于多种肠道寄生虫病。治蛔虫，单用煎服，或配槟榔、使君子等同用，如化虫丸；治蛲虫，多配百部、乌梅，煎取浓液，每晚保留灌肠，连用2~4天；治钩虫，常与石榴皮同煎服。

2. 疥癣湿疮　本品有清热燥湿，杀虫止痒作用。治疥疮、头癣、体癣、湿疮、湿疹等，可单用研末以醋或猪脂调涂患处。

按语：苦楝皮最早见于《名医别录》。本品苦寒有毒，主入脾、胃，兼入肝经。功擅杀虫，作用较强，尤以治蛔虫、钩虫、蛲虫效佳；兼能清热燥湿，外用可治疥癣。鲜品尤佳。但毒性较大，当慎用。

【用法用量】煎服，5~10g；鲜品15~30g。外用适量，研末，用猪脂调敷患处。

【使用注意】有毒，不宜过量或持续服用。体虚者慎用，肝病者忌用。

【现代研究】

1. 化学成分　本品含苦楝素、苦内脂、苦楝碱、鞣质、树脂等。其中苦楝素为驱蛔有效成分。

2. 药理作用　苦楝素具有麻痹蛲虫、抗血吸虫、抑制多种致病真菌等作用；醇提取物有抗溃疡、止泻、利胆、镇静、抗炎和抗血栓形成的作用。

【文献摘要】

《名医别录》：“疗蛔虫，利大肠。”

《日华子本草》：“治游风热毒，风疹恶疮疥癞，小儿壮热，并煎汤浸洗。”

槟榔 Binglang

《名医别录》

为棕榈科常绿乔木槟榔 *Areca catechu* L. 的成熟种子。主产于海南、福建、云南、广西、台湾等地。春末至秋初采收成熟果实，用水煮后，干燥，剥去果皮，取出种子，晒干。浸透切片或捣碎用。

【药材特征】本品呈扁球形或圆锥形，高1.5~3.5cm，底部直径1.5~3cm。表面淡黄棕色或淡红棕色，具稍凹下的网状沟纹，底部中心有圆形凹陷的珠孔，其旁有一明显疤痕状种脐。质坚硬，不易破碎，断面可见棕色种皮与白色胚乳相间的大理石样花纹。气微，味涩、微苦。以果大体重、坚实、不破裂者为佳。

【别名】槟榔子、大腹子。

【性味】苦、辛，温。

【归经】胃、大肠经。

【功效】杀虫，消积，行气，利水。

【主治】

1. 多种肠道寄生虫病 本品尤对绦虫病疗效最佳，单用或与南瓜子配伍；治蛔虫、蛲虫，常与使君子、苦楝皮等配伍；治姜片虫，可与乌梅、甘草等同用；治钩虫，常配伍贯众、榧子等。

2. 食积气滞，泻痢后重，小儿疳积 本品行气消积以导滞，又兼缓泻而通便。治食积气滞，泻痢后重，多与木香、青皮等配伍，如木香槟榔丸（《儒门事亲》）；治小儿疳积，常单用，或与芦荟、使君子等配伍，如芦荟肥儿丸《医宗金鉴》。

3. 水肿，脚气肿痛 本品能利水而消肿，治水肿喘息、二便不利，常与商陆、木通等同用，如疏凿饮子（《重订严氏济生方》）；治寒湿脚气肿痛，可与木瓜、吴茱萸等配伍，如鸡鸣散（《证治准绳》）。

此外，本品还能截疟，用治疟疾寒热久发不止。

按语：槟榔最早见于《名医别录》。本品苦泄辛开温降，归胃、大肠经。既善驱杀多种肠道寄生虫，又缓通大便以利虫体排出，凡虫积腹痛者均可配用，尤以对绦虫病疗效最佳；又能行气消积，利水化湿，治泻痢后重、食积腹胀、水肿脚气等症；还可截疟，治疟疾寒热久发不止。

【用法用量】煎服，5~15g。驱绦虫、姜片虫时，可用至30~60g。

【使用注意】脾虚便溏或气虚下陷者忌用。

【现代研究】

1. 化学成分 本品主含槟榔碱、槟榔次碱及去甲基槟榔碱等生物碱。

2. 药理作用 槟榔碱对猪绦虫有较强的作用，能麻痹全虫体，对牛绦虫则仅能麻痹头部和未成熟节片；对蛲虫、蛔虫、钩虫、鞭毛虫、姜片虫等亦有驱杀作用；水浸剂对皮肤真菌、流感病毒有抑制作用。

【文献摘要】

《名医别录》：“主消谷逐水，除痰癖；杀三虫，疗寸白。”

《本草纲目》：“治泻痢后重、心腹诸痛，大小便气秘，痰气喘急。”

南瓜子 Nanguazi

《现代实用中药》

为葫芦科一年生蔓生藤本南瓜 *Cucurbita moschata*（Duch.）Poiret 的成熟种子。主产于浙江、江苏、河北、山东、山西、四川等地。夏、秋间采收。晒干。生用。

【药材特征】干燥成熟的种子，呈扁椭圆形，一端略尖，外表黄白色，边缘稍有棱，长1.2~2cm，宽0.7~1.2cm，表面带有毛茸，边缘较多。种皮较厚，种脐位于尖的一端；除去种皮，可见绿色菲薄的胚乳，内有2枚黄色肥厚的子叶。子叶内含脂肪油，胚根小。气香，味微甘。以干燥、粒饱满、外壳黄白色者为佳。

【别名】北瓜子、窝瓜子。

【性味】甘，平。

【归经】胃、大肠经。

【功效】杀虫。

【主治】

绦虫病　本品甘平无毒，杀虫而不伤正气。对绦虫有明显疗效，多与槟榔相须为用，服用时先将生南瓜子 60~120g，连壳研细，冷开水调服，2h 后用槟榔 60~120g 煎服，再过 0.5h 用开水冲服芒硝 15g。

此外，南瓜子研末服，亦可用治蛔虫病及血吸虫病。

【用法用量】研粉，60~120g，冷开水调服。

【现代研究】

1. 化学成分　本品含南瓜子氨酸、脂肪油、蛋白质及维生素、胡萝卜素等。

2. 药理作用　本品对绦虫、蛔虫有明显驱虫作用；其有效成分南瓜子氨酸对绦虫的中段及后段具有麻痹作用，尤其与槟榔有协同作用；对血吸虫幼虫亦有抑制和杀灭作用，能使成虫虫体萎缩、生殖器退化、子宫内虫卵减少，但不能杀灭。

【文献摘要】

《现代实用中药》："驱除绦虫。"

《安徽药材》："能杀蛔虫。"

鹤草芽 Hecaoya

《中华医学杂志》

为蔷薇科多年生草本龙牙草（仙鹤草）*Agrimonia pilosan* Ledeb. 的冬芽。主产于湖北、浙江、江苏等地。冬、春季新株萌发前挖取根茎，去老根及棕褐色绒毛，留取幼芽，晒干。研粉生用。

【药材特征】多年生草本，高 50~120cm。茎直立，全体被白色长柔毛，有时散生短柔毛，上部分枝。单数羽状复叶，互生，有柄：托叶 2 枚，斜卵形，有深裂齿，被长柔毛；小叶片 3~9 枚，长椭圆形或椭圆形，长 1~6cm，宽 0.6~3cm，先端锐尖，基部楔形，有时稍斜，边缘锐锯齿，两面均被柔毛，具多数黄色腺点；顶端及中部的叶较大，其间夹杂数对小型叶片。

【性味】苦、涩，凉。

【归经】肝、小肠、大肠经。

【功效】杀虫。

【主治】

绦虫病　本品善驱杀绦虫，并有泻下作用，有利于虫体排出，为治绦虫病之要药。单味研粉，晨起空腹顿服即效，一般在服药后 5~6h 可排出虫体。

【用法用量】研粉吞服，每日 30~45g；小儿 0.7~0.8g/kg。晨起空腹顿服。

【使用注意】有效成分几乎不溶于水，故不宜入煎剂。

【现代研究】

1. 化学成分 本品主含鹤草酚、仙鹤草醇、仙鹤草内酯、鞣质等。

2. 药理作用 鹤草酚对绦虫有明显抑制作用，对阴道滴虫、疟原虫、血吸虫、囊虫等均有抑杀作用。

雷丸 Leiwan

《神农本草经》

为白蘑科真菌雷丸 *Omphalia lapidescens* Schroet. 的干燥菌核。主产于四川、贵州、云南、湖北、广西等地。秋季采挖，洗净，晒干。生用。

【药材特征】本品为类球形或不规则团块，直径 1~3cm。表面黑褐色或灰褐色，有略隆起的网状细纹。质坚实，不易破裂，断面不平坦，白色或浅灰黄色，似粉状或颗粒状，常有黄棕色大理石样纹理。无臭，味微苦，嚼之有颗粒感，微带黏性，久嚼无渣。断面色褐呈角质样者，不可供药用。以个大、饱满、质坚、外紫褐色、内白色、无泥沙者为佳。

【别名】雷矢、雷实、竹苓。

【性味】苦，寒；有小毒。

【归经】归胃、大肠经。

【功效】杀虫，消积。

【主治】

1. 多种肠道寄生虫病 本品以驱杀绦虫为佳，可单味研末吞服，或与南瓜子、槟榔等同用；治钩虫、蛔虫，多配槟榔、苦楝皮、牵牛子等，如追虫丸（《证治准绳》）；治蛲虫，常与大黄、牵牛子等配伍。

2. 小儿疳积 本品兼有消积作用，治疗小儿疳积，常配伍使君子、槟榔、榧子等，如雷丸散（《杨氏家藏方》）。

【用法用量】入丸、散，每次 5~7g，饭后温开水调服，每日 3 次，连用 3 天。

【使用注意】不宜入煎剂。含蛋白酶，加热至 60℃左右即易被破坏而失效。

【现代研究】

1. 化学成分 本品主要成分是一种蛋白水解酶，称雷丸素，含量约 3%，为驱绦虫有效成分。

2. 药理作用 所含蛋白酶有驱绦虫作用，雷丸煎剂有抗阴道滴虫作用。

【文献摘要】

《神农本草经》：“主杀三虫，逐毒气。”

《名医别录》：“逐邪气，恶风汗出，除皮中热、结积，白虫、寸白自出不止。”

鹤虱 Heshi

《新修本草》

为菊科多年生草本天名精 *Carpesium abrotanoides* L. 或伞形科植物野胡萝卜 *Daucus*

carota L. 的成熟果实。前者主产于山西、河南、贵州、陕西、甘肃等华北各地，称北鹤虱，为本草书籍所记载的正品，毒性较大；后者主产于浙江、江苏、安徽等南方地区，称为南鹤虱，毒性较小。秋季果实成熟时采收，晒干。生用或炒用。

【药材特征】本品呈圆柱状，细小，长 3~4mm，直径不及 1mm。表面黄褐色或暗褐色，具多数纵棱。顶端收缩呈细喙状，先端扩展成灰白色圆环；另端稍尖，有着生痕迹。果皮薄，纤维性，种皮菲薄透明，子叶 2，类白色，稍有油性。气特异，味微苦。

【别名】北鹤虱、南鹤虱。

【性味】苦、辛，平；有小毒。

【归经】脾、胃经。

【功效】杀虫，消积。

【主治】

虫积腹痛，小儿疳积　本品杀虫作用广，可用于多种肠道寄生虫病。治蛔虫、蛲虫、绦虫及钩虫引起的虫积腹痛，多与槟榔、使君子等配伍，如化虫丸；治小儿疳积，可配伍党参、麦芽等。

【用法用量】煎服，3~10g。或入丸、散。外用适量。

【使用注意】孕妇及体弱者慎用。

榧子 Feizi

《名医别录》

为红豆杉科常绿乔木榧 *Torreya grandis* Fort. 的成熟种子。主产于安徽、福建、江苏、浙江、湖南、湖北等地。秋季种子成熟时采收，除去肉质假种皮，洗净，晒干。去壳取仁，生用或炒用。

【药材特征】干燥的种子呈卵圆形，长 2~4cm，表面灰黄色或淡黄棕色，有纵皱纹，一端钝圆，有一椭圆形的疤痕，色较淡，在其两侧各有一个小突起；另一端稍尖，外壳质硬脆，破开后内面红棕色，有麻纹。种仁卵圆形，皱而坚实，表面有灰棕色皱缩的薄膜，仁黄白色，有油性。气微香，味微甜。以个大、壳薄、种仁黄白色、不泛油、不破碎者为佳。

【别名】彼子、榧实、赤果、玉榧。

【性味】甘，平。

【归经】肺、胃、大肠经。

【功效】杀虫消积，润肠通便，润肺止咳。

【主治】

1. 虫积腹痛　本品甘平不伤胃，既杀虫，又通便，有利于虫体排出，尤其对各种肠道寄生虫引起的腹痛有效。治蛔虫，多配伍使君子、苦楝皮等；治钩虫，单用或与槟榔、贯众等同用；治绦虫，常与槟榔、南瓜子等配伍。

2. 肠燥便秘　本品味甘质润而滑肠通便。多与火麻仁、郁李仁等同用。

3. 肺燥咳嗽　本品有润肺燥，止咳嗽之功，但力较弱，以轻证为宜，常与沙参同用。

【用法用量】煎服，10~15g。

【使用注意】大便溏薄者不宜用。

【现代研究】

1. 化学成分 种子含脂肪油，油中主要成分有棕榈酸、硬脂酸、油酸、亚油酸、甾醇。并含草酸、鞣质、葡萄糖、多糖、挥发油等。

2. 药理作用 榧子浸膏在体外对猪蛔、蚯蚓有毒性作用，榧子油有驱钩虫的作用。

【文献摘要】

《神农本草经》："主腹中邪气，去三虫，蛇螫。"

《日用本草》："杀腹间大小虫，小儿黄瘦，腹中有虫积者食之即愈。又带壳细嚼食下，消痰。"

芜荑 Wuyi

《神农本草经》

为榆科落叶小乔木或灌木大果榆 *Ulmus macrocarpa* Hance. 果实的加工品。主产于黑龙江、吉林、辽宁、河北、山西等地。夏季果实成熟时采集，晒干，搓去膜翅，取出种子，浸于水中，待发酵后，加入榆树皮粉、红土、菊花末，用温开水调成糊状，摊于平板上，切成小方块，晒干入药。

【药材特征】药材呈方块状。表面棕黄色或棕褐色，有多数孔洞和孔隙，杂有多数纤维及种子。质地松脆而粗糙，.易起层剥离。具特异的臭气。

【别名】殿蘑 、无夷、芜荑仁、山榆子、白芜荑、大果榆糊。

【性味】辛、苦，温。

【归经】脾、胃经。

【功效】杀虫，消积。

【主治】

虫积腹痛，小儿疳积 治蛔虫、蛲虫、绦虫病之面黄、腹痛，可单用本品和面粉炒成黄色，研末，米饮送服，或配鹤虱、槟榔等同用；若小儿疳积腹痛、形瘦泄泻者，可配白术、使君子等研末服，如布袋丸（《补要袖珍小儿方论》）。

【用法用量】煎服，3~10g。或入丸散，每次2~3g。外用适量。

【使用注意】脾胃虚弱者慎用。

【现代研究】

1. 化学成分 本品主含鞣质、糖类等。

2. 药理作用 芜荑醇提取物在体外对猪蛔虫有杀灭作用，芜荑浸液对皮肤真菌有抑制作用。

【文献摘要】

《神农本草经》："主五内邪气，散皮肤骨节中淫淫温行毒，去三虫，化食。"

《日华子本草》："治肠风痔瘘，恶疮疥癣。"

第十九章　涌吐药

凡以促使呕吐为主要作用的药物，称为涌吐药，又称催吐药。

涌吐药味多酸、苦、辛，有毒，性寒凉。具有涌吐毒物、宿食、痰涎的作用。主要用于误食毒物，停留于胃，尚未吸收；或宿食停滞不化，尚未入肠，胃脘胀痛；或痰涎壅盛，阻于胸膈或咽喉，呼吸喘促；以及痰浊上蒙清窍所致癫痫发狂等症。

涌吐药作用强烈，大多有毒，易伤正气。故只适用于体壮而邪实者。对年老体弱者、小儿、妇女胎前产后及素患失血、头晕、心悸、劳嗽喘咳等症者，均忌用。

使用涌吐药时，应注意用法用量。一般宜小量渐增，以防中毒或涌吐太过；且服药后宜多饮热开水以助药力，或用翎毛探喉助吐；若呕吐不止，当及时解救。

涌吐药只宜暂投，中病即止，不可连服、久服。吐后当休息，不宜马上进食，待胃肠功能恢复后，再食流质或易消化食物，以养胃气。

仲景在《伤寒论》和《金匮要略》书中仅选用瓜蒂一味药。

本类药物毒性较大，作用峻猛，现代临床已很少使用。

瓜蒂 Guadi

《神农本草经》

为葫芦科一年生草质藤本甜瓜 *Cucumis melo* L. 的干燥果蒂。全国各地都有栽培。夏季采收。阴干，生用或炒黄用。

【药材特征】干燥的果蒂，其果柄略弯曲，上有纵棱，微皱缩；连接果实的一端渐膨大，即花萼的残基。表面黄褐色，有时带有卷曲的果皮。质柔韧，不易折断。气微，味苦。以干燥、色黄、稍带果柄者为佳。

【别名】甜瓜蒂、瓜丁、苦丁香、甜瓜把。

【性味】苦，寒。有毒。

【归经】胃经。

【功效】涌吐痰食，祛湿退黄。

【主治】

1. 痰热壅滞，宿食停滞，食物中毒　本品善涌吐热痰、宿食。治痰热郁结之癫痫发狂，单用或配郁金同用；宿食停滞，胃脘胀痛，可配赤小豆、香豉等同用，如仲景《伤寒论》中的瓜蒂散。

2. 湿热黄疸　可单用研末吹鼻，如瓜丁散；或单用煎汤或研末内服。

按语：瓜蒂最早见于《神农本草经》，列为上品，仲景在《伤寒论》中选用瓜蒂散，吐之，治疗胸中痰饮。

【用法用量】煎服，仲景最大用量二十个，最小用量一分，目前常规用量 2~6g。入丸散，每次 0.3~1g。外用小量。研末吹鼻，待鼻中流出黄水即停药。

【使用注意】体虚、失血及上部无实邪者忌服。

胆矾 Danfan

《神农本草经》

为天然的硫酸盐类矿物胆矾的晶体，或为人工制成的含水硫酸铜（$CuSO_4 \cdot 5H_2O$）。主产于云南、山西等地。四季可采。研末或煅后研末用。

【药材特征】为不规则的块状结晶体，大小不一。深蓝或浅蓝色，半透明。似玻璃光泽。质脆，易碎，碎块呈棱柱形，断面光亮。无臭，味涩，能令人作呕。以块大、深蓝色、透明、无杂质者为佳。

【别名】石胆、毕石、君石 黑石、铜勒。

【性味】酸、涩、辛，寒。有毒。

【归经】肝、胆经。

【功效】涌吐痰涎；外用解毒收湿，祛腐蚀疮。

【主治】

1. 风痰壅盛，喉痹，癫痫及误食毒物 本品性善上行，有强烈的涌吐作用，能够涌吐风痰及毒物。治风痰癫痫，可单用为末，温醋汤调服；喉痹，可配僵蚕研末吹喉吐涎，即二圣散（《济生方》）。

2. 风眼赤烂，牙疳，口疮，痔疮等 本品常外用，治风眼赤烂，可将本品煅研，水溶洗目；口疮牙疳，可配胡黄连、儿茶研末外敷，如胆矾散（《沈氏尊生书》）。

3. 肿毒不溃，胬肉疼痛 以外用治疗皮肤疮疡为主，可单用研末外敷患处。

【用法用量】温水化服，0.3~0.6g。外用适量。研末撒或调敷，或以水溶化后外洗。

常山 Changshan

《神农本草经》

为虎耳草科落叶小灌木常山 *Dichroa febrifuga* Lour. 的干燥根。主产于四川、贵州、湖南、湖北等地。秋季采收。晒干。生用或炒用。

【药材特征】本品呈圆柱形，常弯曲扭转，或有分枝，长 9~15cm，直径 0.5~2cm。表面棕黄色，具细纵纹，外皮易剥落，剥落处露出淡黄色木部。质坚硬，不易折断，折断时有粉尘飞扬；横切面黄白色，射线类白色，呈放射状。无臭，味苦。以质坚实而重、形如鸡骨，表面及断面淡黄色、光滑者为佳，根粗长顺直、质松、色深黄、无苦味者不可入药。

【别名】黄常山、鸡骨常山、鸡骨风、风骨木、白常山。

【性味】苦、辛，寒。有毒。

【归经】肺、心、肝经。

【功效】涌吐痰涎，截疟。

【主治】

1. 用于胸中痰饮　本品辛开苦泄，善上行涌吐胸中、胁下痰饮。常配甘草同用，水煎和蜜温服。

2. 用于痰湿内蕴、疟邪内伏的多种疟疾苦燥痰湿，善祛痰截疟，且截疟力强，为治疟要药。常与厚朴、草果等同用，如截疟七宝饮（《易简方》）。

【用法用量】煎服，5~10g。酒常山可减少呕吐，偏于截疟。故涌吐多生用，截疟多炒用。治疗疟疾宜在寒热发作前半天或 2h 服用。

【使用注意】用量不宜过大。体虚及孕妇不宜服。

第二十章　解毒杀虫燥湿止痒药

凡以解毒疗疮、攻毒杀虫、燥湿止痒为主要作用的药物，称为解毒杀虫燥湿止痒药。

本章药物以外用为主，兼可内服，具有解毒杀虫、消肿定痛等功效，主要适用于疥癣、湿疹、痈疮疔毒、麻风、梅毒、毒蛇咬伤等证。外用方法分别有研末外敷，用香油和茶水调敷，制成软膏涂抹，制成药捻或栓剂栓塞，煎汤洗渍及热敷等。内服时，除无毒副作用的药物外，宜作丸剂使用，以便缓慢溶解吸收。

本章药物多具毒性，所谓“攻毒”即有以毒制毒之意，无论外用或内服，均应严格控制剂量和用法，不宜过量或持续服用，以防中毒。制剂应严格遵守炮制及制剂法度，以确保用药安全。

本章药物中，仲景常用的有雄黄、矾石、蛇床子、蜂房。

现代药理研究证明，本类药物大都具有杀菌消炎作用，可杀灭细菌、真菌、疥虫、螨虫、滴虫等。且在局部外用后能形成薄膜以保护创面，减轻炎症反应与刺激；部分药物有收敛作用，能凝固表面蛋白质，收缩局部血管，减少充血与渗出，促进伤口愈合。

歌诀：

诸药性能，攻毒杀虫，

燥湿止痒，消肿定痛。

或疥癣湿疹，或痈疮疔毒，皆可外用。

不可过量，以防中毒。

雄黄 Xionghuang

《神农本草经》

为硫化物类矿物雄黄的矿石。主含二硫化二砷（As_2S_2）。主产于湖南、湖北、云南、贵州、四川等地。随时可采。研细或水飞用。

【药材特征】本品为块状或粒状集合体，多呈不规则块状。深红色或橙红色，表面常附有橙黄色细粉，手触之染指；条痕橙色。微透明或半透明，晶面具金刚光泽。质较酥脆，易砸碎，断面红色至深红色，具树脂样光泽。微有特异臭气，味淡（有毒）。精矿粉为粉末状或粉末集合体，质松脆，手捏即成粉，橙黄色，无光泽。以块大、色红、质酥脆、有光泽、无杂石者为佳。

【别名】苏雄黄、鸡冠石、黄食石、熏黄。

【性味】辛，温。有毒。

【归经】心、肝、胃经。

【功效】解毒，杀虫。

【主治】

1. 痈肿疔疮，湿疹疥癣，蛇虫咬伤　外用或内服均能以毒攻毒，且解毒作用较强，并能止痒。治痈肿疔疮，多配乳香、没药等同用；湿疹疥癣，与白矾研末，茶水调敷患处；虫蛇咬伤，可配五灵脂共研末，调酒冲服，并以香油调涂患处。

2. 虫积腹痛　内服或外用皆能杀虫。治蛔虫等引起的腹痛，常配槟榔、牵牛子等同用；蛲虫所致肛门瘙痒，可配铜绿为末撒于肛门处。

此外，本品辛行苦燥而能燥湿去痰、截疟、定惊，外用治疮痈、疥癣、虫蛇咬伤；内服疗虫积腹痛、哮喘、疟疾及惊痫等。

按语：雄黄最早见于《神农本草经》，列为上品。仲景在《金匮要略》中共入2方次，分别为以升麻鳖甲汤治疗“面赤斑斑如锦纹、咽喉痛、唾脓血”之“阳毒”证，取其“以毒攻毒”之功；以雄黄熏方治疗“狐惑病”蚀于肛者，取其解毒燥湿杀虫之功。

【用法用量】外用适量，研末敷，香油调搽或烟熏。仲景在升麻鳖甲汤中用量为一两。目前常规内服量为0.05~0.1g，入丸、散用。

【使用注意】内服宜慎，不可久服。外用不宜大面积涂擦及长期持续使用。阴血亏虚及孕妇禁用。忌火煅。

【现代研究】

1. 化学成分　雄黄主要含二硫化二砷（As_2S_2），含砷约75%。

2. 药理作用　水浸剂对金黄色葡萄球菌、人体结核杆菌、变形杆菌、绿脓球菌及多种皮肤真菌均有不同程度的抑制作用，还可抗血吸虫及疟原虫；雄黄可通过诱导肿瘤细胞凋亡、抑制细胞DNA合成、增强机体的细胞免疫功能等多种因素发挥其抗肿瘤作用。

3. 不良反应　雄黄含砷而有较大毒性，不可多服久服，外用也应注意，以免经皮肤黏膜吸收积蓄中毒。雄黄煅烧后易生成毒性更大的三氧化二砷（As_2O_3），故内服一般入丸、散剂而不入汤剂，切忌火煅。

【文献摘要】

《神农本草经》：“主寒热，鼠瘘，恶疮，疽痔，死肌，杀百虫毒。”

《日华子本草》：“治疥癣，风邪癫痫，岚瘴，一切蛇虫、犬兽伤咬。”

《本草从新》：“燥湿杀虫。治劳疳蛇伤，敷杨梅疔毒。”

白矾 Baifan

《神农本草经》

为硫酸盐类矿物明矾石经加工提炼制成，主含含水硫酸铝钾[$KAl(SO_4)2 \cdot 12H_2O$]。

主产于安徽、浙江、山西、湖北等地。全年均可采挖。生用或煅用。煅后称枯矾。

【药材特征】该品呈不规则结晶形块状。无色或白色。透明或半透明，有玻璃样光泽。表面略平滑或凹凸不平，具细密纵棱，并附有白色细粉。质硬而脆，易砸碎。气微，味微甘而极涩。以块大、无色、透明、无杂质者为佳。

【别名】石涅、矾石、羽涅、羽泽、涅石。

【性味】酸、涩，寒。

【归经】肺、脾、肝、大肠经。

【功效】外用解毒杀虫，燥湿止痒；内服止血，止泻，化痰。

【主治】

1. 外用治湿疹瘙痒，疮疡疥癣 本品性燥酸涩，而善收湿止痒。尤宜治疮面湿烂或瘙痒者。治痈疽，常配朴硝研末外用；治疗口疮、聤耳、鼻息肉、酒渣鼻可单用白矾或配伍硫黄、乳香等。白矾还是治疗痔疮、脱肛、子宫脱垂的常用药，如以白矾、五倍子为主组成的消痔灵注射液。

2. 内服用于便血、吐衄、崩漏、外伤出血，久泻久痢，痰厥癫狂痫证，湿热黄疸等 本品性涩，能入肝经血分，有收敛止血作用，可用治多种出血证。治衄血不止，以枯矾研末吹鼻；治崩漏，配五倍子、地榆同用；治外伤出血，用生矾、煅矾配松香研末，外敷伤处。取其涩肠止泻作用，配煨诃子肉为散，粥饮调下治久泻久痢。白矾酸苦涌泄而能祛除风痰，配郁金为末，薄荷糊丸服，可治痰壅心窍癫痫发狂。本品有祛湿退黄之功，可与硝石配伍用于湿热黄疸。

按语：白矾又名矾石，最早见于《神农本草经》，名涅石，列为上品。仲景在《金匮要略》中入3方次，分别以矾石汤主治“脚气冲心”，取其除热收湿解毒之功；以硝石矾石散主治“女劳疸”，取其除湿利胆之功；以矾石丸主治“妇人腹中血气刺痛”，取其除湿止带之功。

【用法用量】外用适量，研末撒布、调敷或化水洗患处。仲景外用量为二两，内服量为三分。目前常规内服量为0.6~1.5g，入丸、散服。

【使用注意】体虚胃弱及无湿热痰火者忌服。

【现代研究】

1. 化学成分 主要成分为含水硫酸铝钾［$KAl(SO_4)_2 \cdot 12H_2O$］，枯矾为脱水白矾。

2. 药理作用 本品对绿色链球菌、溶血性链球菌、肺炎球菌、白喉杆菌、牛型布氏杆菌、百日咳杆菌、脑膜炎球菌、人型（H37RV）及牛型结核杆菌等有明显抑制作用；有明显抗阴道滴虫作用。能强力凝固蛋白质，临床用又可以消炎、止血、止汗、止泻和用作硬化剂，对麻醉大鼠十二指肠给药，可明显增加胆汁流量。

【文献摘要】

《神农本草经》：“主寒热泄痢，白沃，阴蚀恶疮，目痛，坚齿骨。”

《本草蒙筌》：“禁便泻，塞齿疼，洗脱肛涩肠，敷脓疮收水。”

《本草纲目》：“矾石之用有四：吐利风热之痰涎，取其酸苦涌泄也；治诸血痛、脱肛、阴挺、疮疡，取其酸涩而收也；治痰饮、泄痢、崩带、风眼，取其收而燥湿也；

治喉痹、痈疽、中蛊、蛇虫伤螫，取其解毒也。”

蛇床子 Shechuangzi

《神农本草经》

为伞形科植物蛇床 *Cnidium monnieri*（L.）Cuss. 的成熟果实。全国各地均产，以河北、山东、浙江、江苏、四川等地产量较大。均为野生，夏、秋二季果实成熟时采收，除去杂质，晒干。生用。

【药材特征】本品为双悬果，呈椭圆形，长 2~4mm，直径约 2mm。表面灰黄色或灰褐色，顶端有 2 枚向外弯曲的柱基，基部偶有细梗。分果的背面有薄而突起的纵棱 5 条，接合面平坦，有 2 条棕色略突起的纵棱线。果皮松脆，揉搓易脱落，种子细小，灰棕色，显油性。气香，味辛凉，有麻舌感。

【别名】野茴香、野胡萝卜子、蛇米、蛇粟。

【性味】辛、苦，温；有小毒。

【归经】肾经。

【功效】温肾壮阳，杀虫止痒，燥湿。

【主治】

1. 肾虚阳痿，宫冷不孕 本品有温肾壮阳之功。常配伍当归、枸杞、淫羊藿、肉苁蓉等治疗阳痿无子等。

2. 阴部湿痒，湿疹湿疮，疥癣 本品辛苦温燥，有杀虫止痒，燥湿等作用。为皮肤及妇科病常用药，常与苦参、黄柏、白矾等配伍。治阴部瘙痒，可与白矾煎汤外洗；现临床常用治滴虫性阴道炎。单用本品研粉，猪脂调之外涂，也可治疗疥癣瘙痒。

3. 寒湿带下，湿痹腰痛 本品有助阳散寒、燥湿祛风之功，尤宜于寒湿兼肾虚所致之带下、腰痛。

按语：蛇床子最早见于《神农本草经》，列为上品。仲景在《金匮要略》中共入 3 方次。以蛇床子散主治“妇人阴寒”。本品辛苦温，可温肾祛寒，燥湿杀虫止痒。仲景以蛇床子散外用，取其暖宫燥湿、杀虫止痒之功。

【用法用量】外用适量，多煎汤熏洗或研末调敷。仲景用量未详。目前常规内服量为 3~9g。

【使用注意】阴虚火旺或下焦有湿热者不宜内服。

【现代研究】

1. 化学成分 果实含挥发油 1.3%，已从油中分得 27 个成分。还含香豆精类等成分，如蛇床明素、花椒毒素等。

2. 药理作用 本品能延长小鼠动情期，缩短动情间期，并能使去势鼠出现动情期，卵巢及子宫重量增加，有类似性激素样作用；对耐药性金黄色葡萄球菌、绿脓杆菌及皮肤癣菌有抑制作用；可延长新城鸡瘟病毒鸡胚的生命；可杀灭阴道滴虫；还有抗心律失常、降低血压、祛痰平喘、延缓衰老、促进记忆、局部麻醉、抗诱变、抗骨质疏松等作用。

【文献摘要】

《神农本草经》：“主男子阴痿湿痒，妇人阴中肿痛，除痹气，利关节，癫痫，恶疮。”

《药性论》：“治男子、女人虚，湿痹，毒风，顽痛，去男子腰疼。浴男子阴，去风冷，大益阳事。主大风身痒，煎汤浴之瘥。疗齿痛及小儿惊痫。”

蜂房 Fengfang

《神农本草经》

为胡蜂科昆虫果马蜂 *Ploistes olivaceous*（DeGeer）、日本长脚胡蜂 *P. japonicus* Saussure 或异腹胡蜂 *Parapolybia varia Fabricius* 的巢。全国均有，南方较多，均为野生。全年可采，但常以秋、冬二季采收。晒干或蒸，除去死蜂死蛹后再晒干，剪块生用或炒用。又名露蜂房。

【药材特征】呈圆盘状或不规则的扁块状，有的呈莲蓬状，有的重叠形似宝塔，大小不一。灰白色或灰褐色。腹面有多数整齐有序的六角形小孔，孔大小不等，颇似莲房。背面有1个或数个黑色凸出的硬柱。体轻，似纸质，略有弹性，捏之不碎。气特殊，味淡。以单个、整齐、灰白色、筒长、孔小、体轻、略有弹性、内无幼虫及杂质者为佳。

【别名】露蜂房、马蜂窝、蜂巢、野蜂窝、黄蜂窝、百穿之巢。

【性味】甘，平。

【归经】胃经。

【功效】攻毒杀虫，祛风止痛。

【主治】

1. 疮疡肿毒，乳痈，瘰疬，顽癣瘙痒　本品能攻毒杀虫，攻坚破积，为外科所常用。治疮肿初发，可与生南星、生草乌、白矾、赤小豆共为细末，淡醋调涂。与蛇蜕、黄芪、黄丹、玄参等为膏外用，可治瘰疬。以此药为末，调猪脂涂擦，治头上癣疮。

2. 风湿痹痛，牙痛，风疹瘙痒　本品质轻且性善走窜，有祛风止痛、止痒之效。可与川乌、草乌同用，乙醇浸泡外涂痛处治风湿痹痛；治牙痛可配细辛水煎漱口用；治风疹瘙痒，常与蝉衣等同用。

此外，蜂房还可用治阳痿、喉痹，以及蛔虫、绦虫病等。现代多用治癌肿，可与莪术、全蝎、僵蚕等同用。

按语：蜂房最早见于《神农本草经》，列为上品。仲景仅在《金匮要略》鳖甲煎丸中使用一次，用于治疗疟疾日久不愈、症瘕积聚等。仲景主要取其攻坚破积之功。

【用法用量】外用适量，研末用油调敷或煎水漱口，或熏洗患处。仲景用量为四分。目前常规内服量为3~5g。

【使用注意】气血虚弱者慎用。

【现代研究】

1. 化学成分　大黄蜂巢含挥发油（露蜂房油）、蜂蜡、树脂、蛋白质、铁、钙等。

2. 药理作用　露蜂房水提取液对实验动物急性和慢性炎症均有较明显抑制作用；有镇痛、促凝血作用，镇痛作用主要对慢性疼痛有效；其丙醇和醇、醚提取物均有显著促凝血作用；水提取物能明显促进体外血栓形成，并能增加血小板的黏附率；蜂房油可驱蛔虫、绦虫；提取物有降压、扩张血管及强心作用，并可抗癌、抗菌和降温。

【文献摘要】

《神农本草经》："主惊痫瘛疭，寒热邪气，癫疾，肠痔。"

《日华子本草》："治牙齿疼，痢疾，乳痈，蜂叮，恶疮。"

硫黄 Liuhuang

《神农本草经》

为自然元素类矿物硫族自然硫。主产于山西、山东、陕西、河南等地。采挖后加热熔化，除去杂质，或用含硫矿物经加工制得。生硫黄只作外用，内服常与豆腐同煮后阴干用。

【药材特征】本品呈不规则块状、粗颗粒状。浅黄色、黄色或略呈绿黄色。条痕白色或淡黄色。表面不平坦或粗糙，常具多数小孔隙。脂肪光泽。体轻，质松脆，易砸碎。有的断面呈蜂窝状，纵面可见细柱或针状晶体，近于平行排列，金刚光泽。具特异臭气，味淡。以块整齐、色黄、有光泽、质松脆、无杂质者为佳。

【别名】硫磺、石硫磺、硫矿、黄英、将军、倭硫。

【性味】酸，温。有毒。

【归经】肾、大肠经。

【功效】外用解毒杀虫疗疮；内服补火助阳通便。

【主治】

1. 外用治疥癣，湿疹，阴疽疮疡　本品有解毒杀虫，燥湿止痒之效，为治疗疥疮的要药。治疥可单取硫黄为末，麻油调涂用，也可配伍风化石灰、铅丹、腻粉研末，以猪油调涂。与轻粉、斑蝥、冰片为末，同香油、面粉为膏，涂敷患处，可治顽癣瘙痒。若治疮疽，则可与荞麦面、白面为末贴敷患处。

2. 内服治阳痿，虚喘冷哮，虚寒便秘　硫黄乃纯阳之品，入肾大补命门火而助元阳，可用于肾阳衰微，下元虚冷诸证。治肾虚阳痿常与鹿茸、补骨脂、蛇床子等同用。配附子、肉桂、沉香，可治肾不纳气之喘促等。治虚冷便秘，以硫黄配半夏用；因硫黄能补虚而暖肾与大肠，因而也可止泻治冷泻腹痛。

【用法用量】外用适量，研末敷或加油调敷患处。内服 1.5～3g，炮制后入丸、散服。

【使用注意】阴虚火旺者及孕妇忌服。

【现代研究】

1. 化学成分　硫黄主要含硫（S），另杂有砷、硒、铁、碲等成分。

2. 药理作用 硫与皮肤接触，产生硫化氢及五硫磺酸，从而有杀疥虫、细菌、真菌作用；对动物实验性炎症有治疗作用，能使支气管慢性炎症细胞浸润减轻，并可促进支气管分泌增加而祛痰；本品内服后在肠内一部分变为硫化物式硫化氢，能刺激肠壁而有致泻作用。

3. 不良反应 硫黄内服中毒量为10~20g。硫黄在肠道中可形成硫化氢，硫化氢是一种剧烈的神经毒物，并可抑制某些酶的活性。空气中硫化氢浓度过高，可直接麻痹中枢神经细胞而导致死亡。应用未纯化或未经炮制的石硫黄，还可引起砷中毒。

【文献摘要】

《神农本草经》："主妇人阴蚀，疽痔，恶血，坚筋骨，除头疮。"

《本草纲目》："主虚寒久痢，滑泄，霍乱，补命门不足，阳气暴绝，阴毒伤寒，小儿慢惊。"

土荆皮 Tujingpi

《本草纲目拾遗》

为松科植物金钱松 *Pseudolarix kaempferi* Gord. 的根皮或近根树皮。主产于江苏、浙江、安徽、江西等地。多为栽培。于立夏前后剥取，除去杂质，晒干。生用。又名土槿皮。

【药材特征】本品呈不规则的长条状或稍扭曲而卷成槽状，长短及宽度不一，厚2~5mm，外表面粗糙，深灰棕色，具纵横皱纹，并有横向灰白色皮孔，栓皮常呈鳞片状剥落。内表面黄棕色至红棕色，平坦，有细致的纵向纹理。质坚韧，折断面裂片状。树皮呈板片状，栓皮较厚，外表面龟裂状，内表面较粗糙。气微，味苦涩。以片大而整齐、黄褐色者为佳。

【别名】罗汉松皮、土槿皮、荆树皮、金钱松皮。

【性味】辛，温。有毒。

【归经】肺、脾经。

【功效】杀虫，止痒。

【主治】

1. 体癣、手足癣等多种癣病 本品有杀虫疗癣、祛湿止痒作用。以外用为主，可单用浸酒涂擦或研末加醋调敷。现多制成10%~50%土槿皮酊，或配合水杨酸、苯甲酸等制成复方土槿皮酊外用，如鹅掌风药水（《中国药物大全》）。

2. 湿疹、皮肤瘙痒 可单用浸酒外擦，或配大黄、苦参、黄柏等同用。

【用法用量】外用适量，酒或醋浸涂擦，或研末调涂患处。

【使用注意】只供外用，不可内服。

【现代研究】

1. 化学成分 根皮含土荆皮酸、β-谷甾醇、鞣质、挥发油、多糖等。

2. 药理作用 其有机酸、乙醇浸膏及苯浸膏，对我国常见的10种致病性皮肤真菌和白色念珠菌均有较强的抗菌作用；土荆皮酸能抗癌、抗早孕、抑制卵子受精；其提

取物和制成的止血粉，均有良好止血作用。

3. 不良反应 实验中，土荆皮的中毒症状主要在消化系统，对肠黏膜的损害随剂量增大而加重。

【文献摘要】

《本草纲目拾遗》：“其皮治一切血，杀虫癣癣，合芦荟香油调搽。”

大蒜 Dasuan

《名医别录》

为百合科植物大蒜 *Allium sativum* L. 的鳞茎。全国各地均有栽培。5 月叶枯时采挖，晾干。生用。

【药材特征】本品鳞茎呈扁球形或短圆锥形，外有灰白色或淡棕色膜质鳞被；剥去鳞叶，内有 6~10 个蒜瓣，轮生于花茎的周围；茎基部盘状，生有多数须根。每一蒜瓣外包薄膜，剥去薄膜，即见白色，肥厚多汁的鳞片。有浓烈的蒜臭，味辛辣。

【别名】胡蒜、葫蒜、独蒜、独头蒜。

【性味】辛，温。

【归经】脾、胃、肺经。

【功效】解毒杀虫，消肿，止痢。

【主治】

1. 痈肿疔毒，疥癣 本品外用或内服，均有良好的解毒、杀虫、消肿作用。治疮疖初发可用独头蒜切片贴肿处。民间亦常用大蒜切片外擦或捣烂外敷，治疗皮肤或头癣瘙痒。

2. 痢疾，泄泻，肺痨，顿咳 可单独或配伍使用。以大蒜煮粥送服白及粉治肺痨咯血。治泻痢，可单用或以大蒜浸液保留灌肠。

3. 钩虫病，蛲虫病 治蛲虫病可将大蒜捣烂，加茶油少许，睡前涂于肛门周围。

此外，大蒜还能健脾温胃而用治脘腹冷痛、食欲减退或饮食不消。大蒜还可防治流感、流脑、乙脑等流行性传染病。

【用法用量】外用适量，捣敷，切片擦或隔蒜灸。内服 5~10g，或生食，或制成糖浆服。

【使用注意】外敷可引起皮肤发红、灼热甚至起泡，故不可敷之过久。阴虚火旺及有目、舌、喉、口齿诸疾者不宜服用。孕妇忌灌肠用。

【现代研究】

1. 化学成分 成分主要有大蒜油（挥发油）、大蒜素、硫化亚磺酸酯类、S-烷（烯）-L-半胱氨酸衍生物、γ-L-谷氨酸多肽、苷类、多糖、脂类及多种酶等。

2. 药理作用 大蒜有较强的广谱抗菌作用，如对金黄色葡萄球菌、痢疾杆菌、幽门螺旋杆菌、多种致病性浅部真菌、白色念珠菌、恙虫热立克次体、流感病毒 B、疱疹病毒，以及阴道滴虫、阿米巴原虫等，均有不同程度抑杀作用；本品可降低胆固醇和三酰甘油，防治动脉粥样硬化，降血脂，可能与减少内源性胆固醇合成有关；大蒜油能抑制血小板聚集增加纤维蛋白的溶解活性；又可抗肿瘤，抗突变和阻断亚硝酸胺合成。还有不同程度的抗炎、免疫增加、抗氧化、延缓衰老、降血压、护肝、降血糖、杀精子、兴奋子宫、驱铅等作用。

3. 不良反应 大蒜汁局部应用有较强刺激性，大蒜外敷过久可引起皮肤发红、灼热、起疱。口服大蒜可刺激胃肠黏膜。大蒜注射液可能引起冠状动脉收缩，加重心肌缺血。对冠心病患者使用大蒜及其制剂时，见心绞痛加重或频繁发作时应立即停药。

【文献摘要】

《名医别录》："散痈肿䘌疮，除风邪，杀毒气。"

《本草纲目》："其气熏烈，能通五脏，达诸窍，去寒湿，辟邪恶，消痈肿，化症积肉食，此其功也。"

蟾酥 Chansu

《药性论》

为蟾蜍科动物中华大蟾蜍 *Bufo bufo gargarizans* Cantor 或黑眶蟾蜍 *Bufo melanos tictus* Schneider 的耳后腺及皮肤腺分泌的白色浆液，经加工干燥而成。主产于河北、山东、四川、湖南、江苏、浙江等地。多为野生品种。夏、秋二季捕捉蟾蜍，洗净体表，挤取耳后腺及皮肤腺的浆液，盛于瓷器内（忌与铁器接触），晒干贮存。用时以碎块置酒或鲜牛奶中溶化，然后风干或晒干。

【药材特征】干燥的蟾酥呈扁圆形团块状、饼状、棋子状或片状。表面光亮，有的不平而具有皱纹，淡黄色、紫红色或棕黑色。团块状或饼状者质坚硬，不易折断，断面茶褐色，如胶质状而有光泽。片状者质脆易折断，红棕色，半透明。气微腥，嗅之作嚏，味麻辣。遇水即起泡沫，并泛出白色乳状液；用锡纸包碎块少许，烧之即熔为油状。以质明亮、紫红色、断面均一、沾水即泛白色者为佳。

【别名】蛤蟆酥、蛤蟆浆、癞蛤蟆酥。

【性味】辛，温。有毒。

【归经】心经。

【功效】解毒，止痛，开窍醒神。

【主治】

1. 痈疽疔疮，瘰疬，咽喉肿痛，牙痛 本品有良好解毒消肿、麻醉止痛作用，可外用及内服。治痈疽及恶疮，常配伍麝香、朱砂等。治咽喉肿痛及痈疖，与牛黄、冰片等配用。治牙痛，可单用本品研细少许点患处。本品亦用于五官科手术的黏膜麻醉，配川乌、生南星、生半夏为末，烧酒调敷患处。

2. 痧胀腹痛，神昏吐泻 本品辛温走窜，能辟秽化浊，开窍醒神，嗅之能催嚏。用治伤于暑湿秽浊或饮食不洁而致痧胀腹痛、吐泻不止，甚至昏厥，常与麝香、丁香、雄黄等药配伍，用时研末吹入鼻中取嚏收效。

【用法用量】内服 0.015~0.03g，研细，多入丸、散用。外用适量。

【使用注意】本品有毒，内服慎勿过量。外用不可入目。孕妇忌用。

【现代研究】

1. 化学成分　主要有蟾酥毒素类如蟾毒、蟾毒配基脂肪酸酯、蟾毒配基硫酸酯等，蟾毒配基类，蟾毒色胺类，以及其他化合物，如多糖类、有机酸、氨基酸、肽类、肾上腺素等。

2. 药理作用　蟾毒配基类和蟾蜍毒素类均有强心作用，又有抗心肌缺血、抗凝血、升压等作用。蟾毒内酯类和华蟾素均有抗肿瘤作用，并能升高白细胞、抗放射线。本品还有抗休克、兴奋大脑皮层及呼吸中枢、抗炎、镇痛及局部麻醉作用；有镇咳、增加免疫力、抗疲劳、兴奋肠管和子宫平滑肌等作用。

3. 毒副反应　实验中，动物在静脉注射或腹腔注射蟾酥后出现呼吸急促、肌肉痉挛、惊厥、心律不齐，最后麻痹而死亡。

【文献摘要】

《药性论》："治脑疳，以奶汁调，滴鼻中。"

《本草汇言》："疗疳积，消臌胀，解疔毒之药也。能化解一切瘀郁壅滞诸疾，如积毒、积块、积脓、内疔痈肿之证，有攻毒拔毒之功。"

附药　蟾皮

为蟾蜍科动物中华大蟾蜍或黑眶蟾蜍等的皮。其味辛，性凉，有小毒。功能清热解毒，利水消胀，适用于痈疽疮毒、疳积腹胀、瘰疬肿瘤等证。煎服，用3~6g。研末入丸、散，每次0.3~0.9g。外用适量，可研末调敷患处，或以新鲜蟾皮外贴患处。

樟脑 Zhangnao

《本草品汇精要》

为樟科植物樟 *Cinnamomum camphora*（L.）Presl. 的枝、干、叶及根部，经提炼制得的颗粒状结晶。主产于台湾及长江以南地区。以台湾产量最大，质量最佳。多为栽培品。每年多在9~12月砍伐老树，锯劈成碎片，置蒸馏器中进行蒸馏，冷却后即得粗制樟脑，再经升华精制而得精制樟脑。因易挥发，应密封保存。

【药材特征】樟脑为白色的结晶性粉末或为无色透明的硬块，粗制品则略带黄色，有光亮，在常温中易挥发，火试能发生有烟的红色火焰而燃烧。若加少量乙醇、乙醚或氯仿则易研成白粉。具窜透性的特异芳香，味初辛辣而后清凉。以洁白、透明、纯净者为佳。

【别名】韶脑、潮脑、脑子、油脑、树脑。

【性味】辛，热；有毒。

【归经】心、脾经。

【功效】除湿杀虫，温散止痛，开窍辟秽。

【主治】

1. 疥癣瘙痒，湿疮溃烂　本品辛热燥烈，外用可除湿杀虫、消肿止痒。治癣可与土槿皮、川椒、白矾等伍用。若与枯矾、轻粉共为细末，湿则干掺，干则油调敷，可治臁疮。若与雄黄等份为末，用时先以荆芥煎汤洗患处，再用麻油调涂，可治瘰疬溃烂。

2. 跌打伤痛，牙痛 本品辛烈行散，可消肿止痛。治跌打伤痛，肌肤完好者，可泡酒外擦。治龋齿牙痛，与黄丹、皂角（去皮、核）各等份为末，做蜜丸，塞孔中。

3. 痧胀腹痛，吐泻神昏 本品辛香走窜，有开窍醒神、辟秽化浊、温散止痛之功。与没药、乳香（1∶2∶3）为细末，每次以茶水调服0.1g，可治感受秽浊疫疠或暑湿之邪而致腹痛闷乱、吐泻昏厥诸症。

【用法用量】外用适量，研末撒布或调敷。内服0.1~0.2g，入散剂或用酒溶化服。

【使用注意】气虚阴亏、有热者及孕妇忌服。

【现代研究】

1. 化学成分 本品主要成分为一种双环萜酮（$C_{10}H_{16}O$）物质。

2. 药理作用 樟脑有局部麻醉作用，临床用樟脑擦剂有止痒和镇痛作用。口服有驱风和一定的祛痰作用；能兴奋高级中枢神经，大剂量引起癫痫样惊厥。在体内水溶性代谢产物氧化樟脑，有明显的强心、升压和兴奋呼吸作用。

3. 不良反应 据报道，口服樟脑0.5~1g，可致头晕、头痛、温热感，乃至兴奋、谵妄；服用2g以上，出现大脑皮层兴奋，导致癫痫样惊厥，而后呼吸衰竭死亡。

【文献摘要】

《本草品汇精要》："主杀虫，除疥癣，疗汤火疮，敌秽气。"

《本草纲目》："通关窍，利滞气，治中恶邪气、霍乱、心腹痛、寒湿脚气、疥癣、风瘙、龋齿、杀虫，避蠹，着鞋中去脚气。"

木鳖子 Mubiezi

《开宝本草》

为葫芦科植物木鳖 *Momordica cochinchinensis*（Lour.）Spreng. 的成熟种子。主产于湖北、广西、四川等地。9~11月采收成熟果实，剖开，晒至半干，取出种子，干燥。用时去壳取仁，捣碎，或制霜用。

【药材特征】本品略呈扁平圆板状，中间稍隆起，直径2~3cm，厚约5mm。表面灰褐色或灰黑色，粗糙，有凹陷的网状花纹，周边两侧均有十数个相对的锯齿状突起。外种皮质坚而脆，内种皮薄膜状，表面灰绿色，绒毛样，其内为2片大形肥厚子叶，黄白色，富油质，有特殊的油腻气，味苦。以籽粒饱满、不破裂、体重、内仁黄白色、不泛油者为佳。

【别名】木蟹、土木鳖、壳木鳖、漏苓子、地桐子、藤桐子、鸭屎瓜子、木鳖瓜。

【性味】苦、微甘，凉。有毒。

【归经】肝、脾、胃经。

【功效】攻毒疗疮，消肿散结。

【主治】

1. 疮疡肿毒，瘰疬，乳痈，痔疮肿痛，干癣，秃疮 本品能散结消肿、攻毒疗疮、生肌止痛。可单用本品，则以醋磨汁外涂或研末醋调敷于患处。治痈肿诸毒，可与草

乌、半夏等炒焦研细，水调外敷。治痔疮肿痛，可配伍荆芥、朴硝等份煎汤，熏洗。治瘰疬痰核，可以本品研碎入鸡蛋内蒸熟食之。若治跌打损伤，瘀肿疼痛可配肉桂、丁香等研末，生姜汁煮米粥调糊外敷。

2. 筋脉拘挛　本品可疏通经络而治痹痛、瘫痪。可配乳香为末，以清油、黄蜡为膏，取少许搓擦患处，不住手以极热为度。

【用法用量】外用适量，研末，用油或醋调涂患处。内服 0.6~1.2g，多入丸、散用。

【使用注意】孕妇及体虚者忌服。

【现代研究】

1. 化学成分　本品含木鳖子皂苷、木鳖子酸、木鳖子素、齐墩果酸、甾醇、氨基酸，以及油（35.72%）、蛋白质（30.59%）、海藻糖等。

2. 药理作用　木鳖子皂苷有抗炎及降血压作用，并能抑制离体蛙心和离体兔十二指肠。

3. 不良反应　木鳖子水及乙醇浸出液均有较大毒性，其皂苷有溶血作用。中毒表现为恶心、呕吐、头痛、头晕、腹痛、腹泻、四肢乏力、便血、烦躁不安、意识障碍、休克等。

【文献摘要】

《开宝本草》："主折伤，消结肿，恶疮，生肌，止腰痛，除粉刺鼾黯，妇人乳痈，肛门肿痛。"

《本草纲目》："治疳积痞块，利大肠泻痢，痔瘤瘰疬。"

第二十一章　拔毒化腐生肌药

凡外用以拔毒化腐、生肌敛疮为主要作用的药物，称为拔毒化腐生肌药。

本类药物主要适用于痈疽疮疡溃后脓出不畅，或溃后腐肉不去，新肉难生，伤口难以生肌愈合之证，以及癌肿、梅毒；部分还可用于湿疹瘙痒、口疮、喉证、目赤翳障等。

本类药物的外用方法，可根据病情和用途而定，如研末外撒，加油调敷，或制成药捻，或外用膏药敷贴，或点眼、吹喉、滴耳等。

本类药物多为矿石重金属类，或经加工炼制而成。多有剧烈毒性或强大的刺激性，使用时应严格控制剂量和用法，不可过量或过久应用，有些药还不宜在头面及黏膜上使用，以防发生不良反应。

本章药物中，仲景使用的仅有铅丹一味。

现代研究表明，本类药物多能抑杀病原微生物，有些则具防腐、收敛、保护和促进伤口愈合作用。

歌诀：

诸药性能，拔毒生肌，
疮疡溃后脓出不畅，
或溃后腐肉不去，
可酌情外用。
剧烈毒性，用时慎之又慎。

铅丹 Qiandan

《神农本草经》

为纯铅经加工制成的铅的氧化物（Pb_3O_4）。主产于河南、广东、福建、云南等地。生用或炒用。

【药材特征】本品为橙红色或橙黄色粉末。不透明；土状光泽。体重，质细腻，易吸湿结块，手触之染指。无臭，无味。以色橙红、细腻润滑、遇水不结块者为佳。

【别名】黄丹、广丹、东丹。

【性味】辛、咸，微寒；有毒。

【归经】心、肝经。

【功效】内服坠痰镇惊，截疟；外用拔毒生肌，杀虫止痒。

【主治】

1. 惊痫癫狂，疟疾　本品辛咸，体重而性沉，味兼盐、矾，走血分，能坠痰镇惊。

2. 外用治疮疡溃烂，湿疹瘙痒，疥癣，狐臭，酒渣鼻　本品辛寒，具拔毒化腐生肌，收湿杀虫止痒之功。可治疗多种疮疡、顽癣、湿疹等。配黄明胶，治疮疡初起红肿或脓成未溃者；配煅石膏、轻粉、冰片研细末，外掺疮上治痈疽溃后不敛。铅丹又为制备外用膏药的原料，常与植物油及相关解毒、活血、生肌药熬制成外贴膏药应用。

此外，本品内服，可治惊痫癫狂，疟疾。因其有毒，现已很少应用。

按语：铅丹最早见于《神农本草经》，列为下品。仲景用铅丹仅《伤寒论》柴胡加龙骨牡蛎汤1方，用于伤寒误下邪热内陷少阳之证。本品咸寒，归心、肝经，善坠痰镇惊。仲景用此药，主要取其镇惊安神之功。

【用法用量】外用适量，研末撒布或熬膏贴敷。仲景用量为一两半。目前常规内服量为每次0.3~0.6g，入丸、散服。

【使用注意】本品有毒，用之不当可引起铅中毒，宜慎用；不可持续使用，以防蓄积中毒。

【现代研究】

1. 化学成分　本品主要含四氧化三铅（Pb_3O_4）。

2. 药理作用　本品能直接杀灭细菌、寄生虫，并有抑制黏膜分泌作用。

3. 不良反应　铅可作用于全身各系统，主要损害神经、造血、消化及循环系统。微量较长时间应用，亦可造成慢性铅中毒。

【文献摘要】

《神农本草经》："主吐逆胃反，惊痫癫疾，除热下气。"

《本草纲目》："能解热拔毒，长肉去瘀，故治恶疮肿毒，及入膏药，为外科必用之物也。"

《药性论》："煎膏药用，止痛生肌。"

升药 Shengyao

《外科大成》

由水银、火硝、白矾各等份混合升华制成。红色者称红升，黄色者称黄升。各地均产，以河北、湖北、湖南、江苏等地产量较大。研细末入药，陈久者良。

【药材特征】红升：为橙红色或橙黄色块状物或粉末。块状者，厚约2mm，一面光滑，略有光泽，一面较为粗糙，呈蜂窝状。质重而脆。气无，露于日光下颜色变深。以红色、片状、有光泽者为佳。

黄升：为黄色或橙黄色的块状物或粉末，余同红升。以黄色、片状、有光泽者为佳。

【别名】升丹、红粉、三仙丹、红升丹、黄升丹。

【性味】辛，热；有大毒。

【归经】肺、脾经。

【功效】拔毒化腐。

【主治】

痈疽溃后，脓出不畅，或腐肉不去，新肉难生 本品有良好的拔毒去腐排脓作用，为仅供外用的外科要药之一。常与收湿敛疮的煅石膏同用，可随病情不同，调整二药的用量比例，如升药与煅石膏的用量比为1∶9者称九一丹，拔毒力较轻而收敛生肌力较强，用于疮疡后期，脓毒较轻，疮口不敛者；升药与煅石膏之比为2∶8者称八二丹；升药与煅石膏之比为3∶7者称七三丹；升药与煅石膏之比为1∶1者称五五丹，拔毒化腐排脓力较强，用于疮疡中期，脓毒较盛者；升药与煅石膏之比为9∶1者称九转丹，拔毒化腐排脓力最强，用于疮疡初溃，脓毒壅盛，腐肉不去者。

此外，升药也可用治湿疮、黄水疮、顽癣及梅毒等。

按语：本品辛热大毒，入肺、脾二经。功专拔毒化腐排脓，且药力峻猛，为疮科要药。主治痈疽溃后，脓出不畅；或腐肉不去，新肉难生之证。但毒性猛烈，不可用纯品，每与煅石膏配用，且只供外用。

【用法用量】外用适量。本品只供外用，不能内服。且不用纯品，而多配煅石膏外用。用时，研极细粉末，干掺或调敷，或以药捻沾药粉使用。

【使用注意】本品有大毒，外用亦不可过量或持续使用。外疡腐肉已去或脓水已尽者，不宜用。

【现代研究】

1. 化学成分 本品为粗制氧化汞（HgO），另含少量硫酸汞。

2. 药理作用 升药在体外对金黄色葡萄球菌、乙型溶血性链球菌、绿脓杆菌、大肠杆菌等有很强的杀菌作用，效力比苯酚大100倍以上。实验表明，升丹制剂可促进和改善创面微循环，减少微血栓，增加创面营养和血供，有利于创面愈合。

3. 不良反应 升药有大毒，一般只供外用，不可内服。氧化汞对人的致死量为0.1~0.7g（《有毒中草药大辞典》，天津科技翻译出版公司）。

【文献摘要】

《外科大成》："治一切顽疮及杨梅粉毒、喉疳、下疳、痘子。"

《疡医大全》："提脓长肉，治疮口坚硬，肉暗紫黑，或有脓不尽者。"

《疡科心得集》："治一切疮疡溃后，拔毒去腐，生新长肉。"

炉甘石 Luganshi

《外丹本草》

为碳酸盐类矿物菱锌矿石，主含碳酸锌（$ZnCO_3$）。主产于广西、湖南、四川、云南等地。全年可采挖，采挖后，除去泥土杂石，洗净，晒干。有火煅、醋淬及火煅后用三黄汤（黄连、黄柏、大黄）淬等制法。水飞用。

【药材特征】为不规则的块状，大小不一，表面白色或淡红色，有凹陷或小孔洞，显粉性。体轻而质松，易碎，断面白色或淡红色，呈颗粒状，并有细小孔隙，有吸湿性。气无，味微涩。火煅后即成白色或淡黄色的无晶结块或细致粉末。以块大、白色

或显淡红色、质轻者为佳。

【性味】甘，平。

【归经】肝、胃经。

【功效】解毒明目退翳，收湿止痒敛疮。

【主治】

1. 目赤翳障　本品甘平无毒，可解毒明目退翳，收湿止痒，为眼科外用常用药。与玄明粉各等份为末点眼，治目赤暴肿，如神应散（《御药院方》）；若与海螵蛸、冰片为细末点眼，可治风眼流泪，如止泪散（《证治准绳》）。

2. 溃疡不敛，湿疮，湿疹，眼睑溃烂　有生肌敛疮，收湿止痒，解毒诸功效。常配煅石膏、龙骨、青黛、黄连等同用，以提高药效。如治疮疡不敛，配龙骨同用，研极细末，干掺患处的平肌散（《御药院方》）。若配黄连、冰片，可治眼眶破烂，畏光羞明。

按语：本品甘平，归肝、胃经，药性平和，外用有良好的解毒、生肌敛疮、收湿止痒之效，广泛应用于溃疡不敛、湿疮、湿疹、眼睑溃烂等外科病证。

【用法用量】外用适量，研末撒布或调敷。水飞点眼、吹喉。一般不内服。

【使用注意】宜炮制后用。

【现代研究】

1. 化学成分　本品主要成分为碳酸锌（$ZnCO_3$），尚含铁、钙、镁、锰的碳酸盐。煅炉甘石的主要成分是氧化锌。

2. 药理作用　本品所含的碳酸锌不溶于水，外用能部分吸收创面的分泌液，有防腐、收敛、消炎、止痒及保护创面作用，并能抑制局部葡萄球菌的生长。

3. 不良反应　有些炉甘石含铅及镉，有相当大毒性。本品口服后在胃内可生成氯化锌，会刺激、腐蚀胃肠道。

【文献摘要】

《本草品汇精要》：“主风热赤眼，或痒或痛，渐生翳膜，及治下部湿疮。调敷。”

《本草纲目》：“止血，消肿毒，生肌，明目，去翳退赤，收湿除烂。”

硼砂 Pengsha

《日华子本草》

为天然矿物硼砂的矿石，经提炼精制而成的结晶体。主产于青海、西藏等地。一般 8~11 月间采挖。除去杂质，捣碎，生用或煅用。

【药材特征】本品由于加工方法不同而形状有异，现今商品多为不规则块状，大小不一。均为无色透明或白色半透明，有玻璃样光泽。久置空气中，易风化成白色粉末。体较轻，质脆易碎。无臭，味先略咸，后微带甜，稍有凉感。可溶于水，易溶于沸水或甘油中。以无色透明、纯净、体轻质脆者为佳。

【别名】月石、蓬砂。

【性味】甘，咸，凉。

【归经】肺、胃经。

【功效】外用清热解毒，内服清肺化痰。

【主治】

1. 咽喉肿痛，口舌生疮，目赤翳障 本品能清热解毒，消肿防腐，为喉科及眼科常用药且较多外用。若配伍冰片、玄明粉、朱砂同用，可治咽喉、口齿肿痛，如冰硼散（《外科正宗》）。若配冰片、炉甘石、玄明粉共为细末点眼，可治火眼及翳障胬肉，如白龙丹（《证治准绳》）；若配冰片、珍珠、炉甘石、熊胆为细末点眼，治火眼及目翳，如八宝眼药（《全国中药成药处方集》）。

2. 痰热咳嗽 本品味咸性寒凉，内服可清肺化痰。较宜于痰热咳嗽并有咽喉肿痛者。可与沙参、玄参、贝母、瓜蒌、黄芩等同用。

【用法用量】外用适量，研极细末干撒或调敷患处；或化水含漱。内服，1.5~3g，入丸、散用。

【使用注意】本品以外用为主，内服宜慎。

【现代研究】

1. 化学成分 本品主要含四硼酸钠（$Na_2B_4O_7 \cdot 10H_2O$），另含少量铅、铝、铜、钙、铁、镁、硅等杂质。

2. 药理作用 硼砂对多种革兰氏阳性与阴性菌、浅部皮肤真菌及白色念珠菌有不同程度抑制作用，并略有防腐作用；硼砂对皮肤和黏膜还有收敛和保护作用；实验表明，硼砂还能抗电惊厥和戊四氮阵挛性惊厥；可减轻机体氟负荷，调整体内微量元素平衡，增加尿氟排出，但不能动员骨氟的移出。

【文献摘要】

《日华子本草》：“消痰止嗽，破症结喉痹。”

《本草纲目》：“治上焦痰热，生津液，去口气，消障翳，除噎嗝反胃，积块结瘀肉，阴溃，骨鲠，恶疮及口齿诸病。”

砒石 Pishi

《日华子本草》

为矿物砷华 Arsenolite 的矿石，或为毒砂（硫砷铁矿）、雄黄等含砷矿物的加工品。主产于江西、湖南、广东、贵州等地。药材分白砒与红砒，二者三氧化二砷（As_2O_3）的含量均在96%以上，但前者更纯，后者尚含少量硫化砷等红色矿物质。药用以红砒为主。砒石升华的精制品即砒霜。

【药材特征】红砒：为不规则的块状，大小不一。白色，有黄色和红色彩晕，略透明或不透明，光泽玻璃状、绢丝状或无光泽。质脆，易砸碎。气无。本品极毒，不可口尝。以块状、色红润、有晶莹直纹、无渣滓者为佳。

白砒：为不规则的块状，大小不一，无色或白色，透明或不透明，光泽玻璃状、绢丝状或无光泽。质脆，易砸碎，气无。本品极毒，不可口尝。以块状、色白、有晶莹直纹、无渣滓者为佳。

【别名】信石、人言、白信石、红信石、白砒、红砒。

【性味】辛，大热；有极毒。

【归经】肺、肝经。

【功效】外用攻毒杀虫，蚀疮去腐；内服劫痰平喘，截疟。

【主治】

1. 腐肉不脱之恶疮，瘰疬，牙疳，顽癣，痔疮　本品外用具有攻毒杀虫、蚀死肌、去腐肉之功。虽可单用贴敷，但因易中毒且引起剧烈疼痛，故多配其他药物以轻其剂而缓其毒。治恶疮日久，可配硫黄、苦参、附子、蜡同用，调油为膏，柳枝煎汤洗疮后外涂。若配明矾、乳香、雄黄为细末，可治瘰疬、疔疮等。

2. 寒痰哮喘　本品味辛大热，内服能祛寒劫痰平喘。主治寒痰喘咳，久治不愈，常配淡豆豉为丸服。

此外，古方还用治疟疾，现已少用。

【用法用量】外用适量，研末撒敷，宜作复方散剂或入膏药、药捻用。内服一次0.002~0.004g，入丸、散服。

【使用注意】本品剧毒，内服宜慎；外用亦应注意，以防局部吸收中毒。孕妇忌服。不可作酒剂服。忌火煅。

【现代研究】

1. 化学成分　主要成分为三氧化二砷（As_2O_3），红砒尚含少量硫化砷（As_2S）等。

2. 药理作用　本品对癌细胞有特定的毒性，主要通过诱导细胞凋亡杀伤白血病细胞，对急性早幼粒性白血病细胞有诱导分化作用，三氧化二砷还能诱导人肝癌细胞凋亡和明显抑制肝癌细胞增殖，也可诱导多发性骨髓癌细胞凋亡。小量砒石可促进蛋白质合成，活跃骨髓造血功能，促使红细胞及血色素新生。砒石有杀灭微生物、疟原虫及阿米巴原虫作用，还有抗组胺及平喘作用。

3. 不良反应　三氧化二砷有很强的毒性，口服5mg以上即可中毒，20~200mg可致死，口服吸收后，随血液分布至全身各脏器，而以骨和毛发贮存量较大且较久。砷剂还可使肝脏变性坏死，心、肝、肾、肠充血，上皮细胞坏死，还可致癌、致畸、致突变等，又对皮肤、黏膜有强烈腐蚀作用。

【文献摘要】

《日华子本草》："治疟疾、肾气。带辟蚤虱。"

《本草纲目》："除齁喘积痢，烂肉，蚀瘀腐瘰疬。"又："蚀痈疽败肉，枯痔杀虫。"

轻粉 Qingfen

《本草拾遗》

为水银、白矾（或胆矾）、食盐等用升华法制成的氯化亚汞（Hg_2Cl_2）结晶性粉末。主产于湖南、湖北、山西、陕西等地。避光保存。研细末用。

【药材特征】本品为鳞片状结晶，形似雪花。银白色，半透明或微透明。具银样光泽。体轻，质脆，用手捻之，易碎成细粉。气无，味淡。遇光颜色缓缓变暗。以片大、色洁白、体轻、具银样光泽者为佳。

【别名】汞粉、水银粉、腻粉、银粉、扫盆。

【性味】辛，寒；有大毒。

【归经】大肠、小肠经。

【功效】外用攻毒，杀虫，敛疮；内服逐水通便。

【主治】

1. 外用治疮疡溃烂，疥癣，酒齄鼻，梅毒下疳　本品辛寒燥烈，有较强的攻毒杀虫止痒及生肌敛疮作用。治黄水疮痒痛，配蛤粉、黄柏、煅石膏共为细末，凉水或麻油调涂；如配黄连末，猪胆汁调涂，治臁疮不愈合（《永类钤方》）；或配风化石灰、硫黄、铅丹为细末，生油调涂治干湿癣，如如圣散（《圣济总录》）；又可配大黄、硫黄加凉水调涂，治酒齄鼻、痤疮，如加味颠倒散（《疮疡外用本草》）。

2. 内服治水肿胀满，二便不利　本品内服能通利二便，逐水消肿。常配伍大黄、大戟、甘遂等同用，治水肿便秘实证。

【用法用量】外用适量，研末调涂或干掺，制膏外贴。内服每次 0.06～0.15g，入丸、散服，不入汤剂。

【使用注意】本品有毒（可致汞中毒），内服宜慎，且服后应及时漱口。体虚及孕妇忌服。

【现代研究】

1. 化学成分　本品主要含氯化亚汞（Hg_2Cl_2），化学上又名甘汞。

2. 药理作用　轻粉有广谱抑菌作用，对多种革兰氏阳性菌与阴性菌及致病性皮肤真菌均有良好的抑菌效果。口服有一定泻下和利尿作用。

3. 不良反应　轻粉大量口服可致中毒。汞是一种原浆毒，可损害肾、肝等器官及组织，也可引起中枢神经和自主神经功能紊乱，并可抑制多种酶的活性。外用也可致接触性皮炎。

【文献摘要】

《本草拾遗》："通大肠，转小儿疳并瘰疬，杀疮疥癣虫及鼻上酒齄、风疮瘙痒。"

《本草图经》："服之过剂及用之失宜，则毒气被逼窜入经络筋骨莫之能出，变为筋挛骨痛，发为痈肿疳漏，经年累月，遂成废疾。因而夭枉，用者慎之。"